1 MONTH OF
FREE
READING

at

www.ForgottenBooks.com

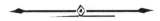

By purchasing this book you are eligible for one month membership to ForgottenBooks.com, giving you unlimited access to our entire collection of over 1,000,000 titles via our web site and mobile apps.

To claim your free month visit:

www.forgottenbooks.com/free1301750

ISBN 978-0-428-65747-5
PIBN 11301750

TRAITÉ

DE

PATHOLOGIE GÉNÉRALE

———————

11543

TRAITÉ DE PATHOLOGIE GÉNÉRALE

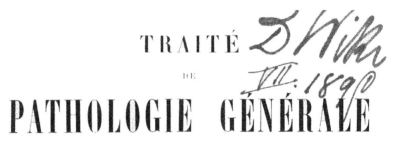

PUBLIÉ PAR

CH. BOUCHARD

Membre de l'Institut
Professeur de pathologie générale à la Faculté de Médecine

COLLABORATEURS :

MM. Arnozan — D'Arsonval — Benni — R. Blanchard — Bourcy — Brun
Cadiot — Chabrié — Chantemesse — Gharrin — Chauffard
Courmont — Déjerine — Pierre Delbet — Derignac — Devic — Ducamp — Mathias Duval
Féré — Frémy — Gaucher — Gilbert — Girode
Gley — Guignard — Louis Guinon — A.-F. Guyon — Hallé — Hénocque
Hugounenq — Lambling — Landouzy — Laveran — Lebreton
Le Gendre — Lejars — Le Noir — Lermoyez — Letulle — Lubet-Barbon — Marfan
Mayor — Ménétrier — Nicaise — Pierret. — G.-H. Roger.
Gabriel Roux — Ruffer — Raymond Tripier — Vuillemin — Fernand Widal.

SECRÉTAIRE DE LA RÉDACTION

G.-H. ROGER

Professeur agrégé à la Faculté de Médecine
Médecin des hôpitaux.

TOME I

MM. D'ARSONVAL, BOURCY, CADIOT, MATHIAS DUVAL, LE GENDRE
LEJARS, LE NOIR, MARFAN, ROGER, VUILLEMIN

PARIS

G. MASSON, ÉDITEUR

LIBRAIRE DE L'ACADÉMIE DE MÉDECINE

120, BOULEVARD SAINT-GERMAIN

M. D. CCCXCV

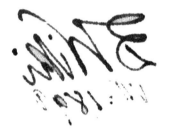

PRÉFACE

Ce livre a eu l'intention d'être une systématisation de la Médecine. Par la force des choses, il sera considéré comme l'expression commune d'opinions médicales, indépendantes, mais non isolées. Les écrivains qui se sont groupés autour de moi n'ont souscrit aucune déclaration de foi, ni accepté aucun symbole. La seule demande que j'eusse pu leur adresser eût été de rester libres. Je savais qu'une telle demande était superflue. Mais s'ils se sont réunis, c'est qu'ils étaient attirés ou poussés par une affinité doctrinale qui donnera à l'œuvre son unité.

Cette doctrine, ce n'est pas ma doctrine; ce n'est pas celle de l'École de Paris, ce n'est pas la doctrine médicale française. Les Écoles n'existent plus. Nous avons connu l'École de Paris et celle de Montpellier, et celle de Vienne, et celle de Berlin, et celle de Dublin. Nous avons conduit leur deuil. Notre planète est trop petite, les communications y sont, sur tous les points, trop fréquentes et trop promptes, pour qu'une Université puisse s'isoler et s'immobiliser dans le mouvement général, pour qu'un savant puisse se murer dans la contemplation de son système. On ne peut plus parler de la doctrine d'une École, mais on doit compter avec la doctrine d'une Époque.

Une École autrefois se caractérisait par une méthode ou par une doctrine. Aujourd'hui la méthode en Médecine est bien près d'être partout la même. C'est l'Observation et l'Expérimentation. Non pas l'Expérimentation mise au service de l'Observation, ni l'Observation employée à modérer ou régler les écarts de l'Expérimentation. On a dit : « La Médecine est toute dans l'Observation aidée et éclairée par l'Expérimentation. » On a dit aussi : « La Clinique pose les problèmes; l'Expérimentation les résout; la Clinique reparaît et juge les solutions. » Tout cela est vrai souvent, cette procédure témoigne des égards dont sont capables ceux qui veulent arriver à une entente. Mais l'Éclectisme est comme l'officieux de la comédie, qui brouille les gens en voulant les mettre d'accord.

Ces subordinations, ces prépotences, ces assistances, ces interventions alternantes ne sont pas nécessaires et ne sont pas dans la nature des choses. Je ne vois pas quelle différence fondamentale on peut trouver, quand un fait morbide est réalisé, entre un pathologiste qui l'étudie à l'hôpital et un autre pathologiste qui l'étudie dans son laboratoire. Des deux côtés, pour le même fait, l'investigation se poursuit de la même façon; et je plains l'expérimentateur s'il diffère trop du clinicien, et s'il ne s'est pas rompu par un long noviciat aux difficultés de l'Observation clinique telle qu'elle se pratique sur l'homme. Les procédés de cette observation sont les mêmes pour les deux, un peu plus délicats pour le clinicien dont les recherches ne doivent être ni dangereuses, ni douloureuses; mais ils sont les mêmes, y compris les procédés graphiques; et je vois peu de moyens mis par la technique physiologique au service de l'Observation qui ne puissent, avec quelque ingéniosité, être appliqués à l'homme. La seule différence, car il y en a une, que je découvre entre le clinicien et l'expérimentateur étudiant un fait morbide, c'est que l'expérimentateur provoque ce fait et se réserve de le faire naître quand il sera disposé à l'observer et quand il aura le loisir de l'étudier; tandis que, pour le médecin, le fait morbide se fait attendre ou le surprend à l'improviste, de sorte qu'on peut manquer l'occasion de s'instruire si l'on n'a pas l'esprit suffisamment patient, vigilant et alerte.

Provoquer la maladie, c'est la différence entre l'expérimentateur et le clinicien. Différence moins grande qu'il ne semble: car la maladie qu'étudie le médecin a été provoquée elle aussi; et il appartient à l'attention, à l'apréciation, à la perspicacité du clinicien de discerner la cause, de déterminer l'instant où elle a opéré, de découvrir les circonstances qui lui ont permis d'agir. Est-ce par l'Expérimentation que Rollet a démontré les modes divers de transmission de la syphilis? C'est par l'Observation clinique seule, et les médecins qui ont eu le triste courage d'expérimenter sur l'homme, en cette matière, n'ont rien ajouté à sa démonstration. C'est bien

par l'Expérimentation que Villemin a prouvé l'inoculabilité du
tubercule; mais c'est au nom de la clinique que sa contagiosité
était, au siècle dernier, affirmée par les médecins napolitains et
que depuis longtemps elle était proclamée par toutes les populations du midi de l'Europe.

Ne séparons donc pas l'Observation et l'Expérimentation qui sont
une seule et même chose. Mais reconnaissons que si le champ de
l'expérimentateur est étroit, si les maladies qu'il peut transmettre
sont en nombre restreint comparé à l'infinité des maladies que
nous observons, il a dans son étroit domaine une puissance et une
promptitude d'action qui lui permettent de mener le progrès, dans
les questions de pathogénie, plus vivement que le médecin ne
saurait faire.

Voilà pour notre méthode. Elle laisse leur autonomie à la clinique et au laboratoire, qui tous deux se réclament de l'Observation.
Ce qui est bien vu par le clinicien vaut, même si l'expérimentateur
ne trouve pas la même chose. Ce qui est bien vu par l'expérimentateur vaut, même si le clinicien n'arrive pas au même résultat.
Mais comme il n'y a pas de vérités contradictoires, il suffit
d'attendre l'interprétation qui doit mettre d'accord les deux vérités
en apparence discordantes. L'Expérimentation nous a appris que la
tuberculose est parasitaire; la clinique nous enseigne qu'elle est
héréditaire, deux notions qui semblent contradictoires. L'étude de
la nutrition les met d'accord en nous faisant découvrir l'hérédité
des déviations du milieu humoral qui rendent possible ou facile
une infection toujours imminente.

Notre méthode nous mène à notre doctrine, car la doctrine est
toute dans la pathogénie et la pathogénie se déduit surtout de
l'Expérimentation.

La doctrine de ce livre, si je ne me trompe, c'est aussi celle qui,
à l'heure actuelle et dans tous les lieux, se dégage des méditations
des hommes de Science qui réfléchissent sur les choses de la Médecine. C'est la doctrine d'une époque où l'on n'affecte plus d'ignorer
le passé, mais où l'on est encore dans le feu des enthousiasmes
qu'ont allumés les découvertes du temps présent; où l'on est
d'autant plus respectueux des précieuses acquisitions accumulées
par l'Observation des siècles écoulés, qu'il nous est permis enfin de

les interpréter et de les comprendre à la lumière des révélations de la Science expérimentale contemporaine.

Je devrais dire que nous *commençons* à les interpréter et à les comprendre. Nous avons aujourd'hui notre manière de nous rendre compte des faits pathologiques. Nous savons que nous les expliquons mieux aujourd'hui qu'hier; nous sentons qu'on les expliquera mieux demain. Et ce sera toujours ainsi. La Science n'existe pas, elle est *in fieri*. Mais nous avons des lueurs qui nous font présager d'où viendront les nouvelles lumières. A cette heure surtout l'horizon est marqué par ces clartés encore confuses. C'est ce qui fait que la doctrine médicale, au moment où ce siècle finit, n'est pas la synthèse des acquisitions anciennes, mais bien plutôt la détermination d'un point de départ positif d'où l'on s'engage dans une route à direction connue, route dont on prévoit les étapes et où l'on ne se trouve pas étranger, bien qu'elle soit encore inexplorée.

Ce livre a failli paraître, il y a treize ans. C'était après une troisième année d'enseignement; j'avais étudié successivement, comme présidant à la genèse des maladies, *les troubles préalables de la nutrition, l'infection, les réactions nerveuses.* Landouzy, qui était devenu un de mes auditeurs assidus et avec qui nous étions dans une telle communion de pensée qu'il nous est arrivé plus d'une fois de nous demander auquel de nous appartenait l'idée que nous exprimions tous deux, Landouzy avait eu l'idée de faire ce que Roger réalise aujourd'hui. J'avais même tracé le plan du livre tel qu'il va se dérouler dans les volumes qui commencent à paraître. Les grandes lignes de la *Pathologie générale* me semblent donc être ce qu'elles étaient déjà il y a treize ans. Ce sont toujours les quatre grands processus pathogéniques, les trois que j'indiquais tout à l'heure et de plus *les réactions cellulaires autonomes,* celles que provoquent directement les agents extérieurs. Mais combien la conception de ces modes pathogéniques s'est modifiée dans ces dernières années, au moins pour les troubles de la nutrition et pour l'infection! On peut même dire que, sur ces points, la science s'est constituée de toutes pièces.

La pathologie autonome de la cellule, celle qui n'emprunte rien au système nerveux ni aux altérations humorales, est pressentie plutôt qu'établie. Dans ce volume même, elle recevra la contribution de faits multiples d'où l'on sent qu'on va pouvoir dégager la synthèse.

Les réactions nerveuses n'ont pas progressé beaucoup depuis la période peu brillante et peu fructueuse où florissait le physiologisme médical.

C'est bien vraiment sur les troubles de la nutrition et sur l'infection qu'ont porté tout l'effort et tout le progrès. Aussi est-ce à ce double point de vue que notre doctrine médicale dépasse celle de toutes les autres époques.

Pour accomplir notre entreprise, nos seuls efforts étaient insuffisants; nous avons dû appeler à notre aide : et mes disciples aimés; et cette cohorte d'hommes jeunes qui grandissent dans la Science et dont la Renommée connait les noms, que je n'ai pas le droit d'appeler mes élèves, mais qui ne renient pas les doctrines directrices dont s'est toujours inspiré mon enseignement; et des maîtres aussi, des collègues qui m'ont apporté le témoignage de leur sympathie, en même temps qu'ils assuraient le succès de l'œuvre commune par le concours de leur Science et par le poids de leur nom. Que tous soient remerciés aujourd'hui, tous ceux qui sont inscrits au frontispice de cet ouvrage! Mais qu'il me soit permis d'en choisir un, celui dont le nom a disparu de cette liste parce que la Mort l'a effacé, mon vieux maître Brown-Séquard, dont le dévouement toujours fidèle m'a aidé et soutenu pendant un quart de siècle.

Châtelets, 1er juillet 1895

BOUCHARD.

TABLE DES MATIÈRES

du tome Premier.

ÉTIOLOGIE ET PATHOGÉNIE

PATHOGÉNIE GÉNÉRALE DE L'EMBRYON
(Mathias Duval.)

L'HÉRÉDITÉ ET LA PATHOLOGIE GÉNÉRALE
(P. Le Gendre.)

PRÉDISPOSITION ET IMMUNITÉ
(P. Bourcy)

LA FATIGUE ET LE SURMENAGE
(A.-B. Marfan)

TABLE DES MATIÈRES.

LES AGENTS MÉCANIQUES
(F. Lejars.)

LES AGENTS PHYSIQUES
(P. Le Noir.)

LES AGENTS PHYSIQUES (suite)
(d'Arsonval.)

LES AGENTS CHIMIQUES : LES CAUSTIQUES
(P. Le Noir.)

LES INTOXICATIONS
(H. Roger.)

TRAITÉ

DE

PATHOLOGIE GÉNÉRALE

INTRODUCTION

L'ÉTUDE DE LA PATHOLOGIE GÉNÉRALE

Par H. ROGER

Professeur agrégé à la Faculté de médecine de Paris

CHAPITRE PREMIER

Définition de la médecine. — Définitions de la santé et de la maladie. — Étude historique et critique des principales définitions proposées. — Influence des idées métaphysiques. — La vie, la force vitale, la matière vivante. — Caractères de la matière
vivante. — Réactions normales et réactions morbides. — La maladie et l'affection. —
Les diathèses.

**Définition de la médecine. — Étude critique des principales défi-
nitions de la santé et de la maladie.** — La *médecine* est une science
et un art. La *science médicale* a pour objet l'étude des maladies; l'*art
médical* a pour but le maintien et le rétablissement de la santé.

Ces deux termes *santé* et *maladie* paraissent exprimer des idées si
simples et si précises qu'on pourrait regarder comme inutile toute tentative de définition. Ne semble-t-il pas évident que la santé est représentée par
le jeu régulier des organes, la maladie par un trouble dans leur fonctionnement? N'est-il pas admissible que la maladie est un état contre nature,
une sorte d'anomalie, une dérogation aux lois biologiques? Ne doit-on pas
opposer constamment la santé à la maladie, comme on a opposé, comme
on oppose encore la vie à la mort?

Cette idée, fort séduisante au premier abord, et dont on trouve comme une première notion dans quelques écrits d'Hippocrate[1], a été parfaitement exprimée par Sprengel : « Nous définissons les maladies, dit-il, une déviation notable du rapport avec les desseins de la nature, ou un état tel du corps qu'il se produit des actes et des phénomènes en désaccord avec les fins de la nature[2]. » Mais c'est surtout Friedlander qui a développé cette doctrine, et qui, comparant les maladies du corps avec celles de l'esprit, arrive à une conception, trop bien exposée, pour ne pas être reproduite intégralement. « Pour qu'il y ait maladie, il faut une telle déviation, un tel trouble de la vie, que la forme qu'elle prend alors, non seulement paraisse complètement contraire à la constitution humaine, mais encore que cette constitution se montre défectueuse, privée de toute régularité, et voisine de la destruction. La maladie du corps est caractérisée par une éruption hors des liens de la nécessité, par une sorte d'usurpation de la liberté; la maladie de l'esprit est caractérisée par la gêne et la perte de la liberté[3]. »

De ces définitions déjà anciennes, on peut en rapprocher une autre, beaucoup plus récente; c'est celle que nous trouvons dans le livre de Rindfleisch : « La maladie est un état anormal de notre corps et de notre vie, qui se traduit pour le patient lui-même et pour ceux qui l'entourent par diverses manifestations, les symptômes morbides[4]. »

En admettant que la maladie soit un état contre nature, il faut demander à une définition de préciser ce qui se cache sous cette phrase un peu vague. Si l'on considère la maladie comme une déviation, un écart du type régulier de la vie, on s'en fera une idée qui variera évidemment suivant les doctrines métaphysiques. Ceux qui placent la cause des phénomènes vitaux dans l'organisation spéciale de la matière seront conduits à expliquer la maladie par un trouble fonctionnel ou une altération anatomique; ceux qui admettent que la vie relève d'un principe supérieur, plus ou moins intimement uni à la matière, chercheront la cause de la maladie dans une modification de ce principe.

Les définitions peuvent varier dans la forme, mais elles se ramènent toujours à ces deux grandes idées : l'une, généralement admise aujourd'hui, fait consister la maladie en des troubles ou des lésions; l'autre, sur laquelle on ne discute plus guère, invoque les modifications d'un principe vital.

Dès l'origine de la médecine, les deux théories opposées se trouvent en présence. Les auteurs y ont souvent ajouté des modifications et ont pensé pouvoir étayer une sorte de théorie mixte, en essayant de combiner l'action du principe vital avec le rôle des manifestations somatiques. Mais, malgré les réticences ou les contradictions, on voit bientôt

---

[1] « Rien de funeste ni de mortel ne survient dans les choses conformes à la nature » (HIPPOCRATE, Des jours critiques. (Œuvres complètes (trad. Littré), t. IX, p 299).
[2] SPRENGEL, Institutiones medicae, t III. p 1 Amsteldam, 1808.
[3] FRIEDLANDER, Fundamenta doctrinae pathologicae, p 52 Halae, 1823.
[4] RINDFLEISCH, Eléments de pathologie (trad Schmitt), p 4. Paris, 1886.

les deux tendances se dessinent nettement : l'une, plutôt matérialiste, qui naît avec Asclépiade et Galien; l'autre, plutôt spiritualiste, dont on peut saisir la première notion dans quelques écrits d'Hippocrate.

Sous les expressions, en apparence opposées, d'Asclépiade et de Galien, on retrouve la même idée, et cette idée traversera les âges et renaîtra, modifiée dans la forme, identique dans le fond.

Asclépiade, inspiré des doctrines philosophiques de Leucippe, de Démocrite et d'Épicure, transporta l'atomisme en physiologie : l'être vivant lui apparut comme un agrégat, une réunion d'atomes laissant entre eux des espaces ou des pores : la santé résultait d'une proportion exacte entre les pores et les atomes dont les mouvements ne devaient pas être gênés ; la maladie se produisait quand les pores étaient obstrués par des atomes augmentés en nombre, troublés dans leurs mouvements, altérés dans leur forme.

En face de cette théorie, qui a fait d'Asclépiade le fondateur du solidisme, se dresse l'humorisme qui, né avec Hippocrate, était adopté et transformé par Galien.

Pour Galien, la santé était représentée par un juste mélange des quatre humeurs cardinales : le sang, le phlegme, la bile et l'atrabile; la maladie résultait d'une altération quantitative ou qualitative de ces principes.

Ces deux conceptions, plus différentes en apparence qu'en réalité, devaient être reprises, complétées, réunies et fusionnées. L'idée de Galien, conservée par les Arabes, se retrouve dans Borelli et les iatro-mécaniciens, qui ne virent dans la maladie qu'un obstacle apporté au cours des liquides et particulièrement du sang. Ce fut encore la théorie de Boerhaave, qui combina l'humorisme avec des principes mécaniques. Plus tard, quand les découvertes chimiques captivèrent les esprits, quand Girtanner s'efforça de démontrer que l'oxygène est le principe de la vie, ce fut à l'obstacle dans l'introduction de ce gaz que Reich attribua les fièvres. Baumes, profitant des dernières acquisitions de la chimie, rattacha toutes les maladies au défaut ou à l'abondance du calorique, de l'oxygène, de l'hydrogène, de l'azote et du phosphore.

Mais, par un retour dont l'histoire des sciences nous offre tant d'exemples, cet humorisme rajeuni se trouva attaqué par le néo-solidisme de l'école anatomique, qui mit au premier plan les altérations des organes. On conçoit facilement combien les médecins du commencement de ce siècle ont dû être impressionnés par les découvertes de ceux qui s'engagèrent dans la voie tracée par Bonnet et par Morgagni. Aux nuageuses hypothèses de l'humorisme, l'école anatomique substituait des données tangibles, des résultats palpables. Aussi finit-on par admettre que les troubles fonctionnels supposaient nécessairement une lésion organique (Rostan), et Alibert, surenchérissant sur ses contemporains, arriva à définir la maladie : « la lésion d'un ou de plusieurs organes ». Les altérations humorales étaient rejetées au second plan et considérées comme consé-

cutives aux lésions viscérales. Piorry alla encore plus loin; il n'admit
plus de maladies, il n'admit que des états organopathiques.

Cependant les découvertes de la physiologie vinrent tempérer ce que ces
idées avaient de trop absolu; aux altérations organiques elles firent ajouter
la notion de troubles fonctionnels. Ainsi naquirent les définitions plus
complexes, celles de Chomel ou de Monneret, par exemple. Le premier
considère la maladie comme « un désordre notable survenu soit dans
la disposition matérielle des parties constituantes du corps vivant, soit
dans l'exercice des fonctions ([1]) ». C'est la même idée que nous trouvons
exprimée par Monneret : « La maladie est un état anormal du corps
vivant, caractérisé par une altération de structure ou par un trouble de
fonctions ([2]). »

Qu'il y ait dans la maladie lésion anatomique ou trouble fonctionnel, c'est ce que nous ne pouvons nier; que ces altérations ou ces
troubles suffisent à caractériser la maladie, c'est ce que nous ne pouvons
admettre.

La maladie étant l'apanage des êtres vivants, ne peut être définie par des
manifestations qui se retrouvent dans le monde inorganique. Quand, dans
une machine, une pièce est brisée ou rouillée, on dit qu'il y a altération
ou trouble : mais il ne vient à l'idée de personne de dire que cette machine
est malade. Quand, en pathologie, un homme guéri d'une tuberculose pulmonaire succombe accidentellement et que l'autopsie révèle quelques
granulations fibreuses ou infiltrées de sels calcaires, on dit qu'il existait
une lésion : mais cette lésion était latente et l'agent pathogène qui l'avait
provoquée avait fini par s'éteindre; on dit dès lors que la maladie était
guérie. Il en est de même pour un kyste hydatique qui, à la suite d'une
intervention chirurgicale ou spontanément, se rétracte et subit la transformation calcaire; la guérison est survenue, malgré la persistance d'une
lésion hépatique.

Le trouble fonctionnel ne peut suffire non plus à caractériser la maladie.
Le bon sens avait déjà fait la distinction et créé l'expression d'infirmité : un
homme qui a été amputé ou qui est devenu aveugle est un infirme et non
un malade, et pourtant l'absence de son membre ou de ses yeux trouble
considérablement ses fonctions de relations. On dit de même qu'une maladie s'est terminée par ankylose; cela revient à dire que la maladie s'est
terminée par une lésion et un trouble fonctionnel; pour nous, l'expression
est parfaite; mais elle constitue un non-sens, si l'on veut caractériser la
maladie par le trouble des fonctions.

Nous empruntons ces exemples à la pathologie externe, parce qu'on
juge moins bien des troubles internes; ceux-ci n'appellent l'attention que
lorsqu'ils se traduisent par des manifestations appréciables; c'est ce qui a
achevé d'établir la confusion entre les termes que nous essayons de préciser.

([1]) CHOMEL, Éléments de pathologie générale, p 16, 5e édit., 1865.
([2]) MONNERET, Traité de pathologie générale, t. I, p. 17, 1857.

La nécessité de différencier les troubles, les lésions et les maladies n'avait pas échappé aux plus anciens médecins. Pour expliquer la maladie, Hippocrate fait intervenir un nouveau facteur, une sorte de force supérieure et extérieure à l'homme : c'est la *nature médicatrice*; quand les humeurs sont troublées, la maladie traduit l'effort de la nature pour ramener à l'état normal les actes de l'organisme. C'est ce qui conduit Hippocrate à cette pensée bien connue : « La nature est le médecin des maladies([1]) »; mais il reconnaît que souvent la nature prend une mauvaise voie et qu'elle ne doit pas être abandonnée à elle-même.

Si la nature ne constitue qu'une abstraction, une entité métaphysique, et si, par là, le mot d'Hippocrate ne peut être accepté intégralement, une grande idée ne s'en dégage pas moins : rattacher la maladie non à l'altération organique, mais à la réaction qu'elle provoque. Bien des médecins ont été séduits par cette conception, dont Sydenham a donné une formule d'une précision remarquable : « La maladie n'est autre chose qu'un effort de la nature qui, pour conserver le malade, travaille de toutes ses forces à évacuer la matière morbifique([2]). »

Théories vitalistes de la maladie. — Invoquer la nature, quel que soit le sens qu'on attache à ce mot([3]), c'est chercher la cause de la maladie en dehors de l'être malade; c'est, pour parler un langage plus moderne, considérer la réaction morbide comme relevant d'une force spéciale, plus ou moins distincte de la matière. On conçoit dès lors qu'on ait tenté de modifier la théorie, soit en regardant cette force comme une propriété de la matière vivante, soit en essayant de plus en plus de l'individualiser et de la considérer indépendamment du corps qu'elle anime. La première de ces deux tendances est personnifiée par Brown, Rasori, Broussais; la seconde par Van Helmont, Stahl, Barthez.

Déjà Hoffmann avait édifié un système où il avait subordonné les lois mécaniques à une puissance supérieure. En face de cette théorie mécanico-vitale se place la théorie chimico-vitale de Paracelse, qui fait dépendre les maladies d'un principe chimique régi par l'*archée* ([4]).

Avec Brown, nous arrivons à une doctrine mieux étudiée. Brown était

---

([1]) HIPPOCRATE. Des épidémies. Œuvres complètes (trad. Littré), t. V, p 315

([2]) SYDENHAM, Médecine pratique (trad. Jault), p. 1. Paris, 1784.

([3]) « Par nature, j'entends toujours l'assemblage des causes naturelles, qui, quoique brutes et entièrement destituées d'intelligence, sont néanmoins conduites avec une extrême sagesse dans leurs opérations et leurs effets .. suivant un ordre fixe et une méthode constante. » (SYDENHAM, *Loco citato*, p 103.)

« La nature est le système des lois établies par le Créateur pour l'existence des choses et pour la succession des êtres. La nature n'est point une chose, car cette chose serait tout; la nature n'est point un être, car cet être serait Dieu; mais on peut la considérer comme une puissance vive, immense, qui embrasse tout, qui anime tout ... Cette puissance est, de la puissance divine, la partie qui se manifeste.... Le temps, l'espace et la matière sont ses moyens, l'univers son objet, le mouvement et la vie son but. » (BUFFON, Vue de la nature. Œuvres completes, édit. Flourens, t. III, p. 294)

([4]) Mot inventé par Basile Valentin, adopté par Paracelse et Van Helmont et venant d'ἀρχή, commander : Principe immatériel différent de l'âme intelligente et qu'on supposait présider à tous les phénomènes de la vie matérielle (LITTRÉ).

l'élève de Cullen, qui avait essayé de concilier le solidisme et l'humorisme et avait invoqué, en plus, une propriété d'ordre physiologique ou vital, l'*irritabilité*. La notion de l'irritabilité, qui se trouve déjà dans Aristote et Galien, qui avait été étudiée par Glisson et par l'école de Boerhaave, prenait une place prépondérante en médecine, grâce aux travaux de Haller; elle servit de base à la doctrine de Brown. Pour ce médecin, la vie ne se maintient que par une propriété particulière qui rend les corps vivants capables d'être affectés et de réagir. Les maladies ne sont que des modifications de ce principe: il y a *sthénie* ou *asthénie*, suivant que l'irritabilité est trop forte ou trop faible.

Cette conception eut un retentissement considérable : en Allemagne, où elle inspira Hahnemann; en Italie, où elle fut reprise par Rasori; en France, où elle trouva un écho dans Broussais.

Rasori admit, comme Brown, que les maladies peuvent se ramener à deux états opposés; mais, contrairement au médecin anglais, il pensa que la plupart des maladies étaient asthéniques; c'est la théorie du contro-stimulus où les maladies sont divisées en inflammatoires et non inflammatoires.

Broussais exagéra encore les doctrines de Rasori; ce fut le règne de l'*inflammation* et de la médication spoliative, dont on retrouve la continuation dans l'œuvre de Bouillaud. Mais Broussais se garda bien de faire de l'inflammation une entité spéciale; pour lui, au contraire, toutes les maladies ont un substratum anatonique; elles débutent par une lésion locale, et ne se généralisent que secondairement; tout ce qui n'a pas de siège déterminé ne représente qu'un groupement arbitraire, une réunion de symptômes, et non une maladie.

Ainsi, à la fin du xviiie siècle et au commencement du xixe, nous trouvons dans les auteurs, dans Broussais notamment, une double tendance, inspirée par les recherches anatomiques de Bonnet et de Morgagni, par les doctrines physiologiques de Haller et de Bichat : l'idée de rattacher les maladies à une lésion organique dérive des premières; l'idée d'invoquer une propriété spéciale de la matière vivante procède des secondes. Mais il est bien certain que le mot d'irritabilité, tout en s'appliquant à un fait très juste, ne faisait que masquer notre ignorance sur la nature même des phénomènes. Était-ce une simple propriété de la matière? Était-ce une force spéciale, dont on pourrait concevoir l'existence en dehors de la matière vivante? Cette dernière hypothèse, émise par les anciens observateurs, reprise par Paracelse, a été développée par Van Helmont. D'après lui, le corps est composé d'une série d'organes dont chacun a son archée qui a présidé à sa formation et qui dirige ses fonctions. Ces archées sont sous la dépendance d'un archée supérieur, au-dessus duquel se place l'âme sensitive; celle-ci n'est elle-même que l'enveloppe de l'âme immortelle. Tant que l'archée conserve son état normal, tant que l'accord subsiste entre lui et les archées secondaires, la santé se maintient; l'équilibre est rompu dès que ces conditions ne sont plus remplies.

Stahl n'admit qu'une seule âme; c'est une âme pensante, raisonnable, ayant conscience d'elle-même; c'est elle qui, en excitant dans la matière brute un mouvement tonique vital, lui permet de résister à la putréfaction; cette conception de la vie conduisit Stahl à considérer les maladies comme des efforts que fait l'âme pour rétablir l'équilibre des actions et expulser les substances nuisibles.

Entre ces deux théories extrêmes se place la célèbre doctrine de Barthez. Elle procède plus spécialement des philosophes qui, depuis Pythagore, Platon et Sénèque jusqu'à Bacon, admirent la pluralité des âmes. Pour l'illustre médecin de Montpellier, il fallait distinguer l'âme pensante et le principe de la vie. « Dans l'état actuel de nos connaissances sur l'homme, dit-il, on doit rapporter les divers mouvements qui s'opèrent dans le corps humain vivant à deux principes différents, dont l'action n'est pas mécanique et dont la nature est occulte. L'un est l'âme pensante et l'autre est le principe de la vie.... Les maladies sont essentiellement des suites d'affections du principe de la vie dans l'homme;... elles sont en général déterminées automatiquement par l'action des causes morbifiques, soit externes, soit internes, conformément à des lois qui sont établies pour le principe vital, et qui ne sont ni mécaniques ni arbitraires (¹). »

Quant à la nature même de ce principe de la vie, Barthez la conçoit de la façon suivante : « Ce principe a une existence distincte de celle du corps qu'il anime.... Mais il est possible que ce principe ne soit qu'une faculté innée,... qui nous est inconnue dans son essence, mais qui est douée de forces motrices et sensitives... régies suivant les lois primordiales.... On manque aux règles de la méthode philosophique lorsqu'on assure à priori qu'une seule âme ou un seul principe de la vie produit dans l'homme la pensée et les mouvements des organes vitaux. Cependant on ne doit pas affirmer qu'il soit impossible que la suite des temps n'amène la connaissance de faits positifs,... qui pourraient prouver que le principe vital et l'âme pensante soient essentiellement réunis dans un troisième principe plus général (²). »

Nous avons tenu à citer les textes, afin de bien préciser la conception de Barthez, qui a eu un si grand et si juste retentissement et qui a compté, parmi ses défenseurs, des hommes comme Loidat, F. Bérard, Jaumes. C'est qu'en effet Barthez avait essayé de dégager la science biologique de la métaphysique; mais, entraîné à son insu par la tendance même qu'il combattait, il ne put réussir dans le projet de réforme qu'il avait conçu, et finit par investir d'une existence réelle le principe vital qu'il avait introduit tout d'abord à titre de simple formule scientifique (³).

À les juger par le génie des médecins et des philosophes qui les ont

---

(¹) BARTHEZ, Nouveaux éléments de la science de l'homme. Discours préliminaires, t. I, p. 23, et p. 42, 3ᵉ édit., 1858.

(²) BARTHEZ, Ibid., t. I, p. 123-128.

(³) COMTE, Cours de philosophie positive, t. III, p. 515, 5ᵉ édit., 1893.

soutenues, les doctrines spiritualistes méritaient de fixer longtemps notre attention. Combattues souvent, elles renaissent sans cesse sous une forme différente, se modifiant sur quelques points de détail selon les progrès des sciences biologiques. Qu'on admette une âme, un principe vital, qu'on invoque simplement la vie, qu'on suppose une ou plusieurs forces, peu importe, c'est toujours la même tendance à considérer la vie comme une entité spéciale. Dégagée des préoccupations théologiques ou téléologiques, la question qui se pose est celle-ci : La vie est-elle une force qu'on puisse considérer, étudier et définir en dehors de la matière vivante?

Étude critique des idées de vie et de force vitale. — S'il existe véritablement une force vitale, il faut avouer qu'elle diffère totalement des autres forces naturelles. Celles-ci ne sont que des formes de l'énergie, reliées entre elles par des équivalents mécaniques; la chaleur, la lumière, le son, l'électricité, sont des forces réversibles; elles représentent de simples états que la matière peut transmettre, par contact immédiat ou par radiation. La prétendue force vitale n'a pas d'équivalent mécanique; elle ne se propage pas aux corps voisins; elle sert simplement à expliquer comment la matière vivante est capable de transformer les forces du monde cosmique, de rendre apparente l'énergie renfermée à l'état latent dans certains composés chimiques. Mais en agissant ainsi, les êtres ne font qu'accomplir, par un procédé différent, des phénomènes analogues à ceux qui se produisent dans le monde inorganique et même dans les machines : une horloge, par exemple, fait passer l'énergie à l'état latent, puis la rend apparente sous une autre forme : c'est un appareil de transformation, mais on ne peut dire qu'elle possède une force spéciale; une machine à vapeur ne crée pas un mouvement, mais transforme de la chaleur; une pile ne crée pas de l'électricité, elle est le siège de modifications chimiques qui dégagent, sous un état particulier, la force accumulée dans les matières mises en présence. Le travail produit peut être plus ou moins parfait, le mécanisme peut être complètement différent, le résultat est toujours le même. La pile électrique, la machine à vapeur, l'horloge, la matière vivante, obéissent à des lois semblables : invoquer une force électrogène dans la pile, une force de mouvement dans la machine, une force rotaire dans l'horloge, ne serait pas plus arbitraire que de rattacher les phénomènes vitaux à une force spéciale capable d'ajouter ou de retrancher quoi que ce soit à l'énergie que possédaient les corps, ou de provoquer des modifications répondant à un équivalent mécanique (1).

Mais s'il est possible d'affirmer aujourd'hui que la vie n'est pas une force, on éprouve un bien grand embarras quand on essaye de déterminer sa nature. Cl. Bernard (2) a critiqué toutes les définitions qu'on

---

(1) A. GAUTIER, Cours de chimie, t. III, p 5 Paris, 1892.
(2) Cl BERNARD, Leçons sur les phénomènes de la vie, t. I, p. 25 Paris, 1878.

avait proposées et a renoncé à en ajouter une autre. Les philosophes modernes, qui ont essayé de présenter une conception en rapport avec les dernières découvertes scientifiques, ne semblent pas avoir trouvé le trait spécifique qui permit de distinguer l'animé de l'inanimé. C'est que nous ne définissons que les productions de notre esprit, les conceptions mathématiques, par exemple; mais nous ne pouvons saisir la caractéristique des phénomènes naturels, parce que nous ne pouvons en pénétrer l'essence. Nous ne définissons pas plus la vie que nous ne définissons le mouvement, parce que la vie n'existe pas en dehors de la matière vivante et que le mouvement n'existe pas en dehors de ce qui se meut. Nous ne concevons pas plus sa nature que nous ne saisissons la nature de l'affinité chimique ou de la gravitation universelle. Aussi, à l'exemple du physicien et du chimiste qui étudient les propriétés et les lois de la matière brute sans spéculer sur l'essence de la matière, doit-on rechercher les propriétés des corps vivants et leurs lois, sans essayer de déterminer l'essence de la vie (¹). Le physiologiste et le médecin doivent même avoir une certaine crainte à personnifier une abstraction; rien d'instructif à cet égard comme l'erreur de Flourens qui, à la suite de ses mémorables expériences, voulut opposer l'intelligence à la vie et localisa la première dans le cerveau, la seconde dans le bulbe au point qu'il dénomma le nœud vital. N'était-ce pas une sorte de réminiscence des idées métaphysiques de Barthez, appuyée seulement sur des données expérimentales!

L'impossibilité où nous sommes de définir les phénomènes naturels tient aussi à ce que nous trouvons toujours dans la nature des séries de transition; aucune propriété ne semble appartenir en propre à une catégorie; à mesure qu'on connaît mieux les réactions de la matière vivante, on voit qu'elles ne diffèrent pas essentiellement de celles qui se passent dans le monde inorganique; les transformations qui s'y accomplissent sont seulement plus rapides; mais quels que soient les phénomènes qu'on envisage, ce sont toujours les mêmes forces qui agissent.

Dès 1855, J. Herschel avait exprimé l'idée que les rayons du soleil étaient la source première de presque tous les mouvements qui s'opèrent à la surface de la terre; il y avait rattaché les actions géologiques, météorologiques et vitales.

Les travaux modernes ont confirmé cette conception et ont établi que la matière vivante, loin de lutter contre les forces cosmiques, ne pourrait exister sans elles, ou tout au moins serait incapable de traduire son activité. Il n'y a pas plus de mouvements spontanés dans l'organisme vivant que dans la matière morte; il y a seulement des réactions qui ne peuvent se produire que sous l'influence d'excitations externes. Si celles-ci font défaut, ou si les conditions ambiantes ne sont pas favorables, la matière vivante ne manifestera aucun des phénomènes qui servent à la caracté-

---

(¹) RIBOT, art AME. *La Grande Encyclopédie*, t. II, p. 643.

riser : tel est le cas de l'œuf, de la graine, de certains êtres, comme les rotifères, placés dans des milieux desséchés. On a l'habitude de dire qu'il existe alors une *vie latente*. L'expression est mauvaise, car elle suppose encore la vie comme une force indépendante. C'est de la matière vivante au repos, à l'état statique, la vie représentant la matière vivante à l'état dynamique. Pour rendre la comparaison de tout à l'heure, c'est la situation d'une pile dont il suffit de réunir les pôles pour faire naître un courant.

Caractères fondamentaux de la matière vivante. — Si nous voulons maintenant rechercher ce qui caractérise la matière vivante, nous lui trouvons d'abord une propriété qui a une importance capitale en médecine, et joue un rôle primordial dans les manifestations héréditaires : c'est qu'elle est éternelle.

Les travaux sur les fermentations ont démontré que la génération spontanée n'existe pas. Les actions physiques et chimiques sont incapables de créer la matière vivante; celle-ci ne pouvant naître, par transformation, naît d'elle-même. Il va sans dire que nous ne parlons que des phénomènes actuels; il est certain que la matière vivante a dû apparaître, à un moment, sur notre globe, ce qui implique nécessairement qu'elle finira par disparaître un jour; sans discuter ce problème métaphysique, nous pouvons affirmer simplement que la matière vivante n'a pas cessé d'exister depuis son apparition et que, tout en subissant de profondes modifications, elle a conservé, depuis son origine, les propriétés fondamentales qui la caractérisent.

La première et la plus importante de ces propriétés consiste à grouper les principes inorganiques et à les transformer en matière vivante. Ce que les forces physico-chimiques ne peuvent plus faire, elle le réalise facilement. Si l'on place dans un ballon un liquide contenant diverses substances minérales, la vie n'y apparaîtra pas. Qu'on ajoute une parcelle de matière vivante, et aussitôt, au contact de cette matière, les substances minérales s'uniront d'une façon particulière, et constitueront des combinaisons complexes, identiques à celles de l'élément vivant qu'on a introduit. C'est là le phénomène primordial, vraiment caractéristique. La matière vivante possède, suivant l'heureuse expression de N. Sabatier, un *pouvoir d'amorce*, qui lui permet de grouper les éléments inorganiques et de leur conférer ses propriétés par un travail d'intussusception; sous son influence l'inorganique devient organique; il n'y a donc pas de différence essentielle entre ces deux états de la matière; ils peuvent se transformer l'un dans l'autre, bien que de lui-même l'inorganique ne puisse reproduire l'organique (1).

Pour que ces divers phénomènes puissent s'accomplir, deux conditions sont nécessaires : il faut que l'être soit plongé dans un milieu liquide,

(1) DELBŒUF, La matière brute et la matière vivante, p 46. Paris, 1887

où les matières dissoutes diffusent jusqu'à lui; il faut qu'il soit placé sous l'influence de certains agents, de certaines forces cosmiques. Cette deuxième nécessité est évidente; la matière vivante ne faisant que diriger des forces et étant incapable d'en créer de nouvelles, emmagasine une certaine quantité d'énergie, c'est-à-dire qu'elle en fait passer à l'état latent par un processus de synthèse organique. La molécule, ainsi construite, d'une complexité et d'une instabilité extrêmes, est constamment soumise à l'action des agents cosmiques, qui tendent à la ramener à un état plus simple et à lui imposer un équilibre plus stable. Ces influences auxquelles la matière morte n'échappe pas, et qui sont très sensibles sur certains composés organiques, sont simplement plus marquées quand il s'agit de la matière vivante. Mais en passant ainsi de l'état complexe à l'état moins complexe, de l'instable au stable, la matière rend apparente l'énergie qu'elle avait accumulée. Il en résulte une destruction continue de la matière qui se traduit par un dégagement de force, c'est-à-dire par la manifestation de son activité. Ainsi, la complexité chimique de la molécule vivante a pour conséquences une extrême instabilité et une haute puissance réactionnelle. On doit donc, dans tout être, envisager deux mouvements distincts : l'un qui lui permet de grouper les éléments inorganiques, de les façonner en quelque sorte à son image; l'autre qui ramène ces éléments à un état plus simple, mais souvent encore plus complexe que primitivement. Le premier acte a pour conséquence le passage d'une certaine quantité de force à l'état latent : c'est le phénomène de création organique ou de synthèse; le deuxième est représenté par la destruction organique qui a pour effet la mise en liberté de la force accumulée; le premier phénomène est appelé assimilation; le deuxième, désassimilation; si le premier l'emporte sur le second, la matière s'accroît; si tous deux se compensent, la matière reste stationnaire; si le deuxième devient prépondérant, la matière dépérit, s'use et peut retomber en indifférence chimique, perdant à tout jamais son caractère vital. Ainsi, tout en luttant contre les forces physico-chimiques, la matière vivante les fait servir; sans elles, elle resterait au repos, comme une machine sans calorique, une pile sans acide.

Dans le monde organique comme dans le monde inorganique, pour produire il faut détruire; pour faire de l'acide carbonique, on détruit du marbre; pour faire de l'électricité, on détruit du métal; pour faire du mouvement, on détruit du charbon; ces destructions ne sont que des transformations qui suivent toujours la même loi : dégagement de force en faisant passer la matière d'un état moins stable à un état plus stable. Cette loi, qui régit tous les actes de l'univers, apparaît dans toute sa netteté quand on envisage les êtres vivants; ceux-ci possèdent une aptitude merveilleuse à transformer les forces extérieures, mais c'est à la condition qu'il y ait une correspondance parfaite entre les actions externes et les réactions internes; il faut autant de fonctions internes isolées ou combinées qu'il y a d'actions externes à contre-balancer, ce qui a fait dire à H. Spencer : « La vie est la combinaison définie des changements hétérogènes, à la fois simultanés et successifs, en correspondance avec des coexistences et des séquences externes [1]. »

Nous avons considéré jusqu'ici la matière vivante d'une façon idéale ; on peut la concevoir comme une simple masse amorphe, capable de s'accroître indéfiniment, en s'assimilant les matériaux du monde ambiant. Dans la réalité, les phénomènes sont plus complexes : la matière vivante revêt une forme ; cette nouvelle propriété a pour conséquence une aptitude que nous trouvons déjà dans le monde inorganique, c'est la conservation de la forme ; elle a une autre conséquence, c'est que l'accroissement continuel de l'être diminuerait notablement, et finirait par supprimer la faculté de rester en concordance avec les forces cosmiques ; aussi l'accroissement se trouve-t-il limité ; arrivé à un certain degré, l'élément vivant ne peut plus augmenter de volume ; or, si la nutrition continue à être positive, la matière finit par se scinder. La scission peut se faire d'une façon régulière et les deux parties seront égales et douées de la même activité : c'est ce qui a lieu chez les êtres inférieurs, les amibes, par exemple ; chez ces protozoaires, il n'existe ni mère, ni fille : l'éternité de la vie se montre sous son vrai jour ; il n'y a pas de mort naturelle.

La mort naturelle n'existe pas davantage pour les êtres plus élevés, si l'on envisage, non l'individu, mais l'espèce, c'est-à-dire si l'on ne tient compte que des cellules génératrices qui servent à la perpétuer. Comme le dit Weismann : « Le corps, le soma, produit, à ce point de vue, dans une certaine mesure, l'effet d'un appendice accessoire des véritables porteurs de la vie, des cellules de la reproduction [2]. » Il en résulte que « la série des organismes peut être considérée comme formant un seul organisme continuellement existant [3] ».

Si la vie est essentiellement caractérisée par une réaction de la matière à l'action des forces cosmiques, il est bien certain que les réactions soient d'autant plus complexes que les forces soient plus nombreuses. Pour que l'équilibre se maintienne, il faut que la matière offre constamment une réaction à chaque action : de là une multiplicité croissante de ces réactions que nous désignons, en physiologie, sous le nom de fonctions. Les fonctions doivent être envisagées comme des réactions nécessaires, provoquées et déterminées par les puissances externes et ayant pour conséquence des modifications nutritives de la matière qui arrive même à changer sa disposition morphologique. C'est l'action externe qui provoque la fonction, c'est la fonction qui provoque l'organe. Ainsi, chez les

[1] H. Spencer, Principes de Biologie, t. I, p. 520 (trad. Cazelles). 3e édit., 1888. Il n'est peut-être pas inutile de faire remarquer que cette formule, d'ailleurs fort juste, ne constitue pas une définition, car elle peut s'appliquer à un grand nombre de manifestations qui n'appartiennent pas aux êtres vivants.

[2] Weismann, Essais sur l'hérédité, p. 97 (trad. de Varigny). Paris, 1892.

[3] H. Spencer, Loco citato, t. I, p. 511.

larves de salamandres qu'on empêche de nager à la surface de l'eau, de grandes branchies se développent à la place des poumons; l'anomalie peut aller si loin que des larves de tritons, maintenues dans l'eau, deviennent aptes à la reproduction.

Pour que la vie puisse se manifester, trois conditions sont donc nécessaires : il faut que l'être soit placé dans un milieu liquide, où il trouve les matériaux indispensables à sa formation et à sa rénovation; il faut qu'il puisse rejeter au loin les substances qui ont servi à manifester son activité et qui sont devenues inutiles et même nuisibles; il faut enfin qu'il soit soumis à l'influence de forces cosmiques exerçant sur lui des actions qu'il puisse contre-balancer.

Si le milieu conservait une constitution invariable, si les agents externes ne subissaient aucune modification, les réactions vitales seraient en concordance continue avec les forces cosmiques; elles se manifesteraient avec une régularité imperturbable, la vie serait uniforme; il ne surviendrait aucun changement, bon ou mauvais : il n'y aurait pas d'involution, pas de dégénérescence, pas de maladie. Mais il n'en est pas ainsi. la matière est placée dans un milieu dont la constitution se modifie constamment; elle est soumise à l'action de forces dont l'intensité et la direction varient d'un moment à l'autre. Aux trois conditions nécessaires pour la manifestation de la vie correspondent exactement trois ordres de troubles morbides.

Troubles morbides. — Le milieu peut contenir, en quantité trop faible ou trop considérable, les matériaux destinés à la rénovation de la matière vivante; il peut renfermer des substances nuisibles qui proviennent de l'être qui y vit (produits de désassimilation) ou qui y sont introduites accidentellement; enfin les forces cosmiques peuvent être insuffisantes pour susciter les réactions vitales, ou acquérir une énergie trop considérable qui tendra à renverser complètement l'édifice instable de la molécule organique. Insuffisance ou excès des matériaux de rénovation, adultération du milieu par des substances inutiles ou nuisibles, variations des forces cosmiques, telles sont les trois conditions fondamentales de la maladie. On pourrait même simplifier cette conception et n'admettre que deux groupes de causes : celles qui tiennent aux modifications du milieu intérieur, celles qui tiennent aux modifications des agents externes. Si les modifications sont trop marquées, l'équilibre sera rompu et la matière perdra ses caractères spécifiques; sinon, elle pourra opposer des réactions qui contre-balanceront les influences pathogènes.

On a dit souvent que la *maladie est une réaction de l'organisme à une cause morbifique.* Une pareille formule a déjà l'avantage de mettre en évidence le facteur le plus important, c'est-à-dire l'être vivant. Puisque la maladie est l'apanage de ce qui vit, il est indispensable de faire entrer la notion de vitalité dans sa définition. C'est ce qu'a parfaitement compris Littré : « C'est à la vie elle-même, dit-il, qu'il faut demander quelle est

l'idée de la maladie, » et il arrive à considérer la maladie comme « *une
réaction de la vie, soit locale, soit générale, soit immédiate, soit
médiate, contre un obstacle, un trouble, une lésion* ([1]) ». Cette définition
a déjà le grand avantage de tenir compte du processus pathogénique, c'est-
à-dire du mode d'action de la cause. Or il est facile de concevoir que les
causes, quelles qu'elles soient, ne peuvent agir sur la matière vivante
que de deux façons : les unes tendent à troubler les manifestations fonctionnelles; les autres tendent à déterminer des modifications structurales,
c'est-à-dire à produire des lésions anatomiques. Le trouble fonctionnel et
la lésion anatomique, s'ils ne suffisent pas à caractériser la maladie, constituent donc un stade indispensable entre l'influence de la cause nor-
bifique et la réaction de l'organisme.

Réactions normales et réactions morbides. — Reste à savoir en quoi
consiste cette réaction. Faut-il admettre l'influence d'un principe spécial
ou invoquer l'intervention de la nature? Faut-il considérer cette réaction
comme ayant un caractère particulier et différant totalement de ce qu'on
observe à l'état physiologique? Nous ne le croyons pas. Les phénomènes
morbides ne sont pas foncièrement distincts des phénomènes normaux;
les lois biologiques sont les mêmes dans les deux cas : l'opposition entre
la santé et la maladie s'efface à mesure qu'on poursuit l'étude des phénomènes vitaux. Ce serait une erreur de croire que l'être vivant pût disposer de manifestations différentes, destinées les unes aux conditions normales, les autres aux conditions pathologiques. Le mode de réaction est
toujours le même; les résultats qu'on observe diffèrent seulement par
leur intensité, mais ils sont dirigés vers le même but, c'est-à-dire qu'ils
tendent toujours à contre-balancer l'action des forces externes.

On pourrait donc être conduit à supposer que la maladie représente
un processus nécessaire et heureux. Cette idée contient certainement une
part de vérité; mais, acceptée dans toute sa rigueur, elle conduirait
à faire rejeter les interventions thérapeutiques, ayant pour but de combattre le mode de réaction de l'organisme malade. Il y aurait là un danger
évident, car la réaction n'est pas toujours salutaire; son intensité et sa
direction dépendent à la fois de la cause pathogène et de l'organisme; aussi,
suivant l'état de ces deux facteurs, peut-on observer des réactions trop
faibles, trop vives, ou contraires au retour vers l'état d'équilibre normal.
La maladie ne peut donc être considérée comme une manifestation toujours
favorable, ainsi que le voulait Sydenham; elle est parfois utile, souvent
nuisible, toujours dangereuse.

Il suffit, pour s'en convaincre, de réfléchir à ce qui se passe dans une
infection. Supposons, par exemple, un pneumocoque arrivant dans le poumon : si l'organisme est trop faible pour détruire ou atténuer le parasite,
celui-ci se développe, sécrète des substances toxiques et tend à forcer les
barrières épithéliales et à envahir l'organisme entier. Ces premiers troubles,

----

([1]) LITTRÉ, art. MALADIE, *Dict. de méd* en 30 vol t. XVIII, p. 576 Paris, 1838.

qui ne donnent lieu à aucune manifestation appréciable, correspondent à
l'incubation; puis survient une réaction qui se traduit par le frisson, la
fièvre, la congestion du poumon, la formation d'un exsudat fibrineux. La
maladie se trouve dès lors constituée; elle nous apparaît comme une réaction heureuse : la lésion qui la caractérise a pour effet de localiser le microbe et d'empêcher sa diffusion dans l'organisme; les changements dans
le chimisme des humeurs, liés au trouble nutritif que produisent les
toxines microbiennes, aboutissent à la formation d'antitoxines qui com-
battent le développement de l'agent pathogène ou neutralisent les poisons
qu'il sécrète; mais en même temps l'hépatisation peut créer un danger,
en diminuant le champ de l'hématose ou en suscitant des congestions trop
étendues, et les modifications nutritives imposées à l'organisme par les
poisons microbiens peuvent devenir le point de départ d'affections viscérales, immédiates ou tardives. Le processus peut donc compromettre ou
troubler la vie, mais il était utile.

Il en est de même pour la fièvre, on pourrait dire pour toutes les manifestations morbides. La fièvre ne représente pas non plus une réaction
anormale; ce n'est pas de la chaleur extra-naturelle, c'est l'exagération
d'un processus habituel. Son influence est parfois salutaire : mais sa
trop grande intensité crée un danger pour l'organisme, et la thérapeutique
confirme cette notion théorique, en nous faisant voir les bons effets des
méthodes réfrigérantes.

Les réactions morbides sont donc analogues aux réactions normales,
elles obéissent toujours aux mêmes lois; seulement elles paraissent différentes, parce qu'elles sont suscitées par des causes nouvelles ou qu'elles
se passent dans des milieux altérés; en tout cas, elles sont aveugles, non
disciplinées, et peuvent devenir la source de nouveaux dangers.

Ainsi la santé est la réaction de la matière bien morphologiée, vivant
dans des milieux invariables, répondant à des excitations exactement
contre-balancées; la maladie est la réaction de la matière, altérée dans sa
forme, vivant dans des milieux adultérés, subissant l'influence de causes
externes non contre-balancées. Autrement dit, la santé est la réaction
organique dans des conditions fixes et préétablies; la maladie est représentée par des réactions de même nature, mais se produisant dans des
conditions variables et nouvelles. Puisque les causes varient, les réactions
peuvent rester immuables dans leur essence, tout en étant dissemblables
dans leurs manifestations.

On ne doit donc pas opposer la physiologie pathologique à la physiologie normale; on doit simplement considérer la première comme une
conséquence-de la seconde.

La variabilité et l'instabilité des causes externes suscitent constamment
des réactions organiques s'éloignant de la régularité parfaite qui constitue l'état de santé. Les troubles qui en résultent peuvent être trop
légers pour mériter le nom de maladie; on leur applique alors le nom
d'indisposition. L'indisposition fait une transition toute naturelle entre la

santé et la maladie; nulle part, dans la nature, nous ne trouvons d'états
différents qui ne soient reliés par une série intermédiaire. Entre la santé et
la maladie se place une foule de troubles mal définis qui les rapprochent et
les fusionnent. On peut même dire que la santé parfaite n'existe pas. Il n'y
a pas d'absolu dans ce monde; nous savons que les conceptions abstraites
du bien et du beau ne répondent à rien de réel, et qu'il faut nous contenter d'un bien relatif. Ce qui est vrai en métaphysique est également
vrai en médecine: nous concevons un être dont les milieux organiques ont
une constitution invariable et chez lequel les forces externes soient complètement contre-balancées : nous concevons la santé parfaite; mais il nous
est facile de comprendre qu'elle ne peut exister et que notre santé est toujours dans un état d'équilibre plus ou moins instable. Les réactions morbides ont pour effet de ramener la matière vivante vers cet état relativement bon et, en tout cas, compatible avec les manifestations de la vie.

Si la cause pathogène n'a eu qu'une action passagère, la matière pourra
reprendre son état primitif; mais elle ne le fera pas d'emblée. De même,
en mécanique, un système instable ne revient à l'équilibre qu'après une
série d'oscillations.

On peut donc considérer la maladie comme l'ensemble des réactions provoquées dans un système organique par un agent externe qui tend à en modifier l'équilibre instable et dont l'action n'est pas aussitôt contre-balancée.
Néanmoins il semble exagéré de n'envisager que les phénomènes réactionnels; il faut tenir compte aussi des désordres produits par la cause. On
arrive ainsi à une conception complète; c'est celle que nous trouvons formulée par M. Bouchard.

Définition de la maladie. — « La maladie est l'ensemble des actes et
des lésions provoqués par l'application de la cause et des perturbations
fonctionnelles ou organiques engendrées par les premiers désordres.
La maladie est donc la manière d'être et d'agir de l'organisme à l'occasion
de l'application de la cause morbifique. De ces deux termes : être et agir,
l'un est contingent, l'autre nécessaire. Je puis concevoir une maladie sans
lésions anatomiques, je n'imagine pas une maladie sans trouble fonctionnel ; je ne consentirai pas à appeler maladie une altération d'organe, une
cicatrice, par exemple, qui ne s'accompagnerait d'aucun trouble dynamique ; je ne me représente même pas une altération de structure qui
n'ait pour condition préalable une perturbation fonctionnelle. La maladie
est donc *l'ensemble des actes fonctionnels et secondairement des lésions
anatomiques qui se produisent dans l'économie, subissant à la fois les
causes morbifiques et réagissant contre elles* » (¹).

Maladie, affection, diathèse. — L'évolution naturelle des maladies
est de ramener l'organisme vers l'équilibre primitif, c'est-à-dire vers

(¹) Bouchard, Introduction aux Éléments de thérapeutique de Nothnagel et Rossbach, p. xv.
Paris, 1880. — Thérapeutique des maladies infectieuses, p 2. Paris, 1889.

l'état normal. Mais, quand la cause pathogène continue à agir, la santé ne peut se rétablir que s'il se produit un équilibre nouveau; il faut une adaptation et, par conséquent, une modification profonde du système primitif, et le nouveau mode d'existence ne paraîtra normal que si la force morbide continue à agir. Qu'à un moment donné son action cesse, l'être ainsi modifié, replacé dans les conditions premières, perdra de nouveau l'équilibre; il y aura rupture de la nouvelle concordance, et la suppression de la cause morbide ramènera une maladie. Ce résultat, que la théorie nous fait admettre, se trouve fréquemment réalisé en clinique : Un homme fait des excès de boisson; au début l'alcool détermine divers troubles, l'ivresse par exemple; peu à peu, l'équilibre se rétablit et l'usage quotidien du toxique est parfaitement supporté; qu'on vienne alors à supprimer brusquement l'agent morbifique, aussitôt le nouvel équilibre est rompu, il se déclare des accidents de *delirium tremens* que l'alcool peut conjurer.

Il est bien certain que les changements vitaux survenus sous l'influence d'une cause morbifique persistante ne sont pas, en général, favorables à l'organisme atteint. L'adaptation aux conditions nouvelles est une concordance de nécessité, aboutissant à la production de troubles fonctionnels ou de lésions anatomiques qui pourront survivre à la cause morbide et devenir le point de départ de nouveaux accidents.

Supposons par exemple un homme atteint d'une infection. La présence des toxines microbiennes dans l'intérieur de son organisme suscitera diverses réactions anormales, notamment des modifications nutritives; il pourra en résulter des lésions anatomiques qui continueront à évoluer après la suppression de la cause. Ce sera, par exemple, une altération valvulaire, une néphrite ou une cirrhose. Or ces lésions pourront rester latentes pendant un temps plus ou moins long et se traduire, après plusieurs années, par de l'asystolie, de l'angine de poitrine, de l'albuminurie, de l'ictère ou de l'ascite. Ailleurs on verra survenir des modifications de la nutrition cellulaire; ainsi se constituent les diathèses, qui souvent sont des suites de maladies infectieuses ou toxiques et qui, une fois développées accidentellement, peuvent se transmettre par l'hérédité.

Dans les cas de lésion valvulaire, de néphrite ou de cirrhose, devons-nous dire qu'il s'agit de maladies? On peut objecter que l'altération valvulaire, par exemple, si elle ne donne aucune réaction apparente, ne constitue qu'une lésion; elle ne représente une maladie que si elle provoque de la toux, de la dyspnée, de l'angoisse précordiale, c'est-à-dire si elle suscite des troubles morbides. On arrive ainsi à cette conclusion bizarre que la cardiopathie, suivant des circonstances d'une importance secondaire, méritera ou ne méritera pas le nom de maladie.

Cette confusion disparaît si l'on tient compte de l'élément primordial, du *primum movens* de toute la série morbide, de la cause efficiente.

Ainsi, dans l'exemple cité ci-dessus, supposons que la cause ait été une infection, la fièvre typhoïde, par exemple : le microbe, par ses toxines, suscite une série de réactions qui se traduisent d'abord par une évolution aiguë: c'est la dothiénentérie; puis survient une guérison apparente. En réalité, la nutrition modifiée sur certains points se fait sur une nouvelle base: il n'y a, sans doute, aucun trouble appréciable; mais l'évolution morbide n'en continue pas moins, et si, après des années, on trouve une cardiopathie, celle-ci ne représente qu'une suite lointaine de l'infection antérieure: c'est une lésion consécutive, un trouble à longue échéance. Mais, dans quelques cas, le plus souvent peut-être, on constate la lésion valvulaire et l'on est dans l'impossibilité de remonter à sa cause. Il est donc important de bien distinguer les deux processus, et par conséquent de leur appliquer deux dénominations différentes. Or nous possédons justement deux termes qui n'ont pas toujours été employés dans le même sens, mais que nous pouvons conserver à la condition d'en préciser la signification : ce sont les mots *maladie* et *affection*. La maladie représentera toute l'évolution morbide, depuis son origine première jusqu'à ses dernières manifestations; l'affection désignera les lésions ou les troubles actuels et leurs conséquences, abstraction faite de leur origine. Dans l'exemple cité plus haut, nous dirons maladie infectieuse et affection cardiaque.

Si l'on adopte cette façon de parler, qui nous semble assez rationnelle, on arrivera à conclure qu'il n'y a pas de maladies d'organes; on ne devra pas dire : maladies du foie, du cœur, du système nerveux; il faudra dire : affections du foie, du cœur, du système nerveux; car les maladies, les lésions ou les troubles fonctionnels ne sont jamais d'origine interne; il existe toujours une cause externe, qui peut nous échapper, mais que l'induction scientifique nous force d'admettre. Les troubles nutritifs héréditaires ne font pas exception à cette loi : il peut sembler au premier abord que les cellules sont nées avec une nutrition particulière qui les pousse vers un désordre morbide; on pourrait penser que, dans ce cas, la maladie est une production de l'organisme. Il n'en est rien en réalité : la nutrition vicieuse, qui caractérise la diathèse, est la résultante des influences extérieures auxquelles les parents ont été soumis. On peut donc toujours remonter, au moins théoriquement, à une cause externe ayant agi sur l'être malade, ou sur ses générateurs.

La distinction que nous avons dû établir entre la maladie et l'affection est analogue à celle que Bazin avait admise. On a vivement critiqué, sur ce point, la doctrine de l'illustre dermatologiste. Dans un article d'ailleurs fort remarquable, Maurice Raynaud([1]) soutient que Bazin emploie ces deux mots dans un sens différent de celui qu'on leur attribue habituellement. Il en résulte, dit-il, une confusion d'autant plus grande que certains auteurs, Bouchut et Hecht, entre autres, leur imposent une signification justement inverse.

Aujourd'hui le mot « affection » a trois sens différents :

Celui que lui donne Bazin, et qu'on trouve déjà dans Spiegel : L'affec-

([1]) MAURICE RAYNAUD, art MALADIE, *Dictionnaire de médecine et de chirurgie pratiques*, t. XXI. p. 508 Paris. 1875

tion est la manifestation d'une maladie; ainsi l'insuffisance mitrale est une affection, manifestation de la maladie rhumatisme; l'adénite est une affection, manifestation de la maladie tuberculose.

Boucrut entend, par affection, une souffrance vague, indéterminée, une viciation générale de l'économie. La scrofule est une affection, l'adénite est une maladie.

Enfin Raynaud pense qu'il faut laisser au mot « affection » son sens traditionnel, tel qu'il a été formulé par Galien, tel qu'il a été conservé par l'École de Montpellier : c'est la modification intime de l'organisme en présence de la cause qui préside au développement des maladies. L'affection est le dernier terme auquel puisse parvenir notre intelligence et dont nous ne pouvons pénétrer l'essence.

Quoi qu'en dise Raynaud, ce dernier sens est loin de correspondre à celui qu'avaient adopté les anciens. Galien, dont on invoque l'autorité, a employé tout autrement ces expressions. « Si l'on se conforme à la diction des Grecs, dit-il, on dira plutôt des parties où il existe des mouvements contre nature qu'elles sont affectées; tandis que pour les parties qui ont des diathèses (états permanents) contre nature, on dira qu'elles sont malades.... La tête est affectée quand elle éprouve une affection sympathique de l'estomac, elle est malade quand elle éprouve une affection idiopathique [1]. »

On voit, d'après cette citation, que Bazin s'est parfaitement conformé à l'usage traditionnel. Aussi beaucoup de médecins ont-ils adopté la même façon de parler, et M. Hallopeau a donné deux définitions qui nous semblent parfaitement acceptables : « *Les affections représentent les troubles de la santé considérés dans leurs rapports avec les processus morbides; les maladies sont des troubles de la santé considérés dans l'ensemble de leur évolution, et par conséquent dans leur rapport avec la cause qui domine cette évolution* [2]. » C'est donc la cause initiale qui fait l'unité de la maladie.

Aux exemples que nous avons déjà donnés, nous pouvons ajouter quelques autres, qui fixeront mieux les idées. La pneumonie, par exemple, est une affection du poumon et une maladie microbienne; la gale est une affection de la peau et une maladie parasitaire. Ce système de nomenclature serait fort simple si l'on pouvait chaque fois remonter à la cause initiale; mais il n'en est pas ainsi : nous ne décelons pas toujours l'origine d'une néphrite ou d'une cirrhose; nous savons que les affections du rein, du foie, comme toutes les affections viscérales, sont des déterminations ou des suites de maladies; mais souvent nous ne pouvons retrouver cette maladie première. Il en résulte qu'on se contente trop facilement d'étudier les manifestations actuelles : on observe un rein atteint de congestion pulmonaire ou d'albuminurie; on reconnaît que les accidents sont sous la dépendance d'une insuffisance mitrale; on s'imagine alors posséder tous les élé-

[1] GALIEN, Des lieux affectés, livre Ier, chap. IV (trad Daremberg). t. II, p 485. Paris, 1856.
[2] HALLOPEAU. Traité élémentaire de pathologie générale. p. 2, 4e édit., Paris. 1893.

ments du problème clinique et l'on considère comme peu important de remonter à la cause initiale de la *série morbide*, à la maladie qui a déterminé cette affection cardiaque. Au point de vue pratique, il est souvent indifférent de connaître la cause, et c'est pour cela qu'on peut, sans grand inconvénient, négliger la distinction que nous admettons entre l'affection et la maladie; mais le nosographe ne doit pas se faire le propagateur de pareilles confusions; il faut qu'il donne à chaque terme un sens précis et spécial.

Les diathèses. — L'affection, telle qu'elle avait été comprise par les maîtres de l'École de Montpellier, Barthez, Bérard, Dumas, Lordat, Jaumes, correspond à peu près à ce que nous désignons aujourd'hui sous le nom de diathèse.

La *diathèse* doit être définie « un trouble permanent des mutations nutritives qui prépare, provoque et entretient des maladies différentes comme formes symptomatiques, comme siège anatomique, comme processus pathogénique (¹). » La diathèse est un tempérament morbide, et le tempérament est la caractéristique dynamique de l'organisme; c'est tout ce qui concerne les variations individuelles des activités nutritives (Bouchard).

On peut évidemment multiplier à l'envi le nombre des types cliniques relevant des variations nutritives; deux seulement méritent d'être conservés : la scrofule et l'arthritisme.

L'arthritisme, qui a été si bien étudié dans ces dernières années, correspond à un ralentissement de la nutrition; cette *bradytrophie*, suivant l'expression de M. Landouzy, explique les diverses manifestations symptomatiques, lithiase, goutte, obésité, diabète, qui s'observent simultanément ou successivement chez un même individu ou dans une même famille; c'est le lien qui réunit ces troubles en apparence si disparates. La diathèse correspond donc à une réalité clinique ; depuis les travaux de M. Bouchard, on sait qu'elle répond à une réalité scientifique.

CHAPITRE II

Définition et divisions de la pathologie. — La *pathologie* (πάθος, souffrance, maladie) est cette partie des sciences médicales qui a pour objet l'étude des maladies et des affections.

(¹) BOUCHARD, Maladies par ralentissement de la nutrition, p. 576 Paris, 1882

Elle comprend les chapitres suivants : l'*étiologie*, qui recherche les causes morbifiques; la *pathogénie*, qui établit par quel mécanisme ces causes agissent sur l'organisme vivant; la *physiologie pathologique*, qui nous montre comment l'organisme réagit; l'*anatomie pathologique*, qui dévoile les modifications structurales résultant des actions et des réactions morbides; la *symptomatologie*, qui énumère les réactions appréciables pendant la vie; la *nosographie*, qui décrit et classe les maladies. A ces différentes branches dont l'ensemble constitue la science médicale, on doit en ajouter deux qui se rapportent plutôt à l'art médical, c'est-à-dire au côté technique (τεχνή, art) de la médecine. Ce sont le *diagnostic* et le *pronostic* : le diagnostic fait reconnaître la place que la maladie occupe dans le cadre nosologique, le pronostic s'efforce d'en prédire l'évolution.

La pathologie a pour complément indispensable la *thérapeutique* avec la *chirurgie*, la *prophylaxie* et la *diététique*. La thérapeutique (θερα-πεύειν, soigner) est la partie de l'art médical qui, mettant à profit les données scientifiques fournies par la matière médicale et la pharmacologie, s'efforce de soulager les malades et de modifier favorablement l'évolution des maladies et des affections. La *chirurgie* est la branche de la thérapeutique qui se propose de guérir une maladie ou une affection par des procédés manuels (χείρ, main). La *prophylaxie* (προφυλαξις, de προφυλασ-σειν, veiller), dont l'*hygiène* (ὑγίεια, santé) représente la partie principale, dicte les préceptes qui permettent d'éviter la maladie. La *diététique* (δίαιτα, régime) indique le régime à suivre pour favoriser la guérison ou conserver la santé.

En résumé, la science médicale comprend : l'étiologie, la pathogénie, la physiologie et l'anatomie pathologiques, la symptomatologie, la nosographie, la matière médicale, la pharmacologie; l'art médical comprend le diagnostic, le pronostic, la thérapeutique, la chirurgie, la prophylaxie, la diététique.

La pathologie embrasse presque toute la médecine. Il y a donc une disproportion manifeste entre son étendue et les limites de l'esprit humain. C'est ce qui a conduit à scinder son étude en plusieurs parties distinctes. On admet généralement les divisions suivantes : la *pathologie spéciale* ou *descriptive*, comprenant la *pathologie interne* ou *médicale* et la *pathologie externe* ou *chirurgicale*; la *pathologie comparée*; la *pathologie expérimentale*; la *pathologie générale*.

La *pathologie spéciale* ou *descriptive* a pour objet l'étude analytique des maladies; elle a pour complément indispensable la nosographie, qui classe et coordonne les descriptions. La pathologie spéciale présente une série de nosographies; elle trace des tableaux où elle s'efforce de faire toute l'histoire de la maladie, depuis sa cause jusqu'à ses lésions anatomiques et ses manifestations cliniques. Elle se trouve encore trop vaste pour ne pas avoir été divisée. De tout temps, on a admis une pathologie externe et une pathologie interne : la première s'occupe des maladies qui s'accompagnent de lésions facilement accessibles; la deuxième envisage

les altérations des organes profonds. Cette distinction était bonne autrefois: elle correspondait à la division classique en chirurgie et en médecine
la pathologie externe décrivait les lésions justiciables de l'intervention
opératoire. Mais aujourd'hui, on n'hésite plus à intervenir dans nombre
d'affections internes; le champ de la chirurgie s'est notablement agrandi,
et il devient vraiment bizarre de placer dans la pathologie externe l'histoire de certaines lésions viscérales ou l'étude des localisations cérébrales.
Réciproquement, toutes les affections externes ne sont pas chirurgicales;
telles sont, par exemple, les affections de la peau. Bien plus, les affections
articulaires sont tantôt externes, tantôt internes; les arthrites tuberculeuses rentrent dans le premier groupe, les polyarthrites rhumatismales dans le second. Mieux vaut donc employer les expressions de pathologie médicale et de pathologie chirurgicale; la première envisage les
affections qui sont justiciables d'un traitement pharmaceutique; la
deuxième étudie celles qui nécessitent une intervention manuelle.

On a voulu aussi admettre diverses branches de pathologie, basées sur
leurs études spéciales; citons, par exemple, la pathologie infantile ou
pædiatrie, la syphilographie, la pathologie obstétricale, la pathologie exotique: suivant l'organe ou le système étudié, on a créé les expressions
de dermatologie, gynécologie, odontologie, stomatologie, ophtalmologie,
laryngologie, rhinologie, etc. D'autres auteurs ont admis une pathologie
cardiaque, une pathologie infectieuse, etc. Il serait facile de multiplier
ces dénominations en rapport avec la tendance, de plus en plus grande,
à la spécialisation.

Un intérêt considérable s'attache à l'étude des maladies qui peuvent
frapper les êtres qui nous entourent, et surtout à chercher par quels
points elles se rapprochent ou s'éloignent de celles qui atteignent notre
espèce. Cette partie de la science, qu'on désigne sous le nom de *pathologie comparée*, peut se borner à envisager les mammifères ou les vertébrés supérieurs: ainsi limitée, elle présente une grande importance
pratique, puisqu'elle nous montre comment certaines infections se transmettent des animaux à l'homme et comment on peut les combattre;
l'histoire du charbon, de la morve, de la tuberculose, de la rage, de la
trichinose, ne se comprend que si l'on envisage ces diverses maladies
chez tous les mammifères, et même chez tous les vertébrés.

Mais la pathologie comparée peut avoir des visées plus hautes; elle
peut embrasser toute l'échelle des êtres, animaux et végétaux, et rechercher les analogies que présentent, chez tous, certaines réactions morbides.
Les résultats ainsi obtenus ont une portée philosophique considérable: il
suffit, pour s'en convaincre, de parcourir le beau livre de M. Metschnikoff[1],
où l'auteur a étudié les phénomènes de l'inflammation en partant des
êtres unicellulaires les plus simples et en remontant progressivement aux
animaux les plus compliqués. Cette méthode rendra incontestablement les

[1] METSCHNIKOFF, Leçons sur la pathologie comparée de l'inflammation. Paris, 1892.

plus grands services à la médecine; à en juger par quelques résultats
entrevus incomplètement, on peut espérer qu'en commençant par les
végétaux et en passant par les vertébrés inférieurs, on arrivera à résoudre
la question si controversée de la pathogénie des tumeurs.

La pathologie comparée ne se borne pas, en général, à enregistrer les
faits qu'elle rencontre. En étudiant les animaux, on est toujours libre
d'intervenir pour arrêter ou diriger les observations, et l'on peut essayer
de reproduire sur des individus sains des phénomènes semblables à ceux
que présentent les individus malades. C'est ainsi que s'est constituée la
pathologie expérimentale.

La *pathologie expérimentale* a donc pour objet de modifier l'évolution des
maladies spontanées, et de créer des lésions, des troubles et des maladies.

Pendant longtemps, l'expérimentateur n'a pu faire que des traumatismes; plus tard, l'usage des poisons lui permit de pénétrer là où le
scalpel ne pouvait parvenir et de s'attaquer aux éléments histologiques.
Aujourd'hui, les progrès de la bactériologie ont fourni le moyen de faire
naître à volonté chez les animaux un grand nombre d'infections. La
pathologie expérimentale est devenue le complément indispensable de
la clinique; l'étiologie, la pathogénie, la physiologie et l'anatomie pathologiques, la pharmacologie, ne peuvent se passer de son secours.

Mais la pathologie expérimentale ne peut donner la solution de tous les
problèmes; elle est incapable de reproduire les divers symptômes des
maladies ou de poser les indications thérapeutiques. Enfin, les renseignements qu'elle fournit en pharmacologie ne doivent pas être transportés
intégralement à la pathologie humaine : de ce qu'une drogue, à dose de
1 milligramme, tue un lapin de 1 kilogramme, il ne faut pas conclure
qu'il est nécessaire d'employer 70 milligrammes pour tuer un homme
de 70 kilos; en raisonnant ainsi et en calculant d'après la dose mortelle
pour le chien, on trouverait que, pour empoisonner un homme, il ne
faut pas moins de 15 grammes de sulfate d'atropine.

Devant de pareils faits, il est permis de se demander quelle est la valeur
des expériences pratiquées sur les animaux. On a souvent adressé trois
reproches à la pathologie expérimentale : On a soutenu que les observations
recueillies sur une espèce ne sont pas applicables aux êtres d'espèce différente; que les maladies provoquées ne sont nullement comparables aux
maladies spontanées; que toute intervention opératoire modifie l'animal
en expérience au point de rendre inacceptables les résultats obtenus.

Il y a certainement une part de vérité dans ces critiques; mais il ne
faut pas les exagérer. Il est évident qu'on doit faire un juste départ de
ce qui est applicable à l'homme et de ce qui est spécial à l'animal mis en
expérience; le simple bon sens en dit plus sur ce sujet que tous les raisonnements.

L'expérimentation seule a pu établir la cause efficiente des maladies
infectieuses. Pour celles qui sont connues à l'homme et aux animaux,
pour le charbon, la morve, la tuberculose, aucun doute ne peut être

émis. On connaît les microbes de ces maladies, on les isole, on les cultive et l'on arrive à reproduire chez les animaux des troubles et des lésions analogues à ceux que révèle l'observation clinique. Nul ne peut nier qu'en opérant ainsi, on ait résolu un des côtés les plus importants du problème étiologique.

Faire naître une maladie chez un animal, c'est obtenir un résultat important. Mais l'expérimentateur doit pousser plus loin l'analyse : maître des phénomènes qu'il provoque, il doit étudier le mécanisme qui préside à leur développement; il doit rechercher comment les agents pathogènes suscitent les réactions morbides, c'est-à-dire qu'il doit déterminer la pathogénie et la physiologie pathologique des troubles ou des lésions qu'il produit. La clinique fournit les indications, les idées de recherches; l'expérimentation donne les démonstrations inébranlables; elle permet d'affirmer le rôle des conditions qui favorisent ou entravent l'action des agents morbifiques; elle éclaire la pathogénie des lésions et fait suivre, pas à pas, le développement des altérations anatomiques; elle précise les troubles des fonctions et les fixe, d'une façon indiscutable, au moyen de la méthode graphique; elle facilite l'analyse clinique; elle étudie le mécanisme des symptômes, elle fait connaître l'action des médicaments. Les observations cliniques sont forcément complexes; toujours interviennent plusieurs facteurs. C'est à l'expérimentateur à isoler l'influence de ces causes secondes, à en montrer l'importance, à les étudier une à une. Ainsi se sont établies les notions que nous possédons aujourd'hui sur les associations microbiennes, sur le rôle de la fatigue, de l'inanition, des intoxications, des lésions artérieures, des troubles nerveux dans le développement ou les localisations des processus morbides.

Enfin, c'est à l'expérimentation sur les animaux qu'on doit toujours s'adresser, quand on veut connaître les effets d'une substance médicamenteuse. On est forcé d'agir ainsi par de hautes raisons déontologiques. Ce n'est qu'après avoir longuement étudié dans le laboratoire, après avoir déterminé l'action complète sur les animaux, après avoir analysé tous les effets produits sur chaque appareil, qu'on est autorisé à pratiquer une tentative thérapeutique sur l'homme. Nous ne saurions trop le répéter : on ne peut employer un médicament nouveau que si l'on s'est entouré de toutes les données de la science expérimentale; alors, tenant compte de la sensibilité beaucoup plus grande de l'homme, on commencera par des doses extrêmement faibles, que l'on fera bien le plus souvent d'essayer sur soi-même; puis, lorsqu'on aura acquis l'espérance qu'on peut rendre service au malade, on prescrira le médicament. Tel est le seul cas, suivant nous, où une expérience puisse être tentée sur l'homme. Mieux vaut ne pas voir se résoudre un problème important que de mettre en danger la vie ou la santé de ses semblables. Cette règle déontologique semble bien élémentaire, et l'on est stupéfait qu'elle n'ait pas arrêté les tentatives criminelles de ceux qui ont inoculé à l'homme des maladies virulentes ou qui ont commencé sur lui l'étude des médicaments.

Nous ne discuterons pas la question de savoir si l'on a le droit d'opérer sur les animaux. Aucun doute ne peut subsister à cet égard. La vivisection s'impose comme une nécessité sociale; Cl. Bernard(¹) l'a démontré avec une rare éloquence. Aujourd'hui, du reste, l'expérimentation médicale ne soulève plus de critiques; les résultats immenses obtenus dans ces dernières années, l'importance des applications qui découlent des découvertes récentes, ont fait taire les protestations. De tous les cotés on s'est adonné, à l'envi, aux recherches de laboratoire; il en est résulté des progrès rapides, mais en même temps les questions sont devenues de plus en plus complexes, de plus en plus difficiles, et leur étude s'est trouvée exiger un grand nombre de connaissances préalables.

Le médecin expérimentateur doit être un clinicien doublé d'un bactériologiste, d'un physiologiste et d'un anatomo-pathologiste; il doit connaître la clinique et la physique aussi bien que l'anatomie, la physiologie et la pathologie comparées. Aussi, tend-on, de plus en plus, à se restreindre à quelques branches de la pathologie expérimentale ou à collaborer sur les sujets complexes. C'est une division du travail qui découle du progrès.

De la pathologie générale. — Au-dessus des diverses branches des sciences médicales se place la *pathologie générale*. Elle définit les termes, fixe leur signification, détermine les lois des phénomènes morbides, recherche et classe les causes, les processus, les symptômes; elle trace les règles de la nosographie; elle fait les cadres où la pathologie spéciale placera ses descriptions. La pathologie générale représente la synthèse, c'est-à-dire la partie la plus élevée des sciences médicales; elle en est l'introduction, elle en est le couronnement.

Pour mériter son titre et sa suprématie, elle ne doit pas se contenter d'étudier l'homme malade; elle doit envisager toute la série des êtres et tâcher de discerner, sous les apparences diverses, le fonds commun qui se retrouve, à l'état morbide comme à l'état physiologique, aux divers échelons de la vie. Comme le dit si justement Cl. Bernard, « la physiologie et la pathologie générales sont nécessairement fondées sur l'étude des tissus chez tous les animaux (nous ajouterons, et les végétaux), car une pathologie générale qui ne s'appuierait pas essentiellement sur des considérations tirées de la pathologie comparée des animaux (ou plutôt des êtres), dans tous les degrés de l'organisation, ne peut constituer qu'un ensemble de généralités sur la pathologie humaine, mais jamais une pathologie générale dans le sens scientifique du mot(²) ».

La pathologie générale existait longtemps avant que le nom fût inventé. Dès que l'esprit humain a réfléchi sur la nature de la vie, de la santé, de la maladie, il s'est trouvé aborder certaines questions rentrant dans l'étude de ce que nous appelons aujourd'hui la pathologie générale. Hippocrate s'en est occupé à plusieurs reprises, notamment dans les

(¹) Cl. BERNARD, Introduction à l'étude de la médecine expérimentale, p 172 Paris, 1865.
(²) Cf BERNARD, Ibid, p 216

aphorismes, dans les traités sur l'ancienne médecine, sur l'art médical, sur les épidémies, sur la nature de l'homme, etc. En plusieurs endroits, il est revenu sur l'importance et le rôle des idées philosophiques en médecine. « Le médecin philosophe, dit-il, est égal aux dieux; il n'y a guère de différence entre la philosophie et la médecine. Tout ce qui se trouve dans la première se trouve dans la seconde (¹). »

Cette union de la philosophie et de la médecine, proclamée par Hippocrate, est également reconnue nécessaire par Galien. « S'il est vrai que la philosophie soit nécessaire au médecin, et quand il commence l'étude de son art et quand il se livre à la pratique, n'est-il pas évident que le vrai médecin est philosophe. Car il n'est pas besoin, je pense, d'établir par une démonstration qu'il faut de la philosophie pour exercer honorablement la médecine, lorsqu'on voit que tant de gens cupides soient plutôt des vendeurs de drogues que de véritables médecins, et pratiquent dans un but tout opposé à celui vers lequel l'art doit tendre naturellement (²). » Dans le traité auquel nous empruntons cette citation, Galien ne fait que suivre et développer Hippocrate; mais, dans un autre ouvrage (*De differentiis morborum*), il envisage, pour la première fois, les maladies d'une façon abstraite. Il les divise en trois groupes: dans le premier, il range celles qui frappent les parties similaires comme les os, les ligaments, les vaisseaux, les nerfs, c'est-à-dire les parties que Bichat devait réunir plus tard sous le nom de tissus; le deuxième groupe comprend les maladies qui s'attaquent aux parties organiques, c'est-à-dire à celles qui sont composées de plusieurs parties similaires, comme le bras, la jambe, l'œil; enfin, le troisième groupe renferme les maladies qui atteignent ces deux grands types anatomiques. Si nous ajoutons que, dans d'autres endroits, Galien a étudié les causes des maladies, a recherché leur siège, discuté sur les crises, nous serons conduit à reconnaître que c'est lui qui fut le fondateur véritable de la pathologie générale.

Nous pourrions dresser une longue liste des auteurs qui, dans les siècles suivants, s'adonnèrent à l'étude de la philosophie médicale. Citons simplement, parmi les plus connus, Fernel, Sennert, Rivière, Haller, de Hœn, Bœrhaave. Mais nous devons faire une mention spéciale pour Gaubios (³), qui eut le mérite de créer l'expression de « pathologie générale ».

Aujourd'hui la pathologie générale, après avoir erré quelque temps dans le domaine de la métaphysique, a repris un nouvel essor et est entrée dans une voie féconde. Cette rénovation a commencé en France, et c'est à M. Bouchard qu'en revient tout l'honneur (⁴); ses études sur les maladies par ralentissement de la nutrition, ses leçons sur les auto-intoxications,

---

(¹) HIPPOCRATE, De la bienséance (Œuvres complètes (trad. Littré), t. IX, p. 233.
(²) GALIEN, Que le bon médecin est philosophe. (Œuvres anatomiques, physiologiques et médicales (trad. Daremberg), t. I, p. 7. Paris, 1854.
(³) GAUBIUS, Institutiones pathologiae medicinalis. Lugduni Batavorum, 1758.
(⁴) BOUCHARD, Maladies par ralentissement de la nutrition. Paris, 1882. — Leçons sur les auto-intoxications dans les maladies. Paris, 1887 — Thérapeutique des maladies infectieuses Paris, 1889 — Les microbes pathogènes. Paris, 1892

ses travaux sur les principales questions de la pathogénie, sa préoccupation constante d'appuyer ses conceptions sur des données positives, sur des faits cliniques ou expérimentaux, ont exercé une profonde influence sur la marche de la médecine et ont ouvert une large voie où se sont engagés un grand nombre de chercheurs. La pathologie générale a acquis ainsi une autonomie complète; il serait donc injuste, suivant l'exemple donné par quelques pays, de réunir son enseignement à celui de l'anatomie pathologique ou de la pathologie expérimentale; il faut que ces diverses branches soient séparées. Celui qui veut faire de la pathologie générale ne doit être exclusivement ni un anatomo-pathologiste, ni un expérimentateur, ni un clinicien; il doit connaître les diverses branches de la médecine, il doit posséder à fond la pathologie comparée, il ne doit ignorer ni les travaux anciens, ni le mouvement philosophique contemporain. Aussi est-il rare qu'un seul homme puisse suffire à cette tâche immense; la pathologie générale ne peut être le plus souvent qu'une œuvre collective où chacun, s'appuyant sur ses études spéciales, anatomiques, expérimentales, cliniques, historiques ou philosophiques, s'efforce d'exposer les grandes idées qui se dégagent de l'analyse des faits; c'est ainsi qu'on s'élève aux conceptions synthétiques et qu'on arrive à tracer les règles qui peuvent conduire à la découverte de la vérité.

On a dit souvent que ceux qui indiquent des méthodes ne savent pas les appliquer. Bacon a posé les lois de l'investigation scientifique et il n'a pas fait de découvertes; ceux qui ont fait progresser la science ignoraient souvent les principes de la logique. Il est certain, en effet, que seuls les hommes qui expérimentent par eux-mêmes connaissent les difficultés que soulèvent les recherches scientifiques; seuls ils sont capables d'indiquer les détails de la technique; les philosophes ne peuvent que dégager certaines lois générales; mais, en agissant ainsi, ils ont exercé une influence parfois heureuse sur la marche des sciences naturelles.

La médecine n'a jamais pu se détacher complètement de la philosophie. Longtemps elle a été sous sa tutelle; longtemps les doctrines médicales se sont ressenties des théories scholastiques. C'était le règne de l'autorité; on commentait Hippocrate et Galien ou bien on discutait sur les causes premières, sur la nature et l'essence des maladies. Aujourd'hui un mouvement inverse se produit: la physiologie et la pathologie se sont peu à peu affranchies du joug de la philosophie, et ce sont elles qui ont entraîné la psychologie dans un chemin nouveau et lui ont montré quel intérêt elle avait à marcher franchement dans la voie expérimentale. La découverte des localisations cérébrales, l'analyse des troubles du langage, les descriptions des vésanies, ont plus fait pour les progrès de la psychologie que toutes les dissertations des spiritualistes. Aussi est-ce avec plaisir que nous voyons la philosophie contemporaine mettre à profit les données de la pathologie nerveuse, décrire les maladies de la mémoire ou de la volonté, enfin ne pas négliger les résultats que fournit l'étude de l'intelligence chez les animaux.

Moyens d'étude de la pathologie. — Si la psychologie ancienne a pu nuire à l'essor de la médecine, la logique, en précisant les lois de l'investigation scientifique, lui a été extrêmement utile, et c'est sous ce rapport que Bacon lui a rendu les plus grands services.

Deux méthodes permettent d'arriver à la connaissance des vérités naturelles, et ces deux méthodes, le médecin les emploie : ce sont l'*observation* et l'*expérience*.

« On donne le nom d'observateur à celui qui applique les procédés d'investigations simples ou complexes à l'étude des phénomènes qu'il ne fait pas varier et qu'il recueille, par conséquent, tels que la nature les lui offre. On donne le nom d'expérimentateur à celui qui emploie les procédés d'investigations simples ou complexes pour faire varier ou modifier, dans un but quelconque, les phénomènes naturels et les faire apparaître dans des circonstances ou des conditions dans lesquelles la nature ne les lui présentait pas. Dans ce sens, l'observation est l'investigation d'un phénomène naturel et l'expérimentation est l'investigation d'un phénomène modifié par l'investigateur ([1]). »

Comme toutes les sciences, la médecine n'a pu faire au début que des observations. C'était la période empirique, qui ne constitue pas, comme on le dit souvent, la négation de la science, mais en représente le premier stade. L'expérimentation sur les animaux a eu Galien pour fondateur; Galien fut le premier à faire des vivisections; il opéra sur des porcs et pratiqua un grand nombre de recherches basées toutes sur la même méthode : il enlevait les organes, détruisait les tissus, coupait les nerfs; c'étaient évidemment des procédés grossiers, qui ne laissent pas pourtant de rendre encore aujourd'hui de signalés services.

Les sciences expérimentales comptèrent, à partir de ce moment, d'illustres représentants : de Graaf, Harvey, Aselli, Pecquet, Haller, Bichat, Magendie, Flourens. Mais elles n'entrèrent dans une voie véritablement féconde qu'avec les travaux contemporains : deux hommes ont complètement bouleversé leur marche, réglementé leurs méthodes, préparé les découvertes actuelles et ouvert des horizons absolument nouveaux: l'un, Cl. Bernard, a introduit en médecine la notion de déterminisme et a élevé la pathologie au même rang que les autres sciences biologiques; l'autre, Pasteur, a démontré l'origine animée des maladies infectieuses, a découvert le moyen d'atténuer les agents pathogènes et de faire de ces terribles ennemis des serviteurs dociles. Tous deux ont créé des méthodes sûres et nouvelles; tous deux ont préparé une ample moisson de faits à ceux qui ont essayé de marcher sur leurs traces.

Mais, quelle que soit leur importance, les découvertes expérimentales n'ont pas diminué la suprématie des études cliniques. Les travaux modernes ont pu renverser les théories fausses, compléter les doctrines insuffisantes, éclaircir les points obscurs : ils n'ont pas ébranlé l'édifice

---

([1]) Cl. BERNARD, Introduction à l'étude de la médecine expérimentale, p. 29. Paris, 1865.

séculaire qu'avaient élevé les patientes observations des cliniciens. Opposer la médecine clinique et la médecine expérimentale, comme on l'a fait si longtemps, comme on le fait encore quelquefois, c'est continuer l'ère des luttes stériles ; réunir leurs efforts, c'est marcher dans la voie du progrès. Aussi, quelles que soient nos tendances personnelles, cliniciens ou expérimentateurs, ne pouvons-nous que gagner à l'union de la clinique et de l'expérimentation. Les médecins ont fini par comprendre ces vérités ; on n'a plus à lutter aujourd'hui contre l'opposition systématique des retardataires ou le zèle irréfléchi des néophytes.

L'observation et l'expérience, voilà les deux grandes méthodes que nous devons employer. La première s'applique surtout à l'étude de la clinique, la seconde aux recherches du laboratoire.

Il ne faut pas croire pourtant que le clinicien se borne au rôle d'observateur. L'expérience n'étant qu'une observation provoquée (Cl. Bernard), le médecin en fait souvent, parfois à son insu. On fait une expérience quand on recherche la glycosurie alimentaire, quand on étudie le contenu de l'estomac, quand on administre un médicament. Il est vrai que, dans la plupart des cas, le médecin enregistre simplement des observations ou des expériences fortuites. Son rôle consiste à savoir profiter du fait qui est mis sous ses yeux et à reconnaître ce qu'il cache de nouveau. Mais l'observation peut rester isolée et le médecin attendra vainement un deuxième cas qui lui permette de mieux comprendre ou de compléter les premières notions qu'il aura acquises. L'observateur est à la merci du hasard, le seul auxiliaire qu'il possède ; il ne peut provoquer ni rappeler les phénomènes qui l'intéressent ; il doit attendre qu'ils se représentent accidentellement. C'est ce qui met un obstacle aux recherches et retarde le développement des sciences d'observation.

L'expérimentateur a le grand avantage de pouvoir toujours reproduire un phénomène, quand il a établi dans quelles conditions il se manifeste, c'est-à-dire quand il en a reconnu le déterminisme. Il peut donc répéter ses recherches, vérifier celles des autres, mettre à profit les précieux résultats de la méthode comparative. Rien de décevant, à ce propos, comme l'expérimentation thérapeutique pratiquée sur l'homme ; un médicament abaisse la température, modifie favorablement l'évolution d'une maladie, enraye le développement d'une complication, est-ce bien à ce médicament qu'il faut attribuer tous ces effets favorables ? Que serait-il arrivé si l'on avait laissé agir la nature ? Combien il faut entasser d'observations pour pouvoir se faire une opinion sérieuse ! Combien on se prépare de désillusions quand on se borne à une étude sur l'homme ! A peine s'il est besoin de rappeler le nombre incalculable de médicaments qui semblaient justifier les plus grandes espérances et n'ont pas tardé à sombrer dans un éternel oubli.

On ne saurait donc demander trop de renseignements à l'expérimentation. Les travaux du laboratoire représentent aujourd'hui le complément indispensable de toutes les études médicales, mais ils rendent d'autant

plus de services qu'ils visent davantage le côté clinique de la médecine.
« La première condition pour faire de la médecine expérimentale, c'est
d'être d'abord médecin observateur, c'est de partir de l'observation pure
et simple du malade faite aussi complètement que possible; puis la
science expérimentale arrive ensuite pour analyser chacun des symptômes,
en cherchant à les rancer à des explications et à des lois vitales qui
comprendront le rapport de l'état pathologique avec l'état normal ou
physiologique ([1]). » Après avoir montré le mécanisme des symptômes,
l'analyse expérimentale permet souvent de remonter au processus pathogénique et à l'étiologie, c'est-à-dire de déterminer la cause de la maladie.
C'est ce que l'on fait couramment aujourd'hui par la recherche des agents
microbiens.

L'observation n'est pas le seul point de départ de l'expérience. Parfois
on cherche à vérifier une idée théorique ou une hypothèse. D'autres fois
enfin on opère un peu au hasard, poussé par une sorte de sentiment
vague, par une intuition subite de la vérité. Qui ne connaît l'histoire
d'Œrsted s'écriant tout d'un coup que le courant électrique devait avoir
une action sur l'aiguille aimantée; de même en pathologie expérimentale,
on fait une mutilation, on injecte une substance quelconque sans soupçonner ce qui pourra se produire. Cette dernière méthode est souvent fort
bonne, elle conduit à des résultats intéressants, à la seule condition qu'on
sache voir les phénomènes qui se présentent et qui sont d'autant plus difficiles à saisir qu'on ne les attend pas, qu'on ne les a pas prévus.

Si les idées théoriques nous poussent quelquefois à entreprendre des
expériences heureuses, elles peuvent aussi entraver considérablement
l'investigation. Bien des fois on n'a pas tenté une recherche, parce qu'on
la jugeait inutile, absurde ou condamnée d'avance par la doctrine. C'est
dans ce sens que des hommes, relativement peu instruits, ont pu avoir des
idées originales; leur esprit était dégagé des entraves que nous impose,
malgré nous, l'éducation que nous avons reçue. Aussi a-t-on pu voir des
savants, adonnés à l'étude de la clinique par exemple, faire des découvertes
immenses quand ils ont tourné leurs efforts vers les sciences biologiques.
M. Pasteur, malgré son génie, n'aurait peut-être pas accompli la grande
révolution qui a bouleversé la médecine, s'il avait été médecin ; il n'aurait
jamais dit sans doute que l'ostéomyélite était un furoncle des os, assertion qui souleva tant de critiques pour ne pas dire davantage et qui, plus
tard, fut reconnue exacte.

Les idées préconçues, outre qu'elles peuvent détourner des recherches
originales, peuvent gêner encore dans les expériences qu'on poursuit.
L'observateur et l'expérimentateur doivent écouter la nature : ils doivent
recueillir tout ce qu'elle leur dit; ils ne doivent pas rejeter ce qui est
contraire à leurs doctrines pour conserver ce qui leur est utile; c'est ce
qu'on fait trop souvent, parfois à son insu. On ne voit pas ce qu'on ne

---

([1]) CL. BERNARD, Loco citato, p 547.

veut pas voir; on a obtenu un premier résultat qu'on a lieu de croire bien observé : d'une expérience suivante on ne garde que ce qui semble confirmer l'observation précédente. C'est ainsi que la science s'encombre de notions incomplètes ou erronées. Peut-être éviterait-on cette tendance bien naturelle si l'on était mieux persuadé qu'il n'y a pas de faits contradictoires, pas de mauvaises expériences, pas d'exceptions: il n'y a que des observations incomplètes, ou insuffisamment déterminées. Les contradictions apparentes doivent seulement nous engager à pousser plus loin l'investigation scientifique et à mieux préciser les conditions expérimentales.

Un des grands avantages de l'expérimentation c'est qu'on peut toujours reprendre une question, vérifier les faits annoncés et par conséquent les soumettre au contrôle de la critique.

On peut faire de la critique d'art sans être un artiste, on ne peut faire de la critique expérimentale sans être un expérimentateur, puisqu'on doit répéter les expériences des autres. Les hommes qui s'adonnent à ce genre d'études sont généralement doués d'une intelligence de second ordre; ce sont des savants laborieux, habiles, mais n'ayant pas assez d'idées pour poursuivre des recherches personnelles; on doit donc leur savoir gré de reprendre ce que les autres ont fait, de vérifier les découvertes, d'infirmer, de confirmer ou de modifier les résultats nouveaux, de déblayer le terrain des observations erronées ou incomplètes.

Mais les critiques ne sont pas infaillibles, et trop souvent des objections fausses, en empêchant d'accepter une vérité nouvelle, ont retardé le mouvement scientifique.

L'expérimentation, a dit Cl. Bernard, doit nous rendre modestes et indulgents. Si l'on était bien pénétré de cette maxime, on n'attaquerait pas un travail sans avoir essayé, autant que possible, de s'éclairer auprès de son auteur et sans avoir longuement étudié la question. A voir avec quelle facilité certains hommes essayent d'amoindrir les découvertes des autres, on est porté à se demander si c'est bien l'amour de la vérité qui soulève toujours les discussions. Quand elle reste sur le terrain scientifique, la critique expérimentale conduit à des résultats importants; c'est un moyen de progrès. Mais, trop souvent, les recherches contradictoires ont eu un autre mobile; la jalousie a conduit des esprits médiocres à s'attaquer aux œuvres des hommes de génie et leur a permis de couvrir d'un masque scientifique leurs haines personnelles. Nous n'avons pas besoin de citer d'exemples : l'histoire de ces dernières années nous en fournirait un trop grand nombre.

Quand on a recueilli impartialement et, pour ainsi dire, naïvement, des observations ou des expériences, on doit les coordonner, les classer, en tirer des conclusions ou des lois; enfin on a le droit de proposer des théories ou des hypothèses, mais c'est à la condition de ne considérer ces hypothèses que comme des jalons qui marquent le mouvement de la science; ce sont des bâtisses provisoires qu'il faut souhaiter voir disparaître rapidement, car elles doivent céder devant les découvertes ultérieures.

Les conceptions de l'esprit humain, ne constituant que des vérités partielles et relatives, subissent toutes une évolution analogue à celles que présentent les êtres vivants. Jamais une idée n'arrive d'emblée à son complet développement : elle commence par une phase embryonnaire, s'accroît peu à peu, puis, parvenue à son apogée, elle s'affaiblit, s'éteint, disparaît, ne laissant derrière elle que des idées-filles qui parfois n'ont qu'une ressemblance lointaine avec l'idée-mère dont elles émanent.

Longtemps la science n'a pas progressé, parce que le respect de l'autorité faisait considérer comme des dogmes les hypothèses et même les erreurs des anciens. Aujourd'hui nous ne connaissons que le respect des faits et nous avons le droit de demander à l'expérimentation des résultats précis et inattaquables.

Il faut reconnaître cependant que des hypothèses prématurées ont pu ouvrir des horizons nouveaux. L'homme qui a émis une idée ne reposant sur aucun fait, a eu parfois l'intuition de la vérité. On est très sévère aujourd'hui pour ces théoriciens qui ne donnent aucune preuve à l'appui de ce qu'ils avancent; nous croyons pourtant qu'ils rendent souvent les plus grands services et que les conceptions même erronées ne sont pas toujours inutiles. Les doctrines phrénologiques de Gall et de Spurzheim ne s'appuyaient sur aucune base solide, pourtant elles ont ouvert une voie qui a été féconde et qui a conduit à la découverte des localisations cérébrales. Les erreurs sont souvent profitables, ne serait-ce qu'en suscitant des recherches contradictoires : mieux vaut avoir des idées fausses que de n'avoir pas d'idées.

Ceux qui, après ces théoriciens, démontrent expérimentalement que l'hypothèse était exacte ou qu'elle était erronée, qui établissent, confirment ou infirment ce que la théorie avait prévu, sont des hommes habiles ou laborieux : ils peuvent faire un travail inattaquable; ils ne peuvent prétendre à une véritable découverte : c'est une simple démonstration. On tend aujourd'hui à confondre ces deux termes, bien à tort, selon nous. La démonstration expérimentale donne une base solide à une hypothèse : c'est la confirmation d'une vérité ancienne. La découverte est un rapport imprévu qui ne se trouve pas indiqué dans la théorie; c'est une vérité nouvelle.

« Les hommes qui ont le pressentiment des vérités nouvelles sont rares; dans toutes les sciences, le plus grand nombre des hommes développe et poursuit les idées d'un petit nombre d'autres. Ceux qui font des *découvertes* sont les promoteurs d'idées neuves et fécondes.... Une grande découverte est un fait qui, en apparaissant dans la science, a donné naissance à des idées lumineuses, dont la clarté a dissipé un grand nombre d'obscurités et montré des voies nouvelles. Il y a d'autres faits qui, bien que nouveaux, n'apprennent que peu de choses : ce sont alors de petites découvertes. Enfin il y a des faits nouveaux qui, quoique bien observés, n'apprennent rien à personne; ils restent, pour le moment, isolés et stériles dans la science : c'est ce qu'on pourrait appeler le fait brut ou le fait brutal. La découverte est dans l'idée neuve qui surgit à propos d'un fait trouvé par hasard ou autrement(1). »

L'idée vraiment neuve est généralement mal accueillie; elle passe inaperçue ou soulève la raillerie et la critique. On a bien plus de succès, en complétant ou même en répétant ce que les autres ont déjà fait, en suivant l'ornière connue où s'engage, derrière un homme de génie, la foule des ambitieux. C'est sur ce terrain battu que luttent la plupart des hommes, se hâtant de produire les petits faits qu'ils ont pu glaner. C'est alors que les découvertes apparaissent en même temps, qu'elles soulèvent de vives polémiques de priorité; questions personnelles et mesquines dont la science n'a que faire; qu'importe celui qui, le premier, a pu reconnaître un détail nouveau; ce détail peut être intéressant; mais, à voir combien d'hommes l'ont aperçu simultanément, il est permis de conclure qu'il n'était guère difficile à découvrir. Celui qui naquit dans la voie d'une grande découverte n'a pas à craindre d'être dépassé; l'idée vraiment neuve, vraiment géniale ne germe pas dans plusieurs cerveaux à la fois. La découverte arrive, nous n'oserions dire sans avoir été préparée, mais sans l'avoir été suffisamment pour frapper la multitude. Aussi ne sera-t-elle comprise que plus tard : elle est d'abord tenue en défiance ou rejetée avec mépris; c'est l'avenir qui vengera la mémoire du génie méconnu; l'avenir jugera l'œuvre en faisant abstraction de l'homme; alors disparaîtront dans l'oubli les noms de ceux qui ont ambitionné la gloire du moment. Qui recherche l'admiration de ses contemporains ne travaille pas pour la postérité.

La découverte est importante quand elle conduit à d'autres découvertes. Ici encore apparaît la distinction fondamentale que nous avons essayé d'établir plus haut. Quand on donne la démonstration expérimentale d'une hypothèse, on substitue un fait positif à une conception nuageuse: mais ce fait n'apporte pas d'idée nouvelle. On réalise un bien plus grand progrès, quand on indique une voie inconnue, quand on crée une méthode. C'est par là que Cl. Bernard et Pasteur se placent en tête du mouvement contemporain; les découvertes qu'ils ont faites, d'autres auraient pu les faire; mais ce qui les élève au-dessus de tous, c'est d'avoir montré aux travailleurs quelle était la route à suivre et de leur avoir permis de marcher sur leurs traces. La découverte est une chose importante; la méthode scientifique est la partie capitale. Des hommes d'intelligence médiocre ont pu faire de belles découvertes; il n'y a que les hommes de génie qui ont trouvé de nouvelles méthodes.

(1) Cl. Bernard, *Loco citato*, p 61.

CHAPITRE III

Les lois en médecine. — Statistiques et lois numériques. — Les lois physico-chimiques. Les lois biologiques. — Les lois pathologiques.

Les lois en médecine. — La loi est l'expression d'un rapport nécessaire et constant entre deux phénomènes.

Une loi ne souffre pas d'exception : l'exception indique une expérience insuffisante ou une science incomplète; dire qu'un phénomène se produit le plus souvent, c'est avouer qu'on n'en connaît pas le déterminisme; quand on sait exactement dans quelles conditions il survient, on est capable de le provoquer constamment.

Nous ne pouvons donc admettre les prétendues lois numériques. A chaque instant, en médecine, on a recours à la statistique et on s'imagine qu'en entassant des chiffres on peut arriver à découvrir des lois : « Une telle méthode, s'il est permis de lui accorder ce nom, ne serait réellement autre chose que l'empirisme absolu, déguisé sous de frivoles apparences mathématiques (¹). »

Pourtant on a fait, et on fait si souvent encore des statistiques médicales, que nous devons insister un instant sur cette question. Elle est d'autant plus importante que la statistique a les honneurs de la publication officielle. Nous ne voulons pas nier les services que peuvent rendre les comptes rendus réguliers qui paraissent aujourd'hui, et notamment les relevés de la mortalité, mais nous croyons qu'il ne faut pas trop leur demander; ces statistiques reposent sur des diagnostics fournis par les médecins, et donnés, le plus souvent, en dehors de toute autopsie. Quelle confiance leur accorder quand on voit, par exemple, le bulletin officiel de la Ville de Paris enregistrer, chaque semaine, de 25 à 30 morts par méningites simples, c'est-à-dire non tuberculeuses? Comment admettre de pareils chiffres quand, dans les hôpitaux, on n'en aperçoit que quelques cas exceptionnels. Sans doute on peut faire soi-même des statistiques; on obtient ainsi des notions intéressantes sur la nature, le pronostic ou le traitement des maladies, mais on n'arrive qu'à des résultats empiriques. Il suffit, pour s'en convaincre, de voir ce qu'est devenue la fameuse loi de Louis. C'était l'époque où la statistique florissait. Louis soutint « qu'après quinze ans il n'y a pas de tubercules dans un organe, s'il n'y en a dans les poumons ». Pour lui, cette loi « est assurément une des plus importantes de la pathologie, une des plus éminemment pratiques ». Il ajoute qu'il ne lui connaît que trois exceptions et « ces excep-

(¹) Aug. Comte, Cours de philosophie positive, t. III, p. 529, 5ᵉ éd., 1895.

tions, infiniment rares, comme on le voit, ne font que relever l'importance et l'universalité de la loi[1] ». C'était de l'empirisme pur, et les
recherches modernes n'ont pas confirmé la loi de Louis.

Les statistiques ne présentent pas moins une certaine importance. Il
est intéressant de savoir que le rétrécissement mitral est plus fréquent chez la femme que chez l'homme, que la tuberculose pulmonaire
siège au sommet, que l'artério-sclérose se développe dans la vieillesse,
que la pneumonie a une évolution cyclique, que l'insuffisance aortique
peut déterminer la mort subite, et que l'insuffisance mitrale aboutit à
l'asystolie. Mais tous ces faits souffrent de nombreuses exceptions; ce ne
sont pas des lois. Un médecin sait théoriquement que la pneumonie se
termine par guérison vers le neuvième jour, qu'il se produit alors une
défervescence brusque; mais la statistique lui apprend que, dans 10 à
20 pour 100 des observations, la mort est survenue. Mis en face d'un
cas particulier, s'il fait appel à ses souvenirs numériques, il pourra
annoncer que le malade a 80 ou 90 chances sur 100 de guérir; que les
complications méningées ne s'observent qu'une fois sur 200 ou 250 cas
et qu'il est encore plus rare de voir survenir un abcès, de la gangrène ou
de l'induration chronique; ces données ont leur intérêt, c'est incontestable. Mais combien il est plus important de savoir ce qui surviendra
dans le cas particulier qu'on envisage! Or, pour continuer l'exemple de
la pneumonie, le médecin sera d'autant plus apte à établir un pronostic
précis, qu'il pourra mieux déterminer l'influence que les diverses conditions personnelles exercent sur la marche de l'infection; la connaissance
de l'âge du sujet, de son état général, des maladies qu'il a pu avoir,
l'interprétation attentive des différents symptômes qu'il présente, voilà
ce qui permet de poser un pronostic et, dans ce cas, la statistique n'a
rien à faire. A mesure qu'on connaîtra plus complètement l'influence de
ces divers facteurs, on sera de plus en plus maître des phénomènes,
on pourra d'autant mieux en apprécier la valeur, d'autant mieux formuler un pronostic certain et un traitement rationnel. Le jour où toutes les
conditions qui peuvent influer sur la marche de la pneumonie seront
déterminées, il n'y aura plus de pourcentage à faire, on possédera des
règles scientifiques qui permettront de savoir ce qui surviendra dans
chaque cas.

Malheureusement nous sommes encore loin de cette époque heureuse.
C'est qu'en effet la complexité des causes qui influencent l'évolution
morbide rend la détermination exacte fort difficile, sinon impossible.
Aussi les statistiques ne doivent-elles pas être abandonnées, elles fournissent des données utiles, à la condition de n'y voir que des renseignements d'attente et de ne pas se baser sur elles pour établir des
lois.

Quand on ne connaissait pas la nature parasitaire de la gale, on pouvait

[1] Louis, Recherches sur la phthisie, p 182, 2ᵉ édit Paris, 1843

faire des statistiques sur les causes qui semblaient présider au développement de cette maladie. Aujourd'hui les données numériques ne signi-
fient rien. La gale est toujours produite par l'acare, elle naît toujours par
contagion : voilà sa loi pathogénique. Nous ne faisons plus de pourcentage
sur la valeur des traitements, nous employons les parasiticides et nous
guérissons toujours le malade : voilà sa loi thérapeutique.

Si nous insistons sur ces faits qui peuvent paraître trop simples, c'est
parce que ces vérités ne sont pas encore admises par tous et qu'elles sont
parfois méconnues, même par les expérimentateurs. C'est surtout en
matière de bactériologie que ces notions fondamentales semblent un peu
négligées. Nous voyons, à chaque instant, des expérimentateurs habiles
annoncer que tel microbe, inoculé dans des conditions semblables à des
animaux en apparence identiques, produit des résultats différents. Le
charbon, par exemple, injecté à 40 lapins en tue 39; le quarantième qui
a reçu la même dose que les autres survit : voilà le fait; c'est une donnée
numérique intéressante, sans contredit. Mais combien nous serions plus
heureux de savoir pour quel motif ce lapin a survécu quand les autres
mouraient! Personne cependant ne semble s'inquiéter de cet être exceptionnel, personne ne recherche les causes de sa résistance, et pourtant, si
nous pouvions les saisir, peut-être aurions-nous une notion nouvelle sur
le mécanisme encore si obscur de l'immunité.

On dit souvent qu'un même microbe peut produire, chez des animaux
de même espèce, des lésions différentes, et on semble enchanté d'avoir
obtenu ainsi des résultats analogues à ceux que fournit la médecine humaine. Mais la pathologie expérimentale ne doit pas se contenter de
répéter ce que lui apprend l'observation clinique; son rôle serait alors
bien secondaire et bien accessoire, pour ne pas dire inutile; il lui faut
pousser plus loin l'analyse scientifique. Si un microbe produit tantôt des
lésions du foie, tantôt des lésions du rein, tantôt des altérations de la
moelle, l'expérimentateur doit chercher dans quelles conditions un organe
ou un tissu est affecté plutôt qu'un autre. Sans doute, ce problème est
difficile à résoudre; mais mieux vaut avouer son impuissance que de s'endormir dans la quiétude qu'on semble éprouver, quand on reproduit
sur un animal ce qui se voit chez l'homme.

Les bactériologues ont longtemps discuté sur la fréquence du passage
de la bactéridie charbonneuse à travers le placenta. Les statistiques ont
établi que le phénomène est inconstant, ce qui veut dire indéterminé.
M. Malvoz fit faire un progrès à la question : il montra que la bactéridie
n'infecte le fœtus que lorsque le placenta est altéré. C'était un pas vers le
déterminisme du phénomène, mais le problème n'a fait que se déplacer :
il faut rechercher maintenant quelles sont les causes qui favorisent ou
expliquent les altérations placentaires. Le jour où nous aurons une réponse à cette nouvelle question, le phénomène sera déterminé; nous
dirons : la bactéridie passe toujours dans telle condition, jamais dans telle
autre. Nous posséderons alors la loi du phénomène, tandis qu'actuellement

nous ne connaissons qu'un fait numérique. Cet exemple montre quelle est la marche à suivre et prouve, une fois de plus, que les découvertes successives ne font que déplacer une question en y introduisant une inconnue nouvelle.

Lois physiologiques. — La difficulté qu'on éprouve à fixer exactement les conditions des phénomènes biologiques rend malaisée la détermination des lois qui les régissent.

Nous croyons pourtant qu'on peut actuellement grouper, sous cinq chefs différents, les lois auxquelles les êtres vivants obéissent. En tant que corps, ils sont soumis aux mêmes lois que la matière brute : ce sont les *lois des conditions physico-chimiques* de leur existence ou *lois des actions externes*. Les agents cosmiques suscitent une série de réactions qui caractérisent l'activité vitale : ce sont les *lois des réactions internes*. Celles-ci ne se produisent que si la matière vivante est placée dans des conditions qui lui permettent d'accomplir le double mouvement de création et de destruction organiques que l'on désigne sous le nom de nutrition. Les *lois de la nutrition* ont pour conséquence les *lois de la reproduction*, la matière vivante ne pouvant s'accroître indéfiniment; mais, en se scindant, la matière conserve ses caractères primordiaux, aussi les lois de la reproduction englobent-elles les *lois de type originel*. Enfin, chaque être représentant une unité plus ou moins parfaite, on doit étudier les *lois de l'individualité*. Ces quatre dernières lois appartiennent en propre à la matière vivante et servent à la caractériser; on peut les réunir par conséquent sous le nom de *lois biologiques*.

On arrive ainsi à la classification suivante :

Lois physico-chimiques ou lois des actions externes.

Lois biologiques ou lois des réactions internes. . . . . {
Lois de la nutrition.
Lois de la reproduction.
Lois du type originel.
Lois de l'individualité.

Sans doute notre division est artificielle et nous ne la donnons pas comme définitive. Mais il nous a semblé utile de grouper les conditions fondamentales de la vie. La tentative n'est pas nouvelle. Cl. Bernard avait fait des essais analogues, et avait cru pouvoir ramener à sept les caractères généraux des êtres vivants : organisation, génération, nutrition, évolution, caducité, maladie et mort. Il est facile de voir par quels points cette classification se rapproche et s'éloigne de la nôtre.

I. Lois physico-chimiques. — *Lois des actions externes*. — L'être vivant n'échappe à l'action d'aucune des forces qui agissent sur la matière brute. Il est soumis aux lois de la pesanteur, de la chaleur, à l'action de la lumière, de l'électricité, etc. Comme la matière brute, il doit supporter le choc des agents mécaniques qui peuvent le détruire ou l'altérer en partie. Les plus anciens observateurs avaient reconnu l'influence des agents cosmiques sur la matière vivante, mais n'en avaient vu que le mauvais côté: ils avaient cru que la matière vivante devait lutter contre eux, tandis que sans eux, au contraire, elle ne pourrait manifester son activité. Nous avons suffisamment insisté sur ces faits pour n'avoir pas à y revenir.

Chez les êtres élevés, les lois physico-chimiques règlent un grand nombre de phénomènes normaux ou pathologiques. L'étude de la pesanteur et de l'hydraulique doit servir d'introduction à l'histoire de la circulation; les phénomènes de l'évaporation nous expliquent comment la sudation tend à abaisser la température organique; les découvertes de la chimie trouvent de nombreuses applications dans les phénomènes de la digestion, de la nutrition, dans la fixation de l'oxygène sur l'hémoglobine. Il en est de même des lois de l'osmose, de la pression osmotique, des vibrations sonores ou lumineuses; tout ce qui est vrai, en dehors de l'être vivant, l'est également en dedans de lui; c'est ce qui nous a conduit à rejeter une force vitale, qui n'aurait pas d'équivalent mécanique et échapperait au principe de la corrélation des forces.

En pathologie, nous voyons la même obéissance aux lois cosmiques: un organe qui s'hypertrophie et devient plus lourd tend à s'abaisser; les gaz épanchés dans la plèvre s'élèvent au-dessus des exsudats séreux ou purulents; l'incompressibilité des liquides rend compte des dilatations du thorax, dans les cas de pleurésie; les données de l'acoustique expliquent les modifications des bruits pulmonaires ou cardiaques perçus à l'auscultation. Rien de plus instructif à ce propos que l'histoire de la circulation; la transformation des mouvements saccadés du cœur en un mouvement continu tient à l'élasticité des artères; les modifications relevant de l'athérome, celles qui résultent d'un anévrysme sont tout à fait semblables à celles qu'on peut reproduire artificiellement, en faisant couler des liquides dans des tubes rigides ou en plaçant des ampoules élastiques sur le trajet des conduits.

Il ne faudrait pas cependant exagérer l'importance des lois physico-chimiques, car l'être vivant a des procédés particuliers de réaction, grâce auxquels il acquiert une physionomie si spéciale.

II. LOIS BIOLOGIQUES OU LOIS DES RÉACTIONS INTERNES. — La loi fondamentale de la vie, c'est le maintien de l'équilibre instable, qui permet à la matière vivante d'être en concordance parfaite et continue avec les forces externes.

Quand les forces externes sont bien contre-balancées l'harmonie est complète, c'est l'état de santé; quand elles deviennent capables de rompre l'équilibre vital, deux éventualités sont possibles: ou bien l'équilibre instable est détruit et le système tombe à un état d'équilibre stable; la matière perd à tout jamais les propriétés spéciales qu'elle avait acquises, c'est la mort; ou bien elle finit par contre-balancer les forces externes, et par leur opposer des réactions qui tendent à la ramener à un équilibre instable : c'est la maladie qui aboutit, soit au retour vers l'équilibre instable primitif, soit à la constitution d'un nouvel équilibre instable, soit enfin à un équilibre stable après quelques oscillations.

Ces considérations s'appliquent à tous les êtres. Les phénomènes généraux dominant toujours ceux qui le sont moins, il nous a fallu chercher la caractéristique de la vie et de la maladie dans les manifestations communes à tout ce qui peut vivre ou être malade. Étudier seulement l'homme, c'eût été aborder le problème par son côté le plus difficile.

Mais la complexité croissante des types vivants doit immédiatement faire admettre deux groupes dans les lois des réactions vitales. Le premier renferme les lois générales qui s'appliquent à l'universalité des êtres ; les tissus élémentaires étant semblables chez tous, les phénomènes qui s'y passent sont identiques : c'est ce qu'on pourrait appeler les *lois des réactions protoplasmiques*. Le deuxième groupe comprend les lois particulières qui ne s'appliquent qu'à certains êtres et deviennent d'autant plus nombreuses qu'on s'élève davantage dans la série : c'est ainsi que nous devons envisager les lois des réactions des muscles, des nerfs, des organes. Ces lois sont comprises dans les lois générales protoplasmiques, dont elles représentent de simples déductions ; elles sont en rapport avec la complexité plus grande de la vie et la division physiologique des actes qui en est la conséquence.

La loi des réactions internes ayant pour but ou pour effet de ramener toujours la matière à être en concordance avec les actions externes, aura pour conséquence la loi des *adaptations* au milieu extérieur. Cette nouvelle loi qui rentre, en grande partie, dans les lois de la nutrition, éclaire notablement les phénomènes de l'évolution ; elle fait comprendre comment ont dû se produire les fonctions, et les organes qui servent à les accomplir ; elle explique comment se créent les races, les espèces, les genres. C'est ainsi que les animaux d'eau douce peuvent être acclimatées à vivre dans l'eau salée ; il arrive un moment où ce nouveau milieu leur devient indispensable ; elles succombent si on les remet dans l'eau ordinaire. Voilà un remarquable exemple d'adaptation : l'être est venu en concordance parfaite avec le nouveau milieu ; il s'y est si bien adapté qu'il ne peut plus s'accommoder du milieu primitif. De même, en pathologie, nous voyons un alcoolique, pris de délire quand on supprime l'alcool, se calmer quand on lui rend son toxique habituel.

1. *Lois de la nutrition.* — On sait que la nutrition est essentiellement caractérisée par deux actes : La synthèse organique, par laquelle la matière vivante groupe les éléments inorganiques d'une façon spéciale, les fait passer du simple au complexe, du stable à l'instable et, pour accomplir ces transformations, accumule la force ambiante. Le deuxième acte est la destruction organique ; la molécule vivante se désorganise ; la matière passe du plus complexe au plus simple, de l'instable au plus stable ; il se

produit en même temps un dégagement de force; la destruction organique est indispensable pour la manifestation de l'activité vitale.

Cette loi a pour conséquence la nécessité d'un milieu spécial où la matière pourra puiser les éléments de sa formation. Pour les êtres unicellulaires ce milieu est le milieu ambiant; mais, comme il est nécessaire que les matières soient dissoutes pour venir au contact de l'être et pour permettre le double mouvement nutritif, il s'ensuit qu'un être unicellulaire ne peut vivre que dans un milieu liquide. Chez les individus supérieurs, un artifice permet la vie en dehors de l'eau : c'est la création d'un milieu liquide intérieur. Il faudra dès lors qu'il existe des appareils dont les uns permettront l'arrivée dans le milieu intérieur des substances nécessaires à la synthèse organique, dont les autres serviront au rejet des substances devenues inutiles et par cela même nuisibles.

Si les êtres unicellulaires rendent la force apparente sous des formes simples, les manifestations deviennent plus complexes, chez les êtres plus élevés. Il se crée des appareils pour la dépense de l'énergie, appareils musculaires, électriques, lumineux. Enfin la chaleur produite peut ne pas être dégagée immédiatement et la température du milieu se maintient à un degré fixe. A mesure que les phénomènes se compliquent, l'indépendance de l'être vis-à-vis des variations cosmiques devient de plus en plus grande; les cellules finissent par être presque entièrement à l'abri des modifications du milieu ambiant et notamment des variations thermiques, résultat remarquable heureux qui, rendant plus facile la concordance entre les réactions internes et les actions externes, permet la complexité plus grande et le jeu plus régulier des phénomènes vitaux.

Pour que la matière puisse vivre, il faut qu'elle ait à sa disposition certains principes spéciaux. Dans les cellules, nous trouvons une charpente minérale, des corps ternaires servant à la dépense de l'énergie, une matière azotée qui représente la partie vraiment vivante de l'être. Les composés azotés possèdent une instabilité considérable qu'on observe déjà dans les substances artificielles, comme la nitro-glycérine, et qui atteint son plus haut degré dans la matière vivante. Mais, pendant le travail vital, notamment pendant le travail musculaire, ce n'est pas la matière azotée, c'est la matière hydrocarbonée qui se détruit; seulement, la transformation ne se produit qu'au contact de la matière azotée. Il y a donc à considérer une série de *lois chimiques* dont la connaissance conduirait à la découverte des phénomènes les plus intimes de la vie.

On peut concevoir la matière vivante, réduite à ses éléments essentiels : tel est le protoplasma, qui représente la vie à l'état de nudité. Mais, généralement, on ne considère pas la matière en dehors de la forme qu'elle revêt, et l'on arrive ainsi à la cellule. C'est à discerner les lois de la cellule que doivent tendre nos efforts, car toute modification de l'organisme se résume toujours en une modification portée sur cet élément primordial; tous les phénomènes physiologiques, pathologiques ou toxiques ne sont au fond que des actions cellulaires, générales ou spéciales.

La plupart des êtres étant constitués par une agglomération de cellules, il existe entre ces composants multiples des relations étroites qui établissent l'unité de l'individu; les différentes parties agissent synergiquement et concourent ensemble au maintien de l'existence. Dans les êtres élevés, on peut saisir à un plus haut degré l'existence de ces *synergies fonctionnelles*, qu'elles soient ou non régies par le système nerveux, et qui ont pour conséquence, en pathologie, les *sympathies morbides*.

2. *Lois de la reproduction.* — 5. *Lois du type originel.* — Nous avons essayé d'établir plus haut que les lois de la reproduction représentent une conséquence des lois de la nutrition. La matière ne pouvant s'accroître indéfiniment, est forcée de se scinder. L'être, qui naît ainsi, conserve les caractères de son origine. Les lois du *type originel* comprennent donc les lois du *type générique*, du *type spécifique*, du *type ancestral*, du *type individuel*. Si l'être diffère plus ou moins de ses générateurs, c'est tantôt parce qu'il continue une série morbide peu marquée chez les parents; tantôt parce que des causes externes ont agi sur lui pendant sa période embryonnaire ou dès son arrivée dans le monde: sans ces influences ambiantes, les êtres reproduiraient d'une façon parfaite tous les caractères de leurs ancêtres.

Il faut considérer, comme rentrant dans le même ordre de faits, les lois qui régissent la morphologie et l'histogénie. Enfin il n'est pas jusqu'aux déviations tératologiques qui ne nous semblent obéir aussi à des lois immuables. Quand l'expérimentateur fait un monstre, il suit les moyens que la nature met en œuvre; il agit sur l'être qui se développe, en modifiant le milieu extérieur ou le milieu intérieur: dans le premier cas, il fait varier la pression, la chaleur, la lumière, il s'adresse aux agents mécaniques ou à l'électricité; dans le deuxième cas, il entrave l'apport des substances nutritives, empêche l'élimination des produits de la désassimilation; enfin, plus souvent peut-être, il a recours aux poisons. Mais si l'expérimentation est difficile chez les êtres élevés, elle devient fort simple chez les êtres unicellulaires; ceux-ci ne possèdent pas de milieu intérieur qui les protège contre les variations ambiantes; il suffit donc de modifier le milieu cosmique où ils se développent; c'est ce qu'on fait couramment en bactériologie: on ajoute au bouillon de culture différents antiseptiques et l'on voit dès lors le développement des cellules se produire suivant des types nouveaux; on peut même arriver à créer ainsi des races spéciales fort distinctes de la souche primitive. La tératologie n'est donc pas une œuvre du hasard: elle obéit à des lois et notre effort doit tendre uniquement à les déterminer.

4. *Lois de l'individualité.* — Nous considérons comme un individu « tout centre ou axe capable de présenter, d'une manière indépendante, l'accommodation continue des relations internes à des relations externes qui constitue la vie ([1]) ».

([1]) H. SPENCER, *Principes de biologie*, t. I, p. 252 (trad. Cazelles), 3e édit. Paris, 1888

L'individualité est très nettement délimitée chez les animaux supérieurs. Un homme, par exemple, est un individu qui se rend parfaitement
compte de son unité; il a la conscience du moi. L'homme a beau être
composé d'une série d'organites, on ne doit pas le comparer, comme on
l'a fait souvent, à un polypier. Dans ce dernier cas, chaque composant a
son individualité et peut vivre isolément; chez l'homme et chez les
autres vertébrés, la vie des cellules ne peut se maintenir en dehors de
la vie générale.

A mesure qu'on descend l'échelle des êtres, l'individualité diminue, ou
plutôt devient divisible. Chez certains invertébrés, des parties énanées du
tout peuvent avoir une individualité. Quand on coupe une hydre, chaque
morceau donne naissance à un individu; réciproquement si l'on introduit
dans une hydre, une hydre plus petite qu'on a retournée, de façon à metttre
les deux endodermes en contact, une soudure s'opérera : les deux êtres
n'en feront plus qu'un.

L'individualité devient encore plus obscure quand on passe aux êtres
vivant en colonies. Chez les polypes, il y a simple accolement d'individus
séparés; mais chez les hydractinies, il existe une division du travail qui a
fait admettre une *individualité* et une *conscience coloniales*[1].

Si nous envisageons les plantes, nous voyons qu'une branche ou même
une feuille est susceptible de vivre isolément et par conséquent de représenter un individu : l'arbre n'est donc qu'une série d'individus, soudés
ensemble, et capables de vivre chacun pour son compte. L'individualité
des plantes diminue encore dans les cas de symbiose, mais s'efface en sens
contraire: chez les lichens, par exemple, deux espèces s'associent et se
complètent mutuellement.

Ainsi la notion du moi, qui n'est que l'expression psychologique de la
notion d'individualité, doit être maintenue pour les animaux supérieurs:
elle se modifie et s'efface quand on envisage les invertébrés et surtout
quand on passe à l'étude des végétaux.

L'individu, tel que nous l'avons défini, est un composé d'unités anatomiques et physiologiques. L'unité anatomique, représentée essentiellement par la cellule, obéit aux lois générales qui régissent les individus;
elle peut s'accroître et se reproduire; mais les descendants, suivant les
lois du type originel, sont absolument semblables aux générateurs. C'est
du moins ce qui a lieu à l'état normal; s'il n'en est plus de même à l'état
pathologique, c'est que les conditions externes ont varié et ont entraîné
nécessairement des modifications réactionnelles. Les cellules du foie, par
exemple, donnent naissance à des cellules du foie; si l'on sectionne un
morceau de la glande, le tissu se reproduit intégralement. Mais si l'on
soumet le viscère à l'action d'une cause agissant sans cesse, à une intoxication par exemple, les réactions se modifient pour que la matière vivante

(1) PERRIER, Les colonies animales et la formation des organismes. Paris, 1881. — RIBOT, Les
maladies de la personnalité, 5e édit. Paris, 1894

puisse entrer en concordance avec les nouvelles conditions vitales; les cellules qui se produisent s'écartent forcément du type originel; elles peuvent revetir le caractère des cellules biliaires, ou même subir une évolution régressive et tomber à l'état de cellules conjonctives : c'est la conséquence nécessaire de la loi des réactions internes.

L'unité physiologique est représentée par un groupement de cellules, de tissus et d'organes agissant synergiquement vers un but déterminé; plus complexe que l'unité anatomique, elle se trouve beaucoup plus difficile à réparer. Quand on enlève sur un mammifère un fragment de tissu, la restauration peut se faire d'une façon intégrale; mais quand on ampute un membre, celui-ci ne se reforme pas. Pourtant il n'en est pas ainsi chez les invertébrés et même chez quelques vertébrés inférieurs, où le membre mutilé peut se reconstituer d'une façon intégrale.

Ces exemples nous conduisent donc à une loi qui semble le complément des lois du type originel et de l'individualité : c'est la loi de la *restauration du plan primitif*. Suivant l'expression de Cl. Bernard, dans tout germe vivant, il y a une *idée directrice* ou *créatrice* qui se développe et se manifeste par l'organisation (¹). Cette idée directrice qui, réglant l'évolution de l'être, groupe les éléments chez le descendant comme chez le générateur, est la puissance mystérieuse qui maintient le genre, l'espèce, le type individuel. Ce n'est pas une force, c'est une direction qui est imposée à la matière et qui a pour but de ramener l'être à son unité, soit anatomique, soit physiologique. Dans le premier cas, c'est une direction morphologique ou plutôt morphogène, tendant à restaurer le type structural, et dont on trouve déjà des exemples dans l'histoire des corps bruts : tel le cristal qui reforme l'angle brisé. Plus complexe est la direction fonctionnelle qui tend à rétablir l'unité physiologique, et à maintenir ainsi le plan primitif.

Cette idée directrice nous est absolument inconnue dans sa nature et son essence, comme nous est inconnue l'idée directrice qui maintient ou ramène la forme cristalline d'un sel. C'est une simple entité métaphysique.

Lois pathologiques. — Nous nous sommes efforcé, à plusieurs reprises, d'établir qu'il ne faut pas opposer l'état de santé et l'état de maladie. Il y a, entre ces deux manières d'être, un trop grand nombre de transitions pour qu'on puisse les regarder comme essentiellement distinctes. Là où une observation superficielle montre seulement des différences, une étude plus approfondie ne fait voir que des analogies. Sous des aspects variables, nous retrouvons toujours le même mode de réaction; les lois biologiques sont également vraies en pathologie et en physiologie; elles dirigent et expliquent tous les phénomènes vitaux aussi bien pendant la maladie que pendant la santé.

(¹) Cl. Bernard, Introduction à l'étude de la médecine expérimentale, p 162. Paris, 1865

Mais si la maladie est véritablement provoquée par des causes externes qui tendent à détruire l'équilibre instable de la matière vivante, il est évident qu'on doit admettre certaines lois propres à l'état pathologique. On peut envisager d'une part l'action des causes externes, d'autre part les réactions internes de l'organisme atteint. C'est la division que nous avons proposée pour l'étude des lois physiologiques.

I. LOIS DES ACTIONS EXTERNES (*lois étiologiques*; *lois pathogéniques*). — A une maladie définie, il faut une cause constante et déterminée. Voyons à ce propos ce qui se passe dans les infections.

Si l'on ouvre un traité de pathologie, datant de quelques années, et qu'on parcoure les chapitres consacrés à l'étiologie des maladies infectieuses, on constate que, pour chacune d'elles, les auteurs invoquent les causes les plus diverses : la fatigue, le surmenage, le froid, la chaleur, le traumatisme, les variations du baromètre ou du thermomètre, l'état de l'air ou de l'eau.... Que ces conditions jouent un rôle, c'est ce qui est indéniable; mais leur multiplicité ne fait, en réalité, que masquer notre ignorance. On peut admettre un grand nombre de causes adjuvantes; on doit rechercher *une* cause efficiente. Il est impossible que des influences banales, comme le froid ou la fatigue, puissent à elles seules produire des maladies aussi différentes que la pneumonie, l'amygdalite, la fièvre typhoïde ou le rhumatisme articulaire aigu; on conçoit, au contraire, que ces diverses influences soient capables de venir en aide à un agent spécifique.

Rien d'instructif à cet égard comme l'histoire du charbon. Que de causes on a invoquées pour expliquer cette infection, dont la pathogénie devint si claire, le jour où l'on reconnut son origine animée et où il fut établi que le charbon est la maladie de la bactéridie comme la gale est la maladie de l'acare. Dès lors, plus de statistiques, plus de pourcentages; dans le sang et les organes des animaux charbonneux, on rencontre *toujours* le microbe spécifique. La maladie est déterminée; nous connaissons sa *loi pathogénique* ou plutôt sa *cause nécessaire*.

Il en est de même pour la tuberculose; la misère, la privation, la fatigue, les excès, constituent des causes importantes, mais insuffisantes; pour devenir tuberculeux, il faut un facteur indispensable et constant : le bacille que Koch nous a fait connaître. Inutile de multiplier les exemples; on ne discute plus aujourd'hui sur les causes des érysipèles traumatiques, des septicémies ou des pyohémies post-opératoires; on ne publie plus de statistiques démontrant que tel procédé permet d'éviter ces accidents. On sait qu'il s'agit toujours d'infection; qu'on se mette à l'abri des germes, et jamais on n'observera ces diverses complications.

Puis, par une généralisation bien naturelle, on est arrivé à supposer que toutes les maladies infectieuses relevaient d'un agent animé. Personne ne met le fait en doute pour les affections contagieuses et inoculables, comme les fièvres éruptives ou la syphilis. Mais on discute encore pour certains groupes morbides qui semblent avoir quelques caractères spéciaux, le rhumatisme articulaire aigu, par exemple, et surtout le cancer.

Si le microbe est la cause nécessaire de la maladie infectieuse, il n'en est pas toujours la cause suffisante. Autrement dit, un microbe pathogène, introduit dans un organisme, ne produit pas nécessairement une infection.

Au début des études bactériologiques, les problèmes étiologiques avaient semblé acquérir une simplicité étonnante : toute la question revenait à trouver le microbe, à l'isoler, à le cultiver et à reproduire la maladie. Mais il ne faut pas oublier que le microbe envahisseur et l'organisme envahi sont deux êtres vivants, c'est-à-dire doués tous deux d'un pouvoir réactionnel et variant sans cesse suivant l'influence des conditions externes.

Pour ce qui est du microbe, le résultat est évident; en modifiant le milieu où végète l'agent pathogène, on modifie notablement sa virulence, c'est-à-dire son aptitude à croître dans l'organisme vivant. D'un autre côté, une foule de conditions agissent sur l'organisme envahi, augmentent ou diminuent sa résistance. On conçoit dès lors de combien de causes adjuvantes il faut tenir compte. Les anciens ne s'étaient donc pas trompés en invoquant un grand nombre de conditions étiologiques; ce qui leur avait échappé, c'est la nécessité d'un agent pathogène spécifique.

Ce qui complique encore l'étude des problèmes étiologiques et pathogéniques, c'est qu'on ne peut établir une équation parfaite entre les agents pathogènes et les maladies telles que la pathologie les a individualisées. Il est démontré aujourd'hui que des altérations anatomiques et des manifestations cliniques, en apparence identiques, peuvent être sous la dépendance de microbes différents; réciproquement, un même microbe, suivant des conditions souvent difficiles à déterminer, peut engendrer des maladies anatomiquement et cliniquement dissemblables.

Ceci nous amène à cette loi fondamentale, formulée par M. Bouchard : c'est l'organisme et non le microbe qui fait la maladie. Il est facile de concevoir que l'organisme puisse se comporter de la même façon vis-à-vis d'agents différents; c'est un fait également vrai en pathologie et en physiologie. Qu'on excite un nerf moteur, le résultat sera identique : il se produira un mouvement, quel que soit l'agent employé, physique, chimique ou physiologique.

Il en est de même en pathologie; la suppuration, la gangrène, l'endocardite ulcéreuse, les bronco-pneumonies, les angines relèvent de microbes fort différents.

Réciproquement, un même microbe suscite les lésions les plus variées. C'est à peine s'il est besoin de rappeler les longues discussions qu'a soulevées l'histoire de la tuberculose. Quelle ressemblance y a-t-il, en effet, entre les diverses manifestations de cette maladie? Aussi, sans la présence du bacille spécifique, est-il bien difficile d'affirmer l'identité de la tuberculose miliaire aiguë, de la pneumonie caséeuse, de certaines pleurésies, du lupus, des abcès froids ou des synovites à grains riziformes. La cause est toujours la même, et pourtant les manifestations cliniques semblent n'avoir entre elles aucun rapport.

Les résultats sont semblables quand on envisage le pneumocoque, le streptocoque, le staphylocoque, le bacille du côlon.

La médecine clinique nous avait déjà fait connaître des anomalies analogues et avait su réunir des manifestations morbides qui paraissaient absolument dissemblables. La variole hémorrhagique, par exemple, et, d'une façon plus générale, les fièvres éruptives malignes, offrent une symptomatologie et une évolution bien différentes de celles que présentent les maladies auxquelles on les rattache. Il en est de même des formes atténuées et particulièrement de certaines formes frustes de la scarlatine ; leur nature n'est souvent reconnue que plus tard, soit parce qu'il survient une néphrite et qu'on aperçoit une légère desquamation cutanée, soit parce que, dans l'entourage du malade, on voit se développer une scarlatine typique.

Ainsi les lois qui régissent les réactions morbides obscurcissent notablement la simplicité apparente des lois étiologiques. Il faut donc rechercher soigneusement quelles sont les causes qui interviennent pour imprimer à la maladie une physionomie aussi variable. On devra faire alors la part équitable de ce qui appartient au microbe, de ce qui appartient à l'organisme. Augmentation, diminution ou modification de la virulence, voilà la formule d'attente qu'on applique au premier ; puis on fait intervenir d'autres facteurs : le rôle du nombre des microbes, l'action adjuvante ou entravante des associations bactériennes, l'importance de la porte d'entrée. Pour l'organisme, on a invoqué l'influence de l'âge, des maladies antérieures, de l'alimentation, du repos ou de la fatigue, du surmenage physique ou mental. Expérimentalement on a pu reproduire certaines de ces modalités cliniques en plaçant les animaux dans des conditions spéciales, en lésant leurs organes, sectionnant leurs nerfs, etc. Mais, en somme, nous nous trouvons en présence d'une série de problèmes qui ne sont pas près d'être résolus : nous connaissons la loi étiologique nécessaire des infections ; nous ne faisons qu'entrevoir les lois des causes adjuvantes.

Ce que nous disons des microbes, peut s'appliquer aux poisons ; le rapprochement est d'autant plus net que c'est par des substances toxiques qu'agissent les agents infectieux.

Prenons, par exemple, l'alcool ; son action sur l'organisme se traduit par les manifestations les plus variées, l'ivresse, le *delirium tremens*, la pachyméningite, le pseudo-tabes, la cirrhose hépatique, etc. Il en est de même pour les autres toxiques, aussi bien pour le phosphore et l'arsenic que pour le plomb et le mercure. Réciproquement, il existe des pseudo-tabes, des cirrhoses, des pachyméningites chez des individus nullement entachés d'alcoolisme. Seulement, en matière d'intoxication les questions sont plus simples qu'en matière d'infection : les poisons chimiques ont une constitution fixe, tandis que les poisons microbiens ont une constitution variable. Aussi a-t-on pu pousser plus loin l'analyse expérimentale et est-on parvenu à fixer quelques lois que nous étudierons plus loin sous le nom de *lois pharmacologiques*.

Si les causes des maladies sont fort nombreuses, les processus pathogéniques, c'est-à-dire les procédés employés par les agents pathogènes pour nuire à l'organisme, sont fort restreints et peuvent être groupés sous quatre chefs (Bouchard) : troubles primitifs de la nutrition; dystrophies élémentaires primitives (1); infections; réactions nerveuses. Comme le fait remarquer Cl. Bernard, il en est de même en chimie : bien des agents transforment l'amidon en glycose; mais le procédé mis en œuvre est toujours le même, c'est un procédé d'hydratation. En pathologie, bien des causes déterminent des congestions aiguës; mais, dans tous les cas, le mécanisme est identique, il s'agit d'une modification vasomotrice.

II. Lois des réactions morbides. — En parlant des causes pathogènes, nous avons montré que les réactions morbides peuvent être semblables alors que les agents sont différents, différentes alors qu'ils sont semblables. Il est certain que ces résultats, fort déconcertants au premier abord, ne sont pas livrés au hasard; ils ont leurs lois déterminées. Mais la complexité très grande des phénomènes rend fort difficile la découverte de ces lois. Nous ne possédons que quelques notions générales et peu précises sur la prédisposition et la résistance à la maladie, sur les causes qui modifient les aspects cliniques. N'ayant pu déterminer les lois, nous sommes forcés de nous en tenir à des rapports numériques. On dit, par exemple, que telle maladie débute par des frissons, mais que parfois elle s'installe insidieusement; on note soigneusement les symptômes qui surviennent, tout en reconnaissant que, dans certains cas, ils font défaut. Trop souvent tout semble livré au hasard, et la symptomatologie, et la marche, et la durée, et la terminaison. Parfois cependant on a obtenu des résultats numériques qui conduisent à des semblants de lois. On a pu déterminer empiriquement la marche de certaines maladies cycliques, le retour périodique des accès intermittents. Mais, même dans ces cas, trop d'exceptions viennent tromper toute prévision et nous rappeler que nous ne connaissons rien ou presque rien des lois qui régissent l'évolution des maladies, qui leur impriment une physionomie spéciale, une gravité ou une bénignité particulière. Il est bien certain que ces lois existent; le nier serait nier la science médicale elle-même. Mais tant qu'on n'aura pu les déterminer, les statistiques seront utiles et les données empiriques intéressantes.

La tendance naturelle de l'organisme malade à recouvrer la santé se

(1) Sous ce nom M. Bouchard désigne les réactions qui surviennent dans les tissus, à l'occasion des actions produites par les agents externes, sans participation des systèmes nerveux ou vasculaire.

traduit en pathologie par deux lois importantes : la loi des conversations et la loi des suppléances.

La *loi des compensations* peut s'expliquer ainsi : quand un organe est partiellement détruit, la partie subsistante tend à maintenir l'équilibre en exécutant un surcroît de travail.

Ce fait est manifeste pour les organes pairs, qui, au point de vue philosophique, ne constituent qu'un organe. Enlevez un rein sur un animal vivant, l'autre rein ne tardera pas à rétablir le taux normal de l'uropoièse. Il y aura exagération de sa fonction, et consécutivement hypertrophie de la glande. De même que la fonction fait l'organe, c'est l'intensité de la fonction qui règle le développement de cet organe.

La *loi des suppléances* s'applique aux organes aptes à se remplacer. L'exemple le meilleur nous est fourni par l'étude du foie et du rein. Quand le foie devient incapable d'exercer son rôle protecteur et de détruire les poisons qui se forment dans l'organisme, les reins viennent à son secours et éliminent l'excès de matière toxique que le foie a laissé passer; un équilibre plus ou moins parfait se rétablit ainsi sur une nouvelle base; mais le rein se fatigue à ce surcroît de travail et finit par s'altérer à son tour : il ne peut supporter indéfiniment le passage de substances qu'il ne doit pas éliminer dans les conditions normales, et le trouble fonctionnel finit par créer la lésion. Ainsi, de même qu'il existe, à l'état normal, une loi des synergies fonctionnelles, de même il existe, en pathologie, une loi des synergies ou plutôt des *sympathies morbides*. Nous étudierons cette loi à propos des *processus pathogéniques de deuxième ordre*; c'est elle qui définit le mécanisme par lequel les lésions ou les troubles d'un organe retentissent sur d'autres organes, souvent éloignés : tels sont les troubles cardiaques dans les affections du foie ou du rein, les altérations pulmonaires dans les affections cardiaques, etc.

Lois pharmacologiques et *lois thérapeutiques*. — Dans un article extrêmement remarquable, Schutzenberger et Hecht (¹) établissent très justement une différence importante entre les lois pharmacologiques ou pharmacodynamiques et les lois thérapeutiques.

Les *lois pharmacologiques* déterminent l'action des corps sur l'organisme normal; elles se déduisent de recherches expérimentales sur les animaux et même sur l'homme et peuvent prétendre à une grande précision.

Une substance toxique ou pharmaceutique (φάρμαχον, poison) doit être étudiée au double point de vue de ses effets et de sa dose mortelle.

On établit des lois pharmacologiques quand on détermine l'action convulsivante de la strychnine ou le pouvoir mydriatique de l'atropine, quand on découvre les doses efficientes et les doses mortelles des médicaments et des poisons. On avait cru à un moment que, pour tuer une

(¹) SCHUTZENBERGER et HECHT, Lois en pathologie. *Dict. encycloped. des sciences médicales.* 2ᵉ s., t. III, p. 50. Paris, 1870.

nène unité d'animal, 1 kilogramme par exemple, il fallait une dose absolument constante. Cette dose a été désignée par M. Bouchard sous le nom d'*équivalent toxique*. Les recherches de cet auteur ont montré qu'on pouvait aller très loin dans la détermination de ces équivalents; mais elles ont fait voir aussi qu'il ne fallait pas s'attendre à une précision mathématique. Si 1 milligramme tue un animal de 1 kilogramme, il ne faut pas 2 milligrammes pour tuer un animal de 2 kilogrammes. La loi est plus complexe, car les tissus et les organes ne se développent pas pareillement, ce qui devrait avoir lieu pour que la toxicité restât invariable.

Même en opérant sur des animaux de taille semblable on ne peut arriver à des résultats absolument fixes. Il faut tenir compte de la susceptibilité individuelle des sujets, qui ne représente pas une propriété vague ou capricieuse : c'est la résultante des particularités innées ou des modifications imposées par les maladies ou les troubles antérieurs. Les doses mortelles et les effets des poisons doivent donc osciller dans des limites impossibles à préciser.

Les *lois thérapeutiques* ne découlent pas des lois pharmacologiques; elles ont pour base la pathogénie : c'est ce qui ressort des travaux de M. Bouchard. Avant cet auteur, on avait cherché à tirer des règles de traitement, en s'appuyant sur des doctrines incomplètes ou erronées. Sans parler de l'empirisme, qui n'est qu'une œuvre de hasard, on peut, avec M. Bouchard, admettre la division suivante : la *thérapeutique physiologique*, qui, sans s'occuper du processus, s'attache à contrarier l'évolution morbide; la *thérapeutique symptomatique*, qui essaye de combattre les symptômes gênants, les troubles fonctionnels, les accidents immédiats; la *thérapeutique naturiste*, qui voit l'effort de la nature et n'a d'autre but que de lui venir en aide ; elle ne s'inquiète pas du processus; car, si elle le faisait, elle aboutirait à la *thérapeutique pathogénique*. Celle-ci s'attaque à la cause et aux conditions secondaires qui sont devenues causes d'accidents successifs. Dans le premier cas, la thérapeutique est étiologique; elle fournit les antidotes, les vermifuges, les antiseptiques. Mais, le plus souvent, on ne peut remonter à la cause ou bien on n'a aucun intérêt à en tenir compte, soit que cette cause soit inattaquable par nos procédés actuels, soit qu'elle n'ait eu qu'une action passagère; dès lors, il faut agir sur le mécanisme mis en œuvre, sur le processus pathogénique.

Cette méthode, seule rationnelle, a l'avantage d'être fort simple, puisque M. Bouchard a montré qu'il n'y a que quatre procédés de devenir malade : les dystopies autonomes, les troubles primitifs de la nutrition, les infections, les réactions nerveuses.

S'il s'agit de dystopies autonomes, liées, par exemple, à l'intoxication, on peut essayer de débarrasser les cellules imprégnées de poison, soit en stimulant leur nutrition, soit en les faisant traverser par des agents chimiques capables de dissoudre les substances nocives : c'est ainsi qu'agissent les iodures alcalins dans le saturnisme. Lorsque la maladie est liée à un trouble primitif de la nutrition, on devra rancrer au type normal les échanges nutritifs qui sont accélérés, ralentis ou pervertis. Si c'est à une infection qu'on a affaire, il faudra combattre l'agent pathogène, neutraliser ses toxines ou modifier le milieu dans lequel il s'est implanté. Enfin les réactions nerveuses conduisent parfois à supprimer les relations entre les centres réflexes et la périphérie, à calmer les centres au moyen de l'opium et des bromures, à les épuiser au moyen de la révulsion et de la vésication.

Voilà tracées dans leurs grandes lignes, les lois thérapeutiques telles qu'on peut les envisager depuis les travaux de J. Bouchard. Malheureusement, s'il est facile de poser les indications générales, bien souvent il est impossible de les remplir, et le médecin doit se contenter du traitement symptomatique, parfois même de l'empirisme. Il doit encore avoir recours à la statistique, dont les données sont indispensables pour le fixer sur la valeur des traitements ; il obtiendra ainsi des résultats d'attente qu'il abandonnera à mesure que les progrès de la pathogénie augmenteront le nombre des lois thérapeutiques.

CHAPITRE IV

Les termes médicaux. — Les dénominations usuelles. — Nosologie et nosographie. — Groupement de symptômes et maladies. — Nécessité et difficulté des classifications en médecine. — Résumé des principaux essais de nosographie. — Importance des manifestations cliniques en nosographie. — Les maladies infectieuses, spécifiques et non spécifiques ; les maladies parasitaires ; les maladies toxiques ; les lésions traumatiques ; les affections.

Les termes médicaux. — A mesure qu'une science progresse, les termes qu'elle emploie se modifient; les dénominations anciennes, qui ne traduisent que des notions incomplètes et erronées ou qui sont basées sur des apparences grossières, disparaissent peu à peu. C'est ce qui a eu lieu en physique, en histoire naturelle et surtout en chimie. Il est vrai qu'on arrive ainsi à créer des mots d'une longueur parfois désespérante. Aussi, dans quelques cas, a-t-on substitué au terme scientifique, imposé par la nomenclature, une expression plus facile à retenir par le public : c'est ainsi qu'on dit antipyrine au lieu de diméthylphénylpyrazolone, antithermine au lieu de phénylhydrazine lévulinique, sulfonal au lieu de diéthylsulfonediméthylméthane, lorétine au lieu de acide métaiodoortho-oxyquinolianasulfonique, etc.

Plusieurs fois, en médecine, on a essayé de remplacer les dénominations anciennes par des dénominations nouvelles, établies d'après des règles fixes. Toutes les tentatives de ce genre ont échoué. Il faut avouer qu'elles n'étaient guère encourageantes : les mots bizarres, créés par Piorry, Alibert ou Spring, mettaient à une dure épreuve les mémoires les plus robustes. On a donc continué à employer les dénominations anciennes, parfois en les détournant de leur sens primitif et bien que plusieurs eussent été formées contrairement aux lois de l'étymologie (¹). Il en résulte qu'aucune règle scientifique n'a présidé à la formation des expressions médicales, à la nomenclature des troubles, des lésions, des affections ou des maladies.

Les maladies ont été dénommées d'après un symptôme prédominant, une lésion anatomique, ou une idée théorique parfois erronée; ailleurs on leur a imposé le nom de l'auteur qui les avait décrites, ou bien on a conservé un mot qui a été transmis par la tradition et dont l'étymologie exacte n'est pas toujours connue; souvent une même maladie s'est trouvée désignée sous plusieurs étiquettes différentes.

Les dénominations tirées de la symptomatologie ont au moins l'avantage de ne pas consacrer une hypothèse fausse. Il n'y a donc aucun inconvénient à dire *fièvre typhoïde* ou *goitre exophtalmique*, et ces expressions semblent meilleures que celle de *dothiénentérie* qui accorde trop d'importance aux lésions intestinales, et celle de *maladie de Basedow* ou *de Graves* qui ne fait que continuer une discussion historique. Pour les mêmes raisons, on peut conserver les mots de *chlorose*, d'*anémie pernicieuse*, d'*ictère grave*. L'expression de *tumeur blanche* est moins heureuse; appliquée autrefois aux adénites des scrofuleux, elle désigne aujourd'hui les arthrites tuberculeuses; elle rappelle si nettement la tuméfaction de la jointure et l'absence de phénomènes inflammatoires et, si on la prenait à la lettre, elle consacrerait une erreur en faisant considérer comme une tumeur une simple manifestation bacillaire. C'est encore d'après une apparence extérieure qu'on a créé le mot *charbon;* et dans le groupe des maladies charbonneuses, on fait rentrer l'œdème malin, les infections pulmonaires ou intestinales, c'est-à-dire des types cliniques dans lesquels on ne retrouve plus la lésion qui a donné son nom au genre morbide. *Anthrax* a la même signification étymologique que charbon; il n'a qu'une seule supériorité, c'est qu'il provient du grec. En France, il désigne une affection analogue au furoncle; en Angleterre, il s'applique au charbon; il en résulte des erreurs que les traducteurs n'ont pas toujours su éviter. On n'a pas été très heureux non plus en conservant l'expression de *charbon symptomatique*, qui ne signifie pas grand'-chose et qui ne rappelle que les confusions d'autrefois entre le charbon bactérien et le charbon bactéridien. Nous avons été nous-même victime

(¹) On trouvera un exposé remarquable de cette question dans l'article : *Étymologie.* que M. LEREBOULLET a rédigé pour le *Dict. encyclop. des sciences méd.*, 1re série, t XXXVI, p 555. Paris. 1888.

de ce mot : un auteur allemand, qui voulut bien citer nos recherches
sur le charbon symptomatique, pensa qu'il s'agissait du charbon bactéridien, et ne comprit pas comment nous pussions soutenir que le lapin
n'était pas sensible à ce virus et que la bactéridie était un microbe anaéro-
bie. Les Allemands possèdent, en effet, deux mots distincts pour ces deux
infections : *Rauschbrand* et *Milzbrand*; ce dernier, qui signifie *gangrène de la rate*, s'applique au charbon bactéridien; il faut avouer qu'il
est aussi mauvais que notre ancienne expression de *sang de rate*.

Les progrès de l'anatomie ont conduit à désigner les maladies par la
lésion principale que l'autopsie fait découvrir. Il en résulte qu'une même
entité morbide a pu recevoir plusieurs noms différents, et a été dénom-
mée soit d'après l'auteur qui l'a individualisée, soit d'après un symptôme
ou une lésion, soit d'après l'étiologie ou la pathogénie : c'est ainsi qu'on
dit *fièvre typhoïde, fièvre continue, typhus abdominal, dothiénentérie;
— ictère grave, ictère infectieux, atrophie jaune aiguë du foie; —
paralysie générale, périencéphalite diffuse; — atrophie musculaire
progressive, poliomyélite antérieure, maladie d'Aran-Duchenne*, etc.
Parfois la maladie n'a été caractérisée que par une lésion anatomique
grossière : ainsi le terme de *cirrhose*, créé par Laënnec, n'avait d'autre
but que de rappeler la couleur jaune roux (κιρρός, roux) que présente le
foie sclérosé. Le mot a fait fortune et, détourné de son sens primitif, il
est devenu synonyme de *sclérose* (σκλήρωσις, de σκληρός, dur) : on dit
couramment aujourd'hui cirrhose du rein, de la rate, du poumon.

Certaines maladies sont désignées d'après le pays où elles règnent, ou
du moins où elles ont été observées pour la première fois. Ce sont surtout les noms exotiques qui ont été adoptés : *diarrhée de Cochinchine,
pied de Madura, fièvre du Texas*. Parfois une même lésion a reçu plusieurs noms géographiques : *boutons du Nil, d'Alep, de Biskra*. Enfin
c'est dans le même ordre d'idées que la syphilis a été si souvent désignée en France sous le nom de *mal de Naples*, en Italie sous le nom de
mal français.

Donner le nom d'un homme à une maladie, c'est payer un juste hommage
à celui qui, le premier, l'a décrite : il semble équitable de dire *maladie
de Hodgkin*, de *Corrigan*, de *Bright*, de *Little*, d'*Aran-Duchenne*, de
Graves, de *Basedow*, de *Weil*. Aujourd'hui on a une grande tendance à
généraliser cette façon de parler, qui serait peut-être acceptable si les
recherches historiques ne faisaient constamment remonter la priorité des
découvertes à des médecins de plus en plus anciens. C'est ainsi que le
goitre exophtalmique a été successivement désigné sous les noms de
Graves, Basedow, Parry, et, d'après M. Tapret, devrait être appelé maladie de Marsh; l'insuffisance aortique avait été découverte par Vieussens
longtemps avant Corrigan, et tout le monde sait que l'épilepsie jacksonienne avait été admirablement décrite par Bravais dès 1827. Parfois on a
proposé d'adopter le nom d'un auteur qui n'a guère ajouté à l'étude de la
maladie : il est bien certain, par exemple, que la maladie de Weil était

parfaitement connue avant la description de ce médecin. Mais, aujourd'hui, on abuse tellement des noms propres, surtout en pathologie nerveuse, qu'on les impose même à des symptômes, le *signe de Romberg*, de *Westphall*, d'*Argyll Robertson*.

Enfin on conserve souvent des noms anciens ou populaires, bien qu'ils consacrent des erreurs. Il n'y a pas bien longtemps, on parlait de *lait répandu* et de *fièvre de lait*, et on dit encore *goutte remontée*. Personne aujourd'hui ne suppose que l'*hypochondrie* ait son point de départ dans un organe situé sous les côtes et que l'*hystérie* soit due à des troubles utérins; néanmoins ces deux mots ont été maintenus et l'on dit *hystérie mâle*, ce qui, au point de vue étymologique, constitue évidemment un non-sens. Que penser encore des dénominations de *paralysie agitante* et de *paralysie générale*, appliquées à des maladies qui ne comptent pas la paralysie parmi leurs symptômes? On continue à dire *abcès par congestion*, expression qui a toujours été mauvaise et qui n'a plus de sens aujourd'hui qu'on connaît la nature tuberculeuse des lésions.

Le langage médical possède des noms auxquels leur étymologie latine ou grecque donne un aspect scientifique : *furoncle* vient de *furunculus*, voleur; il faut avouer qu'on ne sait pas trop pourquoi. *Pica* est un mot latin qui veut dire pie; cet oiseau avait la réputation inméritée, paraît-il de manger des substances indigestes. *Choléra* vient du grec χολέρα, qui signifie gouttière; c'est une allusion à l'écoulement des déjections alvines. *Cancer, chancre, carcinome* ont la même origine : *cancer* en latin, καρκίνος en grec servaient à désigner le crabe. *Gangrène* a un sens analogue; il vient de γάγγραινα dont l'origine est γραῦς, écrevisse de mer. Que penser des mots *aphte*, qui signifie simplement inflammation (ἄφθα, de ἅπτειν, enflammer), *asthme*, qui veut dire respiration (ἄσθμα), *amnios*, qui désigne l'agneau et fait allusion à la consistance molle des membranes? Pour ne pas allonger cette liste, nous ne citerons plus qu'un exemple : c'est le mot *syphilis*, créé par Fracastor et qu'on fait provenir de σύν, avec, et φιλεῖν, aimer, ou de σῦς, porc, et φιλεῖν, aimer, ou même de σίφλος, raissable, ce qui conduirait à adopter l'orthographe « siphilis » (Bosquillon). Voilà donc une série de mots qui dérivent d'analogies grossières et erronées. Ces termes n'ont pas plus de valeur que les expressions populaires que M. Brissaud (¹) a essayé de réhabiliter et qu'il a étudiées avec autant d'esprit que d'érudition. De fait, on est souvent plus près de la vérité quand on dit qu'un enfant est *noué* que lorsqu'on le déclare *rachitique*.

Un même mot peut avoir les sens les plus divers : *épilepsie* (du verbe ἐπιλαμβάνειν, saisir, parce que les accidents surviennent tout d'un coup), s'applique à une névrose; *épilepsie jacksonienne* indique des convulsions symptomatiques d'une lésion cérébrale; *épilepsie spinale* désigne

---

(¹) Brissaud, Histoire des expressions populaires relatives à l'anatomie, à la physiologie et à la médecine. Paris, 1892.

une trémulation spéciale qui n'a rien à voir avec l'épilepsie vraie. Rien ne prête plus à confusion que le mot *rhumatisme* (ῥεῦμα, fluxion), employé tantôt pour désigner une maladie aiguë, tantôt pour une affection chronique de tout autre nature, tantôt enfin comme synonyme d'affection *a frigore*. Nous pourrions citer encore les mots *apoplexie, ataxie, tabes*, qui tous sont usités dans les sens les plus variables.

Ce qui achève de mettre le trouble, c'est que les mots affection, maladie, lésion, passent souvent pour synonymes. On dit *maladie mitrale*, pour désigner une double lésion mitrale, *maladie de Corrigan*, pour l'insuffisance aortique, etc. Enfin on associe parfois d'une façon bizarre les notions étiologiques et symptomatiques : de là les termes d'*hystérie toxique*, *hystérie mâle*, l'expression de *pneumonie infectieuse*, comme si toute pneumonie ne relevait pas d'un agent infectieux.

Il est vraiment difficile de rêver une nomenclature plus confuse, plus arbitraire, plus contradictoire. On a essayé pourtant de déterminer exactement la valeur de certains termes. Ainsi le mot *phthisie* (φθίσις, consomption) s'est appliqué à un moment à toutes les affections consomptives : c'est son sens étymologique et c'est ainsi qu'il a été employé par Bayle et même par Trousseau et Belloc; la phtisie laryngée de ces derniers auteurs comprenait la tuberculose du larynx, le cancer et la syphilis; aujourd'hui *phthisie* ou *phtisie* est devenu synonyme de tuberculose, bien qu'on dise encore·phtisie syphilitique en parlant de la syphilis du poumon. D'autres mots, encore plus vagues, tendent à disparaître : le mot *dartre*, dont on a fait autrefois un si grand abus, a cédé devant l'eczéma, le lichen, le pityriasis. Par contre, on a étendu outre mesure certaines expressions : *érythème* (ἐρύθημα) veut dire rougeur : les dermatologistes modernes, non contents d'avoir créé l'érythème ortié, nous parlent d'érythème polymorphe et d'érythème bulleux; ce sont là encore des expressions insoutenables, au point de vue grammatical.

Il existe pourtant quelques règles de nomenclature, qui ont été assez bien suivies. On a adopté des suffixes ou des radicaux attributifs pour donner au substantif désignant une partie normale de l'organisme un sens pathologique précis. Le suffixe ITE indique une inflammation : on dit *endocardite, péricardite, péritonite, méningite, entérite, néphrite, hépatite*, etc.; mais le mot *pleurite* est moins employé que *pleurésie*; *pulmonite* n'a pu détrôner *pneumonie*.

Le suffixe OME indique une tumeur néoplasique : *carcinome, épithéliome, endothéliome, sarcome, fibrome, myome*. CÈLE (κήλη, tumeur) désigne surtout les tumeurs produites par la hernie des organes : *entérocèle, épiplocèle, méningocèle, pneumocèle*; mais parfois il signifie simplement tuméfaction : *sarcocèle, hydrocèle*.

Parmi les autres radicaux attributifs devenus suffixes nous signalerons ALGIE (ἄλγος, douleur) et ODYNIE (ὀδύνη, douleur), qui servent à désigner les phénomènes douloureux : *céphalalgie, névralgie, odontalgie, myalgie, pleurodynie*, etc., et le suffixe OÏDE (εἶδος, ressemblance), qui indique les ressemblances et se trouve accolé aussi bien aux mots latins qu'aux mots grecs : *cancroïde*, *encéphaloïde*, *adénoïde*, *ovoïde*, etc.; *fièvre typhoïde* signifie fièvre ressemblant au typhus, mais on dit *typhiques* bien plus souvent que *typhoïdiques*, ce qui établit encore une confusion regrettable.

D'autres fois c'est un préfixe qui, placé devant un nom d'organe ou un terme physiologique, sert à en modifier le sens. On emploie DYS (δύς, préfixe indiquant l'idée de privation, de mal) pour indiquer la difficulté d'une fonction : c'est ainsi qu'on a les mots *dysphagie*, *dyspepsie*, *dyspnée*, *dystocie*, *dysurie*, *dysenterie*, *dyscrasie*. Le contraire de DYS est le préfixe EU (de l'adverbe εὖ, bien); il est plus rarement employé, quoiqu'on dise encore *eupepsie*, *eupnée*, *eucrasie*. Enfin, on se sert des privatifs A et AN devant des mots indiquant un état fonctionnel; on spécifie ainsi une suppression de fonction : *anesthésie*, *analgésie*, *aphasie*, *anachlorhydrie*. Le préfixe PARA (à côté, de côté, dérangement de fonctions), est justement employé dans les mots *parasite* (παρὰ, à côté; σῖτος, aliment) *paresthésie*, *paraphasie*; il est moins exact dans *paracentèse* et se trouve complètement détourné de son sens dans le mot *paraplégie*, qui désigne arbitrairement les paralysies localisées aux membres inférieurs.

Pour ne pas multiplier les exemples, nous ne signalerons plus que deux séries d'expressions fort employées aujourd'hui. Le préfixe PSEUDO (ψευδής, faux) se place avant le nom d'une maladie et sert à indiquer qu'il s'agit d'un syndrome spécial différant de la maladie qu'il simule : on dit ainsi *pseudo-tabes*, *pseudo-sclérose en plaques*, *pseudo-tuberculose*. C'est définir un état morbide par une négative, c'est-à-dire donner une définition contraire aux règles de la logique; sans compter, comme le fait remarquer M. Potain, qu'il n'y a pas de fausses maladies : il n'y a que de fausses dénominations.

Enfin quelques auteurs emploient beaucoup le terme PATHIE comme suffixe à la suite d'un nom d'organe; le mot ainsi créé indique une affection de cet organe, sans préjuger de la nature de la maladie. Cette manière de faire nous semble parfaitement rationnelle; les mots *cardiopathie*, *myélopathie*, *encéphalopathie*, *pneumopathie*, etc., ont le double avantage d'être bien construits et fort suggestifs; cardiopathie est plus simple qu'affection cardiaque et plus juste que maladie du cœur. Il serait facile de généraliser cette nomenclature : en désignant ainsi toutes les affections, on spécifierait nettement l'organe atteint; ce seraient des termes génériques, dont l'usage ferait cesser la confusion constante qu'on établit et qu'on maintient entre l'affection et la maladie.

Quant aux maladies, il serait plus difficile de modifier leurs dénominations. L'usage a prévalu de leur appliquer les termes transmis par la tradition, alors même que ces termes soient insuffisants ou erronés. Il est dangereux de lutter contre la routine et les tentatives qu'on a faites, n'ayant pas réussi, nous ne nous hasarderons pas à en proposer une nouvelle.

Les règles de la nosographie. — La nosographie a pour but de distribuer méthodiquement les maladies par classes, ordres, genres et espèces. Elle complète les données de la nosologie qui s'occupe d'individualiser les maladies, de les définir et de les dénommer.

Les premiers médecins, réduits aux seules données de l'observation, ne connaissant les maladies que par les phénomènes cliniques qui les révèlent, ont été souvent conduits à considérer de simples symptômes comme de vraies entités morbides. Plus tard on a pu grouper certaines manifestations qui se reproduisaient simultanément dans un grand nombre de circonstances. La réunion naturelle d'un groupe de symptômes est désignée sous le nom de syndrome (συνδρομή, concours). Le syndrome est un groupement important, qu'on ne doit pas confondre avec la maladie; l'ictère, l'angine de poitrine, l'anémie, la paraplégie, voilà des syndromes; quand on les a reconnus, il faut remonter à la maladie causale.

Les *symptômes* représentent la révélation clinique de troubles fonctionnels ou de lésions anatomiques. L'étymologie du mot (σὺν, avec; πίπτειν, arriver, survenir) implique l'idée du rapport de causalité et de coïncidence qui existe entre les maladies et les troubles qu'elles déterminent[1].

Les *symptômes subjectifs* ne sont perçus que par le malade; telles sont surtout les sensations douloureuses; les *symptômes objectifs* sont ceux que le médecin peut constater, soit parce qu'ils sont apparents, comme la tuméfaction d'une partie ou les éruptions cutanées, soit parce qu'ils peuvent être mis en évidence par une exploration manuelle ou une méthode spéciale d'investigation : les symptômes objectifs que le médecin recherche et découvre sont encore désignés sous le nom de signes physiques, tels sont ceux que fournissent la palpation, la percussion, l'auscultation, l'examen au moyen de l'ophtalmoscope, du laryngoscope, etc. Souvent un symptôme est à la fois subjectif et objectif; dans les cas de dyspnée, par exemple, le malade a la sensation de l'étouffement et le médecin constate la gêne respiratoire.

Les symptômes ont longtemps suffi et parfois suffisent encore à individualiser une maladie ou une affection. On leur assigne alors un nom qui rappelle leur principale manifestation clinique : c'est ainsi qu'on a isolé l'ataxie locomotrice progressive avant de connaître la lésion anatomique qui la caractérise. Il en est de même de l'ictère grave, dénomination symptomatique et évolutive que certains auteurs tendent à remplacer aujourd'hui par l'expression étiologique d'ictère infectieux, ou par la désignation anatomique d'atrophie jaune aiguë du foie.

On conçoit la patience et la sagacité qu'ont dû déployer les cliniciens, pour arriver à discerner, au milieu des nombreux symptômes que présentent les malades, ceux qui se groupent de façon à constituer des entités morbides. Plus tard, l'anatomie pathologique a complété l'œuvre commencée par la clinique; les recherches modernes sur l'étiologie n'ont que

---

[1] HECHT, art. SYMPTÔMES, *Dict. encyclopédique des sc. médicales*, 3ᵉ série, t. XIV, p. 155. Paris, 1884.

peu ajouté aux conceptions anciennes et n'ont fait que les confirmer dans la plupart des cas. On avait su individualiser la fièvre typhoïde, le charbon, la morve, la lèpre et la tuberculose, avant que la bactériologie eût découvert les microbes de ces maladies. Le génie de Laennec avait établi l'unicité de la tuberculose par les seules données de la clinique et de l'anatomie macroscopique ; les travaux de Grancher et de Thaon avaient confirmé, par les recherches histologiques, la conception de Laennec ; la découverte de Koch, complétant l'œuvre de Villemin, n'a fait que donner une base inébranlable aux idées anciennes et a seulement permis de rattacher à la tuberculose quelques lésions moins importantes et moins nettement spécifiées.

La clinique n'a pas eu besoin du secours de la bactériologie pour faire l'histoire des fièvres éruptives. Rien de mieux établi que cette partie de la médecine ; contagion, infection, types réguliers ou irréguliers, formes malignes ou frustes, complications immédiates ou tardives, les médecins avaient tout observé et les expérimentateurs n'ajouteront pas grand'chose quand ils auront enfin découvert les parasites de ces fièvres.

Dans les cas où la bactériologie nous a fait connaître les agents pathogènes, elle n'a pas toujours fourni une base utilisable en nosographie. Il est impossible de réunir dans une même description les affections causées par le staphylocoque, le streptocoque ou le pneumocoque. Ces trois microbes, par exemple, pouvant produire des inflammations pulmonaires, on serait conduit à scinder le groupe des broncho-pneumonies et à répéter dans plusieurs chapitres des descriptions presque identiques. Il en est de même pour l'endocardite ulcéreuse ; la clinique a montré qu'il existe des infections qui présentent entre elles de grandes similitudes par ce seul fait qu'elles développent des lésions analogues sur l'endocarde. Les recherches bactériologiques pourront nous apprendre que telle forme est plutôt en rapport avec tel microbe ; mais il y aura toujours intérêt à ne pas démembrer l'histoire de cette entité symptomatique. Nous pourrions en dire autant des méningites, des angiocholites, des suppurations les plus diverses depuis le simple abcès jusqu'au phlegmon diffus : les manifestations sont identiques, quel que soit l'agent pyogène. On ne peut donc prendre en considération le microbe, car on serait conduit ainsi à diviser des groupements naturels et à réunir les affections les plus disparates : l'érysipèle, certains phlegmons, certaines broncho-pneumonies, diverses septicémies, quelques formes d'infection purulente se trouveraient placés dans un même chapitre, sans compter qu'on pourrait y ajouter les affections chroniques, développées longtemps après la terminaison apparente de la maladie.

Réunir des faits cliniques dissemblables, scinder des groupements symptomatiques évidents, tels sont les deux grands défauts qui empêchent actuellement et qui probablement empêcheront toujours de prendre les notions étiologiques pour base d'une nosographie.

Il pourrait sembler préférable de tenir compte de la pathogénie ; la classilication aurait l'avantage de répondre aux études qui préoccupent le plus les expérimentateurs et les médecins; elle serait très simple, puisqu'elle ne comprendrait que quatre groupes. Malheureusement, dans bien des cas, nous ne savons pas exactement quel est le processus qui est mis en œuvre; d'autres fois un même agent pathogène peut déterminer une maladie par plusieurs procédés différents. Il suffit, pour s'en convaincre, de considérer les deux tableaux ci-dessous qui représentent le cadre des classifications étiologiques et pathogéniques.

1° CLASSIFICATION ÉTIOLOGIQUE DES MALADIES

A. Maladies exogènes . . . . .
- Agents mécaniques.
- Agents physiques.
- Agents chimiques.
- Agents animés. . { parasitaires. / infectieux.

B. Affections endogènes. . . .
(Suites des maladies exogènes ancestrales ou personnelles.)
- Hérédité.
- Troubles de la nutrition.
- Affections organiques.

2° CLASSIFICATION PATHOGÉNIQUE DES MALADIES (BOUCHARD)

A. Dystrophies élémentaires primitives.
B. Troubles primitifs de la nutrition.
C. Infections.
D. Réactions nerveuses.

Il est bien évident qu'il n'y a aucun rapport entre les deux classifications, chacun des agents étiologiques pouvant mettre en œuvre plusieurs procédés pathogéniques.

Les classifications pathogéniques ont le double avantage d'être fort simples et d'offrir un très grand intérêt pratique; car en faisant connaître le mécanisme des accidents, elles donnent le plus sûr moyen de les combattre; il est impossible de faire une thérapeutique rationnelle si on n'est pas renseigné sur le processus morbide. Elles ne peuvent néanmoins servir de base unique à une nosographie; car en clinique, avant de rechercher par quel procédé la maladie s'est produite, on détermine par quels troubles elle se traduit. Aussi le nosographe doit-il se baser, avant tout, sur les phénomènes que le clinicien observe le plus facilement.

Pour qu'une classification soit bonne, il faut que le signe soit constant, distinct et apparent. La science ayant pour but de découvrir des rapports, doit s'efforcer de mettre en évidence la liaison qui existe entre les propriétés internes et cachées et les manifestations extérieures. Le caractère externe, grâce au rapport, devient un signe des caractères internes. Cette règle de la logique trouve son application en nosographie, et nous conduit à chercher la caractéristique de la maladie dans les réactions de l'organisme atteint. Ces réactions sont de deux ordres : les unes, appréciables déjà pendant la vie, ce sont les symptômes; les autres, décelables seulement après la mort, ce sont les lésions anatomiques. Les anciens médecins ne connaissant guère que les symptômes, proposèrent des classifications symptomatiques; quelques-uns se basèrent sur l'évolution des accidents, d'autres sur l'influence des médicaments; l'expression de *fièvres à quinquina* traduit cette tendance et, si les *classifications thérapeutiques* n'ont guère prévalu, il faut reconnaître qu'elles répondaient à une réalité et pouvaient jusqu'à un certain point se ramener aux classifications étiologiques, suivant le vieil adage, *naturam morborum curationes ostendunt.*

Au commencement de ce siècle, les découvertes anatomo-pathologiques firent naître des classifications anatomiques. Celles-ci ont pu donner de bons résultats. Louis, en montrant la constance des altérations intestinales dans la fièvre typhoïde, dégagea cette infection de la classe des fièvres putrides. Mais, poussées à l'excès ou employées d'une façon exclusive, les classifications anatomiques conduisent à des groupements absolument artificiels; c'est ainsi que Virchow décrit, dans un même chapitre, sous le nom de tumeurs lymphatiques, la scrofule, la tuberculose, la fièvre typhoïde et la leucémie. Les classifications anatomiques sont d'autant plus insuffisantes que, dans bon nombre de cas, les lésions organiques sont inconnues ou font défaut; il faut donc, de toute nécessité, admettre des maladies relevant d'un simple trouble fonctionnel.

Les premières tentatives de nosographie remontent au xvi⁰ siècle; elles sont dues à Fernel (1558) et surtout à Félix Plater (1560). Mais c'est au xviiiᵉ siècle que les médecins, suivant l'exemple donné par les naturalistes, essayèrent de grouper les maladies en familles, genres et espèces. Sauvages s'engagea dans cette voie, mais multiplia les divisions au point d'admettre 2400 espèces morbides. Puis parurent successivement les travaux de Vogel, Vitel, Macbride, Cullen.

Au commencement de ce siècle, Alibert (¹) tenta une réforme complète de la nosographie. S'appuyant sur les résultats obtenus en botanique, il changea les termes, créa des familles, des genres, des espèces, des variétés, partant d'une lésion organique et arrivant successivement à classer tous les troubles qui en dépendent.

Dans les familles on trouve les gastroses, entéroses, uroses, pneumonoses, angioses, blennoses, etc. La famille des gastroses comprend les genres polyorexie, hétérorexie, dysorexie, polydipsie, adipsie…. Le genre polyorexie (état de l'estomac qui mange avec excès) renferme les espèces bovina, canina, lupina.

On conçoit que cette tentative, au moins originale, n'ait pas eu grand succès. Elle arrivait en même temps qu'un livre qui devait faire époque, la *Nosographie* de Pinel (²). L'importance de l'ouvrage nous engage à

(¹) ALIBERT, Nosologie naturelle ou les maladies du corps humain, distribuées par familles. Paris, 1817.

(²) PINEL, Nosographie philosophique ou la méthode de l'analyse appliquée à la médecine, 6ᵉ édit., 3 vol. Paris, 1818.

reproduire la classification proposée; on y verra l'influence qu'exerçaient à cette époque les conceptions de Bichat et ses idées sur les tissus.

Fièvres.	inflammatoires, bilieuses ou gastriques, pituiteuses ou muqueuses, putrides ou adynamiques, malignes ou ataxiques; peste.
Phlegmasies. . . .	cutanées, des membranes muqueuses, séreuses, du tissu cellulaire, des organes parenchymateux, des tissus musculaire, fibreux, synovial.
Hémorrhagies . . .	des membranes muqueuses, des tissus cellulaire, séreux, synovial.
Névroses	des sens, des fonctions cérébrales, de la locomotion, de la voix, des fonctions nutritives, de la génération.
Lésions organiques.	générales (syphilis, scorbut, gangrène, cancer, tuberculose), particulières (anévrysmes, rétrécissements, anasarque, hydrocéphalie, ascite).

Sans doute cette classification n'est pas parfaite, elle a le très grand inconvénient de réunir des faits disparates; ainsi dans les phlegmasies cutanées, on trouve la teigne à côté de la variole. Il y avait néanmoins, dans cette tentative, un groupement qui pouvait séduire les esprits philosophiques et dans lequel le processus morbide était mis au premier rang. Aussi cette classification modifiée fut-elle reprise par un grand nombre d'auteurs, par Grisolle entre autres.

Toutes les classifications contiennent, croyons-nous, des parties excellentes, toutes prêtent à la critique parce que toutes sont artificielles; la classification parfaite qui se basera à la fois sur l'étiologie, la pathogénie, l'anatomie pathologique et les symptômes, ne pourra être tentée que lorsque la science sera achevée.

Actuellement nous ne pouvons que grouper les faits d'après leur plus grand nombre de caractères similaires.

Or, il existe un groupe morbide dont l'autonomie a frappé tout d'abord les observateurs, ce sont les *maladies infectieuses*. Les fièvres éruptives en représentent le type le mieux défini et on ne comprend pas comment des hommes éminents ont pu les ranger parmi les affections cutanées. Mais il est nécessaire, dans le groupe des infections, de faire une grande division (Bouchard). Certaines maladies ont des caractères bien tranchés et relèvent d'agents pathogènes qui reproduisent toujours le même type morbide: ce sont les *maladies infectieuses spécifiques*. La cause étiologique suffit à déterminer le groupe morbide : les maladies charbonneuses sont celles que provoque la bactéridie; la tuberculose, la morve, la diphtérie, le paludisme, peuvent et doivent être définis par leurs agents microbiens. Mais il existe des infections dont le parasite n'a pas encore été découvert; la rage, la syphilis, les fièvres éruptives sont de ce nombre.

Personne sans doute ne doute de leur nature ni de leur spécificité; car elles ne naissent que par inoculation ou contagion, elles sont aussi bien déterminées au point de vue étiologique que si on connaissait leurs microbes.

Le groupe des maladies infectieuses spécifiques doit comprendre peut-être le rhumatisme articulaire aigu, le zona, le cancer ou, d'une façon plus générale, les néoplasmes, la leucocythémie, l'anémie pernicieuse. On ne saurait évidemment trop faire de réserve à ce sujet, car un jour viendra peut-être où l'on démontrera que plusieurs de ces types cliniques ne sont même pas d'origine parasitaire. Pour le moment, bien qu'on n'ait pas réussi à transmettre expérimentalement ces maladies ou à déceler leurs agents pathogènes, c'est, croyons-nous, avec les infections spécifiques qu'elles ont le plus de rapports.

Les *maladies infectieuses non spécifiques* diffèrent des précédentes par les caractères suivants : elles sont dues à des bactéries vulgaires qui habitent presque constamment nos téguments et nos muqueuses, végétant comme de simples saprophytes; chaque type clinique peut être produit par des agents différents; chaque microbe peut susciter les manifestations les plus diverses. Dans les maladies spécifiques, il y avait un ensemble symptomatique, sinon univoque, du moins assez nettement défini pour permettre de les associer et de réunir les divers types morbides; dans les maladies infectieuses non spécifiques, il n'en est plus ainsi : nous y faisons rentrer les septicémies et les pyohémies, qui établissent en quelque sorte la transition entre les maladies spécifiques et les non spécifiques; elles se rapprochent des premières parce qu'elles ont une évolution clinique bien déterminée; elles se rangent parmi les secondes parce qu'elles peuvent être produites par les agents microbiens les plus divers : septicémies et pyohémies relèvent souvent du staphylocoque ou du streptocoque, et ces microbes peuvent susciter, dans d'autres circonstances, des manifestations complètement différentes.

Les véritables infections non spécifiques comprennent les inflammations exsudatives comme l'érysipèle, suppuratives comme les phlegmons, dégénératives comme l'ictère grave, pseudo-membraneuses comme certaines angines non diphtériques, ulcéreuses comme l'endocardite infectieuse, nécrosantes comme la gangrène pulmonaire, etc. Or ce qui donne toute l'histoire de ces maladies, ce n'est pas l'agent pathogène; le staphylocoque doré, par exemple, produit les abcès, les ulcérations, la gangrène; le streptocoque détermine l'érysipèle, les fausses membranes, l'endocardite ulcéreuse; il en est de même du pneumocoque, du bacterium coli, etc. Ce qui donne, disons-nous, ce qui doit être mis au premier rang dans l'étude nosographique, c'est la localisation morbide. Le même microbe, le staphylocoque doré, produit le furoncle, l'ostéomyélite, l'endocardite ulcéreuse, et pourtant personne n'aura l'idée de réunir des affections aussi disparates dans un même chapitre; une pareille classification serait absolument artificielle, elle égarerait l'esprit du médecin et rendrait plus

confuses les descriptions cliniques. Les maladies infectieuses non spécifiques ne forment pas un groupe autonome; aussi, après avoir décrit
les septicémies et les pyohémies, devra-t-on les envisager comme des
causes d'inflammation des organes, des tissus et des systèmes. En agissant ainsi, on se conforme à la tradition de la clinique, meilleur juge
dans ce cas que la bactériologie.

Des maladies infectieuses, on doit rapprocher tout naturellement les
maladies parasitaires. Dans les deux groupes, l'élément pathogène est
représenté par un être vivant; mais les manifestations cliniques ne sont
pas comparables; personne ne confondra les accidents produits par le
tænia ou par le pityriasis versicolor avec les infections. On éprouve cependant une difficulté assez grande, quand on veut donner des définitions
précises. Aussi la plupart des auteurs se sont-ils gardés d'en proposer,
comptant probablement sur le bon sens des lecteurs pour comprendre
en quoi l'infection différait du parasitisme. M. Arloing([1]) pourtant s'est
attaché à cette question et, comparant les infections aux fermentations, il
arrive à conclure que le contagium des maladies virulentes doit avoir les
mêmes propriétés que les ferments véritables; par suite de cette conception, il n'admet comme infectieuses que les maladies bactériennes. On est
ainsi conduit à placer hors du cadre des infections les maladies dues aux
parasites relativement élevés, comme l'*Aspergillus fumigatus* ou l'*Actinomyces;* et pourtant la clinique nous démontre que les accidents produits par ces végétaux diffèrent totalement de ceux que déterminent les
simples parasites et se rapprochent des troubles que suscitent les agents
infectieux et notamment le bacille de la tuberculose. C'est aussi avec les
maladies infectieuses que la trichinose a le plus d'analogie; c'est avec
certaines d'entre elles, comme la fièvre typhoïde, qu'on la confond le
plus souvent. Enfin si, pour être considérée comme infectieuse, une maladie doit être produite par une bactérie, il faudra rejeter du groupe des
infections le paludisme et les fièvres éruptives, si on démontre, comme
on tend de plus en plus à l'admettre, que ces dernières sont sous la dépendance de protozoaires.

Voulant tenir compte, avant tout, du mode de réaction de l'organisme,
nous ne pouvons nous résoudre à éloigner des types cliniques tellement
analogues; mais nous éprouvons, il faut l'avouer, une certaine difficulté,
quand nous cherchons le lien qui les réunit. Si l'on admet que les
symptômes des infections sont dus principalement aux poisons sécrétés
par les agents morbifiques, on sera en possession d'une notion pathogénique précise qu'on ne devra pas manquer de faire intervenir. On pourra
dire par exemple :

*Les maladies infectieuses sont des réactions provoquées dans un
organisme par les troubles fonctionnels et les altérations anatomiques que peuvent produire les poisons sécrétés par les agents
parasitaires.*

([1]) ARLOING, Les Virus, p. 20. Paris, 1891.

Cette définition est évidemment passible de nombreuses objections. Elle suppose démontré que les accidents sont dus à des toxines, et rien ne prouve qu'il en soit toujours ainsi ; il est possible que l'actinomyces et la trichine nettent en œuvre des procédés tout différents. D'un autre côté, certaines maladies franchement parasitaires et nullement infectieuses s'accompagnent souvent d'intoxication ; c'est ce qui a lieu notamment pour les kystes hydatiques. Ces remarques dénotent simplement la difficulté qu'on éprouve chaque fois qu'on veut définir les choses naturelles ; les transitions sont tellement insensibles qu'il est impossible de découvrir des démarcations nettement tranchées : c'est toujours une question de plus ou de moins.

Les *maladies toxiques* constituent un troisième groupe bien défini au point de vue étiologique. Elles se subdivisent en exogènes, ce sont celles où les poisons sont produits en dehors de l'organisme, et en endogènes, où les substances nocives prennent naissance dans l'organisme lui-même. Ce deuxième groupe correspond aux auto-intoxications ; mais, le plus souvent, les accidents surviennent à titre secondaire : telles sont l'urémie, l'acétonémie, l'insuffisance hépatique, etc. Les auto-intoxications primitives sont beaucoup plus rares, et nous ne trouvons guère à citer que le surmenage et les putréfactions gastro-intestinales.

La maladie étant une réaction provoquée par un trouble ou une lésion organique, ne peut se produire dans les cas d'empoisonnements suraigus. Quand on foudroie un animal au moyen de l'acide prussique, on détermine un véritable traumatisme d'ordre toxique, comme le ferait un coup de massue appliqué sur la tête. Il y a destruction complète et irrémédiable de l'équilibre instable qui caractérise la vie et non production des oscillations qui constituent la maladie. C'est donc par respect pour l'étiologie que nous laissons les faits de ce genre dans le groupe des maladies toxiques ; l'unicité causale est trop nette pour qu'on puisse, en nosographie, scinder l'histoire des intoxications suivant leurs effets sur l'organisme.

Le *traumatisme* constitue une classe particulière ; il crée des lésions, provoque des réactions nerveuses, ouvre la porte aux infections, suscite des dystrophies telles que chéloïdes, cicatrices vicieuses, cals exubérants, pseudarthroses. Le bon sens vulgaire avait eu raison de distinguer les blessés et les malades ; dans le chapitre consacré au traumatisme, on devra étudier les dystrophies élémentaires primitives, renvoyant aux infections et aux réactions nerveuses pour les complications immédiates, aux affections des tissus ou des systèmes pour les manifestations ultérieures.

Il est très important, pour le nosographe, de maintenir la distinction fondamentale entre la *maladie* et l'*affection*. Les maladies, qu'elles soient infectieuses, toxiques ou parasitaires ne doivent être étudiées comme maladies que durant leur évolution actuelle ; leurs conséquences, leurs suites, leurs séquelles, suivant l'expression de M. Landouzy, doivent être décrites avec les affections : c'est toujours parce que nous nous plaçons

au point de vue de la clinique que nous formulons cette règle. Un individu qui a une lésion mitrale est un cardiaque; c'est l'affection du cœur
qu'il est important de connaître à partir de ce moment. Il est intéressant
de savoir que cette lésion relève d'une fièvre typhoïde ou d'un rhumatisme, mais l'homme qui est en asystolie n'est ni un typhoïdique, ni un
rhumatisant; dire qu'il a une maladie de cœur et se contenter de ce diagnostic, c'est faire preuve d'un esprit peu philosophique, mais c'est souvent faire assez pour la pratique, puisque la lésion cardiaque évolue d'une
façon semblable, quel qu'ait été son point de départ.

Les affections se divisent en trois groupes suivant qu'elles sont acquises, héréditaires ou congénitales.

Les premières sont consécutives à des maladies infectieuses (spécifiques
ou non), à des intoxications, plus rarement à des maladies parasitaires ou
à des traumatismes. Mais l'affection n'a pas toujours un substratum anatomique : tout peut se borner à des troubles fonctionnels; on devra donc
envisager ici des processus d'une importance considérable : les auto-intoxications, les réactions nerveuses, les troubles nutritifs consécutifs, etc.

Les affections héréditaires sont des suites des maladies ancestrales; c'est
parce que les parents ont subi l'influence de causes morbifiques, infectieuses ou toxiques, parce que leur nutrition cellulaire a été troublée par
les excès, le surmenage physique ou mental, ou simplement affaiblie par
les progrès de l'âge, que les enfants possèdent, en naissant, un tempérament particulier, des aptitudes spéciales, un état diathésique, parfois
des stigmates de dégénérescence. L'état morbide peut se transmettre
ainsi pendant plusieurs générations et il devient dès lors difficile de
remonter à la maladie première.

Les affections congénitales reconnaissent pour cause les maladies de
l'embryon ou du fœtus. Dans le premier cas, il se produit une monstruosité; dans le second cas, il se développe des altérations semblables à celles
qu'on observe chez l'adulte et n'acquérant de caractère particulier que
par l'arrêt de développement qu'elles peuvent susciter; telle est la maladie bleue, conséquence d'une endocardite ayant évolué, chez le fœtus, au
niveau des valvules pulmonaires. Mais il va sans dire que les infections
congénitales, comme la syphilis ou la variole, ne doivent pas être classées
parmi les affections héréditaires; elles méritent d'être considérées comme
des maladies; si l'agent infectieux s'est introduit d'une façon particulière,
il n'en conserve pas moins ses propriétés fondamentales.

Nous avons résumé dans un tableau cette tentative de nosographie.
Parmi les exemples que nous avons choisis, plusieurs auraient pu être
placés différemment : la dysenterie, qui a été rangée dans les maladies
infectieuses bactériennes, devrait être mise dans les infections d'origine
animale si l'on admet qu'elle est causée par les amibes; le cancer doit
être placé dans le même groupe si l'on accepte le rôle des coccidies. Mais
ce sont là des modifications de détail qu'il sera facile de faire au fur et à
mesure des progrès de la science.

dies	**INFECTIEUSES**	spécifiques.	*d'origine bactérienne*	Fièvre typhoïde. Charbon. Morve. Choléra. Dysenterie. Peste. Diphtérie. Fièvre récurrente. Blennorrhagie. Chancre mou. Grippe. Dengue. Coqueluche. Oreillons. Syphilis. Lèpre. Tuberculose bacillaire. Pseudo-tuberculoses bactériennes.	

Classification tree:

dies

INFECTIEUSES
- spécifiques.
  - *d'origine bactérienne* :
    - Fièvre typhoïde.
    - Charbon. Morve.
    - Choléra. Dysenterie. Peste.
    - Diphtérie.
    - Fièvre récurrente.
    - Blennorrhagie. Chancre mou.
    - Grippe. Dengue.
    - Coqueluche. Oreillons.
    - Syphilis. Lèpre.
    - Tuberculose bacillaire.
    - Pseudo-tuberculoses bactériennes.
  - *d'origine végétale.* : Actinomycose. Botryomycose. Aspergillose.
  - *d'origine animale.* : Paludisme. Trichinose.
  - *d'origine inconnue.* :
    - Fièvres éruptives.
    - Fièvre jaune.
    - Rage.
    - Typhus exanthématique.
    - Rhumatisme articulaire aigu.
    - Cancer et néoplasmes.
    - Leucocythémie.
- non spécifiques
  - *d'origine bactérienne* :
    - Septicémies.
    - Pyohémies.
    - Inflammations :
      - exsudatives . .
      - suppuratives . .
      - dégénératives. .
      - pseudo-membraneuses. . .
      - ulcéreuses . . .
      - gangréneuses. .
      } des organes, tissus, systèmes,

TOXIQUES . .
- exogènes. . .
  - *d'origine minérale.* : Saturnisme. Hydrargyrisme. Empoisonnement par phosphore, oxyde de carbone, arsenic, antimoine, etc.
  - *d'origine végétale.* : Alcoolisme, tabagisme, morphinisme, etc. Empoisonnements alimentaires.
  - *d'origine animale.* : Empoisonnements alimentaires. Venins.
- endogènes . .
  - *auto-intoxications primitives.* : Surmenage. Putréfactions gastro-intestinales.

PARASITAIRES . . . .
- *d'origine bactérienne* : ?
- *d'origine végétale.* : Tricophytie. Favus. Pelade. Pityriasis versicolor.
- *d'origine animale.* :
  - Tænia. Botryocéphale. Kyste hydatique.
  - Ascarides. Oxyures.
  - Gale.
  - Pédiculose.

ésions TRAUMATIQUES.

Affections
- ACQUISES... Résultats ou suites des. *maladies ou traumatismes.*
  - Troubles fonctionnels : Auto-intoxications. Troubles nutritifs (diathèses, goutte, obésité, rachitisme). Réactions nerveuses. Névroses.
- HÉRÉDITAIRES
  - Suites des.. *maladies ancestrales* : Lésions anatomiques : Dégénérescences, Scléroses.... des organes, tissus, systèmes.
  - Reproduction des.... *caractères ancestraux* : Dégénérescence physique ou mentale. Stigmates divers.
- CONGÉNITALES Suites des.. : *maladies fœtales.* : Difformités. Malformations. *maladies embryonnaires.* : Monstruosités.

Il est facile de se rendre compte que les affections sont plus nombreuses que les maladies; elles comprennent tout ce qu'on désigne vulgairement sous le nom de maladies des organes, maladies du cœur, du foie, du système nerveux; elles renferment les auto-intoxications secondaires, les diathèses et leurs conséquences. Ce simple aperçu suffit déjà à prouver que les suites des maladies sont plus importantes que les maladies elles-mêmes.

Il est bien évident que notre classification n'est pas parfaite et qu'elle est susceptible de nombreuses critiques; nous avons essayé seulement de ne pas nous baser exclusivement sur l'étiologie, l'anatomie pathologique ou les symptômes et de tenir compte du plus grand nombre possible de caractères. Mais les classifications, malgré tous les efforts, sont toujours artificielles et ne représentent jamais que des tentatives provisoires.

CHAPITRE V

Maladies anciennes et maladies nouvelles. — Les types cliniques ; leurs variations actuelles : influence de l'âge, du sexe, du sujet, de la race ; leurs variations dans l'espace : pathologie européenne et pathologie exotique ; leurs variations dans le temps. — Rôle de la civilisation et de l'hygiène. — Sélection naturelle et sélection sociale.

Mutabilité des types cliniques. — La science moderne a établi que rien n'est immuable, que rien n'est fixe dans la nature. Les astronomes nous ont fait connaître les révolutions des systèmes planétaires ; les géologues ont pu suivre, couche par couche, les transformations de notre globe ; les naturalistes ont démontré la mutabilité des espèces. Il suffit de regarder autour de soi pour retrouver les traces d'êtres disparus, pour voir se modifier les races existantes. L'homme n'a pas échappé à la loi de l'évolution ; son aspect extérieur, son caractère, son intelligence, ses mœurs se sont transformés peu à peu ; il est bien certain que l'homme primitif n'a qu'une ressemblance assez lointaine avec l'homme du XIXe siècle.

Les maladies, relevant de l'action des agents externes et des réactions de l'organisme, ont dû forcément se modifier, au fur et à mesure que se transformaient les forces cosmiques et les êtres animés. L'induction conduit à admettre la mutabilité des types cliniques et l'étude historique en donne des preuves nombreuses. De même qu'il existe des êtres fossiles et qu'il se produit des races nouvelles, il y a des maladies qui s'éteignent et des maladies qui se créent.

Ces vérités paraissent bien simples, aujourd'hui que les théories darwiniennes nous ont habitués à envisager la variabilité des manifestations de la vie. Mais il est curieux de remarquer que les anciens observateurs avaient été frappés également de la variation des types morbides et que des philosophes, comme Plutarque, ont essayé de démontrer qu'il s'engendre des maladies nouvelles [1].

Nous ne pouvons citer tous ceux qui ont tenté de porter quelque jour dans l'étude si intéressante et si difficile de la pathologie à travers les siècles. Mais, de tout temps, il s'est trouvé des hommes qui n'ont pas hésité à affirmer l'apparition ou la disparition de certaines maladies : tels furent Ingrassias [2], Sprengel [3], Gruner [4] et surtout Hecker [5], le véri-

[1] PLUTARQUE, Œuvres meslées, question neuhesme (trad. Amyot). t. II p. 224. Paris. 1605.
[2] INGRASSIAS, De tumoribus plcter naturam, cap. i, p. 205. Neapoli, 1552.
[3] SPRENGEL, Histoire de la médecine (trad. Jourdan), t. I, ch. IX. Paris, 1855.
[4] GRUNER, Morborum antiquitates Vratislaviæ, 1774.
[5] HECKER, Die grossen Volkskrankheiten des Mittelalters (ouvrage publié par Hirsch). Berlin, 1865.

table fondateur de la pathologie historique. En France, nous signalerons les remarquables travaux de Bœrsch (¹), de Littré(²) et le savant livre de Ch. Anglada (³).

C'est surtout l'étude des grandes épidémies qui peut servir à l'histoire de l'évolution en pathologie. Malheureusement les comparaisons sont rendues très difficiles par l'insuffisance ou le laconisme des descriptions anciennes. Aussi a-t-on longuement discuté sur chacun des fléaux qui ont ravagé le monde : les uns ont pensé qu'ils apparaissaient à certains moments pour disparaître ensuite; suivant la comparaison de Sydenham, les épidémies arrivent comme les comètes et, après un certain temps, s'éloignent pour des siècles ou pour toujours. D'autres observateurs, au contraire, ont cherché à rattacher les épidémies anciennes aux maladies actuelles, particulièrement au typhus et aux fièvres éruptives. La difficulté du sujet justifie toutes les interprétations; mais la lecture des descriptions semble donner raison à ceux qui admettent l'existence de maladies autonomes, ayant duré un certain temps et ayant disparu aujourd'hui.

Nous ne pouvons avoir de renseignements bien nets sur les anciennes épidémies d'Égypte. Moïse ne fait que mentionner la maladie qui frappa un grand nombre d'hommes et d'animaux, 2443 ans avant l'ère chrétienne. La première grande épidémie sur laquelle on possède des documents sérieux est la peste d'Athènes qui sévit 428 ans avant J.-C , et fut décrite d'une façon saisissante par Thucydide (⁴). C'est probablement la même maladie qui envahit l'Europe au IIe siècle sous l'ère des Antonins (épidémie autonome) et qui, après une nouvelle apparition au IIIe siècle, s'éteignit pour toujours. Il semble prouvé, en effet, que la peste d'Athènes n'a aucun rapport avec la peste à bubons. Celle-ci, qui fut peut-etre observée en Libye, en Égypte et en Syrie dès le IIe siècle, atteignit l'Europe au VIe siècle: ses ravages devinrent de plus en plus terribles jusqu'au XIVe siècle, puis elle se restreignit à quelques régions où on la retrouve encore aujourd'hui.

Le mot de *peste* servait autrefois à désigner toute grande épidémie, aussi a-t-il été appliqué à des maladies très différentes. A côté de celles dont nous avons déjà parlé, nous pouvons signaler encore la peste noire ou peste de Florence, de 1346 à 1350. Cette infection, qui provenait de la Chine, dévasta toute la terre, tuant les hommes et les animaux; la mortalité fut extraordinaire; à Florence, du mois de mars au mois de juillet, 600 000 personnes succombèrent (Boccace); à Avignon il y eut 50 000 décès en sept mois. L'épidémie, qui dura trois ans, tua environ 25 millions de personnes, c'est-à-dire le quart de la population européenne, puis s'éteignit et disparut complètement.

(¹) Bœrsch. Essai sur la mortalité à Strasbourg *These de Strasbourg*. 1856.
(²) Littré. Des grandes épidémies. *Revue des Deux Mondes*, 4e sér., t V, 1856.
(³) Anglada. Etude sur les maladies éteintes et sur les maladies nouvelles Paris, 1869.
(⁴) Thucydide, Histoire de la guerre du Péloponèse (trad. Zévort), t. I, p. 179. Paris, 1852.

De nos jours nous avons observé des faits analogues. Telle fut l'acrodynie, cette maladie bizarre qui frappa Paris et les départements voisins, en 1828; elle se montra en Belgique en 1846; on la retrouve en Crimée en 1854. Puis on n'entend plus parler de cette affection, sur la nature et la cause de laquelle on n'a pu faire que des hypothèses.

Tout en persistant encore, certaines maladies tendent à diminuer de fréquence et à se circonscrire à quelques régions, et on peut espérer qu'elles finiront bientôt par disparaître. L'exemple le plus saisissant nous est fourni par la lèpre; au XIIIᵉ siècle, on comptait en France 2000 léproseries; il y en avait 19 000 en Europe. Aujourd'hui, la lèpre s'est localisée à quelques contrées; en France, on en trouve encore des cas sporadiques autour de Marseille et de Nice. Enfin, si l'on admet que les Bretons atteints de paralis analgésiques et les Cagots des Pyrénées sont des lépreux, on aura une preuve remarquable des transformations qu'une infection peut subir à travers les âges.

En revanche, il existe des maladies qui ont apparu à une certaine époque et ne semblent pas destinées à disparaître de sitôt. Les fièvres éruptives ont été importées au VIᵉ siècle. Si la variole existait déjà en Chine un millier d'années avant J.-C., elle n'a été mentionnée en Europe qu'en 570 par Marius, évêque d'Avenches (Suisse), et en 580 par Grégoire de Tours(1). La rougeole date de la même époque et cette dernière maladie semble s'être installée chez nous d'une façon presque définitive. La scarlatine a été signalée, au XVIᵉ siècle, par Ingrassias. Enfin la suette miliaire apparut pour la première fois en Angleterre en 1485; mais les symptômes des premières épidémies étaient bien différents de ceux que présentent les épidémies modernes, dont l'histoire commence au XVIIIᵉ siècle (suette picarde, 1718-1725). Aussi quelques savants, comme Hecker et Littré, ont-ils nié l'identité des deux maladies.

Si nous passons aux temps modernes, nous trouvons la méningite cérébro-spinale, qui ne commence qu'au XIXᵉ siècle. En 1851, le choléra fit sa première invasion en Europe et, l'année suivante, pénétra en France. Depuis cette époque, il est revenu à plusieurs reprises, conservant toujours le même aspect clinique, mais tendant de plus en plus à s'acclimater dans nos pays et à se localiser sous forme de petits foyers endémiques.

Les maladies infectieuses ne présentent pas toujours les mêmes caractères de bénignité ou de gravité. De temps en temps elles peuvent acquérir une malignité extraordinaire : ce fut le cas pour la syphilis au XVᵉ siècle. Le même fait se remarque, à chaque instant, pour la grippe, la pneumonie, la fièvre typhoïde, le typhus, la diphtérie. L'histoire de la scarlatine est, à cet égard, bien instructive. Sydenham, qui donna une description si exacte de cette fièvre éruptive, la considérait comme une affection bénigne, méritant à peine le nom de maladie. Bientôt après, Morton observait une

---

(1) GRÉGOIRE DE TOURS, Histoire des Francs (trad. Guizot), t. I, p. 296 (le traducteur a désigné la maladie sous le nom de *dysenterie*, et cette expression se retrouve même dans les éditions récentes, notamment dans celle de 1874).

épidémie des plus meurtrières qui sévit à Londres de 1672 à 1689. Depuis cette époque, la scarlatine est restée assez grave en Angleterre, tandis qu'en France, après avoir été très redoutable pendant quelques années, elle est devenue relativement bénigne.

On parvient parfois à saisir les conditions qui modifient ainsi l'évolution des maladies microbiennes. Comme le fait remarquer Fuster, on doit invoquer les combinaisons indéterminées des causes cosmiques et des influences morales et politiques. Il est bien certain que l'encombrement, le surmenage, les infractions à l'hygiène et notamment l'usage d'eaux contaminées, expliquent l'explosion et l'apparition soudaine de certaines infectious. Mais, si l'on arrive, dans quelques cas, à préciser les conditions étiologiques, on est réduit trop souvent à invoquer, avec les anciens auteurs, la constitution médicale, le génie épidémique. De tout temps on a remarqué que les épidémies meurtrières étaient précédées de perturbations cosmiques; il y avait de grandes variations de pression, de température, des tremblements de terre, des éruptions volcaniques. Virchow espérait même que l'étude approfondie de ces diverses causes conduirait à prédire l'influence des épidémies comme on prédit les phénomènes météorologiques. Nous sommes loin de cette époque et, pour le moment, nous ne saisissons même pas comment agissent les variations cosmiques. Portent-elles leur action sur les germes pathogènes? Cela n'est guère probable, quand on voit, dans les laboratoires, les microbes supporter sans grand inconvénient le froid et le chaud, l'humidité et le dessèchement, ne rien perdre de leur virulence quand on les soumet à des pressions de 800 et 1000 kilos par centimètre carré, et n'être légèrement atténués qu'à 2 et 3000 (1). Il est donc plus rationnel d'admettre que les divers troubles atmosphériques agissent sur l'homme et diminuent sa résistance. Suivant les lois biologiques bien connues, les êtres résistent d'autant mieux qu'ils sont moins élevés en organisation; voilà pourquoi les variations cosmiques ont bien plus de prise sur l'homme que sur les bactéries.

La symptomatologie des maladies épidémiques ou contagieuses n'est pas restée invariable, témoin l'histoire de la grippe: autrefois, on observait des formes catarrhales et des localisations pulmonaires; aujourd'hui on rencontre en même temps des manifestations nerveuses qui parfois sont isolées ou persistent pendant de longs mois après la guérison apparente.

D'autres maladies se sont également modifiées; dans ces dernières années nous avons pu suivre les changements de la pneumonie; cette infection ne présente plus actuellement une évolution aussi franche qu'autrefois; sa résolution est beaucoup plus traînante et, plusieurs semaines après la défervescence, on trouve souvent des signes stéthoscopiques qui embarrassent le médecin et font émettre des doutes sur la nature de la pneumonie.

(1) Roger. Action des hautes pressions sur quelques bactéries. *Acad. des Sciences*, 3 décembre 1894 — *Archives de Physiologie*, janvier 1895.

Ces quelques notions générales nous conduisent à étudier de plus près les conditions, nous n'osons dire les causes, qui impriment aux maladies des caractères particuliers et expliquent leur mutabilité.

Recherchons d'abord les variations dépendant du sujet atteint; nous envisagerons ensuite les modifications qui surviennent dans l'espace et dans le temps.

Influence du sujet sur la mutabilité des types cliniques; influence de la race, du pays. — L'âge modifie notablement l'évolution des maladies infectieuses. Les exemples de cette vérité abondent dans la science; nous n'en citerons que deux : la pneumonie présente des caractères particuliers chez l'enfant, et s'accompagne notamment de manifestations cérébrales qui font souvent penser plutôt à une inflammation des méninges qu'à une lésion pulmonaire; chez le vieillard au contraire la maladie peut rester latente et annoncer subitement la mort. La tuberculose du premier âge diffère complètement de la tuberculose de l'adulte; elle est identique à la tuberculose expérimentale des rongeurs et se caractérise par une éruption de granulations miliaires, atteignant, comme chez le cobaye, les ganglions, la rate, le foie. Pour poursuivre l'analogie, nous trouvons chez les jeunes enfants des septicémies, dues le plus souvent au streptocoque et évoluant absolument comme les maladies inoculées aux animaux de laboratoire.

Le sexe imprime également une physionomie particulière aux infections et prédispose à certaines lésions. Le rétrécissement mitral, par exemple, est bien plus fréquent chez la femme que chez l'homme; il en est de même de la chlorose et, quand celle-ci évolue chez les garçons, elle présente une symptomatologie différente. On sait que la syphilis détermine chez la femme quelques manifestations spéciales : la fièvre de la période secondaire, l'hypertrophie splénique, les syphilides pigmentaires du cou ne s'observent que rarement chez l'homme. Aussi, même en laissant de côté les affections génitales, pourrait-on écrire un chapitre intéressant sur la pathologie suivant les sexes.

Il existe aussi une pathologie individuelle. Il n'y a pas deux êtres absolument semblables au point de vue physiologique; il ne peut y avoir deux êtres absolument semblables devant la maladie. Le plus souvent, pourtant, les différences sont trop légères pour nécessiter des descriptions spéciales; mais, dans certaines circonstances, l'état du sujet entraîne des types cliniques particuliers. Rien de démonstratif, à ce propos, comme l'histoire de la pneumonie; les modifications symptomatiques de cette infection sont bien plus l'effet de l'organisme que du microbe; la pneumonie des alcooliques ne ressemble en rien à la pneumonie des enfants, des adultes sobres ou des vieillards; elle offre aussi des caractères particuliers quand elle se développe au cours d'une autre infection comme l'érysipèle ou d'une affection chronique comme le diabète. Ce que nous disons de la pneumonie, nous pourrions le répéter des autres maladies; le délire, les convulsions sont des manifestations banales qui se rencontrent dans un grand nombre de cas, mais qui ne surviennent pas indifféremment chez tout le monde; leur développement est subordonné à l'état antérieur du sujet. Pour ne citer qu'un exemple, on sait que le rhumatisme cérébral ne s'observe que chez une catégorie de gens, chez ceux dont le système nerveux a été mis à mal par les excès de toutes sortes ou par un travail intellectuel exagéré.

La prédisposition individuelle règle aussi l'évolution des infections chroniques, comme la tuberculose : les gens roux, les Vénitiens (Landouzy) n'offrent généralement pas de manifestations externes, mais sont fréquemment atteints de phtisie pulmonaire; chez les arthritiques, au contraire, la tuberculose est rare ou revêt une forme spéciale, généralement bénigne, qu'on désigne sous le nom de phtisie fibreuse.

Si, de l'individu, nous nous élevons à la race, nous trouvons des modifications analogues. Il est certain qu'il y a une pathologie spéciale à la race noire et, chez les blancs, la fréquence ou la gravité de certaines affections varie suivant les peuples. Nous ne parlons pas, bien entendu, de l'influence des climats; mais, à ne considérer que la race, nous voyons que sous toutes les latitudes, les Israélites sont prédisposés à certains troubles morbides et souvent entachés d'arthritisme; on peut soutenir, il est vrai, que ces effets sont dus à leur situation sociale et à leurs mariages consanguins. De même, il n'est pas absolument démontré qu'il faille rapporter à une question de race la gravité de la scarlatine chez les Anglais; cette opinion expliquerait pourquoi la scarlatine est également redoutable chez ceux qui habitent la France (Cazin), mais elle semble contredite par le fait que la maladie a été bénigne en Angleterre jusqu'au siècle dernier. La pathologie comparée fournit de meilleurs exemples. Qui ne connaît l'immunité des moutons algériens contre le charbon, l'immunité des moutons roux de Bretagne contre la clavelée, et, en pathologie végétale, la résistance des vignes américaines au phylloxera? Il en est de même pour les oiseaux : Darwin rapporte des faits qui établissent que la sensibilité ou la résistance de certains êtres est en rapport avec la coloration de leur système pileux.

Les aptitudes ou les immunités de races, bien qu'elles résistent au changement de climat, tiennent peut-être à une accoutumance contractée dans certaines contrées et fixée d'une façon durable dans les générations successives. Cette hypothèse, fort probable, nous conduit à étudier brièvement les variations des maladies dans l'espace.

L'influence des pays sur les symptômes d'une même maladie infectieuse est prouvée par un grand nombre d'exemples. Tel est le cas de la fièvre paludéenne; c'est toujours le même parasite qu'on retrouve et cependant, suivant les régions où l'on observe, les formes cliniques sont absolument différentes. Les fièvres continues sont surtout fréquentes au niveau des tropiques; les fièvres quotidiennes s'observent souvent en Italie, tandis que les types intermittents sont à peu près les seuls qu'on rencontre dans les contrées plus froides de l'Europe et notamment en France. Les accès peuvent prendre, même chez nous, les caractères pernicieux; on en observe dans quelques départements, Charente, Loire-Inférieure, mais ce sont presque toujours des formes pulmonaires, en Grèce, on voit surtout des formes comateuses ou hémoglobinuriques; dans les tropiques, des formes typhoïdes, etc.

Il existe d'autres maladies qui sont tellement dissemblables d'un pays à l'autre qu'on a longtemps discuté et qu'on discute encore sur leur identité. On peut se demander quelles sont les relations qui existent entre la dysenterie nostras et la dysenterie des pays chauds, entre le choléra sporadique et le choléra asiatique, entre la grippe et la dengue. Enfin, si la facilité des transports et l'augmentation des communications ont favorisé l'exportation des maladies, il existe des types morbides qui jusqu'ici ont épargné l'Europe : le forgus de l'Inde, la diarrhée de Cochinchine, l'éléphantiasis, le béribéri, sont du nombre.

Influence des conditions sociales. — Les maladies subissent, dans leur fréquence ou leur forme, des changements parallèles aux variations que présentent les conditions sociales de l'homme. La civilisation est un des principaux facteurs qui interviennent pour modifier la pathologie.

Pendant les périodes guerrières de l'humanité, on observe surtout les traumatismes et les affections qui résultent de la misère, du surmenage, de l'encombrement. Ces fléaux ont existé de tout temps; mais, quand vinrent les armes à feu, la nature des plaies se modifia et entraîna une véritable révolution dans la chirurgie de l'époque. Aujourd'hui les blessures sont encore différentes; les nouvelles armes exercent des ravages de plus en plus terribles; mais en revanche, on peut espérer que, dans les prochaines guerres, on aura moins à compter avec les infections; les progrès de l'antisepsie et de l'hygiène diminuant les maladies des camps et les infections traumatiques, septicémies, pyohémies, tétanos, érysipèles, rétabliront l'équilibre de la mortalité.

La période de la civilisation, qu'on pourrait appeler la période de navigation, a servi à la propagation de nombreuses infections. Nous avons transporté au delà des mers les maladies de notre continent. Qui ne connait les ravages des fièvres éruptives, décimant les populations qui avaient été épargnées jusqu'à cette époque? Réciproquement nous avons importé diverses maladies exotiques; quelques auteurs soutiennent que la syphilis fut du nombre; il y eut, en tout cas, le choléra dont on connait les nombreuses invasions. Heureusement, par suite d'une conversation dont nous trouvons de si nombreux exemples, les progrès de l'hygiène ont souvent permis d'arrêter la marche des épidémies.

Le moyen âge a été une époque de guerre et de famine. C'est à cette dernière cause qu'il faut attribuer certaines pandémies, dont on a voulu faire des entités spéciales (1) et qu'on a désignées sous les noms de *typhus*

(1) DE MEUSSELAN, De la fièvre typhoïde et de la fièvre de famine. *Bulletin de l'Acad. de méd. de Bruxelles*, t. VII. 1848-49. — *Gazette médicale de Paris*, 1849.

famélique et de *fièvre de famine* (Mersseman) : c'est la *famine fever* des Irlandais, le *Hungertyphus*, *Hungerpest*, *Armentyphus*, des Allemands.

En réalité, la famine ne crée pas une maladie spéciale, mais prédispose l'organisme à une série d'infections différentes, en tête desquelles se place le typhus exanthématique. C'est la vraie maladie des malheureux, des affamés, des surmenés; c'est celle qui sévit pendant la guerre de Trente Ans, surtout de 1630 à 1640, qui régna pendant la Fronde, qui décima à maintes reprises l'Irlande et la Silésie, qui frappa l'Algérie en 1867 et 1868 et fit périr 217000 indigènes, qui a été observée encore en 1893, sous forme de petits foyers épidémiques, à Lille, à Amiens, à Paris. D'autres infections ont pu exister en même temps, telle est la fièvre à rechutes qui est presque toujours sous la dépendance de l'insuffisance alimentaire (Murchison). Enfin on a observé simultanément le scorbut, des suppurations externes ou internes, de la bronchite purulente, des endocardites, des péricardites, des pneumonies, des ulcérations buccales, des diarrhées colliquatives, de l'ascite et de l'anasarque, des ecchymoses, des éruptions, des troubles intellectuels.

Cette énumération suffit à établir que la famine diffère de l'inanition. Le tableau présenté par les malades n'a pas de rapport avec les phénomènes qu'on observe chez un animal privé de nourriture. C'est que, dans la famine, il n'y a pas abstinence absolue; les malheureux mangent des substances infectes, des matières putréfiées, des plantes non comestibles et quelquefois toxiques, et, de plus, vivent dans une atmosphère empestée par les nombreux cadavres qui jonchent les routes; ajoutons à ces causes l'influence des impressions morales, du découragement, de la terreur et souvent l'action des conditions météorologiques, sécheresse torride ou humidité considérable, qui ont préparé la disette.

Les maladies de famine, malgré leurs manifestations disparates, conservent un fonds commun. La famine, comme le dit justement Arnould(1), crée la réceptivité morbide et cause l'impuissance de la réaction; elle donne par conséquent une physionomie particulière aux maladies qu'elle provoque.

Sans vouloir étudier d'une façon complète l'étiologie de la famine, nous devons dire quelques mots des conditions qui lui donnent naissance. Les diverses causes peuvent être groupées sous les chefs suivants : les perturbations sociales (guerres, révolutions), les intempéries des saisons, les maladies des végétaux (ergotisme, maladies des pommes de terre). Mais ce qui domine toute cette étiologie, c'est le rôle de l'accaparement et de l'agiotage. C'est ainsi qu'on s'explique les épidémies qui ont ravagé les pays les plus fertiles, comme la France; personne n'ignore, à ce propos, le fameux Pacte de famine qui entretint la misère dans notre pays, de 1729 à 1789.

---

(1) Arnould, art. Famine. *Dictionn encyclopédique des sciences médicales*, 4e série, t. p. 187-235. Paris, 1877.

Hâtons-nous de laisser de côté les temps passés pour arriver à notre siècle.

Il est incontestable que si nous jouissons des avantages d'un progrès incessant, il nous fait tenir compte de certains inconvénients inhérents au progrès lui-même. Chaque fois que les lettres et les sciences sont grandement cultivées, on retrouve les mêmes particularités : un travail intellectuel considérable, un surmenage mental, l'élévation, au-dessus de la moyenne, d'intelligences d'élite. Mais, comme le fait remarquer M. Ribot ([1]), la dégénérescence, fatalement inhérente à tout ce qui s'élève, abaisse la race de ces privilégiés du talent, du pouvoir ou de la richesse. Il en résulte la production de névropathes, de débiles, de dégénérés. Ces êtres inférieurs ne se montrent pas seulement dans notre siècle; on les retrouve à toute période de civilisation avancée.

A côté des maladies, des affections, des défauts ou des vices qui sont connus à toute société policée, il en existe qui sont particuliers à notre état actuel et que nous devons essayer de mettre en évidence.

Les progrès de l'industrie ont, par exemple, notablement augmenté les empoisonnements par sophistications. Dans un grand nombre d'aliments ou de boissons, on trouve des métaux toxiques et notamment du plomb, des matières nocives antiseptiques ou colorantes, de dangereux produits artificiels, comme les huiles de vin et les bouquets, des poisons putrides, etc. Le danger est d'autant plus important que ces produits pathogènes sont ingérés à petites doses fréquemment répétées et détériorent la santé d'une façon insensible. Bien des cas de néphrite interstitielle ou d'artério-sclérose, dont la cause échappe, relèvent en réalité d'une intoxication progressive par les poisons alimentaires.

En étendant son champ d'action, l'industrie a augmenté aussi le nombre des intoxications professionnelles. Voilà encore une série de maladies qui résultent de la civilisation : les lésions occasionnées par le mercure, le plomb ou le phosphore étaient évidemment inconnues avant que ces substances n'aient été utilisées pour nos besoins journaliers.

Si la civilisation a accru dans de notables proportions le nombre des maladies toxiques, diverses mesures prophylactiques ont réussi à rétablir l'équilibre et à diminuer la fréquence des accidents. Mais les améliorations obtenues ne contre-balancent pas encore les mauvais effets de la civilisation.

En revanche, nous avons vu diminuer considérablement les maladies parasitaires et surtout les maladies infectieuses. Les progrès de l'hygiène en ont arrêté la marche; les progrès de la thérapeutique en ont abaissé la mortalité. Enfin l'usage des vaccinations préventives parviendra probablement à en atténuer encore ou même à en supprimer les effets. Les résultats ont été merveilleux en ce qui concerne la variole; les Allemands n'y voient plus qu'une maladie historique, et quelques-uns négligent de la décrire dans leurs livres.

([1]) Ribot, Les maladies de la personnalité. p. 21, 5e édit. Paris, 1894.

Cependant certaines maladies infectieuses semblent vouloir persister d'une façon désespérante; les unes, comme la fièvre typhoïde, s'observent surtout dans les grandes agglomérations; d'autres, comme la tuberculose, prennent une extension véritablement effrayante. Si l'amélioration des égouts, des systèmes de vidanges, l'épuration des eaux, la désinfection des locaux contaminés ont considérablement diminué la fréquence de la fièvre typhoïde dans les villes, combien on se trouve désarmé en face de la tuberculose; voilà le véritable fléau de l'humanité, on pourrait même dire de tous les animaux à température constante, mammifères et oiseaux: tous en effet y sont sensibles, tous peuvent la contracter et la transmettre.

Reste une dernière source d'infection, dont un jour peut-être on observera la disparition, ce sont les maladies vénériennes. On a dit parfois que leur fréquence témoignait de la richesse d'un pays, et quelques esprits chagrins considèrent comme une preuve de notre décadence commerciale la diminution très notable du chancre mou. Ce qui pourra les rassurer, c'est que la syphilis continue à faire de nombreux ravages; elle est seulement beaucoup moins grave qu'autrefois et, en France, on n'observe qu'exceptionnellement les formes malignes. Cela tient probablement à une sorte de vaccination ancestrale et à une application plus rigoureuse du traitement spécifique.

De toutes les causes pathogènes qui agissent à notre époque, une des plus importantes est représentée par le surmenage intellectuel.

Notre siècle est un siècle de travail excessif. Les facilités énormes de l'instruction, la possibilité pour chacun de s'élever au-dessus de ses conditions originelles, ont ouvert une large voie à toutes les ambitions. Mais les progrès incessants de la science et la quantité prodigieuse des publications compliquent considérablement les études, et empêchent de remarquer bien des travaux intéressants. Ce qui aurait assuré la renommée autrefois est insuffisant aujourd'hui. Il faut, pour émerger de la foule des travailleurs, des découvertes véritables; et, comme il n'est pas donné à tout le monde d'en faire, on essaye d'y suppléer par un nombre considérable de publications imparfaites et hâtives. L'agitation cérébrale qui détourne le savant de son but véritable, se retrouve également chez l'homme de lettres, chez l'artiste, l'industriel ou le financier. Dans toutes les professions la lutte devient plus acharnée et plus pénible; elle se traduit par une décréance précoce des forces physiques ou des aptitudes mentales. Et si l'homme surmené peut achever son existence sans paraître ressentir les résultats funestes de son entraînement artificiel ou de son ambition démesurée, les troubles morbides éclateront dans sa descendance et se traduiront par la dégénérescence de sa race. L'excès de fatigue exige l'excès de repos; l'être qui provient d'un générateur surmené est un névropathe dont les cellules semblent incapables de tout travail continu.

A cette première cause de dégénérescence s'en ajoutent d'autres, qui relèvent encore plus directement de nos conditions sociales.

La difficulté de se faire une situation, l'augmentation du luxe et des dépenses font qu'on se marie de plus en plus tard; il en résulte nécessairement que les parents sont trop âgés. Les cellules de la génération subissent la même involution que les autres; leur nutrition s'affaiblit avec les années et, par conséquent, les êtres qui en proviennent sont débiles, peu résistants, ils ont une décrépitude précoce; les enfants de vieux se reconnaissent facilement à leur peu de développement physique, à leur peu de jeunesse cérébrale.

Les unions sont surtout basées sur l'état social des futurs, sur leur situation, sur leur fortune. Jeunes gens et jeunes filles ont passé leur vie dans des appartements clos, surchauffés, végétant comme les plantes dans les serres chaudes; leur existence a été partagée entre les travaux excessifs, les plaisirs énervants, les exercices physiques exagérés et mal conçus. Comme le dit si bien M. Bouchard, on ne remédie pas à une fatigue intellectuelle par une fatigue physique, on ne fait qu'ajouter le surmenage corporel au surmenage mental. On accouple ces êtres débiles, faibles ou névropathes, qui ont les mêmes défauts, les mêmes qualités, la même consanguinité de nœuds. On fait ainsi de la reproduction, contrairement aux lois qui devraient la régir, et l'on condamne les enfants futurs à la dégénérescence.

On s'explique de cette façon l'existence de ces familles névropathiques, parfaitement étudiées par M. Féré (¹), où l'on rencontre les névroses, les dégénérescences physiques et mentales, les vices, la folie, le crime. Si quelques hommes peuvent encore énerger et se faire remarquer par leurs aptitudes artistiques, l'asthénie de leur système nerveux mal équilibré se traduit par des troubles qui rappellent leur origine; on retrouve les contradictions de caractère, le découragement facile et surtout l'ennui, le spleen qui, de l'Angleterre, semble avoir envahi la France.

Il serait cependant exagéré de conclure que les troubles mentaux ont considérablement augmenté dans notre siècle; leur fréquence peut paraître plus grande, parce qu'on sait mieux en reconnaître les formes atténuées. Mais, ce qui est incontestable, c'est qu'ils se sont modifiés dans leurs manifestations. Les idées délirantes traduisent les préoccupations ou les tendances d'une époque: au moyen âge elles revêtaient une forme religieuse et mystique, aujourd'hui elles affectent surtout un caractère ambitieux.

Enfin, de tout temps, on a vu certaines variétés de folie présenter une extension insolite, véritablement épidémique, et cela surtout à l'occasion des grandes perturbations physiques ou sociales.

Au moment de la peste d'Athènes, il y eut un redoublement d'impiété et de débauches; avant de mourir, dit Thucydide, on trouvait tout naturel de jouir de la vie; rien ne retenait les hommes, ni les lois divines, ni les lois humaines. Boccace nous apprend qu'il en fut de même pendant la peste de Florence. Mais, en même temps, l'aberration se traduit par des

(¹) Féré, La famille névropathique. Paris, 1894.

actes de sauvagerie : au xive siècle, lors de la peste noire, on martyrisa les Israélites, on en brûla 2000 à Hambourg, on en tua 12000 à Mayence. De même, quand le choléra éclata en Europe, on s'en prit aux commerçants, aux marchands de denrées, aux porteurs d'eau, et la fureur populaire frappa un grand nombre d'innocentes victimes. Tout récemment, en Russie, à la dernière épidémie de choléra, ce fut contre les médecins que le peuple tourna sa rage, les accusant de causer la maladie.

La folie qu'engendrent les grandes épidémies peut revêtir un côté mystique; telle fut l'origine de la secte des flagellants : au moment de la peste noire, des bandes d'hommes presque nus parcouraient l'Allemagne, les Pays-Bas, le nord de la France, se frappant à coups de discipline, chantant des cantiques, disant que leur sang se mêlait à celui du Christ pour le salut de la chrétienté.

Il existe d'autres épidémies de folie qui résultent de la tendance de certains esprits à lutter contre ce qui est établi, à vouloir renverser la société et arrêter le progrès. Nous n'insisterons pas sur cette forme si curieuse de vésanie qui, trop souvent, confine à la criminalité.

Ainsi, quelle que soit la branche de la médecine que l'on envisage, on reconnaît facilement que les types morbides ne sont pas fixes, que des maladies anciennes disparaissent, que des maladies nouvelles prennent naissance, que les formes cliniques se modifient constamment. Ces notions sont également vraies, qu'on étudie les infections, les intoxications, les traumatismes, les troubles nutritifs ou les vices héréditaires. Chaque époque a donc ses inconvénients et ses avantages et, si la nôtre a vu naître de nouvelles causes morbifiques, elle a su leur opposer de nouveaux moyens curatifs ou prophylactiques. Il en résulte que les accidents sont conjurés, mais il en résulte aussi une complication croissante de l'existence, puisqu'il y a augmentation simultanée ou successive des causes pathogènes et des moyens de défense.

Notre civilisation semble avoir substitué à la sélection naturelle, qui a pour conséquence la survie des forts et des robustes, la sélection sociale qui a pour effet la survie des faibles et des dégénérés. Les enfants des pauvres naissent mieux constitués que les enfants des riches, mais ils succombent en plus grand nombre, et il suffit de voir ce qui se passe dans une crèche d'hôpital, pour être frappé de la mortalité excessive des nouveau-nés dans la classe laborieuse. Parvenus à l'âge adulte, les ouvriers présentent généralement un développement physique plus parfait que les hommes des classes supérieures; mais ils sont plus exposés aux causes de destruction, mécaniques, toxiques ou infectieuses.

Cependant il ne faudrait pas exagérer les différences et opposer complètement la sélection naturelle et la sélection sociale.

Si la civilisation permet parfois le développement d'hommes chétifs, inférieurs au point de vue physique, elle sauve bien des hommes supérieurs au point de vue intellectuel; si elle favorise la survie des dégénérés, ce n'est que d'une façon passagère, les êtres inférieurs finissant par s'éteindre, par suite de leur infécondité ou de leur débilité croissante. On est ramené ainsi aux grandes lois qui ont régi toute l'évolution, et on est conduit à considérer la sélection sociale comme un simple chapitre de la sélection naturelle, la sociologie n'étant elle-même qu'un chapitre de la biologie. L'évolution suit toujours sa marche ascendante vers le progrès, malgré quelques chutes ou quelques arrêts passagers et, si parfois on se prend à déplorer l'agitation de notre époque, on se console facilement en voyant l'amélioration continuelle de l'humanité, et on plaint ceux qui maudissent le temps présent, pour n'avoir pas étudié le passé.

CHAPITRE VI

Le médecin. — Son rôle dans la famille et dans la société. — Ses travaux et ses études. — Philosophie et pathologie générale; leur importance en médecine. — Résumé général.

« L'art se compose de trois termes : la maladie, le malade, le médecin (¹). »

Nous avons étudié, d'une façon générale, la maladie et le malade; nous devons dire quelques mots du médecin.

Par sa profession, le médecin est appelé à pénétrer dans les familles; son premier devoir est d'y faire le bien. Il doit, par son désintéressement, sa bienveillance et son zèle, inspirer la confiance à ses malades; et il réussira à leur rendre service s'il se rappelle, suivant le mot célèbre de F. Bérard, que la médecine est un art qui guérit quelquefois, soulage souvent, console toujours.

Quand il est imbu de ces idées, le médecin ne tarde pas à devenir le confident et l'ami de ses malades; il connaît leurs erreurs, leurs misères ou leurs fautes et bien des fois il réussit à relever leur courage ou à calmer leurs tristesses. C'est en même temps un conseiller; on lui demande son avis sur les sujets les plus graves, sur le mariage, sur le choix d'une carrière. Que de questions délicates il est appelé à résoudre et combien il a besoin de connaissances, de jugement et de tact! Dans bien des cas il se trouve aux prises entre les devoirs que lui dicte sa conscience et ceux que lui impose le respect du secret professionnel. Tout le monde connaît, par exemple, les problèmes que soulèvent le mariage et l'allaitement chez les syphilitiques. Mais il est inutile d'insister sur ces questions de

(¹) HIPPOCRATE, Des épidémies, I, 5, Œuvres complètes (trad. Littré), t. II, p. 637. Paris, 1840.

déontologie médicale qui ont été trop souvent et trop bien traitées pour
que nous osions les reprendre (¹).

Si, de la famille, nous passons à l'État, nous voyons le médecin chargé
des missions les plus difficiles. Médecin légiste, il éclaire la justice et fréquemment ses réponses entraînent la condamnation ou l'acquittement du
prévenu. Aliéniste, il devra se prononcer sur l'état mental de ses concitoyens, sur leur responsabilité, sur la nécessité de leur séquestration.
Hygiéniste, il aura à prévoir l'arrivée des épidémies, à indiquer les moyens
de les éviter ou de les combattre, à établir la nécessité des quarantaines
ou des cordons sanitaires; il sera appelé à visiter les malades suspects ou
à faire désinfecter les locaux contaminés; ailleurs, il s'occupera de la
prostitution, des moyens de la réglementer, des mesures à prendre contre
la propagation des maladies vénériennes; il aura le devoir d'indiquer
comment on peut enrayer les progrès de l'alcoolisme; il fera connaître les
dangers des sophistications alimentaires. Enfin, par ses études sur les dégénérescences physiques et mentales, il montrera les effets du surmenage,
du travail excessif et précoce, tant physique qu'intellectuel; il deviendra
ainsi le conseiller du législateur qui réglemente le travail de l'usine, le
collaborateur de l'universitaire qui fixe les programmes de l'enseignement.

Mais son rôle le plus noble nous apparaît à l'hôpital où il remplit les
deux plus belles tâches qui puissent lui être confiées : soulager les malheureux, instruire les élèves. Enfin que la guerre éclate, que les épidémies surviennent, nous retrouvons le médecin, ses élèves et ses aides,
rivalisant de zèle et d'ardeur, soulageant ceux qui souffrent, consolant
ceux qui meurent, bravant avec calme les dangers les plus grands, succombant souvent au fléau contre lequel ils ont lutté. Le médecin, comme
le soldat, doit affronter le péril, sans ostentation ni faiblesse, en homme
qui accomplit simplement son devoir.

Voilà, esquissé dans ses principaux traits, le rôle du médecin, dans la
famille et dans la société. Par ses aptitudes, ses connaissances, ses fonctions, il a grandement contribué au progrès général, à l'augmentation du
bien-être, à la diminution de la maladie, de la souffrance et de la mortalité.
L'état sanitaire d'un pays et sa civilisation suivent toujours une marche
parallèle. « C'est à la médecine, a dit Descartes, qu'il faut demander la
solution des problèmes qui intéressent le plus la grandeur et le bonheur
de l'humanité. »

La multiplicité et l'étendue des diverses branches de la médecine rendent les études difficiles et imposent un travail considérable. Si les règle-
ments permettent d'être docteur au bout de quatre ans et demi, il est

(¹) Dechambre, art. Déontologie. Dictionnaire encyclopédique des sciences médicales,
1ʳᵉ série, t. XXVII, 1882 — Du même, Le médecin ; devoirs privés et publics. Paris, 1885.
　Brouardel, Secret médical. Dict. de médecine et chirurgie pratiques, t. XI, 1886 —
Du même, Le Secret médical. 2ᵉ édit., 1893.
　Fournier, Nourrices et nourrissons syphilitiques. Paris, 1878. — Du même, Syphilis et mariage.
Paris, 1880.
　Jeanel-Reson, Vie professionnelle et devoirs du médecin. Paris, 1892.

bien certain que ce n'est pas dans un laps de temps aussi court qu'il est possible d'acquérir toutes les connaissances nécessaires. Il faut donc prolonger ses études ou plutôt ne jamais les abandonner. La rapidité des progrès qu'accomplit chaque jour la science force le médecin à travailler sans relâche, pour se maintenir au courant des découvertes dont il doit faire profiter ses malades. Il ne peut, comme dans d'autres professions, se contenter de suivre la routine et de marcher dans l'ornière connue. Sa situation spéciale, en lui confiant la vie de ses semblables, lui crée de nouveaux devoirs. On a le droit d'être mauvais peintre ou mauvais romancier, on n'a pas le droit d'être mauvais médecin.

Quelle que soit sa situation, quel que soit le milieu où il exerce, le médecin peut souvent rendre des services à la science et contribuer à ses progrès. Il y a, à ce point de vue, une différence capitale entre la médecine et les autres professions. Le praticien, ayant devant lui un grand champ d'observation, rencontre souvent des faits nouveaux et intéressants. Nous avons déjà fait remarquer combien les types morbides variaient d'une contrée à l'autre, de la ville à la campagne. Si tout médecin ne peut être expérimentateur, tout médecin doit être observateur; pourvu qu'il soit instruit et pour peu qu'il soit attentif, il parviendra certainement au cours de sa carrière à rencontrer des observations dignes d'être publiées. Haneau était un simple médecin de campagne, vivant à la Teste, et pourtant il a su reconnaître dès 1811 que la morve aigue peut se transmettre du cheval à l'homme; en 1827, il constata pour la première fois en France la présence de la pellagre, dont il n'avait jamais lu la description et qu'on croyait confinée dans le Milanais et les Asturies. Pour citer un exemple plus récent, il nous suffira de rappeler que dans un petit village de Bretagne se trouve un homme éminent, qui, dans sa sphère d'observation, a recueilli des faits importants et nouveaux et a largement contribué à éclairer certains points de la pathologie nerveuse.

Qu'on n'objecte pas qu'il y a déjà trop de publications médicales. Nous reconnaissons volontiers qu'on fait bien souvent paraître des travaux qui ne contiennent rien de neuf, ou qu'on a le très grand tort de diviser un sujet et de consacrer plusieurs articles à une question qui pourrait être facilement traitée en un seul. Il est bien certain qu'on gagnerait à ce que les publications fussent plus condensées et plus restreintes. Mais ce n'est pas une raison pour ne pas livrer les observations intéressantes. La science médicale est surtout basée sur des faits recueillis dans la pratique hospitalière des grands centres; elle devrait être complétée par la pratique personnelle de la ville et par les observations prises à la campagne. On aurait alors les matériaux nécessaires pour les chapitres sur la pathologie suivant les milieux sociaux et les contrées.

Les observations des praticiens pourraient encore servir de base à d'importantes études de psychologie. Nous avons déjà insisté sur le rôle de la

médecine en psychologie ou plutôt sur les relations qui unissent la médecine à toutes les branches de la philosophie. Dans les anciennes écoles
grecques, la philosophie était enseignée comme une introduction à la
médecine. Aujourd'hui, moins que jamais, la médecine et la philosophie
ne peuvent être séparées. La psychologie n'a progressé que lorsqu'elle
s'est appuyée sur les résultats de la médecine. Aussi n'est-on nullement
surpris qu'un médecin, Locke, ait été le fondateur de la psychologie
moderne, et qu'un autre médecin, Cabanis, ait pu saisir les rapports qui
unissent le physique et le moral. Les philosophes spiritualistes ont étudié
leur âme : c'est le médecin qui connaît l'âme des autres; en pénétrant dans
les secrets de l'homme, en fouillant dans les replis de sa conscience, il
découvre ses défauts, ses besoins, ses aspirations; et, pour établir les
règles de la morale, il se trouve plus apte que le philosophe, le romancier
ou le législateur. On a dit souvent que l'hygiéniste est un professeur de
morale : il a le grand avantage de l'enseigner au nom de l'expérience et
de l'intérêt général.

La logique, indispensable à celui qui veut poursuivre des recherches
scientifiques, a souvent profité des découvertes médicales; plusieurs des
lois formulées par Bacon et Descartes se trouvent déjà en substance dans
Hippocrate, Galien et surtout dans Aristote. La notion du déterminisme,
telle que l'a formulée Cl. Bernard, est une des plus belles règles dont se
soit enrichie la logique moderne.

Enfin la métaphysique ne peut être étrangère aux préoccupations de
ceux qui doivent s'efforcer de pénétrer la nature de l'homme, de découvrir les lois de la vie, de la santé et de la maladie.

Envisagée à ce point de vue, la médecine nous apparaît comme la plus
complexe et la plus attachante de toutes les sciences. Par la multiplicité
des sujets auxquels elle touche, elle peut séduire la plupart des esprits.
Mais, quelle que soit la branche des sciences médicales que l'on cultive,
il est certaines questions qui servent de base à toutes les études et dont
personne ne peut se désintéresser : ce sont celles dont l'ensemble constitue
la pathologie générale.

La pathologie générale fixe les idées sur les grands problèmes que
soulève l'étude de l'homme; elle fournit des doctrines et des règles qui
doivent servir constamment dans la pratique; elle éloigne le médecin des
changeantes données de l'empirisme et lui apprend à réfléchir sur les
phénomènes qu'il observe, à discuter et à comprendre les interventions
qu'il doit faire.

Nous nous sommes efforcé, dans cette introduction, de montrer l'importance de son étude; nous n'avons plus qu'à résumer rapidement les
principales idées que nous avons essayé de développer.

Résumé. — La science moderne a établi que la nature entière se
modifie constamment · une même loi évolutive régit tous les actes de
l'univers et s'applique aussi bien aux systèmes planétaires qu'aux êtres

vivants; l'évolution se fait suivant des ondes (¹), dont la partie ascendante correspond aux périodes de progrès; puis, quand le sommet est franchi, commence la phase régressive ou la période de décadence. Actuellement notre monde est encore dans sa première période; il tend constamment à s'améliorer, et s'avance d'une façon lente mais continue dans la voie du progrès. L'homme marche donc vers un état meilleur; mais sa perfectibilité même montre qu'il n'est pas parfait; la perfection n'existe ni dans le monde moral ni dans le monde physique. Voilà pourquoi il n'y a pas, il ne peut y avoir une santé complète.

La santé est donc un état relatif, relié par toute une série de transitions à l'état de maladie; on ne peut opposer ces deux modalités fonctionnelles; on doit les considérer comme les deux termes d'une chaîne ininterrompue.

Soumis à l'influence de causes externes qui tendent constamment à modifier son équilibre instable, l'être vivant présente une série de réactions qui, si elles ne contre-balancent pas aussitôt l'action des forces externes, déterminent un nouvel équilibre instable caractérisant la maladie. Il est facile de comprendre que les manifestations morbides ainsi produites soit de même nature que les manifestations normales; elles peuvent être différentes dans leurs formes, elles sont identiques dans leur fond : il s'agit toujours de réactions provoquées par des agents externes. Nous ne pouvons concevoir la spontanéité des actes morbides, pas plus que nous ne concevons la spontanéité des actes physiologiques. Les affections héréditaires ne sont pas non plus des créations de l'organisme, ce sont les suites des maladies d'origine externe qui ont frappé les parents. En pathologie, comme en biologie, on doit donc considérer la série successive des êtres comme un seul être continuellement existant.

Ces idées ont servi de base à notre tentative de nosographie. Nous avons essayé d'y tenir compte du plus grand nombre possible de caractères, et nous avons mis au premier plan les indications fournies par les symptômes et par l'étiologie. C'est le génie des cliniciens qui a créé les types morbides. L'anatomie pathologique et la bactériologie ont complété certains résultats, modifié diverses conceptions, mais, sur la plupart des points, elles n'ont fait que confirmer, établir sur une base solide les données de l'observation.

Nous avons cru devoir faire une distinction suivant que les phénomènes relevaient directement d'un agent externe ou représentaient des conséquences plus ou moins tardives des troubles initiaux. Dans le premier cas, il s'agit de maladies définies par leurs causes nécessaires; dans le second cas, d'affections définies par leur localisation morbide.

Qu'il s'agisse d'affections ou de maladies, les types cliniques ne restent pas invariables; les modifications continuelles des races humaines entraînent des modifications parallèles dans les réactions morbides; il a fallu une

(¹) BASILE COSTA, Théorie de l'ondulation universelle. (Trad. Tescanu.) Paris, 1894.

somme considérable de persévérance et de travail pour se reconnaître au milieu des manifestations anormales imposées par l'âge, le sexe, ou relevant du pays, de la saison, des conditions sociales. C'est justement parce que les observations varient suivant les milieux, qu'il faut faire appel au zèle de tous les observateurs. C'est justement parce que les interprétations sont difficiles qu'il faut être indulgent pour ceux qui se trompent. Nous ne pouvons avancer qu'en tâtonnant dans la voie de la vérité; il faut encourager ceux qui essayent d'y porter un peu de lumière. Si l'on songe aux difficultés qui naissent sous les pas de l'observateur et de l'expérimentateur, on leur saura gré de tous les efforts, même de ceux qui n'ont pas conduit à d'heureux résultats. Hippocrate avait parfaitement connu ces vérités, et, dans le premier de ses aphorismes, avait donné une leçon de modestie que feroit bien de méditer certains critiques de notre époque : « La vie est courte, l'art est long, l'occasion fugitive, l'expérience trompeuse, le jugement difficile. »

PATHOLOGIE COMPARÉE
DE L'HOMME ET DES ANIMAUX

PAR

H. ROGER
Agrégé à la Faculté de Paris

P.-J. CADIOT
Professeur à l'École d'Alfort

Objet et division de la pathologie comparée. — La pathologie comparée, envisageant les troubles morbides dans toute la série des êtres, devrait partir des individus inférieurs, unicellulaires, et remonter peu à peu jusqu'aux types les plus élevés; étudiant simultanément ce qui se passe chez les végétaux et chez les animaux, elle arriverait à discerner ce qui est commun à toutes les cellules vivantes, ce qui est propre à quelques-unes d'entre elles. La pathologie des éléments primordiaux, dont les résultats auraient une portée générale, servirait d'introduction à la pathologie des tissus et des viscères; on verrait ainsi quelles sont les variations qui surviennent dans les parties similaires chez les différents individus; on serait conduit à étudier successivement la résistance de tous les êtres vivants à une même cause pathogène et à comparer les réactions des organes et des tissus homologues.

Une telle étude, qui aurait un intérêt philosophique considérable, ne peut être entreprise à l'heure actuelle; on possède trop peu de documents pour tenter une semblable synthèse; il faut se borner à faire de l'analyse; c'est ce qui nous a conduits à diviser le sujet en deux parties : la première sera consacrée aux maladies de l'homme et des animaux supérieurs; la seconde envisagera les réactions morbides chez les végétaux; nous laisserons de côté les maladies des animaux inférieurs, non que leur étude soit négligeable, mais les quelques notions que nous possédons sont encore bien incomplètes et les résultats obtenus, soit en recherchant la phagocytose chez les Invertébrés, soit en étudiant les maladies des Insectes (Vers à soie, Abeilles), des Mollusques et des Crustacés, seront exposés à propos des infections, des intoxications, des tumeurs.

Ainsi délimité, le sujet que nous abordons est encore bien vaste et bien difficile. Trop souvent les auteurs de médecine vétérinaire se sont contentés d'adapter à l'étude des animaux les descriptions de la pathologie humaine: un même terme s'est trouvé appliqué à des processus fort disparates : la cornée du chien, la fièvre typhoïde, l'influenza et la goutte du cheval, n'ont aucun rapport avec les affections de l'homme désignées sous ces mêmes noms; il en résulte des confusions continuelles qui rendent malaisée toute comparaison.

Cependant l'étude de la pathologie comparée, poursuivie avec soin par quelques auteurs ([1]), a déjà conduit à des notions générales fort importantes. Tandis que les animaux sauvages, rarement frappés par les infections ou les intoxications, sont surtout sujets aux lésions traumatiques et au surmenage que leur impose la nécessité d'attraper leur proie ou de fuir devant leurs ennemis, les animaux domestiqués sont exposés aux mêmes causes pathogènes que l'homme; le travail auquel ils sont assujettis, la vie dans des espaces clos, la nourriture insuffisante ou mal appropriée ([2]), la contamination des aliments, de l'eau ou de l'air par divers agents toxiques ou infectieux, le contact avec les animaux ou avec les hommes, expliquent suffisamment leur plus grande morbidité; mais parmi les animaux domestiques tous ne sont pas également atteints: les maladies sont d'autant plus nombreuses que l'être est plus élevé, c'est-à-dire plus complexe, et qu'il appartient à une race plus cultivée, c'est-à-dire moins résistante.

Les mêmes considérations peuvent s'appliquer à l'histoire des lésions congénitales, des dégénérescences de race, des diathèses, des affections héréditaires. Les individus qui naissent avec une tare sont destinés à périr dans les cas de sélection naturelle; ils peuvent survivre, au contraire, s'il s'agit d'animaux domestiques; aussi l'hérédité morbide existe-t-elle chez eux comme chez l'homme. Nous avons donc un grand intérêt à connaître les maladies des êtres qui nous entourent; leur étude importe également au médecin qui y trouve des éclaircissements pour la pathologie humaine, à l'hygiéniste qui y puise des indications pour la prophylaxie, à l'expérimentateur qui en tire des idées pour ses recherches.

Les lésions traumatiques et leurs conséquences. — Les différents tissus peuvent présenter des lésions d'ordre traumatique ou des altérations consécutives à la fatigue : c'est ainsi qu'on observe des myosites et des ténosites, à la suite des travaux exagérés; on rencontre, chez les jeunes animaux, des rétractions tendineuses avec déviation des rayons

([1] LAUCHER, Mélanges de pathologie comparée et de tératologie. Paris, 1878. — Art. PATHOLOGIE COMPARÉE Dict. encyclop. des sc. méd , 2ᵉ série, t XXI, p. 601, 1885.
BORDIER, Pathologie comparée de l'homme et des êtres organisés Paris, 1889.
FRIEDBERGER et FRÖHNER, Pathologie et thérapeutique spéciales des animaux domestiques. Trad. Cadiot et Ries Paris, 2 vol., 1891-1892
GALTIER, Traité des maladies contagieuses des animaux domestiques Paris, 2 vol., 1891-1892.
GEDOELST, Traité de microbiologie appliquée à la médecine vétérinaire. Liège, 1892.

([2] Les fauves des ménageries succombent souvent a une cachexie qui tient simplement à leur nourriture exclusivement composée de viande; dans les conditions naturelles, leur instinct les conduit à dévorer les entrailles des herbivores, où ils puisent les aliments végétaux nécessaires a leur nutrition.

osseux qui cèdent aux noyers orthopédiques ou nécessitent la ténotomie.
Les hydarthroses, les hydropisies des synoviales tendineuses sont communes chez les animaux moteurs; on y trouve parfois, en dehors de toute
tuberculose, des grains riziformes.

Les contusions peuvent amener des épanchements de sérosité et d'huile,
surtout fréquents chez les grands animaux aux régions qui supportent les
harnais. Les plaies de la trachée, de l'axe, de l'aine, peuvent s'accompagner d'un emphysème traumatique, parfois fort étendu. L'emphysème
dit spontané, qui survient sans cause appréciable chez les races bovines,
occupe d'ordinaire la région dorso-lombaire.

L'évolution des lésions traumatiques est identique chez tous les animaux; la réparation se fait par des processus analogues. Contrairement
à une opinion accréditée, les fractures guérissent aussi bien chez le cheval
et chez le chien que chez l'homme; la seule difficulté est d'obtenir l'immobilisation.

Les complications des plaies sont semblables, mais diffèrent par leur
fréquence. Il est rare d'observer des réactions nerveuses graves; la syncope ne se produit que d'une façon exceptionnelle, le choc traumatique
ne survient pas souvent. Les hémorrhagies se rencontrent surtout chez
les animaux atteints d'affections dyscrasiques; chez les chiens leucéni-
ques, la moindre plaie, accidentelle ou opératoire, peut donner lieu à
des pertes de sang parfois considérables et difficiles à arrêter.

Suppuration, pyohémies et septicémies. — De toutes les complications traumatiques, les plus importantes sont de nature infectieuse.
L'antisepsie est difficile à réaliser chez les animaux; aussi observe-t-on
presque toujours des fièvres traumatiques, souvent de la suppuration,
parfois des pyohémies, des septicémies, de la gangrène gazeuse ou septicémie gangréneuse, du tétanos.

La suppuration, fréquente chez le cheval, encore assez commune chez
le mouton et le porc, est plus rare chez le chien, le chat, le bœuf et
surtout chez les oiseaux. Dans tous les cas, elle est due aux mêmes agents
pyogènes que chez l'homme, comme le montrent les chiffres suivants :

	KARLINSKI[1].		OBS. PERSONNELLES.	
	Mammifères.	Oiseaux.	Cheval.	Chien.
Staphylococcus aureus.	25	15	10	8
— albus.	15	11	20	16
— citreus.	5	14	»	»
— aureus et albus.	»	»	10	12
Streptococcus pyogenes.	25	11	6	2
Staphylococcus et streptococcus.	»	»	7	3
Micrococcus tetragenus.	9	10	»	»
B. pyogenes fœtidus.	4	10	»	»
B. pyocyaneus.	»	»	3	3
	81	71	56	44

[1] KARLINSKI. Statistischer Beitrag zur Kenntniss der Eiterungserreger bei Menschen und Thieren.
Centralbl. für Bakteriologie. Bd VII, p. 113, 1890.

Il résulte donc de nos recherches que, dans les suppurations du cheval et du chien, on rencontre plus souvent les staphylocoques que les streptocoques et que le staphylocoque blanc est plus fréquent que le doré.

Comme chez l'homme, on trouve souvent plusieurs espèces bactériennes réunies dans un même foyer. Comme chez lui aussi, on peut observer, sous l'influence de ces mêmes microbes pyogènes, des infections plus ou moins graves, notamment des *septicémies* et des *pyohémies*. C'est surtout chez le cheval et le chien qu'on rencontre des septicémies à marche rapide relevant du streptocoque.

Le streptocoque joue aussi le principal rôle dans les *infections puerpérales*. La *fièvre vitulaire* peut se présenter sous deux formes différentes : dans l'une il s'agit d'une vraie septicémie, survenant généralement le troisième jour après le part et due à une délivrance incomplète, à l'emploi d'instruments sales, à la contagion; la mortalité, très élevée, atteint de 50 à 70 pour 100. Dans l'autre forme, désignée sous le nom de *fièvre vitulaire paralytique* et qui s'observe surtout chez la vache, plus rarement chez le chien ou la truie, il s'agit, semble-t-il, d'une intoxication : de même, en pathologie humaine, la fièvre puerpérale généralement liée au streptocoque, relève, dans quelques cas, d'une imprégnation de l'organisme par les matières solubles que les saprophytes ont sécrétées dans les caillots utérins.

Les infections septico-pyohémiques peuvent atteindre le fœtus sans que la mère soit contaminée; c'est le cas, semble-t-il, pour l'affection qu'on a décrite sous le nom d'*avortement épizootique* des vaches. Plus souvent les accidents débutent chez les nouveau-nés; les veaux, les poulains, les agneaux peuvent être atteints de *polyarthrites pyohémiques*, longtemps confondues avec le rhumatisme articulaire aigu; la maladie, qui sévit souvent sous forme enzootique, a pour point de départ la suppuration des vaisseaux ombilicaux, et relève soit d'une association microbienne (Uffreduzzi), soit du streptocoque (Nocard, de Saint-Germain).

En dehors de la puerpéralité, on peut observer, chez le cheval surtout, l'*infection purulente* à la suite des grandes plaies suppurantes, particulièrement de celles qui sont entretenues par la nécrose des os ou des tendons. Il s'agit en général d'une infection streptococcique.

Ce sont aussi des streptocoques que l'on trouve dans quelques lésions suppuratives de la mamelle. Dans une forme de la *mammite des vaches laitières*, MM. Nocard et Mollereau ont rencontré un streptocope particulier qui se transmet par les mains du trayeur. C'est au contraire à une variété de staphylocoque (Nocard) qu'il faut attribuer la *mammite gangreneuse* des brebis, encore désignée sous le nom d'*araignée*.

Ainsi le streptocoque semble un agent important des lésions suppuratives ou pyohémiques; il se présente avec des caractères un peu variables, de telle sorte qu'il est impossible de décider actuellement s'il s'agit de races différentes d'une même espèce ou de plusieurs espèces distinctes. La question est d'autant plus difficile à trancher qu'on ne peut pas encore arriver à s'entendre pour les quelques variétés de streptocoque qu'on rencontre chez l'homme.

Mais s'il produit souvent de la suppuration, le streptocoque détermine rarement de l'*érysipèle* chez les animaux; on en a pourtant observé des cas chez le cheval, le bœuf, le chien, et l'on peut facilement reproduire la maladie chez le lapin : mais, le plus souvent, les éruptions cutanées d'apparence érysipélateuse sont dues à des staphylocoques et notamment au staphylocoque blanc.

Parmi les septicémies moins importantes ou moins étudiées, il convient de signaler la *fièvre pétéchiale* ou *anasarque* du cheval, assimilée en Angleterre au *purpura* hémorrhagique et survenant soit après un traumatisme (Siedamgrotzky), soit à la suite d'une autre maladie infectieuse; l'agent pathogène en est inconnu. Citons encore diverses affections dues à des microbes plus ou moins analogues au *proteus;* la *septicémie des lapins*, dont on a pu retrouver l'agent chez l'homme (Babes), le *choléra des poules*, dont le bacille produit une infection généralisée chez la poule et le lapin, tandis qu'il ne détermine chez l'homme et le cobaye que des abcès circonscrits. Il existe chez les Poissons et les Batraciens des septicémies qui semblent transmissibles aux mammifères; le *Bacillus hydrophilus fuscus* (¹), par exemple, est également pathogène pour les poissons, la grenouille, le lapin et le cobaye.

Un grand intérêt s'attache aux maladies causées par le *Bacillus coli communis;* ce microbe, qui se rencontre dans le tube digestif de presque tous les Mammifères, provoque des infections assez variées dans leur physionomie clinique: il peut être pyogène chez toutes les espèces et représente la cause principale des péritonites par perforation, des angiocholites suppurées, des septicémies d'origine intestinale; on voit fréquemment les lapins succomber à une diarrhée abondante; et l'on constate par l'examen bactériologique que les accidents sont dus au *Bacillus coli*, qui a envahi leur organisme.

Le tube digestif sert d'habitat à d'autres bactéries pathogènes. Chez le cheval, on trouve le *vibrion septique*, agent de la *septicémie gangreneuse* ou *gangrène gazeuse*, et le bacille du *tétanos*. Ces deux microbes anaérobies, répandus en abondance à la surface du sol, envahissent facilement les plaies anfractueuses, souillées par de la terre ou des poussières, trouvant dans les tissus contus et mortifiés un milieu favorable à leur développement; la maladie pourra ensuite se propager au moyen des instruments malpropres; elle pourra se transmettre à d'autres animaux, moutons, chèvres, plus rarement carnassiers, et même à l'homme. Le tétanos est surtout fréquent dans les pays tropicaux; à Saint-Domingue, par exemple, il survient communément à la suite des opérations pratiquées

---

(¹) SANARELLI, Ueber einen neuen Mikroorganismus des Wassels. *Centralblatt für Bakteriologie*, B. IX. S. 193, 1891. — ROGER, Une épizootie observée chez des grenouilles *Bull. de la Soc. de Biol*, 8 juillet 1893

sur les Équidés et cause une telle mortalité que le prix des chevaux rouges est deux fois plus élevé que celui des chevaux entiers.

Le *charbon symptomatique*, si bien étudié par MM. Arloing, Cornevin et Thomas ([1]), est une infection analogue à la septicémie gangréneuse; bien que les différences entre les deux agents pathogènes soient secondaires, on tend néanmoins à considérer ces maladies comme différentes et l'on admet que, contrairement à la gangrène gazeuse, le charbon symptomatique ne se transmet pas à l'homme.

Il existe encore d'autres maladies, qui rentrent dans le groupe des septicémies et semblent spéciales aux animaux : tels sont le rouget du porc, la peste porcine, la pneumo-entérite, la barbone des buffles, la dysenterie des nouveau-nés, la maladie épidémique des animaux sauvages, etc.

Fièvres éruptives. — L'histoire des *fièvres éruptives* présente un grand intérêt.

La *rougeole* semble tout à fait spéciale à l'homme; la *scarlatine*, d'après Klein, existerait chez la vache et serait due à un streptocoque qui se trouverait dans le lait et servirait à transmettre l'infection; ces faits, malgré leur intérêt, commandent la plus grande réserve.

Mais c'est surtout sur les *maladies varioliformes* que les auteurs ont discuté ([2]).

Il en est une qui est connue aux animaux et à l'homme, ou plutôt qui est transmissible à ce dernier, c'est la *vaccine*. A peine est-il besoin de rappeler que le *horse-pox* du cheval s'inocule à la vache, que le *cow-pox* s'inocule à l'homme et qu'ensuite il peut faire retour à la vache et au cheval. Quant aux relations qui existent entre la vaccine et la variole humaine, il est bien difficile de se prononcer actuellement; à la suite des travaux de Eternod et Haccius et de Fischer, les unicistes ont paru triompher: les recherches de Pourquier, de Juncl-Rénoy et Dujuy tendent au contraire à ramener aux idées dualistes soutenues depuis long-temps par M. Chauveau. S'il peut rester des doutes légitimes sur cette question, il n'en existe pas pour les autres infections qu'on a voulu rapprocher de la variole humaine; on s'accorde de plus en plus à y voir des maladies distinctes, de telle sorte qu'il faut admettre aujourd'hui, dans le genre variole, les espèces suivantes :

La *variole humaine*, inoculable au cheval, au bœuf, au porc, au mouton, à la chèvre et au chien.

La *variole équine* et *bovine* (*horse-pox* et *cow-pox*), inoculable à l'homme (*vaccine*), au jeune chien, au porc et parfois au lapin.

La *variole porcine*, inoculable à l'homme et à la chèvre (Gerlach) et à laquelle on a attribué une origine tantôt humaine, tantôt ovine.

([1]) ARLOING, CORNEVIN et THOMAS, Le charbon symptomatique. Paris, 1887, 2e éd.
([2]) BOULEY, Les progrès en médecine par l'expérimentation. Paris, 1882.
POURQUIER et DECAMP. Sur la question de l'identité de la vaccine et de la variole. *Semaine médicale*, 1895, p. 476.

La *clavelée* spéciale aux Ovidés, mais qui peut se transmettre par contage ou par inoculation, au bœuf, au cheval, au porc et même à l'homme (Schmidt), tandis qu'elle épargne la chèvre.

La *variole de la chèvre*, qui est très rare et ne s'inocule pas au mouton.

La *maladie des chiens*, dont l'agent n'est pas connu, et qui consiste en une phlegmasie catarrhale des voies respiratoires et de la muqueuse oculaire avec ou sans éruption cutanée; elle se complique fréquemment de pneumonie, d'inflammations viscérales, de méningite cérébrale ou spinale, de myélite et d'encéphalite; ce qui lui donne un grand intérêt, c'est qu'elle laisse souvent, à sa suite, des affections nerveuses chroniques, notamment des parésies et des tics.

La *maladie des chats* semble identique à la précédente et frappe également les jeunes sujets.

On a voulu identifier la *gourme du cheval* à la variole de l'homme (Viborg, Toggia, Trasbot); c'est en réalité une maladie spéciale due à un streptocoque que Schütz a découvert; caractérisée au début par une phlegmasie des voies respiratoires, elle donne souvent des abcès multiples qui parfois finissent par entraîner la mort. Au cours de la gourme, on peut observer des éruptions ortiées, qui ont été confondues avec le *horse-pox*.

Reste la *fièvre aphteuse*, qui frappe les Bovidés, les moutons, les chiens, les porcs, et peut se transmettre à l'homme, comme l'avaient déjà établi les recherches de Michel Sagar (1765). Ce résultat trouve une confirmation dans la coexistence fréquente d'épidémies et d'épizooties, dans l'inoculation accidentelle chez les bouchers et les garçons de ferme, et surtout dans les nombreux cas dus à l'usage du lait, qui n'est pas virulent par lui-même, mais le devient par son mélange avec le liquide des pustules développées sur les trayons.

Diphtérie et affections pseudo-membraneuses. — Les derniers travaux bactériologiques ont établi que les affections pseudo-membraneuses peuvent être produites par les microbes les plus divers, de telle sorte que, chez l'homme, à côté de la diphtérie due au bacille de Lœffler, il existe des affections analogues, au point de vue objectif, qui relèvent d'autres agents et notamment du streptocoque.

Chez les animaux les résultats sont semblables : les bactéries les plus diverses peuvent déterminer des fausses membranes, mais presque jamais on n'y a rencontré le bacille de Lœffler. Quelques auteurs ont soutenu, il est vrai, que la diphtérie aviaire est identique à la diphtérie humaine et ont cité des cas de contagion réciproque ([1]). Nous ne voudrions pas rejeter absolument les observations publiées, mais aucune ne présente jusqu'ici des garanties suffisantes pour être acceptée d'une façon définitive.

([1]) Il n'est pas inutile de faire remarquer, à ce propos, que, sous le nom de diphtérie aviaire, on a réuni des lésions fort disparates, dont quelques-unes, caractérisées par des masses caséeuses occupant le foie, ressortissent en réalité à la tuberculose.

En étudiant les fausses membranes des Oiseaux malades, on a rencontré plusieurs espèces de parasites : le plus souvent ce sont des bâtonnets à extrémités amoindries qui ont été découverts par Lœffler chez le pigeon, retrouvés par Eberlein chez la perdrix et qui, d'après MM. Loir et Ducloux(¹) peuvent produire chez l'homme des lésions pseudo-membraneuses. Ces bacilles s'observent dans les fausses membranes, dans les viscères et dans le sang, ce qui suffirait déjà à les différencier du véritable bacille diphtérique; ils s'en distinguent d'ailleurs par les caractères de leur culture et par leur action pathogène: très virulents pour les poules, les pigeons, les dindons, les canards et les lapins, ils sont inoffensifs pour les cobayes et les Bovidés.

D'autres fois on a trouvé des Grégarines ou des Flagellés (Pfeiffer); des Cercomonades ont été observées par Rivolta chez la poule, par Zürn chez le pigeon; dans les cas de diphtérie grégarineuse, le tégument cutané présente souvent des végétations tuberculiformes, qu'on a voulu identifier au *Molluscum contagiosum* de l'homme.

Il existe des affections diphtériques chez différents Mammifères, notamment chez les Bovidés. Dannam soutint, dès 1877, que la diphtérie du veau est identique à celle de l'homme, mais il n'apporta aucune preuve à l'appui de son opinion. Plus récemment, Klein a pensé que le chat et la vache peuvent être atteints par le bacille de la diphtérie humaine et servir à propager cette maladie; une pareille assertion ne peut être acceptée sans réserve, car les recherches de Lœffler ont démontré, dans la diphtérie bovine, la présence d'un bacille différent de celui qu'on rencontre habituellement chez l'homme, et les expériences de Vladimirow(²) ont établi que le bacille de la diphtérie humaine n'est guère pathogène pour les Bovidés et ne peut se transmettre par le lait. Aussi, dans l'état actuel de la science, est-on porté à conclure que les diphtéries des Oiseaux, des Bovidés et de l'homme sont dues à des agents différents, et, si l'expérimentation démontre qu'on peut inoculer le bacille de Lœffler à quelques animaux, aucune observation n'établit nettement sa transmissibilité dans les conditions habituelles de la vie.

Infections diverses. — Quelques infections humaines peuvent s'observer exceptionnellement chez les animaux. On a cité des cas de *lèpre* chez des chats et même chez des perroquets(?) vivant dans les asiles de lépreux; il paraît que, dans certaines contrées où la maladie est très répandue, les poissons des lacs présentent des nodosités lépreuses(?) qui déforment la tête.

Diverses maladies exotiques semblent aussi transmissibles de l'homme aux animaux. La *peste* décime les rats habitant les maisons des individus

---

(¹) Loir et Ducloux, Contribution à l'étude de la diphtérie aviaire en Tunisie. *Annales de l'Institut Pasteur*, Août 1894

(²) Vladimirow, Du lait dans l'étiologie de la diphtérie. *Archives des sciences biologiques.* t. III, p. 58 Saint-Pétersbourg, 1894

atteints de cette infection, et M. Yersin a obtenu des résultats positifs en inoculant à ces Rongeurs des cultures du microbe qu'il a découvert.

En Amérique et en Sicile, la *fièvre jaune* aurait été observée chez le cheval et le chien (Beauville, Chicoli); quelques auteurs lui assimilent la fièvre du Texas, qui sévit sur les chevaux.

La *fièvre récurrente* est, comme on sait, transmissible au singe. Steel a observé aux Indes une maladie épizootique du cheval, caractérisée par la présence dans le sang de spirilles qui, par leurs caractères morphologiques et leur inoculabilité, sont semblables à ceux qui se trouvent dans le sang de l'homme.

C'est une opinion encore très répandue en Algérie que, par des rapports contre nature, l'homme transmet la *syphilis* à l'ânesse, que celle-ci infecte le baudet et celui-ci la jument. Cette prétendue syphilis des Équidés, décrite sous le nom de *dourine*, n'a en réalité aucun rapport avec la syphilis humaine. La différence des accidents primitifs, l'absence de lésions comparables aux manifestations tertiaires, l'apparition précoce de la paraplégie, survenant parfois dès le deuxième mois de l'infection, l'inutilité et même le danger du traitement mercuriel, enfin la non-inoculabilité de la syphilis au cheval, infirment l'assimilation qu'on a voulu établir.

Puisque nous parlons des infections génitales, nous devons faire remarquer que la *blennorrhagie* n'existe pas chez les animaux; ce qu'on trouve chez le chien, ce n'est pas une uréthrite, c'est une *balano-posthite*, le plus souvent de nature staphylococcique.

La récente épidémie de *grippe* a appelé l'attention sur la transmissibilité de cette maladie aux animaux. Olivier a cité des cas de contagion chez le chat; Sisley soutient que les épidémies humaines coexistent avec des épizooties équines. Mais la maladie qu'on désigne chez le cheval sous le nom d'*influenza* n'a rien à voir avec notre grippe. L'influenza du cheval, appelée encore fièvre typhoïde, pneumonie typhoïde, fièvre rouge, fièvre catarrhale, est une affection contagieuse, qui s'accuse par une fièvre intense, de la stupéfaction, et se complique parfois de pneumonie, de myocardite, de diarrhée, d'accidents nerveux, de congestion des quatre pieds (fourbure); la mortalité oscille d'ordinaire entre 2 et 5 pour 100. L'autopsie révèle des congestions viscérales et de la tuméfaction, sans ulcération, des plaques de Peyer. Si les différences anatomiques n'ont pas semblé suffisantes pour faire rejeter toute assimilation entre la fièvre typhoïde du cheval et celle de l'homme, les recherches bactériologiques ont tranché définitivement la question; jamais jusqu'ici on n'a trouvé le bacille d'Eberth chez les animaux, et si, dans un cas, Perroncito a rencontré chez un cheval un bacille analogue, il semble, d'après les renseignements fournis par l'auteur, qu'il s'agissait plutôt d'une forme anormale du *Bacillus coli*.

En résumé, la fièvre typhoïde de l'homme ne se transmet pas aux animaux; nous en dirons autant du choléra et du typhus exanthématique.

Charbon. — Parmi les maladies infectieuses communes à l'homme et
aux animaux, les plus importantes sont représentées par le charbon, la
morve, la rage, la tuberculose([1]).

La dénomination de charbon s'applique aux différentes manifestations
consécutives à l'introduction et au développement d'un microbe spécial,
la *bactéridie charbonneuse* que Rayer et Davaine ont découverte en
1850. Ce qui donne à cette maladie infectieuse un intérêt considérable,
c'est qu'elle a suscité d'innombrables recherches expérimentales qui ont
presque complètement élucidé son étiologie et sa physiologie pathologique.

L'animal le plus fréquemment atteint est le mouton, chez lequel la
maladie est souvent désignée sous le nom de *sang de rate;* toutes les races
n'y sont pas également sensibles; les moutons d'Algérie y sont, comme on
sait, réfractaires (Chauveau). La fréquence du charbon dans l'espèce bovine
varie suivant les régions; elle est assez notable en Algérie et surtout en
Allemagne. Les chevaux ne sont pas épargnés, surtout en Russie; les che-
vreuils, les daims, les cerfs, sont parfois infectés; les carnassiers sont au
contraire assez résistants. Tels sont les résultats concernant le charbon
spontané, c'est-à-dire survenu en dehors de toute inoculation; mais dans
les laboratoires on peut arriver, par divers artifices, à communiquer
l'infection à tous les animaux, y compris les Oiseaux et les Batraciens.

C'est au contact des animaux que l'homme contracte le plus souvent le
charbon; mais, chez lui, la bactéridie reste généralement cantonnée au
point d'inoculation, déterminant une lésion locale souvent curable, la
pustule maligne; chez les animaux, au contraire, l'infection se généralise
rapidement et la mort est presque fatale. La statistique allemande de 1888
montre que, sur 2457 animaux charbonneux, on ne put sauver que
67 bœufs et 2 porcs.

Le charbon, qui a causé de si grands ravages dans certaines contrées, et
notamment dans la Beauce, où il a tué jusqu'à 20 pour 100 de la population ovine, amenant par an une perte de 7 à 8 millions de francs, tend à
disparaître aujourd'hui grâce à l'usage des vaccinations préventives. Aussi
la maladie devient-elle très rare chez l'homme, et l'on peut prévoir le jour
où elle finira par s'éteindre.

Morve. — La *morve* est la maladie du cheval ou plutôt des Équidés,
car l'âne et le mulet y sont encore plus sensibles; la brebis, la chèvre,
le mouton, prennent assez facilement cette infection; les Bovidés y sont
complètement réfractaires; le porc et le chien y sont assez résistants; au
contraire le chat et les Rongeurs comme le cobaye, la souris, sont aisément
atteints par le microbe. La transmission à l'homme, signalée par Osiander
en 1785, Delobère-Blaine en 1805, Haneau en 1811, a été définitivement
établie par Elliotson (1833) et par Rayer (1837). La découverte du
bacille spécifique (Bouchard, Capitan et Charrin, Lœffler et Schütz) a fait

, ([1]) ROGER, *Maladies infectieuses communes à l'homme et aux animaux. Traité de médecine,* t I, p 517-686 Paris, 1891.

entrer la question dans la voie scientifique; et l'usage de la malléine, dont les propriétés ont été étudiées par Kalning, Preusse et Pearson, Helman, Nocard, en permettant de diagnostiquer la maladie, font espérer qu'on se rendra encore maître de cette infection, qui diminue graduellement; en 1887, il n'y eut en France que 1255 chevaux morveux sur une population de 2 908 500 chevaux, c'est-à-dire une proportion de 1 sur 2558, et depuis cette époque le nombre des cas s'est encore abaissé.

Rage. — Une autre zoonose qui tend également à s'éteindre est représentée par la *rage*; grâce aux mesures employées, la maladie a presque complètement disparu en Allemagne. En France, les statistiques de l'Institut Pasteur indiquent encore 1500 à 1700 morsures chaque année. Le chien est l'animal le plus fréquemment atteint; puis viennent le chat, les Carnassiers sauvages, comme le loup, le renard, le chacal. Les Herbivores ne sont pas à l'abri : on a observé d'assez nombreux cas de rage chez les Équidés, les Bovidés, même les Ovidés. Chez tous les êtres, hommes et animaux, la rage peut revêtir deux formes différentes : la forme furieuse et la forme mue ou paralytique.

Tuberculose. — De toutes les maladies connues à l'homme et aux animaux, la plus importante est sans contredit la *tuberculose;* elle sévit sur presque tous les Vertébrés et, loin de décroître, comme les infections précédentes, semble faire chaque jour de plus nombreuses victimes.

Malgré l'opinion inverse qui est souvent reproduite, il semble démontré aujourd'hui que c'est le même agent qui produit la tuberculose chez tous les animaux, et qu'il n'y a pas de différences spécifiques entre les bacilles humains, bovins ou aviaires. Mais, par suite de leur passage dans des milieux différents, ces bacilles subissent certaines modifications secondaires, qui en font des races spéciales. D'un autre côté, les modes de réaction propres aux diverses espèces, donnent une physionomie particulière aux troubles ou aux lésions engendrés chez chacune d'elles.

C'est la *tuberculose des Bovidés* qui offre le plus d'intérêt, parce que ces animaux sont souvent atteints et sont considérés comme représentant pour l'homme une importante cause de contamination.

La fréquence de la tuberculose bovine varie suivant les races et les pays. Rare dans les contrées polaires, elle sévit dans les régions chaudes, en Italie particulièrement, où elle revêt les caractères d'un véritable fléau. En Allemagne, sa fréquence, très variable suivant les endroits, oscille entre 2,44 et 60 pour 100 (Sonnenberger); sur les vaches hollandaises, la proportion dépasse 50 pour 100. Les animaux tenus en stabulation permanente lui payent un plus lourd tribut que ceux soumis au régime des pâturages. Même dans les contrées où elle sévit avec le plus d'intensité, la tuberculose est exceptionnelle chez les animaux jeunes : la proportion moyenne, chez le veau, est inférieure à 1 pour 10 000.

La tuberculose bovine peut se traduire par une infection générale, atteignant les séreuses et rappelant la granulie humaine. Plus souvent la maladie se localise aux poumons sous l'aspect de masses volumineuses (pommelière), parfois infiltrées de sels calcaires (*phtisie calcaire* de Delafond, *phtisie perlée, perlière*); dans quelques cas tout un lobe est envahi et peut peser 5, 6 et même 10 kilos. La rapidité de l'infiltration calcaire explique la rareté du ramollissement et des cavernes, et donne à la maladie un aspect un peu spécial, qu'on peut observer parfois chez l'homme (Kirstein, Tioje) et chez le lapin (Tioje). Dans d'autres cas, la tuberculose envahit les viscères abdominaux, le péritoine, assez souvent l'intestin, où elle se traduit par des ulcérations: les altérations des méninges ne sont pas connues; il est exceptionnel d'observer des localisations osseuses, articulaires ou cutanées.

On a beaucoup discuté sur la fréquence de la tuberculose mammaire; en moins d'un an, Bang en a observé 7 cas à Copenhague. En France, la tuberculose mammaire semble assez rare, et le danger d'une contamination par le lait paraît moins redoutable qu'on ne l'a cru à un moment, surtout dans les grandes villes, où les vaches laitières ne séjournent que peu de temps dans les étables.

Dans les cas de tuberculose généralisée, l'animal peut conserver les signes d'un bon état général; mais dans les formes chroniques, dans la forme pulmonaire en particulier, on voit toujours survenir de l'amaigrissement et de l'anémie.

Les observations de *tuberculose du cheval* ne sont pas très nombreuses. Tantôt les lésions sont limitées aux organes de la cavité abdominale, occupant les viscères et les ganglions; tantôt elles n'existent que dans les poumons; tantôt enfin elles sont généralisées. Les altérations pulmonaires se présentent sous des formes multiples : granulie, infiltration diffuse, tumeurs sphériques qui ont l'aspect de masses sarcomateuses. Les tuberculoses osseuse, musculaire, cutanée, sont à peine signalées. La calcification envahit parfois les lésions viscérales, celles de la rate notamment, mais moins souvent que chez le bœuf. De même que chez l'homme, la contamination peut se faire par les voies respiratoires (pousse des tuberculeux), ou la muqueuse digestive (aliments souillés par des matières tuberculeuses), comme en témoignent les lésions tuberculeuses de l'intestin.

La *tuberculose du porc* est beaucoup moins fréquente que celle du bœuf, et c'est le plus souvent sur des animaux relativement jeunes qu'on la rencontre. Les statistiques des abattoirs montrent que la proportion des cas de tuberculose du porc varie de 1 pour 100 à 1 pour 1000 suivant les pays. Mais ces chiffres sont probablement au-dessous de la vérité : car les animaux, maigrissant rapidement, sont tués clandestinement, et leur viande est mise en vente. C'est dans les contrées où la tuberculose du bœuf est la plus commune, que l'on rencontre aussi le plus grand nombre de cas de tuberculose porcine. Celle-ci est presque toujours d'origine bovine. Elle débute généralement par l'appareil digestif; on trouve des ulcérations de la muqueuse de l'intestin grêle et du cæcum, des lésions des ganglions, du foie, de la rate; on rencontre encore, dans l'oreille

moyenne et dans l'oreille interne des lésions qui semblent secondaires à
la tuberculose du pharynx, et se transmettent par la trompe d'Eustache.
La tuberculose primitive de l'appareil respiratoire est rare.

Contrairement aux assertions de quelques auteurs, la *tuberculose de la
chèvre* et *du mouton* n'est pas exceptionnelle. L'expérimentation nous dit
d'ailleurs que la chèvre est tuberculisable comme les autres animaux.

La *tuberculose du chien* (¹) est relativement commune. L'opinion
inverse a été soutenue parce que, chez cet animal, les lésions offrent
souvent l'aspect de productions néoplasiques: les gros foyers développés
dans la rate, le foie, les épaississements de la plèvre et du péritoine ont
été longtemps considérés comme des tumeurs cancéreuses, et le microscope complétait la confusion en montrant une structure analogue à celle
du sarcome et du lymphadénome. Dans quelques cas cependant, les lésions
sont semblables à celles qu'on observe chez l'homme; on rencontre des
cavernes pulmonaires ou des altérations de l'appareil urinaire.

Chez *le chat*, comme chez le chien, la tuberculose est généralisée ou
localisée aux organes du thorax et de l'abdomen. On trouve d'ordinaire
de volumineuses adénopathies mésentériques, indiquant que le virus a
pénétré par l'intestin.

Il semble qu'on a quelque peu exagéré la fréquence de la *tuberculose
du singe*. Cet animal, facilement inoculable (Dieulafoy et Krishaber), ne
devient tuberculeux que dans la proportion de 25 pour 100, d'après les
relevés du Jardin zoologique de Londres. La tuberculose du singe est
remarquable par sa tendance à se généraliser et à produire des masses
demi-liquides. L'infection frappe surtout les poumons et le foie, puis elle
envahit les reins, la rate, plus rarement l'intestin. Dans un cas que nous
avons observé, il s'était produit un véritable mal de Pott.

Personne ne croit plus actuellement que le *lapin* est « follement tuberculeux ». Cette assertion, dirigée contre les expériences de Villemin, est
absolument erronée; les prétendus tubercules spontanés sont dus à des
cysticerques, à des coccidies ou à des microbes différents de celui de
Koch. Dans les cas où le lapin contracte la tuberculose par contagion, on
trouve, dans les poumons, des foyers caséeux et même de petites cavernes
(Koch). Quand, au contraire, la tuberculose est inoculée, elle produit, chez
le lapin comme chez le cobaye, une éruption de granulations miliaires,
frappant surtout le foie et la rate.

La *tuberculose des Oiseaux* (²) est extrêmement fréquente et sévit souvent sous forme enzootique dans les volières; sur 600 poules autopsiées
par Zurn, 62 présentaient des tubercules: les faisans, les pintades,
les perdrix, les paons sont souvent atteints. La présence de bacilles dans
les déjections explique comment les oiseaux s'infectent par l'intestin;
il est beaucoup plus rare d'observer une contamination par les expecto-

_____

(¹) Cadiot, Tuberculose du chien, 1 vol. Paris, 1892.
(²) Cadiot, Gilbert et Roger, Contribution a l'étude de la tuberculose aviaire. *Congrès pour
l'étude de la tuberculose*, 2ᵉ session, 1891. Paris, 1892, p 69-115

rations de l'homme: cependant Bollinger, Nocard, Mollereau, Ciel-
chowsky, Lemallerée, Durieux, Cagny, en ont cité des exemples.

Chez les Gallinacés, la tuberculose occupe surtout le foie et la rate,
plus rarement la peau, les os et les articulations. L'aspect histologique
des tubercules diffère de celui qu'on constate chez l'homme et diffère
même chez des animaux voisins, comme la poule et le faisan.

On a longtemps discuté sur la nature de la tuberculose aviaire, dont on
a voulu faire une maladie à part. Nous continuons à penser que l'ensemble
des faits expérimentaux publiés jusqu'ici, conduit à admettre l'unicité de
la maladie; c'est également l'opinion de MM. Cournont et Dor [1], Arloing [2], Nocard [3], etc.

La *tuberculose du perroquet* mérite une mention spéciale. Chez cet
oiseau on observe fréquemment des lésions tuberculeuses de la peau, des
muqueuses, du tissu conjonctif sous-cutané, des os et des articulations.
Ces lésions se présentent soit sous l'aspect de tumeurs composées d'une
couche périphérique fibreuse et d'une partie centrale caséeuse ou créta-
tacée, soit sous celui de plaies recouvertes de volumineuses productions
cornées.

Des expériences que nous avons poursuivies, il résulte que la tuberculose du perroquet est facilement inoculable aux Mammifères, notamment
au cobaye, et que, réciproquement, on peut transmettre au perroquet la
tuberculose de l'homme.

Enfin, signalons, à titre de curiosité, les quelques observations où l'on
a trouvé des lésions bacillaires chez des animaux à température variable,
la couleuvre à collier (Sibley), le *python* et le *boa* (Gibbes et Schurly), la
grenouille (Despeignes).

Le bacille de Koch est le véritable agent de la tuberculose; mais quelques
autres microbes sont capables de susciter des lésions analogues, qu'on
désigne souvent sous le nom de *pseudo-tuberculoses*. Telles sont la
tuberculose zoogléique de MM. Malassez et Vignal, qui représente le premier exemple de ce genre; la pseudo-tuberculose bacillaire du lapin et du
cobaye [4], que MM. Hayem et Lesage ont retrouvée chez l'homme, les infections expérimentales de Disse et Tagueri, Pfeiffer, Manfredi, la pseudo-
tuberculose strepto-bacillaire de Dor, les pseudo-tuberculoses observées
par Morat et Doyon chez le cobaye, par Nocard chez la poule, par Leroy
et Parietti chez le bœuf, par Josry et Mégnin chez le lièvre, par Preisz
et Guinard chez le mouton, etc.

Affections produites par les divers végétaux ou animaux pathogènes.
— Les Bactéries ne sont pas les seuls agents des maladies infectieuses; le

[1] Cournont et Dor, Tuberculose aviaire et tuberculose de mammifères. *Congrès pour
l'étude de la tuberculose*; 2e session 1891 Paris, 1892, p 119

[2] Arloing, Leçons sur la tuberculose, p 174. Paris, 1892

[3] Nocard, Les tuberculoses animales, p 495 (1 vol. de l'Encyclopédie Léauté.)

[4] Charrin et Roger, Note sur une pseudo-tuberculose bacillaire *Bull. de la Soc de
biol* et *Comptes rendus de l'Acad. des sciences*, 1888.

rôle des végétaux plus élevés, *Oïdium*, *Aspergillus*, *Mucor*, *Cladothrix*, *Actinomyces*, *Botryomyces*, tend chaque jour à s'accroître.

Plusieurs de ces parasites peuvent déterminer des pseudo-tuberculoses; telle est la maladie improprement appelée *farcin du bœuf* et due en réalité à un *Cladothrix* (Nocard); on trouve une pseudo-tuberculose analogue produite par le *C. asteroides*, chez l'homme (Eppinger). Diverses variétés d'*Aspergillus* peuvent susciter des lésions semblables; dès 1864, M. Bouchard a signalé la pseudo-tuberculose aspergillienne du perroquet; MM. Dieulafoy, Chantemesse et Widal, Potain, Gaucher et Sergent ont étudié une pseudo-tuberculose sévissant sur les pigeons et sur les hommes employés à les gaver; elle est produite par l'*Aspergillus fumigatus* qui se trouve sur les graines et infecte simultanément l'homme et les animaux. On observe encore chez les oiseaux une pneumonie mycosique due au *Mucor racemosus*.

Le plus intéressant de tous ces parasites est représenté par l'*Actinomyces*. La maladie qu'il provoque est surtout fréquente chez les Bovidés; dans certaines régions de l'Allemagne, elle atteint 5 pour 100 de la population bovine, et dans les provinces du sud de la Russie 10 pour 100 (Ignatjew); elle est rare en France, où on ne la rencontre guère que dans les régions de l'est, dans les pays humides et les contrées à marais salants. L'actinomycose s'observe chez le cheval, l'éléphant, le porc, le mouton et le chien; elle peut être transmise expérimentalement au lapin et au cobaye. L'origine de la maladie doit être cherchée dans les plantes sur lesquelles pousse le parasite; on conçoit ainsi sa fréquence chez les Herbivores. L'homme contracte l'actinomycose en se piquant avec des Graminées, plus rarement au contact des animaux malades.

Des Champignons voisins de l'actinomyces peuvent produire chez le cheval des lésions analogues, tels sont le *Discomyces equi* (Rivolta) ou *Botryomyces*, que l'on rencontre dans certaines productions phlegmasiques et dans les inflammations funiculaires consécutives à la castration.

A côté des parasites végétaux, capables de provoquer des maladies infectieuses, il faut faire une place aux *Protozoaires*, qui représentent de véritables microbes animaux.

Des quatre classes que comprennent les protozoaires, deux seulement nous intéressent : les Rhizopodes et les Sporozoaires.

Parmi les *Rhizopodes* se trouvent les *Amibes*, dont plusieurs espèces habitent le tube digestif et peuvent produire des *colites*, peut-être même la *dysenterie* (Lœsch, Kartulis).

Les *Sporozoaires*[1] se divisent en *Grégarines* et *Psorospermies*. Les *Grégarines* représentent des parasites qu'on rencontre surtout chez les Invertébrés. Dans ces derniers temps on en a observé chez les Mammifères; Pfeiffer[2] en a trouvé chez l'homme, dans la variole, la vaccine, la scarlatine, le zona; mais leur rôle pathogénique n'est nullement établi.

---

[1] BALBIANI, Leçons sur les Sporozoaires. Paris, 1884.
[2] PFEIFFER, Die Protozoen als Krankheitserreger. Jena, 1891.

Les *Psorospermies* ont un tout autre intérêt: elles contiennent quatre groupes:

1° Les *Myxosporidies*, que l'on rencontre chez les Poissons et que nous avons observées dans le foie d'une souris;

2° Les *Sarcosporidies* (tubes de Miescher, de Rainey), qui envahissent les muscles de différents Mammifères; Rosenbergen en a trouvé dans le myocarde d'une femme de quarante ans;

3° Les *Microsporidies*, qui habitent les Vers et les Insectes et produisent, chez les vers à soie, la maladie désignée sous le nom de pébrine;

4° Les *Coccidies*, auxquelles les travaux récents font jouer un rôle important dans la pathologie infectieuse. On trouve à chaque instant des Coccidies dans le foie du lapin, où elles envahissent les voies biliaires, suscitant des proliférations épithéliales et conjonctives. En étudiant la psorospermose du lapin, M. Malassez a observé des formes semblables à celles qu'on a décrites chez l'homme; ce sont des éléments qui rappellent les cellules dites colloïdes des épithéliomes, les grains particuliers du *molluscum contagiosum*, de la psorospermose folliculaire végétante, etc. Podwyssozki a trouvé dans le foie de l'homme une Coccidie, le *Karyophagus hominis*, qui serait capable d'amener l'atrophie pigmentaire des cellules hépatiques et de susciter la prolifération du tissu interstitiel. Cet auteur, dont les observations auraient besoin d'être confirmées, soutient que les Coccidies du veau, du porc, du lapin, du pigeon ou de la poule, peuvent se transmettre à l'homme, soit directement, soit par l'intermédiaire des vers de terre qui les répandent sur les légumes.

C'est à un groupe voisin des Coccidies que la plupart des naturalistes rattachent les parasites du paludisme, les *hématozoaires* de Laveran, les *Laverania*, comme on dit justement à l'étranger. Or, des hématozoaires analogues, sinon identiques à ceux de l'homme, s'observent chez divers animaux, notamment chez la tortue et les Oiseaux (Danilewsky, Grassi et Feletti). On a décrit chez plusieurs Mammifères des accidents qu'on a voulu rattacher au paludisme: certaines observations recueillies en Italie, les bons résultats qu'a donnés parfois l'usage de la quinine, la présence d'Hématozoaires chez les mulets de l'Inde (Oser), peuvent être invoqués à l'appui de cette identification; mais il faut reconnaître que la plupart des faits publiés sont loin d'entraîner la conviction et paraissent n'avoir rien de commun avec la malaria.

C'est surtout dans l'étiologie du *cancer* qu'on fait jouer un rôle important aux Coccidies. Sans aborder cette question, qui sera traitée ailleurs, nous signalerons seulement la fréquence des diverses variétés de néoplasmes chez les animaux (¹). C'est le chien qui en est le plus souvent atteint; puis viennent le cheval, le chat, le bœuf, le porc, plus rarement les chèvres et les moutons; chez les Oiseaux, les tumeurs sont assez fréquentes, mais

(¹) Cadiot, Gilbert et Roger. Les tumeurs malignes chez les animaux. *La Presse médicale*, 14 juillet 1894.

elles offrent des caractères histologiques particuliers. Les végétaux eux-mêmes peuvent présenter des lésions néoplasiques, d'origine parasitaire, dont l'étude devrait servir de base à l'histoire pathogénique des tumeurs.

L'étiologie du cancer chez les animaux est aussi obscure que chez l'homme. Le rôle de l'hérédité semble établi par quelques observations : l'influence de l'âge est plus importante ; chez les jeunes sujets, on n'observe guère que des tumeurs bénignes (polypes, papillomes) ; le sarcome se rencontre assez souvent chez les adultes ; l'épithéliome est l'apanage des vieux.

L'anatomie pathologique ne présente rien de bien spécial ; contrairement à Semmer, nous avons plus souvent observé l'épithéliome que le sarcome : le tableau suivant, qui résume nos recherches, fera saisir la fréquence relative et les localisations principales des différentes variétés de tumeurs.

ESPÈCE ANIMALE.	SIÈGE DES TUMEURS.	NATURE DES TUMEURS.	NOMBRE.	
	Mamelle.	Épithéliome adénoïde.	11	18
		Sarcome à cellules fusiformes.	2	
		Sarcome chondroïde	3	
		Sarcome ostéoïde.	2	
	Testicule.	Épithéliome adénoïde.	3	
	Os et sinus de la face.	Épithéliome alvéolaire	2	3
		Lymphadénome	1	
	Parotide.	Épithéliome à globes épidermiques.	1	
	Glandes péri-anales.	Épithéliome adénoïde.	1	
	Corps thyroïde.	Épithéliome à petites cellules polyédriques.	i	
CHIEN 38 obs.	Peau.	Épithéliome pavimenteux à globes épidermiques.	1	3
		Épithéliome à petites cellules.	1	
		Épithéliome des glandes sébacées.	1	
	Lèvres.	Épithéliome à transformation squirrheuse.	1	
	Verge.	Épithéliome adénoïde.	1	
	Poumons.	Épithéliome.	1	
	Paroi thoracique.	Épithéliome.	1	
	Fesses.	Sarcome à cellules fusiformes.	1	
	Région du coude.	Sarcome à cellules rondes.	1	2
		Épithéliome.	1	
	Rachis.	Sarcome à cellules fusiformes.	1	
	Mamelles	Épithéliome adénoïde.	1	
	Testicule.	Épithéliome adénoïde.	1	
CHEVAL 5 obs.	Sinus de la face.	Épithéliome.	1	2
		Sarcome globo-cellulaire.	1	
	Estomac.	Épithéliome pavimenteux à globes épidermiques.	1	
CHAT	Paroi thoracique et poumons.	Épithéliome cylindrique.	1	
POULES	Pattes.	Amas de cellules polyédriques.	1	
	Viscères.	Amas de cellules polyédriques.	2	

Si le sarcome présente une grande tendance à envahir l'organisme entier, l'épithéliome reste souvent circonscrit et permet une santé relativement bonne: la cachexie n'apparaît, en général, qu'au bout d'un an ou deux.

Dans le groupe des néoplasmes, nous devons faire une mention particulière des tumeurs mélaniques qui appartiennent pour la plupart au genre sarcome (Cornil et Trasbot). Signalées dans toutes les espèces, elles sont particulièrement connues sur les chevaux blancs, à peau dépourvue de pigment; elles se développent dans le tissu conjonctif ou dans la peau, et d'ordinaire font saillie au pourtour de l'anus, à la base de la queue, au fourreau ou dans la région parotidienne; tandis qu'elles augmentent lentement de volume, d'autres apparaissent à leur voisinage; peu à peu la maladie se propage et se généralise, envahissant les muscles, les glandes, les os, l'intestin, le poumon, plus rarement le cœur, la moelle, le cerveau.

Les tumeurs mélaniques sont rares chez les autres animaux; nous avons observé récemment sur un chien un cancer mélanique occupant la patte et ayant envahi les lymphatiques; mais les faits de ce genre sont exceptionnels.

Les Protozoaires ne sont pas les seuls parasites animaux capables de produire des maladies infectieuses; des êtres supérieurs peuvent susciter des affections à évolution semblable; telles sont les *Trichines*, qui provoquent, comme on sait, une véritable infection, transmissible du porc à l'homme et à tous les animaux. En Amérique, le nombre de porcs trichinés s'élève à 40 pour 1000 dans certaines contrées, tandis qu'en Europe la proportion moyenne n'est que de 4 pour 10000. Il semble que le porc s'infeste de diverses manières, soit en consommant de la viande trichinée, soit en ingérant les excréments des sujets de son espèce, soit en dévorant des rats affectés eux-mêmes de trichinose. Dans les clos d'équarrissage, la proportion des rats trichinés atteint 8 à 9 pour 100.

Nous n'étudierons pas les divers parasites connus à l'homme et aux animaux; leur histoire est présentée ailleurs avec tous les détails nécessaires; il suffit de rappeler que c'est au contact du chien que l'homme prend le germe du cysticerque (*Tænia nana*). Réciproquement c'est par les excréments de l'homme que le porc contracte la ladrerie; les recherches de Kuchenmeister et Haubner établissent que les porcs s'infestent en ingérant les matières fécales humaines, qui renferment les proglottis du *Tænia solium*; l'homme se contamine à son tour en consommant la viande ladre insuffisamment cuite.

La ladrerie du bœuf a été généralement considérée comme rare; mais cette opinion, qui ne s'explique guère, étant donnée la fréquence du *Tænia inermis* chez l'homme, tient à ce qu'on ne cherchait pas suffisamment les cysticerques dans la viande de bœuf.

Parmi les autres vers intestinaux, rencontrés dans diverses espèces, nous citerons les ascarides, les oxyures, etc.

Signalons encore les *pseudo-tuberculoses vermineuses*, qu'on observe surtout chez le chat, le mouton, le veau (*Ollulanus tricuspis, Pseudalius ovis pulmonalis, Strongylus rufescens*); on en a recueilli des cas chez le chien (Ebstein et Nicolaier), et même chez l'homme (Miura).

Enfin les filaires (*Filaria immitis, recondita*) ont été observées dans le sang de divers animaux et notamment du chien.

D'autres parasites animaux peuvent produire des troubles parfois graves: il existe, chez la poule, une acariase des sacs aériens; nous avons reconnu que des végétations polypiformes pouvaient se produire chez le chien sous l'influence d'acares.

Les intoxications. — Dans l'étude générale que nous ferons des intoxications, nous montrerons que les animaux y sont presque aussi exposés que l'homme, et que les poisons déterminent également chez eux des troubles nerveux, des dégénérescences cellulaires, des cirrhoses.

Il s'agit parfois d'intoxications industrielles; dans les régions où se trouvent de nombreuses usines, les animaux ingèrent les poussières d'arsenic (*maladie des Hauts fourneaux*), de plomb, de zinc, déposées sur les végétaux; ce sont donc les Herbivores et les Granivores (chevaux, bœufs, volailles), qui sont le plus souvent atteints. Seulement tous les animaux ne sont pas également sensibles aux divers poisons; le bœuf résiste mieux au mercure que le chien, celui-ci mieux que le cheval; au contraire, le cheval et le chien sont plus facilement que le bœuf intoxiqués par le plomb; le saturnisme se traduit comme chez l'homme, par un liséré gingival, une néphrite, des troubles nerveux, et notamment par des paralysies qui, chez le cheval, atteignent le larynx et peuvent nécessiter la trachéotomie.

Les intoxications les plus intéressantes qui puissent frapper les animaux sont les intoxications alimentaires : tantôt il s'agit de tourteaux de coton, de pulpe de betteraves avariées; tantôt d'un empoisonnement par le lupin, le trèfle ou les prèles.

La lupinose sévit sur le mouton, la chèvre, le cheval, le bœuf, le porc, et détermine des phénomènes nerveux ou des troubles hépatiques aboutissant souvent à l'ictère grave. L'autopsie révèle une dégénérescence graisseuse du foie dans les cas aigus, une cirrhose atrophique si la marche a été lente.

La trifoliose détermine chez le cheval des phénomènes analogues. Le foin riche en prèles provoque des accidents chez les bovins, mais est à peu près inoffensif chez le cheval. Signalons chez celui-ci les empoisonnements par la gesse chiche ou jarosse, qui provoquent des paralysies et notamment du cordage laryngien. Au Texas, les chevaux ou les bœufs peuvent être atteints de manifestations ataxiques qui semblent dues à l'usage d'une herbe, l'*Astragallus mollis*, pour laquelle ils ont une passion comparable à celle que certains hommes possèdent pour l'alcool.

L'intoxication alcoolique est rare chez les animaux; elle s'observe chez les Herbivores nourris avec des drèches, parfois chez les chiens habitant

dans les distilleries (Spinola). Enfin, dans quelques cas, les animaux
ont manifesté un goût très marqué pour la morphine; dans les fumeries d'opium, on a vu des singes fumer comme leurs maîtres, et
des chats s'enivrer en humant avec délice les vapeurs qui se dégageaient
autour d'eux.

Diathèses; hérédité; maladies évolutives et involutives. — L'hérédité, qui joue un si grand rôle en pathologie humaine, n'est pas moins
importante en pathologie animale. Ses lois semblent même avoir été plus
complètement étudiées chez les animaux et, en tout cas, ont été mises
à profit par les éleveurs pour l'amélioration des races. C'est justement
pour ce motif qu'on observe moins bien l'hérédité morbide. Si l'on tient
compte aussi des conditions de vie si différentes de l'homme et des animaux, on concevra facilement pourquoi, sauf chez le chien, les troubles
nutritifs sont rares et l'arthritisme exceptionnel.

On peut cependant rencontrer chez les animaux des affections par ralentissement de la nutrition qui sont comparables à celles de l'homme.

Telle est l'*obésité*, qui frappe de préférence certaines races; tous les
éleveurs savent que les moutons anglais engraissent plus facilement que
les mérinos; les bœufs de Durham, les porcs du Kentucky, les canards
d'Elesbury ont une prédisposition très marquée à l'adipose. L'obésité est
encore fréquente dans certaines races de chien et chez les étalons maintenus à l'écurie; il est à remarquer qu'un embonpoint considérable diminue
l'aptitude à la reproduction; ce résultat s'observe même chez les Poissons:
les carpes, trop alimentées dans les étangs, finissent par n'avoir plus
d'œufs ni de laitance.

Les autres manifestations de l'arthritisme sont encore plus rares: la
lithiase biliaire n'existe guère que chez le bœuf et le chien, et ne donne
lieu en général à aucun trouble notable. Plus souvent on rencontre des
affections cutanées, notamment de l'eczéma, et c'est chez les animaux
ainsi atteints qu'on voit surtout, à un certain âge, les lésions cancéreuses.
Le *diabète sucré*, qui provoque souvent la cataracte, s'observe chez le
chien, exceptionnellement chez le cheval, le bœuf et le singe. Quant au
diabète insipide il a été assez mal étudié et est confondu généralement
avec les diverses variétés de polyurie symptomatique.

La *goutte* se développe chez les Oiseaux (poule, pigeon, oie, dindon,
autruche), parfois chez les Reptiles des ménageries; les lésions occupent
les articulations phalangiennes, métacarpiennes et métatarsiennes, car-
piennes et tarsiennes. Mais elles n'ont qu'une analogie lointaine avec la
goutte humaine et sont en rapport avec la nutrition spéciale de ces
animaux qui produisent de l'acide urique comme terme ultime de la
transformation des matières azotées; il suffit de pratiquer la ligature
des uretères chez les oiseaux (Zalesky, Ebstein) pour provoquer des
dépôts uratiques.

Le *rhumatisme musculaire*, assez fréquent chez le cheval, le bœuf et le chien, provoque des douleurs qui semblent très vives et s'amendent généralement sous l'influence du salicylate de soude. Chez le cheval, on observe assez souvent des boiteries dues aux localisations du rhumatisme sur les groupes musculaires des sections supérieures des membres.

Le *rhumatisme articulaire aigu*, qu'on pourrait plus justement placer parmi les maladies infectieuses, atteint le chien, le cheval, le porc et surtout le bœuf. De même que chez l'homme, il se caractérise par une polyarthrite fébrile, aiguë, douloureuse, coexistant parfois avec du rhumatisme musculaire, et s'accompagnant de déterminations cardiaques, pleurales ou même oculaires. Longtemps on a considéré comme une entité morbide propre au cheval la *fluxion périodique des yeux*, qui donne lieu à la formation de synéchies postérieures et entraîne la perte de la vue; elle paraît bien n'être qu'une iritis rhumatismale (1).

Les vétérinaires, comme les médecins, ont souvent confondu le rhumatisme vrai avec les *arthrites infectieuses* qui s'observent dans les diverses formes de l'infection purulente, dans la pyohémie des nouveau-nés, dans la fièvre puerpérale; elles sont surtout fréquentes chez les vaches et se localisent généralement à l'articulation fémoro-tibiale; elles surviennent parfois au cours des maladies aiguës, notamment de la pneumonie, chez le cheval et le bœuf.

Le cheval et le chien sont sujets à une phlegmasie chronique de l'articulation fémoro-tibiale, avec tuméfaction énorme des épiphyses que plusieurs auteurs considèrent comme une variété d'arthrite sèche déformante; unilatérale chez le chien, elle est souvent double chez le cheval.

Les différences étiologiques qui expliquent la rareté de l'arthritisme chez les animaux expliquent également la rareté des maladies d'évolution comme la chlorose; il en est une cependant qui est assez fréquente et dont l'étude, si elle était mieux faite, pourrait grandement servir en pathologie humaine : c'est le *rachitisme*, qui frappe les jeunes sujets de presque toutes les espèces et montre une prédilection marquée pour certaines races cultivées, notamment pour les races anglaises; l'expression de *mal anglais* peut donc s'appliquer aussi bien aux animaux qu'à l'homme. Le rachitisme est connu chez les jeunes porcs nourris exclusivement de pommes de terre, chez les chiens ou les lions des ménageries (Roll) qui consomment de la viande désossée, chez les poulains dont la nourriture est surtout composée de son (chevaux de meuniers), enfin chez les Gallinacés. La cause du rachitisme semble être véritablement l'absence relative des sels de chaux, comme le dénote l'apparition de la maladie chez des veaux nourris par des mères ostéomalaciques, et sa fréquence dans les régions où le sol manque de sels calcaires.

L'évolution du rachitisme est lente dans toutes les espèces; le début se fait souvent par des troubles digestifs qui donnent naissance à de l'acide

(1) ROLLAND, La fluxion périodique du cheval. Paris, 1891.

lactique dont le rôle pathogène semble assez important; la période d'état est caractérisée par diverses déformations particulièrement fréquentes au niveau des membres, du sternum et du bassin; comme chez l'homme, il existe des nouures, des déviations du rachis et des pattes, des chapelets costaux, un retard dans la fermeture des fontanelles, des lésions dentaires.

Du rachitisme, nous rapprocherons une affection d'involution, l'*ostéomalacie*. Celle-ci, localisée aux os de la face, est assez connue sur les chèvres mal nourries, entretenues dans des locaux humides ou insuffisamment aérés.

Une des formes de l'ostéomalacie, l'*ostéoclastie*, caractérisée par une fragilité anormale des os, est tout à fait comparable à l'ostéomalacie des femmes enceintes et des nourrices. Dans certains pays elle sévit en permanence, à l'état enzootique, frappant un plus ou moins grand nombre d'animaux suivant les années, atteignant les vaches en état de gestation et les laitières, plus rarement les juments et les chèvres. L'évolution de la maladie est d'autant plus rapide que la sécrétion lactée est plus abondante. Dans les régions où elle est endémique, les vaches sont habituellement frappées six semaines à deux mois après la parturition. L'insuffisance des sels de chaux dans les aliments ou la déperdition par l'organisme d'une quantité considérable de ces sels (fœtus, sécrétion lactée) en seraient les conditions déterminantes. Ce qui est surtout remarquable au point de vue symptomatologique, c'est la multiplicité des fractures qui se produisent aux os des membres, à ceux du bassin et aux côtes. On a compté jusqu'à vingt fractures sur le bassin d'une vache.

Affections des organes. — Après l'étude que nous avons faite des maladies infectieuses, parasitaires, toxiques et des affections constitutionnelles, il nous faut envisager brièvement les localisations morbides qui peuvent se produire sur les divers organes, appareils ou systèmes.

Sang. — L'anémie dite *essentielle* est exceptionnelle; elle ne s'observe que dans les races délicates où elle peut se transmettre par hérédité, survenant généralement après les fatigues imposées à des animaux trop jeunes ou après la parturition; en revanche, on rencontre souvent des anémies symptomatiques, parfois d'origine parasitaire; il existe chez les chiens une anémie spéciale, fréquente dans les meutes, l'*uncinariose*, qu'on attribue à des ankylostomes du tube digestif; les bœufs sont sujets à des anémies relevant de strongles ou de distomes.

Sous le nom d'*anémie pernicieuse*, on a décrit, chez le cheval (Zschokke) et chez le bœuf (Imminger), des affections qui semblent de nature microbienne, mais dont l'étude est encore à faire et qui n'ont, en tout cas, aucun rapport avec l'anémie pernicieuse de l'homme, ni avec l'uncinariose du chien.

Une des formes les plus curieuses de l'anémie pernicieuse est celle qu'on désigne sous le nom de *surra*. C'est une affection épizootique de l'Inde, sévissant sur les chevaux, les mulets, les chameaux; le sang renferme des parasites qu'Evans a découverts et qui sont assez voisins de ceux de l'impaludisme; on en trouve d'analogues dans le sang des rats, des mulots et de quelques poissons.

Les diverses formes de *leucocythémie* décrites chez l'homme se rencontrent dans les espèces animales, en particulier chez le cheval, le bœuf et le chien. Chez le cheval, la variété la plus ordinaire est la leucémie avec hypertrophie considérable de la rate; tantôt celle-ci est énorme, régulièrement agrandie dans toutes ses dimensions et de teinte lilas; tantôt l'organe hypertrophié est déformé par de nombreuses bosselures blanchâtres représentant autant de lymphadénomes. Chez le chien, cette variété est assez fréquente; mais, dans cette espèce, l'adénie, avec hypertrophies ganglionnaires symétriques, est la forme la plus connue.

Les lymphadénomes viscéraux sont plus rares qu'on ne le dit généralement, car on leur a souvent rattaché des lésions tuberculeuses; chez le chien, nous avons observé, en moyenne, 20 cas de tuberculose contre un de lymphadénie. L'*hémophilie* n'a été rencontrée jusqu'ici que chez le cheval; le *purpura hémorrhagique* a été signalé chez le chien et le porc (Matris), le *scorbut* peut frapper le porc, le chien et même les reptiles des ménageries (Magitot).

Appareil circulatoire. — L'appareil circulatoire présente les mêmes lésions que chez l'homme. Le myocarde est assez souvent affecté; les abcès du cœur ne sont pas très rares dans la pyohémie; M. Larcier insiste sur les tubercules qui s'y développent assez souvent chez les oiseaux.

Le muscle cardiaque s'hypertrophie aussi sous l'influence des fatigues ou du travail excessif; c'est ce qui a surtout lieu chez les chevaux de course et les chiens de chasse.

Les myocardites aiguës peuvent laisser à leur suite des lésions durables, parfois silencieuses pendant un temps fort long; c'est probablement à une origine infectieuse qu'il faut rattacher les ossifications des oreillettes qu'on observe chez les vieux chevaux; les mêmes conditions étiologiques expliquent parfois la dégénérescence des fibres qui peut provoquer une rupture du cœur; dans d'autres cas, la paroi était anévrysmale ou occupée par un échinocoque.

Les inflammations des séreuses cardiaques relèvent soit du rhumatisme, soit d'une infection, pneumonie, fièvre aphteuse, pyohémie ou septicémie; elles revêtent tantôt une forme végétante, tantôt et plus rarement une forme ulcéreuse. Chroniques, elles représentent le reliquat d'une poussée aiguë, ou s'établissent insidieusement à la suite d'une affection rhumatismale ou microbienne, parfois au cours de l'artériosclérose.

Toutes les valvules peuvent être atteintes, mais les localisations varient suivant les espèces; chez le cheval nous avons rencontré 12 fois des lésions aortiques et 5 fois seulement des lésions mitrales; chez le chien nous avons constaté deux lésions aortiques contre dix lésions mitrales; chez le bœuf, au contraire, c'est l'orifice tricuspide qui serait le plus souvent atteint.

Les lésions aortiques du cheval sont souvent très considérables; les valvules sont déformées, déchiquetées, perforées ou creusées d'anévrysmes; il se produit ainsi des insuffisances faciles à reconnaître pendant la vie au souffle diastolique intense que l'auscultation révèle.

Il est très rare de trouver, chez les animaux, des souffles anorganiques; mais on rencontre assez souvent chez le cheval des dédoublements du deuxième bruit qui n'ont aucune signification grave.

Parfois l'endocardite débute pendant la vie fœtale ou embryonnaire; elle a alors les mêmes conséquences chez toutes les espèces et provoque la persistance du trou de Botal ou du canal artériel, comme le montrent les observations recueillies par Franck sur le chien, par Jorre sur la vache; nous avons eu l'occasion d'observer un jeune chat atteint de rétrécissement de l'artère pulmonaire avec persistance du canal artériel; l'animal présentait à l'auscultation un gros souffle systolique; il était sujet à des accès de dyspnée spasmodique et succomba au milieu de l'un d'eux.

Nous avons déjà signalé la possibilité de l'artério-sclérose, surtout chez le cheval; mais au lieu de se localiser aux artères cérébrales, elle frappe de préférence l'aorte abdominale, c'est-à-dire le vaisseau qui se distribue aux membres postérieurs: l'excès de travail détermine la localisation morbide.

L'artério-sclérose de l'aorte postérieure caractérisée généralement par des lésions discrètes et circonscrites, peut aboutir à la formation d'anévrysmes qu'on n'observe presque jamais en d'autres endroits; ailleurs, elle donne lieu à des thromboses oblitérantes, entraînant le phénomène bien connu de la boiterie intermittente. C'est aussi dans les cas d'athérome qu'on observe les ruptures de l'aorte, survenant au niveau du tronc et se produisant d'ordinaire pendant l'assujettissement en position décubitale sous l'influence des violents efforts que fait l'animal. La dégénérescence des artères, qui a pu être reproduite expérimentalement chez le lapin au moyen d'inoculations microbiennes (Gilbert et Lion), s'observe dans toutes les espèces; elle ne serait pas rare, d'après Laricer, chez les vieux perroquets.

Appareil respiratoire. — Parmi les affections de l'appareil respiratoire, nous signalerons d'abord les *rhinites* qui peuvent être primitives, dépendre d'une infection comme le horse-pox ou la morve, chez le cheval, être entretenues par des parasites comme les lingatules, chez le chien.

Les *laryngites* sont importantes à cause de l'œdème qu'elles provoquent parfois au niveau de la glotte et qui peut nécessiter la trachéotomie. Un trouble fort curieux est la paralysie des cordes vocales, qui s'observe surtout dans les races cultivées où elle est souvent héréditaire ; elle est provoquée par des altérations du récurrent, consécutives à la pneumonie ou à la compression par une tumeur ou par des ganglions bronchiques ; il en résulte une hémiplégie laryngienne se traduisant par le cornage.

Il existe chez tous les animaux des bronchites comparables à celles de l'homme, parfois enzootiques et contagieuses, sévissant surtout à la saison froide et plus ou moins analogues à la grippe humaine. On observe chez le bœuf, le mouton et le porc, des bronchites pseudo-membraneuses rapidement mortelles. Ce qui est spécial aux animaux et ne se rencontre pas dans notre espèce, ce sont les bronchites vermineuses, provoquées par diverses espèces de strongles, vivant dans l'arbre respiratoire ; ces bronchites, surtout fréquentes chez le mouton, peuvent, dans certaines contrées, déciner les troupeaux. Chez quelques Oiseaux, le faisan surtout, il existe une affection parasitaire de la trachée et des bronches, produites par des syngames (*Syngamus trachealis*) qui, fixés sur la muqueuse, sucent le sang et provoquent la mort par asphyxie ou épuisement.

Dans toutes les espèces animales, on observe diverses formes de *pneumonies*. Mais, malgré la fréquence et l'importance de cette infection, il est peu de questions plus obscures, moins étudiées au point de vue nosographique et bactériologique.

Il existe chez le cheval une pneumonie franche, comparable à celle de l'homme, mais dont l'étude bactériologique n'est pas faite, et une pneumonie contagieuse due à un microbe que Schütz a isolé et qui diffère du pneumocoque de Talamon-Fraenkel par les caractères suivants : il se développe déjà à 47°, tandis que le pneumocoque ne pousse qu'à partir de 24° et ne donne de pures cultures qu'à 36° ; il est pathogène pour la souris, le lapin, le cobaye, alors que l'agent de la pneumonie humaine est sans action sur ce dernier animal. Suivant l'importance qu'on attachera à ces caractères différentiels, on verra dans ces deux microbes deux espèces différentes ou deux variétés d'une seule espèce.

La pneumonie du cheval peut se terminer par gangrène ; dans ce cas, le foyer pulmonaire renferme le pneumocoque de Schutz isolé, ou, le plus souvent, uni à des bactéries de la putréfaction. Ce fait présente un certain intérêt, car on tend à admettre aujourd'hui que, chez l'homme, la gangrène pulmonaire relève d'un processus semblable ; c'est le résultat d'une association microbienne : des saprophytes viennent se développer dans le poumon malade et exercent leur action nocive sur un tissu altéré par le pneumocoque.

La pneumonie s'observe aussi dans les autres espèces ; on en a cité des cas chez le porc, le chien, le chat, le mouton, le bœuf ; Roll considérait la pneumonie franche comme fréquente chez le chien ; Friedberger et Fröhner la déclarent rare ; les expérimentateurs ont pu reproduire chez cet animal la pneumonie fibrineuse au moyen du pneumocoque humain, et.

dans un cas spontané, Pernice et Alessi ont décelé une bactérie identique à celle de l'homme. Pendant l'hiver de 1891-1892, nous avons observé une petite épizootie de laboratoire qui sévit sur les lapins et détermina la production d'hépatisations et de fausses membranes fibrineuses péricardiques et pleurales; l'examen bactériologique révéla dans ces divers foyers un pneumocoque semblable à celui de Fraenkel.

À côté de la pneumonie nous placerons la broncho-pneumonie pseudolobaire du cheval qui est due à divers streptocoques. Dans un cas de ce genre, nous avons décelé un streptocoque analogue à celui de l'érysipèle et pathogène pour le lapin; Cadéac, Tetzner ont fait des constatations analogues; ce dernier auteur a signalé la présence du microbe dans le tube digestif et par conséquent la possibilité d'une transmission par le fumier. On peut rapprocher de ces faits les observations de MM. Violet et Galtier sur la pneumo-entérite infectieuse des fourrages, qui serait due à deux microbes, un diplocoque et un streptocoque.

Une autre variété d'inflammation pulmonaire est représentée par la pneumonie catarrhale et la broncho-pneumonie lobulaire; leur étude bactériologique n'est pas faite, mais leur évolution, leur anatomie pathologique et surtout leur étiologie permettent de les assimiler aux affections analogues de l'homme. Elles se rencontrent en effet chez les sujets débilités et aux deux extrêmes de la vie; elles sont surtout fréquentes chez les chiens, survenant au cours ou à la suite de la maladie du jeune âge et causant souvent de grands ravages dans les meutes.

En groupant, comme nous venons de le faire, les diverses pneumonies aiguës, nous voyons que leurs causes, leurs agents, leur évolution sont comparables dans toutes les espèces et, qu'à côté d'une pneumonie franche, bénigne, sporadique, il existe des pneumonies contagieuses et des broncho-pneumonies qui sont fort graves et sévissent souvent sous forme épizootique.

En dehors de ces divers types morbides il faut citer certaines infections à déterminations pulmonaires, qui sont spéciales à quelques espèces. Telles sont la péripneumonie contagieuse des bêtes à cornes dont l'agent pathogène a été découvert et décrit par N. Arloing sous le nom de *Pneumobacillus liquefaciens bovis;* la pneumonie infectieuse du porc, due à un bacille que Lœffler et Schutz ont isolé; ce bacille est analogue ou identique au microbe de la septicémie du lapin de Gaffky, et au microbe du choléra des poules, bien qu'il ne soit pas pathogène pour les Gallinacés; c'est probablement la même maladie qui a été décrite sous les noms de choléra des porcs et de hog-choléra.

Il existe encore des *pneumonies mycosiques,* qui sont dues le plus souvent à diverses espèces d'*Aspergillus* (*A. fumigatus* chez les Mammifères; *A. fumigatus, glaucus, nigrescens* chez les Oiseaux). L'actinomycose pulmonaire a été constatée chez les Bovidés, et la botriomycose chez le cheval (Bollinger).

De même que chez l'homme, les *pneumonies chroniques* et les tumeurs du poumon sont extrêmement rares, si l'on excepte les tumeurs secondaires à d'autres néoplasmes, notamment à des ostéosarcomes. La plupart des cas rapportés comme des exemples de sarcomes pulmonaires chez le chien, relèvent en réalité de la tuberculose.

Les bronchites répétées, plus rarement les pneumonies, peuvent aboutir à l'*emphysème*; d'autres fois cette altération est produite par les épaississements de la muqueuse nasale, par les troubles laryngés; chez le cheval, qui en est le plus souvent atteint, elle est favorisée par les travaux pénibles, c'est une « maladie de service »; elle se traduit par une dyspnée facile, parfois asthmatiforme et s'accompagne, encore plus souvent que chez l'homme, de dilatation cardiaque. Les bêtes bovines, surtout celles qui vivent dans les pays marécageux et qui sont entretenues à l'étable, sont sujettes à un emphysème dont la pathogénie est mal élucidée.

La pathologie comparée confirme ce que la pathologie humaine nous a appris en matière de *pleurésie*. Chez le chien et le chat, sauf les cas de pyohémie ou de pneumonie, les épanchements pleuraux relèvent presque toujours de la tuberculose et s'accompagnent souvent d'un épaississement énorme de la plèvre.

Appareil digestif. — Les affections de l'appareil digestif sont encore plus variées chez les animaux que chez l'homme.

Il existe plusieurs formes de *stomatites* : les unes catarrhales, liées aux affections aiguës; les autres dues à l'évolution des dents; d'autres relevant d'intoxications alimentaires, telles que la rouille, la nielle et la carie du blé. Les chiens peuvent être atteints de stomatite ulcéro-membraneuse donnant lieu, comme chez l'homme, à des ulcérations et à une salivation extrêmement fétide. Enfin le muguet se rencontre sur la muqueuse buccale des veaux, des poulains, des Gallinacés; Martin a observé une poule infectée par un enfant malade.

Bien qu'on n'en ait pas fait une étude approfondie, on sait que les altérations dentaires ne sont pas rares : la carie s'observe chez toutes les espèces, particulièrement chez les solipèdes.

Les *pharyngites* ne présentent rien de spécial : elles peuvent être primitives ou secondaires; quand elles dépendent de la gourme, chez le cheval, elles s'accompagnent souvent d'adénites suppurées ou d'abcès rétropharyngiens. Une affection plus intéressante est celle qui atteint les parotides et sévit parfois, d'une façon épizootique, sur la chèvre, le chien et le chat, à la façon des oreillons.

Les diverses cavités de la face peuvent être le siège de *tumeurs* : nous y avons trouvé, chez le chien et le cheval, des polypes, des myxomes, des sarcomes; l'épithélioma du maxillaire supérieur est assez fréquent chez le cheval.

Les *kystes* dus aux aberrations dentaires se rencontrent chez toutes les espèces, et spécialement chez le cheval, où ils siègent surtout dans les sinus et dans la région temporale; exposés aux influences irritantes, ils s'enflamment, suppurent parfois et donnent lieu à des fistules intarissables.

Les animaux avalent fréquemment divers *corps étrangers* qui peuvent produire des troubles curieux; l'arrêt se fait souvent au niveau de l'œsophage, comme cela se voit surtout chez les bêtes bovines, pendant la déglutition des fruits, particulièrement des pommes; quelquefois le passage du corps étranger provoque de petites ulcérations qui entretiennent de l'œsophagisme; c'est un résultat tout à fait semblable à celui qu'on observe chez l'homme; de même que chez lui, l'œsophagisme peut dépendre, dans quelques cas d'ailleurs fort rares, d'une affection gastrique.

Les *corps étrangers de l'estomac* sont fort connus chez les Ruminants, chez les Bovidés surtout. Les corps métalliques aigus peuvent perforer la panse, atteindre le foie, l'intestin ou le diaphragme, léser le poumon, le péricarde, le cœur, s'échapper en traversant les parois abdominales ou thoraciques; plus rarement ils se dirigent vers la colonne vertébrale et s'y fixent. Chez le *chien* et le *chat*, on a trouvé dans nombre d'organes, dans le foie surtout, des aiguilles enkystées; quand l'aiguille qui traverse les parois du tube digestif, est munie d'un fil, celui-ci imprégné de liquides septiques provoque presque toujours une péritonite mortelle.

La tolérance de la muqueuse gastrique pour les corps étrangers est fort remarquable. Nous avons relaté l'histoire d'un chien qui pendant onze mois conserva deux toupies dans l'estomac, tout en présentant les signes d'une parfaite santé. Un animal de même espèce a porté pendant douze ans, dans la cavité stomacale, une pièce de cinq francs et une pièce de dix centimes, sans manifester le moindre malaise. Il n'est pas inutile de remarquer, en passant, que les chiens avalent fréquemment les objets les plus divers, notamment de la paille. On voit donc combien est erronée l'opinion de ceux qui pensent qu'on peut reconnaître qu'un chien était enragé parce qu'à l'autopsie on trouve, dans son estomac, divers corps étrangers.

Les causes qui provoquent les *affections stomacales* chez l'homme, peuvent agir également chez les animaux; rien d'intéressant à ce propos comme le catarrhe gastrique des nouveau-nés; quand la mère est malade, mal nourrie, quand les repas sont donnés d'une façon irrégulière, quand le sevrage est mal fait ou pratiqué trop tôt on voit, se développer une série de troubles qui sont tout à fait comparables à ceux de l'enfant.

S'il s'agit d'un animal adulte, c'est encore la même étiologie alimentaire: les viandes corrompues peuvent provoquer la gastro-entérite; mais les animaux présentent sous ce rapport une bien plus grande résistance que l'homme: le chien et le chat consomment sans inconvénient des mets avariés; Spallanzani avait habitué des pigeons à manger de grandes quantités de viandes putréfiées; et nous avons pu en faire ingérer à des cobayes pendant plusieurs semaines. Cependant, la tolérance n'est pas absolue; les porcs, les chiens peuvent être atteints d'accidents typhoïdes pour s'être nourris de viandes corrompues ou de vieilles saumures.

Le *typhus intestinal des Herbivores* est aussi une gastro-entérite d'ordre alimentaire; les betteraves, les pommes de terre avariées, diverses plantes toxiques ou couvertes de moisissures, provoquent des accidents plus ou moins graves. Parfois le catarrhe gastrique est simplement dû aux difficultés de la mastication, comme cela se voit, par exemple, chez les vieux chevaux ou les vieux chiens qui ont perdu leurs dents.

Les symptômes des affections gastro-intestinales se rapprochent de ceux qu'on observe chez l'homme; on rencontre même des manifestations nerveuses, un véritable vertige stomacal. Mais chez les animaux incapables de vomir, comme les chevaux, les fermentations anomales de l'estomac peuvent produire une distension énorme de cet organe et même en provoquer la rupture.

Les ulcérations du tube digestif sont fort rares. On a relevé quelques cas d'ulcère simple occupant l'estomac ou le duodénum et ayant pu se traduire par de violentes douleurs ou des hématémèses. On observe encore des ulcérations gastro-intestinales, dans les infections ou sous l'influence des parasites, comme les œstres qui, fixés dans la muqueuse gastrique du cheval, peuvent amener la perforation de l'estomac. Les ulcérations tuberculeuses, très fréquentes chez les Oiseaux, sont rares chez les Mammifères, même chez le chien, bien qu'il s'infecte le plus souvent par la voie digestive.

Enfin, l'estomac est quelquefois atteint de cancer; chez le cheval, la lésion occupe surtout le cul-de-sac gauche et revêt les caractères d'un épithéliome pavimenteux; cet aspect tient à ce que la muqueuse présente en ce point, la même structure que dans l'œsophage.

Nous devons nous arrêter un instant sur un groupe d'affections qu'on observe chez le cheval et qu'on a réunies sous le nom de *coliques*. Tantôt il s'agit de manifestations comparables à celles de l'homme; la colique est alors symptomatique d'une indigestion, de fermentations anomales suscitant la production d'une grande quantité de gaz, parfois d'une occlusion; tantôt il s'agit d'une affection liée à des anévrysmes d'origine vermineuse, c'est-à-dire strongylienne, tantôt d'une maladie spéciale, probablement infectieuse : les animaux sont pris d'accidents désignés sous le nom de *tranchées rouges*; ils donnent les signes d'une vive douleur et beaucoup succombent rapidement; à l'autopsie, on trouve un infiltrat hémorrhagique diffus, quelquefois épais de plusieurs centimètres, qui suit les artères coliques, une hyperémie de la muqueuse intestinale, une congestion de la rate, parfois avec foyers hémorrhagiques et de l'hyperémie rénale; cette affection, très redoutable, qui n'a rien d'analogue en pathologie humaine, cause une forte mortalité chez les chevaux; son étiologie et sa pathogénie sont encore imparfaitement connues; mais les lésions et la marche font penser à une infection d'origine intestinale.

Pour revenir à des affections communes à l'homme et aux animaux, il faut signaler les *invaginations intestinales,* surtout fréquentes chez le chien, où elles amènent parfois rapidement la mort; mais chez les animaux, comme chez l'homme, on peut observer des invaginations chroniques, durant plusieurs mois : M. Pilliet en a rencontré deux cas chez des lions.

Enfin, il n'est pas sans intérêt de rappeler qu'en vieillissant les animaux sont sujets aux mêmes infirmités que l'homme; la constipation opiniâtre n'est pas rare chez les vieux chiens qui ne prennent pas d'exercice.

Les *affections du foie* présentent, pour la pathologie comparée, un intérêt considérable.

L'*ictère* est fréquent chez le chien qui, même à l'état normal, présente souvent un certain degré de jaunisse; il existe un ictère des nouveau-nés, chez les poulains et les veaux; un ictère catarrhal, atteignant surtout le chien, plus rarement le cheval; enfin un ictère grave.

L'*ictère grave,* qui entraîne la mort dans le collapsus, est presque toujours d'ordre toxique; assez fréquent chez le chien, le cheval et le mouton, où on l'a décrit sous les noms de *typhus hépatique* (Sander), *hépatite typhique* (Haubner), il est dû, chez les herbivores, à l'ingestion du lupin, plus rarement du trèfle hybride; chez les animaux qui ont consommé des drèches, il relève d'une dégénérescence suraiguë du foie, liée à l'intoxication alcoolique.

Les *cirrhoses* sont exceptionnelles; pourtant on en rencontre diverses variétés chez le chien, où l'on observe surtout des cirrhoses cardiaques; le cheval est parfois atteint d'une cirrhose alimentaire, qui sévit sous forme enzootique, dans certaines contrées, et semble due à l'ingestion de plantes irritantes.

Signalons encore la *lithiase biliaire* qui est rare et ne donne lieu généralement à aucun symptôme, mais provoque parfois des abcès hépatiques; la *dégénérescence amyloïde* du foie qui peut amener la rupture de l'organe; le *cancer* et surtout la *tuberculose* qui est très fréquente et se traduit, chez le chien, par des masses volumineuses qu'on a souvent considérées comme des tumeurs malignes.

Plus souvent que chez l'homme, le foie est le siège de *lésions parasitaires*; chez le bœuf et le mouton, on trouve une cirrhose biliaire provoquée par les distomes. L'échinococcose du foie est particulièrement fréquente chez le bœuf, encore assez commune chez le mouton, la chèvre et le porc, très rare chez les Solipèdes. La *coccidiose*, très répandue chez le lapin, s'observe aussi chez le chien, le veau, le porc, le mouton et les Oiseaux.

Les affections du pancréas et de la rate n'ont guère été étudiées et semblent d'ailleurs exceptionnelles; on sait que la rate est toujours envahie dans les cas de tuberculose généralisée; le chien seul fait exception à cette règle.

On rencontre, chez les animaux, toutes les formes de *péritonite* qu'on a décrites chez l'homme. L'inflammation de cette séreuse surviendrait sou-

vent, chez le cheval, à la suite des interventions opératoires, avant que
se fût généralisée la pratique de l'antisepsie.

L'*ascite*, très rare chez les grands animaux, est fréquente chez le
chien; elle est sous la dépendance soit des affections du cœur, soit de
la tuberculose.

Les *tumeurs pédiculées* du péritoine méritent une mention spéciale :
nées sous cette membrane, en un point variable de la voûte sous-lombaire,
elles refoulent la séreuse par leur propre poids, s'y invaginent, se pédi-
culisent et deviennent flottantes dans la cavité abdominale; la rupture du
pédicule en fait des *corps libres* intrapéritonéaux. Celles de ces tumeurs
qui sont longuement pédiculisées — il en est qui ont un pédicule de trente
centimètres — peuvent déterminer des étranglements intestinaux.

Appareil urinaire. — Les affections de l'appareil urinaire sont tout à
fait semblables chez les animaux et chez l'homme. Les *néphrites aiguës*
ne sont pas rares chez le chien, où elles relèvent d'une cause microbienne, souvent d'une infection par le staphylocoque blanc; on en a
signalé des cas chez le cheval, le bœuf et même chez les oiseaux (Lancier);
elles sont souvent secondaires et se rencontrent dans la pyohémie, les
septicémies puerpérales, à la suite de la pneumonie ou d'une simple
angine.

Les *néphrites chroniques* s'observent surtout chez les chiens et les
sujets âgés; elles se présentent comme chez l'homme sous deux aspects :
tantôt c'est le gros rein blanc amenant des œdèmes et de l'albuminurie;
tantôt un petit rein scléreux, avec de la polyurie, des traces d'albumine,
et souvent des troubles cardiaques. C'est encore chez le chien qu'on trouve
la *tuberculose rénale*; parfois ce sont des granulations miliaires, qu'on
rencontre dans la moitié des cas de tuberculose généralisée; ailleurs ce
sont des lésions considérables entraînant une destruction presque complète de l'organe; l'urine contient de nombreux bacilles qui peuvent facilement être disséminés et servir à propager l'infection.

Les diverses lésions du rein aboutissent tôt ou tard à de l'*urémie*,
caractérisée par des attaques convulsives suivies de coma; ces accidents
se rencontrent chez le cheval, le mouton et surtout le chien, où ils sont
souvent déterminés par des calculs urinaires.

Ce n'est pas seulement l'urémie qu'on observe dans l'espèce canine;
on peut voir aussi de l'*éclampsie* après le part ou pendant la lactation.

Nous rangeons, dans les affections du rein, une maladie intéressante,
l'*hémoglobinurie a frigore* du cheval, dont l'évolution rappelle, par bien
des points, l'hémoglobinurie paroxystique de l'homme. L'affection éclate
surtout pendant la saison froide, chez les chevaux pléthoriques laissés
quelques jours au repos dans une écurie close, à température élevée, et
ayant reçu leur ration ordinaire. Dès que l'animal sort de l'écurie, il manifeste des signes de malaise, des coliques; le faciès exprime l'inquiétude,
la respiration est accélérée, la marche hésitante. Si on le fait rentrer

immédiatement, tout peut disparaître; une émission d'urine noire a lieu et, peu à peu, les troubles se dissipent. Si on l'oblige à marcher, les symptômes s'aggravent, certains groupes musculaires se tuméfient, le train de derrière faiblit, puis la paraplégie survient, l'animal tombe, s'agite et fait de vains efforts pour se relever. Tout cela se passe en une demi-heure, quelquefois en un laps de temps encore moins long.

La marche est variable; dans quelques cas, les troubles s'atténuent peu à peu et le malade se rétablit, conservant le plus souvent une paralysie partielle d'un membre postérieur, surtout une paralysie du nerf crural avec atrophie des muscles auxquels ce nerf se distribue. Dans nombre de cas, les symptômes s'aggravent et la mort survient en quelques jours, quelquefois en vingt-quatre heures.

A l'autopsie, on trouve des polymyosites, de la congestion des principaux viscères, une tuméfaction de la rate et une néphrite double ordinairement très prononcée.

Le sérum, obtenu pendant la vie, contient de petites quantités d'hémoglobine, mais ne possède pas de propriétés toxiques spéciales; nous avons pu en injecter 50 centimètres cubes dans les veines d'un lapin sans produire de troubles et notamment sans amener d'hémoglobinurie; d'ailleurs, les recherches que nous avons poursuivies *in vitro* nous ont montré que ni le sang, ni les muscles, ni les reins n'ont de propriétés globulicides spéciales. On ne peut donc saisir la pathogénie de cette affection, qui est si intéressante surtout si on la rapproche de l'hémoglobinurie humaine. Il est possible qu'il s'agisse d'une infection microbienne; mais les cultures que nous avons faites sont restées négatives et, si nous soulevons l'idée d'une étiologie infectieuse, c'est parce qu'il existe chez le bœuf une hémoglobinurie due à un parasite qui se fixe sur les globules et les dépouille de leur matière colorante (Babes).

Affections du système nerveux. — Les profondes différences qui séparent le fonctionnement du système nerveux chez l'homme et les animaux, entraînent de notables modifications dans les modes de réaction; néanmoins on rencontre chez beaucoup d'espèces des perversions ou des troubles qui doivent vivement intéresser le médecin et le psychologue.

Si nous envisageons d'une façon générale les causes des affections nerveuses, nous trouvons d'abord certaines conditions prédisposantes qui rappellent tout à fait celles qu'on note en pathologie humaine. Deux influences surtout doivent être mises en évidence: l'hérédité et la race. L'existence de troubles nerveux chez les ascendants représente un facteur étiologique de premier ordre. La question de race est plus spéciale: les accidents nerveux s'observent surtout dans les races cultivées; ils sont assez fréquents chez les chevaux de luxe et les chiens d'appartement. La race danoise est très souvent atteinte de paraplégie; l'épilepsie s'observe surtout chez les carlins. Enfin, chez tous les êtres, les troubles nerveux sont souvent en rapport avec l'oisiveté: il suffit d'augmenter la somme de travail pour les faire disparaître.

Les causes déterminantes se divisent en deux groupes : les infectieuses et les toxiques; les accidents apparaissent pendant l'évolution actuelle de la maladie ou à sa suite, comme séquelles des premières manifestations. Plus rarement ils relèvent directement des agents externes; l'insolation par exemple détermine des congestions cérébrales, des *coups de chaleur*, grandement favorisés par les efforts, la fatigue et le surmenage.

Les affections aigues des centres nerveux et de leurs enveloppes sont beaucoup plus fréquentes chez les animaux que chez l'homme; mais il est souvent difficile de savoir si leur origine était infectieuse ou toxique.

Il existe une méningite cérébro-spinale, souvent épizootique, qui se rencontre surtout dans les pays chauds et notamment en Égypte; elle frappe le cheval, le mouton, le bœuf et le chien. Mais bien des cas, épidémiques ou sporadiques, ne sont que des intoxications provoquées par des moisissures, des Urédinées et des Ustilaginées (*Penicillium glaucum*, *Ustilago carbo*, *U. longissima*, *Tilletia caries*, *Puccinia graminis*, *coronata*, *straminis*); la marche du mal est souvent très rapide et la mort peut survenir en quarante-huit et même en vingt-quatre heures. Frohner rapporte que sur huit chevaux d'une brasserie qui avaient consommé de l'avoine mouillée, altérée par le *Penicillium glaucum*, cinq succombèrent en moins de deux jours; la nourriture avariée fut supprimée et les trois autres animaux se rétablirent. Les faits publiés sous le titre de méningite cérébro-spinale des bêtes bovines se rapportent souvent aussi à des empoisonnements par les moisissures, les tourteaux de coton ou la pulpe de betterave altérée. Tandis que chez les Solipèdes, les phénomènes paralytiques dominent dès le début et commencent généralement par le train de derrière, chez les Bovins on observe d'abord de l'excitation cérébro-médullaire, des troubles psychiques et des convulsions.

Ce que nous disons de la méningite cérébro-spinale peut être répété pour les méningo-encéphalites, les myélites et les méningites spinales; qu'elles soient enzootiques, épizootiques ou sporadiques, elles semblent relever tantôt d'une infection, tantôt d'une intoxication alimentaire, et sont favorisées par la chaleur et la fatigue.

Un grand nombre de maladies infectieuses peuvent se compliquer de lésions des centres nerveux. Au cours de la gourme du cheval, il se développe parfois une phlegmasie purulente des méninges ou un abcès de l'encéphale; la maladie du jeune âge, chez le chien, se complique souvent d'accidents méningo-myélitiques; la fièvre vitulaire s'accompagne fréquemment de paralysies et la dourine du cheval détermine de la paraplégie.

Les manifestations peuvent passer à l'état chronique ou s'établir d'emblée, durant la convalescence de l'infection ou quelque temps après sa guérison apparente. Il restera ainsi une paralysie localisée à un groupe de muscles ou une paraplégie, des troubles cérébraux et surtout des troubles très

curieux qui ont été observés chez le chien (¹), où on les a décrits sous le
nom assez impropre de chorée; ce sont de vrais tics, survenant surtout à
la suite de la maladie du jeune âge, affectant un ou plusieurs membres,
parfois la face, et caractérisés par des secousses brèves, spasmodiques qui
se reproduisent d'une façon très régulière, comme nous avons pu le constater sur les nombreux tracés que nous avons recueillis; ces tics, qui
relèvent d'un trouble bulbo-médullaire, s'accompagnent d'une atrophie
lente et progressive des muscles affectés.

Les myélites systématiques sont considérées comme fort rares, peut-être
parce qu'on ne les a pas suffisamment recherchées. Car, chez diverses
espèces, on rencontre des troubles analogues à ceux du tabes : MM. Bar-
rier et Weber ont publié l'histoire d'un cheval qui présentait des manifestations ataxiques, augmentant par l'occlusion des yeux; Fröhner cite plusieurs cas analogues chez le chien; Hamburger (²) a trouvé une dégénérescence des cordons postérieurs dans la moelle d'un chien qu'il n'avait
pas observé pendant la vie. On a signalé encore la paralysie bulbaire
progressive chez le cheval (Degive, Gérard et Laridan) et nous avons eu
l'occasion d'étudier une moelle cavitaire, provenant d'un lapin atteint de
paraplégie spasmodique; les lésions histologiques différaient d'ailleurs de
celles qui caractérisent la syringomyélie (³).

Notons enfin la possibilité d'hémorrhagies cérébrales; les efforts, le
coup de soleil et, dans quelques cas très rares, la dégénérescence des
artères, en provoquent chez le mouton, le bœuf, le chien, le cheval.
Laircer a insisté sur la fréquence des hémorrhagies cérébrales des Oiseaux
survenant au moment du coït.

Les tumeurs du cerveau sont rares, sauf les cholestéatomes, fort connus au niveau des plexus choroïdes, chez le cheval. Le plus souvent
il s'agit de tumeurs secondaires, de sarcome mélanique chez le cheval,
de divers cancers secondaires chez le chien et le bœuf. Dans quelques
cas, des tumeurs développées au niveau des méninges, des os du
crâne ou du rachis ont pu comprimer les centres sous-jacents. Chez le
cheval surtout, on voit des tumeurs mélaniques qui, nées sur les méninges
spinales, provoquent une paraplégie plus ou moins rapide.

On rencontre fréquemment des tumeurs parasitaires, surtout chez le
mouton, où l'on observe une affection désignée sous le nom de *tournis*
et due au développement du cœnure cérébral, provenant du *Tænia cœ-
nurus* du chien.

Les lésions des nerfs périphériques n'ont guère été étudiées; nous
signalerons cependant la possibilité de névralgies (Friedberger, Stiebel) et

(¹) VAN LAIR, Des myoclonies rythmiques. *Revue de médecine*, 1889, p. 1.
CADIOT, GILBERT et ROGER, Note sur l'origine bulbaire du tic de la face *Ibid.*, 1890, p. 431.
(²) HAMBURGER, Tabes dorsalis by een hond. *Holland. Zeitschr. fur Thierheilkunde*, 1890,
p. 195.
(³) ROGER, Contribution à l'étude des cavités pathologiques de la moelle. *Revue de méd.*,
août 1892

surtout la paralysie du récurrent, qui aboutit à l'hémiplégie laryngienne et au cornage; elle est très fréquente chez le cheval, à la suite de diverses infections et notamment de la pneumonie. Ailleurs, l'influenza ou les pneumonies infectieuses entraînent la paralysie du pénis.

La classe des *névroses* comprend des affections analogues à celles de l'homme. La plus importante est l'*épilepsie* (¹), qui peut s'observer chez tous les animaux, chez la chèvre où elle a été signalée par Hippocrate, chez le cheval, le bœuf, où elle est souvent héréditaire, chez le porc, le chien, le chat et même les Oiseaux.

Les manifestations épileptiformes des animaux doivent être divisées en plusieurs groupes. Il existe une névrose, c'est l'épilepsie vraie ou idiopathique, souvent héréditaire, se rencontrant chez le chien, particulièrement le caniche, et chez le cheval, où elle frappe surtout les étalons reproducteurs (Strube); elle consiste en convulsions semblables à celles de l'homme, et parfois en petit mal, en vertiges (Fleming, Féré). En seconde ligne, nous plaçons l'épilepsie symptomatique, comparable à l'épilepsie jacksonienne, et liée à la présence de tumeurs, d'abcès ou de parasites cérébraux; elle relève d'une excitation de la zone motrice, et nous avons pu la reproduire expérimentalement en exposant à l'air froid le gyrus sigmoïde d'un chien trépané. L'épilepsie traumatique survient à la suite de coups portés sur le crâne; elle apparaît plusieurs semaines après le traumatisme et, une fois développée, peut se transmettre par hérédité (Luciani). Il existe encore une épilepsie réflexe, consécutive aux contusions ou aux sections nerveuses; Brown-Séquard a montré que la section du sciatique ou l'amputation de la cuisse détermine chez le cobaye le développement de manifestations épileptiques souvent héréditaires; mais dans la plupart des cas, l'irritation a son point de départ au niveau d'une muqueuse; les gales de l'oreille chez le chien, le chat, le lapin, provoquent des crises épileptiformes (Mégnin, Guzzoni), qui peuvent entraîner la mort. Des crises analogues sont quelquefois déterminées par des parasites intestinaux (tænias, ascarides) et, plus rarement, par des corps étrangers du tube digestif. Enfin une dernière classe comprend les accès épileptiformes que M. Magnan a étudiés avec soin chez les chiens auxquels il faisait ingérer de l'absinthe.

On voit que la division que nous avons admise est tout à fait analogue à celle qu'on adopte en pathologie humaine; il n'y a de différence qu'au point de vue de la fréquence des accidents; contrairement à ce qui a lieu chez l'homme, l'épilepsie idiopathique est rare, ce qui tient peut-être à la différence dans le mode de sélection.

L'*éclampsie* des animaux est aussi analogue à l'éclampsie humaine. C'est dans la race canine qu'on l'observe, chez les nouveau-nés, chez les jeunes animaux atteints de vers intestinaux, ou souffrant de la dentition,

---

(¹) Féré. Note sur l'épilepsie et le bromisme chez les animaux. *Bull de la Soc. de biol.*, 10 juin 1895.

enfin chez les nourrices, où elle frappe surtout les ouvrières de race cultivée et intelligente.

On admet généralement que l'*hystérie* est l'apanage de l'espèce humaine. Il existe cependant chez les animaux une névrose analogue, c'est la *catalepsie*, qui est provoquée par les frayeurs et se rencontre chez le cheval, le bœuf, le chien. On peut du reste déterminer la catalepsie chez beaucoup d'animaux, chez les Gallinacés, en leur faisant regarder un objet brillant, chez le cobaye et même la grenouille (Danilewsky), en les maintenant quelque temps dans une même position.

Nous avons déjà dit que l'affection désignée sous le nom de *chorée* chez le chien n'a aucun rapport avec la chorée humaine. Cependant nous avons observé un chien qui, à la suite de la maladie du jeune âge, était atteint d'une véritable danse de Saint-Guy.

Le *goitre exophtalmique* se rencontre chez le cheval, le bœuf et le chien. Jewsejenko[1] a relaté l'histoire d'une jument de 4 ans qui, après une course, présenta des palpitations, de la tachycardie et, au bout de quelques jours, de l'exophtalmie et du goitre; l'animal succomba en un mois. Le même auteur a rencontré un deuxième cas analogue chez une chienne de 7 ans; la guérison fut obtenue à la suite d'un traitement iodo-ioduré. Roder[2] a vu une vache qui offrait depuis quatre ans la triade classique; nous avons observé un cheval atteint d'une véritable forme fruste de la maladie de Basedow.

Il n'est pas de sujet peut-être qui offre plus d'intérêt que l'étude des *troubles psychiques* chez les animaux. Malheureusement l'observation est difficile, et les faits publiés jusqu'ici sont peu nombreux ou bien incomplets. Les manifestations morbides n'étant que l'exagération ou la déviation des fonctions normales, il est certain qu'on ne va pas trouver chez les animaux des aberrations mentales semblables à celles de l'homme. On peut néanmoins observer des troubles assez variés, portant sur les fonctions motrices, sensorielles, instinctives ou intellectuelles, affectives, génésiques.

Les aberrations motrices se rencontrent surtout chez le cheval; la *rétivité* est un vice caractérisé par un refus obstiné d'exécuter un ordre habituel; l'*immobilité* est un trouble plus intéressant, souvent héréditaire, fréquent dans certaines régions, et lié parfois à une hydropisie des ventricules : dans cet état morbide que M. Féré rapproche de la confusion mentale, les animaux sont hébétés, indifférents, insensibles aux excitations douloureuses. C'est aussi chez les chevaux qu'on observe une névrose comparable à l'affection décrite chez l'homme sous le nom de maladie des tics: l'animal fait exécuter à ses lèvres des mouvements anormaux et déglutit de l'air; ces accidents, qui sont parfois héréditaires, peuvent se propager par

---

[1] JEWSEJENKO, Deux cas de maladie de Basedow. *Archives vétérinaires de Saint-Pétersbourg*, 1888 (Anal. in *Jahresbericht von Ellenberger und Schütz*, 1888, p. 126).

[2] RÖDER, Basedow'sche krankheit bei einer Kuh. *Sachs. Jahrerb.*, 1890, p. 77

imitation à tous les chevaux d'une écurie; ils s'observent surtout chez les animaux au repos et disparaissent souvent sous l'influence du travail.

Dans quelques cas, l'aberration motrice se traduit par une tendance irrésistible à la course. Le chien, atteint de rage, se sauve en courant toujours devant lui, et l'expression populaire de « chien fou », appliquée au chien enragé, traduit parfaitement cet automatisme ambulatoire.

Les aberrations sensorielles portent surtout sur le goût; fréquentes chez le bœuf et le mouton, elles s'observent parfois chez le cheval. La pica est un symptôme à peu près constant chez les Bovidés atteints d'ostéomalacie; mais l'affection la plus curieuse est celle qu'on a décrite sous le nom de « maladie du lécher »; les animaux lèchent d'abord leurs voisins, puis ils en viennent à lécher les boiseries, à avaler les excréments, les vieux chiffons, la terre, et souvent finissent par succomber ainsi dans la cachexie. Des observations analogues ont été recueillies chez l'homme; une des plus curieuses est celle que rapporte Lasègue : il s'agit d'une jeune fille du monde qui dévora une partie de la redingote de son professeur de dessin.

Plusieurs fois des animaux ont présenté des troubles affectifs peu en rapport avec leur nature : tantôt c'est une excitabilité anormale qui les pousse à mordre sans motif, ou même des perversions instinctives qu'on a fait rentrer dans l'histoire de la criminalité [1]; d'autres fois on observe des femelles qui refusent d'allaiter leurs petits; d'autres fois enfin, c'est un état de stupeur plus ou moins marqué; nous avons observé un chien très irritable qui, à la suite d'un voyage de soixante-douze heures en chemin de fer, resta pendant plusieurs mois complètement apathique, couché dans un coin et semblait ne plus reconnaître ses maîtres.

On a fort peu étudié jusqu'ici les troubles subjectifs et intellectuels qui sont fort difficiles à analyser. On admet cependant que les animaux sont sujets à des vertiges d'origine toxique, stomacale, ou mécanique; le mal de mer, par exemple, s'observe chez beaucoup de mammifères et d'oiseaux; des hallucinations peuvent être produites par diverses substances vénéneuses. Ailleurs les troubles intellectuels atteignent un plus haut degré et se traduisent par de l'imbécillité ou du crétinisme, comme cela se voit chez quelques chiens goitreux. D'autres fois, les modifications sont plus légères, et partant plus intéressantes. Il existe par exemple des émotivités anormales; Rochet rapporte l'histoire d'une jument qui avait peur du papier, soit qu'elle le vit, soit qu'elle l'entendit froisser; quelques animaux ont peur de la foudre, du sang. Ces diverses phobies peuvent se communiquer d'un animal à l'autre et prendre ainsi, sous l'influence de l'imitation, une forme épizootique. La folie peut même se communiquer de l'homme aux animaux. J. Féré[2] rapporte à ce sujet trois observations

---

[1] LACASSAGNE, De la criminalité chez les animaux. *Revue scientifique*, 1882, p 35.
[2] FÉRÉ. La folie communiquée de l'homme aux animaux. *Bull. de la Soc. de biologie*, 25 février 1893

fort remarquables qui établissent que des chiens ont pu devenir agora-
phobes au contact de maîtres atteints de ce trouble mental : un de ces
animaux suivait les murailles, n'osait traverser une rue et était arrivé à
ne plus pouvoir descendre un escalier; essayait-on de l'y contraindre, il
était pris de terreur, d'un tremblement généralisé, avec incontinence des
excréments.

Bien plus variés sont les troubles génésiques. La nymphomanie et le
satyriasis peuvent représenter des symptômes de diverses affections; les
maladies à détermination médullaire, comme la rage ou la dourine (mal de
coït) peuvent les provoquer. D'autres fois ils surviennent au cours des
affections de l'utérus et de ses annexes, au début de la tuberculose, parfois
sans cause appréciable; ils s'observent surtout dans certaines races de
vaches, chez les juments, les brebis, les chiens mâles; ils sont très rares chez
les étalons, les boucs ou les taureaux. Une alimentation intensive et un
travail insuffisant constituent des causes prédisposantes de grande importance.

S'il s'agit, dans ces cas, de l'exagération d'un instinct, on observe
d'autres fois des perversions sexuelles; l'onanisme, si fréquent chez le singe,
se rencontre aussi chez le chien, la brebis, plus rarement chez l'étalon
ou le taureau. Parfois enfin les étalons présentent un dégoût pour les
poulinières; ils ne veulent saillir que des vierges.

Affections cutanées. — Les affections de la peau sont fort connues.
La plus fréquente est l'eczéma, qui reconnaît souvent une origine alimentaire: sous le nom d'eczéma des drêches, on a décrit un eczéma grave,
survenant chez les bœufs qui mangent les résidus des distilleries. L'alimentation avec le sarrasin, aidée du soleil, détermine chez les moutons des
érythèmes qu'on peut rapprocher de la pellagre; dans d'autres cas, on
observe de l'urticaire qui apparaît chez le cheval, le chien, le bœuf, le
porc, soit à la suite de l'ingestion de certains aliments, soit sous l'influence
d'irritations produites par des insectes ou des chenilles.

Le cheval est sujet à quelques dermatites spéciales, notamment à une
affection pustuleuse due à un bacille spécifique et qui se transmet par les
couvertures ou les pièces de harnachement.

Chez tous les animaux on peut observer des alopécies en aires qui se
comportent comme la pelade et, comme elle, peuvent se généraliser.

Il est très fréquent de rencontrer des affections cutanées d'ordre parasitaire; les plus importantes sont représentées par les gales liées à la présence d'acares, différents de ceux qui vivent chez les hommes, ce qui
explique pourquoi les gales des animaux ne se transmettent pas à notre
espèce; chez les jeunes chiens on observe une gale spéciale, la gale folliculaire, due à des demodex et rebelle à tous les traitements. Mais nous
ne croyons pas devoir insister sur ces affections parasitaires qui seront
décrites dans un autre chapitre.

Résumé. — L'étude sommaire que nous avons faite suffit à montrer les nombreuses analogies qui existent entre les maladies et les affections de l'homme et des animaux. L'histoire des infections qui peuvent sévir sur les êtres qui nous entourent explique, dans bien des cas, comment l'homme peut être contaminé et peut devenir à son tour une source de contagion. L'étiologie du charbon, de la morve, de la rage et, jusqu'à un certain point, de la tuberculose ne peut se comprendre que si l'on envisage ces maladies dans toute la série des êtres. Mais à côté des infections transmissibles, il en est quelques-unes qui semblent frapper exclusivement une seule espèce; leur nombre diminue à mesure que la pathologie comparée fait des progrès. C'est qu'il n'est pas facile de se retrouver au milieu des phénomènes multiples ou disparates qui masquent les caractères communs à tous les êtres. La bactériologie elle-même ne suffit pas toujours à trancher les problèmes; en traversant un organisme vivant, un microbe peut acquérir des propriétés nouvelles ou subir des modifications qui le font considérer comme une race particulière. Rien d'instructif à cet égard comme l'histoire de la tuberculose; on a longtemps discuté et on discute encore sur l'unicité de cette infection, et bien des auteurs se refusent à identifier le bacille humain avec le bacille aviaire. Et pourtant, dans ce cas, le problème est relativement simple; il est, au contraire, à peu près insoluble quand on envisage des infections moins nettement spécifiques, comme les pneumonies. Pour l'étude de la pathologie comparée, on ne peut s'appuyer non plus sur la nature des lésions anatomiques; nous avons montré, par exemple, que le tubercule des Oiseaux ne ressemblait en rien, par sa structure histologique, au tubercule des Mammifères; les réactions cellulaires peuvent même varier chez deux espèces voisines, comme la poule et le faisan.

Si la race ou l'espèce impriine des caractères particuliers aux manifestations morbides, on retrouve chez tous les êtres, un grand nombre de troubles identiques. Les dégénérescences cellulaires sont semblables dans toute la série; la stéatose représente une lésion banale qu'on peut facilement reproduire dans les laboratoires; la dégénérescence amyloïde s'observe fréquemment chez les animaux, comme l'avait vu Leisering dès 1865; elle survient dans les cas de suppurations prolongées, dans la tuberculose, dans les empoisonnements, mais on n'a pu trouver jusqu'ici le noyer de la faire apparaître à volonté, c'est-à-dire qu'on n'a pu en découvrir le déterminisme.

Les dégénérescences cellulaires finissent par entraîner un processus de réparation qui aboutit à la cirrhose; les observations et les expériences poursuivies sur les animaux ont grandement servi à éclairer cette partie de l'anatomie pathologique et ont établi que, dans tous les cas, les scléroses relèvent d'une origine épithéliale.

Les manifestations observées pendant la vie ne sont pas différentes lorsque les localisations morbides se font sur les mêmes appareils que chez l'homme; on retrouve alors les œdèmes, l'anasarque, l'ascite, la toux, les hémorrhagies. Parfois cependant, une disposition anatomique ou physiologique spéciale peut modifier les réactions cliniques; quand il s'agit d'une affection gastrique, par exemple, des troubles particuliers peuvent éclater chez les animaux incapables de vomir.

Mais, c'est surtout dans les cas de manifestations nerveuses, qu'on observe les plus grandes divergences : la prédominance du système cérébral chez l'homme, du système médullaire chez les animaux, explique suffisamment les différences qui se produisent.

Il existe donc quelques affections qui sont spéciales à l'homme et qui lui sont imposées par son genre de vie, sa civilisation, ses progrès, le développement de ses facultés intellectuelles ; il existe des maladies qui sont particulières à une ou plusieurs espèces et qui relèvent d'agents pathogènes qui ne trouvent pas chez les autres un terrain favorable à leur développement. Mais ces différences sont secondaires : la pathologie, comme la physiologie, peut être envisagée dans toute la série des êtres, car tous obéissent aux mêmes lois primordiales.

CONSIDÉRATIONS GÉNÉRALES
SUR LES MALADIES DES VÉGÉTAUX

Par M. PAUL VUILLEMIN

Chargé de cours à la Faculté de médecine de Nancy

Organisation des végétaux. — Causes déterminantes de leurs maladies. — Maladies de la nutrition et maladies de l'irritabilité. — Suites des lésions locales; leur durée, leur influence sur l'état général. — Causes occasionnelles.

Les analogies qui relient les plantes aux animaux et à l'homme au point de vue biologique se poursuivent dans le domaine de la pathologie. Les modifications de la vie cellulaire, le rôle étiologique des parasites, les influences du milieu sur la santé apparaissent, chez les végétaux, avec une netteté qu'on ne rencontre pas toujours dans les maladies de l'espèce humaine. Les différences, plus saillantes encore que les ressemblances, sont également dignes de fixer l'attention du médecin. Elles permettent de mieux apprécier, par comparaison et par exclusion, les éléments essentiels des processus pathologiques. Dans les considérations qui vont suivre, nous nous attacherons à décrire les altérations dont la cause et le mode de production sont élucidés; nous laisserons de côté les maladies qui intéressent au plus haut point l'agronome, pour peu que leur origine soit obscure, ou que leur nature ne soit pas susceptible d'éclairer les problèmes de la pathologie générale.

Aperçu sommaire sur l'organisation des végétaux. — Nous nous adresserons principalement aux plantes supérieures, c'est-à-dire à celles qui ont des feuilles, des racines, des tiges, des fleurs, des graines. Il n'est pas hors de propos de rappeler tout d'abord les traits essentiels de l'organisation de ces êtres.

Tous les éléments vivants sont unis entre eux. Ils n'émigrent pas comme les leucocytes de l'homme. Rien ne correspond, chez la plante, à la circulation des cellules, ni aux processus qui en dépendent, tels que la diapédèse. Les cellules, primitivement appliquées de toutes parts à leurs cellules-sœurs, subissent avec l'âge des décollements, incapables de les affranchir de toute connexion, suffisants pour former des méats qui, en se confondant, créent, au sein des parenchymes, une vaste canalisation intercellulaire. Les plus importants de ces espaces communiquent avec l'atmosphère par les stomates, par les lenticelles, plus rarement par des fentes noires bien définies. Leur contenu est gazeux. Ils constituent un appareil ventilateur, prolongeant, pour ainsi dire, le milieu atmosphérique dans la profondeur des tissus. Des espaces intercellulaires restreints, sans communication avec les précédents, servent de réservoirs à des produits liquides ou solides, sécrétés par les cellules.

Le corps de la plante est, en outre, irrigué par des vaisseaux, qui, partant de la pointe des racines, se rendent jusqu'aux extrémités des feuilles. Les vaisseaux ne sont pas des espaces intercellulaires comme les méats gazifères. Au début, ce sont de vraies cellules; mais leur rôle irrigateur s'accomplit seulement quand leur protoplasma a totalement disparu. Ce sont, en définitive, des canaux inertes, transportant les liquides sous des influences d'ordre purement physique ou mécanique.

À vrai dire, l'appareil irrigateur ne communique pas directement avec le sol humide, comme les méats avec l'atmosphère. Un massif de cellules jeunes, peu différenciées, sépare les origines inférieures des vaisseaux des poils absorbants de la racine, absorbe transitoirement les solutions pour les céder ensuite aux vaisseaux, règle par l'activité de son protoplasma la transmission des liquides. Le contenu des vaisseaux est donc, rigoureusement parlant, le produit d'une première sécrétion, au même titre que les substances transmises au milieu interne de l'homme par les éléments actifs des villosités intestinales. Néanmoins le contenu des vaisseaux diffère peu des liquides du sol; les modifications très réelles que lui impriment, dans son trajet, l'activité des cellules contiguës, sont assez restreintes. Les vaisseaux peuvent donc, dans une vue générale et un peu approximative, être considérés comme un prolongement du sol humide dans l'intimité des tissus de la plante et jusqu'aux organes les plus franchement aériens. Le contenu de l'appareil irrigateur constitué par les vaisseaux, comme le contenu de l'appareil ventilateur constitué par les méats, n'a donc que de lointaines analogies avec les humeurs du corps humain.

Les véritables humeurs, chez les plantes, sont représentées par le suc cellulaire. Qu'il soit renfermé dans des vacuoles à peine visibles au microscope, qu'il occupe de vastes espaces refoulant la partie vivante, qu'il forme des masses plus considérables, comme dans les laticifères ou dans les cellules criblées du liber, le suc cellulaire, à l'inverse des humeurs de l'homme, est directement subordonné au protoplasma d'une cellule, emprisonné dans les étroites limites de cet élément et ne peut passer aux éléments voisins que par un effet de l'activité cellulaire, c'est-à-dire par une véritable sécrétion.

Au point de vue physiologique, certains produits solides méritent d'être rapprochés des humeurs; tels sont : les substances azotées mises en réserve dans l'aleurone, les grains d'amidon, les composés pectiques des membranes, qui sont fluidifiés sous diverses influences normales ou pathologiques. La diffusion de ces substances, soumise aux mêmes règles

que celle des inclusions liquides, est en outre retardée par le travail cri-
nique préalable qui les rend transportables.

Dès lors les altérations humorales n'ont, chez le végétal, qu'une
influence restreinte, limitée à la sphère d'activité d'un groupe cellulaire.
Même dans ce domaine étroit, l'afflux des humeurs du reste de l'organisme ne vient pas compliquer les modifications locales. L'exsudation,
entravée par la situation intra-cellulaire des liquides, reste étrangère aux
accidents inflammatoires, aussi bien que la diapédèse, empêchée par la
fixité des cellules.

Si nous ajoutons que la plante n'a pas de système nerveux, capable de
rendre l'organisme entier solidaire d'une altération locale, qu'elle possède, au contraire, des parties suffisamment indépendantes pour continuer à prendre un développement normal, quand d'autres parties sont
atrophiées, déformées ou même totalement détruites, nous pourrions conclure que la généralisation d'une maladie locale n'est pas à craindre, chez
des êtres où la centralisation des fonctions est toujours imparfaite.

**Nature et causes déterminantes des maladies des végé-
taux.** — En raison de l'organisation que nous venons d'esquisser, la
pathologie végétale est un simple chapitre de la pathologie cellulaire,
chapitre d'autant plus instructif que les réactions de l'élément biologique ne soient pas troublées par les complications nerveuses et le sont
peu par les complications humorales.

L'activité normale de la cellule végétale relève de deux facteurs essentiels, qui sont la nutrition et l'irritabilité. Toute maladie des plantes
entraîne des troubles simultanés dans la nutrition et dans l'irritabilité.
Les accidents initiaux sont dus, tantôt à des propriétés anormales du
milieu nutritif, tantôt à des phénomènes d'irritation insolites par leur
intensité, par leur nature, par leur origine, par leur localisation. Le plus
souvent les deux sortes de perturbations se combinent dès le début. Pourtant on peut encore attribuer une influence prépondérante à l'une d'elles.
Nous examinerons successivement les troubles de la nutrition et les troubles de l'irritabilité.

MALADIES DE LA NUTRITION

La nutrition est troublée par les altérations du milieu extérieur, auquel
les végétaux empruntent l'air respirable, les aliments liquides ou gazeux,
l'énergie lumineuse ou calorifique. Elle est compromise plus directement
encore, quand les parasites, fixés sur le végétal ou logés dans les tissus, consomment les produits accessoires issus de l'activité du protoplasma, quand les liquides sécrétés par les parasites, les fluides toxiques
venus du dehors, transforment chimiquement le milieu interne dans lequel

vit le protoplasma. Elle est abolie dans un domaine plus ou moins vaste
par un certain nombre d'actions chimiques ou traumatiques, d'origine
cosmique ou biologique.

Altération des sources de substance et d'énergie. —

A. Le besoin d'oxygène libre est aussi urgent pour les plantes aériennes
que pour les animaux terrestres. Il suffit de placer une plante dans une
atmosphère d'hydrogène, pour arrêter les courants protoplasmiques intracellulaires, la multiplication des cellules, l'assimilation des réserves amylacées, etc. Si j'écarte les conditions anormales de l'expérimentation, les
tiges feuillées ne courent guère de risque d'asphyxie, car l'oxygène dégagé
par l'action chlorophyllienne assure une longue résistance dans une atmosphère confinée. Les racines sont moins tolérantes. Les plantes à racines
profondes ne peuvent vivre au voisinage des sources thermales qui dégagent beaucoup d'acide carbonique dans l'atmosphère souterraine. Les
racines pourrissent dans les peuplements de Conifères où une couverture
trop dense soustrait le sol aux changements de température et à la circulation de l'air qui en est la conséquence. Le même phénomène se produit quand on enterre un tronc jusqu'à une hauteur suffisante pour empêcher l'air d'arriver aux racines ([1]). Une remarquable observation de Van
Tieghem ([2]) a démontré que, dans les sols trop compacts, où l'écoulement
de l'eau se fait mal, où l'air ne se renouvelle pas, l'altération des racines
est le résultat immédiat de l'asphyxie, en dehors de toute action parasitaire. Dans un tel milieu, les racines de pommiers dégagent une quantité
d'alcool suffisante pour être reconnue à l'odeur. A défaut de la fixation
d'oxygène libre sur ses composés organiques, la racine puise l'énergie
nécessaire à son activité dans la décomposition de ses réserves sucrées, à
la façon des levures soustraites au contact de l'air. Les cellules qui, dans
les racines normales de même âge, renferment du sucre et de l'amidon,
sont profondément dégénérées et l'arbre entier dépérit.

B. L'eau n'est pas seulement un facteur des propriétés physiques et de
l'aération du sol. Elle est un aliment et le véhicule des autres aliments
absorbés par la racine. L'excès d'eau dans le sol détermine des troubles
dans la nutrition générale, surtout si la chaleur en active l'absorption, si
l'état hygrométrique de l'air empêche l'évaporation de suivre la même
progression et si le défaut de lumière entrave le travail de l'assimilation.
On voit alors les cellules des feuilles se gonfler au voisinage des terminaisons vasculaires et former des tumeurs transparentes, nommées par
Sorauer intumescences ou nodosités selon leur consistance. Dans les tissus mous des fruits de l'oranger ou du poirier, la dilatation hydropique
des éléments profonds fait éclater les tissus superficiels et cause la maladie appelée crevassement par Savastano. L'œdème, la gerçure des troncs,

([1]) Hartig, Traité des maladies des arbres, trad. française, 1891.
 ([2]) Van Tieghem. Bulletin de la Société botanique de France, t. XXVI, 1879.

d'après Sorauer, relèvent de la même cause(1). Ce sont les manifestations locales d'une maladie générale résultant de l'absorption excessive de l'eau par les racines.

Les sels nécessaires à l'alimentation de la plante deviennent nuisibles, quand ils sont en solution trop concentrée. L'osmose est arrêtée, parfois même retournée, et les tissus se déshydratent. L'irruption brusque de l'eau de mer est fatale à la plupart des végétaux. Une substance utile agit comme un véritable poison, dès qu'elle se trouve en proportion exagérée par rapport aux autres principes alimentaires. Le carbonate de chaux est fatal à certaines vignes et les rend chlorotiques(2). Des accidents analogues résultent de l'absorption des substances réfractaires à l'assimilation.

L'excès d'alimentation amène un crevassement de l'écorce. Nous en trouvons un exemple chez des arbres isolés par l'abatage des sujets qui leur disputaient jusqu'alors la nourriture. Les tissus profonds s'épaississent brusquement au voisinage du cambium et les tissus périphériques éclatent sous la pression.

L'absence ou l'insuffisance d'un aliment essentiel dans le sol cause une inanition incompatible avec le maintien de la santé. Si la terre est trop sèche ou si elle cède difficilement l'eau aux racines, les plantes sèchent ou se couronnent. L'inanition par suite de la pénurie des gaz assimilables de l'atmosphère peut être écartée de la liste des causes naturelles des maladies.

C. L'énergie transmise aux organes verts par la radiation solaire est aussi nécessaire à l'assimilation que les aliments liquides ou gazeux. L'étiolement est la maladie qui résulte du défaut de lumière. Les feuilles couvertes de poussière jaunissent comme les plantes placées à l'obscurité. Les corps étrangers forment à la surface un écran opaque. Mais ici le défaut d'éclairage de la chlorophylle se complique d'un obstacle apporté à la transpiration, aux échanges respiratoires et alimentaires. L'assimilation des composés inorganiques est supprimée, si la plante est exposée à une lumière privée des radiations susceptibles d'être absorbées par le pigment vert; les autres rayons, si éblouissants qu'ils puissent être pour notre œil, sont sans action sur elle. Il suffit de soustraire quelques-unes des radiations correspondant aux bandes d'absorption de la chlorophylle pour déterminer un trouble profond dans la nutrition. Les rayons ultra-violets sont absorbés par la chlorophylle et contribuent, au même titre que des radiations moins réfrangibles, à fournir à la plante l'énergie nécessaire à son activité et à sa croissance. Bonnier et Mangin(3), puis Timirjazeff, ont établi qu'à eux seuls ces rayons, obscurs pour l'œil humain, suffisaient, à la rigueur, pour provoquer chez la plante verte des phénomènes d'assimilation. D'après les expériences plus récentes de Sachs

(1) SORAUER, Botanische Zeitung, 1889 et 1890. — SAVASTANO, Bollet. della Società di naturalisti in Napoli, 1889.
(2) VIALA, Les maladies de la vigne, 3e édit., 1893.
(3) BONNIER et MANGIN, Comptes rendus de l'Académie des sciences, 11 janvier 1887

et de Casimir de Candolle [1], les rayons ultra-violets ne sont pas seulement actifs; ils sont nécessaires aux plantes vertes; à leur défaut, le meilleur éclairage n'assurerait pas le développement normal de certaines espèces. La privation des rayons ultra-violets devient ainsi une cause de maladie, démontrée par l'expérimentation, mais qui n'est guère à craindre dans la nature.

On connaît l'influence défavorable exercée par les mêmes rayons sur la santé de l'homme, sur les fonctions des animaux, sur la vitalité même de quelques végétaux incolores, comme les bactéries. Il ne faut pas en conclure que les plantes vertes soient impressionnées par la lumière autrement que les autres êtres vivants. La chlorophylle, malgré son rôle capital dans la nutrition, n'est pas une matière vivante; c'est un puissant réactif au moyen duquel le protoplasma fabrique, au sein de l'organisme végétal, des produits que les autres êtres, à de rares exceptions près, trouvent élaborés dans leurs aliments. La chlorophylle, qui transforme en énergie chimique les rayons ultra-violets, aussi bien que d'autres rayons de diverses réfrangibilités, protège le protoplasma lui-même contre leur action nuisible. Il est inutile d'invoquer une immunité spéciale du protoplasma végétal à l'égard des rayons très réfrangibles. La substance vivante n'en reçoit qu'un petit nombre. Elle peut ainsi accomplir la synthèse de la matière organique, à l'aide d'une lumière dont l'intensité serait préjudiciable aux autres êtres vivants.

D. Nous n'insisterons pas sur les effets bien connus des froids excessifs, des grandes chaleurs, d'une moyenne thermique insuffisante sur le développement et la santé des plantes.

Altération des substances associées au protoplasma.

— A. Dans l'intimité des tissus, les aliments absorbés et transformés, les substances associées au protoplasma, soit comme réserves nutritives, soit comme matériaux de la différenciation du corps, sont détruits par les parasites. Mangin [2] a démontré que le *Bacillus Amylobacter*, que le champignon de l'anthracnose de la vigne dissocient les tissus, en consommant les composés pectiques qui unissent les cellules. La substance capable de dissoudre le ciment intercellulaire est excrétée de même par un grand nombre d'organismes inférieurs. Dans cette catégorie, le *Bacillus Oleæ* mérite une mention spéciale. Cette bactérie cause, chez l'olivier, de grands ravages étudiés par Savastano [3]; elle est fréquente chez le frêne, où Noack [4] l'a décrite dernièrement comme une espèce nouvelle. Incapable de végéter activement dans les tissus sains, le *Bacillus Oleæ* peut être introduit artificiellement par l'expérimentateur, infecter les plaies ou les cicatrices causés par l'élagage, par la grêle ou par les champignons,

---

[1] SACHS, *Arbeiten des botan. Instituts in Würzburg*, 1887. — C. DE CANDOLLE, *Archives des sciences physiques et naturelles*, 3e période, t. XXVIII, 1892.

[2] MANGIN, *Comptes rendus de l'Académie des sciences*, 28 mars 1892.

[3] SAVASTANO, *Annuario della r. Scuola sup. d'Agricoltura in Portici*, vol. V, 1887.

[4] NOACK, *Zeitschrift für Pflanzenkrankheiten*, t. III, 1893

envahit les excroissances charnues produites, dans les inflorescences, par le *Phytoptus Fraxini*. Son introducteur habituel est un champignon du genre *Phoma*, que j'ai observé aussi bien sur les oliviers recueillis à Toulon que sur les frènes des environs de Nancy. Quand les filaments du champignon atteignent les assises profondes de l'écorce et le liber, le *Bacillus Oleæ* se multiplie abondamment à l'abri de l'air extérieur, prend les devants sur son introducteur et se répand dans les espaces intercellulaires en détruisant les matières pectiques. Les cellules désagrégées, bloquées de toutes parts par les colonies bactériennes, succombent à la famine. Leur paroi, corrodée de dehors en dedans, est bientôt sillonnée d'un réseau de lignes entre-croisées en tous sens. Un peu plus tard, la perforation est complète et les bacilles renplissent la cellule morte dont ils consomment les débris. Plus rarement ils sont introduits d'emblée par le filament du champignon. Les tissus envahis sont ainsi transformés en cavernes plus ou moins vastes qui, au début, ne communiquent pas largement avec l'extérieur. Cette production de cavernes a fait donner à la maladie de l'olivier le nom de tuberculose. Divers champignons produisent la cellulosine, zymase qui attaque la cellulose; ils perforent les parois à travers lesquelles ils introduisent leurs filaments ou leurs suçoirs.

D'après Bourquelot(¹), les champignons qui vivent sur les troncs d'arbres excrètent un ferment soluble capable de dédoubler les glucosides à la façon de l'émulsine des amandes amères. Grâce aux propriétés chimiques de cette solution, ils transforment en un principe propre à les nourrir, c'est-à-dire en glucose, des produits de l'activité cellulaire, tels que la populine des peupliers, la salicine des saules, la phlorhizine des pommiers, la coniférine des pins, qui se trouvaient accumulés sous la forme de glucosides dans l'écorce, le cambium et même le bois des arbres. La transformation opérée dans le corps vivant n'est nullement influencée par la vie des arbres, elle s'effectue sur le bois mort comme sur les arbres vivants; la zymase extraite des champignons dédouble aussi bien les glucosides obtenus à l'état de pureté.

Sous des influences analogues, certaines plantes subissent des dégénérescences cellulaires, connues sous les noms de gommose, de mannose. La transformation des hydrates de carbone de la membrane ou de la cavité en gomme est, dans quelques cas au moins, sous la dépendance des produits sécrétés par les champignons.

D'après Charrin(²), le suc du *Pachyphyton bracteosum* perd son acidité en présence du *Bacillus pyocyaneus*, aussi bien quand il est extrait de la plante que quand les cultures bactériennes sont injectées dans les feuilles vivantes.

D'autres actions chimiques, dont la nature n'a pas été précisée avec la même rigueur, accompagnent les précédentes. Les parasites qui en profitent

(¹) Bourquelot, *Comptes rendus de l'Académie des sciences*, 11 septembre 1895.
(²) Charrin, *Archives de physiologie*, avril 1893, et *Comptes rendus de l'Académie des sciences*, 8 mai 1893.

des composés ternaires aux matières pectiques, à la cellulose, aux glucosides, puisent leurs aliments azotés dans d'autres parties du corps, par
exemple dans le suc cellulaire, riche en produits amidés.

Les produits que nous venons d'énumérer sont toxiques, en ce sens
qu'ils attaquent une substance normalement contenue dans le corps. Ils
nuisent doublement à la plante, puisqu'ils lui enlèvent des réserves, puisqu'ils amoindrissent ses défenses mécaniques ou chimiques.

B. La transformation des substances associées au protoplasma retentit
sur les phénomènes intimes de la nutrition; car, chez la plante comme
chez l'homme, chaque cellule est adaptée à un milieu chimique défini.
Les humeurs deviennent toxiques, dès que la proportion de leurs principes normaux est changée par la soustraction ou par l'altération de l'un
d'entre eux. Il en est de même quand des substances étrangères se
répandent dans le suc cellulaire, indépendamment de l'action des parasites. Le chloroforme agit sur les plantes en modifiant les humeurs.
Cl. Bernard a montré qu'il entrave la fixation du carbone. De plus l'excrétion d'eau se trouve exagérée, sous forme de vapeur, d'après Junelle,
sous forme de gouttes liquides, d'après R. Dubois ([1]). L'arrêt des mouvements de la sensitive par les anesthésiques, qui ne peut être attribué à
une action nerveuse, est une conséquence indirecte d'une altération humorale et d'un trouble de la nutrition cellulaire.

Les liquides organiques complexes, sécrétés par les animaux, par les
champignons, par les bactéries, donnent souvent à la nutrition une intensité insolite. On peut en juger par la formation des galles. Laboulbène ([2])
a tenté de produire artificiellement ces excroissances à l'aide des liquides
empruntés aux galligènes; mais, tout en entrevoyant le mode d'action de
ces substances, il convient « qu'il n'a pu réussir d'une manière satisfaisante et certaine ». Cet insuccès tient à une double cause : d'une part,
l'expérimentateur le plus habile ne saurait atteindre à la délicatesse des
procédés d'inoculation employés par les agents naturels; d'autre part,
l'organe atteint ne réagit que s'il appartient à une espèce déterminée, si
en outre sa nature et son âge lui confèrent une prédisposition spéciale.
Beyerinck ([3]) a tourné cette double difficulté en précisant les conditions du
développement d'une galle produite par le *Nematus Capreæ* sur le saule
Marceau. L'épaississement de la feuille du saule s'effectue dès qu'un œuf
a été déposé dans ses tissus avec une goutte de venin sécrétée par des
glandes spéciales de la mère. En détruisant l'œuf avec une fine aiguille,
aussitôt après l'inoculation opérée par la pondeuse, Beyerinck a vu la galle
continuer à croître, prendre la taille et la structure habituelles. Bien que
le liquide ait été introduit par l'insecte, l'observation a toute la rigueur

([1]) Cl. Bernard, Leçons sur les phénomènes de la vie communs aux animaux et aux végétaux, t. I, 1878 — Junelle, *Comptes rendus de l'Académie des sciences*, 22 septembre 1890.
— R. Dubois, *Revue générale des sciences pures et appliquées*, 15 septembre 1891.
([2]) Laboulbène, *Comptes rendus de l'Académie des sciences*, 28 mars 1892.
([3]) Beyerinck, *Botanische Zeitung*, t. XLVI, 1888.

de l'expérience, puisqu'on a supprimé toute influence étrangère à celle du liquide excrété. Dans la plupart des galles, les conditions du développement sont moins simples, car l'accroissement insolite du végétal est parallèle à celui d'une larve, d'un champignon, d'une colonie bactérienne. Des influences mécaniques comme la mastication, la succion, la pression continue et progressive, s'ajoutent aux actions chimiques dont la complexité est elle-même accrue.

Chez le saule Marceau, la nutrition est tout d'abord exagérée par une altération chimique des sucs cellulaires. La gouttelette imperceptible introduite par l'insecte n'augmente pas sensiblement les réserves alimentaires. La disproportion entre la masse inoculée et l'effet produit fait songer aux phénomènes de fermentation, et Beyerinck a appelé le liquide du *Nematus* un ferment de croissance. Le ton de venin est celui qui lui convient. Comme dans le corps des animaux, le venin, sans attaquer directement la constitution du protoplasma, dévie la direction des phénomènes nutritifs. L'étendue des troubles physiologiques est sans rapport avec les réactions chimiques provoquées directement par des traces de substance étrangère. Dans la genèse des galles nous retrouvons l'influence de la prédisposition, qui distingue les véritables venins des autres poisons chimiques.

En dehors de cette prédisposition, les venins sont sans action spécifique sur les plantes. L'innocuité des venins végétaux ressort de leur localisation dans la cellule vivante. Les alcaloïdes, les glucosides les plus redoutables pour l'homme sont en solution concentrée dans des vacuoles, à peine séparées du protoplasma par une pellicule imperceptible. Ils sont encore inoffensifs pour des espèces distinctes de celle qui les produit. En greffant le *Datura* sur la pomme de terre, Strasburger a constaté le passage de l'atropine du greffon au sujet sans que celui-ci présentât aucun phénomène d'intoxication (¹).

Altérations du protoplasma. — Certains agents se portent directement sur le protoplasma pour en détruire la structure moléculaire ou l'organisation. Tels sont les liquides corrosifs, les substances dissoutes qui diffusent dans la matière vivante et forment des combinaisons nouvelles incompatibles avec la constitution normale de la cellule. Nul protoplasma n'est indifférent à leur contact. Tandis que les alcaloïdes les plus vénéneux pour l'homme sont impunément mélangés à la matière vivante, les substances corrosives comme l'essence de moutarde, les poisons chimiques comme l'acide cyanhydrique, qui sont excrétés par les végétaux ou qui naissent dans leurs tissus désorganisés, ne sont pas préformés dans les cellules vivantes. Ce sont des glucosides inertes qui, décomposés par des zymases spéciales, seront transformés en principes toxiques. Outre leur action spécifique sur les plantes prédisposées, certains venins

(¹) STRASBURGER, *Berichte der deutschen botan. Gesellschaft*, t. III, 1885.

exercent sur les tissus l'effet des corrosifs. Avec le *Bacillus pyocyaneus* et ses produits, venimeux pour les animaux, Charrin a déterminé la mortification immédiate des cellules d'une Crassulacée. Les désordres provoqués par l'injection du venin des serpents et des abeilles [1] se réduisent à la destruction de quelques cellules et à une nécrose locale en rapport avec la lésion mécanique et avec la diffusion d'un liquide étranger dans les cellules.

Beaucoup de champignons désorganisent d'emblée le protoplasma. La nécrose est produite par les excrétions, car les cellules meurent avant d'avoir subi le contact immédiat des parasites. A cette catégorie se rattachent les *Phyllosticta*, l'*Ascospora Beyerinckii* des feuilles de cerisier [2]. Dès qu'une spore vient à germer à la surface des feuilles, les cellules avoisinantes prennent une coloration carminée, puis elles brunissent. La couleur de feuille morte s'étend en cercle et reste longtemps limitée par un liséré rouge. Les filaments du champignon pénètrent dans la zone préalablement nécrosée. De cette façon l'organisme étranger vit en saprophyte dans les portions qu'il a tout d'abord empoisonnées. Le bacille de la noire des oignons, bien étudié par Sorauer [3], se comporte de la même façon. Les cellules épidermiques, altérées par les sécrétions microbiennes, livrent passage à la bactérie, qui transforme bientôt les tuniques du bulbe en une masse translucide et comme gangréneuse. Au contact des oignons morveux, les pommes de terre subissent la même altération.

L'atmosphère est souvent le véhicule de gaz toxiques. Le chlore, les vapeurs de soude ont été incriminés. De tous les principes entraînés par l'atmosphère, celui dont l'action préjudiciable est la mieux établie est l'acide sulfureux, provenant de la combustion des houilles pyriteuses dans les usines. Condensé à la surface des feuilles, l'acide sulfureux se transforme en acide sulfurique, imprègne les membranes, les déshydrate, les rend imperméables. La couleur verte des feuilles, conservée quelque temps au voisinage des nervures, dans les tissus directement irrigués par les vaisseaux, disparaît et la plante se dessèche.

Un traumatisme violent comme un choc, une morsure, un coup de grêle, écrase les cellules et désorganise le protoplasma. La nutrition est immédiatement abolie comme les autres manifestations de la vie. L'action mécanique est circonscrite, tandis que celle des poisons est diffuse, surtout quand les produits toxiques sont sécrétés par des parasites, dont l'œuvre se poursuit pendant un temps indéfini.

Les tissus mortifiés par les traumatismes, par les poisons, par les parasites ne sauraient suivre l'accroissement des tissus environnants. Des dépressions manifestent leur présence. Les parties rétractées se déchirent. Les champignons et les bactéries achèvent de décomposer les cellules mortes ou mourantes, les ramollissent, les réduisent en pourriture, en

[1] POUCHET et BOYER-LAPIERRE, *Bulletin de la Société de biologie*, 1885.
[2] VUILLEMIN, *Journal de Botanique*, 1887 et 1888.
[3] SORAUER, *Handbuch der Pflanzenkrankheiten*, t. I, 1886.

préparent l'élimination. De vastes pertes de substance creusent les organes malades et constituent des caries. Dans ces divers exemples, la résistance de l'organisme est immédiatement paralysée; aucune réaction inflammatoire n'entrave l'action destructive; les éléments frappés sont mortifiés sans avoir été malades.

Tels sont les principaux effets des troubles de la nutrition. Comme nous l'avons fait entrevoir au début du chapitre, ils entraînent le plus souvent des réactions secondaires. Les cellules qui se nourrissent mal irritent les éléments sains du voisinage; les cellules nécrosées jouent dans l'organisme le rôle de corps étrangers. Nous allons retrouver les conséquences des maladies de la nutrition en étudiant les troubles de l'irritabilité.

MALADIES DE L'IRRITABILITÉ

Toute cellule végétale est irritable. Les divers stimulants provoquent un développement normal, tant qu'ils s'exercent dans certaines limites d'intensité, en temps opportun, sur chaque partie de la plante. Les mêmes agents deviennent pathogènes, quand il y a dans leur intervention une erreur de temps, de lieu, de degré.

La perturbation apportée par un excitant anormal n'est pas proportionnelle à la puissance de cet agent. Elle est subordonnée à la prédisposition des cellules impressionnées et produit, selon les circonstances, des effets diamétralement opposés. La pression prolongée d'un corps solide amène l'épaississement des villes de la vigne-vierge. Au contraire, dans les plantes volubiles, l'accroissement se ralentit assez, au contact d'un tuteur, pour que la tige s'enroule autour du corps étranger. Les racines de moutarde se courbent de manière à fuir une source de lumière, tandis que les racines d'ail s'incurvent vers le foyer.

L'irritation produite par la lumière est, en général, défavorable à la croissance des racines. D'après Fr. Darwin (¹), l'allongement des racines de moutarde est diminué de plus d'un tiers par l'éclairement. Les organes dont le protoplasma n'est pas protégé par l'écran vert de chlorophylle manifestent donc la même susceptibilité que les animaux ou les Bactéries à l'égard des radiations. Des actions en apparence excitantes provoquent ainsi des phénomènes d'arrêt, que nous ne tenterons pas d'expliquer, mais qu'il est bon de noter chez des êtres où l'on ne peut invoquer, en l'absence du système nerveux, que des réactions cellulaires.

Plus souvent les irritants anormaux, quand ils ne sont pas assez énergiques pour tuer, exagèrent l'activité. L'irritation excessive, déplacée ou intempestive, détermine, comme l'excitation normale, un accroissement et une multiplication des cellules; mais l'accroissement exagéré

(¹) FRANCIS DARWIN, *Arbeiten des botan. Instituts in Würzburg*, 1880.

devient hypertrophie: la multiplication pathologique devient hyperplasie. Telles sont les deux manifestations de l'inflammation chez les végétaux.

La réaction inflammatoire n'est pas également intense dans toutes les cellules d'une plante adulte. Comme chez l'homme, la différenciation histologique apporte une entrave à l'inflammation cellulaire. Chez les plantes supérieures, les cellules les moins compliquées sont encore encombrées de produits accessoires. Les matières pectiques ou ligneuses, les hydrates de carbone se fixent dans la membrane et s'opposent à toute expansion rapide du corps cellulaire. Si les membranes sont plus minces, moins rigides, comme dans la masse charnue des plantes grasses, des liquides abondants rendent la cellule hydropique, restreignent le domaine du protoplasma, amoindrissent les échanges nutritifs, tout en amortissant le choc des agents mécaniques, en diluant ou en neutralisant les poisons. Les matériaux liquides et solides accumulés ou organisés dans le domaine des cellules adultes ont donc pour effet d'atténuer les agents irritants et d'amoindrir dans le protoplasma la capacité de réagir contre eux. Moins compliqués que les autres, les tissus parenchymateux gardent longtemps la capacité de s'hypertrophier; mais l'hyperplasie y est exceptionnelle, comme la division normale.

La plante adulte, aussi bien que l'animal, garde des éléments embryonnaires, dont les membranes sont minces, dont le protoplasma indéfini reste prépondérant sur les produits accessoires. Ces éléments sont le siège de l'hyperplasie, comme de la division normale. Ils sont fixés dans les points végétatifs, c'est-à-dire à l'extrémité des tiges et des racines, toujours en voie de formation quand la base des membres est déjà organisée, dans les bourgeons, dans les nouvelles feuilles, dans les jeunes fleurs. Ils se retrouvent dans les couches génératrices qui continuent directement les points végétatifs à travers les tissus différenciés, et qui servent à épaissir les membres, dans les jeunes racines qui naissent de l'une de ces couches. Tous ces tissus jeunes qui continuent l'état embryonnaire, même chez les arbres séculaires, sont réunis sous le nom de méristèmes primitifs.

Les tissus dont la différenciation est faible, les parenchymes par exemple, récupèrent fréquemment, par une sorte de rajeunissement, l'irritabilité des éléments qui n'ont pas encore subi de complications. On appelle méristèmes secondaires ces zones de recloisonnement quand elles sont produites par des stimulants physiologiques. Des excitants anormaux produiront aussi des assises génératrices insolites, que nous distinguerons sous le nom de méristèmes adventifs ou méristèmes néoplasiques. Sous l'influence de l'humidité ou sous l'action des parasites, des groupes de cellules provisoirement organisés, donnent des bourgeons ou des membres nouveaux en des points qui n'étaient pas normalement prédisposés à se développer ainsi. Il se forme alors des points végétatifs adventifs.

Nous trouverons donc l'hypertrophie dans les tissus faiblement différenciés, l'hyperplasie dans l'embryon et dans les tissus embryonnaires des membres naissants, des points végétatifs et des méristèmes normaux ou adventifs.

Hypertrophie. — A. Les conditions de l'hypertrophie sont très claires dans la rouille du pin de montagne (¹). Les filaments du *Peridermium Barteli*, agent de cette maladie, cheminent dans les aiguilles, à travers les méats de l'écorce, et introduisent dans les cellules des suçoirs à paroi mince, ayant eux-mêmes la valeur d'une cellule. Si l'on examine la coupe d'une feuille envahie d'un côté seulement, on constate la disparition de l'amidon dans la région occupée par le parasite. Ce phénomène révèle une vitalité plus énergique; car les cellules consomment les produits qui, d'ordinaire, s'accumulent. Cet excès d'assimilation sert en partie à fournir à l'alimentation du parasite; mais les cellules en bénéficient aussi. Dans les cellules normales, le noyau mesure en moyenne 5 à 7,5 μ de diamètre; dans les cellules occupées par un suçoir et totalement privées d'amidon, le noyau atteint 11 à 12,5 sur 9,5 à 10,5 μ, sans que la proportion de la chromatine diminue dans la masse accrue. L'effet de l'irritation parasitaire sur le noyau est évident. Doit-on l'attribuer à une influence mécanique? On serait tenté d'accorder une part à ce mode d'action. En effet, il est habituel de voir le suçoir s'appliquer au noyau et émettre des rameaux qui l'enlacent en tous sens. Cette explication n'est pas suffisante et il est nécessaire d'invoquer une action chimique. Dans quelques cellules, le suçoir se tient loin du noyau, et celui-ci n'en est pas moins hypertrophié. D'autre part, vers la limite de la zone envahie, le noyau dépasse déjà 8 μ, alors que les filaments viennent seulement de prendre contact avec la cellule et n'ont pas encore introduit de suçoir dans la cavité. A cette période, l'amidon n'est que partiellement résorbé. L'action irritante diffuse même à une certaine distance. Des cellules séparées des filaments par une ou deux assises ont déjà consommé l'amidon et agrandi leur noyau. Il est donc certain que le *Peridermium* introduit dans les fonctions de la vie cellulaire du pin de nouveaux facteurs chimiques.

Chez les deux êtres mis en présence par le parasitisme, l'irritation est réciproque, à tel point que, si l'on s'en tient aux premières réactions, on hésite à dire laquelle des deux cellules est parasite. L'action produite par la plante supérieure sur le champignon est complexe; l'analyse permet de la décomposer en deux facteurs, l'un mécanique, l'autre chimique. Au contact des membranes cellulaires, le filament en voie de croissance épaissit sa paroi, s'élargit, se moule sur son support, s'applique à la surface, constitue une pelote adhésive. Le même phénomène se remarque, d'après Busgen (²), pour les jeunes filaments cultivés sur les milieux inertes. Ils adhèrent à une lamelle de verre, aussi étroitement qu'au pourtour

---

(¹) VUILLEMIN, *Bulletin de la Société des sciences de Nancy*, fasc. 28, 1894.
(²) BUSGEN, *Botanische Zeitung*, 1895.

d'une cellule. L'organe adhésif est donc le produit d'une irritation purement mécanique.

La soudure intime, due à la pression, est le prélude d'une irritation chimique, si la pelote s'est appliquée à une cellule vivante, dont les produits exercent une action chimiotactique sur son protoplasma. Ainsi se forment les suçoirs du *Peridermium*, les filaments infectants d'autres champignons, comme l'a démontré Büsgen. Produit immédiat de l'irritation chimique, le suçoir des *Peridermium* et des autres Puccininées reste sensible à ce mode d'action pendant tout son développement. On sait que la composition chimique du protoplasma est différente dans la zone périphérique et dans la région occupée par le noyau. Or, j'ai constaté (¹) chez l'*Æcidium punctatum*, parasite de l'anémone jaune, chez le *Puccinia Desvauxii*, parasite des *Thesium*, que le suçoir, cylindrique quand il reste loin du noyau, se couvre de mamelons, dès qu'il entre dans la sphère d'action de cet organe.

L'hypertrophie provoquée par les champignons intracellulaires est souvent plus considérable que dans la rouille des pins. J'ai vu des coquelicots, dont les cellules centuplaient leur volume pour suivre l'accroissement d'un *Olpidium* qui s'y était introduit à l'état amiboïde. Le noyau, le cytoplasme, la membrane, étaient également accrus. Le parasite luimême atteignait jusqu'à 5000 fois son volume initial.

Quelques champignons parasites limitent leur action à la membrane cellulaire. Les filaments des Ustilaginées dissolvent le ciment pectique qui unit les cellules, mais sont impuissants à perforer la couche interne de la membrane, imprégnée de cellulose. Sous l'influence irritante, cette couche s'étend, se laisse refouler dans la cavité et engaine le parasite pendant tout son trajet intracellulaire. Par suite de cette irritabilité spéciale de la couche imprégnée de cellulose, le protoplasma fondamental est préservé d'un contact immédiat avec le parasite. Bien qu'elle fournisse certainement des aliments au champignon qui la traverse, la cellule n'est point sensiblement atteinte dans sa vitalité. Ainsi s'explique l'innocuité des Ustilaginées, tant que le champignon n'entre pas dans la période de reproduction.

B. Un suçoir de l'*Æcidium punctatum* rencontre parfois ceux du *Plasmopara pygmæa* (Péronosporée) dans une cellule corticale de la feuille de l'anémone jaune (²). Dès qu'il en est rapproché, sans qu'il y ait pourtant adhérence, ni contact immédiat, ni action mécanique quelconque, le suçoir s'élargit à son extrémité et prend un contour sinueux, en même temps que son noyau s'allonge et se rétrécit. L'irritation est d'ordre chimique, puisque le suçoir de l'*Æcidium* ne subit aucune pression; mais les produits du *Plasmopara*, distincts de ceux de l'anémone, provoquent une autre réaction que le noyau ou le simple cytoplasme de la

---

(¹) VUILLEMIN, *Bulletin de la Société mycologique de France*. 1894. — *Association française pour l'avancement des sciences*, 1889.

(²) VUILLEMIN, *Bulletin de la Société botanique de France*, t. XLI, 1894.

feuille. Dans cette triple association, réalisée dans les étroites limites d'une cellule, l'*Æcidium* est modifié simultanément par ses deux commensaux; le *Plasmopara*, dont le suçoir n'est qu'une excroissance dépourvue de noyau, n'est pas altéré. Les deux parasites exercent sur la cellule d'anémone qui les héberge des influences inverses qui se compensent. L'excitation produite par l'*Æcidium*, combinée à l'action épuisante de la Péronosporée, ramène la cellule à un équilibre voisin de l'état normal.

C. La nature spécifique de la cellule irritée influe sur son mode de réaction à l'excitation anormale. Tandis que les éléments parenchymateux ne diffèrent guère des cellules normales que par leurs dimensions absolues ou par la proportion des diverses parties constitutives, les cellules qui, par leur situation, étaient prédestinées à devenir des vaisseaux répondent, en s'hypertrophiant, à un type nouveau d'organisation. On s'en rendra compte en étudiant des racines envahies par une anguillule nommée *Heterodera radicicola*[1]. Le parasite, encore à l'état d'embryon, s'insinue entre les cellules au voisinage du point végétatif. Son action irritante se fait sentir dans les cellules qu'il touche et s'irradie à quelque distance, grâce à la diffusion des produits excrétés. L'assise génératrice ronnée péricycle s'hyperplasie; les cellules de l'écorce se dilatent assez pour faire éclater les assises superficielles; leur diamètre est deux ou trois fois plus grand que dans les assises similaires soustraites à l'excitation insolite; le noyau augmente dans la même mesure. Les vaisseaux les plus extérieurs sont en général organisés avant que l'influence irritante se soit fait sentir: ils ne peuvent réagir, puisque le protoplasma s'est épuisé en fournissant les éléments de la différenciation des parois. Si les cellules destinées à donner des vaisseaux sont enflammées à une période assez précoce, le protoplasma, loin de disparaître, acquiert un volume énorme. L'élément, au lieu de s'allonger en un tube d'irrigation, se renfle en une vaste vésicule. La membrane s'épaissit bien plus que dans les vaisseaux, sauf en certains points, où de délicates sculptures en creux ménagent un passage pour les échanges osmotiques; elle ne s'incruste pas de lignine, mais devient élastique. Le cytoplasme, condensé, emprisonne dans ses mailles une provision d'eau. Le noyau atteint un diamètre de six à dix fois plus considérable que dans les parenchymes voisins; puis il se divise à plusieurs reprises. J'ai compté plus de soixante noyaux dans une seule vésicule des racines de céleri. L'hypertrophie transforme les cellules destinées à donner des vaisseaux inertes et à transporter passivement les liquides en réservoirs, dont l'activité surexcitée réglera d'elle-même les échanges dans la région avoisinante.

Une irritation portée sur l'épiderme des feuilles amène la transformation des cellules en poils. On en trouve un exemple dans l'érinose de la vigne.

(1) VUILLEMIN et LEGRAIN, *Comptes rendus de l'Académie des sciences*, 5 mars 1894.

Hyperplasie. — A. Les excitants anormaux capables de déterminer l'hyperplasie n'agissent pas autrement que les stimulants nécessaires aux manifestations habituelles de la vie. Bien plus, les influences insolites peuvent réveiller des tendances héréditaires latentes. Alors les produits de l'irritation ne diffèrent des organes normaux que par leur abondance insolite. Ils répondent même parfois à un type plus régulier que les parties similaires, développées spontanément.

Ainsi les radicelles se multiplient sur les racines soumises à l'influence d'une humidité excessive ou de champignons parasites. Chez le paturin des bois, des racines apparaissent aux nœuds des tiges irritées par la larve d'une cécidomyie. Des tiges, envahies par des champignons ou de petits animaux, émettent un faisceau serré de rameaux que l'on nomme balai de sorcière. Sous l'influence des *Ustilago*, les rudiments d'étamines des fleurs femelles de *Lychnis* prennent l'aspect et la taille des organes mâles fertiles; le pistil apparaît dans les fleurs mâles des *Carex* (¹); les organes sexuels se complètent dans les fleurs stériles du *Muscari* (²). L'apparition du placenta des Orchidées est déterminée par des insectes parasites comme par les filaments polliniques (³). Des fruits d'apparence normale se forment autour des champignons ou des larves comme autour des graines. Chez le chêne-liège, le méristème secondaire, formateur du liège, donne des produits plus réguliers quand il est irrité par le démasclage que quand il suit son évolution naturelle. Dans tous ces exemples, les racines, les tiges feuillées, les organes de la fleur et du fruit, le liège sont des néoplasmes, dans ce sens qu'ils sont le produit d'une irritation anormale; mais, considérés en eux-mêmes, ils répondent de tout point au type d'organisation, aux tendances spécifiques de la région impressionnée.

B. Plus souvent les caractères nouveaux introduits par l'inflammation masquent la structure normale, et il faut quelque attention pour retrouver, dans les produits hyperplasiés, les caractères des membres ordinaires.

Quand un *Rhizobium* a atteint, dans une racine de Légumineuse, l'assise génératrice des radicelles, celle-ci forme un noyau hyperplasique, dont les cellules se laissent envahir par le parasite. Les bourgeons délicats du *Rhizobium*, en contact immédiat avec le protoplasma, en modifient l'organisation et réalisent une association biologique si étroite, que le contenu hétérogène de la cellule a pu être qualifié du nom de myco-plasma. Le tissu hyperplasique ne tarde pas à suivre la loi propre du développement de la région et devient une radicelle. Mais le bois et le liber, au lieu de se concentrer vers l'axe du membre, comme dans les radicelles normales, sont dissociés par le parenchyme démesurément accru, et la radicelle devient un tubercule ovoïde ou digité dont l'intérieur est occupé par de nombreuses cellules bourrées de parasites. Attaqué par la larve de l'*Andricus pilosus*, introduite dans les tissus jeunes du

(¹) Roze, *Bulletin de la Société botanique de France*, t. XXXV, 1888.
(²) Magnin, *Comptes rendus de l'Académie des sciences*, t. CX, 1890.
(³) Treub, *Annales du jardin de Buitenzorg*, t. III, 1883.

point végétatif, le bourgeon du crène s'allonge peu; les feuilles serrées sont réduites à des écailles plus grandes et plus étalées que celles du bourgeon. La tige feuillée est transformée en une galle, dont l'aspect rappelle un articuant. Sous l'influence des larves du *Chermes Abietis*, les jeunes pousses d'épicéa deviennent épaisses et charnues; les aiguilles serrées, renflées à la base, simulent les écailles d'un cône de pin.

La structure d'une tige feuillée est bien plus complètement masquée dans les masses informes que les forestiers appellent des broussins. La nature et l'origine de ces excroissances ont donné lieu aux hypothèses les plus variées. J'ai pu démontrer que certains broussins sont des rameaux profondément modifiés par un champignon parasite(1). Consulté par M. le professeur Hugo de Vries sur la nature de nodosités qui couvraient le collet et les nœuds inférieurs du tronc des *Eucalyptus*, au jardin botanique d'Amsterdam, j'ai trouvé tout le broussin envahi par les filaments d'un *Ustilago*. Les fructifications du parasite détruisent dans le bourgeon l'extrémité du point végétatif des branches de premier ordre. L'irritation, transmise aux portions plus éloignées du méristème primitif, en provoque un accroissement exagéré. Les nouveaux tissus se soulèvent tout autour de la fructification, en sorte que la branche est pour ainsi dire retournée. Son épiderme, au lieu d'être extérieur, tapisse un canal étroit. Les feuilles tournent leur sommet vers le fond de l'invagination; faute de place pour se développer, elles restent réduites à des rudiments ne dépassant pas un cinquième de millimètre. Des rameaux, nés de la branche invaginée, deviennent pour la plupart canaliformes; leur masse hyperplasiée, confondue avec celle des branches mères, augmente le volume de la tumeur. Dans cet exemple, les membres sont rendus presque méconnaissables par les effets irritants de l'*Ustilago Vriesiana*. Une analyse minutieuse permet pourtant de déterminer exactement leur nature morphologique.

Dans les étamines de maïs envahies par l'*Ustilago Maydis*, le support des anthères, au lieu d'être filiforme et pendant, se transforme en une massue dressée, atteignant 6 à 8 millimètres de diamètre. Envahis par un champignon nommé *Exoascus pruni*, les pruniers donnent des fruits allongés, ayant la forme d'un sac et une structure herbacée, également éloignée de la consistance charnue de la pulpe et de la consistance ligneuse du noyau.

C. Quand l'irritation se porte sur des membres déjà avancés dans leur évolution, les parties différenciées résistent à l'influence étrangère et conservent leur type spécifique à peine altéré. Seuls les méristèmes, normaux ou adventifs, prennent un développement désordonné et forment des néoplasies qui rompent la symétrie primitive et s'éloignent du plan d'organisation auquel on distingue les membres des plantes.

Des tumeurs embrassantes, appelées claudions, apparaissent, quand le cambium des tiges, excité par des parasites tels que le gui ou les cran-

(1) VUILLEMIN, *Comptes rendus de l'Académie des sciences*, 22 avril 1894.

pignons de l'oïdie des Puccininées, multiple localement ses cloisons et épaissit chaque couche annuelle de bois. Quand le parasite est, comme le gui, muni de feuilles vertes, capables de fixer le carbone de l'air par la synthèse chlorophyllienne, on a pu lui attribuer la création d'une partie des matériaux employés à épaissir la tige. La nutrition des puccinies introduit aussi des facteurs chimiques dans le développement de la région envahie; mais il est bien certain que le champignon ne rend pas tout ce qu'il emprunte à l'arbre. Des claudions se produisent aussi sans végétation d'aucun parasite: la tige elle-même, dont la nutrition est surexcitée par un agent purement mécanique, fait tous les frais de l'accroissement néoplasique. Sur un spécimen de *Tecoma radicans*, que n'a fait remettre M. Naudin, une branche, mesurant 12 millimètres de diamètre, portait une tumeur longue de 11 centimètres, épaisse de 6 centimètres. Ce néoplasme résultait de l'irritation produite par une petite tige sèche, mesurant 1 millimètre et demi de diamètre. La branche s'était enroulée autour de cette tige. La tumeur était surmontée de deux rameaux, dont l'un, presque aussi puissant que la branche mère, en continuait la direction. Sous le sommet avorté, une série de cercles générateurs supplémentaires, à contour sinueux, avait provoqué l'énorme épaississement local.

D'autres tumeurs sont excentriques, parce que l'action irritante est limitée à une face du membre attaqué. Quand le bois éclate sous l'influence de la congélation, la fissure se prolonge à travers le cambium. L'assise génératrice multiplie ses cloisonnements au voisinage de la déchirure. Il se produit ainsi une petite tumeur ligneuse, divisée par la gelivure. Autour des branches ou des solutions de continuité irrégulières, autour des tissus nécrosés comme la base des branches mortes, l'inflammation forme des bourrelets diversement contournés. Tantôt l'hyperplasie parvient à combler les lacunes, à recouvrir les tissus morts, et la tumeur cicatrice la blessure; tantôt les bourrelets dus à l'excès d'activité ne font qu'encadrer les parties détruites et donnent à la lésion une complication extrême, dans laquelle on parvient à retrouver les parties atrophiées primitivement et les parties hyperplasiées secondairement par suite de l'irritation due aux précédents. L'hyperplasie et les tumeurs qui compliquent la tuberculose de l'olivier ont été fort bien distinguées par Savastano de l'action destructive du bacille et de ses introducteurs.

L'hyperplasie est primitive quand l'irritation portée sur le cambium est assez modérée et assez régulière pour modifier l'activité des cellules sans en compromettre l'existence. Cette condition est réalisée par une bactérie parasite des branches du pin d'Alep (1), et à laquelle Trévisan a donné le nom de *Bacillus Vuilleminii*. Le bacille est inoculé par un insecte, qui pique, pour y déposer un œuf, le rameau au-dessous d'un nœud, au point où le bois est interrompu par le départ des cordons destinés aux feuilles.

---

(1) VUILLEMIN, *Comptes rendus de l'Académie des sciences*, 1888 et 1889.

L'œuf périt constamment dans les plaies inoculées. Ses débris sont isolés par un tissu cicatriciel qui a bien vite circonscrit la légère lésion produite par l'insecte. Cette lésion en elle-même est peu de chose. Pourtant le tissu enflammé est envahi par les bactéries, qui s'insinuent entre les cellules. L'irritation bactérienne se substitue à celle de l'insecte et se poursuit longtemps. Le cambium, au lieu de pendre des cloisons régulièrement tangentielles, se divise à l'excès en tous sens. Les cellules très petites, à parois minces, à noyau volumineux, constituent un nodule inflammatoire, qui se soulève dans la direction de l'écorce où la résistance est moindre. L'irritation est produite uniquement par des produits solubles et résulte des échanges nutritifs entre le bacille et le cambium, car les bactéries ne plissent des lacunes canaliformes ou arrondies, sans pénétrer dans aucune cellule. L'irritation se propage en s'atténuant tout autour du nodule et les cloisonnements se régularisent à mesure qu'on s'éloigne des colonies; le cambium reprend ses propriétés normales à quelque distance et donne du bois en dedans, du liber en dehors. Les couches ligneuses nouvelles, au lieu d'être concentriques aux anciennes, se soulèvent autour de la masse embryonnaire. Celle-ci se répand, pendant des années, en cordons irrégulièrement ramifiés, partout où l'organisation ligneuse n'arrête pas son expansion; le cambium capable de former du bois se contourne de plus en plus et constitue une loupe à bois madré, englobant les cordons mous qui logent les bactéries. Les contours sinueux de la masse ligneuse sont interrompus çà et là par des traînées bactériennes, qui fusent à travers l'écorce, enveloppées par un prolongement du cambium hyperplasié. L'organisation de ces digitations cambiales est très inégale : ici elle s'arrête de bonne heure sans produire de bois; là elle donne des assises ligneuses incomplètes ou circulaires. Sur une coupe pratiquée dans l'écorce, on distingue alors des îlots de Bactéries, entourés plus ou moins complètement de vaisseaux qui proviennent, comme le bois normal, de l'activité du cambium et qui doivent leur situation insolite au trouble apporté par le parasite dans l'évolution de l'assise génératrice. Des observateurs peu soigneux ont vu dans ce phénomène une métamorphose de l'écorce en bois. L'étude attentive du développement et l'examen de coupes successives permettent toujours de rattacher la formation du bois au développement des cellules cambiales, spécifiquement prédisposées à revêtir ce mode particulier d'organisation. La maladie modifie l'époque et le degré de la différenciation, sans atteindre la spécificité cellulaire. Les traînées de tissu inflammatoire finissent par être affamées et écrasées entre le parasite et les éléments plus résistants. Une gaine mortifiée, formée à leurs dépens, isole les colonies bactériennes des tissus normaux ou régularisés.

La nécrose qui, dans les exemples précédents, était le point de départ de l'hyperplasie, est ici consécutive à ce phénomène. C'est une scléro-génie salutaire, qui arrête l'infiltration des produits bactériens dans les éléments actifs.

D. Les tissus assez actifs pour se recloisonner, notamment le parenchyme cortical des tiges, forment, sous l'influence des stimulants insolites, des méristèmes adventifs, dont les produits sont doublement néoplasiques. Ces méristèmes cloisonnent leurs cellules parallèlement au point d'application de l'agent irritant et donnent des séries de cellules d'autant plus allongées que l'excitation est plus intense. Ces séries sont parallèles ou rayonnantes suivant la forme et l'étendue de la surface irritée.

Comme les méristèmes secondaires qui apparaissent normalement dans l'écorce, les méristèmes adventifs produisent des tissus parenchymateux du côté opposé à l'agent irritant, du liège du côté de cet agent. De cette façon les corps étrangers, les tissus nécrosés, les parasites, les irritants de toute nature sont peu à peu séquestrés dans une enveloppe imperméable. Si les tissus hyperplasiés occupent une situation superficielle, ils forment une tumeur plus ou moins saillante au dehors et sont de plus en plus éloignés des parties où se distribuent les principes nourriciers: ils deviennent à leur tour une cause d'irritation pour les parties saines qui les avoisinent et un nouveau méristème, formé plus profondément, les isole en masse de la région inaltérée. Englobés dans le liège produit par ce méristème, ils finissent par être éliminés. Ainsi la plante neutralise les influences irritantes, soit par une sorte d'action sclérogène qui isole les parties altérées, soit par le rejet définitif du corps étranger ou de ceux de ses propres organes qui en ont subi l'influence pernicieuse.

Les mêmes phénomènes inflammatoires, les mêmes effets de la lutte de l'organisme se manifestent dans les racines, dans les pétioles, jusque dans le limbe foliaire qui, pourtant, ne forme pas de méristèmes secondaires dans le cours normal du développement.

L'organisme végétal a moins vite raison de ses assaillants quand l'action irritante est prolongée et diffuse. Autour des chancres creusés par les champignons ou les bactéries, autour des tubercules produits par le *Bacillus Oleæ*, l'écorce s'hyperplasie comme le cambium et les produits des méristèmes adventifs ajoutent indéfiniment de nouvelles complications aux néoplasies déjà signalées.

Le *Bacillus Vuilleminii* complique souvent d'altérations de l'écorce les tumeurs qui résultent de son action sur le cambium. Parfois même il épargne l'assise génératrice du bois, pour se répandre exclusivement entre les cellules de l'écorce du pin d'Alep. Il produit alors des loupes molles, grosses comme un pois ou comme une noisette, dont l'évolution est fort instructive. Les tissus qui avoisinent les colonies se reconnaissent d'emblée à leurs noyaux volumineux et serrés, séparés par des membranes d'une excessive délicatesse. On distingue au début un certain parallélisme entre les cloisons et les zooglées; mais sous l'influence de la diffusion des principes irritants, la multiplication est si active, que bientôt toute la masse est formée d'un entassement de petites cellules polyédriques. Des méristèmes plus réguliers apparaissent à une certaine distance et finissent par circonscrire l'action du parasite, en élevant une barrière de liège, que les traînées bactériennes ne franchiront pas, si leur expansion rapide n'en a pas prévenu la consolidation. Parfois les tissus tendres qui entourent les nodules hyperplasiés et qui ne ressentent pas directement l'action excitante du parasite se laissent refouler par la masse croissante des bactéries et du tissu embryonnaire. Dès que la limite de leur compressibilité est atteinte, le tissu jeune est écrasé à son tour. Quelques cellules sont pincées entre les lobes des colonies bactériennes. Le contenu des cellules tuées diffuse au dehors et sert à nourrir les bacilles. Ici, pas plus que dans les tumeurs ligneuses, le bacille ne provoque directement la mort des cellules du pin. Jamais il ne pénètre dans les cellules. La membrane, si mince, qui n'a pu lui livrer passage au début, s'épaissit autour des vieilles colonies et s'imprègne de subérine.

La noix de galle des rameaux, les galles des feuilles sont des productions hyperplasiques, provoquées, soit par la diffusion des liquides excrétés par la mère qui a introduit son œuf et son venin, soit par le contact du corps et des excrétions, par l'action des organes vulnérants ou suceurs d'une ou plusieurs larves. Le néoplasme se développe en rayonnant autour de l'agent irritant; il subit secondairement une modification de forme et une différenciation, variant avec la nature du galligène et de son support. Au voisinage du parasite, comme au contact du Bacille du pin d'Alep, l'hyperplasie est trop intense pour permettre une organisation stable des tissus. Les cellules restent embryonnaires, consomment les réserves qui s'accumulent plus loin sous forme d'amidon ou qui consolident les membranes des zones scléreuses. Confinées dans un espace étroit et refoulées vers le centre par les cellules issues de nouveaux cloisonnements, elles subissent une sorte de fonte et leurs débris tombent comme une émulsion laiteuse dans la cavité occupée par la larve.

Des points végétatifs adventifs naissent sous l'influence d'excitants anormaux. Tantôt leurs produits sont réguliers, tantôt ils constituent de véritables tumeurs. A la première catégorie se rattachent les bourgeons qui naissent sur des feuilles bouturées. A la seconde appartiennent des excroissances buissonnantes que les *Taphrina* font apparaître sur des feuilles de fougères et que Griesenhagen ([1]) compare aux balais de sorcière.

SUITES DES LÉSIONS

Durée des lésions. — A. Les lésions superficielles de la tige ou de la racine disparaissent par suite de l'exfoliation naturelle de l'écorce, accélérée par le processus inflammatoire. Les feuilles emportent dans leur chute les galles, les tissus altérés par les caustiques ou par les champignons. Les parasites sont éliminés, s'ils n'ont pas franchi les limites du

([1]) GRIESENHAGEN, *Flora*, t. LXXVI, 1892.

membre pour s'étendre à la tige. La crise aiguë provoquée par une maladie des feuilles prend fin spontanément chaque année et laisse peu de trace, si elle ne récidive pas. Les arbres à feuilles annuelles souffrent moins de l'action des fumées sulfureuses que les Conifères, dont les aiguilles doivent nourrir l'arbre pendant trois ou quatre ans. Parfois les feuilles malades tombent avant l'automne; parfois leur mortification prématurée entrave la déhiscence naturelle. Ainsi les feuilles de cerisier, desséchées par le *Gnomonia erythrostoma*, persistent jusqu'au printemps suivant pour infecter les jeunes pousses sortant du bourgeon (¹).

Une rondelle de feuille, nécrosée par un acide ou par un champignon, une galle occupant le milieu du limbe, sont expulsées par le travail inflammatoire qui se déclare autour d'elles. Les limaces rongent, d'après Ludwig (²), les portions de feuille d'alchemille attaquées par le blanc, les petites tumeurs produites chez la menthe par la rouille, parce que le champignon, en détruisant le tanin des premières, l'huile essentielle de la seconde, a privé l'organe lésé de ses défenses chimiques. Les expériences de Stahl ont établi que les spores ne perdent pas leur faculté germinative en traversant le canal alimentaire des mollusques. L'extirpation de la tumeur, tout en supprimant l'altération locale, est donc préjudiciable, car elle prépare de nouvelles infections.

Les racines nécrosées sont détruites par les champignons et les bactéries de la putréfaction. Les rameaux desséchés sont brisés par le vent. L'élimination irrégulière des parties lésées est plus nuisible que leur maintien, parce qu'elle favorise la pénétration de nouveaux agents pathogènes. Telle est l'origine de la pourriture du bois des arbres.

B. Toute lésion qui, par sa nature ou par sa situation, échappe aux processus d'élimination normale ou accidentelle, ne saurait être effacée par un travail de réparation analogue à celui qui s'accomplit dans l'intimité des tissus de l'homme. A moins qu'il ne s'agisse d'une faible altération du protoplasma ou des réserves propres à être résorbées, la membrane rigide de la cellule garde l'empreinte indélébile du trouble introduit dans sa croissance. L'anatomie pathologique fournit d'emblée, sur les maladies des plantes, des données que le médecin ne rassemble, chez l'homme, qu'en suivant attentivement tous les stades de la maladie. L'histoire pathologique d'une plante est inscrite dans ses tissus. La structure d'un arbre séculaire nous dit quelles influences pernicieuses il a subies à diverses époques.

Les lésions accumulées dans le corps sont compatibles avec une grande longévité et avec une santé parfaite; car, à défaut de réparation, elles sont aisément compensées. La formation des méristèmes adventifs autour des corps étrangers, des parasites, des tissus altérés ou déformés, amène l'enkystement des parties malades. Le processus sclérogène, réalisé par la

---

(¹) B. FRANK, *Landwirthschaftliche Jahrbücher*, 1887.
(²) LUDWIG, *Beihefte zum botan. Centralblatt*, t. I, 1891.

production du liège dans les couches génératrices néoplasiques, circonscrit les tissus lésés et les transforme en une masse inerte. Les tissus sains s'accoutument promptement au contact des produits morbides. Cette tolérance est un effet naturel de la constitution de la plante. Dans les conditions les plus normales, des tissus inertes comme le cœur du bois ou le liège sont associés aux tissus actifs. A tout moment, les influences extérieures qui président au développement, provoquent des modifications dans le nombre, les dimensions, la forme des éléments. En dehors de toute déviation assez intense pour être considérée comme morbide, les parties similaires varient de taille et de vigueur, et un parfait équilibre règne entre ces matériaux disparates. La maladie n'introduit guère, dans l'organisation de la plante, de facteurs dont on ne retrouve les équivalents ou du moins les analogues chez l'individu sain.

Influence nuisible des lésions locales sur l'état général. — Des lésions restreintes comme les galles, comme les nécroses locales, n'exercent aucune influence sur la santé générale; les tissus voisins font les frais de l'hyperplasie ou suppléent les éléments atrophiés. Une altération plus étendue retentit sur la région dont le développement est associé à celui de la partie malade. Au-dessus des grosses tumeurs bacillaires, les branches du pin d'Alep cessent de s'épaissir et meurent. Un bouquet serré de rameaux se dresse autour du sommet d'une branche de peuplier tuée par le *Didymosphæria*. Par ce développement, en apparence réparateur, les jeunes pousses vont au-devant des spores et deviennent à leur tour la proie du parasite. Une simple larve logée au collet, en coupant les communications entre les feuilles et les racines, suffit pour tuer une plante.

Des altérations naturellement bénignes deviennent fatales par leur multiplicité. L'*Ascospora Beyerinckii*, hôte habituel et inoffensif des cerisiers, tue l'arbre dans les circonstances exceptionnelles où il envahit simultanément toutes les feuilles. La vigne atteinte d'érinose, les crêtes couverts de galles ne souffrent que quand l'acarien ou l'insecte prend une extension insolite. Un pin d'Alep dépérit en quelques années, si beaucoup de rameaux sont tuméfiés par les bactéries. Quand les branches basses du peuplier pyramidal hébergent de nombreux *Didymosphæria*, tous les aliments sont détournés au profit du parasite et des rameaux soumis à son influence, et la mort s'étend progressivement de la cime à la souche.

L'importance de l'organe atteint joue un rôle considérable. Le phylloxéra tue les vignes françaises en déformant les petites racines, tandis qu'il cause un faible préjudice aux cépages américains, parce qu'il vit principalement sur les feuilles et n'altère que des portions restreintes du limbe, sans en abolir les fonctions assimilatrices.

Certains parasites provoquent un trouble physiologique plus manifeste que les altérations morphologiques liées à leur présence. Des champignons du groupe des Puccininées, vivant dans les souches, accélèrent l'émission des pousses annuelles de l'*Euphorbia Cyparissias*, de l'anémone jaune. La chute des feuilles du *Vaccinium uliginosum*, d'après Mer, est retardée par l'*Exobasidium Vaccinii*. Les feuilles du sapin deviennent annuelles sur les balais de sorcière produits par l'*Æcidium elatinum*. Hartig a remarqué, chez le *Vaccinium Vitis-idæa*, le développement immédiat des bourgeons de l'année suivante, quand ils sont excités par le *Melampsora Gœppertiana*.

Les fonctions reproductrices sont particulièrement sensibles aux perturbations apportées dans la nutrition des plantes par les agents inertes, par les blessures, par les parasites. Les organes reproducteurs ne peuvent se développer qu'au détriment de l'appareil végétatif. Ils ne viendront à bien que si la nutrition générale est assez intense pour faire face au surcroît de dépense qu'ils entraînent, et si d'autre part la vigueur de l'appareil végétatif n'est pas assez prépondérante pour triompher de l'antagonisme de l'appareil reproducteur. Cet équilibre, nécessaire à la reproduction, est rompu par les influences les plus opposées. Chez des arbres fruitiers récemment greffés ou mal accoutumés au milieu insolite créé autour d'eux, les fleurs apparaissent prématurément. L'horticulteur sait bien qu'il doit élaguer les bourgeons à fruit sous peine d'épuiser le sujet. Plus généralement, les arbres bien soignés deviennent trop vigoureux et ne portent que des rameaux feuillés. On cherche alors à dompter l'arbre par l'appauvrissement du sol, par la torsion des branches, par l'incision annulaire, par la taille. Braconnot (¹) a fait remarquer que l'on contraignait les arbres à fructifier par des moyens morbides; on dirait avec plus de précision : par des lésions susceptibles d'atténuer la prépondérance de l'appareil végétatif.

Les maladies spontanées agissent sur les organes reproducteurs comme les soins du jardinier. Dans un sol trop compact, l'anémone jaune, affamée, ne donne pas de graines ni même de pistil. Dans les bois ombragés à sol meuble, le plante devient très robuste; les fleurs sont quelquefois doubles, par suite de la stérilisation des étamines pétalisées. Les maladies parasitaires entraînent la stérilité par l'un ou l'autre de ces procédés. Je ne parle pas des parasites qui détruisent directement le pollen ou les ovules. J'ai uniquement en vue les altérations de l'appareil végétatif qui retentissent sur la reproduction. L'action épuisante du mildew empêche le raisin de mûrir. Quand l'*Ascospora* endommage un grand nombre de feuilles, les cerises tombent prématurément. La suppression des fruits est le salut de l'arbre; car l'économie réalisée sur leur formation l'emporte sur l'affaiblissement causé par le parasite dans l'appareil végétatif; le sujet se régénère plus vigoureux qu'auparavant. L'action excitante des Puccinées stérilise plus sûrement encore. Sur des roses des Alpes attaquées par le *Chrysomyxa Rhododendri*, les étamines et le pistil sont transformés en pétales. Les euphorbes, dont l'*Uromyces Pisi* infectionne

---

(¹) Braconnot, *Mémoires de la Société royale de Nancy*, 1844.

les tiges et les feuilles, ne donnent pas de boutons. Il en est en général de même chez l'anémone blanche, attaquée par l'*Æcidium leucospermum*. Parfois pourtant l'excès de vigueur de l'appareil végétatif provoque l'apparition d'un bourgeon supplémentaire qui, moins robuste que la pousse normale, porte une fleur. Par analogie avec ce qui se passe chez les animaux, ces phénomènes ont reçu le nom de castration parasitaire.

Influence favorable des lésions locales sur l'état général. — L'organisation normale de la plante est en harmonie avec certaines conditions de milieu, auxquelles est adaptée l'espèce dont elle fait partie. Cette harmonie est rompue dès que la plante rencontre des influences insolites dans l'atmosphère, dans le sol, dans l'intimité de ses tissus. Il peut se faire alors qu'une lésion, en altérant les propriétés normales du corps, rétablisse l'équilibre et soit salutaire à l'individu. La gravité d'une lésion varie donc suivant des circonstances étrangères au corps vivant lui-même. Nous en avons vu des exemples dans les opérations horticoles; nous en trouverons de plus remarquables dans la nature.

Pendant les étés très secs, l'excrétion de la niellée, exagérée par l'action des pucerons, recouvre les feuilles d'arbre d'un enduit imperméable qui supprime les échanges gazeux. Cet accident, comme le fait observer Hy([1]), est avantageux à la plante, car il restreint la transpiration, à une époque où toute perte d'eau compromettrait la vie des arbres. L'*Heterodera radicicola*, en transformant les vaisseaux en réservoirs d'eau, amène la pourriture des racines dans les serres ou dans les contrées humides. Dans les sables du Sahara, l'excès d'hydratation des tissus est juste suffisante pour sauver la plante de la dessiccation. A El-Oued, les aubergines et les tomates ne mûrissent leurs fruits que si les racines sont envahies par l'anguillule. Les arbres forestiers, les plantes des tourbières ne peuvent assimiler les substances contenues dans l'humus, que si leurs racines sont déformées par des champignons qui en transforment les principes. Les fleurs du *Thesium humifusum*, supprimées par le *Puccinia Desvauxii*, apparaissent quand le *Tuberculina persicina* ralentit l'activité du premier parasite et diminue l'hypertrophie du support. L'anémone jaune, qui porte à la fois l'*Æcidium punctatum* et le *Plasmopara pygmæa*, développe mieux ses fleurs que si elle est attaquée par l'un ou l'autre de ces champignons, l'excitation causée par le premier balançant la dépression provoquée par le second. Les algues, essentiellement aquatiques, végètent dans les milieux secs, quand elles sont enlacées et déformées par les champignons dans cette association qu'on nomme un lichen.

([1]) Hy, *Mémoires de la Société nationale d'agriculture, sciences et arts d'Angers*, 1894.

CAUSES OCCASIONNELLES

Renforcement et atténuation des agents pathogènes. — L'influence du milieu ne se manifeste pas seulement dans les effets des lésions produites. Elle entrave ou favorise l'apparition des maladies, soit en agissant sur les parasites, soit en modifiant le sujet lui-même. L'humidité active le développement d'un grand nombre de champignons qui puisent dans des débris organisés l'énergie nécessaire pour attaquer les plantes vivantes. Les spores germent dans des gouttes de pluie ou de rosée à la surface des feuilles; la végétation et l'expansion des filaments dans les tissus sont facilitées par un état hygrométrique élevé de l'atmosphère. C'est ainsi qu'un grand nombre d'accidents parasitaires prennent l'allure de maladies saisonnières[1]. Le mildew, dont l'agent aime l'humidité et la chaleur, détruit la récolte d'une vigne entière à la suite d'une pluie d'orage. La maladie des cerisiers, la maladie des platanes, beaucoup de rouilles éclatent à la fin d'un printemps pluvieux. L'ergot des Graminées est endémique dans les contrées marécageuses. Les animaux parasites préfèrent souvent la chaleur à l'humidité; l'érinose de la vigne est causée par un acarien, beaucoup de galles apparaissent de préférence pendant les années sèches.

En soumettant les parasites à certaines conditions spéciales, on les modifie de telle sorte, qu'ils perdent l'affinité qui leur permettait d'attaquer une plante donnée. D'après Brefeld[2], les Ustilaginées, cultivées sur des milieux inertes, donnent des corps bourgeonnants semblables à des levures. Au début, les levures infectent les céréales; mais si la culture a été prolongée plus d'un an, elles deviennent incapables de vivre en parasites et de produire le charbon. C'est une véritable atténuation du champignon, qui a perdu, par la culture, ses propriétés pathogènes.

Le voisinage de certaines plantes est un danger permanent pour des individus d'espèce distincte, parce que les champignons hétéroïques émigrent d'une espèce à l'autre, à la façon des vers qui habitent successivement le corps de deux animaux différents. Les plantes atteintes de maladies parasitaires constituent, même après leur mort, des foyers épiphytiques redoutables pour leurs congénères. Dans les pépinières où les jeunes pins ont le rouge des feuilles, on est forcé d'abandonner la culture de cette essence. Le milieu vivant influence donc les agents pathogènes au même titre que le milieu inerte.

Prédisposition et immunité. — La prédisposition d'un sujet à l'égard d'un parasite ou de tout autre agent pathogène est augmentée

---

[1] VUILLEMIN, *Bulletin de la Société des sciences de Nancy*, fasc. 21, 1888.
[2] BREFELD, *Nachrichten aus dem Club der Landwirthe zu Berlin*, 1888.

ou diminuée par les influences extérieures. L'excès d'humidité ou de sécheresse nuit autant en amoindrissant la résistance vitale des arbres qu'en exaltant la puissance de leurs ennemis. La nature du sol modifie la constitution des végétaux, de manière à supprimer leur immunité naturelle à l'égard des parasites. Les mélèzes, peu sensibles au *Trichoscypha Willkommii* dans les sols siliceux, se couvrent de chancres profonds et périssent à brève échéance, quand le champignon les attaque dans un terrain calcaire. Comme l'a remarqué E. Laurent(1), le gui n'a pas les mêmes préférences dans chaque région : les pommiers sont plus particulièrement frappés en Belgique, les pruniers en Bretagne. Les résineux, généralement réfractaires, sont fréquemment envahis dans les Vosges.

Les traumatismes, les pertes de substance, les altérations causées par les agents cosmiques, par les herbivores, par les parasites, préparent le terrain aux champignons et aux bactéries. Ils se rangent au nombre des actions prédisposantes, en détruisant les barrières qui entravent mécaniquement la pénétration des parasites, en altérant la composition du suc cellulaire qui constitue une défense chimique.

Pour les mêmes motifs, l'âge modifie la prédisposition naturelle. Les *Ustilago* ne trouvent que dans les plantules récemment germées des membranes assez délicates pour leur permettre d'envahir tout l'organisme. Cette période se prolonge d'autant plus que la différenciation est plus lente. Ainsi le seigle reste plus longtemps prédisposé que l'avoine. Si le parasite s'introduit plus tard dans les nouvelles feuilles, la maladie reste localisée. Le repiquage prédispose les plantes aux attaques de l'*Heterodera radicicola*, parce que la lésion des anciennes racines provoque l'apparition simultanée d'un grand nombre de radicelles délicates, dans lesquelles l'anguillule s'insinue facilement.

Les organes qui, comme les fruits, se ramollissent à la maturité, perdent leur immunité primitive. Les altérations mécaniques se compliquent alors de transformations chimiques, qui favorisent la multiplication des êtres étrangers. Chez les plantes grasses, les principes acides qui prémunissent les feuilles disparaissent du suc cellulaire quand le membre est sur son déclin. L'acidité subit aussi des variations diurnes, en sorte que la plante perd, à certaines heures, ses défenses chimiques.

Les moindres variations dans la constitution d'une plante supérieure suppriment sa prédisposition à l'égard des parasites. Les diverses variétés de la vigne sont très inégalement sujettes à l'oïdium. Dès la fin du siècle dernier, Knight avait obtenu une variété de froment réfractaire à la nielle, par le métissage de deux races également prédisposées (2).

Les parasites d'espèces rapprochées ont, entre eux, d'aussi étroites affinités que leurs victimes. On pourrait citer les *Ustilago* qui causent le charbon aux diverses céréales, les ézizes des conifères, les *Sclerotinia*

---

(1) E. LAURENT, *Bulletin de la Société royale de botanique de Belgique*, t. XXIX, 1890.
(2) KNIGHT, *Philosophical Transactions*, 1799.

des Vacciniées (¹). Ces derniers champignons s'introduisent par la même voie que les tubes polliniques. La spécificité de leur action est liée aux influences, essentiellement chimiques, qui assurent la fécondation d'une espèce par le pollen de ses semblables, plutôt que par un pollen étranger. Cependant le développement exceptionnel d'un parasite sur une espèce qui ne lui est pas normalement sensible est possible, comme l'hybridation. Il est même probable que les parasites voisins dérivent d'une souche commune et n'ont acquis leur spécificité que par une adaptation plus étroite à des supports auxquels ils étaient d'abord indifférents. Le *Tylenchus devastatrix*, qui s'attaque aux tiges des plantes les plus diverses, devient plus volumineux quand il vit, durant plusieurs générations, sur l'oignon, que quand il se nourrit aux dépens du seigle. D'après Ritzema Bos (²), cette race géante de l'anguillule des tiges infecte plus difficilement le seigle que l'espèce à laquelle elle s'est accoutumée. Cette explication rendrait également compte de l'affinité pathogénique de certains microbes ou de certains virus qui, dans la nature actuelle, concentrent leur action sur une seule espèce animale, mais qui peuvent perdre leur spécificité et leurs caractères distinctifs quand on les force à évoluer chez d'autres êtres. Ainsi se concilieraient les résultats, en apparence discordants, des expériences relatives aux virus des varioles humaine, vaccine ou équine.

La pathologie végétale aborde le même ordre de questions que la pathologie humaine. Mais, à peine sortie de la période empirique, elle ne forme pas un corps de doctrine complet. Les botanistes ont beaucoup à gagner en s'inspirant des travaux des médecins. Pourtant la simplicité des réactions, la netteté et la persistance des lésions, la sûreté des méthodes donnent une grande rigueur à leurs conclusions. On peut entrevoir le jour où la biologie comparée donnera la clef des problèmes les plus complexes de la pathologie générale.

(¹) Woronin, *Mémoires de l'Académie imp. des sciences de Saint-Pétersbourg*, t. XXXVI, 1888.

(²) Ritzema Bos, *Archives du musée Teyler*, 2ᵉ série, t. III.

ÉTIOLOGIE ET PATHOGÉNIE

CONSIDÉRATIONS PRÉLIMINAIRES

Par H. ROGER

Professeur agrégé à la Faculté de médecine de Paris

L'*étiologie* (αἰτία, cause, λόγος, discours) est la branche de la pathologie qui recherche et étudie les causes morbifiques; la *pathogénie* (πάθος, maladie, γένεσις, génération) essaye de déterminer le mode d'action des causes morbifiques que l'étiologie a fait connaître. Autrement dit, l'étiologie montre *pourquoi* l'on devient malade; la pathogénie établit *comment* on devient malade.

A une époque encore peu éloignée, on admettait que des maladies pouvaient se créer de toutes pièces dans l'organisme, qu'elles naissaient par une sorte de génération spontanée. Cette doctrine médicale n'était qu'un reflet des tendances philosophiques; on pensait que l'être vivant, dégagé des influences cosmiques, pouvait agir à sa guise; on le dotait d'une force spéciale, capable de le diriger, et servant à expliquer ses actes physiologiques et ses troubles morbides. Les travaux modernes, en renversant cet échafaudage d'hypothèses, ont établi que les phénomènes qui se passent chez les êtres animés ne diffèrent pas essentiellement de ceux qu'on observe dans les corps bruts. Les manifestations de l'activité sont semblables dans tous les cas; partout et toujours, elles doivent être considérées comme des réactions provoquées par les agents cosmiques et obéissant aux lois de la corrélation des forces et de la conservation de l'énergie. Seulement les réactions ne sont pas toujours immédiates; c'est ce qui nous permet de comprendre le libre arbitre et nous explique comment on a cru si longtemps à la spontanéité de ces manifestations tardives; la cellule vivante peut être comparée, jusqu'à un certain point, à un accumulateur qui, sous une influence intercurrente, dégage la force qu'il a emmagasinée.

La possibilité de ce retard dans les réactions vitales a de nombreuses conséquences en physiologie; on conçoit, en effet, que la réaction puisse paraître plus énergique que l'action qui semble la provoquer: la dernière influence n'a fait, en réalité, que s'ajouter à toutes les forces qui ont agi antérieurement; l'action est, dans ce cas, la résultante d'une série de sommations.

Ces quelques notions trouvent de nombreuses applications en pathologie; l'acte morbide, comme l'acte physiologique, peut être provoqué par une cause unique et se manifester aussitôt après l'action de celle-ci; ou bien il résulte d'une série de causes agissant successivement ou simultanément. Dans le premier cas, l'effet est univoque; dans le second, les manifestations sont variables et complexes.

C'est ce qui a conduit les auteurs à proposer diverses classifications des causes morbifiques; autrefois on les divisait en deux catégories : les causes internes et les causes externes. Il nous semble préférable d'admettre trois groupes de causes : efficientes, adjuvantes, prédisposantes.

Les *causes efficientes* sont toujours nécessaires, parfois seulement elles sont suffisantes. Si l'on introduit quelques bactéridies charbonneuses sous la peau d'un cobaye, la mort survient en trois ou quatre jours; la même inoculation, pratiquée sur un rat blanc, ne provoque aucun trouble; mais qu'on soumette cet animal à une fatigue considérable, ou qu'on lui injecte en même temps une substance toxique, l'intervention de cette *cause adjuvante* permettra l'action de la cause efficiente; le charbon se développera. Plus on étudie la pathologie, et notamment plus on pénètre dans l'histoire des infections, plus on comprend l'importance des causes adjuvantes. Si quelques virus spécifiques sont capables de se développer dès qu'ils sont introduits dans l'organisme, il n'en est plus de même des microbes qui pullulent sur nos téguments ou dans nos cavités; ils végètent comme de simples saprophytes et ne deviennent pathogènes qu'à l'occasion d'une cause adjuvante ou, comme on dit encore, déterminante. Dans la lutte sourde et continuelle qui se passe entre notre organisme et les microbes que nous portons, la victoire nous est assurée, jusqu'au moment où un accident vient affaiblir notre résistance naturelle; alors apparaît la série des actes qui aboutit à l'indisposition et à la maladie. Les anciens, qui ne connaissaient pas le rôle des agents infectieux, n'ont vu que l'influence banale de la cause adjuvante; voilà pourquoi ils ont cru à la spontanéité morbide.

Ils y ont cru aussi, parce qu'ils n'ont pas compris la nature et le mécanisme des *causes prédisposantes*. Ils ont assigné une origine interne à la prédisposition morbide, au lieu d'y voir la résultante des impressions produites sur le sujet ou ses générateurs par les causes externes ayant agi antérieurement. Les causes prédisposantes sont donc des causes antécédentes, par rapport aux troubles morbides qu'on envisage; au contraire, les causes efficientes ou adjuvantes sont des causes actuelles.

C'est d'après ces idées générales qu'on a divisé, dans cet ouvrage, l'étude de l'étiologie : les deux premiers chapitres seront consacrés à la *tératologie* et à l'*hérédité*, c'est-à-dire à l'histoire des maladies qui peuvent survenir pendant la vie intra-utérine et des troubles qui sont attribuables à l'état pathologique des générateurs. Après avoir recherché les causes morbifiques qui agissent sur l'être avant son apparition dans le monde, on envisagera les diverses conditions qui peuvent influer sur sa résistance, entraver ou faciliter l'action des agents externes contre lesquels il lui faudra lutter; on devra donc passer en revue les diverses *con-*

ditions *prédisposantes* et *adjuvantes*; puis on arrivera à l'étude des agents externes.

Il est classique de diviser les *agents externes* en mécaniques, physiques, chimiques (caustiques et toxiques), animés (infectieux et parasitaires). Chaque agent peut jouer le rôle de cause efficiente ou de cause adjuvante; la chaleur et le froid, par exemple, s'ils nécrosent un tissu, représentent des causes efficientes; ils tombent à l'état de causes adjuvantes quand ils favorisent le développement d'une infection; de même un poison ou un microbe peut provoquer une maladie ou aider un autre agent pathogène. On doit toujours envisager la possibilité de ces associations étiologiques ou plutôt de ces synergies pathogènes qui jouent un rôle extrêmement important.

L'étiologie ne peut guère être complètement séparée de la pathogénie; en faisant l'histoire de chaque cause, on est forcé de montrer par quel mécanisme elle agit. Mais si les causes sont nombreuses, les procédés mis en œuvre peuvent se ramener à quatre principaux (Bouchard) :

Les dystrophies élémentaires primitives;
Les infections;
Les troubles primitifs de la nutrition;
Les réactions nerveuses.

Sous le nom de dystrophies élémentaires primitives, on doit comprendre les réactions autonomes, survenant dans les cellules ou les tissus, à l'occasion des actions produites par les agents externes, sans participation du système nerveux ou des cellules migratrices. Ce processus joue un rôle fort important dans l'histoire des troubles et des lésions provoqués par les agents mécaniques, physiques et chimiques, et parfois par les agents microbiens; ces derniers, comme l'a montré M. Bouchard, peuvent léser directement les cellules, les dissocier et les désorganiser. L'histoire des dystrophies élémentaires sera donc faite dans les divers chapitres de l'étiologie, à propos des agents qui mettent en œuvre ce mode d'action.

Le groupe des infections, qui constitue une division étiologique aussi bien que pathogénique, sera étudié avec tous les détails nécessaires, à propos des agents animés. Enfin deux chapitres spéciaux seront consacrés, l'un aux troubles primitifs de la nutrition, l'autre aux réactions nerveuses; celles-ci interviennent, il est vrai, dans un grand nombre de circonstances, et leur histoire aura déjà été présentée à propos des divers agents pathogènes et notamment des agents mécaniques; mais l'importance du sujet nécessite qu'on en fasse une étude d'ensemble.

Il nous restera à envisager encore les *processus pathogéniques de deuxième ordre*. Sous ce nom, nous comprenons les phénomènes morbides ayant pour point de départ une altération organique quelconque; la partie atteinte devient à son tour une *cause* de nouveaux troubles. Telle est la lésion initiale qui engendre la congestion du poumon, du foie ou du rein; tels sont l'emphysème pulmonaire qui produit la dilatation du cœur, la phlébite qui amène l'apoplexie, la méningite qui provoque le délire, etc.

Ces quelques exemples prouvent déjà l'importance de cette étude qui nous fait reconnaître toute la *série morbide*.

La simple énumération que nous venons de faire suffit à montrer que les êtres vivants sont constamment en butte à de nombreuses causes morbifiques. Ils doivent se protéger contre les variations cosmiques, contre l'excès de froid ou de chaud, contre les intempéries des saisons; il leur faut résister aux agents pathogènes, infectieux ou parasitaires qu'ils portent en eux ou sur eux, et éviter les nombreux toxiques qui les entourent; attaqués par d'autres êtres, ils livrent des combats corporels qui engendrent le traumatisme et ses conséquences ou échappent par une fuite qui aboutit au surmenage; enfin, dans certains cas, ils ont à compter avec les causes sociales, avec les poisons que la civilisation invente, avec les infractions aux lois de l'hygiène, et surtout avec les influences morbides d'ordre intellectuel qui donnent une physionomie si particulière aux maladies des races civilisées. La pathologie confirme donc la grande idée qu'ont développée, à des points de vue différents, Lucrèce, Darwin et Cl. Bernard: la vie ne se maintient qu'au prix d'une lutte continuelle et inévitable; telle est la triste loi de notre destinée, qu'on considère cependant comme l'harmonie de la nature.

PATHOGÉNIE GÉNÉRALE DE L'EMBRYON
TÉRATOGÉNIE

Par MATHIAS DUVAL

Professeur à la Faculté de médecine de Paris

Introduction et plan. — Depuis que la science s'est débarrassée de la vieille doctrine de la préexistence des germes, nous avons appris à distinguer, dans la vie de l'individu avant la naissance ou l'éclosion, deux grandes périodes : dans la première, le nouvel être, ayant pour point de départ une cellule (l'ovule fécondé), se forme et se constitue graduellement par la multiplication et la différenciation des éléments anatomiques provenant de cette première cellule : c'est la *période embryonnaire*; dans la seconde, les organes ainsi produits s'accroissent, se développent et commencent à remplir des fonctions qui, au point de vue de la physiologie générale, ne diffèrent que peu de ce qu'elles seront chez l'adulte : c'est la *période fœtale*. Pour l'espèce humaine, le passage de la première période à la seconde correspond à peu près à la fin du second mois de la gestation ; très variable selon les animaux, cette limite assigne en général une durée très courte à la première période; ainsi, chez les oiseaux, la période embryonnaire proprement dite est bornée aux premiers jours de l'incubation.

Au point de vue de l'influence des causes pathogéniques, les résultats sont très différents pendant la période embryonnaire et pendant la période fœtale. Les organes, chez le fœtus, existent et fonctionnent : les maladies qui atteignent le fœtus amènent donc des troubles dans ce fonctionnement, et comme celui-ci est déjà analogue à ce qu'il sera après la naissance, les maladies du fœtus sont, dans leurs grandes lignes, analogues à celles de l'enfant. Au contraire, chez l'embryon, il n'y a pas encore d'organes en fonctions, il y a seulement *des organes en formation*; la formation des parties est, pour ainsi dire, la fonction générale de l'embryon. Aussi les causes pathogéniques ne peuvent-elles produire que des troubles de formation, de développement, c'est-à-dire aboutir à des malformations, à des arrêts de développement, à des monstruosités, en un mot. C'est pourquoi la *pathologie générale de l'embryon* n'est autre chose que l'étude des anomalies de l'organisation, que la *tératologie* et la *tératogénie.*

« Nous pouvons dire aujourd'hui que les monstruosités résultent toujours de l'action de causes accidentelles, causes qui ne modifient point l'organisation toute faite, mais qui la modifient pendant qu'elle se produit, en donnant une direction différente aux phénomènes de l'évolution. » C'est ainsi que s'exprime Dareste, tout au début de l'ouvrage auquel nous devons faire tant d'emprunts au cours de cette étude (¹), et, après avoir passé en revue les divers modes tératogéniques, il revient, comme conclusion, sur ces caractères particuliers de la période embryonnaire : « Dans cette première période, dit-il, les phénomènes physiologiques diffèrent complètement de ce qu'ils seront ultérieurement. Il n'y a point alors de fonctions spéciales. Tout se réduit à la vie des cellules primitives, vie dont les manifestations consistent essentiellement dans la production de cellules nouvelles. Chacune de ces cellules vit de sa vie propre et peut, dans une certaine mesure, se passer de l'action de ses voisines; et, par conséquent, les différentes parties de l'organisme, presque entièrement indépendantes les unes des autres, ne possèdent point cette solidarité qui caractérise l'âge adulte. La vie de l'embryon animal reproduit alors très exactement celle des tissus cellulaires des plantes. » Cette conclusion, ce rapprochement, sont si exacts, que nous verrons, en effet, les organes de l'embryon, atteints de traumatisme, présenter la faculté de repullulation cellulaire et de restauration, qui caractérise les végétaux et les animaux inférieurs. Quant à l'action particulière, tératogénique, de toute influence pathologique venant agir sur l'embryon, déduite par Dareste de ses nombreuses recherches, elle a été mise encore plus en évidence par les expériences plus récentes de Ch. Féré (Société de biologie, avril 1894), expériences d'autant plus démonstratives que, au lieu de soumettre l'embryon à des influences mécaniques ou asphyxiques, elles mettent en jeu des causes morbigènes tout à fait spécifiques, c'est-à-dire d'origines microbiennes ou toxiques. En effet, Ch. Féré injecte dans des œufs de poule divers toxiques, et notamment de la ptomaïne; puis, soumettant ces œufs à l'incubation, il y constate l'apparition d'embryons monstrueux, ou même l'absence complète de développement; de même lorsqu'il soumet les œufs à l'influence des vapeurs de l'alcool, du chloroforme, etc., ainsi que nous le verrons plus loin avec quelques détails. Mais insistons pour le moment sur ce fait que, en expérimentant sur l'œuf de poule en incubation, on constate que les agents chimiques ou mécaniques n'ont d'action tératogène que dans les deux ou trois premiers jours du développement; passé ce terme, ces agents n'ont plus qu'une action morbigène, qui se traduit purement et simplement par la mort du jeune organisme (²). Enfin nous devons indiquer, comme particulièrement signi-

---

(¹) CAMILLE DARESTE, Recherches sur la production artificielle des monstruosités ou essais de tératogénie expérimentale. 2ᵉ éd. Paris, 1891, p. 18.

(²) CH. FÉRÉ, Note sur les différences des effets des agents toxiques et des vibrations mécaniques sur l'évolution de l'embryon de poulet, suivant l'époque où elles agissent. Comptes rendus de la Soc. de biol., 2 juin 1894, p. 402.

ficatif, au point de vue où nous nous plaçons, ce fait, signalé par le même auteur[1], à savoir que les toxines qui sont le noms tératogènes pour l'embryon de poulet, sont celles qui proviennent de microbes auxquels la poule est moins sensible. Actions *pathogéniques* sur le sujet formé, action *tératogéniques* sur le sujet en voie de formation, sur l'embryon, sont donc des faits de même ordre et de signification équivalente.

Les termes de *tératologie* ou de *tératogénie*, et ceux de *pathologie de l'embryon* sont donc synonymes[2]. Mais pour bien faire comprendre combien cette synonymie est étroite et nullement par à peu près, il nous faut entrer encore dans quelques considérations. Les médecins ont généralement attribué les monstruosités à des *maladies*, dont l'embryon ou le fœtus (car on ne distinguait pas le fœtus et l'embryon) auraient été atteints, et nous verrons plus loin que, par exemple, pour les monstruosités de l'extrémité céphalique, on a fait jouer un grand rôle à des hydropisies qui déformeraient le cerveau et le rendraient monstrueux, selon les hypothèses émises d'abord par Morgagni, adoptées ensuite par Meckel, Béclard, Dugès. Toutes ces hypothèses ont cela de commun qu'elles supposent des organes déjà constitués normalement, et dont la maladie vient altérer les formes et la constitution histologique. La suite de cette étude montrera qu'il n'en est rien. La malformation, l'état monstrueux d'une partie n'est pas la conséquence d'une maladie subie par cette partie; cet état monstrueux, ce développement anormal constitue la maladie même; en d'autres termes, chez l'embryon, une cause pathogène ne détermine pas une maladie qui, à son tour, produit une monstruosité; la cause pathogène produit directement la monstruosité, le défaut ou l'arrêt de formation, et elle ne peut produire autre chose, puisque l'embryon ne traduit sa vie et ses fonctions que par des actes de développement, et que les troubles de sa vie et de ses fonctions ne peuvent être que des troubles de développement.

Ce n'est pas ainsi que l'entendait Jules Guérin, dans lequel s'est plus particulièrement personnifiée la théorie que nous combattons. Pour lui, généralisant quelques relations pathologiques qui sont exactes pour le fœtus, au même titre qu'elles le sont pour l'adulte, et ignorant des phénomènes primitifs du développement, les monstruosités, aussi bien que les simples déformations des membres, sont sous la dépendance d'un état morbide antérieur du système nerveux central. Si cet état morbide arrive lorsque le plan général de l'organisation est réalisé, chez le fœtus, il ne fait qu'influencer la forme des parties, d'où des difformités, le système nerveux provoquant des contractures musculaires avec rétraction consécutive. Si cet état morbide arrive plus tôt, chez l'embryon, il trouble

---

[1] Cf. FÉRÉ, Note sur la résistance de l'embryon de poulet à certaines toxines microbiennes introduites dans l'albumen de l'œuf. *Comptes rendus de la Soc. de biol.*, 16 juin 1894. p. 490.
[2] W. BALLANTYNE, Diseases and deformaties of the fœtus, an attempt towards a system of ante-natal pathology. Edimbourg, 1894.

l'harmonie préalable de l'ensemble, modifie le développement des organes, entraîne les vices de conformation les plus divers. Or, comme nous le prouverons plus loin par de nombreux exemples, l'observation montre que les *faits tératologiques proprement dits* ne se produisent que pendant la *première période de la vie embryonnaire*, alors que les organes ne sont encore constitués que par des cellules monogènes, alors que le système nerveux n'existe encore que comme centres rudimentaires, sans connexions avec des muscles qui, du reste, n'existent pas encore. Comment pouvoir parler de déviations produites par des contractures résultant d'affections convulsives, puisque nous verrons ces déviations du type normal se dessiner avant la formation des organes définitifs, os, muscles et nerfs? Les conceptions de Jules Guérin sont applicables à la pathologie du fœtus, comme à la pathologie infantile; elles ne le sont pas à la pathologie de l'embryon, à la tératologie. A la pathologie du fœtus appartiennent les pieds bots, les luxations congénitales; à la pathologie de l'embryon, c'est-à-dire à la tératologie, appartiennent l'ectromélie, la symélie, etc., qui sont des monstruosités et non des maladies congénitales. De même on a associé à tort les hernies congénitales d'avec diverses monstruosités des parois abdominales, thoraciques. Nous verrons, en effet, que trop souvent on a considéré la cœlosomie comme le résultat d'une hernie, qui aurait distendu les parois de la base du cordon ombilical, fait pénétrer les viscères abdominaux dans le sac ainsi formé, et même, en certains cas, aurait complètement détruit ces parois. L'éventration ou cœlosomie serait alors le résultat de la modification pathologique d'une organisation primitivement complète. Or l'observation plus exacte a montré qu'il n'en est rien, que la cœlosomie résulte d'une formation primitive incomplète des parois abdominales, par non-pénétration des lames musculaires, et des couches mésodermiques qui les accompagnent, entre les deux feuillets (cutané et pleuro-péritonéal), qui constituent primitivement ces parois.

La théorie de Jules Guérin a cependant trouvé récemment un défenseur très autorisé en Delplanque, au sujet d'une étude sur une curieuse difformité congénitale observée dans l'espèce bovine, et connue sous le nom de *veaux à tête de chien, veaux à tête de bouledogue (bœufs nata* ou *niata* d'Amérique)(1). Pour Delplanque la déformation en question a pour origine une maladie intra-utérine du système nerveux, maladie paraissant s'identifier avec le tétanos. Nous ne contredisons pas cette conclusion; mais nous nous refusons à voir dans ces faits une production tératologique proprement dite; il s'agit, en effet, de déformation d'organes, dont les premiers rudiments avaient apparu d'une manière normale; les modifications de forme subies par les pièces du squelette, dans les cas en question, leur ont été imprimées, dit l'auteur lui-même (*op. cit.*,

(1) P. Delplanque, Études tératologiques, difformités congénitales produites sur le fœtus par la contraction musculaire; les veaux niatas. Paris, 1885.

p. 65), à l'époque de leur ossification; et, en effet, c'est au cours du troisième mois, ou même dans le quatrième, que paraît remonter l'invasion de l'affection tétanique en question. Il ne s'agit donc plus de processus tératogénique de l'embryon, mais de maladie du fœtus, selon la distinction que nous avons tenu à préciser nettement dès le début. Il est vrai que les conditions spéciales de la vie fœtale donnent lieu ici à des considérations intéressantes : comme le fait remarquer Delplanque, les sujets adultes atteints de tétanos succombent le plus souvent à l'asphyxie causée par l'immobilisation des parois thoraciques, tandis que le fœtus, qui n'a pas à faire usage de son appareil respiratoire pulmonaire, se trouve à l'abri de cette cause de mort, et que, par suite, chez lui, l'affection peut durer et modifier profondément les organes. Mais, de même, nous voyons que, chez le fœtus atteint de variole, par le fait que la peau est incessamment baignée par le liquide amniotique, les pustules n'ont pas les mêmes caractères que si elles se développaient à l'air libre, et offrent sur la peau le même aspect que celles qui viennent sur les muqueuses. Cet exemple montre bien que la pathologie du fœtus a quelques caractères qui la distinguent de celle de l'adulte; mais il montre surtout, avec les faits étudiés par Delplanque, qu'il faut bien distinguer les maladies du fœtus d'avec les troubles d'évolution de l'embryon, ces derniers seuls méritant le titre de faits tératologiques proprement dits.

On pourrait nous objecter qu'on a constaté un état pathologique des centres nerveux, en concordance avec certaines malformations; ainsi, dans nombre de cas d'ectromélie, on a trouvé une atrophie de la substance grise de la partie de la moelle d'où partent les nerfs destinés au membre non développé. Mais les rapports de causalité ont été ici inverses de ce qu'on avait supposé *a priori*. C'est l'absence du membre qui a déterminé l'atrophie du centre médullaire correspondant. Une intéressante observation de Troisier en donnait déjà la preuve[1]; une observation plus récente de G. Sperino[2] en fournit la démonstration complète : dans ce cas, en effet, il s'agissait d'un monstre ectromèle trouvé au troisième jour de l'incubation, chez un oiseau; or la moelle épinière, en voie de formation, ne présentait aucune anomalie ; si donc, plus tard, chez l'adulte, l'ectromélie s'accompagne d'atrophie médullaire, c'est que cette atrophie est le résultat de l'absence du membre par non-développement ou par amputation congénitale, et l'état de la moelle est ici du même ordre que celui signalé par Vulpian[3], à la suite de la section des nerfs d'un membre.

Puisque nous parlons des théories qui ont attribué l'ectromélie à une

---

[1] F. Troisier, Note sur l'état de la moelle épinière dans un cas d'hémimélie unithoracique. *Arch. de physiol.*, 1872, IV, p. 72.

[2] G. Sperino, Contributo allo studio dei rapporti fra lo sviluppo degli arti e quello dei centri nervosi. *Giornale della r. Acad. di medicina*, 1892, n° 2.

[3] Vulpian, Influence de l'abolition des fonctions des nerfs sur la région de la moelle épinière qui leur donne origine. *Arch. de physiol.*, 1868, p. 443. — Rochefontaine, Ectromélie unithoracique chez une chienne; atrophie de l'omoplate et de la moelle cervicale du côté correspondant. *Arch. de physiol.*, 1881, p. 286.

affection nerveuse. citons aussi, pour la réfuter, la manière de voir de
Serres, qui donnait pour cause à cet arrêt de développement, ainsi du
reste qu'à la généralité des arrêts de développement, l'oblitération des
vaisseaux de la partie en question ; ce serait donc une affection non plus
du système nerveux, mais du système vasculaire, qui entrerait en jeu.
Panum a fait bonne justice de cette interprétation. « Sans doute, dit-il, on
constate l'absence des vaisseaux destinés à une partie, quand elle n'est
pas développée : car comment pourraient exister les vaisseaux d'un organe
qui n'existe pas ! Le processus d'atrophie qui a frappé l'organe est le
phénomène primitif, et l'absence des vaisseaux est le résultat et non la
cause de cette atrophie de l'organe. En émettant sa théorie, Serres a
oublié de tenir compte des différences qu'il y a entre l'embryon en voie
de formation et l'individu complétement formé (¹). »

La tératologie est donc bien un chapitre, mais un chapitre tout particulier, de la pathologie. C'est un chapitre très général, car, d'une classe à
l'autre des vertébrés, les phénomènes tératologiques ne présentent presque
pas de différences. La raison en est facile à comprendre. Les embryons de
tous les Vertébrés ont à traverser d'abord une période d'organisation
commune, et dans laquelle ils se ressemblent tellement que Baer décla-
rait ne pouvoir, dans sa collection de très jeunes embryons, distinguer,
sans étiquette, s'il se trouvait en présence de lézards, de petits oiseaux,
ou de Mammifères. On ne saurait donc être surpris de voir les causes
tératogéniques, agissant sur des embryons qui se ressemblent, produire
des dispositions tératologiques identiques. Ce fait étend singulièrement
le champ des études de tératologie, surtout de tératologie expérimentale,
en permettant de faire sur les Oiseaux, par exemple, des expériences
qui ne seraient pas réalisables chez les Mammifères, et dont cependant les résultats sont valables pour ceux-ci, à moins qu'il ne s'agisse
de formations ou de dispositions toutes spéciales.

Mais après avoir ainsi établi, au point de vue pathologique, la distinction entre le fœtus et l'embryon, hâtons-nous d'ajouter que, comme dans
toutes les choses de la nature, il y a ici des transitions ménagées et que
l'organisme en voie de formation peut être déjà arrivé à la période fœtale
par certaines de ses parties, alors que d'autres sont encore dans la période
embryonnaire. Ainsi l'étude du développement nous montre que les bourgeons des membres sont d'apparition relativement tardive, et que, lorsque
déjà les autres organes sont constitués, différenciés en tissus ayant chacun
leurs propriétés spéciales, les membres ne sont encore formés que de
cellules indifférentes. Aussi verrons-nous les membres présenter longtemps encore des réactions qui sont propres à la période embryonnaire,
comme elles sont propres aux tissus des végétaux et de certains animaux
inférieurs ; telle est, par exemple, la propriété qu'ont les membres du
fœtus de produire de nouveaux bourgeonnements, pour tendre à réparer

---

(¹) P.-S. Panum. Untersuchungen über die Entstehung der Missbildungen. Berlin, 1860, p. 162.

les pertes que leur a fait subir un traumatisme (amputations congénitales). De sorte que les formes monstrueuses, qui reconnaissent pour
origine un traumatisme des membres dans leur période de formation, en
un mot le plus grand nombre des *amputations congénitales*, rentrent
réellement dans le domaine de la tératologie, en raison même des réactions particulières que peuvent manifester les bourgeons des membres
amputés, réactions qui sont caractéristiques de la période embryogène.

Il n'est donc pas toujours facile de distinguer ce qui est monstruosité
de ce qui est lésion congénitale. De même, en présence de certaines
hernies inguinales, le chirurgien est embarrassé pour déterminer si elle
est congénitale ou acquise. Mais l'ensemble du domaine de la tératologie
est aujourd'hui, surtout grâce aux recherches de tératogénie expérimentale, bien délimité, et si bien déterminé que l'étude en peut être faite,
ainsi que nous allons le tenter, en procédant par l'étude des causes et
classant les faits de par leur étiologie.

Dans ce domaine de la tératologie, ou étude des monstruosités, il n'est
pas non plus toujours facile d'assigner une valeur absolue à certains
termes classiques. Ainsi il n'est pas possible d'établir une limite bien
nette à ce qu'on a voulu appeler *anomalies*, pour le distinguer des
monstruosités proprement dites. Les déviations du type spécifique ont
reçu le nom d'*anomalies*, lorsqu'elles sont peu considérables (anomalies
dans le nombre des doigts, anomalies par inversion des viscères, etc.), et
celui de *monstruosités* lorsqu'elles sont très graves, rendent impossible
ou difficile l'accomplissement de diverses fonctions, aboutissent à la production d'êtres non viables (monstres acéphales, monstres doubles, etc.);
mais comme toutes les transitions possibles existent entre les anomalies
les plus légères et les monstruosités les plus graves, comme l'appréciation
de la gravité n'est parfois qu'une affaire de sentiment, comme enfin une
déviation du type normal peut avoir des conséquences plus ou moins
graves, selon l'importance de l'organe atteint, selon qu'elle sera ou non
compliquée de malformation dans d'autres organes, la distinction entre
anomalies et *monstruosités* n'a pas de valeur scientifique rigoureuse,
et c'est le nom de *monstres* qui doit être généralement employé pour
désigner les résultats d'une évolution anormale quelconque.

Dans la présente étude de tératologie, il ne saurait être question d'une
description des monstres, mais bien seulement des conditions générales
et des mécanismes qui sont reconnus présider à leur production. Grâce
aux progrès de nos connaissances de l'embryologie normale, cette étude
de tératogénie est aujourd'hui possible, c'est-à-dire nous présente non
plus des théories purement imaginaires, mais des faits rigoureusement
démontrés, et des hypothèses ayant toujours pour point de départ les faits
d'observation. Après ces quelques considérations générales destinées à
délimiter notre sujet et à donner la définition de l'objet de ces études,
nous devrons cependant présenter, aussi brièvement que possible, une
classification des monstres, afin de prendre pour ainsi dire possession de

l'immense domaine de la tératologie, et de fixer les rôles des formes qui
serviront plus loin d'exemples particuliers dans les études générales.

Nous résumerons à cet effet la classification de Geoffroy Saint-Hilaire,
qui a étudié les monstres en naturaliste, c'est-à-dire les a groupés en
familles et espèces, en donnant à ces mots le sens et la valeur qu'ils ont
dans les sciences naturelles. On nous verrons de voir que tout autre doit
être le point de vue auquel il faut classer les monstruosités, qui sont des
produits pathologiques. C'est ce que démontrent les recherches récentes
de tératogénie.

Nous aurons donc alors à entrer dans quelques détails historiques sur
la *tératogénie expérimentale*.

Puis, nous appuyant sur les résultats de cet ordre, nous passerons en
revue les diverses conditions tératogéniques en les groupant d'après les
époques auxquelles elles agissent; nous aurons à examiner ainsi successivement les causes qui agissent sur l'œuf avant la fécondation, puis pendant la fécondation, puis pendant la formation du blastoderme, etc. Ce
chapitre nous présentera sous un jour tout nouveau bien des faits de tératologie. Nous verrons que les monstruosités sont d'autant plus considérables, que leurs causes agissent à une époque plus primitive et sur des
phénomènes plus essentiels. Quoi de plus essentiel que la fécondation
pour le développement de l'œuf en un nouvel être? Aussi verrons-nous
les accidents de la fécondation donner naissance à des séries tératologiques de première importance. D'une part ce seront ces produits informes
qui résultent du développement accidentel d'un œuf non fécondé (parthé-
nogénèse). D'autre part ce seront les produits de l'œuf qui a subi un
excès de fécondation (polyspermie), et nous verrons ainsi se produire les
monstres doubles. On comprendra donc que nous insistions sur l'histoire
de la diplogénèse, à propos de laquelle sont soulevées les questions les
plus générales de tératologie, comme par exemple la loi de l'union des
parties similaires, ou la signification morphogénique des monstres omphalosites et des parasitaires.

Après cette étude étiologique des causes tératogéniques, nous passerons en revue les divers processus tératogéniques déterminés par ces
causes. Au cours de ces deux études, qui représentent la pathogénie générale et la physiologie pathologique de l'embryon, nous aurons à proposer
diverses modifications à la classification de Geoffroy Saint-Hilaire; et nous
verrons que, si différent qu'ait été le point de vue auquel s'est placé
Geoffroy Saint-Hilaire, ces modifications sont relativement peu importantes, tant cette classification a été basée sur une étude exacte et minutieuse de la constitution des formes monstrueuses, c'est-à-dire sur l'anatomie pathologique de l'embryon. La constitution anatomique des êtres
normaux ou anormaux est en rapport avec leurs origines; l'étude de ces
deux ordres de faits doit donc conduire à des notions générales semblables. Mais nous éviterons cependant de donner trop d'importance aux
détails de la classification, à la valeur des prétendues espèces tératologi-

ques, dont chacune n'est qu'un type moyen résumant les innombrables variétés individuelles; de même qu'on a pu dire qu'il n'y a pas des maladies, mais seulement des malades, de même nous verrons qu'il n'y a pas des monstruosités, mais seulement des sujets monstrueux.

MORPHOLOGIE GÉNÉRALE ET CLASSIFICATION

Monstres unitaires parasites (paracéphaliens, acéphaliens) et monstres unitaires autosites (tératomèles, tératosomes, tératencéphales, tératocéphales). — Monstres composés, monstres doubles : autositaires (tératopages, tératadelphes, téradodymes); parasitaires (hétérotypiens, hétéraliens, polygnathiens, polyméliens, endocymiens).

Le jour n'est pas loin où il pourra être établi une classification parfaitement rationnelle des monstres, c'est-à-dire une classification les ordonnant d'après leurs rapports génétiques rigoureux; l'étiologie et le mécanisme tératologiques sont bien établis pour quelques formes; mais cependant ces conditions nous échappent encore pour un certain nombre. L'étude que nous ferons plus loin des causes qui agissent avant, pendant et après la fécondation, les indications que nous donnerons sur les mécanismes qui agissent par soudures, par persistance de dispositions transitoires, etc., représentent évidemment l'ordre d'idées qui présidera un jour à une classification tératogénique; mais pour le moment il ne peut encore s'agir que de classifications artificielles, basées souvent sur des rapports plus apparents que réels, et destinées seulement à permettre une nomenclature des types. A cet égard nous n'avons rien de mieux à faire que d'adopter la classification d'Isidore Geoffroy Saint-Hilaire, surtout parce que sa nomenclature est devenue classique[1]. Bien d'autres tentatives de classification ont été faites avant lui; d'abord naïves et reflétant les préjugés de l'époque, témoin celle de Liceti (1634), dont l'un des groupes comprenait les monstres dits composés de parties appartenant à divers animaux (enfant demi-chien); puis plus scientifiques, mais bien incomplètes, comme celle de Buffon qui comprenait trois classes : les monstres par excès, les monstres par défaut, les monstres par renversement. Sans entrer dans l'histoire des autres tentatives, nous passons immédiatement à celle de Geoffroy Saint-Hilaire[2].

Geoffroy Saint-Hilaire distingue, dans les formes anormales, quatre grands groupes, qu'il range d'après leur ordre de gravité apparente,

---

[1] Isidore Geoffroy Saint-Hilaire, Histoire générale et particulière des anomalies de l'organisme, 1832-1836.

[2] On trouvera la revue complète de ces classifications dans Davaine, art. Monstres *Dict. encycl. des sc. méd.*, 2ᵉ s., t. IX, p. 201. Paris, 1876.

savoir : I. Les *hémitéries*, ou deni-monstres (ἥμισυς, demi; τερας, monstre), c'est-à-dire ce qu'on désigne généralement sous le nom d'*anomalies*, et qu'il divise en anomalies de taille (nanisme, géantisme), de forme, de couleur, de situation (diverses ectopies), de connexions (attaches anormales des muscles), d'embouchure (embouchures anormales du vagin, imperforations), de nombre (polydactylie); — II. Les *hétérotaxies* (ἕτερος, autre; ταξις, disposition), c'est-à-dire les inversions viscérales); — III. Les *hermaphrodismes*; — IV. Les *monstruosités* proprement dites, qu'il définit : « des déviations du type spécifique, complexes, très graves, vicieuses et apparentes à l'extérieur ». Ce dernier groupe est le plus nombreux et est l'objet de multiples subdivisions, qui consistent tout d'abord à distinguer : A, les *monstres unitaires*, dans lesquels on ne trouve les éléments, soit complets, soit incomplets, que d'un seul individu; B, les *monstres composés*, dans lesquels on trouve réunis les éléments de plusieurs sujets, le plus souvent de deux (monstres doubles). Nous devons résumer rapidement les subdivisions successives de ces deux derniers groupes.

A. **Monstres unitaires.** — Selon leur organisation, au point de vue de la viabilité, c'est-à-dire selon qu'ils peuvent ou ne peuvent pas continuer à vivre lorsque se rompent leurs attaches à l'organisme maternel (cessation de la circulation utéro-placentaire par exemple), les monstres unitaires comprennent trois subdivisions; en les énumérant à partir des formes les plus complètes, les plus rudimentaires, pour arriver aux formes relativement plus complètes, plus viables, celles-ci présentant surtout des types multiples que nous aurons à passer en revue au point de vue de la nomenclature, nous trouvons successivement les monstres unitaires *parasites*, *omphalosites* et *autosites*.

Les *monstres unitaires parasites* et *omphalosites* ne comportent relativement qu'une série peu nombreuse de types. Les *monstres unitaires parasites* ou *Zoomyles* (ζωον, animal; μύλη, môle) comprennent aussi bien les produits contenus dans les kystes dermoïdes de l'ovaire (nous aurons à discuter longuement l'origine de ces produits, attribuables à un développement parthénogénétique) que les tumeurs très diverses (altérations du placenta, polypes) qui peuvent être expulsées de l'utérus. Les *monstres unitaires omphalosites* (ομφαλος, ombilic; σιτος, nourriture), manquent des organes les plus essentiels (cœur absent ou rudimentaire) et ne se nourrissent que grâce aux connexions de leur cordon ombilical avec le placenta d'un frère jumeau normalement conformé. En raison de cette association constante de l'omphalosite à un sujet normal, nous aurons, au point de vue de la tératogénie, à examiner s'il ne faut pas voir l'un des éléments d'un nombre double dans ces sujets très incomplets, que Geoffroy Saint-Hilaire distingue, d'après leur constitution de plus en plus imparfaite, en : *Paracéphaliens* (παρα, presque; ακεφαλος, acéphale), qui présentent une tête très imparfaite, mais cependant reconnaissable, avec vestiges des organes des sens: *Acéphaliens*, qui n'ont à l'extrémité supérieure du tronc aucune saillie qui mérite le nom de tête, les rudiments de celle-ci n'étant représentés que par quelques vestiges osseux que révèle l'analyse anatomique; *Anidiens* (α privatif; εἶδος, forme), dont le corps se réduit à une masse irrégulièrement globuleuse ou ovoïde.

Les *monstres unitaires autosites* (αὐτόσιτος, qui se nourrit lui-même), diffèrent de tous les précédents non seulement en ce qu'ils se suffisent à eux-mêmes, au point de vue de la circulation placentaire pendant la vie intra-utérine, mais encore en ce que la cessation de la circulation placentaire n'entraîne pas immédiatement leur mort, comme pour les précédents. Ils sont de beaucoup les plus nombreux et les plus divers; leurs malformations principales, caractéristiques, portent sur l'une des quatre régions suivantes du corps: les membres, le tronc, le crâne, la face: d'où leur classification en quatre groupes (ou tribus, pour employer le terme même de Geoffroy Saint-Hilaire). Cette partie de sa classification est très remarquable, au moins par la simplicité et les avantages mnémoniques des dénominations. En effet, pour toutes les monstruosités des membres les noms choisis se terminent en *mèle* (μέλος, membre); pour toutes celles du tronc les noms se terminent en *some* (σῶμα, corps); pour celles du crâne, en *encéphale*; et pour celles de la face, en *céphale*, ces terminaisons étant précédées d'un radical qui indique d'une manière précise la nature de la malformation. La nomenclature a donc ici ce caractère si précieux à savoir que le nom même renferme la description de l'objet. Il est essentiel que nous passions rapidement en revue ces quatre groupes des monstres unitaires autosites:

1° *Monstruosités des membres (Tératomèles).* — Les monstruosités des membres peuvent se traduire soit par l'absence de la totalité ou de portions d'un ou plusieurs membres, soit par la soudure et la fusion des deux membres d'une même paire: dans le premier cas, nous avons les monstres *Ectroméliens* (ἐκτρόω, avorter), dans le second les *Syméliens*.

Parmi les *Ectroméliens*, Geoffroy Saint-Hilaire distingue: les *Ectromèles*, chez lesquels un ou plusieurs membres sont *complètement* ou *presque complètement* absents; les *Hémimèles*, chez lesquels un ou plusieurs membres ne sont représentés que par leurs parties basales (bras ou cuisse), les parties terminales (avant-bras et main, jambe et pied) étant absentes; et enfin les *Phocomèles* (φώκη, phoque), chez lesquels, inversement aux précédents, ce sont les parties basales qui manquent, un ou plusieurs membres n'étant représentés que par la main ou le pied qui se détachent directement du tronc. Ces diverses formes nous présenteront des différences intéressantes au point de vue de leur étiologie, les unes constituant de véritables et typiques arrets de développement, les autres résultant d'amputations congénitales.

Parmi les *Syméliens* on doit distinguer, selon que la soudure des membres postérieurs est accompagnée d'un degré plus grand de leur atrophie: les *Symèles*, chez lesquels les deux membres postérieurs soudés se termirent par un double pied (fig. 1, en A): les *Uromèles* (ουρα, queue), chez lesquels les deux membres très intimement soudés se terminent par un

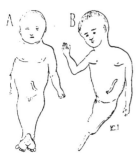

seul pied incomplet, souvent réduit à un seul orteil, ce qui donne à l'ensemble de ces parties une grossière ressemblance avec une queue; les *Sirénomèles*, chez lesquels il y a à la fois ectromélie et symélie, car les deux membres abdominaux, réunis, sont très incomplets, terminés en moignon ou en pointe, sans pied distinct (fig. 1, en B).

2° *Monstruosités du tronc* (*Tératosomes*). — Les malformations du tronc consistent essentiellement en un arrêt de formation de ses parois antérieures, d'où éventration et hernie des viscères. Ces

Fig. 1. — Monstres Syméliens.
A, symèle — B. sirénomèle.

monstres portent donc le nom général de *Célosomiens* (κηλη, hernie). — Chez les uns, l'éventration ne s'étend pas jusqu'à la région thoracique. Ce sont : les *Aspalosomes* (ασπαλαξ, taupe), chez lesquels l'éventration est limitée à la région inférieure de l'abdomen, de sorte que l'appareil urinaire, l'appareil génital et l'intestin s'ouvrent au dehors par trois orifices distincts, disposition qui rappelle ce qu'on trouve normalement chez la taupe, d'où le nom singulier donné à ces monstres; l'*exstrophie de la vessie*, que Geoffroy Saint-Hilaire a classée parmi les anomalies, est évidemment le degré le plus simple de cette monstruosité ; les *Agénosomes*, dont le nom indique suffisamment l'atrophie à peu près complète de l'appareil génital ; les *Cyllosomes* (κυλλος, boiteux), chez lesquels l'éventration est latérale et a entraîné l'atrophie presque complète du membre pelvien correspondant; les *Schistosomes* (σχιστος, fendu), qui ne présentent comme paroi abdominale antérieure qu'une membrane mince et transparente, souvent rompue pendant la parturition et dont les deux membres inférieurs naissent complètement ou sont représentés par des rudiments. — Chez les autres la malformation s'étend également au thorax, toute la longueur du tronc présentant une longue éventration ou n'étant revêtue que de membranes minces continues avec la base du cordon ombilical. Ce sont : les *Pleurosomes*, chez lesquels il y a absence de développement de la paroi thoracique, généralement du côté gauche, avec ectromélie du membre thoracique correspondant, mais chez lesquels la hernie viscérale ne va pas jusqu'à entraîner le cœur au dehors; les *Célosomes*, qui ont une forme plus incomplète encore que les précédents, car il y a déplacement hernaire antérieur du cœur.

3° *Monstruosités du crâne et de l'encéphale* (*Tératencéphales*). — Ces monstruosités sont caractérisées par le développement incomplet ou même l'absence des parois de la cavité crânienne et de l'encéphale. On y distingue trois groupes : les *Exencéphaliens*, les *Pseudencéphaliens* et les *Anencéphaliens*.

Les *Exencéphaliens* présentent un développement incomplet de la voûte du crâne. — Chez les uns cette malformation ne s'étend pas à la paroi postérieure du canal vertébral, de sorte que l'encéphale seul est à nu et se trouve renié en haut et en arrière, comme l'étaient en avant les viscères abdominaux thoraciques des monstres précédents. Tels sont : les *Notencéphales* (νῶτος, dos), chez lesquels le crâne est ouvert dans sa portion occipitale en même temps que le cerveau, renié et frappé d'hydrocéphalie, forme une tumeur plus ou moins volumineuse au niveau de la nuque; les *Proencéphales*, dont le crâne est ouvert dans la région frontale, avec déplacement renié antérieur du cerveau; les *Podencéphales* (πούς, ποδός, pied, pédicule), dont le crâne présente, dans la région fronto-pariétale, un orifice, par lequel soit le cerveau, qui, revêtu d'une enveloppe cutanée plus ou moins complète, forme une large masse sphérique rattachée à la tête par un pédicule relativement étroit; les *Hyperencéphales*, chez lesquels manque presque complètement toute la voûte crânienne, de sorte que le cerveau se montre à l'extérieur sous forme d'une tumeur non pédiculée, placée au-dessus et un peu en arrière de la tête. — Chez les autres, outre la malformation du crâne, le canal rachidien est ouvert dans la totalité ou la plus grande partie de son étendue. Tels sont : les *Iniencéphales* (ἰνίον, occiput), qui sont des Notencéphales (crâne ouvert dans la région occipitale) compliqués de fissure spinale, et par conséquent présentent sur le dos une tumeur formée par une partie plus ou moins considérable de la masse cérébrale; et les *Exencéphales*, terme le plus accentué de l'exencéphalie, car ce sont des hyperencéphales chez lesquels manque en outre la paroi postérieure du canal vertébral et dont le cerveau, vu l'aplatissement de la région crânienne, est rejeté derrière la tête, sur le dos.

Les *Pseudencéphaliens* (ψευδής, faux) présentent un développement incomplet non seulement de la voûte du crâne, mais encore de la masse encéphalique, qui n'est plus représentée que par quelques vestiges d'un tissu très vasculaire (pie-mère). Comme pour les précédents, la monstruosité encéphalique peut être ou non compliquée de fissure spinale. — Les Pseudencéphaliens sans fissure spinale sont : les *Nosencéphales* (νόσος, maladie) et les *Thlipsencéphales* (θλῖψις, écrasement), qui présentent semblablement un encéphale remplacé par une tumeur vasculaire; mais chez les premiers le crâne n'est ouvert que dans la région fronto-pariétale, tandis que dans les seconds cette ouverture s'étend jusqu'à la région occipitale et que la tumeur vasculaire descend un peu au delà de la nuque, donnant à la tête l'aspect qui résulterait d'un écrasement des parties encéphaliques. — Les Pseudencéphaliens avec canal vertébral ouvert forment les *Pseudencéphales* proprement dits, chez lesquels la moelle épinière elle-même a disparu parfois d'une manière si complète, qu'elle n'est même plus représentée par une tumeur vasculaire.

Les *Anencéphaliens* sont caractérisés par l'absence complète de la voûte crânienne et de l'encéphale, qui n'est même plus représenté par une tumeur vasculaire; ici encore, selon que la moelle épinière et le canal rachidien sont plus ou moins atteints, on a : les *Dérencéphales* (δέρη, col), dont le canal rachidien est ouvert dans la région cervicale seulement et la partie correspondante de la moelle a disparu ou est représentée par une poche pleine de sérosité, tandis que la partie inférieure de la moelle épinière est à peu près normale; et les *Anencéphales* qui n'ont ni encéphale, ni moelle épinière, et dont le crâne et le canal rachidien sont largement ouverts.

4° *Monstruosités de la face* (*Tératocéphales*). — Ces monstruosités sont dues à une atrophie ou non-formation des parties médianes de la face, de sorte que les parties latérales se rejoignent et se soudent plus ou moins sur la ligne médiane. Dans un premier groupe c'est surtout la partie supérieure de la face qui est atteinte et ce sont les deux yeux qui se rejoignent sur la ligne médiane, d'où le nom de *Cyclocéphaliens*; dans un second groupe l'atrophie s'étend et s'accentue à la partie inférieure de la face et du crâne, la mâchoire inférieure est plus ou moins absente et les deux oreilles arrivent au contact ou à la fusion sur la ligne médiane, d'où le nom d'*Otocéphaliens*.

Les *Cyclocéphaliens* sont classés d'après le degré de rapprochement ou de fusion des deux appareils oculaires. — S'il y a deux fosses orbitaires distinctes, mais très rapprochées, on a les *Éthmocéphales* (ηθμος, os ethmoïde), présentant deux yeux très rapprochés, mais distincts, et un appareil nasal atrophié, apparent à l'extérieur sous la forme d'une trompe au-dessus des orbites; et les *Cébocéphales* (κηβος, singe), présentant deux yeux plus rapprochés encore et cependant distincts, mais un appareil nasal plus atrophié ne dessinant aucune saillie, d'où une certaine ressemblance avec la physionomie des singes cébiens. — S'il n'y a qu'une seule fosse orbitaire, on a des monstres qui tous présentent deux yeux contigus ou un œil double, et qui sont dits *Rhinocéphales* lorsque l'appareil nasal atrophié forme une trompe, *Cyclocéphales* lorsque l'appareil nasal plus atrophié encore ne forme pas de saillie, et enfin *Stomocéphales* lorsque aux vices précédents de conformation s'ajoute un état rudimentaire des mâchoires et que les téguments correspondants, moins atrophiés que les parties osseuses, forment à la place de la bouche une tubérosité ou caroncule, parfois prolongée en trompe.

Les *Otocéphaliens* sont tous frappés d'une atrophie de la portion inférieure de la face, de telle sorte que les deux oreilles sont réunies ou rapprochées sous la tête; mais ces malformations s'étendent plus ou moins aux parties supérieures. — Dans un premier groupe les deux yeux sont bien séparés, et on a les *Sphénocéphales* (remarquables par la configuration du *sphénoïde*), qui ont bouche et mâchoires distinctes, avec les deux oreilles réunies ou rapprochées sous la tête. — Dans un second groupe, les deux yeux sont accolés ou fusionnés dans une seule cavité orbitaire et l'on a : les *Otocéphales*, quand la bouche est distincte, sans production de trompe nasale au-dessus des yeux; les *Édocéphales* (αἰδοῖον, parties sexuelles), quand il n'y a pas de bouche distincte, et qu'il y a une trompe nasale dont l'aspect rappelle grossièrement un pénis; et les *Opocéphales* (ωπος, œil), quand il n'y a ni bouche, ni rudiment nasal, les parties oculaires étant seules visibles à la face. — Enfin, dans un troisième groupe, on ne trouve plus trace des yeux, et on a les *triocéphales*, chez lesquels trois des principaux appareils céphaliques (buccal, nasal, oculaire) se trouvent manquer à la fois, la tête étant réduite à un petit renflement sphéroïdal qui présente, à sa jonction avec le cou, une fente auriculaire, terminée à droite et à gauche par les conques.

B. **Monstres composés (monstres doubles).** — Les monstres composés peuvent être formés par la fusion de deux, ou trois, ou même d'un plus grand nombre de sujets; mais les *monstres doubles* sont seuls assez nombreux et assez bien connus pour être l'objet d'une classification. C'est certainement cette partie de la nomenclature de Geoffroy Saint-Hilaire qui est la plus remarquable, et dont les subdivisions se trouvent aujourd'hui le mieux confirmées par les notions nouvelles de tératogénie. Il divise les monstres doubles en deux grands groupes, d'après les mêmes considérations et en partie avec les mêmes termes que pour les monstres simples, savoir : les monstres doubles *autositaires*, composés de deux individus sensiblement égaux en développement; les monstres doubles *parasitaires*, où les deux sujets sont très inégaux, de sorte que le plus petit, le plus incomplet, analogue à un omphalosite ou un parasite, se nourrit aux dépens du plus grand auquel il est soudé. Nous devons faire remarquer dès maintenant que, par les progrès de la tératologie, ce que Geoffroy Saint-Hilaire considérait comme une analogie entre les monstres doubles parasitaires et les monstres simples parasites (Omphalosites) doit être aujourd'hui considéré comme une identité. En étudiant les conditions de la diplogénèse, nous verrons que deux embryons provenant d'un seul ovule peuvent ne pas se souder quant à leur corps, mais demeurer en connexion par leurs annexes, de sorte que si l'un des sujets se développe normalement tandis que l'autre ne se forme que d'une manière incomplète, ce dernier vivra en parasite aux dépens du premier; or, telles sont précisément les conditions d'existence des Omphalosites décrits par Geoffroy Saint-Hilaire, lesquels sont toujours expulsés de l'utérus en même temps qu'un frère jumeau bien conformé. Nous reviendrons sur cette question très importante dans la théorie de la diplogénèse. Pour le moment, nous nous en tiendrons à la classification de Geoffroy Saint-Hilaire, mais en notant combien sa nomenclature même rend facile ce rapprochement entre les monstres unitaires parasites et les monstres doubles parasitaires.

¹a. *Monstres doubles autositaires*. — Comme pour les monstres

unitaires autosites, Geoffroy Saint-Hilaire établit ici de grandes divisions, dont chacune comporte d'ordinaire, pour la nomenclature, un même radical comme terminaison des noms. Dans la première division les deux sujets composants sont chacun complets et soudés l'un à l'autre par une seule région des corps, région dans laquelle même on peut retrouver les éléments complets ou presque complets de chaque sujet; ces monstres doubles portent un nom terminé en *page* (παγεις, uni); nous les désignerons sous le nom de *Tératopages*. Dans la seconde division, les deux sujets composants sont séparés et bien distincts dans leurs parties inférieures, mais soudés ou même confondus dans une étendue variable, en allant de la tête à l'ombilic; ils portent un nom qui, pour le plus grand nombre, se termine en *adelphe* (αδελφος, frère), et nous les nommerons *Tératadelphes*. Enfin, dans la troisième division, la soudure est précisément inverse, c'est-à-dire que les extrémités céphaliques des deux sujets sont distinctes et séparées, la soudure ou fusion portant sur l'extrémité inférieure du tronc, dans une étendue plus ou moins considérable en allant de bas en haut; leur nom se termine pour tous les types en *dyme* (δυμος, double), et nous les nommerons *Tératodymes*.

Les *monstres tératopages* comprennent deux groupes, selon les dispositions de l'ombilic. — 1° les *Eusomphaliens* (ευ, bien; ομφαλος, ombilic), où chacun des sujets a son ombilic propre et son cordon ombilical. Si l'union a lieu au-dessous de l'ombilic, on a les *Pygopages* (πυγη, fesses), qui sont réunis dans la région fessière. Si l'union a lieu au-dessus de l'ombilic, on a, selon les lieux de soudure : les *Métopages* (μετωπον, front), qui sont unis front à front, et les *Céphalopages* (κεφαλη, tête), qui sont unis par le sommet de leurs têtes, mais de façon que le front de l'un est soudé à l'occiput de l'autre, et réciproquement. — 2° les *Monomphaliens*, où il n'y a qu'un seul ombilic, et par suite qu'un seul cordon ombilical commun. Si l'union s'étend de l'ombilic vers les parties inférieures du tronc, on a les *Ischiopages*, qui représentent deux sujets à réunion pelvienne, placés bout à bout, dans une position similaire, c'est-à-dire la face tournée du même côté. Si l'union s'étend de l'ombilic vers les parties supérieures du tronc, on a successivement, selon l'étendue de cette soudure : les *Xiphopages* (ξιφος, appendice xiphoïde du sternum), où la réunion a lieu de l'extrémité inférieure du sternum à l'ombilic; les *Sternopages* où la réunion a lieu face à face sur toute l'étendue des sternums (fig. 2); les *Ectopages* (εκτος, dehors, de côté), où la réunion a lieu latéralement sur toute l'étendue du tronc (fig. 3, en A et B); et enfin les *Hémipages*, qui diffèrent des précédents en ce que l'union s'étend du

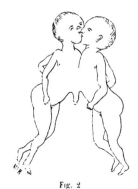

Fig. 2
Monstre double sternopage

thorax jusqu'au cou et aux deux mâchoires, les deux bouches pouvant être confondues en une seule et même cavité (fig. 3, en C).

Les *monstres tératadelphes* comprennent deux groupes, selon le degré de fusion des deux têtes, et selon que la soudure s'étend plus ou moins sur les deux thorax. — 1° Les *Sycéphaliens* sont formés de deux têtes très intimement fusionnées, et de deux corps unis seulement au-dessus de l'ombilic. Pour ces Sycéphaliens, Isid. Geoffroy Saint-Hilaire n'a pu

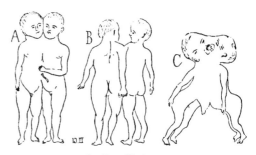

Fig. 3. — Tératopages

En A et B, Ectopages vu de face et de dos. — En C, Hémipages.

conserver la désinence en *adelphe*, et les nomme *Janiceps* (*Janus*, type fabuleux à double visage), lorsque les deux têtes sont fusionnées par la région occipitale, de manière que la double tête présente deux faces ou visages directement opposés (fig. 4); *Iniope* (ἰνίον, occiput; ὤψ, œil, visage), lorsque la fusion céphalique est telle que la tête résultante n'est qu'incomplètement double, ayant d'un côté une face complète, et du

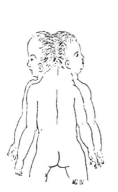

Fig. 4 — Janiceps

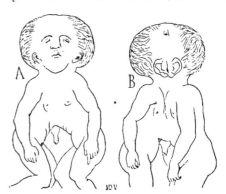

Fig 5 — Iniope

En A, vu du côté de la face complète. — En B, vu du côté de la face représentée par un œil médian.

côté opposé une face incomplète représentée seulement par un œil, au-dessous duquel sont soit deux oreilles très rapprochées, soit une seule oreille médiane (fig. 5); enfin *Synote* (σύν, indiquant soudure, et ὠτός, oreille) lorsque la face incomplète n'est plus représentée que par une oreille médiane. — 2° Les *Monocéphaliens* ne présentent, d'après les

apparences extérieures, qu'une seule tête, dans laquelle l'analyse anatomique peut seule révéler des traces de duplicité. Si les troncs sont séparés
dans la région pelvienne, on a les *Déradelphes* (δέρη, col), dont la duplicité ne commence que dans la région cervicale, et les *Thoradelphes*, dont
les deux thorax paraissent confondus en un seul, de sorte qu'il n'y a que
deux et non quatre membres thoraciques. Si les troncs sont réunis dans
toute leur étendue, jusqu'au bassin, on a les *Synadelphes*.

En parcourant cette partie de la classification de Geoffroy Saint-Hilaire,
on ne peut s'empêcher de faire un rapprochement entre les Céphalopages
et Métopages d'une part, et les Sycéphaliens d'autre part. Dans l'un et
l'autre cas il y a fusion par les têtes, et l'on est amené à se demander si
les Céphalopages et Métopages, où l'union des deux têtes ne se fait que
sur une étendue relativement faible, ne seraient pas un premier degré
de la *sycéphalie*, c'est-à-dire le commencement d'une série qui se conti-
nuerait par des types où l'union devient plus étendue, plus intime
(Janiceps, Iniope) pour aboutir finalement à une fusion complète des deux
têtes en une seule (Monocéphaliens). Nous verrons qu'il en est en effet
ainsi d'après nos connaissances actuelles sur les conditions de soudure
dans les cas de diplogénèse. Mais si l'ordre d'enchaînement des types ne
peut pas être conservé tel que l'a établi Geoffroy Saint-Hilaire, les dénominations qu'il a données à ces types peuvent et doivent persister. C'est
pourquoi il nous était indispensable d'exposer sa nomenclature.

Les monstres *tératodymes*, qui sont l'inverse des précédents, puisque
ici les extrémités céphaliques restent indépendantes, tandis que la

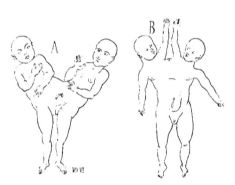

Fig. 6. — Psodyme (A), et Xiphodyme (B).

soudure ou la fusion porte
essentiellement sur l'ex-
trémité pelvienne du
tronc, et que par suite, il
n'y a toujours que deux
membres inférieurs, com-
prennent deux groupes,
selon que la fusion s'étend
plus ou moins de bas en
haut, sur les troncs. —
1° Les *Sysomiens*, qui laissent toujours reconnaître,
au simple examen exté-
rieur, la présence de deux
troncs dans le tronc com-
plexe que supportent deux membres inférieurs, et parmi lesquels on
y distingue : les *Psodymes* (ψόα, région lombaire du corps), dont les
deux corps sont distincts à partir de la région lombaire (fig. 6, en A) ;
les *Xiphodymes*, dont les deux corps ne sont distincts qu'à partir de
la région supérieure du thorax (fig. 6, en B) ; et enfin les *Dérodymes*
(fig. 7, en A), chez lesquels la division ne devient apparente qu'au cou.

de façon à ne présenter qu'une seule poitrine, avec seulement deux membres thoraciques. — 2° Les *Monosomiens*, qui ne présentent extérieurement qu'un corps unique, dans lequel l'analyse anatomique peut seule révéler des traces de duplicité. Selon le degré de fusion des deux têtes que porte un col unique, on a : les *Atlodymes*, chez lesquels deux têtes séparées, mais contigües, sont portées par un col unique, la première vertèbre cervicale, l'atlas, étant seule double ou formée de deux vertèbres en partie fusionnées ; les *Iniodymes*, chez lesquels les deux têtes sont unies par leurs parties postéro-latérales (dans la région occipi-

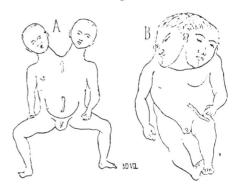

Fig 7 — Dérodyme (A), et Iniodyme (B).

tale, et plus ou moins dans la région temporale), avec deux visages bien distincts, presque contigus, sur la ligne de séparation desquels on voit deux oreilles plus ou moins confondues en une seule (fig. 7, en B) ; et enfin les *Opodymes*, chez lesquels la fusion est plus accentuée encore, de sorte que les deux visages sont soudés, les deux yeux médians étant contenus dans une cavité orbitaire commune.

b. Monstres doubles parasitaires. — Ils sont classés en plusieurs groupes, selon le degré de réduction du sujet parasite, et selon la région du sujet complet sur laquelle il s'insère : 1° chez les *Hétérotypiens*, les deux sujets sont disposés selon les différents types que présentent les monstres doubles autositaires, mais l'un des deux, le parasite, est bien moins développé que l'autre, c'est-à-dire qu'on a ainsi : les *Hétéropages* où le sujet accessoire, très petit, mais encore pourvu d'une tête et de membres distincts, est implanté sur la face antérieure du sujet principal ; les *Hétéradelphes*, où le sujet accessoire est réduit à un tronc, sans tête, mais pourvu de membres, et implanté sur la face antérieure du corps du sujet principal ; et enfin les *Hétérodymes*, où le sujet accessoire est réduit à une tête imparfaite, portée par l'intermédiaire d'un col et d'un thorax très rudimentaire sur la face antérieure du corps du sujet principal ; 2° chez les *Hétéraliens* (ετερος, autre ; ἀλση, place) le parasite, très incomplet, réduit à une seule région, est remarquable par le lieu de son insertion, qui est très éloigné de la région ombilicale : tels sont les *Épicomes* (επι, sur ; κομη, chevelure), où le parasite est représenté par une tête accessoire, plus ou moins bien conformée, insérée par son sommet sur le sommet de la tête principale ; 3° chez les *Polygnathiens* (πολυς, plusieurs ; γναθος, mâchoire) le sujet parasite est réduit à des mâchoires

et à quelques autres parties céphaliques attachées aux mâchoires du sujet
principal, qui a l'apparence d'un individu normal à développement surnuméraire de mâchoires, et l'on trouve ainsi : les *Épignathes*, où une tête
accessoire, très incomplète, est attachée au palais de la tête principale;
les *Hypognathes*, la tête accessoire, rudimentaire, étant attachée à la
mâchoire inférieure de la tête principale; et enfin les *Augnathes* (αυ, qui
indique la répétition), la tête accessoire étant réduite à une mâchoire
inférieure attachée à celle de la tête principale; 4° chez les *Polyméliens*,
le parasite est réduit à un ou plusieurs membres insérés directement sur
le sujet principal, lequel semble ainsi pourvu de membres surnuméraires,
et l'on trouve, selon le lieu d'insertion : les *Pygomèles*, dans les cas où
un ou deux membres accessoires sont attachés derrière ou entre les
membres postérieurs d'un sujet normal; les *Gastromèles*, si l'insertion a
lieu sur l'abdomen; les *Notomèles*, si elle a lieu sur le dos; les *Céphalo-
mèles*, si elle se fait sur la tête; et les *Mélomèles*, quand un ou deux
membres accessoires sont insérés par leur base sur les membres principaux; 5° enfin un dernier groupe comprend des monstres chez lesquels
la duplicité ne se révèle pas directement à l'extérieur, le sujet parasite
étant inclus dans le sujet principal, d'où le nom d'*Endocymiens* (ενδον,
dedans; κυμα, fœtus) ou monstres par inclusion, et l'on distingue les cas
d'*inclusion sous-cutanée* et ceux d'*inclusion abdominale;* dans cette
dernière catégorie rentrent les *kystes dermoïdes de l'ovaire*, sur lesquels
les recherches récentes d'embryologie nous ont révélé de précieuses
données tératologiques que nous exposerons plus loin.

II

THÉORIES TÉRATOGÉNIQUES. — TÉRATOGÉNIE EXPÉRIMENTALE

Anciennes idées sur les monstres. — Période scientifique de la tératologie. — Tératogénie; arrêts de développement. — Tératogénie expérimentale; travaux de Dareste. —
Du déterminisme en tératogénie. — Accidents de la fécondation (polyspermie et
monstres doubles). — Développement parthénogénique (kystes dermoïdes embryonnés
de l'ovaire).

Après avoir défini le domaine de la tératologie, après en avoir pris
possession par un rapide exposé de sa nomenclature, nous devons étudier
l'étiologie, le mécanisme de la production des monstres, c'est-à-dire la
tératogénie. C'est en abordant cette question par quelques considérations
historiques que nous comprendrons bien les progrès considérables et
tous relativement récents qu'a fait la tératogénie, et que nous saisirons
l'importance des recherches actuelles de tératogénie expérimentale,
recherches dont nous exposerons méthodiquement les résultats dans le

chapitre suivant. Dans ce rapide coup d'œil sur l'histoire de la tératologie et des théories tératogéniques, nous ne saurions nous arrêter à indiquer, autrement que par un mot qui les rappelle, les divers préjugés populaires, qui cependant ont été adoptés, à certaines époques, même par les esprits les plus éminents. Que la naissance d'un monstre ait été considérée comme un fait hors nature, comme une manifestation de colère et de menace de la divinité, cela est tout au plus nécessaire à rappeler pour indiquer l'étymologie qu'on s'accorde à donner au mot *monstre*. *Monstra, Ostenta, Portenta, Prodigia appelantur, quoniam monstrant, ostendunt, portentunt, prædicant*, disait Cicéron. Que d'autres aient attribué l'origine des monstres à l'accouplement entre espèces différentes, et que, même au XVIIe siècle, des femmes, qui avaient mis au jour des enfants monstrueux, aient été brûlées pour le crime supposé de bestialité, c'est un ordre de faits qui méritent d'être rappelés seulement pour montrer combien, en dehors des notions scientifiques, l'esprit humain devait s'égarer dans l'interprétation des malformations telles que la face des monstres cyclopes, la trompe des rhinocéphales, la tête des anencéphales, etc. De vagues ressemblances, par un examen superficiel, pouvaient faire penser à un assemblage de parties empruntées à des espèces différentes, alors que l'union de l'âne et de la jument prouvait la possibilité de la naissance d'hybrides. Et, en effet, nous aurons à examiner quelle part la tératogénie peut faire aujourd'hui à l'hybridité (¹).

C'est également à l'interprétation de vagues ressemblances qu'il faut rattacher la théorie de l'influence de l'imagination maternelle vivement frappée par un objet. Descartes dit bien « qu'il ne serait pas difficile de démontrer de quelle manière la figure d'un objet donné est parfois transmise par les artères d'une femme jusqu'à un membre quelconque du fœtus, et y imprime les taches connues sous le nom d'envies, qui font l'étonnement des savants ». Mais Descartes a oublié de nous donner cette démonstration. I. Geoffroy Saint-Hilaire a cru devoir discuter les prétendus cas résultant de ce que la vue ou même la pensée d'une femme enceinte s'est arrêtée sur un objet, surtout si cet objet lui inspire du dégoût, et, bien plus encore, s'il est vivement désiré. Nous n'en parlerions même pas si cette question n'avait été l'objet, à une date toute récente, d'une intéressante discussion à la Société de chirurgie (29 octobre 1884), lors de la présentation d'un sujet dont les mains et les pieds étaient configurés en pince de homard (cas de syndactylie, compliqué d'ectrodactylie). Berger qui présentait ce cas, pour lequel on invoquait l'influence de l'imagination de la mère vivement frappée par la vue d'une main gravement brûlée, penchait à croire qu'il ne faut pas traiter avec trop de dédain ces interprétations, et il rappelait le cas analogue, rapporté par Morel Lavallée, d'une femme que son mari avait

---

(¹) Pour cette période fabuleuse et l'histoire anecdotique des monstres, voy. E. MARTIN, Histoire des monstres depuis l'antiquité jusqu'à nos jours. Paris, 1880.

vivement effrayé en lui présentant brusquement une écrevisse (elle n'en
avait jamais vu jusque-là) et qui mit au monde un enfant affecté d'une
syndactylie affectant la forme de pince d'écrevisse. Guéniot, Cranprin-
nière, Trélat, combattirent ces interprétations, en faisant fort justement
remarquer que, vu le développement précoce des parties embryonnaires,
c'est avant la cinquième semaine qu'un trouble moral devrait agir pour
produire une perturbation tératogénique, et que ces frayeurs, prétendues causes déterminantes des monstres, n'ont jamais été signalées que
quand la grossesse est confirmée, c'est-à-dire après le deuxième mois, et
le plus souvent à six et sept mois seulement. Pour en finir dès maintenant avec cette question, et n'avoir plus à y revenir en traitant de l'influence tératogénique des causes extérieures, disons qu'il faut à cet égard
distinguer deux questions. La première est celle de savoir si une impression déterminée peut produire une monstruosité déterminée, c'est-à-dire
un rapport défini de forme entre le monstre et l'impression; à cet égard
tout autorise à répondre par la négative. Darwin (*Variations des animaux et des plantes*, t. I, p. 280), rapporte que, pendant une longue
période d'années, dans une des grandes maternités de Londres, on
interrogea chaque femme, avant ses couches, sur les impressions qui
avaient pu la frayer vivement au cours de sa grossesse; la réponse ayant
été inscrite, ne se trouva jamais avoir la moindre coïncidence avec le cas
d'anomalie que put présenter le nouveau-né; mais alors, après avoir eu
connaissance de cette anomalie, la femme prétendit souvent retrouver
dans ses souvenirs une impression en rapport avec elle. Comme si en
effet il n'était pas toujours possible de trouver, après coup, dans les
souvenirs des impressions de tous les jours, une impression facilement
accommodable aux besoins de la cause ([1]). La seconde question est de
savoir si des impressions morales vives ne peuvent pas amener des contractions spasmodiques de la musculature utérine, d'où compressions
anormales et irrégulières de l'embryon, et par suite arrêt de développement de certaines parties du fœtus, et même fractures ou amputation des
membres, exactement comme le produisent les brides amniotiques,
comme dans les cas que nous aurons plus loin à analyser, et peut-être
même par l'intervention de brides amniotiques, puisque la musculature
utérine doit vraisemblablement agir d'abord par ses contractions sur
l'enveloppe amniotique, et par celle-ci seulement sur le fœtus. Alors
nous apparaissent comme très explicables les faits divers rapportés par
Geoffroy Saint-Hilaire de femmes qui, frappées d'une frayeur intense,
ont donné consécutivement naissance à des anencéphales (Dareste nous
apprend que, lorsque les œufs de la poule ne sont pas retournés pendant
l'incubation, il arrive que l'embryon se colle et se confine contre la
coquille, et cette compression détermine particulièrement les anomalies

([1]) Voy. aussi : Pietrement, La reproduction des couleurs animales chez les anciens; les
agneaux de Jacob et de Laban, le bœuf Apis. *Bull. de la Société d'anthrop. de Paris*,
20 janvier 1890, 4ᵉ série, t. I, p. 29.

de la tête qui constituent les exencéphalies); et de même les cas où une femme grosse, ayant assisté à l'exécution d'un criminel, par le supplice de la roue, et ayant été horriblement troublée par ce spectacle, a donné naissance à un enfant dont les membres étaient brisés; mais où l'invraisemblance est évidente, c'est quand les auteurs de ces récits ajoutent que ces fractures de l'enfant se trouvent produites aux mêmes points que chez le supplicié; ce n'est pas l'imagination de la mère mais celle du narrateur qui intervient ici.

Comme première tentative d'explication scientifique, nous ne saurions passer sous silence celle de Morgagni (1711), qui attribuait les monstruosités à des maladies du fœtus; Morgagni n'avait guère connu exemple à fournir que l'anencéphalie ou les divers modes de pseudencéphalie et d'exencéphalie; il les attribuait à une hydrocéphalie. C'est une semblable théorie qu'ont reprise plus récemment Jules Guérin et Delplanque, ainsi que nous l'avons vu précédemment. Pour ce qui est de l'exencéphalie et de la pseudencéphalie, il est certain que, dans tous ces cas, il y a accumulation du liquide dans les cavités cérébrales; mais cette hydropisie cérébrale est-elle cause ou conséquence du développement incomplet des parois des vésicules cérébrales? La question a été longtemps discutée, et elle est aujourd'hui résolue par Dareste qui a vu l'arrêt de développement être le fait primitif, c'est-à-dire qui a été ainsi amené à interpréter la malformation précisément en sens opposé à Morgagni et à renverser ainsi la *théorie pathologique*, puisque celle-ci ne s'adressait qu'à ce seul cas.

Dans un domaine aussi vaste et aussi varié que la tératologie, toute tentative d'interprétation scientifique générale devait être précédée d'une classification permettant de saisir, en un coup d'œil d'ensemble, les rapports des formes. Nous avons dit précédemment comment ce travail de nomenclature, commencé avec Buffon, avait été poursuivi par Étienne Geoffroy Saint-Hilaire, et réellement terminé par son fils, Isidore Geoffroy Saint-Hilaire. La classification que nous avons résumée, n'a pour objet que les Vertébrés, et, dans cet embranchement, elle ne comprend que les monstres achevés, c'est-à-dire arrivés aux derniers termes du développement; elle ne comprend pas les monstruosités qui, se produisant dès les premières phases de l'évolution embryonnaire, soit telles que cette évolution s'arrête et que le sujet périt dans l'œuf; ces formes ne devaient être accessibles qu'à la tératogénie expérimentale. Mais dans les limites qui lui étaient imposées par l'état de la science à son époque, I. Geoffroy Saint-Hilaire a dressé une liste si complète, et a si bien formé ses catégories en déterminant les rapports des formes anormales avec les formes normales, qu'on peut dire qu'il a prévu tous les événements tératologiques possibles, de sorte qu'il a pu lui-même annoncer que la découverte d'un type tératologique nouveau serait extrêmement rare; prédiction qui s'est réalisée en effet.

En même temps que la tératologie se constituait ainsi à l'état de science descriptive, l'évolution normale de l'embryon était étudiée. La vieille doctrine de la préexistence des germes avait longtemps rendu vaine toute idée de recherche embryologique. Chose singulière, c'est à propos de la tératologie même que cette doctrine arriva à des exagérations qui la condamnaient désormais. En 1724, Léméry, présentant à l'Académie des sciences une étude sur un monstre double dérodyme, arriva à cette conclusion que ce monstre résulterait de la soudure accidentelle de deux sujets primitivement bien conformés. Il fut combattu par Winslow, qui lui objectait la disposition insolite, quoique régulière, des organes, et notamment l'inversion des viscères, où l'ordonnance des parties est la même qu'à l'état normal, mais renversée; qui soutenait que jamais une soudure accidentelle ne pourrait amener de semblables dispositions, et qui en concluait à la monstruosité originelle, à la préexistence de germes monstrueux aussi bien que de germes normaux. Mais la doctrine de la préexistence des germes ne put tenir devant les faits relevés par G.-F. Wolff, le fondateur de l'embryologie (1759), qui montra que les organes de l'embryon ne préexistent pas, se dérobant à la vue par leur infinie petitesse et ne faisant que croître pendant le développement, mais qu'ils se forment réellement, se modelant aux dépens de feuillets blastodermiques qui se plissent, circonscrivent des cavités, émettent des prolongements. Si les organes nouveaux ne préexistent pas, il en doit être de même de leurs formes anormales, lesquelles doivent résulter d'un trouble accidentel.

Alors la tératologie put cesser d'être purement descriptive pour aborder l'étude de la *tératogénie*. On dut d'abord se borner à des hypothèses pures, mais réellement scientifiques (*théorie embryologique* des monstres): étant donnée la connaissance anatomique de la forme monstrueuse et la connaissance du développement normal, on put supposer quelles déviations s'étaient produites dans celui-ci pour aboutir à la monstruosité. Meckel et les Geoffroy Saint-Hilaire furent les plus brillants représentants de cette tératogénie embryologique, et insistèrent plus spécialement sur les résultats des *arrêts de développements*, mécanisme tératogénique qui est encore aujourd'hui considéré, à juste titre, comme celui qui intervient le plus fréquemment.

Dès lors s'est établi entre la tératologie et l'embryologie normale ce rapport fréquent et suggestif qui existait entre la pathologie et la physiologie. De même que certains troubles pathologiques ont amené la découverte d'une fonction normale, de même certains arrêts de développement ont mis en lumière le processus probable du développement normal : le fait de tératologie observé a été comme une expérience naturelle d'embryologie, de même qu'une observation clinique peut avoir le caractère d'une expérience de physiologiste. C'est ainsi que l'étude du système nerveux des Otocéphales, nous a permis de comprendre la direction dans laquelle se développent les nerfs sensitifs (¹); chez les Otocéphales, chez lesquels

---

(¹) MATHIAS DUVAL, Sur un monstre otocéphale. *Bull. de la Soc. de biol.*, 26 mars 1881,

manquent toutes les parties de l'encéphale situées en avant du bulbe,
l'absence de la racine bulbaire du trijumeau nous amena à penser que,
dans la formation des nerfs sensitifs, et en particulier du trijumeau,
c'est le ganglion spinal (n: ganglion de Gasser, qui en est l'homologue,
dans les cas en question) qui apparaît le premier, et qu'ensuite les
racines postérieures ou sensitives se développent en partant du ganglion
et se dirigent vers la moelle (ou le bulbe). Ce mode d'origine des racines
sensitives, indiqué par le fait tératologique, a ensuite été confirmé par les
observations directes.

Mais, dans cet heureux échange entre la tératologie et l'embryologie
normale, la tératologie était cependant réduite encore à des hypothèses;
elle n'assistait pas à ces arrêts, dont elle supposait si vraisemblablement
l'existence; elle ne pouvait rien dire de positif sur l'époque où ils inter-
venaient, sur les causes qui les déterminaient. Ces nouvelles données ne
pouvaient être fournies que par l'expérimentation, qui, changeant les
conditions de l'évolution normale, se mettrait en état de produire beaucoup de monstres, de les étudier non pas à l'état achevé, mais au cours
même de leur formation, et surprendrait ainsi le processus tératogénique
dès son début. Étienne Geoffroy Saint-Hilaire eut l'idée de ces études
de tératogénie expérimentale; il commença même quelques recherches
dans cette direction. Expérimentant sur des œufs de poule, il plaçait ces
œufs dans la couveuse et les laissait se développer normalement pendant
un certain temps, ordinairement pendant trois jours; puis il cherchait
à agir sur l'embryon par divers procédés; en secouant l'œuf, en le maintenant vertical, en enduisant de vernis une partie de la coquille. Ces tentatives n'eurent pas de résultat, ce que nous concevons facilement aujour-
d'hui, puisque nous savons que les organes se forment précisément pendant
ces trois premiers jours de l'incubation, et que c'est pendant cette toute
première période que les causes tératogéniques, du genre de celles mises
en jeu par Geoffroy Saint-Hilaire, doivent agir. C'est ce que Dareste a mis
en évidence, et c'est réellement à lui qu'est dû le développement de la
science tératogénique, science de date toute récente.

Depuis 1855, Dareste s'est consacré à la production artificielle des
monstruosités, avec une infatigable persévérance, et malgré l'insuffisance
de ressources et d'installation de laboratoire, insuffisance qu'il déplore à
chaque instant dans son traité. Comme E. Geoffroy Saint-Hilaire en avait
eu l'idée, Dareste s'est adressé à l'œuf de la poule, que l'on peut se procurer en nombre aussi considérable que l'on veut, et dont on peut amener
le développement par l'incubation artificielle. La condition essentielle du
développement normal de cet œuf étant un degré à peu près fixe de chaleur, il a produit des monstres en soumettant l'œuf à des températures
un peu supérieures ou un peu inférieures à ce degré, ou en échauffant

p. 145. — Voy. aussi MATHIAS DUVAL, art. VASO-MOTEURS. *Nouveau Dict. de méd. et de chir. prat.*, p. 418. T. XXXVIII. Paris, 1885.

inégalement sa surface. La respiration de l'embryon étant une condition indispensable à son évolution, il a troublé cette évolution en modifiant les conditions de la respiration, c'est-à-dire en obturant les pores de la coquille sur une étendue et en des points variables (vernissage des œufs). Enfin il a fait incuber des œufs dans des conditions anormales soit de position (position verticale), soit de mouvement (agitation et vibrations transmises). Il n'a pas attendu que ces œufs éclosent, ou qu'ils aient atteint la date de l'éclosion, l'expérience lui ayant appris que beaucoup de nos monstres succombent de bonne heure dans l'œuf, et puisque, du reste, c'étaient les premières phases du développement anormal qu'il voulait saisir. Il a ainsi mis en incubation plus de 10 000 œufs; il a produit plusieurs milliers de monstres, et, faisant disparaître ainsi, par la multiplicité des observations, l'une des difficultés les plus grandes des recherches tératologiques, la rareté des sujets d'observation, il a pu étudier la plupart des types tératologiques à divers moments de leur évolution. La tératogénie a été ainsi en possession de faits positifs, au lieu des notions entièrement conjecturales provenant de la combinaison des notions de la tératologie avec celles que fournit l'embryologie normale. Enfin, contrairement aux anciennes idées de Wolff et de Meckel, qui pensaient que le germe, avait tout développement, porte déjà en lui la modification tératogénique qui doit faire dévier le développement, Dareste, tout en faisant la part de ce qui revient à l'*hérédité* et à l'*individualité du germe*, a démontré que, conformément aux idées de Geoffroy Saint-Hilaire, il était possible de modifier, par l'action de causes physiques extérieures, l'évolution d'un germe fécondé, et qu'en définitive la tératogénie n'est qu'une *embryogénie modifiée*.

Dareste n'a pas été le seul qui ait cherché à provoquer expérimentalement la production des monstres; mais aucun des auteurs qui se soient engagés dans la même voie ne l'a fait d'une manière aussi complète, aussi méthodique, et avec de si riches résultats. Panum (1860), qui s'était aussi adressé à l'œuf des oiseaux(1), avait consigné nombre de faits intéressants: mais quoiqu'il ait expérimentalement modifié les conditions de l'incubation, surtout par des oscillations de la température, il s'est généralement contenté de la méthode d'observation, en étudiant les monstres qu'il rencontrait dans les œufs non éclos. Lereboullet (1855-1864), qui avait expérimenté sur les œufs de poissons(2), avait eu particulièrement en vue les monstruosités doubles, relativement connues chez les poissons. Il a examiné l'action que pourrait exercer le froid, la chaleur, l'air confiné, l'eau courante ou stagnante, les actions mécaniques telles que le brossage de l'œuf avec un pinceau; il insiste sur l'inconstance de ces moyens, hésite à attribuer les résultats observés aux manœuvres exercées sur l'œuf,

(1) P.-L. Panum, Untersuchungen über die Entstehung der Missbildungen in den Eiern der Vögel. Berlin, 1860.

(2) Lereboullet, Recherches sur les monstruosités du brochet observées dans l'œuf, et sur leur mode de production. *Ann. des sciences naturelles*, 1863 et 1864.

et, dans son scepticisme à l'égard de la tératogénie artificielle, il était
arrivé à cette conclusion qu'il n'est pas probable que les monstruosités
soient occasionnées par les influences que les agents extérieurs ont pu produire sur l'œuf, et que la cause tératogénique pourrait bien être inhérente
à la constitution même de l'œuf. Nous verrons plus loin que cette interprétation a été confirmée, pour les monstres doubles, mais pour les
monstres doubles seulement, lesquels résultent d'accidents survenus à
l'époque même de la fécondation. Cependant, comme l'a fait remarquer
Crabry, il est extrêmement probable que Lereboullet, par les moyens
qu'il a mis en œuvre, a dû certainement déterminer certains monstres
aux dépens d'œufs normaux. Si le nombre de ceux qu'il attribue à son
intervention est si faible, cela tient sans doute au défaut de ses statistiques dans lesquelles il fait figurer, à côté de cinq ou six monstres, des
certaines d'*œufs gâtés*. Ces œufs gâtés devaient contenir des monstres
qui n'étaient pas viables, mais qui n'en auraient été que plus intéressants
à étudier, et qu'il a rejetés parce qu'il n'était pas en état, vu les moyens
d'observation alors en usage, vu l'insuffisance des données sur le développement normal, de distinguer les monstres qui n'avaient pas un développement avancé. D'autre part Lombardini a expérimenté sur l'œuf des
oiseaux et sur celui des batraciens, en soumettant ces œufs, déjà en voie
de développement, à l'action des courants de la pile de Bunsen, des courants d'induction et des décharges de la bouteille de Leyde[1]. Un coup
d'œil sur le tableau qu'il donne de ses expériences montre qu'il n'a appliqué l'électricité sur des œufs au second jour de l'incubation que douze fois,
et a obtenu dans ces conditions un seul embryon mal conformé, tandis
que le plus grand nombre de ses expériences a porté sur des œufs aux
quatrième, cinquième, et même septième et neuvième jour, alors que
l'embryon est formé, et, si dans ces dernières conditions il a obtenu des
anomalies, on peut, puisque les faits tératologiques ne se produisent que
dans les premiers temps de l'incubation, se demander si les monstres qu'il
a observés n'auraient pas été produits par des causes tout autres que l'électricité.

Dans toutes ces tentatives, les expérimentateurs multiplient les occasions de production des monstres; c'est de l'expérimentation en tant
qu'observations provoquées, mais cette expérimentation ne comporte
aucun déterminisme précis, c'est-à-dire qu'il ne s'agit pas encore de provoquer à volonté tel type monstrueux en plaçant l'œuf dans telle condition
précise : « Je suis sûr, dit Dareste, en agissant d'une certaine façon, de
produire une monstruosité quelconque: mais je ne puis pas produire une
monstruosité déterminée. Et en effet les mêmes anomalies peuvent être le
résultat des conditions les plus différentes, et il n'y a aucune relation
nécessaire entre la cause modificatrice et la nature des modifications pro-

---

[1] Luigi LOMBARDINI. Intorno alla genesi delle forme organiche irregolari negli uccelli e batra-
chidi. Pisa, 1868.

duites. Ainsi les températures trop élevées produisent diverses formes
monstrueuses, qui sont les mêmes que celles produites par les températures trop basses, quoique cependant l'excès de température ait pour effet
général de hâter le développement, le défaut de chaleur au contraire ayant
pour effet de le retarder. »

On peut se demander si jamais la tératogénie arrivera à ce degré parfait
de science expérimentale caractérisé par un déterminisme exact, c'est-à-
dire si jamais elle parviendra à produire, pour ainsi dire sur commande,
tel monstre par l'action de telle cause perturbatrice. Comme le fait remarquer Dareste, ces expériences portant sur l'œuf fécondé, se trouvent en
présence de germes qui ont déjà des individualités très diverses, provenant de l'influence maternelle et de l'influence paternelle, et une même
cause ne peut produire toujours les mêmes effets que si elle agit sur des
organismes identiques. Aussi presque toutes les expériences récentes,
entreprises à la suite de Dareste, n'ont-elles pu, en agissant sur l'œuf
fécondé, que produire des malformations non déterminables d'avance. Il
faut citer particulièrement les nombreuses recherches de Féré[1]. Il a
constaté que l'éthérisation de l'œuf avant l'incubation amène un retard du
développement et en même temps diverses anomalies, mais que celles-ci
n'ont pas de caractère spécifique qui les rattache à la cause qui les a produites; de même pour l'influence de l'alcool, qui se manifeste à la fois
par l'importance du retard du développement et par la fréquence des
monstruosités; en tout cas cet effet de l'exposition préalable des œufs
aux vapeurs d'alcool est intéressant à rapprocher de la fréquence de la
stérilité, des avortements précoces et des monstruosités par arrêt de développement qui se manifestent dans l'espèce humaine sous l'influence de
l'alcoolisme. Féré a encore expérimenté, mais sans aboutir à des formes
déterminées, en injectant dans l'œuf de poule diverses substances, telles
que la morphine, la codéine, le nitrate de plomb, diverses toxines (en
particulier la pyocyanine, Biologie, 28 avril 1894); en exposant les œufs
aux vapeurs de chloroforme; cette chloroformisation préalable a produit
divers arrêts de développement, et si l'action des vapeurs anesthésiques a
été prolongée (vingt-quatre heures), il en est résulté l'absence complète
de tout développement; de même avec les vapeurs d'essence d'absinthe.

Peut-être faut-il considérer comme répondant déjà à un véritable déterminisme les expériences de Louis Blanc sur l'influence de la lumière[2].
En condensant une forte lumière sur certaines régions de l'œuf, cet auteur
a constaté que la lumière blanche a une action nuisible sur les cellules
blastodermiques, dont elle ralentit, trouble ou empêche la multiplication.
Or il a cherché à modifier, par ce procédé, l'évolution locale, dans certains
points déterminés du blastoderme. On sait, et nous avons contribué à

[1] Ch. Féré, Comptes rendus de la Soc. de biol., 1893, p. 744, 749, 773, 787, 849,
852, 945, 948; 1894, p 346, 462, 490.
[2] Louis Blanc, Sur l'influence de la lumière sur l'orientation de l'embryon, etc. Bull.
de la Soc. de biol., 1893, p. 774 et 869. — Féré, Ibid., 1893, p 744.

confirmer (Mathias-Duval, *Atlas d'Embryologie*), que l'embryon de la
poule est normalement orienté dans l'œuf perpendiculairement au grand
axe de celui-ci, et de manière à avoir le gros bout sur son côté gauche, et
le petit bout de l'œuf sur son côté droit. Or, en faisant agir localement la
lumière, L. Blanc a constaté que celle-ci, appliquée dans certaines conditions, détermine presque sûrement un changement dans la direction de
l'axe embryonnaire, et l'orientation nouvelle de l'embryon est telle que,
dans la grande majorité des cas, l'extrémité céphalique est dirigée du
côté de la source lumineuse. Dans des recherches de contrôle, Féré a
également constaté que la lumière blanche est plus favorable au développement que la lumière orange, rouge ou violette, et il conclut d'autre
part que la lumière paraît influer sur la direction de l'embryon qui présente des déviations plus fréquentes quand l'œuf est éclairé par le côté où
ne doit pas se tourner la tête de l'embryon. Ces résultats, relatifs à
l'orientation de l'embryon, sont très précieux, car nous verrons que, dans
le mode d'association des deux sujets composant un monstre double, c'est
l'orientation des axes, représentés par les lignes primitives, qui joue le
rôle essentiel. Or L. Blanc explique d'une manière très intéressante cette
influence sur la direction de la ligne primitive. Cette ligne primitive est le
lieu où se produit la plus active prolifération cellulaire; comme la lumière
paraît ralentir cette multiplication, il en résulte que si un œuf est éclairé
inégalement dans la région cicatriculaire, la zone la plus vivante corres-
pondra aux points obscurs; par conséquent la ligne primitive se constituera dans la partie la plus éloignée de la source lumineuse; on conçoit
donc que l'embryon se forme dans une orientation anormale, que son
extrémité coccygienne se trouve du côté de la région éclairée. Quoique
ces résultats aient certainement besoin encore de recherches de contrôle,
il n'en soit pas moins très précieux à noter comme exemples de déterminisme expérimental dans les actions des conditions physiques extérieures
sur le développement de l'embryon.

Un déterminisme plus précis encore a été réalisé dans les expériences
de H. Fol et Warynski; mais il est vrai de dire que ces expériences ont
eu le plus souvent le caractère de véritables opérations chirurgicales
embryologiques, et qu'il n'est pas étonnant de voir se produire par
exemple un monstre acéphale alors qu'on a ouvert l'œuf et provoqué
directement des lésions de l'extrémité céphalique de l'embryon à l'aide
d'un scalpel ou d'un thermocautère (¹). En effet, ces auteurs opèrent en
pratiquant, sur un point de l'équateur de la coquille, une petite fenêtre
par laquelle ils produisent sur l'embryon des brûlures avec un thermo-

(¹) H. Fol et Warynski, Recherches expérimentales sur la cause de quelques monstruosités
simples et de divers processus embryogéniques. *Revue méd. de la Suisse romande*. 1883.
— Sur l'inversion viscérale artificielle chez l'embryon de poulet. In *Arch. des Sc. phys. et
nat.* Genève, 1884. — Sur la méthode en tératogénie. *Recueil zool. suisse*, 1885. —
Warynski, Sur la production artificielle des monstres à cœur double chez les poulets. *Thèse de
Genève*, 1886.

cautère, ou des compressions localisées; en remettant l'œuf dans la couveuse, ils le tournent de façon que la fenêtre de la coquille soit de côté et que l'embryon corresponde à une partie intacte. Ils ont ainsi amené des monstruosités qu'ils pouvaient prédire à l'avance, telles que l'anencéphalie, l'hétérotaxie. Du reste ils ne se font pas illusion sur les profondes différences qui doivent exister entre les mécanismes tératogéniques naturels, et ces procédés traumatiques; mais toujours est-il que ces derniers peuvent servir à éclairer les premiers. « Il reste à chercher, disent-ils, quels sont les phénomènes dont les effets sont identiques à ceux du thermocautère ou de la lame du scalpel, tels que l'inflammation, l'embolie des vaisseaux, l'arrêt de nutrition, la mort des tissus, etc. »

C'est par des procédés analogues que Chabry, dans des expériences d'une admirable finesse, est parvenu à troubler profondément le développement de l'embryon, en agissant à l'époque des toutes premières phases, à l'époque de la segmentation. Il s'est adressé aux œufs d'Ascidies(¹), et est parvenu à détruire, par piqûre, une ou plusieurs des cellules de l'œuf en segmentation. Il a ainsi produit des monstres que la tératologie n'avait pas encore enregistrés, mais qu'elle devait considérer *à priori* comme possibles. En effet, en détruisant par exemple l'un des segments, à l'époque où l'ovule n'est encore divisé qu'en deux cellules, il a vu le segment resté seul intact continuer à subir les phases de la multiplication cellulaire, mais ne donner naissance qu'à une moitié d'individu, à la moitié qu'il doit former dans le développement normal. Il a ainsi produit des *monstres fractions d'individus*, sur les diverses formes desquels nous reviendrons plus loin.

Mais les connaissances de tératogénie ne peuvent avoir de bases plus solides que les notions d'embryologie, et, si ingénieuses que soient les expériences sur la production des monstres, elles seront toujours dépassées par toute découverte nouvelle sur les processus de développement normal. C'est ce qui apparaît avec une évidence éclatante par le fait de la découverte des actes intimes de la fécondation. La pénétration du spermatozoïde dans l'ovule, la fusion de son extrémité céphalique, ou pronucléus mâle, avec le pronucléus femelle, c'est-à-dire avec ce qui reste de la vésicule germinative ou noyau de l'œuf, après l'expulsion des globules polaires, tous ces phénomènes essentiels de la fécondation ont été découverts simultanément et d'une manière indépendante par H. Fol, Hertwig et Selenka, et aussitôt la notion de ces processus normaux a été suivie de connaissances fondamentales sur le mode de production d'une catégorie de monstres restés jusque-là problématiques, les monstres formés de la confluence d'un ou plusieurs embryons, les monstres doubles en particulier. On peut dire que cette partie de la tératogénie, qui était la plus obscure hier, est aujourd'hui la plus complètement élucidée. « L'un des résultats les plus importants au point de vue théorique de mes obser-

---

(¹). L. Chabry, Embryologie normale et tératologie des Ascidies, 1887.

valions.sur l'entrée du zoosperme dans l'œuf, dit H. Fol(¹), a été de montrer que, chez des œufs sains et normalement fécondés, il ne pénètre qu'un élément mâle dans chaque vitellus. Une autre série d'études non moins importantes n'a appris qu'il peut entrer plusieurs spermatozoïdes dans un seul vitellus, mais que ce phénomène est toujours d'ordre pathologique. » Et, en effet, dans ses observations, qui ont porté sur les Échinodermes, et en opérant par la fécondation artificielle, H. Fol a constaté que quand on féconde des œufs qui ne sont pas encore assez mûrs (avant l'excrétion des globules polaires) ou bien des œufs trop mûrs (plusieurs heures après la formation des globules polaires), ou bien encore quand on opère avec les œufs d'animaux ayant souffert d'un trop long état de captivité, on constate que les propriétés de l'œuf ne sont plus celles qu'il présente dans les conditions normales, notamment à ce point de vue que, après l'entrée d'un premier spermatozoïde, la surface du vitellus ne donne pas naissance, sur toute son étendue, à cette membrane limite qui normalement ferme l'accès à tout nouveau spermatozoïde. Dans les conditions que nous venons de rappeler, un second, parfois un troisième, et même un plus grand nombre de spermatozoïdes peuvent pénétrer dans l'œuf; la tête ou chromatine nucléaire de chacun de ces spermatozoïdes donne lieu à la formation d'un pronucléus mâle, puis d'un aster mâle; l'aster le plus rapproché du pronucléus femelle se conjugue avec ce dernier, comme dans la fécondation normale; puis le noyau combiné ainsi résultant s'unit encore avec l'aster mâle le plus voisin, et parfois encore à un troisième; mais jamais Fol n'a vu le processus de conjugaison aller plus loin, c'est-à-dire admettre jusqu'à un quatrième aster spermatique. Le cas le plus simple et le plus facile à observer est celui dans lequel l'ovule n'a reçu dans son sein que deux spermatozoïdes. La suite du développement de ces œufs donne des larves monstrueuses, et, en suivant graduellement les phases par lesquelles passe l'œuf, on le voit d'abord se segmenter selon le mode caryocinétique; seulement au lieu de l'*amphiaster* de la segmentation normale, on voit se produire un *tétraster* et le vitellus, au lieu de se diviser en deux, se scinde du coup en quatre sphères égales, et cette manifestation de l'état double du germe se poursuit dans les stades suivants : ces œufs anormaux par polyspermie, après s'être montrés divisés en quatre sphérules au stade où les autres n'en ont que deux, en présentent huit alors que les autres n'en ont que quatre, et ainsi de suite. Les planules qui résultent de ces œufs anormaux ont un nombre double de cellules que les œufs normaux, monospermiques; enfin à l'époque où les larves normales présentent l'invagination primitive qui donne naissance à la forme dite *gastrula*, les larves monstrueuses ont plusieurs enfoncements au lieu d'un seul; ce sont des larves polygastrées. Le nombre des invaginations a paru à H. Fol répondre exactement au nombre des asters mâles précédemment constatés dans l'œuf. On comme chaque

(¹) H. Fol, Recherches sur la fécondation et le commencement de l'hénogénie. Genève, 1879.

invagination gastruléenne correspond à un individu, est la caractéristique d'une unité spécifique, on voit que la polyspermie aboutit à la formation de plusieurs sujets aux dépens d'un seul œuf : les monstres doubles résultent de l'entrée de deux spermatozoïdes dans un œuf. Chez les Ascidies, étudiées par Fol, ces larves monstrueuses périssent de bonne heure. « Mais, dit M. Fol, ces faits peuvent servir de base à une hypothèse que je ne crains pas de lancer, et qui tend à expliquer l'origine des monstres dédoublés par une surfécondation de l'œuf ». Nous verrons plus loin combien cette hypothèse coïncide avec tous les faits relatifs à la diplogénie et avec quel succès elle a été accueillie de tous côtés.

L'observation directe nous fait donc assister à des actes tératogéniques qui ont leur première origine dans l'acte même de la fécondation, dans un rapport anormal entre l'ovule et les spermatozoïdes, et notamment par l'excès des éléments fécondateurs mâles. Nous verrons plus loin quelles variantes peuvent se grouper autour dans ce thème général des *accidents de la fécondation*. Mais on pourrait aussi se demander si, inversement, l'insuffisance, l'absence de la fécondation, ne serait pas capable de donner des formes autrement monstrueuses, des développements incomplets et très frustes. Chez nombre d'animaux, dans des conditions spéciales, l'œuf se développe sans fécondation, par parthénogenèse. Or, l'observation de plus en plus intime de l'évolution des vertébrés a montré que le même phénomène était relativement fréquent chez eux, et que si le plus souvent il ne donnait lieu qu'à un commencement de segmentation, il pouvait aussi, par exception, aboutir à des formations blastodermiques distinctes et même, quoique très rarement, à des organes embryonnaires plus ou moins irrégulièrement groupés. C'est ainsi que l'origine parthénogénique des kystes de l'ovaire, d'abord vaguement soupçonnée, a été mise en évidence par le rapprochement de faits nombreux formant série, depuis les tumeurs dermoïdes les plus rudimentaires, jusqu'aux formations fœtales pourvues de membres, dans des kystes ovariques de femmes vierges. La monographie de Répin, sur ce sujet [1], marque à cet égard un pas important dans les progrès des études tératogéniques. Nous en exposerons plus loin les conséquences principales.

Nous voyons donc que la tératogénie, dans ses progrès, a marché en remontant pour ainsi dire le cours du fleuve; elle n'a d'abord étudié que les influences tératogéniques qui agissent sur l'embryon pendant son développement; puis elle nous a révélé comment le blastoderme lui-même peut être atteint pendant sa formation, pendant même le premier stade de segmentation qui lui donne naissance; puis est venue la notion des accidents de la fécondation, qui précède la segmentation; et enfin la connaissance de monstruosités résultant du développement d'un ovule parthénogénique, c'est-à-dire en l'absence de toute fécondation. Il est évident que,

---

[1] Répin, Origine parthénogénique des kystes dermoïdes de l'ovaire. Thèse de Paris, 1891.

dans l'exposé qui va suivre, nous devons suivre l'ordre inverse, c'est-à-
dire étudier les influences tératogéniques qui agissent d'abord sur l'œuf,
avant la fécondation, puis lors de la fécondation, et enfin successivement
aux diverses phases de la segmentation, de la formation du blastoderme,
et de la formation de l'embryon lui-même.

III

ÉTIOLOGIE TÉRATOGÉNIQUE CHRONOLOGIQUE

Influences tératogéniques agissant avant la fécondation : atavisme (anomalies rétrogrades
et anomalies par anticipation), hérédité, influence immédiate des générateurs. —
Anomalies des produits sexuels. — Développement sans fécondation ou parthénogenèse : examen de diverses théories (néoplasme, enclavement, grossesse extra-utérine,
inclusion fœtale). — Accidents de la fécondation, diplogenèse : conditions étiologiques
de la morphologie des monstres doubles (polyspermie, polygastrulation, double ligne
primitive) ; sériation et nouveaux aperçus sur la classification des monstres doubles
(monstres en A ou catadidymes, monstres en X ou anacatadidymes, monstres en Y ou
anadidymes) ; conditions de production des monstres doubles parasitaires ; théories de
la diplogenèse. — Modifications tératogéniques de la segmentation (monstres fractions d'individus). — Modifications tératogéniques agissant sur le blastoderme, sur
l'embryon, sur les annexes.

Par étiologie chronologique des monstres, nous entendons la revue
générale des causes tératogéniques qui peuvent agir sur le nouvel être en
voie de formation et troubler son développement, depuis l'état d'œuf non
fécondé, jusqu'à la formation de l'embryon et de ses annexes. En suivant
l'ordre même de l'embryologie normale, nous avons donc à étudier les
accidents qui peuvent se produire dans les périodes suivantes : avant la
fécondation ; à l'époque de la fécondation ; pendant la segmentation ; lors
de la formation du blastoderme ; et enfin à la période de formation de
l'embryon et de ses annexes.

A. **Influences qui agissent avant la fécondation.** — Comme causes
tératogéniques qui agissent sur les produits sexuels (ovule et spermatozoïde) avant leur conjugaison, c'est-à-dire qui impriment déjà à l'élément
mâle et à l'élément femelle des modifications qui se révéleront plus tard
par l'évolution anormale du produit de la fécondation, nous étudierons :
l'atavisme, l'hérédité, les influences de divers états des parents, et les
anomalies de l'ovule ou des spermatozoïdes.

1° *Atavisme.* — Nulle part l'atavisme ne se manifeste d'une manière
aussi évidente et aussi fréquente que dans les faits de tératologie. Cette
réapparition de caractères anatomiques que n'offraient point les parents
immédiats, mais qu'avaient offerts les ancêtres plus ou moins reculés,

peut être théoriquement invoquée pour presque tous les arrêts de développement. L'embryologie nous montre qu'un être placé à un certain
degré de l'échelle animale présente successivement, pendant son développement, des états semblables ou analogues à ceux qui caractérisent les
êtres placés plus bas; qu'il passe ainsi successivement, lui individu, par
les transformations qui ont constitué l'évolution de son type spécifique:
c'est ce que les transformistes ont exprimé en disant que l'*ontogénie*
(développement de l'individu) est une récapitulation abrégée de la *phylogénie* (φυλή, tribu, espèce, développement ou *évolution* de l'espèce). De
sorte qu'un organe quelconque réalise, pendant sa formation, les états
que cet organe présente chez les ancêtres zoologiques de l'être, en un
mot des états, des formes ataviques. Si un arrêt de développement le
maintient dans un de ces états, l'empêche de poursuivre son évolution
définitive, caractéristique du degré de l'échelle qu'occupe l'être, il est
évident que l'organe demeurera dans un état atavique, que la monstruosité
ainsi produite sera une manifestation atavique. Ainsi les fentes branchiales
sont des formations transitoires qui, chez l'embryon d'oiseau ou de
mammifère, représentent des dispositions permanentes chez les poissons;
la persistance d'une fente branchiale sera donc un fait tératologique relevant de l'atavisme. Il serait inutile de multiplier ici les exemples.

Dans tout cela, est-il nécessaire de le faire remarquer, l'atavisme ne
nous représente pas la cause qui a déterminé l'arrêt de développement,
mais bien la cause qui a donné telle forme définie à la monstruosité; il
nous rend compte de la morphologie systématique des monstres; il ne
nous explique pas la cause occasionnelle qui a déterminé l'accident
monstrueux.

Mais, selon la formule qui résume les lois de l'évolution, l'ontogénie
étant une phylogénie abrégée, il est des formes qui ont appartenu aux
ancêtres, qui se sont effacées pendant le cours rapide de développement
individuel, et qui peuvent ce pendant apparaître de nouveau tératologiquement. Dans ce cas, l'anomalie est encore considérée comme atavique,
lorsque tous les faits d'anatomie comparée démontrent qu'elle représente
bien un stade de l'évolution phylogénique, évolution hypothétique, il
est vrai, mais extrêmement vraisemblable. Ainsi le pied du cheval est
l'homologue du doigt médius (doigt III) des autres mammifères; chez lui,
les autres doigts se sont atrophiés pendant l'évolution ancestrale, et il ne
reste plus que des vestiges des doigts latéraux II et IV, situés sous les
téguments. Or, une monstruosité constatée à diverses reprises chez le
cheval consiste dans la polydactylie, c'est-à-dire la présence de doigts
latéraux: l'embryologie ne nous montre pas que ces doigts existent à une
certaine époque chez l'embryon de solipède, pour s'atrophier ensuite; la
monstruosité polydactyle en question n'est donc pas atavique dans le sens
de persistance d'un état embryonnaire atavique lui-même. Mais la paléontologie a montré avec évidence que le cheval a eu pour ancêtres des
animaux aujourd'hui éteints chez lesquels le nombre des doigts s'est

graduellement réduit; chez le *Palæotherium*, il y avait à chaque pied trois doigts reposant sur le sol; chez l'*Hipparion*, les deux doigts latéraux s'étaient déjà atrophiés et n'atteignaient plus le sol. On admet donc, comme hypothèse extrêmement vraisemblable, que la polydactylie du cheval est une réapparition de la forme ancestrale, une monstruosité par atavisme[1]. « La faculté de transmission héréditaire, dit Dareste (*op. cit.*, p. 94), n'est pas spéciale au procréateur immédiat : elle appartient aussi à ses ancêtres, pendant un grand nombre de générations, et peut-être même pendant toutes les générations qui se sont succédé depuis l'origine de l'espèce. La force quelconque que le germe contient à l'état latent, et qui détermine la production et l'évolution de l'embryon, lorsqu'elle entre en jeu par l'action d'une cause extérieure, est donc la résultante de toutes les tendances héréditaires du procréateur immédiat et de celles de ses ancêtres, tendances qui tantôt s'exercent dans le même sens, et tantôt dans des sens différents, et qui, par conséquent, tantôt s'accumulent et tantôt se neutralisent, en obéissant à des lois qui nous sont encore inconnues. »

Une anomalie, à citer comme un exemple encore plus évident d'atavisme, est la présence accidentelle des dents incisives sur le maxillaire supérieur des ruminants, car d'une part la paléontologie nous apprend que beaucoup de ruminants, aujourd'hui disparus, avaient ces incisives, et, sur les ruminants qui en sont actuellement dépourvus, l'embryologie nous montre cependant l'existence des germes de ces dents.

Seulement, lorsque l'embryologie normale ne donne pas à une monstruosité le caractère indéniable d'atavisme qui est propre à certaines monstruosités par arrêt de développement, par persistance d'un état embryonnaire, lorsque c'est seulement sur l'histoire phylogénétique de l'être qu'on s'appuie pour invoquer l'atavisme, comme cette phylogenèse est toujours hypothétique, il arrive que la signification atavique d'une monstruosité, très vraisemblable dans tel cas, peut être extrêmement discutable pour tel autre. Ainsi la polydactylie des solipèdes est un fait dont personne ne conteste le caractère atavique; mais que penser de la polydactylie de l'homme, c'est-à-dire de la présence de plus de cinq doigts. Nombre de zoologistes supposent, pour des raisons très sérieuses et que nous ne saurions exposer ici, que la forme primitive de la main et du pied des vertébrés aurait été de sept doigts et même plus; c'est par réduction de cette forme ancestrale que proviennent les diverses formes d'extrémités que possèdent les Mammifères actuels; la polydactylie de l'homme serait donc encore un cas d'atavisme. Mais ces ancêtres polydactyles sont si loin, séparés de nous par de si innombrables intermédiaires, que l'esprit répugne à admettre la possibilité d'une transmission à telle

---

[1] Pour les travaux les plus récents sur cette question, voy. notamment : CORNEVIN, Nouveaux cas de didactylie chez le cheval et interprétation de la polydactylie des Équidés en général. *Bull. de l'Assoc. pour l'avanc. des sc.*, 1881, p. 669 — JOYEUX-LAFFUIE, Sur un cas intéressant d'atavisme chez le cheval. *Bull. de la Soc. linnéenne de Normandie*, t. V, 1891.

distance. Une anomalie ne peut-elle prendre naissance sous des influences autres que celle de l'atavisme, et n'est-ce pas conjoncturer la valeur de l'hérédité ancestrale que de vouloir en étendre le champ au delà de toute vraisemblance. Ce que nous venons de dire à propos de la polydactylie est encore plus évident pour les cas de mamelles surnuméraires ou polymastie dans l'espèce humaine, anomalie dont on a publié tant de cas et sur laquelle on a tant discuté(¹). On distingue la *polymastie régulière*, c'est-à-dire dans laquelle les glandes supplémentaires occupent des positions analogues à ce que l'on voit dans des espèces animales assez rapprochées de l'homme, et la *polymastie erratique*, dans laquelle la mamelle surnuméraire occupe une place tout à fait inattendue, par exemple le dos ou la cuisse. Pour la polymastie régulière, quoique l'embryologie ne nous montre pas que, dans l'embryon humain, il se produise, outre les bourgeons mammaires pectoraux, des bourgeons mammaires abdominaux et inguinaux qui s'atrophieraient et disparaîtraient ensuite, on admet généralement que cette anomalie, concordant avec ce qu'on voit chez des espèces qui ont avec l'homme des ancêtres zoologiques connus, peut être expliquée par l'atavisme. Mais pour la polymastie erratique, c'est en vain qu'on rappellerait que, par exemple, un rongeur, le Myopotamus, possède des mamelles dorsales, car on ne peut songer à voir spécialement un ancêtre de l'homme chez cet animal, qui réalise du reste une disposition particulière, eu égard à ses organes mammaires, sans analogues chez les rongeurs ses proches parents. La mamelle est une variété de glande sébacée; toutes les régions de la peau, à part quelques très rares exceptions, possèdent des glandes sébacées; donc toute région de la peau peut présenter des glandes sébacées hypertrophiées, c'est-à-dire une mamelle rudimentaire. Il n'est donc pas besoin d'invoquer l'atavisme pour la production de la polymastie erratique. Mais alors ce n'est peut-être pas non plus l'atavisme qui intervient dans la polymastie dite régulière, et là aussi peut intervenir une simple variation individuelle consistant en une hypertrophie sébacée. Ces exemples suffiront pour montrer combien sont vagues encore les limites qui séparent les monstruosités d'ordre atavique d'avec celles qui se rapportent à d'autres causes tératogéniques, d'ailleurs très difficiles à préciser. Une anomalie n'est pas forcément réversive, atavique; puisque l'évolution phylogénique a eu pour origine, à chaque bifurcation des formes spécifiques, une variation que la sélection a fixée et développée, pourquoi certaines anomalies que nous voyons se produire ne seraient-elles pas des variations semblables qui, loin de nous ramener à une forme ancienne, pourraient être l'origine d'une forme nouvelle, s'il lui était donné d'être fixée et développée par la sélection(²). C'est ce qu'on pourrait nommer des *anomalies de formes*

(¹) Voy. entre autres . R. BLANCHARD, Sur un cas de polymastie et sur la signification des mamelles surnuméraires *Bull. de la Soc. d'anthropologie*, mars 1885. — L. LALOY, Un cas nouveau de polymastie. *L'Anthropologie*, 1892, fasc. 2.

(²) Sur cette question, notamment pour les anomalies musculaires, voy. · MATHIAS DUVAL, Dans la préface de *Les anomalies musculaires chez l'homme*, par L. Testut. Paris, 1884.

anticipées, par opposition aux anomalies rétrogrades qui sont des stigmates de dégénérescence. Des observations intéressantes ont été publiées
à cet égard pour la *polymastie*, par Pierre Marie (¹). Nous ne saurions
nous étendre ici sur ces questions intéressantes, surtout au point de vue
des théories transformistes, mais dont les rapports avec la tératologie ont
été soigneusement indiqués par Dareste dans ses *Recherches sur la production artificielle des monstres.*

2° *Hérédité.* — Toutes les monstruosités peuvent être héréditaires, à
l'exception, bien entendu, de celles qui, frappant l'appareil génital,
mettent obstacle à la reproduction. L'explication de l'hérédité tératologique rentre dans la théorie générale de l'hérédité, et nous ne nous y
arrêterons pas ici. Mais nous devons dire qu'il faut bien distinguer les
faits de transmission d'une malformation congénitale, d'avec la reproduction de modifications acquises pendant la vie du générateur : à cet égard,
les apparences peuvent être trompeuses, du moins à un examen superficiel. Tel est le cas cité par I. Geoffroy Saint-Hilaire, à propos d'un
monstre symélien. « Ce sujet, dit-il, était né d'un père invalide, qui n'avait
qu'un membre inférieur, sa cuisse gauche ayant été amputée. Or quelques
médecins avaient établi un rapprochement entre la conformation du fœtus
monstrueux et celle de son père, également pourvu d'un seul membre inférieur, et de cette prétendue similitude on avait cherché à déduire des
conséquences inacceptables. On ne peut, en effet, établir aucune analogie
réelle entre un homme privé, par une amputation, de l'un de ses membres
inférieurs, et un fœtus symèle pourvu, non pas d'un seul membre inférieur, comme l'a fait croire peut-être le nom de *monopode* autrefois
employé, mais bien de deux membres inférieurs à peu près complets
mais soudés l'un à l'autre sur la ligne médiane. »

Chose remarquable, l'hérédité des monstruosités très graves est extrêmement rare, tandis que celle des monstruosités légères, dites anomalies,
est très fréquente. Ainsi nous verrons que les anomalies digitales se reproduisent et se fixent dans une famille, tandis que les monstres ectroméliens
ne donnent que très exceptionnellement des produits atteints semblablement d'ectromélie. Nous pensons qu'en effet on a décrit sous le nom
d'ectromélie, ainsi que nous le verrons plus loin, des cas divers d'amputation congénitale (par des brides amniotiques, ou par le cordon ombilical), et que ces accidents mécaniques de la vie intra-utérine ont sur
l'ensemble de l'organisme, et par conséquent sur ses produits, une moins
grande influence que les anomalies qui résultent de modifications plus
intimes du germe, par exemple de particularités qu'on peut à la rigueur
attribuer à la réapparition d'un caractère atavique. On conçoit que l'amputation congénitale, produite à une époque déjà avancée du développement,

---

(¹) PIERRE MARIE, Mamelon surnuméraire transmis héréditairement dans une famille; coïncidence avec plusieurs grossesses gémellaires; réversion atavique ou création d'un type poly-
maste et polygène. *Bull. et mém. de la Société médicale des hôpitaux de Paris*, 15 juin
1895.

puisse n'avoir pas plus d'action héréditaire qu'une amputation pratiquée
plus tard; et c'est pour cela que nous avons tenu à donner quelques
lignes plus haut, les si justes observations de Geoffroy-Saint-Hilaire à
propos du prétendu cas d'hérédité présenté par un monstre symélien né
d'une mère qui avait subi l'amputation de la cuisse.

Nous ne saurions ici entrer dans une énumération des cas d'hérédité
tératologique; mais quelques exemples sont cependant nécessaires. Divers
cas en sont connus pour l'ectrodactylie, et récemment (*Bull. de la Soc.
de biol.*, 1892, p. 567), Bédart rapportait un cas d'*ectrodactylie* quadruple
(des pieds et des mains) se transmettant pendant trois générations. Plus
nombreux encore sont les cas d'hérédité de la polydactylie chez l'homme,
aussi bien que chez le chat, le poulet, le cheval, etc.; un exemple classique est celui donné par Réaumur, d'une famille maltaise, où la polydactylie se répéta dans plusieurs générations. Lorsque des unions ont
lieu entre des sujets de ce genre, l'anomalie arrive à devenir presque
fixe; c'est ainsi qu'on cite, en Arabie, dans la tribu des Hyabites, la
famille des Foldi, où tous les sujets sont atteints de sexdigitisme, et où
les mariages n'ayant lieu qu'entre membres de la même famille, on
sacrifie les enfants qui ne reproduisent pas l'anomalie, car on les
considère comme adultérins. Semblablement, en France, vers la fin du
xviiie siècle, dans le village d'Eycaux, isolé dans une région montagneuse,
par le fait d'unions consanguines entre sujets sexdigitaires, cette anomalie
avait fini par devenir commune à la presque totalité des habitants; puis,
les communications étant devenues faciles et, par suite, fréquentes les
unions avec les habitants d'autres localités, le sexdigitisme devint plus
rare et finalement disparut. Blanchard a dressé une liste intéressante des
cas de polymastie ou de polythélie héréditaire (*Bull. de la Soc. d'anthrop.*,
1885, p. 226, et 1886, p. 485). L'hypospadie a été suivie dans une
famille pendant dix générations, et l'on cite une famille où le bec-de-
lièvre s'est perpétué pendant un siècle.

Dareste a insisté avec raison sur l'importance de ces faits au point de
vue de la production des races. « Il y a, dit-il (*Tératogénie expérimentale*, p. 98), dans l'espèce de la poule, un certain nombre de races caractérisées par la transmission de faits tératologiques, tels que la pentadac-
tylie, la remise des hémisphères cérébraux, l'absence de croupion. Le
germe, dans ces races, est virtuellement anormal dès son origine; il porte
en lui-même le principe d'une modification anatomique subitement apparue à une certaine époque et qui n'existait pas dans le type de l'espèce.
Je sais bien que certaines personnes m'objecteront que ces races dont
l'origine nous est inconnue ont toujours existé avec leurs caractères tératologiques. Mais à cela je puis répondre que nous voyons de pareilles races
se former sous nos yeux. Martinet en rapporte le cas suivant : un coq
pentadactyle par la dualité du pouce naquit dans sa basse-cour qui ne contenait aucun sujet de la race pentadactyle de Houdan, race inconnue dans
le Berry, où avait lieu l'observation. Or cet animal a reproduit des poulets

pentadactyles, qui ont eux-mêmes donné naissance à d'autres animaux de
ce genre. Il y a là un remarquable exemple de la création d'une race par
la transmission de caractères tératologiques apparus subitement dans une
race préexistante. »

La tendance héréditaire ne se manifeste pas toujours par des malformations identiques chez le générateur et chez le produit. On peut voir
alterner dans une famille l'ectrodactylie et la polydactylie, faits qui indi-
queraient un certain rapport entre les anomalies par excès et les anomalies
par défaut. Bien plus, ces hérédités dissemblables se montrent entre les
faits tératologiques proprement dits et diverses affections générales, ce
qui montre bien que la modification tératogénique du germe peut avoir
son origine dans les troubles morbides les plus variés. Féré(¹), qui a
insisté sur ces ordres de faits, remarque que les malformations sont
fréquentes dans les familles de phthisiques, que ces malformations
alternent souvent dans une famille avec les troubles mentaux, et enfin
qu'on trouve associés sur un même sujet les troubles fonctionnels du
système nerveux (aliénés et criminels), avec les diverses déformations
somatiques congénitales; c'est ce qu'on appelle les stigmates physiques.
De même souvent sont associées des malformations portant sur des
organes éloignés, sans rapports les uns avec les autres, de sorte que leur
état tératologique ne peut tenir à un même accident de la vie intra-utérine, mais ne peut être attribué qu'à une influence générale des producteurs sur la constitution du germe; ainsi on observe l'association de
l'ectrodactylie et du bec-de-lièvre, du bec-de-lièvre et du spina-bifida, de
la polydactylie avec le coloboma de l'iris, des fissures faciales avec
l'imperforation du rectum, de la polydactylie avec l'hypospadias, etc.

Mais il est toute une série de monstruosités dont on concevrait difficilement la reproduction par hérédité, en raison même de l'origine de ces
monstruosités; nous voulons parler des monstres doubles, dont la production, avons nous dit, doit être attribuée à un accident de la fécondation
(polyspermie). Et en effet, Geoffroy Saint-Hilaire (op. cit., III, p. 580)
déclare que jamais la transmission de la diplogenèse n'a été observée.
« L'hétéradelphe de Buxtorff, dit-il, a eu quatre enfants, et tous étaient
parfaitement normaux. Plusieurs agneaux issus d'une brebis gastromèle,
plusieurs oiseaux nés des œufs de deux oies et de deux poules pygomèles,
étaient bien conformés. Enfin, et c'est là un fait presque décisif, le croisement d'un taureau notomèle avec une vache affectée de la même monstruosité, a lui-même donné un produit exempt de toute anomalie. »

3° *Influence de divers états des générateurs*. — Dans les lignes
précédentes, en parlant des cas d'*hérédité tératologique dissemblable*,
nous avons déjà touché à l'ordre de faits que nous allons actuellement
passer en revue. En effet, à côté de l'hérédité proprement dite (ou sem-

(¹) Ch. Féré, La famille névropathique, théorie tératologique de l'hérédité, de la prédisposition morbide et de la dégénérescence. Paris, 1894.

blable), il faut encore citer l'influence que peuvent exercer sur le germe divers états dans lesquels se trouvent les procréateurs. En premier lieu, il faut citer non seulement l'alcoolisme, mais même simplement l'ivresse au moment de la conception; si les pathologistes ont noté la fréquence des convulsions chez les enfants nés d'une mère éclamptique, nous devons aussi admettre que cet état peut imprimer au germe des caractères pathologiques qui se révéleront au cours du développement par telle ou telle malformation. On a constaté que si les enfants conçus à certaines époques troublées(¹) présentent en particulier des altérations du système nerveux, ils offrent aussi des troubles de nutrition et des malformations. Il en est de même de l'extrême jeunesse ou de l'âge trop avancé des procréateurs. Ici les observations faites sur les animaux sont plus rigoureuses et plus précises que celles empruntées à l'homme : Crabry a constaté que, chez les Ascidies, les pontes qui proviennent d'individus en pleine maturité sexuelle renferment beaucoup moins de monstres que les pontes des individus âgés. Chez les Sacculines, d'après Y. Delage, les pontes ne contiennent que des mâles lorsque les parents sont âgés. On cite divers cas de chiennes vieilles qui ont donné plusieurs portées de monstres ectromèles, alors que leurs gestations antérieures ne contenaient que des sujets normaux.

Nous verrons que les plis anormaux de l'amnios, le développement incomplet de cette membrane, les adhérences qu'elle contracte avec la surface embryonnaire, sont parmi les causes les plus nombreuses de malformation. Or, si l'origine de ces anomalies amniotiques est à peu près inconnue, cependant l'observation, ainsi que l'a fait remarquer Lannelongue(²), a établi que le trouble qui les détermine peut être transmis héréditairement, ou être communiqué à l'œuf par l'un des générateurs atteint d'une maladie virulente, en particulier de la syphilis. Lannelongue rapporte en effet quatre observations de malformations (spina-bifida, division de la voûte et du voile du palais, pieds bots) chez des enfants dont les parents étaient manifestement syphilitiques. Sur deux de ces petits malades, on trouvait en même temps les altérations tégumentaires de la syphilis héréditaire et des signes de rachitisme; les deux autres étaient indemnes de toute altération spécifique.

Enfin, certains parents, sans avoir révélé aucune tare attribuable à l'âge, à la dégénérescence, non plus qu'à l'alcoolisme ou la syphilis, présentent régulièrement, ou d'une manière pour ainsi dire périodique, la propriété d'engendrer des monstres. C'est ce que Crabry désigne sous le nom de *parents monstripares*. L'histoire du nanisme, du gigantisme, de l'albinisme en présente chez l'homme de nombreux exemples. On cite une femme qui mit au monde quatorze enfants en seize ans : le quatrième, le douzième et le quatorzième étaient anencéphales. Dans une famille,

---

(¹) Féré. Les enfants du siège. *Progrès médical*, 1884, p. 245.

(²) Lannelongue. Quelques exemples d'anomalies congénitales au point de vue de leur pathogénie. *Arch. géner. de méd.*, avril et mai 1895.

trois sœurs sur cinq étaient privées d'utérus. Caradec a signalé une femme qui avait eu deux enfants cyclopes. Des faits analogues se retrouvent chez les animaux; ainsi des chiennes, bien conformées en apparence, ont fait des portées d'ectromèles. La truite ordinaire ne produit presque jamais de monstres doubles, dit Crabry: il arriva cependant une année où il s'en produisit plusieurs dans les aquariums du Collège de France, et l'on reconnut que tous ces monstres provenaient de la même ponte. Lereboullet rapporte des faits analogues pour le brochet, et c'est ce qui l'a amené à penser que la cause primitive de la monstruosité est inhérente à la constitution primordiale de l'œuf. Parmi les pontes d'Ascidies, dit Crabry, il y en a qui ne renferment que des œufs à développement normal; mais il en est d'autres où un processus tératologique, toujours le même, se présente avec une modalité spéciale. Les œufs d'une même poule forment alors, au point de vue tératologique, une véritable famille, qui tire de la fréquence de telle ou telle anomalie une marque distinctive.

4° *Anomalies des produits sexuels.* — Nous ne citerons ici que pour mémoire les anomalies morphologiques que peuvent présenter les produits sexuels, anomalies dont les observations sont rares et incomplètes, et dont les influences tératogéniques s'exercent au moment même de la fécondation, puisque ces anomalies consistent essentiellement pour l'œuf dans la présence de deux vésicules germinatives, et pour le spermatozoïde dans l'existence de deux masses chromatiques céphaliques, c'est-à-dire, pour les deux cas, dans la présence à l'état double de l'élément nucléaire qui joue le rôle principal dans l'acte de fécondation. C'est donc à propos des accidents de la fécondation, en traitant de la production des monstres doubles, que nous parlerons des ovules à deux noyaux, à propos desquels nous possédons des observations sérieuses. Quant aux spermatozoïdes, J.-H. Salisbury et Ephraim Cutter[1] se sont attachés à décrire les formes anormales que peuvent présenter les spermatozoïdes de l'homme, et ont particulièrement insisté sur les spermatozoïdes à deux têtes; ils n'hésitent pas à attribuer l'origine de certains monstres doubles à la fécondation de l'œuf par un pareil spermatozoïde. Quoique leur mémoire soit accompagné de figures démonstratives, c'est là une question qui aurait besoin de nouvelles observations confirmatives, et nous ne pensons pas que cette confirmation ait été donnée par les nouvelles observations publiées sur la même question par Mazzarelli[2].

B. Développement sans fécondation (parthénogenèse).

— Le développement de l'ovule en un embryon, sans intervention de l'élément mâle, sans fécondation, est un fait bien connu pour un grand nombre d'animaux inférieurs. Il a reçu le nom de *parthénogenèse*. Notons tout de suite que

[1] Ephraim Cutter (New-York), Sur la cause possible de quelques monstruosités. *Journal de micrographie de J. Pelletan*, 1886, t. X, p. 229.
[2] Gius. Mazzarelli (Naples), Sur l'influence du mâle dans la production de quelques monstruosités. *Journ. de micrographie de J. Pelletan*, 1888, t. XII, p. 380.

la parthénogenèse est généralement impuissante à produire de longues séries de générations et que, si la reproduction sexuelle n'intervient pas à un moment donné, les produits parthénogénétiques arrivent à présenter des formes incomplètes et abortives. Ainsi, pour les pucerons, dont la parthénogenèse est bien connue depuis les découvertes de Bonnet, on a constaté qu'en plaçant ces insectes dans des conditions qui prolongent ce mode singulier de reproduction, on peut obtenir plus de dix générations de femelles aptes à se multiplier sans le concours du mâle; seulement les pucerons engendrés par voie parthénogénétique sont de plus en plus mal conformés et naissent souvent monstrueux. Balbiani en a vu qui manquaient d'intestin. Chez le ver à soie, la parthénogenèse est limitée à la seconde génération et par ce mécanisme même que les chenilles qui sortent des œufs sont alors chétives, monstrueuses et meurent rapidement (1).

La parthénogenèse pourrait-elle se manifester accidentellement chez les vertébrés supérieurs et donner lieu à des produits incomplets, monstrueux. C'est une idée qui a de bonne heure traversé, pour ainsi dire l'esprit des tératologistes, mais sans y faire grande impression, à propos de l'explication des kystes dermoïdes de l'ovaire, dans lesquels on trouve de véritables fragments d'embryons ou de formations blastodermiques. I. Geoffroy Saint-Hilaire s'est trouvé très embarrassé pour donner, dans sa classification, une place à ces produits rudimentaires. En effet, il en parle ou les cite en deux places bien différentes de sa tératologie, d'abord à la fin de l'étude des monstres unitaires parasites, à propos des Zoomyles, puis à la fin de celle des monstres doubles parasitaires, à propos des Eudocymiens, et c'est dans ce dernier passage que, faisant allusion à la parthénogenèse, « il serait sans doute fort curieux, dit-il (op. cit., t. III. p. 510), de voir une anomalie réaliser chez la femme ce mode si curieux de reproduction que Bonnet a démontré chez les pucerons par d'ingénieuses et célèbres expériences ». Encore ne fait-il ce rapprochement qu'à propos de certains cas « vagues et équivoques » de môles de l'utérus.

C'est seulement avec l'acquisition de connaissances précises sur l'ovule et sur son origine que l'hypothèse de l'origine parthénogénétique de certaines productions ovariques pouvait être scientifiquement formulée. Les travaux de Waldeyer marquaient un progrès important dans cette direction, puisque nous voyons cet auteur (*Arch. f. Gynæk.*, 1870) attribuer l'origine des kystes dermoïdes de l'ovaire au développement anormal

(1) Moquin-Tandon, Sur le développement d'œufs de grenouille non fécondés. *Comptes rendus de l'Acad des sc.*, 30 août 1875. — Balbiani, La cellule embryogène et la parthénogenèse *Journal de micrographie de Pelletan*, 1878, t. II, p. 6. — A. Sasson, Sur la parthénogenèse chez les abeilles. *Comptes rendus de l'Acad. des sc.*, 28 octobre 1878. — Verson, Zur Parthenogenesis *Zoolg. Anzg.*, XIII, 1888, n° 236, p. 44. — Aug. Lameere, La matutation de l'œuf parthénogénique. *Thèse de Bruxelles*, 1890. — Denker (Hans), Uebel die sogenannte parthenogenetische Furchung des Frosch-Eies. *Verhandl. der physiko-medizinischen Gesellschaft in Wurzburg*, 1892

de certaines cellules de l'épithélium germinatif, cellules qui au lieu de se transformer en ovules, pendant la période embryonnaire, seraient restées inactives dans les tubes de Pfluger, c'est-à-dire, en définitive dans les ovisacs. Ainsi l'hypothèse de Waldeyer ne fait pas encore réellement allusion au développement d'un ovule non fécondé; elle est comme une introduction à l'idée de l'origine parthénogénétique de certains néoplasmes ovariens, mais elle ne spécifie ni l'origine précise, ni la nature de ces néoplasmes; en effet, Waldeyer invoque seulement une activité anormale des élénents du follicule de de Graaf et c'est dans les cellules de ce follicule que du reste il voit le point de départ commun de tous les cystes de l'ovaire.

De sorte qu'on peut dire que l'hypothèse récente de la parthénogenèse, appliquée uniquement aux cystes dermoïdes, n'a pas été suggérée par le besoin d'expliquer l'origine de ces productions, mais qu'elle a découlé comme conséquence naturelle des observations nouvelles faites par les embryologistes sur la possibilité de voir, chez les Vertébrés, certains ovules présenter un commencement de développement sans fécondation. Aussi l'historique de la question est-il extrêmement court. En 1872, Œllacher[1] constate la segmentation de l'œuf d'oiseau non fécondé. En 1884, ayant été amené à faire la même constatation, je publie une revue de tous les cas analogues observés jusque-là chez les vertébrés[2]. La liste en était nombreuse et démonstrative. Bien plus, elle contenait un cas relatif à l'espèce humaine, publié dès 1864 par Morel, à Strasbourg, mais resté oublié et inconnu depuis. D'autre part, bientôt après, un de nos élèves ayant eu l'occasion d'étudier un cyste dermoïde y trouva, non pas quelques formations cutanées, poils et dents, mais l'ébauche non méconnaissable d'un embryon presque entier, quoique rudimentaire et monstrueux dans toutes ses parties; à ce produit embryonné il était impossible d'assigner une origine autre qu'un ovule et d'invoquer pour le développement abortif de cet ovule une hypothèse autre que celle de la parthénogenèse; c'est ainsi que Répin fut amené à publier sa très remarquable monographie sur la question que nous allons rapidement résumer ici[3]. Depuis cette époque des cas analogues ont été observés; ainsi Reverdin[4] a donné l'étude d'un kyste dermoïde ovarien qui soit également de la série banale des cystes renfermant des poils ou des dents, car il renfermait des organes plus complexes et notamment des appendices digitiformes dont l'un présentait à son extrémité une petite production cornée et dont l'autre renfermait un squelette ostéo-cartilagineux, et

---

[1] J. Œllacher, Die Veränderungen des unbefruchteten Keimes der Hühnereier. Leipzig, 1872.

[2] Mathias Duval, Sur la segmentation sans fécondation. Comptes rendus de la Soc. de biol. 25 oct. 1884, p. 585.

[3] Répin, Origine parthénogénétique des kystes dermoïdes de l'ovaire. Paris, 1891.

[4] J.-L. Reverdin et F. Buscarlet, Kyste dermoïde de l'ovaire renfermant des poils, des dents implantées sur de l'os, et deux appendices digitiformes. Revue médicale. de la Suisse romande, mars 1894.

l'auteur de cette étude déclare ne pouvoir expliquer ce cas qu'en invoquant un développement parthénogénétique intra-ovarien. D'autre part les notions sur la segmentation parthénogénétique des ovules, survenant d'une manière accidentelle, dans la série animale, se sont encore étendues (¹).

À cet égard les recherches récentes de Henneguy ont pour nous une grande signification (²). Il s'agit des Mammifères les plus divers et entre autres des Chéiroptères. L'auteur étudiant ce que deviennent les ovules des follicules qui ne se sont pas ouverts, constate qu'il y a pour eux plusieurs modes de transformation, autres que la dégénérescence graisseuse, seule connue depuis longtemps. On voit des ovules dans lesquels le vitellus se divise en un certain nombre de masses qui rappellent les blastomères d'une véritable segmentation. Quelques-uns des détails observés par l'auteur doivent être résumés ici, car ils nous montrent par quelles conditions intimes ce développement est tératologique dès le début et ne peut, s'il se continue exceptionnellement jusqu'à une production embryonnaire, donner lieu qu'à un organisme monstrueux et incomplet. Parfois l'auteur a vu cette segmentation aller jusqu'à produire une vingtaine de petites sphères; le vitellus se fragmente d'abord à la périphérie de l'œuf en petites sphères dont un certain nombre renferment des éléments chromatiques provenant de la vésicule germinative. « On peut considérer, dit Henneguy, la fragmentation de l'ovule en voie de régression chromatolytique comme un commencement de développement parthénogénétique. L'ovule arrive à un état de maturité prématurée, qui se traduit par la transformation de la vésicule germinative en un fuseau de direction et généralement par la production d'un globule polaire; l'impulsion donnée au protoplasma par la division du noyau persiste pendant un certain temps et amène la division du protoplasma. Mais l'action régulatrice exercée par le noyau faisant défaut, cette division a lieu d'une manière très irrégulière et la segmentation normale est remplacée par une fragmentation désordonnée.... En effet, la chromatine de la vésicule germinative se résout en petites masses irrégulières qui se dispersent dans le vitellus; chaque masse chromatique se comporte alors comme un petit noyau et donne naissance à une figure caryocinétique rudimentaire, composée d'un petit nombre de chromosomes et d'un nombre correspondant de filaments achromatiques. Ces figures ne sont pas accompagnées de centrosomes. Le vitellus se fragmente en masses le plus souvent inégales, dont les unes renferment une ou plusieurs figures caryocinétiques, dont les autres en sont dépourvues. À l'inverse de ce qui a lieu dans la segmentation normale, il se produit, pendant la fragmentation parthéno-

---

(¹) Voy. notamment : Oscar Hertwig, Experimentelle Studien am thierischen Ei, vor. während und nach der Befruchtung. Jena, 1890, chap. iv, Parthenogenese bei Seesteinen.

(²) L.-T. Henneguy, Recherches sur l'atrésie des follicules de de Graaf chez les Mammifères et quelques autres Vertébrés. Journal de l'anat., et de la physiol., janvier 1894. — Du même, Sur la fragmentation parthénogénétique des ovules des Mammifères pendant l'atrésie des follicules de de Graaf. Comptes rendus de l'Acad. des sc. 15 mai 1893.

génétique de l'ovule, une dissociation entre la division du noyau et celle du vitellus. »

Vu la fréquence et la régularité de ces phénomènes de division de l'œuf non fécondé, on peut donc dire que la segmentation parthénogénétique est un processus ordinaire presque normal. Ce qui est plus rare, c'est que cette segmentation aboutisse à la formation d'un blastoderme; ce qui est infiniment rare c'est qu'elle se continue jusqu'à la production de rudiments embryonnaires affectant la forme d'organes fœtaux plus ou moins reconnaissables. Le cas décrit par Répin, dans la monographie à laquelle nous allons faire de nombreux emprunts, est à cet égard des plus remarquables. Il s'agit d'un kyste dermoïde renfermant un rudiment de fœtus pourvu de quatre membres inégaux et terminé, en guise de tête, par un massif osseux cubique surmonté de trois dents: les quatre membres étaient parfaitement reconnaissables, bien que rudimentaires et bizarrement contournés; dans chaque membre les extrémités terminales sont mieux conformées que la partie moyenne et surtout que la racine. Ainsi dans les membres inférieurs, pour ne citer que cet exemple, on trouve des phalanges reproduisant d'une manière remarquablement exacte la conformation normale, puis des métatarsiens formés chacun d'une diaphyse et de ses deux épiphyses; dans le tarse on reconnaît facilement le calcanéum et l'astragale à côté d'autres osselets trop rudimentaires pour être déterminés. La jambe se compose de deux os à peu près informes, puis une bande osseuse représente le fémur et s'articule avec un os dont la configuration rappelle assez bien les principaux traits de celle d'un os iliaque. A l'examen microscopique, la peau qui recouvre ces formations présente un grand développement du corps papillaire et des glandes sébacées, ainsi qu'on le voit généralement dans les kystes dermoïdes. Chose remarquable, ce corps rudimentaire n'avait pas de tube digestif; mais à côté de lui, complètement indépendant, était un cordon cylindrique, contourné, à extrémités flottantes, dont la section donnait lieu à l'écoulement d'une substance semblable au méconium; l'étude microscopique de ce cordon y montre une tunique séreuse, une tunique musculaire épaisse et enfin une muqueuse pourvue de villosités bien développées, c'est-à-dire qu'on y trouve la structure de l'intestin aussi typique que possible. Disons enfin que le corps de l'embryon renfermait divers cordons nerveux lesquels, notamment le nerf sciatique droit, présentaient des caractères histologiques tout à fait normaux. Ainsi il est impossible, dans ce produit d'un ovaire atteint de dégénérescence kystique à la fois dermoïde et mucoïde et en présence de cette production tératoïde, il est impossible de ne pas reconnaître les linéaments d'un embryon. Un embryon aussi nettement individualisé ne peut être que d'origine ovulaire. Or, en passant en revue, comme l'a fait Répin, tous les cas connus de kystes dermoïdes, on voit qu'ils forment une série continue, reliée par toutes les formes de transition, depuis les kystes renfermant des embryons dans un état approximativement complet, en passant par ceux qui contiennent des pièces osseuses dont la configuration rappelle exactement les os normaux du squelette, c'est-à-dire des parties d'embryons, jusqu'à ceux où on ne rencontre que des fragments d'appareils, des organes de moins en moins importants, de plus en plus réduits. Il devient dès lors évident que tout kyste dermoïde de l'ovaire représente bien un être imparfait à peine ébauché, mais pourtant distinct; c'est-à-dire que tous les kystes dermoïdes de l'ovaire sont embryonnés, qu'ils sont tous d'origine ovulaire.

En rapprochant ces considérations des détails histologiques que nous avons précédemment donnés, d'après Henneguy, sur les faits de segmentation parthénogénétique, on arrive à comprendre l'état rudimentaire que doivent fatalement présenter les produits d'un développement aussi anormal. S'il fallait, dit Répin (*op. cit.*, p. 85), donner une caractéristique anatomique de ces monstres, il nous semble que cette caractéristique devrait être cherchée dans un vice d'organisation bien plus profond encore que tous ceux qu'on rencontre chez les monstres engendrés par génération sexuée. Ce vice, c'est *l'absence ou l'arrêt de développement d'un ou de deux feuillets du blastoderme.* Il est impossible, en effet, de ne pas être frappé de ce fait que le feuillet cutané est représenté dans tous les kystes dermoïdes sans exception, le feuillet moyen (cartilages, os, muscles) dans un nombre restreint de cas, et le feuillet interne (épithélium intestinal) dans quelques-uns seulement. On peut donc dire que la très grande majorité des dermoïdes ne renferment qu'un seul feuillet blastodermique développé, ou deux feuillets, si l'on prend en considération la présence du derme, mais que dans tous les cas le feuillet externe prédomine d'une façon très marquée. Pourquoi le feuillet externe occupe-t-il cette place prépondérante? Certainement parce qu'il est le premier en date dans le développement de l'embryon et que ce développement s'arrête ici peu après que ce feuillet est formé. Peut-être serait-il possible de reconnaître encore un autre caractère spécial dans l'organisation des monstres des dermoïdes ovariens. On sait que les parties embryonnaires qu'on rencontre dans ces kystes, au lieu d'être groupées ensemble dans l'ordre normal de manière à représenter un ou plusieurs segments somatiques, sont le plus souvent dispersées sans aucun ordre sur la paroi du kyste. Ainsi le monstre décrit par Répin possédait un corps parfaitement caractérisé par la présence d'un axe vertébral, d'une extrémité céphalique et de quatre membres assemblés de la manière normale; mais le tube digestif, représenté par une anse de 5 à 6 centimètres de longueur, s'était développé à part, à une certaine distance et sans être relié au reste du corps. De plus, un os relativement volumineux, ressemblant tout à fait au corps du sphénoïde, était également isolé du reste. Ne serait-on pas tenté de dire que, dans ces cas, au lieu d'un seul centre de formation embryonnaire, il y en a eu deux ou trois et qu'on se trouverait en présence d'une anomalie inédite qui pourrait être désignée sous le nom de *défaut d'individualisation* ou *d'apolarité* du blastoderme.

Il n'existe que quelques rares observations dans lesquelles on ait pu, dans l'espèce humaine, constater les premières phases de ces formations parthénogénétiques, dont les phases ultimes de développement sont représentées par les innombrables cas de kystes dermoïdes. L'observation de Morel, à laquelle nous avons fait précédemment allusion, est la suivante (Morel, *Traité d'histologie*. Strasbourg, 1864) : « En examinant, dit-il, des vésicules de de Graaf hypertrophiées, chez des femmes mortes de péritonite puerpérale, huit à dix jours après l'accouchement, nous avons rencontré plusieurs ovules, dans lesquels la segmentation était aussi nettement dessinée que dans les œufs fécondés (l'auteur donne une figure qui ne laisse aucun doute sur l'interprétation des faits); seulement les cellules du pseudo-blastoderme subissaient déjà la métamorphose graisseuse. Dans d'autres ovules, le contenu était complètement transformé en une masse graisseuse. Tous ces ovules étaient entourés d'une zone cellulaire provenant du disque proligère de la vésicule de de Graaf, et dont les éléments sphériques ne pouvaient être confondus avec les cellules polyédriques résultant de la segmentation du vitellus. La segmentation du jaune est donc possible sans fécondation préalable. Du reste le phénomène de la segmentation de l'œuf non fécondé n'a rien d'anormal en soi, car l'ovule n'est qu'une cellule, et chaque jour on observe que les cellules de l'organisme, sous l'influence d'une cause irritante, offrent aussi une segmentation ou prolifération nucléaire, à la suite de laquelle naissent les produits pathologiques les plus variés. » On voit que dans cette courte réflexion était contenu en principe tout ce que devait nous révéler plus tard une étude plus approfondie. Du phénomène de la segmentation parthénogénétique on passe à la production du kyste dermoïde classique par les observations de Steinlin, qui a vu le jeune kyste apparaître dans l'intérieur du follicule de de Graaf; il s'y montre tout d'abord sous la forme d'une petite masse charnue, qui, à la phase la plus jeune observée par Steinlin, avait le volume d'un grain de chènevis : cette masse semble adhérer aux parois du follicule dont elle ne se laisse que difficilement énucléer. Plus tard il devient plus facile de l'en distinguer, grâce à l'existence d'une mince fissure, apparente sur les coupes, qui la sépare de la paroi. On constate alors que le bourgeon en question n'adhère à la paroi du follicule que sur une face, par une sorte de large pédicule. Plus tard la fissure devient une cavité, dans laquelle s'épanche du liquide; le bourgeon se vascularise, des glandes sébacées s'y montrent, et le kyste dermoïde est constitué.

Il est actuellement impossible de rien dire de précis sur les circonstances qui peuvent, sinon provoquer la segmentation parthénogénique, puisque c'est là un mode normal de transformation des ovules dans les ovisacs atrésiés, mais faire que cette segmentation aboutisse exceptionnellement à des productions blastodermiques ou même fœtales. Ici encore c'est un champ ouvert à l'expérimentation, comme le montrent les

recherches de Tichomirow ([1]), qui, sur les œufs du *Bombyx mori*, a pu
provoquer à volonté, par une forte irritation chimique ou mécanique, le
développement sans fécondation.

L'analyse des monstres par parthénogenèse présente un fait très remarquable, que déjà I.-G. Saint-Hilaire avait noté à propos des différentes
catégories de môles (*Tératologie*, II, 544); c'est que souvent on trouve
dans ces vestiges fœtaux non seulement des parties caractéristiques des
très jeunes embryons, ou bien des parties qui existent chez l'embryon et
seulement chez l'embryon déjà avancé dans son développement, mais
encore des parties complètement étrangères à la vie intra-utérine et caractéristiques même de l'état adulte. Tel est le cas des dents de la seconde
dentition, qu'on trouve tantôt contenues encore dans leurs alvéoles, tantôt complètement développées, le plus souvent les dents des deux denti-
tions subsistant à la fois. Or, quoique I.-G.-Saint-Hilaire examine ces faits
en dehors de la théorie parthénogénétique, il en donne une explication à
laquelle nous ne trouvons aujourd'hui rien à modifier. Parmi les circonstances qui se rattachent à la production de ces monstres, fait-il remarquer (*loc. cit.*, p. 555), il en est une vraiment fondamentale; c'est la
longue durée de la gestation, longue durée qui, si elle se présente pour
divers cas de grossesses extra-utérines, est le cas ordinaire, nécessaire
pour les produits ovariens que nous considérons comme parthénogénétiques. Pendant le long temps que l'embryon rudimentaire passe dans le
cyste ovarien, il subit une sorte d'incubation, s'accroît, comme le montre
l'accroissement graduel de la tumeur. Quoique borné à un petit nombre
de systèmes organiques, cet accroissement dépasse les limites de celui qui
a lieu dans les conditions normales de la vie fœtale, comme l'atteste
l'allongement très considérable des cheveux, l'ossification successive des
parties osseuses, et l'éruption des dents de seconde dentition; on voit en
effet que celles-ci surviennent comme dans les conditions ordinaires de la
vie extra-utérine, c'est-à-dire de l'enfance : elles succèdent à des dents
de première dentition, dont elles déterminent la chute comme dans l'état
normal. Ainsi se trouvent associés divers états qui semblent au premier
abord en opposition, mais dont chacun a ses conditions déterminantes,
à savoir d'une part une formation embryonnaire rudimentaire, et d'autre
part un développement et surtout un accroissement exagéré, plus que
normal, des parties qui ont pris naissance.

Nous ne saurions quitter cette importante question des monstres par
parthénogenèse, sans dire un mot des théories précédemment proposées
pour la formation des cystes dermoïdes. De ces théories les unes invoquent
des interprétations tératologiques qui sont relatives à la genèse d'autres
formes monstrueuses auxquelles on voudrait rattacher ces productions
cystiques (monstres doubles endocymiens); les autres invoquent divers

([1]) Tichomirow, Die künstliche Patthenogenese bei Insecten. *Arch. f. Physiol.*, 1886, Suppl.
Bd., p. 55.

processus embryologiques plus ou moins anormaux. Nous examinerons d'abord celles-ci, c'est-à-dire la théorie des *grossesses extra-utérines*, de l'*enclavement* et du *néoplasme*.

Nous n'insisterons pas sur la théorie du *néoplasme*. Elle est due principalement à Lebert (Soc. de biologie, 1852) qui entreprit de démontrer que les dermoïdes ne sont que de simples tumeurs, remarquables seulement par leur nature entièrement différente de celle des tissus voisins. Mais Lebert se limite de propos délibéré aux cas les plus frustes. Il existait cependant alors déjà quelques observations de kystes renfermant des parties bien évidemment embryonnaires; mais Lebert les repousse purement et simplement comme autant de fables et d'erreurs. Après l'étude que nous venons de faire, il nous paraît inutile d'insister, et nous croyons pouvoir déclarer qu'il est impossible que des cellules autres qu'un ovule puissent, en se développant à une époque et dans une direction anormales, donner naissance à des productions figurées. L'individualisation, à quelque degré qu'elle se montre, et si imparfaite qu'elle soit dans les tératomes de parthénogenèse, est un caractère qui décèle sûrement une origine ovulaire. Mais de ce que nous rattachions à une origine ovulaire certains produits qui ont pu être autrefois compris dans la classe générale des tumeurs, il n'en faudrait pas conclure, comme on nous en a à tort prêté la pensée, que nous assignons à toutes les tumeurs, et même au cancer, une origine ovulaire parthénogénique. Il est à peine besoin de réfuter cette singulière interprétation (¹).

Nous aurons, dans une autre partie de cette étude, à donner quelques détails sur le processus particulier connu sous le nom d'*enclavement* (ne pas confondre avec l'*inclusion fœtale*), et par lequel s'explique la formation de kystes dermoïdes situés dans diverses parties du corps; une petite région de la peau, restée pour ainsi dire en arrière pendant le développement, déprimée au milieu des parties voisines, est enclavée par celles-ci au sein des tissus sous-jacents, et peut, par son accroissement ultérieur, donner lieu à la formation d'un kyste. C'est cette théorie, exacte pour bien des cas, qu'on a voulu appliquer également aux productions dermoïdes de l'ovaire, en attribuant ceux-ci à une invagination ectodermique qui se serait produite au niveau de la région lombaire. His et Pouchet ont insisté sur des dispositions embryonnaires qui pouvaient donner une apparence de vraisemblance à cette manière de voir. G. Pouchet (²) a signalé le voisinage et la contiguïté du feuillet externe avec les premiers rudiments du corps de Wolff, c'est-à-dire avec la masse embryonnaire mésodermique d'où naîtra l'appareil génito-urinaire, et il a invoqué cette disposition comme intervenant dans la formation des kystes dermoïdes aussi bien de l'ovaire que du testicule. His a été plus explicite encore,

(¹) Mathias Duval, Le cancer et la parthénogenèse, note de rectification. *Comptes rendus de la Soc. de biol.*, 20 octobre 1894, p 646

(²) G. Pouchet, Sur le développement des organes génito-urinaires. *Ann. de gynécologie*, 1886, p. 92.

puisqu'il a considéré le canal de Wolff comme se formant aux dépens de
l'ectoderme, manière de voir que les recherches embryologiques ultérieures n'ont pas confirmée. Du reste le canal de Wolff ne prend aucune
part à la formation de la glande génitale. D'autre part un enclavement
ectodermique, s'il peut fournir des poils, des ongles, des glandes et
même des dents, ne serait pas en état de fournir les tissus multiples
qu'on rencontre dans les dermoïdes ovariens, et surtout n'expliquerait
pas que ces productions tératoïdes prennent la forme d'organes déterminés (membres, tube digestif, etc.), et même d'embryons à peu près
entiers.

Reste la théorie d'une *grossesse extra-utérine* : la fécondation, qui a
lieu normalement dans le conduit tubaire, peut se faire accidentellement
à la surface de l'ovaire, et, faute d'autre source d'explication, on pourrait
à la rigueur penser, pour les produits embryonnaires des kystes ovariques,
qu'un spermatozoïde aurait pu pénétrer jusque dans une vésicule de
de Graaf, et y provoquer le développement sur place de l'ovule. Mais il
est toute une série de cas devant lesquels cette théorie tombe d'elle-même.
Ce sont les kystes dermoïdes des filles non pubères et vierges, et ceux qui
ont été trouvés chez des femmes affectées de malformations congénitales
telles qu'elles excluent absolument toute possibilité de fécondation.

Une autre série de théories invoque, avons nous dit, des faits tératologiques d'un ordre spécial, et aboutit à faire rentrer les cas de kystes ovariques embryonnés dans la classe des monstres doubles, dans la catégorie
des monstres endocymiens ou par inclusion (inclusion fœtale, à distinguer
de l'*enclavement* ci-dessus discuté), ainsi que nous l'avons indiqué déjà
à diverses reprises en parlant des idées de Geoffroy Saint-Hilaire sur ce
sujet. C'est donc à propos de la formation des monstres doubles endocymiens que nous parlerons de cette théorie qui explique un grand nombre
de monstruosités, mais qui certainement n'est pas applicable aux produits
tératoïdes des kystes de l'ovaire. Il nous suffira pour le montrer de signaler
les quelques détails suivants : les parasites endocymiens, qui sont de fait
frères du sujet porteur, manifestent leur présence à une époque rapprochée
de la naissance de ce sujet, et leur accroissement est limité aux premières
années de celui-ci; c'est-à-dire que les symptômes de l'inclusion fœtale
s'observent exclusivement pendant le bas âge et l'enfance; au contraire,
les kystes dermoïdes, dont le produit tératoïde est, selon la théorie de la
parthénogenèse, non plus frère mais fils du sujet porteur, se manifestent
dans l'immense majorité des cas de vingt à trente-cinq ans, et, chose très
démonstrative, il existe des observations de kystes dermoïdes trouvés chez
des femmes dont l'ovaire, examiné au cours d'une laparotomie antérieure,
avait été trouvé sain (Répin, *op. cit.*). La parthénogenèse a donc lieu
essentiellement pendant la période de la vie où l'ovaire présente des vésicules de de Graaf et des ovules arrivant à maturité; et s'il existe quelques
cas rares de kystes dermoïdes de l'ovaire chez des enfants, il ne faut pas
oublier ce que nous savons aujourd'hui sur l'évolution, au moment de la

naissance, d'un certain nombre d'ovisacs, qui arrivent à maturité, puis
sont normalement frappés d'atrésie. Enfin rappelons que les kystes dermoïdes de l'ovaire sont fréquemment bilatéraux, et que, pour expliquer ce
fait dans l'hypothèse de l'inclusion, il faudrait supposer une inclusion
abdominale bilatérale, c'est-à-dire, comme nous le verrons à propos des
monstres composés, une gémellité univitelline triple, avec situation toute
spéciale des embryons, réunion de circonstances que la rareté de la gémellité triple doit faire considérer comme presque irréalisable. Si enfin nous
remarquons encore que les kystes dermoïdes de l'ovaire sont rarement
isolés, et qu'à côté du kyste principal on en trouve souvent d'autres plus
jeunes, distincts et indépendants du premier, nous aurons signalé les
principales considérations qui s'opposent à ce qu'on puisse invoquer ici
l'inclusion fœtale.

L'origine parthénogénétique de certains tératomes nous paraît d'une
importance théorique trop grande pour que nous négligions d'aller
au-devant des objections qui pourraient lui être opposées par le fait des
tératomes testiculaires. Nous dirons donc, d'abord, qu'il faut distinguer les
tératomes scrotaux, d'une part, lesquels peuvent être rancés à la monstruosité double parasitaire sans plus de difficulté qu'un tératome périnéal
ou pubien, et d'autre part les tératomes testiculaires, qui sont situés sous
l'albuginée, et en connexion évidente avec la glande génitale. Or pour ces
derniers, la parthénogenèse peut être invoquée aussi bien que pour les
kystes de la glande femelle, puisque nous savons aujourd'hui que la glande
génitale est primitivement hermaphrodite, c'est-à-dire qu'on trouve dans
le testicule embryonnaire des ovules primordiaux, aussi bien que dans
l'ovaire en voie de développement. La persistance de ces ovules primordiaux dans le testicule jusqu'à l'époque de la puberté (Balbiani), les
cas d'hermaphrodisme de la glande, si fréquents chez certains vertébrés,
et observés même dans l'espèce humaine, suffisent pour nous permettre
d'assimiler, en leur assignant une même origine parthénogénétique, les
kystes dermoïdes de l'ovaire et les kystes du testicule généralement considérés comme des cas d'inclusion testiculaire.

C. **Accidents de la fécondation : diplogenèse.** — Nous ne connaissons
guère que deux accidents possibles dans la fécondation ; c'est d'une part
l'*hybridité*, ou fécondation par un spermatozoïde appartenant à une autre
espèce animale que celle d'où provient l'ovule ; c'est d'autre part la
polyspermie, ou fécondation par l'arrivée dans l'œuf de deux ou plusieurs
spermatozoïdes, et non d'un seul, selon la règle normale.

Il ne saurait être question de faire ici l'étude de l'*hybridité* ; mais
nous tenions à inscrire ce mot au début de ce chapitre, parce que de
très nombreuses recherches expérimentales récentes ont montré que,
pour les animaux à fécondation externe, l'hybridation est un accident
fréquent de la fécondation, accident qu'on peut provoquer artificiellement,
et qui peut être la source de très intéressantes observations tératolo-

giques. En effet, dans les expériences d'hybridation, par fécondation artificielle, chez les Batraciens notamment, on a observé que la segmentation se produisait ensuite d'une façon irrégulière, désordonnée, et que le développement tératologique s'arrêtait bientôt, en raison de ces désordres même. Il est donc probable que chez les animaux supérieurs la stérilité de la copulation entre mâle et femelle d'espèces différentes n'est pas due toujours à l'absence de fécondation, mais souvent aussi à un développement anormal de l'œuf fécondé, développement qui s'arrête bientôt par le fait même de son incoordination. Il est probable que l'hybridité sera un jour un chapitre important de la tératologie, en ce sens que celle-ci aura à déterminer la nature des processus monstrueux qui entravent le développement de l'œuf hybridé, c'est-à-dire à expliquer non pas la stérilité des rapprochements entre espèces différentes, mais l'impuissance du produit de cette fécondation à continuer son développement (¹).

Quant à la *polyspermie*, nous avons déjà exposé, avec quelques détails, dans le chapitre consacré à l'histoire de la tératogénie expérimentale, comment Fol avait découvert que l'entrée de deux spermatozoïdes dans un œuf y déterminait des processus intimes aboutissant à l'apparition de deux centres embryonnaires, et finalement à un monstre double. Nous avons rappelé dans quelles conditions il avait pu provoquer cette entrée de deux spermatozoïdes dans un ovule d'échinoderme. Nous devons ajouter ici que, depuis son premier travail (1879), Fol a confirmé ces premiers résultats, et varié d'une manière bien instructive ses essais expérimentaux (²). Il a notamment expérimenté selon une méthode fort élégante, qui consiste à opérer sur des œufs d'oursin parfaitement frais, mûrs à point, mais à les narcotiser momentanément, un peu avant la fécondation artificielle, par immersion dans l'eau saturée d'acide carbonique. Ces œufs, à moitié engourdis, laissent pénétrer trois à quatre zoospermes dans leur intérieur. Les trois ou quatre noyaux mâles vont se réunir au noyau femelle, et il survient un temps de repos pendant lequel rien ne ferait deviner ce que la fécondation a eu d'anormal, si ce n'est la durée plus grande de cette période d'immobilité. Mais au moment où le premier fractionnement se prépare, on voit apparaître une figure caryocinétique complexe, à trois ou quatre pôles au lieu de deux, ou bien deux amphiasters parallèles; puis le nombre des cellules de fractionnement est au moins double de celui que présentent les embryons normaux de l'âge correspondant, et plus tard les larves ont des formes irrégulières et

---

(¹) Sur cette importante question et son étude expérimentale, voy. PFLÜGER, Die Bastardzeugung bei den Batrachiern. *Archiv für die gesammte Physiologie*, 1882, t. XXIX. — PFLÜGER et SMITH, Untersuchungen über Bastardirung *Ibidem*, 1885, t. XXXII, p. 519. — BORN, Beiträge zur Bastardirung zwischen einheimischen Anurarten. *Ibidem*, 1885, t. XXXII, p. 455 — BORN, Weitere Beiträge sur Bastardirung, etc. *Atch. fur mikr. Anatomie*, 1886, t. XXVII, p. 192 — WALTER GEBHARDT, Ueber die Bastardirung von Rana esculenta mit arvalis. *Thèse de Breslau*, 1894.

(²) FOL, Sur l'origine de l'individualité chez les animaux supérieurs. *Comptes rendus de l'Acad des sc*, 1883, t. XCVII.

souvent deux ou trois cavités gastréales. De plus H. Fol a constaté que si les œufs ont été très profondément engourdis par l'action prolongée de l'acide carbonique, ils laissent entrer de cinq à dix spermatozoïdes; s'il en pénètre un plus grand nombre, l'œuf succombe et ne se développe pas. Dans les œufs qui se développent, un certain nombre de noyaux mâles traversent le vitellus et vont se réunir au noyau femelle; d'autres restent dans la partie superficielle du vitellus et ne diffèrent du noyau fécondé que par des dimensions moindres; lors du fractionnement, tandis que le noyau fécondé se change en un tétraster ou en un double amphiaster, chacun des noyaux mâles isolés devient un simple amphiaster, dont chacun paraît être un centre de développement, car celles des larves qui survivent prennent une forme de polygastrée.

Cette influence diplogénétique de l'entrée de deux spermatozoïdes a été confirmée de divers côtés. De l'exposé qui va suivre il résultera que non seulement cette polyspermie est l'une des causes possibles de la diplogenèse, mais qu'elle en est même la seule cause probable, en tout cas la seule qui ait pu être bien étudiée. C'est pourquoi ce chapitre, intitulé *des accidents de la fécondation*, sera entièrement consacré à l'étude de la formation des monstres doubles.

L'existence de deux sujets unis l'un à l'autre en général par des régions homologues des corps et d'une manière symétrique, a donné lieu à bien des théories : les uns ont voulu y voir le résultat de la *soudure* de deux sujets primitivement distincts; les autres ont cru à la *division*, au dédoublement (bifurcation) d'un sujet primitivement simple et unique. Nous ne nous arrêterons pas tout d'abord à ces théories. Nous préférons commencer par l'exposé des faits c'est-à-dire des observations, aujourd'hui recueillies en assez grand nombre et selon des types assez variés pour amener à une solution du problème sans hypothèses. Nous exposerons donc d'abord les conditions qui président à la *disposition morphologique* des monstres doubles; nous verrons alors que ces dispositions, de par leur mécanisme étiologique, forment des séries correspondant, avec quelques légères modifications, à la classification établie par Geoffroy Saint-Hilaire; nous examinerons ces séries pour les monstres doubles *autositaires* et pour les *parasitaires*; c'est alors seulement que nous passerons rapidement en revue les théories classiques de la diplogenèse, pour conclure par la théorie de la *polyspermie*. Enfin nous montrerons l'importance de la *polyspermie* en tératogénie en parlant de ses rapports avec la *gémellité univitelline*, ce qui nous amènera à tracer la question des *omphalosites* que nous rattacherons aux monstres doubles.

a. *Conditions étiologiques de la morphologie des monstres doubles.* — Aujourd'hui l'étude de la formation des monstres doubles n'est plus une question de théories, d'hypothèses, c'est une question de faits d'observation. La production par diplogenèse a été suivie, dans presque toutes ses phases, selon ses divers types, à peu près comme a été suivi le développement de l'embryon normal. Ce sont ces faits que nous exposerons d'abord, rejetant à la suite de cet exposé l'examen des théories anciennes, dont il sera alors facile de saisir l'insuffisance en même temps que de juger la part de vérité que cependant chacune d'elle renfermait. Le point de départ de cette étude doit être la connaissance que nous avons actuellement de l'effet produit, dans l'œuf des Invertébrés, par l'entrée de deux spermatozoïdes, par la polyspermie, par l'hyperfécondation. Dans ces cas, dès les premiers phénomènes qui suivent la fécondation, tous les processus embryologiques se produisent à l'état double, depuis la formation d'un tétraster au lieu d'un amphiaster de segmentation, jusqu'à la double invagination qui aboutit à une gastrulation double, selon les descriptions de Fol. Chez les Vertébrés, le phénomène de gastrulation se traduit normalement à la surface de l'œuf par l'apparition de la *ligne primitive*, qui représente un orifice rusconien, c'est-à-dire l'orifice de la gastrula, l'orifice de l'invagination gastruléenne (¹). Il s'agit donc de savoir si les observations faites sur les premiers états des monstres doubles nous montrent un état double de la ligne primitive. C'est ce qu'on constate en effet chez les oiseaux, et les résultats de l'observation sont ici assez nombreux pour nous montrer que les différents types de diplogenèse résultent, pour ainsi dire géométriquement, des diverses dispositions que peuvent présenter deux lignes primitives apparues sur un même disque blastodermique.

Rappelons d'abord que la ligne primitive apparaît sous la forme d'une encoche sur le bord du disque blastodermique du poulet (fig. 8, en A); ce disque blastodermique continuant à s'étendre, la petite encoche prend la forme d'une ligne (soit à l'état de fente pénéable, soit à l'état de rapé produit par la soudure des bords de la fente) dirigée radiairement de la périphérie vers le centre du disque (fig. 8, en B); puis, à un moment donné, cette ligne se sépare de la périphérie correspondante du disque blastodermique qui continue à s'étendre sur la sphère vitelline pour l'envelopper jusqu'à son rénispère inférieur (fig. 8, en C, D). La ligne primitive est dès lors située en plein disque blastodermique, radiairement étendue vers le centre qu'elle n'atteint pas, et bientôt, coiffant son extrémité dirigée vers le centre, apparaît le dessin des lames, puis de la gouttière médullaire, c'est-à-dire les premiers linéaments du corps de

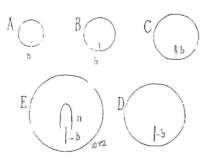

Fig 8 — Schéma de la ligne primitive.

b, b, divers états graduels de la ligne primitive — n (en F), première indication de la gouttière nerveuse

---

(¹) Mathias Duval, De la formation du blastoderme dans l'œuf d'oiseau. Ann des sciences naturelles (zoologie), 1884, t XVIII.

l'embryon (fig. 8, en E). Malgré la concision extrême de ce résumé de la première apparition de la ligne primitive et du corps de l'embryon (voir pour de plus amples explications les planches III et IV de notre *Atlas d'embryologie*), il suffira pour l'intelligence de ce qui va suivre, si nous ajoutons que la région de la ligne primitive correspond à la future région anale (région caudale, bassin) de l'embryon, dont la tête au contraire se formera au niveau de l'extrémité antérieure de la gouttière médullaire, c'est-à-dire au niveau de l'extrémité dirigée vers le centre du disque blastodermique.

Or s'il y a eu polyspermie, la diplogenèse, qui se manifeste par une double gastrulation, se traduira ici par l'apparition de deux lignes primitives. Ces deux lignes primitives, d'après les seules conceptions possibles *a priori*, et d'après ce qui est vérifié directement par l'observation, apparaîtront toujours sur les bords du disque blastodermique et pourront, l'une par rapport à l'autre, affecter toutes les positions possibles, depuis celle où elles sont en opposition (fig. 9 en A), c'est-à-dire situées aux deux extrémités d'un même diamètre, en passant

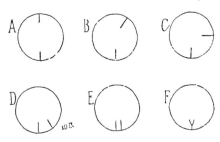

Fig. 9 — Schéma des diverses positions que peuvent occuper deux lignes primitives sur un seul disque blastodermique.

par celles où elles sont à angle obtus ou droit (B et C), à angle aigu (D), jusqu'à celles où elles sont très voisines, placées côte à côte, parallèlement l'une à l'autre (en E) ou même se confondent par leur extrémité périphérique ou postérieure (F). Étudions ce qui pourra advenir de deux embryons ayant pour point de départ des lignes primitives placées selon ces dispositions, dont il nous suffira d'examiner cinq types.

1° *Lignes primitives en opposition* (fig. 9 en A). — Dans cette disposition de deux lignes primitives, les deux embryons se développeront en marchant l'un vers l'autre par leurs extrémités céphaliques qui arriveront bientôt au contact et pourront se souder. Nous n'avons pas besoin de figure schématique pour représenter ce processus, car l'observation nous en présente une série de cas qui ont la valeur démonstrative d'un schéma. C'est d'abord un blastoderme observé par Reichert et dans lequel deux gouttières médullaires, provenant de deux lignes primitives en opposition, marchent à la rencontre l'une de l'autre par leurs extrémités céphaliques qui sont à peine arrivées au contact (fig. 10 en A). C'est ensuite un cas de de Baer (fig. 10 en B), présentant les mêmes dispositions, mais avec cette différence que les deux têtes sont bien arrivées au contact et même se soudent par leurs extrémités. Puis, parmi d'autres observations dont nous laissons de côté toutes celles qui feraient ici double emploi, il faut citer encore une observation de Dareste, que nous reproduisons dans la figure 10, C, et où nous voyons bien nettement les deux embryons réunis par le sommet de leurs têtes, les autres parties (cœur, tronc, membres antérieurs et postérieurs) étant disposées de manière à se développer à peu près normalement.

Ainsi la diplogenèse ayant pour origine deux lignes primitives en opposition donnera essentiellement un monstre double composé de deux sujets soudés par le vertex. Nous disons essentiellement, parce que,

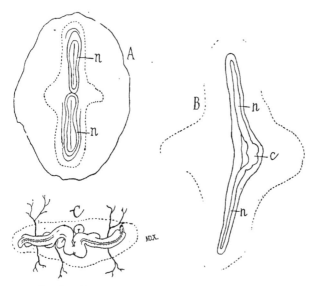

Fig. 10. — Trois stades de formation d'un monstre Céphalopage.
A, d'après Richert — B, d'après de Bael — C, d'après Dareste — Les lignes pointillées indiquent les limites de l'aire transparente.

comme le montrent diverses observations que nous avons laissées de côté, les deux têtes, qui viennent au contact dans la disposition en question, peuvent arriver à se fusionner d'une manière plus intime, de façon à donner des monstres doubles sycéphaliens; mais ceux-ci sont surtout le résultat des lignes primitives disposées à angle obtus, que nous étudierons dans un instant. Cherchant à simplifier autant que possible dans ces questions complexes, nous admettrons donc, comme il vient d'être dit, que deux lignes primitives en opposition ont, en cas de soudure, pour résultat diplogénique, la production de deux sujets soudés par le vertex.

Mais nous savons que les monstres soudés par le vertex peuvent l'être dans deux situations bien différentes : chez les uns l'union se fait front à front et occiput à occiput; ce sont les *Métopages*; chez les autres, l'union est telle que le front de l'un des sujets est soudé à l'occiput de l'autre, et l'occiput du premier au front du second; ce sont les *Céphalopages*. Or l'embryologie normale nous permet d'expliquer très facilement ces deux dispositions inverses. On sait que l'embryon, appliqué d'abord sur le disque blastodermique, à plat, par sa face ventrale, se tord bientôt sur lui-même de manière à se coucher sur le côté, normalement sur le côté gauche, avec saillie de l'anse cardiaque à droite, comme nous le verrons à propos de l'inversion des viscères; mais parfois aussi la torsion se fait en sens inverse, l'anse cardiaque fait saillie à gauche, l'embryon se couche sur le côté droit. Ce mouvement de torsion commence par la tête, c'est-à-dire que c'est très primitivement que la tête se couche à droite (exceptionnellement) ou à gauche (plus ordinairement). Or s'il arrive, dans le cas de deux lignes primitives en opposition, que les deux embryons se couchent normalement sur le côté gauche, il est facile de comprendre que la soudure des vertex se fera selon le type *Céphalopage*: elle sera selon le type *Métopage*, au contraire, si des deux embryons l'un se couche normalement sur le côté gauche, et l'autre, par exception à l'orientation ordinaire, sur le côté droit.

Déjà ici nous voyons quelle signification il faut attribuer à cette prétendue loi formulée par Geoffroy Saint-Hilaire, sous le titre d'*affinité de soi pour soi, d'union des parties similaires*. Les métopages obéiraient à cette loi, puisqu'ils sont unis front à front; les céphalopages y feraient exception, puisque chez eux chaque front correspond à un occiput. En réalité la loi de l'union des parties similaires n'exprime autre chose que le fait de coïncidence des mêmes organes chez des sujets placés côte à côte ou bout à bout. Nous n'y insisterons pas pour le moment, puisque cette question recevra naturellement ses développements par l'exposé des autres formes de diplogenèse, puis par l'étude des soudures des membres chez les monstres simples syméliens. Nous devons seulement annoncer par avance que dans les cas de diplogenèse, et à part certains faits de monstres parasitaires où l'atrophie d'un des sujets fait disparaître la symétrie primitive, les dispositions des lignes primitives et par suite celles des embryons qui en partent sont telles que les deux corps ne peuvent faire autrement que de se correspondre par des parties similaires, et, s'il y a soudure, se fusionner par ces mêmes parties. Nous le voyons déjà pour les cas de soudure par les deux têtes, résultant de deux lignes primitives en opposition: il n'est pas possible qu'avec un semblable point de départ les deux sujets se rencontrent et se soudent autrement que par les têtes; mais à part l'homologie des deux têtes entre elles, la prétendue loi de l'affinité de soi pour soi serait observée dans la *métopagie*, tandis que la *céphalopagie* y ferait exception. Or nous venons de voir que la céphalopagie rentre plutôt dans la règle normale, puisqu'elle résulte de ce que les sujets se sont couchés tous deux, selon le cas normal, sur le côté gauche, tandis que la métopagie résulte d'une exception, l'un des sujets s'étant couché anormalement sur le côté droit.

2° *Lignes primitives à angle obtus ou à angle droit.* — D'après l'étude du cas précédent, il est facile de comprendre que si les deux lignes primitives sont disposées à angle obtus (fig. 9, en B) ou à angle droit (fig. 9, en C), les deux embryons en voie de formation arriveront à

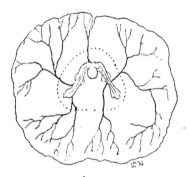

se rencontrer et à se souder également-ment par les têtes, mais non plus directement par le vertex; la soudure sera latérale, et pourra s'étendre sur les parties situées plus bas, c'est-à-dire sur le cou et même le thorax. La figure 11, d'après Dareste, nous montre la production d'une diplogenèse de ce genre; les deux têtes apparaissent dans ce cas comme réunies en une masse unique; c'est, dit Dareste, un monstre *sycéphalien* en voie de production. La figure 12, en A, d'après le même auteur, représente une disposition

Fig 11. — Monstre Sycéphalien en voie de formation (Dareste, pl XV, fig 2)

où la fusion des deux corps doit s'étendre plus bas encore, sur le cou et le thorax (par exemple un futur *déradelphe*, ou un *sycéphalien synote*). Il faut bien remarquer, et nous insisterons plus loin, d'une manière générale, sur cette interprétation, que quand nous disons soudure ou

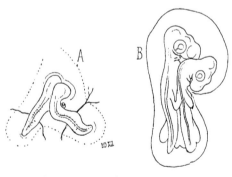

fusion, il ne faut pas entendre par là simplement la formation de deux parties d'abord bien distinctes, qui arrivent à se toucher et à s'accoler, mais bien plutôt ce fait que deux organes homologues, deux moitiés de tête, la moitié gauche de la tête d'un sujet, et la moitié droite de celle de l'autre, ne trouvent à leur disposition, pour se former, qu'une seule

Fig 12 — Monstres doubles en voie de formation (d'après Dareste).

A. Sycéphalien — B, Ectopage

et même partie du blastoderme, tant sont voisins et contigus des deux centres de formation des deux têtes ou des deux cous, de telle sorte que les parties naissent d'emblée soudées, leurs portions intermédiaires et communes ayant pris leur origine dans une seule et même masse de cellules blastodermiques. On comprend donc qu'en partant de deux lignes primitives disposées à angle droit, deux embryons puissent arri-

ver à affecter les divers types des monstres doubles *Monocéphaliens*
(*Déradelphes*, *Thoradelphes*, etc.) et *Sycéphaliens* (Janiceps, Iniopes,
Synotes).

5° *Lignes primitives disposées à angle aigu*. — La figure 15,
en A, nous donne une idée de ce qui pourra advenir de deux embryos

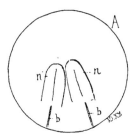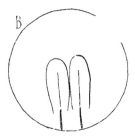

Fig. 15. — Dispositions de deux lignes primitives, à angle aigu (A), ou placées parallèlement
côte à côte (B). — *b*, *b*, lignes primitives — *n*, gouttière nerveuse.

naissant de deux lignes primitives disposées à angle aigu. La fusion des
têtes n'aura lieu que dans leurs parties inférieures basales, leurs extrémités frontales pouvant se développer indépendamment. Rauber a observé
un blastoderme sur lequel
se réalisaient ces dispositions
(fig. 14) et il est dit très
expressément dans sa description que les extrémités céphaliques des deux gouttières nerveuses étaient séparées l'une
de l'autre par un profond sillon, qui allait s'atténuant vers
la région dorsale. Des dispositions semblables doivent
donner lieu à un *Hémipage*
caractérisé par l'union des
deux thorax et des deux cous,
union qui s'étend jusqu'aux
deux bouches confondues en
une seule et même cavité ;
c'est-à-dire que les deux têtes
sont fusionnées dans leur por-

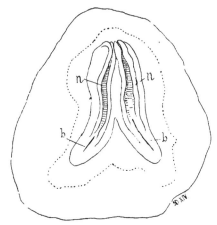

Fig. 14 — Monstre double
(Hémipage) en voie de formation (observation de Rauber)

tion inférieure, tandis que chaque sujet conserve distincte et séparée la
partie supérieure de sa face et son crâne (voir la figure ci-dessus, p. 175).

Il est évident qu'on ne saurait tracer de limites absolues entre ce qui
peut résulter de deux lignes primitives à angle droit ou de deux lignes
primitives à angle aigu. Ainsi le monstre embryonnaire représenté dans

la figure 12, en A, et qui nous semble devoir produire un Sycéphalien,
est considéré par Dareste comme représentant un futur hémipage. Il
nous suffit de voir par là que la transition est graduelle des Sycéphaliens
aux Hémipages, comme nous allons voir qu'elle l'est entre ceux-ci et les
types de diplogenèse qui vont suivre.

4° *Parallélisme des lignes primitives.* — Deux lignes primitives
qui se forment dans le voisinage l'une de l'autre, mais chacune bien indépendante, dans une même région des bords du blastoderme, seront
disposées à peu près parallèlement et donneront lieu à deux gouttières
médullaires semblablement disposées (fig. 15 en B); on voit donc que
les extrémités antérieures (têtes) et postérieures (origine des membres
postérieurs) resteront indépendantes, mais que les troncs pourront se
fusionner d'une manière plus ou moins intime, parfois très superficiellement, selon que les deux embryons se développeront étroitement
pressés l'un contre l'autre, ou bien disposés à une certaine distance. La
figure 12, en B, d'après une observation de Dareste, montre ce processus
de diplogenèse en voie de réalisation; deux sujets sont unis latéralement,
les têtes sont bien séparées. Ainsi seront produits des monstres dont les
rapports peuvent être très divers, selon qu'ils se sont soudés, c'est-à-
dire développés en partie par une masse blastodermique commune, soit
au moment où les deux embryons étaient encore couchés sur leur face
ventrale, soit au moment où ils se sont retournés pour reposer sur l'un
de leurs côtés; dans le premier cas, les deux sujets seront soudés par le
côté, et affecteront la disposition caractéristique des *Ectopages* (voir la
figure 5, p. 175). Dans le second, si les deux sujets se font face, il y aura
production d'un *Sternopage*, ou bien, avec réduction de la soudure au
minimum, simplement d'un *Xiphopage*; et si les deux sujets se tournent
le dos, il y aura production d'un monstre *Pygopage*.

5° *Lignes primitives fusionnées à leur extrémité périphérique.* —
Cette disposition pourrait, au premier abord, faire croire à la bifurcation
d'une ligne primitive unique, et nous amener à la théorie de la diplogenèse par bifurcation ou dédoublement (voy. ci-après). Mais nos connaissances sur la formation de la ligne primitive nous montrent qu'il n'en
est pas ainsi. Rappelons en effet que cette ligne prend naissance par une
encoche du bord du disque blastodermique, encoche qui s'allonge graduellement en incorporant les portions immédiatement voisines de ces
bords du blastoderme. Or si deux lignes primitives apparaissent dans le
voisinage immédiat l'une de l'autre, sous la forme de deux encoches bien
indépendantes, mais presque immédiatement contiguës, comme le montre
la figure 15, en A, il est bien évident que chacune de ces lignes primitives, en s'allongeant, ne trouvera pas, dans la portion de blastoderme
interposée aux deux encoches, de quoi s'accroître indépendamment de sa
voisine, de sorte que les deux encoches arriveront à se confondre en une
seule (fig. 15, en B), c'est-à-dire à donner lieu à la formation d'une ligne
primitive simple en arrière, bifurquée en avant, mais représentant en

réalité deux lignes primitives qui se sont fusionnées à leur extrémité périphérique ou postérieure. Si maintenant nous tenons compte de ce fait que la ligne primitive répond à la future région anale, au bassin, nous comprendrons que les embryons qui se développent en partant de deux lignes ainsi disposées, se dirigeront en divergeant (fig. 15, en C),

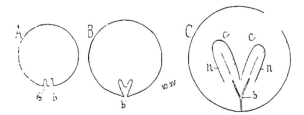

Fig. 15. — Développement de deux lignes primitives qui arrivent à se fusionner par leur extrémité périphérique ou postérieure.

b, b, lignes primitives. — *n, n*, gouttières nerveuses, dont les extrémités céphaliques ou antérieures sont en c, c.

n'auront aucune tendance à se souder par leurs extrémités antérieures, mais resteront fusionnés par la partie postérieure de leur corps, et que, selon la plus ou moins grande divergence qu'ils affecteront, cette fusion s'étendra plus ou moins loin en avant sur le tronc. La figure 16, d'après

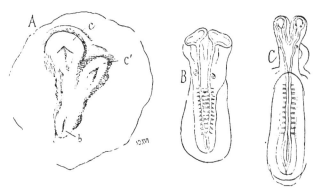

Fig. 16. — Trois types de Teratodymes en voie de formation (d'après Dareste)

En A, probablement un futur Hétérodyme, vu le moins grand développement de l'embryon placé à droite. — En B, futur Dérodyme. — En C, futur Iniodyme.

les observations de Dareste, nous présente, en voie de développement, quelques formes de diplogénèse devant résulter de ce mode de disposition des lignes primitives. Il est facile de comprendre que si la soudure s'étend très loin en avant, nous aurons la série des monstres *monoso-miens* (Atlodymes, Iniodymes, Opodymes); puis, avec une soudure de

plus en plus réduite, la série des *Sysomiens* (Dérodymes, Xiphodymes,
Psodymes); peut-être faut-il considérer les *Ischiopages* comme formant
le terme ultime de cette série, c'est-à-dire représentant le minimum de
soudure à l'extrémité postérieure, puisque ces monstres possèdent toutes
les parties d'un double bassin, avec quatre membres inférieurs, mais un
rectum et un anus unique.

b. *Sériation et nouveaux aperçus sur la classification des monstres
doubles.* — Ce résumé, dans lequel nous avons laissé de côté bien des
points importants pour ne nous attacher qu'aux plus essentiels, nous
montre que les modes de connexion des sujets composant un monstre
double présentent des dispositions géométriques, selon les conditions
dans lesquelles peuvent se rencontrer deux lignes, en supposant que ces
deux lignes partent de la périphérie d'un même disque, et qu'elles aient
la même longueur, le même développement. Une première série de
monstres doubles, provenant de lignes primitives en opposition ou à
angle très obtus, nous montre deux sujets disposés comme les deux
branches d'un **∧** renversé (fig. 17, en 1); puis, provenant de deux lignes

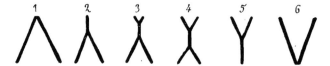

Fig. 17. — Schéma de la sériation diplogénétique.

primitives à angle droit, nous voyons les deux sujets disposés comme un **∧**
renversé dont les deux branches seraient soudées sur une certaine étendue
au niveau de la pointe, c'est-à-dire comme un (**∧**) Y grec renversé (fig. 17, 2);
une deuxième série, provenant de lignes primitives à angle aigu, nous
montre (hémipagie) la branche supérieure de cette figure se subdivisant
en deux (fig. 17, 5), disposition qui, en passant aux monstres provenant
de deux lignes primitives placées parallèlement côte à côte, arrive à
former la lettre **X** (fig. 17, 4); enfin une troisième série, provenant de
lignes primitives soudées par leur extrémité postérieure, nous montre
deux sujets figurant successivement un (**Y**) Y grec droit (fig. 17, 5),
monstres monosomiens, puis un **V** (fig. 17, 6), monstres psodymes (et
peut-être des ischiopages). En faisant, dans ces schémas figurés par des
lettres, abstraction des formes de transition (**∧, Y**), c'est-à-dire des y grecs
droits et renversés, nous voyons que nous arrivons en définitive à concevoir trois types de monstres doubles, ceux en **∧**, ceux en **X** et ceux en **V**.
Or, ces trois types correspondent d'une manière générale aux trois grandes
divisions établies par I. Geoffroy-Saint-Hilaire, les monstres en **∧** sont les
Tératadelphes, c'est-à-dire les Sycéphaliens et les Monocéphaliens, auxquels
il faut ajouter les Céphalopages, les Métopages, et sans doute les Hémipages; les monstres en **X** sont représentés par un certain nombre de Téra-

topages, c'est-à-dire les Pygopages, les Ectopages, les Sternopages et les Xiphopages, mais non les Céphalopages et Métopages qui doivent rentrer dans le type précédent, ni probablement les Ischiopages qui doivent sans doute appartenir au type suivant; enfin les monstres en **V** comprennent tous les *Tératodymes*, auxquels nous paraissent devoir être rattachés les Ischiopages.

On voit combien a été géniale la classification de Geoffroy Saint-Hilaire puisque, de par la seule analyse anatomique des monstres doubles, il est arrivé à les disposer en groupes qui correspondent au groupement basé sur la connaissance de leurs processus tératogéniques. Un seul de ces groupes se trouve démembré par la classification tératogénique, c'est celui des Tératopages; nous en avons détaché les Hémipages, fait peu important, parce que ceux-ci représentent une forme de transition, et qu'en somme ils sont intermédiaires entre les monstres en **Λ** et les monstres en **X**; nous en avons également séparé les Ischiopages, et nous n'insisterons pas sur cette distinction, les limites de cette étude ne nous permettant pas de discuter la question. Mais, fait plus important, qui mérite quelques détails, nous avons dû en séparer aussi presque tous les Eusomphaliens (Métopages et Céphalopages), et nous devons nous expliquer ici, au point de vue de la tératogénie comparée, sur la valeur de la division établie par Geoffroy Saint-Hilaire, des Tératopages, en Monomphaliens et Eusomphaliens. Geoffroy Saint-Hilaire attachait une grande importance à l'existence ou non existence de deux ombilics distincts. Or, comme l'a fait remarquer Dareste, cette considération ne peut constituer un caractère dominateur. D'une part,

on a constaté parfois, chez les Mammifères, l'existence de deux ombilics chez des monstres Iléadelphes et Syradelphes, qui, d'après Geoffroy Saint-Hilaire, devraient n'en avoir qu'un. D'autre part, quand on passe des Mammifères aux Oiseaux, aux Reptiles et aux Poissons osseux, c'est-à-dire aux Vertébrés chez lesquels la vésicule ombilicale ne se sépare pas du corps de l'embryon par un cordon, mais chez lesquels elle est, de manières diverses, incorporée graduellement au corps même de l'embryon, on voit que, dans

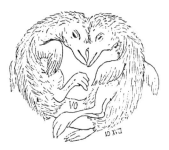

Fig 18 — Métopage observé chez un oiseau (Dareste)

VO, union de deux sujets composants par une bande vitelline, reste du jaune commun aux deux individus

tout monstre double, les deux sujets composants arrivent fatalement à un moment donné à être unis par leurs ombilics, quel que soit du reste entre eux l'autre mode d'union caractéristique de la diplogenèse. Il nous suffira, pour le montrer, de reproduire ici (fig. 18) la figure donnée par Dareste d'un monstre métopage chez les Oiseaux; on voit que, outre l'union primitive par les têtes, les deux sujets, par la résorption graduelle de la vésicule ombilicale connue, soit arrivés à se trouver secondairement unis par l'ombilic : il y a omphalopagie.

Le groupement des monstres doubles soit en Tératadelphes, Tératopages et Tératodymes, selon Geoffroy Saint-Hilaire, ou en groupes figurés par les lettres **Λ, X, V,** comme nous venons de le faire, a été également suivi par Forster(¹), qui donne les trois classes suivantes : les *Terata anadidyma*, ou monstres doubles par en haut, dans lesquels il comprend non seulement les divers Tératodymes de Geoffroy Saint-Hilaire, mais encore les Ischiopages, et de plus les Pygopages, dernier détail qui ne nous paraît pas bien en rapport avec les données tératogéniques; les *Terata catadidyma*, ou monstres doubles par en bas, dans lesquels il a soin de faire entrer les Céphalopages et les Métopages, réunis sous le nom connu de *Craniopages*; enfin les *Terata anacatadidyma*, ou monstres doubles par en haut et par en bas, c'est-à-dire ce que nous avons désigné comme monstres en **X.** Conformément à cette classification, Rauber ajoute aux trois groupes précédents celui des *Hemididyma*, ou monstres doubles dans la partie moyenne des corps, avec soudure et fusion aux deux extrémités. Ces dernières formes ont été rencontrées chez les Poissons (Lereboullet) et chez les batraciens; mais elles constituent des types trop spéciaux et trop mal connus pour que nous puissions nous y arrêter. Nous nous contenterons de dire que la production de ces Hemididyma est également due à certaines dispositions des lignes primitives, ou plutôt de leur équivalent, le blastopore, ainsi que Hertwig a cherché à le montrer dans une étude récente sur la tératogénie de l'œuf des batraciens(²).

Mais il est un fait de tératogénie comparée que nous devons au moins indiquer son naissement. C'est que, chez les Poissons osseux, les formes de diplogenèse observées se rapportent presque exclusivement au type en **V,** aux Tératodymes, ou *Terata anadidyma*. Ce fait est la conséquence du mode de développement de la ligne primitive. Tandis que chez les Oiseaux, ainsi que nous l'avons démontré(³), il se produit une division du travail dans l'évolution du blastopore, c'est-à-dire qu'après avoir formé la ligne primitive, les bords du blastoderme continuent, indépendamment de celle-ci, à envelopper l'énorme masse du jaune, chez les Poissons osseux cette division du travail n'a pas lieu, et la formation de la ligne primitive s'achève seulement en même temps que l'enveloppement du jaune, que la fermeture du blastopore. Il en résulte que, tandis que chez les Oiseaux et les Mammifères, deux lignes primitives nées sur un même blastoderme peuvent demeurer indépendantes par leurs extrémités postérieures, chez les Poissons osseux, ces deux lignes primitives arriveront fatalement à se confondre par ces extrémités lors de l'occlusion du blastopore dont elles

---

(¹) August Forster, Die Missbildungen der Menschen. Jena, 1861.
(²) O. Hertwig, Urmund und Spina bifida. *Archiv fur mikr. Anatomie*, 1892, XXXIX, p. 353.
(³) Mathias Duval, La formation du blastoderme dans l'œuf d'oiseau. *Annales des sciences naturelles*, 1882 — Du même, La signification morphologique de la ligne primitive. *L'Homme, journal des sciences anthropologiques*, 1884.

dépendent, c'est-à-dire que toujours la formation d'un monstre double, chez les Poissons, doit aboutir au schéma que nous avons donné dans la figure 15; par suite sera toujours réalisée la soudure des deux embryons à leur région postérieure ou anale, vu la forme et le volume de l'œuf; le plus souvent, cette soudure se produira seule et donnera lieu à la *térato-dymie* simple; mais si, par exception, une autre forme de diplogenèse (céphalopagie, par exemple) s'est produite, elle arrivera toujours à se compliquer ultérieurement de *tératodymie*; dans la diplogenèse des Poissons osseux, la tératodymie est fatale, de même que nous avons vu l'omphalopagie compliquer toute diplogenèse des Oiseaux. Peut-être cette tératodymie, compliquant une autre forme de soudure antérieure, est-elle l'une des formes complexes décrites sous le nom de *Terata hemididyma*, comme il a été dit ci-dessus.

c. *Conditions déterminantes de la production et de la morphologie des monstres doubles parasitaires.* — Jusqu'à présent nous n'avons parlé que des cas où les deux sujets, formés sur un même blastoderme, en partant de deux lignes primitives, se développent également, de sorte que les deux embryons, étant placés de la même manière, par rapport au centre du blastoderme, ne peuvent se trouver en contact que par les parties homologues de leur corps, c'est-à-dire obéissent à la prétendue loi de l'union des parties similaires, ce qui est caractéristique des monstres doubles *autositaires*. Mais il peut se faire que l'un des sujets ait un développement moindre que l'autre; il est facile de comprendre qu'alors la soudure se fera par des parties non homologues, et qu'ainsi prendront naissance les diverses formes de monstres doubles hétérotypiens et hété-raliens. Nous ne saurions insister ici sur ces processus de diplogenèse hétérotypique[1]. Pour en signaler quelques cas des plus frappants, faisons encore remarquer que le sujet dont le développement est moindre peut même être résorbé dans une certaine partie de son étendue et n'être plus représenté que par un fragment d'individu inséré sur l'autre; ainsi les *Épicomes* sont des monstres doubles craniopages, dont l'un des sujets n'est plus représenté que par une tête rudimentaire soudée à la tête du sujet principal; chez les *Hypognathes*, on trouve une tête rudimentaire soudée à la mâchoire inférieure du sujet principal, et les diverses formes, souvent si bizarres, de polygnathisme, ne présentent plus de difficulté d'interprétation depuis qu'Ahlfeld a montré que la localisation singulière de cette monstruosité est liée à la flexion de l'extrémité céphalique de l'embryon et rendu compte de ses différentes variétés (tératomes de la voûte palatine, de la paroi postérieure du pharynx, de l'hypophyse)[2]; enfin les monstres *polymèles* nous montrent de même une série de cas où nous passons des soudures entre parties homologues, comme chez les

---

[1] PAUL GERVAIS, Description anatomique d'un nouveau cas d'hétéradelphie suivie d'un résumé des caractères propres à ce genre de monstruosités. Paris, 1877.

[2] FR. AHLFELD, Die Missbildungen des Menschen, Abschnitt I. Leipzig, 1880 (voy. p. 49 les très intéressantes figures relatives à la production du polygnathisme).

Pygoméles, aux soudures tout à fait hétérogènes, par le simple fait de
la concordance des deux embryons, comme chez les *Notoméles* et les
Céphaloméles.

La production des *Endocymiens*, c'est-à-dire de l'inclusion fœtale abdominale, reconnaît les mêmes causes, et mérite de nous arrêter un instant.
Cette question a été également étudiée avec soin par Ahlfeld (*op. cit.*,
p. 57). Sans entrer dans l'examen des cas divers, nous emprunterons à
Repin (*op. cit.*, p. 64) l'exposé du cas suivant : Supposons, comme précédemment, deux embryons disposés sur un même blastoderme, mais de
développement inégal et assez éloignés l'un de l'autre pour que les deux
amnios puissent se produire d'une manière indépendante. Supposons de

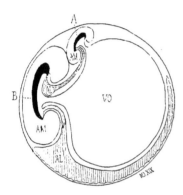

Fig. 19 — Schéma de la production
des monstres Endocymiens.

plus que le développement de A soit
en retard sur celui de B (fig. 19).
Lorsque l'allantoïde de A se forme
et s'engage dans le cœlome extra-
embryonnaire, les surfaces externes
des deux amnios pourront être déjà
arrivées au contact, ainsi que cela
est représenté dans la figure, et ainsi
une barrière infranchissable s'oppo-
sera à ce que l'allantoïde de A puisse
atteindre la surface de l'œuf, le chorion. Cette allantoïde, ainsi empri-
sonnée entre les deux amnios d'une
part, et le sac vitellin d'autre part,
ne pourra que gagner la cavité pleuro-
péritonéale de B, où elle rencon-
trera deux larges surfaces d'implantation sur l'intestin primitif et sur le
mésentère. Il est donc facile de concevoir que cette allantoïde contracte
avec ces parties des adhérences qui se transforment bientôt en anastomoses vasculaires. A partir de ce moment, le sort de l'embryon retarda-
taire est définitivement arrêté; il est facile de comprendre qu'il sera
graduellement attiré dans la cavité abdominale du sujet plus développé,
c'est-à-dire que l'inclusion abdominale se produira. Il est très remarquable
que Wolff ait déjà prévu ce mécanisme à une époque où les connaissances
embryologiques commençaient à peine à fournir quelques données à la
tératogénie. Wolff, en effet, a expressément indiqué, à propos de certains
cas de gémellité, que si les deux embryons étaient inégaux dans leur
développement, le frère mal développé serait absorbé par son frère complètement développé. Il est vrai que Wolff faisait allusion à l'œuf de la
poule, et que, chez les Oiseaux, l'embryon ne se séparait pas du jaune
qui rentre peu à peu dans la cavité abdominale, où il se trouve complètement renfermé lors de l'éclosion, il est évident que si un second embryon,
plus petit, atrophié, rudimentaire, est formé sur le même jaune, en même
temps qu'un embryon normal, il sera peu à peu absorbé par celui-ci et

dégluti, pour ainsi dire, dans son orifice ombilical. Puisque, dit Wolff, les intestins de ces deux fœtus s'insèrent sur un seul et même vitellus, chacun de ces fœtus s'efforcera d'attirer ce vitellus dans son abdomen, et je suis sûr que si l'un des fœtus est normal et l'autre tout petit, le premier absorbera le second tout entier avec le vitellus.

Après inclusion, le sujet inclus peut être soumis à une résorption partielle, de sorte que chez les Endocymiens on retrouvera des formes incomplètes rappelant celles des Hétérotypiens ou des Hétéraliens (sujet parasite réduit à une tête, à une mâchoire, à un rudiment imparfait). Cette résorption des éléments de l'un des sujets d'un monstre double a pu être suivie dans toutes ses phases pour les Hétérotypiens, chez les Poissons, où l'absence d'enveloppes fœtales rend l'observation si facile. On possède notamment pour les Hétérodymes un cas singulièrement instructif, rapporté par A. d'Audeville(1). Il s'agit d'un Ombre-Chevalier qui était éclos avec deux têtes d'égales dimensions et munies de tous leurs organes complets; mais peu à peu cette monstruosité tératodyme s'est effacée, la tête de droite prenant définitivement le dessus, tandis que celle de gauche s'atrophiait de manière à n'être plus représentée finalement que par un petit mamelon crânien, à la surface duquel on ne distinguait plus aucune trace d'organes des sens. Comme aperçu de tératologie générale, dans ses rapports avec la physiologie, il nous paraît intéressant de reproduire ici les réflexions dont l'auteur fait suivre cette observation. « Les Poissons, dit-il, sont donc doués non seulement, comme les animaux plus élevés, du pouvoir de guérir leurs infirmités et de cicatriser leurs plaies, mais aussi de la faculté de corriger, pour ainsi dire, les défauts de leur corps, en supprimant à la longue les monstruosités les mieux caractérisées, comme celles dont il est ici question. A mesure qu'elle descend dans l'échelle des êtres vivants, la nature semble avoir rendue plus forte la vie végétative et n'avoir pas renfermé dans un cercle aussi restreint les lois rigoureuses du développement normal: le poisson supprime sa monstruosité, le Crustacé voit repousser non seulement sa carapace, mais la chair même et les muscles de ses membres amputés. »

d. *Théories de la diplogenèse.* — Nous avons exposé les processus tératogéniques de la diplogenèse, aussi bien pour les monstres doubles autositaires que pour les parasitaires, d'après des faits révélés par l'observation et non d'après des hypothèses. Ces faits d'observation nous ont montré que les monstres doubles résultent, à la suite d'une hyperfécondation, de deux lignes primitives sur un même blastoderme, c'est-à-dire en un seul et même œuf. Mais est-ce là le seul processus tératogénique auquel les monstres doubles puissent devoir leur origine? Et d'autre part l'hyperfécondation, l'apparition de deux lignes primitives donne-t-elle nécessairement lieu à la soudure ou fusion des deux sujets ainsi produits?

---

(1) A. D'AUDEVILLE, Un cas singulier de tératologie sur un salmonide. *Bull. de la Société d'acclimatation*, 1888, 4e série, t. V, n° 20, p. 990.

Ce sont deux questions que nous allons examiner en même temps que nous jetterons un coup d'œil sur les plus célèbres théories de la diplogenèse, question qui a si particulièrement exercé la sagacité de tous les tératologistes. Ces théories peuvent se grouper sous deux titres : *théorie de la soudure* et *théorie de la division ou bifurcation.* Car nous laisserons de côté, comme de nature trop peu scientifique et se rattachant à la vieille doctrine de la préexistence des germes, la théorie qui considérait les monstres doubles, aussi bien que toutes les autres monstruosités, comme préformés dans l'œuf.

Par *théorie de la soudure* on a toujours compris la coalescence de deux embryons distincts, *provenant chacun d'un œuf particulier;* c'est seulement peu à peu et relativement tard, que, de par les résultats de l'observation, on a conçu la possibilité de la présence de deux embryons dans un même œuf, puis sur un même blastoderme. Donc, dans la théorie de la soudure par dualité primitive, la production de monstres doubles était liée nécessairement à la gémellité, dont elle serait un cas particulier. Remarquons donc aussi que la gémellité a été pendant longtemps considérée comme résultant de l'existence de deux embryons développés toujours dans deux œufs distincts, mais que les progrès de l'obstétrique ont montré que la gémellité peut se produire dans des conditions bien différentes, sur l'une desquelles nous nous expliquerons plus loin. C'est Lémery, en 1724, qui formula le premier d'une manière complète l'hypothèse de la soudure de deux embryons. On lui objecta ce fait curieux que la monstruosité double est souvent plus fréquente chez les espèces unipares que chez les multipares; que par exemple l'espèce bovine, qui est ordinairement unipare, présente autant de monstruosités doubles que le chat et beaucoup plus que le chien. Mais, sans nous arrêter ici aux objections ou aux confirmations théoriques de cette hypothèse, voyons ce que les recherches expérimentales ont donné à cet égard. Les œufs de la poule présentent parfois une disposition bien favorable à cet égard; ce sont les œufs à deux jaunes, c'est donc dire dans lesquels deux ovules parfaitement distincts sont inclus dans une même masse albumineuse, dans une même coquille; les deux embryons seront donc dans des conditions de rapprochement, de compression étroite, singulièrement favorables à leur soudure, s'il est vrai que puisse se produire la soudure de deux sujets provenant de deux œufs distincts. Aristote avait déjà émis l'hypothèse que les œufs à deux jaunes devaient donner des monstres doubles. C'est pourquoi de nombreuses expériences d'incubation d'œufs à deux jaunes ont été faites déjà par Harvey, puis par Allen Thomson, Valenciennes, Panum et enfin par Broca et Dareste (¹). Or tous ces observateurs ont constaté que jamais, dans ces conditions, il ne s'est produit de monstre double. Les deux embryons se développent indépendamment l'un

(¹) Broca, Expériences sur les œufs à deux jaunes. *Ann. des sciences nat.* (*zoologie*), 4ᵉ série, t. XVII, p. 78.

de l'autre; seulement, comme l'espace leur manque, il arrive d'ordinaire que l'un des deux périt avant l'éclosion. Ces faits nous suffisent pour condamner la théorie de Lémery, du moins pour ce qui est relatif aux Vertébrés, car nous devons ajouter que chez les Invertébrés les conditions sont bien différentes et que Lacaze-Duthiers a montré, de la manière la plus nette, la diplogenèse produite par la soudure de deux vitellus distincts dans un mollusque gastéropode([1]).

D'autre part l'étude du développement des Poissons, les expériences de pisciculture, avaient montré des monstres doubles évidemment développés sur un seul et même œuf, dans des conditions où il était impossible de supposer l'accolement d'embryons provenant d'œufs différents. En présence de ces faits prit naissance la *théorie de la fissuration* d'un germe, ou d'un premier rudiment embryonnaire unique. Le nom de Valentin est surtout attaché à cette théorie. Comme les monstres doubles sont relativement fréquents dans l'élevage artificiel des Poissons, on pensa qu'ils pouvaient être produits artificiellement par diverses manœuvres de cet élevage, notamment par le brossage auquel on soumet ces œufs pour les débarrasser de divers dépôts; pendant le brossage un germe pourrait être traumatiquement subdivisé en deux parties qui se développeraient ensuite d'une manière indépendante. Les très nombreuses recherches de Lereboullet ne confirmèrent pas cette manière de voir et l'amenèrent à cette conclusion que les influences extérieures sont étrangères à la production de la diplogenèse. Cependant, à une époque récente, la théorie de la fissuration a encore trouvé des défenseurs dans Knoch (1873), A. Rauber et Gerlach (1882)([2]). Nous nous contenterons de renvoyer le lecteur aux justes critiques que Dareste a faites des observations de ces auteurs et de dire que toutes les tentatives expérimentales, si elles aboutissent à la formation de monstres simples, se sont toujours montrées impuissantes à produire des monstres doubles. « L'impossibilité, conclut Dareste (*op. cit.*, p. 467), où se trouve actuellement la tératogénie de créer la diplogenèse, a pour moi une telle importance que, même en l'absence de tous les faits que j'ai recueillis, je n'hésiterais pas à rejeter complètement la *théorie du dédoublement.* »

Si la diplogenèse ne résulte pas de la soudure d'embryons provenant de deux œufs distincts, si le monstre double se forme sur un seul et même œuf et si cependant il ne résulte pas du dédoublement d'un embryon simple, c'est donc que la cause de la diplogenèse est à chercher dans l'œuf lui-même avant toute apparition de l'embryon. Ce raisonnement et certains faits d'observation qui vinrent l'appuyer ont produit une théorie mixte, qui devait peu à peu, avec la découverte du processus de la fécondation, conduire à la notion de la diplogenèse, telle que nous l'avons

---

([1]) LACAZE-DUTHIERS, Sur la formation des monstres doubles chez les Gastéropodes. *Arch. de zool. expér.*, 1876, IV.

([2]) A. RAUBER, Giebt es Stockbildung (*cormi*) bei der Vertebraten. *Morphol. Jahrbuch*, Bd. V, Heft i, p. 167, 1879.

exposée. Déjà en 1840, Allen Thomson pensa que, si les monstres doubles naissent dans un seul œuf, d'un seul blastoderme, c'est qu'il y a primitivement sur ce blastoderme deux centres de développement. Or Coste constata que l'œuf de la lapine peut offrir cette anomalie de présenter deux vésicules germinatives; Laurent fit la même observation sur l'œuf de limaçon, Thomson sur celui de la chatte, Serre et Panum sur celui de la poule, Kœlliker sur celui de la femme(1). Dès lors une théorie rationnelle de la diplogenèse vit le jour. Un ovule à deux vésicules germinatives possède un double centre formateur; il doit donner naissance à deux cicatricules, qui, très voisines l'une de l'autre, pourront se fusionner et donner naissance à deux embryons, si voisins l'un de l'autre, se développant aux dépens de parties tellement connues, que les soudures auront lieu dès le début, que la fusion sera primitive. Or l'existence de deux cicatricules sur un seul jaune, chez la poule, avait déjà été signalée par Fabrice d'Aquapendente; puis elle a été observée et figurée par Panum; enfin Dareste en a donné plusieurs cas. Dès 1840, Allen Thomson, partant de cette origine de la diplogenèse par deux cicatricules sur un même œuf, cherche à expliquer, par le rapprochement ou l'éloignement supposé des axes embryonnaires, la fusion plus ou moins complète des deux embryons, et, par l'obliquité de ces axes, la fusion des extrémités antérieures ou postérieures des deux corps. Davaine reprend avec une admirable lucidité ces interprétations en 1861(2). Il examine ce qui doit se passer lorsque deux blastodermes sont assez rapprochés, sur un seul jaune de l'œuf de poule, pour qu'ils s'unissent symétriquement, soit par l'extrémité de leux axe, soit latéralement. Dans l'œuf de poule, dit-il, l'axe du blastoderme a généralement une direction déterminée; l'embryon est transversalement placé au grand axe de l'œuf; si l'axe virtuel du germe possède ainsi une direction primordiale déterminée, deux germes distincts, sur un même vitellus, doivent avoir l'un et l'autre une direction semblable; par conséquent les deux ébauches embryonnaires qui se développeront, se rencontreront fatalement par des parties similaires. On voit que déjà il expliquait par de simples considérations géométriques ces faits qui avaient amené Geoffroy Saint-Hilaire à sa fameuse loi de l'attraction et union des parties semblables. Bien d'autres passages seraient à citer de ce remarquable travail de Davaine. Les considérations qu'il indique sur les rapports des axes des germes ont depuis été développées d'une manière plus complète par Rauber(3), qui cette fois précise davantage, grâce aux connaissances révélées par l'embryologie sur la ligne primitive et ses rapports avec le corps du futur embryon. Rauber fait

(1) Plus récemment une observation semblable a été faite sur l'ovule du surmulot. Louis Blanc, Un cas d'ovule à deux noyaux chez un Mammifère. *Comptes rendus de la Soc. de biol.*, 18 juin 1892, p. 563.

(2) Davaine, Mémoire sur les anomalies de l'œuf. Paris, 1861.

(3) A. Rauber, Formbildung und Formstörung in der Entwicklung von Wirbelthieren. *Morpholog Jahrbuch von Gegenbauer*, 1879, p. 661; 1880, p. 1 et 129; voir particulièrement, dans cette dernière partie du mémoire, le chapitre intitulé: *Achsenvermehrung.*

remarquer que la ligne primitive est toujours placée d'une certaine façon
sur le blastoderme; elle se développe sur cette membrane au point de
séparation de l'aire transparente et de l'aire opaque, son extrémité céphalique se dirige vers le centre du blastoderme. Or s'il arrive que deux ou
trois lignes primitives se produisent sur un même blastoderme, elles
seront disposées comme les rayons d'un cercle; c'est de ces dispositions
que Rauber fait le point de départ d'une théorie générale de la diplogenèse, qu'il désigne sous le nom de *théorie de la radiation*. C'est de
ces conceptions, plus tard étendues et modifiées par Gerlach ([1]), que nous
nous sommes inspiré pour établir, avec une connaissance plus précise de
la signification et du mode de formation de la ligne primitive, les schémas
tératogéniques que nous venons de donner pour les divers types de
diplogenèse.

Il résulte donc de cet historique que l'observation directe n'a permis
de concevoir la production de monstres doubles que dans deux ordres de
circonstances : d'une part lorsqu'un seul disque blastodermique donne lieu
à la production de deux lignes primitives, disposition que Siegenbek ([2]) a
cherché à rattacher à une anomalie de la segmentation et que nous savons
aujourd'hui attribuable à la polyspermie, c'est-à-dire à l'entrée dans
l'œuf de deux noyaux mâles; d'autre part lorsqu'un œuf présente deux
disques blastodermiques, ce qui est le résultat de la présence dans l'œuf
de deux vésicules germinatives, c'est-à-dire de deux noyaux femelles. On
voit que les deux ordres de faits sont entièrement homologues; mais les
résultats de l'observation nous montrent que le second cas est rare,
presque théorique, peut-être réalisable seulement chez les Vertébrés qui
ont un gros vitellus, comme les Oiseaux, les Reptiles et les Poissons cartilagineux. Au contraire l'apparition de deux lignes primitives, la polyspermie sont des phénomènes relativement fréquents et dont on a pu
suivre l'évolution vers les diverses formes de diplogenèse. Si nous ajoutons que dans le cas de deux vésicules germinatives, il a fallu sans doute
deux spermatozoïdes pour les féconder, nous voyons que toujours, en définitive, la diplogenèse a pour facteur essentiel la polyspermie et on conçoit
pourquoi nous avons rangé sous ce titre l'étude de la production des
monstres doubles. Insistons encore sur ce fait que toutes les données
expérimentales nous montrent que la production des monstres doubles
doit être rapportée à des accidents de la fécondation : chez les Poissons la
fécondation artificielle produit un plus grand nombre de diplogenèses que
la fécondation naturelle; et, parmi les procédés de fécondation artificielle, on a constaté que la fécondation par la méthode sèche donne une
proportion plus considérable de diplogenèses que la fécondation par la
méthode humide. C'est que sans doute la méthode sèche met ces œufs
dans des conditions plus favorables à l'introduction de deux éléments

[1] Leo Gerlach, Die Entstehungsweise der Doppelmissbildungen. Stuttgart, 1882
[2] Siegenbek, Een Dubbelmonster Med. Tijdschr. voor Geneeskunde, 1887. — Voy.
Journ. de l'anat. et de la phys., 1887, p. 324.

mâles, de même que les anesthésiques et l'asphyxie favorisent la
polyspermie dans les ovules d'Échinodermes. C'est ainsi, en effet, que les
expériences de Fol et de Hertwig nous montrent qu'on peut expérimentalement, par des influences extérieures, mettre l'œuf des Invertébrés et
des Batraciens dans des conditions telles qu'il laisse pénétrer en lui plus
d'un spermatozoïde. Chez les Mammifères certains états de la femelle
peuvent sans doute avoir le même résultat, et ainsi s'explique ce fait
qu'une même femelle produise, à des reprises différentes, des monstres
doubles semblables, ainsi que Guinard l'a récemment signalé (¹). Ainsi
devrait sans doute être également expliquée l'hérédité, si elle était jamais
bien constatée, de la tendance à produire des monstres doubles.

 e. *Diplogenèse et gémellité: question des Omphalosites.* — Nous
avons donc répondu à la question de savoir si l'hyperfécondation est le
seul processus tératogénique auquel les monstres doubles doivent leur
origine. Reste la seconde question, à savoir si l'hyperfécondation, l'apparition de deux lignes primitives donne toujours et nécessairement lieu à
la soudure ou fusion des deux sujets ainsi produits. Les limites de cette
étude générale nous forcent à traiter aussi brièvement que possible cette
question, à laquelle se rapportent cependant des faits de tératogénie trop
importants pour que nous les passions sous silence. Disons d'abord que
si les deux embryons nés sur un même blastoderme se trouvent séparés
par une distance suffisante pour ne pas arriver au contact, ils pourront
rester indépendants; ce sera simplement un cas de gémellité univitelline.
En effet, nous l'avons déjà indiqué, les progrès de l'obstétrique ont
montré que la gémellité peut se produire dans des conditions très différentes. L'étude des enveloppes du fœtus dans les grossesses gémellaires a
appris que tantôt chaque jumeau a son chorion, son amnios et son placenta, et que tantôt les jumeaux ont un chorion commun et un placenta
commun. Dans ce dernier cas, les jumeaux peuvent avoir chacun leur
amnios ou bien n'avoir qu'un amnios commun. Or l'existence de deux
chorions indique l'existence de deux œufs; celle d'un seul chorion
l'existence d'un seul œuf possédant deux germes embryonnaires (gémellité univitelline). Ainsi deux jumeaux distincts peuvent provenir d'un
œuf, lorsqu'ils sont assez favorisés par le sort pour échapper aux causes
de soudure. N'est-il pas curieux de voir ainsi renversés les rapports primitivement conçus entre la diplogenèse et la gémellité: aux temps de
Lémery c'était la gémellité, par deux œufs distincts, qui était considérée
comme pouvant, par accident, donner lieu à un monstre double; l'étude
des faits nous révèle au contraire que le monstre double provient d'un
seul et même œuf et que cet œuf essentiellement diplogénétique peut,
accidentellement, c'est-à-dire par exception, donner lieu à deux sujets
distincts et bien conformés (gémellité univitelline). L'espace nous manque

(¹) Lesbre et Guinard, Étude d'un chat monocéphalien thoradelphe. *Journ. de l'anat. et
de la physiol.*, janvier 1894, p. 131.

pour traiter bien des points de ce sujet, comme par exemple ce fait que les jumeaux univitellins sont toujours unisexués, ce qui ne veut pas dire que les unisexués soient toujours univitellins; cet autre fait que les diverses races humaines ne sont pas sujettes à produire avec une égale fréquence les jumeaux univitellins(1); et enfin ce fait que l'aptitude à produire des jumeaux est parfois héréditaire du coté des hommes, chose bien remarquable et qui indique évidemment une aptitude spéciale des spermatozoïdes favorisant la polyspermie. Ainsi de Quatrefages(2) a donné l'indication d'une famille dans laquelle les hommes passaient pour posséder cette étrange faculté d'amener la production de jumeaux, et qui, par cela même, ne trouvaient que difficilement à se marier. Une jeune fille ayant donné naissance à des jumeaux, tout le monde, dans le pays, en attribua la paternité à un membre de cette famille.

Mais ce qui doit nous intéresser, puisque nous traitons ce sujet au point de vue pathologique, ce n'est pas le cas où les deux sujets d'une gémellité univitelline sont normalement configurés, également développés tous deux, mais bien le cas où l'un d'eux est en retard sur l'autre, plus ou moins atrophié, incomplet, non viable, incapable même de parcourir toutes les phases de son développement, s'il était réduit à ses propres organes. Or le fait de l'origine univitelline, de l'origine diplogénétique constitue pour l'embryon imparfait des conditions qui lui permettent le développement. Nous avons vu que, en cas de soudure, la diplogenèse, avec développement imparfait de l'un des sujets, donnait lieu aux monstres doubles parasitaires. Or, dans le cas de non soudure, la diplogenèse, avec développement imparfait de l'un des sujets, donnera lieu à un monstre *Omphalosite* associé à un sujet normal: un Omphalosite est au jumeau bien conformé qui l'accompagne toujours, comme l'avait si bien observé Geoffroy Saint-Hilaire, ce que le sujet parasitaire est à l'autre élément d'un monstre double. Dareste a insisté avec grand soin sur ces faits.

Les Omphalosites (Paracéphaliens et Acéphaliens) sont des sujets si imparfaits qu'ils présentent un défaut de formation de toute la partie antérieure du corps, et n'ont pas de cœur, ou un cœur incapable de remplir ses fonctions. De pareils sujets peuvent se former comme monstres simples, mais alors ils périssent de bonne heure, dès les premières phases du développement du cœur, soit plus ou moins résorbés et échappent à l'observation, du moins lorsque celle-ci se borne à étudier les produits d'une gestation avancée et plus ou moins à terme. Pour qu'un pareil monstre acéphalien et acardiaque puisse continuer à se développer, il faut qu'il se forme dans un même œuf, en même temps qu'un frère jumeau bien conformé. Il se produit alors, par le fait d'un placenta commun, par le fait de la greffe du placenta de l'Acardiaque sur l'autre placenta, des anastomoses entre les appareils vasculaires des deux embryons, anastomoses qui rendent pos-

(1) Voy. BERTILLON, Des combinaisons de sexe dans les grossesses gémellaires, et de leurs combinaisons ethniques. *Bull. de la Soc. d'anthrop. de Paris.* 1874, IX, p. 270.

(2) Voy. DARESTE, Tératogénie, éd. de 1891, p. 480.

sible le développement, la vie intra-utérine de l'Acardiaque. C'est donc à tort que Geoffroy Saint-Hilaire a classé les Acardiaques parmi les monstres simples, en en faisant le groupe des Omphalosites, par opposition à celui des Autosites. Geoffroy Saint-Hilaire, qui avait si bien formulé cette loi que les Omphalosites existent toujours en même temps qu'un frère jumeau bien conformé, n'en avait pas reconnu la cause. Cette cause, c'est que l'Omphalosite représente l'un des sujets d'une diplogenèse dans laquelle les deux composants sont restés indépendants. Il faut placer, de par la tératogénie, les Omphalosites à la suite des monstres doubles, qui comprennent ainsi, à côté des monstres doubles autositaires, le groupe des monstres doubles parasitaires subdivisé en Parasitaires proprement dits, et en Omphalosites. « L'histoire des monstres doubles parasitaires (dit Dareste, p. 236) se lie nécessairement et par des liens très intimes, à celle des monstres omphalosites. Il y a même des cas où la distinction entre les monstres doubles parasitaires et les monstres omphalosites devient à peu près impossible. »

On voit donc que, de par les notions nouvelles de tératogénie, la diplogenèse, la polyspermie, a une part beaucoup plus considérable qu'on n'avait cru dans la production des monstres; bien plus, au point de vue étiologique, il faut sans doute attribuer, dans la production des graves malformations qui caractérisent les omphalosites, un rôle important à ce fait que des anastomoses se sont établies entre les vaisseaux placentaires de deux embryons jumeaux univitellins. Supposons, en effet, que ces deux embryons soient complets, sans arrêt de développement, mais que seulement l'un d'eux soit en retard sur l'autre, soit plus faible. Dans ces conditions, ainsi que l'avait fait remarquer Claudius (mais sans avoir la notion du mode particulier de gémellité par diplogenèse, dont il s'agit ici), le cœur le plus vigoureux fera pénétrer dans le placenta une ondée sanguine assez puissante pour refouler le sang envoyé dans cet organe par l'embryon le plus petit. Peu à peu le cœur de ce dernier, perdant toute puissance, subira de tels arrêts de développement qu'il ne sera plus représenté que par quelques vestiges incapables de remplir aucune fonction; le jumeau le plus faible deviendra donc ainsi acardiaque; et de telles modifications dans le cours normal du sang ne pourront exister sans amener de nombreux arrêts de développement dans les autres parties du corps. Toujours est-il que les monstres omphalosites ont une circulation incomplète et inverse de l'état normal. En effet, le cœur du fœtus bien conformé envoie le sang au placenta par les artères ombilicales; mais une partie de sang pénètre dans les artères ombilicales de l'omphalosite, arrive et se distribue au corps de celui-ci et en revient par sa veine ombilicale, la circulation de l'omphalosite constituant ainsi une sorte de diverticule de la circulation du fœtus bien conformé. On voit donc que la question de détacher les omphalosites des monstres unitaires, pour les rattacher aux monstres doubles, n'est pas une simple curiosité de classification, et qu'il s'agit ici de tenir compte non seulement des conditions les plus essentielles de la diplogenèse, mais encore des mécanismes pathologiques intimes des nombreuses et considérables malformations du sujet omphalosite. Les plus dégradés des monstres omphalosites, les Arides, ou *fœtus amorphes*, comme les a appelés Gurlt, ne continuent, pendant la gestation, à présenter les caractères d'une masse vivante, que grâce aux vaisseaux qu'ils reçoivent de leur frère bien conformé, d'où le nom de monstres *allantoïdo-angiopages* qui leur a été parfois donné(1).

Dans tout ce qui précède, nous n'avons fait allusion qu'aux monstres doubles; mais toutes les considérations développées sur ce sujet s'appliquent également, avec de légères variantes, aux monstres triples. Quelque rares que soient ceux-ci, il a été cependant possible d'observer divers stades de leur formation, grâce aux cas décrits par Dareste, Morriggia, Rauber, et sur lesquels, à la suite de l'observation d'un nouveau cas, Koch a publié une étude d'ensemble(2).

D. **Modifications tératogéniques de la segmentation.** — L'œuf fécondé se segmente selon le processus typique de la caryocinèse des cellules, et de cette division résulte une série de cellules filles qui se disposent graduellement en membranes cellulaires ou feuillets blastodermiques. Comme, dans l'œuf de la poule, ces premiers phénomènes se passent avant la ponte, soit par suite difficilement accessibles à l'observation, et plus difficilement encore accessibles à une action expérimentale, il en résulte que nous n'avons eu aucune donnée sur la possibilité de processus capables de modifier la segmentation, tant que la tératogénie expérimentale a borné ses recherches à l'œuf de l'oiseau. Mais avec les recherches récentes sur les œufs d'Invertébrés et de quelques Vertébrés inférieurs, à fécondation externe, à segmentation facilement accessible, la tératogénie s'est enrichie d'un chapitre nouveau et singulièrement instructif. Nous indiquerons d'abord quelques recherches sur l'influence exercée par les toxiques sur la segmentation, expériences dont les résultats sont encore bien incomplets, puis nous résumerons les études si nettes et si démonstratives faites en pratiquant des lésions traumatiques de l'œuf, en détruisant une ou plusieurs des premières sphères de segmentation, ce qui a amené à obtenir des *monstres fractions d'individu*, et donné des résultats aussi instructifs pour l'embryologie normale que pour la tératogénie proprement dite.

1° *Action de divers toxiques.* — Des expériences ont été faites sur des œufs de Batraciens et surtout d'Échinodermes (Oursins). Hertwig(3) a étudié l'influence de divers agents sur la segmentation. Des œufs d'Invertébrés marins (*Strongylocentratus*), sur lesquels il venait de constater

---

(1) BALLANTYNE, The fœtus amorphus. *Teratologia, quarterly contributions to antenatal pathology.* Edinburg, 1894 — CESARE TARUFFI, Storia delle teratologia. Bologna, 1894.

(2) H. KOCH, Eine fruhzeitige embryonale Drillingsmissbildung von Hühnchen. *Beitrag zur Morphol. und Morphog. von L. Gerlach,* I, 1885, p. 37.

(3) O. HERTWIG, Ueber pathologische Veränderung des Kerntheilungsprocesses in folge experimenteller Eingriffe. *Virchow's Festschrift,* 1891.

l'apparition du fuseau de segmentation, étaient placés dans une solution de sulfate de quinine (à 5 pour 10 000) pendant vingt à trente minutes, puis reportés dans l'eau de mer pure. Il a vu que sous cette influence la figure cinétique disparaissait, et le noyau se reconstituait à l'état de repos; puis, au bout d'une heure environ, le noyau rentrait en division, mais, au lieu de se partager en deux moitiés, il se divisait en quatre parties. Mêmes résultats par l'action de l'hydrate de chloral, et par la réfrigération. Hertwig explique ces faits par une action paralysante sur le protoplasma, et, quant à la disposition tétrapolaire de la mitose consécutive, il suppose que les diverses substances qui entrent dans la composition des cellules soient influencées à des degrés différents par les agents toxiques, de sorte que la mise en jeu de leur activité n'est plus coordonnée. Plus récemment, Francotte a signalé la formation d'un *tétraster* sur des ovules de Leptoplana inoculés avec des Bactéries, et il a attribué cette anomalie de la segmentation aux toxines fabriquées par les microbes, lesquelles agiraient à la façon des sels de quinine dans les expériences d'Hertwig(¹).

Ces faits permettent de concevoir comment, chez les Mammifères, l'évolution du nouvel être peut être troublée, dès son début, par la présence, dans l'organisme maternel, c'est-à-dire dans le milieu où vit l'œuf, de produits toxiques divers; ils nous font saisir la possibilité d'une action perturbatrice non seulement de l'alcoolisme, mais d'un simple accident d'ivresse alcoolique ou autre; mais ces expériences ne nous instruisent ni sur le mode même, ni sur les résultats de ces actions. Bien autrement démonstratives sont les expériences par lésions traumatiques.

2° *Destructions partielles des sphères de segmentation; monstres fractions d'individu.* — Les recherches de Roux et de Chabry nous ont fait connaître une série de faits tératogéniques relatifs aux formes incomplètes et accidentelles de la segmentation. Ces faits sont d'autant plus nets qu'ils sont principalement représentés par des résultats expérimentaux, et d'autant plus intéressants que, à côté des monstres doubles, ou monstres par excès, ils nous révèlent une série de monstres formés par un demi-individu, ou une fraction variable d'individu, c'est-à-dire des monstres par défaut.

Étudiant l'embryologie des Ascidies, Chabry(²) obtint certaines pontes remarquables par la segmentation anormale de presque tous les œufs. Au stade de deux segments il voyait l'un de ceux-ci atteint de sphacèle, devenir granuleux et mourir; au stade de quatre segments une à trois des sphères de segmentation périssaient; et cependant parfois les cellules survivantes continuaient leur évolution, mais l'ensemble d'éléments anatomiques qu'elles produisaient ne représentait qu'une *fraction* de l'indi-

(¹) Francotte, Essai d'embryologie pathologique expérimentale. *Bull. de l'Acad. des sc. de Belgique*, 1894, p. 582 — A. Giard, A propos des essais de Francotte. *Bull. de la Soc. de biol.*, 12 mai 1894, p. 585.

(²) L. Chabry, Embryologie normale et tératologique des Ascidies. *Journ. de l'anat. et de la physiol.*, 1887. — W. E. Castle. On the Cell lineage of the ascidian Egg. *Proceedings of the American Acad. of Sciences*, vol. 30; Boston, 1894.

vidu total né normalement d'un œuf ordinaire. Frappé de la haute portée de ces faits, au point de vue de l'embryologie normale aussi bien que de la tératogénie, il tenta de les reproduire expérimentalement, à l'aide d'un dispositif ingénieux lui permettant d'aller détruire telle sphère de segmentation, en la piquant avec une très fine pointe de verre filé et étiré: et il obtint en effet des monstruosités artificielles qui évoluèrent comme celles qui étaient apparues spontanément.

Pour comprendre ces résultats, il faut rappeler en quelques mots ce que nous savons de plus général sur la morphologie de la segmentation, à savoir que, sur tous les œufs qui possèdent un globule polaire, le premier plan de segmentation passe par ce globule, que ce premier sillon de fractionnement passe par le plan médian du futur embryon, et enfin que, généralement, le second sillon de segmentation est perpendiculaire au premier; il en résulte que, dès l'apparition du premier sillon, l'œuf est divisé en ce qui sera la moitié droite et ce qui sera la moitié gauche de l'embryon; et que, par l'apparition du sillon suivant, se trouve déterminé, dans chacune des moitiés précédentes, ce qui sera leur moitié antérieure et ce qui sera leur moitié postérieure. On peut donc supposer que, en amenant la mort de tel segment de l'œuf, on empêchera la formation de telle moitié, de tel quart, de telle fraction en un mot de l'embryon, et qu'on obtiendra des monstres connus à l'avance, d'après la localisation du traumatisme. Notons bien qu'il s'agit de traumatismes cellulaires, et nous comprendrons que de semblables expériences réalisent en tératogénie un déterminisme incomparablement précis, si en effet la lésion d'un même blastomère détermine des résultats constants.

C'est ce qui a lieu en effet. Les éléments cellulaires non atteints vivent et se multiplient; par défaut de point d'appui du côté des cellules détruites, ils glissent les uns sur les autres et certaines facettes de segmentation sont alors déviées, suivant des règles qu'il est possible de préciser, mais dans le détail desquelles nous ne saurions entrer ici; et finalement il se forme des fractions d'individus, c'est-à-dire des monstres auxquels manquent certains organes que l'on peut désigner d'avance. Après destruction de l'une des deux premières sphères de segmentation il y a production d'un *demi-individu*; il ne se forme pas d'invagination neurale, et le système nerveux reste étalé sous forme de lame, ce qui se conçoit facilement, puisque normalement le système nerveux se développe par une gouttière qui se ferme en canal, c'est-à-dire par deux lames latérales qui se recourbent l'une vers l'autre et se soudent, et que, dans les conditions artificielles sus-indiquées, il n'y a que l'une de ces lames, il n'y a qu'une des moitiés de cette gouttière qui prenne naissance. Lorsque, au stade de quatre sphères de segmentation, l'une de ces quatre cellules est détruite, on obtient un *trois quarts d'individu*, dont les parties correspondent à ce qui devait normalement provenir des trois cellules conservées; si, sur ces quatre sphères de segmentation, les deux cellules antérieures sont seules demeurées intactes, on obtient par leur dévelop-

pement les deux quarts antérieurs d'un embryon; semblablement deux
quarts postérieurs d'individu proviennent de la conservation des deux
cellules postérieures seules. Enfin, disposition plus singulière encore,
deux quarts diagonaux soudés résultent du développement de deux cellules prises sur une même diagonale, les cellules de l'autre diagonale
ayant été tuées, s'écartant et laissant les deux vivantes s'accoler largement.

Quelque intérêt qu'il y eût à entrer dans plus de détails, nous ne saurions le faire ici. Disons seulement que, dans l'anatomie des monstres
ainsi produits, vu le glissement et le déplacement des cellules conservées,
la position et les rapports des organes sont assez variables, mais non leur
nombre; celui-ci est soumis à cette règle constante que les organes, qui dans
l'embryologie normale seraient provenus d'une cellule déterminée, man-
queront au monstre dans lequel cette cellule a été détruite. La monstruosité est donc d'autant plus complexe et profonde qu'elle résulte d'une
lésion plus précoce. En effet, si nous considérons l'œuf au moment où il se
divise en deux blastomères, dont l'un représente la moitié droite et l'autre
la moitié gauche du corps, et si nous supposons que l'un de ces blastomères soit détruit, il en résulte qu'aucun des organes qui devaient provenir de ce blastomère ne se formera. La mort d'une cellule a donc à ce
stade précoce le même résultat qu'une cause quelconque qui, chez la
larve, frapperait et détruirait la moitié du corps; elle constitue une
atteinte plus grave encore, car si l'on coupait en deux longitudinalement
une larve normale et que l'une des moitiés réussît à se cicatriser, les
rapports des organes restants seraient relativement peu altérés, tandis que,
par la destruction d'une moitié du corps au début de l'évolution, les
organes que rien ne maintient en place durant leur formation apparaissent
dans le plus grand désordre.

Après ce rapide résumé des expériences tératogéniques de Crampe sur
les Ascidies, nous pouvons être plus bref encore sur les études semblables
faites par W. Roux sur les Batraciens. Les travaux de cet auteur forment
une longue série de recherches commencées en 1883, d'abord sur la
direction et la signification des sillons de segmentation, puis sur les
effets des lésions expérimentales, recherches qui sont résumées dans son
dernier mémoire de 1888 ([1]). Roux pique avec une aiguille chaude l'une
des deux premières sphères de segmentation de l'œuf, et obtient ainsi :
1° une demi-morula verticale; 2° une demi-blastula verticale; 3° une
demi-gastrula latérale, et ce dernier stade est suivi de la formation d'une
demi-plaque médullaire, d'un demi-mésoderme et d'une demi-notochorde.
D'où il résulte qu'ici encore, des deux premiers blastomères, l'un est

([1]) WILHELM ROUX, Ueber die Zeit und Bestimmung der Hauptrichtungen des Froschembryon.
Leipzig, 1883. — Zur Frage der Axenbestimmung des Embryo im Frosche. Biol. Centralblatt, 1888 — Ueber die künstliche Hervorbringung halber Embryonen durch die Zerstörung
einer der beiden ersten Furchungskugeln. Virchow's Archive, 1888, vol CXIV. — Die
Methode zur Erzeugung halber Froschembryonen und zum Nachweis der Beziehung der ersten
Furchungsebenen des Frosches zur Medianebene des Embryo. Anatom Anzeiger, 1894,
n°⁸ 8 et 9.

destiné à la formation de la moitié gauche, l'autre à celle de la moitié droite du corps. La destruction d'un des segments, au stade où il y en a quatre, ne laisse subsister que le développement d'un trois quarts d'individu. Cette formation de l'embryon aux dépens de matériaux se développant chacun isolément pour son propre compte, a été comparée par Roux à un *travail de mosaïque*.

E. **Modifications tératogéniques agissant sur le blastoderme, sur l'embryon, sur les annexes.** — Toutes les conditions tératogéniques que nous venons de passer en revue agissent sur l'œuf dans les stades qui précèdent la formation du blastoderme; relativement à l'œuf de poule, sur lequel ont porté le plus grand nombre de recherches expérimentales, elles agissent pendant les périodes qui se terminent à la ponte, puisque la segmentation de l'œuf s'accomplit dans l'oviducte, et que le blastoderme est en grande partie constitué, possède du moins ses deux feuillets primaires, sur l'œuf qui vient d'être pondu. Les résultats des conditions tératogéniques précédemment indiquées représentent donc ce que Dareste appelle l'*individualité* de l'œuf, expression à laquelle il serait plus exact de substituer celle d'*individualité du blastoderme*. On comprend donc, nous l'avons déjà dit, que, dans toutes les expériences de tératogénie bornées à l'œuf d'oiseau, Dareste n'ait pu produire aucune des monstruosités qui sont déjà déterminées lorsque le blastoderme se constitue; c'est ainsi qu'il reconnaît n'avoir pu jamais déterminer expérimentalement la diplogenèse.

Par contre, Dareste a pu étudier à fond les causes tératogéniques qui agissent sur le blastoderme, qui modifient son achèvement, et influent sur l'apparition de l'embryon; de même il a pu, ainsi que divers expérimentateurs (Fol, Warynski, etc.), porter son observation sur le corps de l'embryon et sur ses annexes en voie de développement.

1° *Blastoderme*. — C'est par l'incubation, naturelle ou artificielle, que le blastoderme de l'oiseau continue sa formation, puis donne naissance au corps de l'embryon. Or, une première condition tératogénique importante est le temps qui s'écoule entre la ponte et le début de l'incubation. Si ce temps est très long, plus de trois ou quatre semaines, la vitalité du germe s'éteint; sans doute, parmi les cellules qui le composent, il en est qui meurent plus vite que les autres; aussi cette vitalité, c'est-à-dire l'aptitude au développement lors de l'incubation, ne disparaît pas brusquement, ni pour la totalité du blastoderme; elle s'éteint graduellement, partiellement, ce qui se manifeste alors par une évolution anormale. Déjà Bioca avait signalé, dans ses expériences sur les œufs à deux jaunes, le développement en surface du blastoderme, mais sans apparition de l'embryon, dans les œufs soumis à l'incubation tardive. Dareste a observé des faits de même ordre et qui sont certainement à rapprocher de ceux constatés et provoqués par Crabry, c'est-à-dire des développements partiels par suite de la mort de certaines cellules du germe. Dareste a vu des blastodermes se développer ainsi, sans production d'embryon, jusqu'à envelopper complètement la sphère du jaune. Mais il a vu de plus que le développement du blastoderme sans embryon n'est que le dernier terme de l'épuisement de la vitalité du germe. Cet épuisement, dit-il, arrive progressivement et fait passer le germe par une série d'états successifs pendant lesquels il peut encore produire un embryon, mais seulement un embryon anormal, et d'autant plus anormal qu'on se rapproche davantage de la mort totale de ce germe. Devant nous borner ici à une indication générale des faits, nous renvoyons pour les détails à l'ouvrage si complet de Dareste.

Des effets tératogéniques semblables ont été observés chez les Mammifères, mais sans qu'il soit possible d'en préciser la cause; là aussi le blastoderme peut se développer sans embryon; alors, la couche externe de ce blastoderme peut donner naissance, comme il le fait normalement, à des villosités choriales; on voit même ces villosités prendre un développement de plus en plus considérable et se modifier dans leur constitution. C'est à ces productions qu'il faut rapporter sans doute certaines des pièces pathologiques que Geoffroy Saint-Hilaire a classées parmi les *monstres zoomyliens* (môles). Toujours est-il que Reichert a décrit, en 1873, un œuf humain très jeune, sans embryon, et à surface richement pourvue de villosités, œuf qu'il considérait comme normal, et que Kœlliker et Dareste ont démontré être un blastoderme qui s'était développé sans donner naissance à l'embryon. Dareste a décrit un autre cas semblable, également dans l'espèce humaine (*Tératologie expérim.*, 1891, p. 285).

L'accroissement même du blastoderme peut être modifié tératologiquement par des influences extérieures. Circulairement conformé dans le développement normal, sur l'œuf d'oiseau, il peut devenir normalement elliptique, et subir diverses déformations qui résultent d'une prolifération inégale des cellules dans ses diverses régions, quand on fait arriver d'une façon inégale, sur ces régions, l'action de la chaleur incubatrice; c'est ce que Dareste a obtenu très facilement, c'est-à-dire toutes les fois qu'il disposait l'œuf de manière que, dans les couveuses à air libre, il n'y eût pas coïncidence entre le point culminant de l'œuf (centre du blastoderme) et son point de contact avec la source de chaleur. C'est, dit Dareste, le seul fait de tératogénie qu'il ait pu produire à volonté, d'une manière certaine, prévue à l'avance.

Les expériences sur l'incubation de l'œuf de poule montrent que non seulement les conditions anormales de l'échauffement de l'œuf modifient le développement, mais encore que d'autre part il est une température optimum (38 degrés), qui, étant la plus propice à la formation normale, est aussi la plus propre à mettre l'organisme en voie de développement dans un état de résistance aux effets des causes troublantes qu'on a pu faire agir expérimentalement avant l'incubation. C'est, dit Feré, auquel nous devons des recherches sur ce sujet, un fait intéressant au point de vue de la théorie de l'hygiène prophylactique de la dégénérescence [1].

---

[1] Ch. Féré. Sur l'influence de la température sur l'incubation de l'œuf de poule. *Journal de l'anat. et de la physiol.*, 1894, p. 352.

Citons enfin, d'après Dareste, l'influence de la trépidation : lorsque des œufs de poule ont été soumis à la trépidation, dans un transport par chemin de fer ou en voiture, on obtient des produits monstrueux en soumettant ces œufs à l'incubation aussitôt après leur arrivée; mais le développement est normal quand on a eu soin de laisser ces œufs se reposer pendant près de huit jours. Pour mettre hors de doute cette influence de la trépidation, Dareste s'est attaché à la déterminer d'une manière plus rigoureusement expérimentale. Il a eu recours à la machine employée par les chocolatiers pour façonner leurs tablettes, machine dite *tapoteuse*, et qui tasse la pâte par une succession de petites secousses imprimées à un plateau. Plaçant une caisse d'œufs au bord de ce plateau, il fit battre à la machine 1620 coups par minute. Ces œufs donnèrent presque tous des monstres lorsqu'ils furent mis en incubation. Ainsi, à une époque où le blastoderme est inactif (entre la ponte et l'incubation) on peut, par de simples secousses, le rendre malade et le mettre dans l'impossibilité de se développer normalement. Notons en passant que diverses expériences ont montré que les secousses peuvent exercer une action bactéricide, c'est-à-dire agir sur des êtres monocellulaires, et que par suite leur influence sur les cellules de blastoderme n'est pas un fait isolé, sans analogues (1).

Giacomini, d'autre part, a obtenu de nombreuses formes monstrueuses, notamment par arrêt de formation de l'aire vasculaire du blastoderme, en opérant l'incubation dans un air raréfié (2).

Tous ces faits nous révèlent, sur les cellules de segmentation, des actions mécaniques perturbatrices, dont la nature intime nous échappe, mais dont nous concevons cependant le mécanisme général en partant des expériences de Crampton sur les sphères de segmentation des Ascidies. Ce n'est pas là un simple rapprochement, mais nous pensons que les faits sont essentiellement de même ordre; il s'agit dans tous ces cas de modifications de rapports et peut-être de constitution des cellules. Or, c'est un reproche, certainement le seul à faire à l'œuvre de Dareste, que de paraître avoir oublié la composition cellulaire des organes en voie de formation, pour se servir à chaque instant des vieilles expressions de *blastème*, de *plasma formateur*. Nous ne saurions mieux faire, pour en donner un exemple, que de reproduire le passage suivant dans lequel de Quatrefages a résumé et condensé les idées de Dareste (3). « Pendant les premiers jours de son existence, l'embryon ne possède pas encore de tissus caractérisés par des éléments histologiques spéciaux. Son corps est en entier formé de *plasma*, espèce de gangue vivante, d'une délicatesse infinie, partout homogène, mais ayant la propriété de s'étendre, de grandir et de constituer des parties morphologiquement distinctes, qu'on désigne sous le nom de *blastème*. C'est dans ces blastèmes qu'apparaissent les

---

(1) I. MELTZER, De l'importance fondamentale des secousses sur la matière vivante. *Annales de microgr.*, décembre 1894, p 657.

(2) CARLO GIACOMINI Influenza dell'aria rattefatta sull sviluppo dell'uovo di pollo *Giorn. della R. Accad. di Med. di Torino*, n° 11, 1894.

(3) A. DE QUATREFAGES, Télatologie et tératogénie. *Journal des savants*, 1887.

organes, qui se montrent d'emblée avec toutes leurs formes essentielles
et la composition histologique à laquelle ils doivent leurs propriétés physiologiques. Si le blastème reste normal, nous dit Dareste, l'organe auquel
il donne naissance l'est aussi; si le blastème a été déformé, l'organe l'est
également; enfin si le blastème a disparu ou ne s'est pas formé, l'organe
manque pareillement. En somme, dans les véritables monstruosités, les
organes ne deviennent jamais monstrueux, ils le sont en naissant. »
Mais nous avons vu par exemple que, dans la diplogenèse, le monstre
était double dès sa première apparition; et nous avons pu faire remonter
cette première apparition jusqu'au moment même de la fécondation :
l'œuf diplogénétique, dès par sa fécondation, est tel parce qu'il renferme
deux noyaux mâles au lieu d'un seul, peut-être aussi parce qu'il possédait
primitivement deux vésicules germinatives au lieu d'une. Ce sont là des
modifications cellulaires intimes. De même les expériences de Chabry et
de W. Roux nous montrent que tel organe n'apparaîtra pas par le fait de
la destruction de la cellule initiale qui devait donner naissance à toute
la lignée de cellules destinées à constituer cet organe. Il n'y a plus à parler
de blastèmes; plus que toute autre pathologie, la pathologie de l'embryon
doit être cellulaire; les causes tératogéniques agissent sur les individualités cellulaires; nous ne sommes pas encore en état de déterminer et
ces modes d'action et chacune des individualités cellulaires auxquelles
elles s'adressent spécialement; mais les faits relatifs à la polyspermie, et
les résultats des expériences de Chabry nous permettent de concevoir
dans quel sens se feront à l'avenir les progrès de la tératogénie.

2° *Embryon proprement dit.* — Les mêmes causes qui font que le
blastoderme se développe sans apparition d'embryon, peuvent faire que,
le premier linéament de l'embryon s'étant formé, celui-ci périsse de bonne
heure, soit en totalité, soit en partie.

La *mort totale de l'embryon*, aux tout premiers stades, est d'ordinaire
suivie de sa résorption, et alors nous nous trouvons en présence de cas
analogues à ceux de développement d'un blastoderme sans embryon, mais
cependant avec des résultats plus complexes, car le placenta a pu commencer à se développer. Nous savons aujourd'hui que le placenta est une
production embryonnaire ectodermique, qui se greffe en véritable parasite
sur le tissu utérin, et qui le pénètre graduellement[1]. Or, ces végétations
ectodermiques, parcourues par des villosités mésodermiques, peuvent
continuer à vivre et se développer, alors que l'embryon a disparu. Robin
attribuait avec raison à un développement excessif des villosités placentaires, après la mort de l'embryon, la formation de ces corps énigmatiques
qui se produisent parfois dans la matrice des femmes et que l'on désigne
sous le nom de *môles vésiculaires* ou *hydatiques*. Les vésicules cystiques,
souvent extrêmement nombreuses, que l'on observe à la surface de ces
corps, seraient le résultat de l'hypertrophie des villosités.

---

[1] MATHIAS DUVAL. Le placenta des Rongeurs. Paris, 1892. — Le placenta des Carnassiers.
Journ. de l'anat. et de la physiol., 1893-1895.

Giaconini a publié une série intéressante d'études sur ces développements incomplets, caractérisés par l'absence de l'embryon dans un œuf complet, dans l'espèce humaine [1], et His a insisté sur ce fait que, dans les cas de mort précoce de l'embryon, les membranes peuvent continuer à s'accroître, le liquide amniotique à augmenter de volume [2].

La *mort partielle de l'embryon*, à une époque où une étroite solidarité n'est pas encore établie entre ses diverses parties, permettra aux portions survivantes de continuer plus ou moins régulièrement leur développement. Ainsi l'extrémité antérieure de l'embryon peut périr, être résorbée, et le reste du corps se développera en un monstre acéphale. Lereboullet a suivi la formation de pareils acéphales chez les Poissons. Dans tous les cas, ces monstres acéphales périssent de bonne heure; ils sont, en même temps, le plus souvent acardiaques, et le développement s'arrête au moment où devient nécessaire l'intervention d'une circulation régulière. C'est ici le cas de revenir sur ce que nous avons dit des monstres omphalosites. Un Acéphale, un Acardiaque, ne peut continuer à se développer que s'il s'établit des rapports vasculaires entre lui et un frère jumeau bien conformé : c'est pourquoi, tant qu'on n'a étudié que les monstres expulsés après une gestation de durée à peu près normale, on n'a pas eu la notion de l'existence d'Acéphales isolés; aussi Geoffroy Saint-Hilaire a-t-il établi cette loi si curieuse de l'association nécessaire de l'Acéphale avec un frère jumeau bien conformé; et de cette loi nous avons tiré précédemment cette conclusion, que les Acéphales, les Acardiaques, en un mot les Omphalosites de Geoffroy Saint-Hilaire, représentent l'un des éléments d'une diplogenèse. Mais si nous déplaçons ainsi les Omphalosites de Geoffroy Saint-Hilaire du rang qu'il leur a donné parmi les monstres simples ou unitaires, et si nous les plaçons parmi les monstres doubles, ce n'est pas qu'il n'y ait aussi des Acéphales ou Acardiaques unitaires, simples; seulement Geoffroy Saint-Hilaire n'a pas eu connaissance de ceux-ci, ne leur a pas donné de place dans sa classification. C'est que cette classification est entièrement basée sur l'état final des monstres, et ne fait pas intervenir les données tératogéniques, ne tient pas compte des monstruosités si graves qu'elles amènent de bonne heure la mort et la résorption du monstre. Rauber [3] a publié sur ce sujet un intéressant mémoire, et Dareste a très nettement résumé la question, en montrant que, si la gémellité joue un grand rôle dans l'*existence* de certains monstres omphalosites à une certaine époque de leur vie, elle peut être entièrement étrangère à leur *origine*. « Les monstres omphalosites, dit-il, peuvent se constituer isolément, comme les monstres autosites; mais ils ne peuvent continuer à vivre que dans le

[1] C. GIACOMINI, Su alcune anomalie di sviluppo dell' embrione umano. *Atti della R. Academia delle scienze di Torino*, 1888 à 1892.

[2] W. HIS, Offene Frage der pathologischen Embryologie. *Internat. Beitrag zur wiss. Med.*, et *Virchow's Festschrift*, 1891, p. 177.

[3] A. RAUBER, Formbildung und Formstörung in der Entwickelung von Wirbelthieren. *Morphol. Jahrbuch*, 1879, vol. V, p. 661.

cas de gémellité. » Nous dirions sans doute plus exactement : des monstres *semblables aux omphalosites* (c'est-à-dire des Acéphales et des Acardiaques) peuvent se produire, mais ils périssent bientôt, précisément parce qu'ils ne sont pas Omphalosites, c'est-à-dire ne sont pas associés à un jumeau qui supplée à l'insuffisance de leur appareil circulatoire.

Nous insistons sur ce point, parce qu'en lui se concentrent toutes les critiques et modifications qu'on peut faire actuellement à la classification de Geoffroy Saint-Hilaire, à savoir que : d'une part les Omphalosites, c'est-à-dire les Acardiaques et Acéphales, qu'il a classés dans les monstres simples, avec l'épithète de parasites, ne sont pas des monstres simples, mais représentent l'un des sujets d'un monstre double, sujet parasitaire du frère jumeau; d'autre part il peut se former (mais non continuer à se développer) des monstres acardiaques ou acéphales, devant prendre, dans la classification de Geoffroy-Saint-Hilaire, la place de ses Omphalosites, mais sans porter ce nom, car ils ne sont pas parasites, et par suite pas Omphalosites, étant des monstres entièrement simples [1].

5° *Annexes de l'embryon.* — Si l'embryon des Vertébrés est protégé par des enveloppes annexes destinées à le soustraire à des compressions et chocs extérieurs, les anomalies de ces membranes, et principalement de l'amnios, deviennent pour lui une nouvelle source de causes tératogéniques.

Amnios. — La formation de l'amnios est très précoce; elle est même chez certains Mammifères (les Rongeurs à inversion blastodermique) [2] si précoce, qu'elle précède celle de l'embryon; on conçoit donc que les malformations de l'amnios, agissant sur l'embryon dès sa première apparition, peuvent en troubler gravement l'évolution. Or Dareste a constaté que les anomalies de l'amnios sont très fréquentes dans les œufs soumis à des causes tératogéniques; en général c'est par compression, d'où déviation ou atrophie des parties comprimées, que s'exerce l'action de l'amnios mal développé.

Mais, pour comprendre toutes les conséquences que peuvent avoir ces compressions, il faut bien insister encore sur ce fait qu'elles peuvent se produire tout à fait aux premiers stades du développement, et que, par conséquent, il ne s'agit pas seulement ici de déformations des membres ou de déviations de la colonne vertébrale, mais d'arrêts de développement portant sur les premiers bourgeons des membres, sur l'apparition de l'extrémité céphalique, sur la formation des organes. Déjà Hippocrate avait dit que « les enfants deviennent estropiés quand dans la matrice il y a étroitesse dans une partie »; et Cruveilhier avait expliqué les déviations vertébrales et les pieds bots par l'action de pressions extérieures, pour lesquelles, étranger aux faits embryologiques, il avait invoqué des contractions insolites de la matrice durant la gestation. Puis l'observation

[1] Princeteau, Progrès de la Tératologie depuis I. G. Saint-Hilaire. *Thèse d'agrégation.* Paris, 1886.

[2] Mathias Duval, Le placenta des Rongeurs. Paris, 1892.

montra qu'il pouvait exister anormalement des brides amniotiques, par lesquelles on expliqua facilement les amputations congénitales, puisqu'il fut possible de trouver ces brides enroulées autour d'un membre, d'un ou plusieurs doigts, et de les surprendre pour ainsi dire en train d'opérer la section des parties. Mais ce sont les recherches de tératologie expérimentale et surtout les travaux de Dareste qui ont montré l'importance des anomalies de formation de l'amnios au point de vue de la production des monstruosités les plus graves et les plus primitives.

D'abord l'amnios peut manquer complètement, ou n'être représenté, tout autour de l'embryon, que par la petite élévation de l'ectoderme qui forme les plis amniotiques. Dans ce cas, l'embryon est à nu sur le blastoderme, et se confine contre la membrane vitelline et la coquille (il s'agit, dans ces observations, de l'œuf de la poule); il meurt alors dans le plus grand nombre des cas; si, chose plus rare, son développement continue, ce n'est qu'avec les anomalies les plus graves et notamment ces anomalies de la tête qui constituent des exencéphalies.

Puis l'amnios peut évoluer d'une manière inégale dans ses diverses parties. Un des capuchons, un des replis peuvent manquer, tandis que les autres se produisent et se développent normalement(¹); au niveau des replis qui manquent ou qui sont arrêtés dans leur développement se produisent alors des compressions locales de l'embryon. Dareste, ainsi que Perls et Kundrat(²), sont arrivés, ces derniers par l'examen des Anencéphales, des Cyclopes, et de types tératologiques voisins, à reconnaître pour causes de ces malformations céphaliques le fait d'une compression produite par le capuchon céphalique de l'amnios. Il en est de même de l'exencéphalie, pour laquelle on a très fréquemment constaté la présence de brides amniotiques; et, quand on n'a pas retrouvé ces brides, il y avait lieu d'admettre qu'elles avaient existé temporairement et avaient été résorbées après avoir causé divers désordres, comme l'indiquait le fait de la coexistence de fissures obliques de la face, etc. Dans une récente étude sur l'encéphalocèle, Guibert(³) arrive aussi à cette conclusion que la lésion primitive doit être rapportée à la période embryonnaire, et que ce soit les anomalies de l'amnios (étroitesse, plissements et adhérences) qui fournissent l'explication la plus satisfaisante.

Enfin l'amnios, même fermé, c'est-à-dire complètement développé, peut cesser de s'accroître. Il est alors appliqué immédiatement contre le corps de l'embryon, et non séparé de lui par le liquide amniotique qui normalement s'accumule dans sa cavité et met l'embryon à l'abri des compressions locales.

(¹) Carlo GIACOMINI, Sulle anomalie dell'embrione umano; anomalia dell'amnios e sua interpretazione. *Atti d. R. Accad. d. Sc. di Torino*, 1894, vol. 29.

(²) PERLS. Lehrbuch der allgemeinen Pathologie. Stuttgard, 1879 — KUNDRAT, Arhinencephalie als typische Art von Missbild. Gratz, 1882.

(³) GUIBERT, Contribution à l'étude anatomo-pathologique de l'encéphalocèle congénitale. Lille, 1894.

Les effets produits par la compression amniotique peuvent être obtenus expérimentalement par des compressions directes exercées sur l'embryon: c'est ce que montrent les expériences de Fol et Warynski. Ce dernier auteur [1] est arrivé à produire des arrêts de développement en exerçant une compression au moyen d'un petit scalpel émoussé; l'extrémité céphalique étant une des parties les plus accessibles à l'expérience, c'est à cette partie qu'il s'est surtout adressé, et il a pu notamment obtenir la dualité du cœur par l'arrêt du développement des parties dans lesquelles a lieu la réunion des deux rudiments cardiaques primitifs.

Sans entrer ici dans plus de détails sur ce mécanisme de compression et ses résultats divers sur chaque partie, nous insisterons, au point de vue général, sur les rapports suivants, dont nous empruntons l'exposé à Dareste : « L'action, dit-il (*op. cit.*, éd. de 1891, p. 515), d'une pression extérieure exercée par l'amnios pour produire les monstruosités donne une explication très simple d'un fait déjà signalé par tous les tératologistes, mais dont ils n'avaient pu, jusqu'à présent, se rendre un compte exact : la réunion fréquente d'anomalies et même de monstruosités très différentes sur un même sujet. On a souvent invoqué, pour l'expliquer, le principe de la *corrélation des organes*. Assurément je ne nie pas l'importance que peut avoir la corrélation des organes ou la corrélation de croissance dans un certain nombre de faits tératologiques; mais je vois que ce rôle est beaucoup plus restreint qu'on ne le pense généralement. Cela tient à ce que l'on a ignoré pendant longtemps la distinction, si nécessaire pour l'interprétation des faits tératogéniques, des deux périodes de la vie embryonnaire (première période où s'ébauche la forme, seconde période où se produit la structure), ainsi que le défaut de solidarité qui existe, pendant la première période, entre les différentes régions de l'organisme. Or, c'est pendant cette première période que s'ébauchent la plupart des monstruosités. L'étude de la tératologie montre, en effet, que si la coexistence d'anomalies très différentes dans un même sujet est un fait fréquent, ce n'est pas cependant un fait nécessaire, puisqu'elles peuvent se produire isolément. L'arrêt de développement total ou partiel de l'amnios explique tous ces faits de la manière la plus satisfaisante. L'arrêt de développement total exerce son influence sur l'embryon tout entier, et peut, par conséquent, déterminer simultanément la production des anomalies les plus diverses (exencéphalies, célosomies, ectromélies, etc.), tandis que l'arrêt de développement partiel ne produit que des monstruosités locales, c'est-à-dire qui n'affectent que les régions du corps soumises à la pression extérieure. La coexistence de plusieurs anomalies ou monstruosités sur un même sujet est donc le résultat d'une cause unique agissant sur toute la surface de l'embryon. Les faits s'expliquent donc de la manière la plus simple et sans qu'il soit nécessaire de faire

---

[1] S. Warynski, Sur la production artificielle des monstres à cœur double chez les poulets. *Thèse de Genève*, 1886.

intervenir les relations encore inconnues qui existent entre les divers organes pendant leur développement. »

Une dernière condition à signaler, à propos de l'amnios, est l'accumulation exagérée de liquide dans sa cavité, ou *hydramnios*. Les accoucheurs ont constaté que l'hydramnios est accompagné très fréquemment des malformations fœtales les plus diverses, depuis le spina-bifida et l'exencéphalie, jusqu'aux becs-de-lièvre, pieds bots, etc. C'est sans doute par compression de l'embryon que l'hydramnios amène ces difformités; cependant on peut voir dans ces difformités et dans l'hydramnios le résultat d'une cause commune, d'une maladie générale de l'œuf; c'est ainsi qu'on trouve une relation, signalée par presque tous les auteurs, entre la syphilis et l'hydramnios.

Allantoïde et cordon ombilical. — Après l'amnios, nous ne donnerons qu'une courte mention à l'allantoïde, dont les arrêts de développement produisent l'asphyxie de l'embryon; si l'embryon ne succombe pas et se développe monstrueux, il est difficile de faire alors la part exacte de l'influence qui revient à l'allantoïde, puisque les anomalies de cette annexe sont presque toujours liées à une malformation de l'amnios même, et spécialement à la non-occlusion de l'ombilic amniotique.

Enfin le cordon ombilical, par ses circulaires, peut produire l'amputation d'un ou plusieurs membres. Nous insisterons plus loin sur les différences essentielles qu'il y a entre ces amputations congénitales et l'ectromélie proprement dite. Disons seulement ici qu'on a voulu à tort mettre en doute les effets, et surtout les effets multiples, des circulaires du cordon. Ainsi Dareste (*op. cit.*, p. 419) se demande si cette explication, valable pour certains cas d'hémimélie, peut s'appliquer aux cas où cette monstruosité atteint deux ou plusieurs membres. Il faudrait, dit-il, un concours bien étrange de faits accidentels pour que les quatre membres fussent être amputés simultanément. L'observation montre que ce concours de circonstances se réalise en effet, non chez les oiseaux, dont le cordon ombilical est très court, mais chez les Mammifères; on trouve dans tous les traités d'obstétrique des observations et des figures montrant combien peuvent être compliqués les liens formés par le cordon (circulaires du cordon) (¹) et comment les quatre membres du fœtus humain, lorsqu'ils ont atteint déjà un certain développement, et non tout à fait à leur début, peuvent être enserrés dans un même enroulement circulaire du cordon, et comprimés puis amputés plus ou moins près de leurs racines (²). Dans ces cas les circulaires du cordon agissent comme le font ces brides amniotiques dont Guéniot a présenté à l'Académie de médecine des exemples frappants (³).

(¹) RIBEMONT-DESSAIGNES et LEPAGE. Précis d'obstétrique. Paris, 1893.
(²) Voy. notamment : A. CHARPENTIER, *Traité des accouchements*. 1883, t. I, p. 199, fig. 152 et 153.
(³) GUÉNIOT. Fœtus anencéphale, brides amniotiques multiples. *Bull. de l'Acad. de med.*, 19 nov. 1889 et 22 avril 1890. — Adhérences et brides amniotiques, comme causes d'anomalies. *Ibid.*, 10 oct. 1893, p. 371.

Nous devons cependant faire remarquer que toutes les amputations congénitales n'ont pas pour origine la constriction produite par des brides amniotiques ou par le cordon; notamment pour les amputations congénitales des doigts, il est une forme particulière due à un processus pathologique qui se passe dans la peau; le derme subit une transformation fibreuse donnant lieu à la production d'un anneau circulaire inextensible, sur lequel se coupe le doigt à mesure qu'il s'accroît; il semble même que cet anneau, par sa rétraction, détermine d'une façon active l'amputation. Lannelongue considère cette altération du derme comme identique à celle qu'on observe dans l'ainhum (¹).

Vésicule ombilicale; aire vasculaire. — Parmi les arrêts de développement qui atteignent les annexes fœtales et exercent une action tératogénique sur l'embryon, Dareste a particulièrement étudié, sur la vésicule ombilicale, l'évolution anormale de l'aire vasculaire. Il a vu la formation des îlots de Wolff s'arrêter plus ou moins vite, en ce sens que ces îlots, lieux de formation des globules rouges, ne poussent pas les prolongements destinés à établir des communications normales entre eux et avec l'appareil central de la circulation, lequel se forme d'une manière indépendante. Non seulement les taches vasculaires, dites îlots de Wolff, ne s'anastomosent pas, mais encore elles s'hypertrophient, de sorte que l'aire vasculaire dessine une série de cavités indépendantes remplies de globules rouges, lesquels ne sont pas en mouvement, puisqu'ils ne reçoivent pas l'impulsion cardiaque. Le cœur, de son côté, bat sur une masse liquide incolore, et irrigue le corps de l'embryon par un réseau vasculaire, qui, n'étant pas mis en communication avec les îlots de Wolff, ne contient pas de globules rouges. L'embryon, ne recevant ainsi que du sang incolore, s'œdématie bientôt, tous ses tissus s'infiltrent peu à peu de sérosité, et il arrive à ne plus être constitué que par une masse d'apparence gélatineuse, dans laquelle on a peine à retrouver la trace des organes en voie de formation.

Dareste insiste sur ce processus, qui lui fournit un argument important contre l'ancienne théorie, d'après laquelle on attribuait à l'hydropisie des centres nerveux un rôle capital dans la formation de l'anencéphalie et même de l'acéphalie, et l'on considérait cette hydropisie comme primitive. C'était renverser les termes de la question, en attribuant à une maladie ce qui est dû à un arrêt de développement; or, même dans le cas d'hydropisie des centres nerveux, chez l'embryon, c'est-à-dire à l'époque où le système nerveux est en voie de formation, les faits tératologiques se trouvent être toujours le résultat d'une évolution modifiée et non d'une modification pathologique d'organes déjà existants. Nous retrouvons bien ces hydropisies dont on a tant parlé, mais nous voyons que leur signification est bien différente de celle qu'on leur avait attribuée. Au lieu d'être la

(¹) Lannelongue. Anomalies de trois membres par défaut; amputations congénitales. *Bull. de l'Acad. de méd.*, 1882. V. n° 47. — A. Proust, Déformations congénitales rappelant l'ainhum. *Bull. de l'Acad. de med.*, 2 avril 1889, p. 451.

cause première de la monstruosité, elles font seulement partie d'une série de phénomènes, dont le point de départ est dans l'aire vasculaire de la vésicule ombilicale, et non dans l'embryon lui-même où on l'avait toujours cherché.

IV

PRINCIPAUX PROCESSUS TÉRATOGÉNIQUES

Arrêts de formation et de développement (ectromélie, spina-bifida, hermaphrodismes). — Excès de développement. — Arrêts et excès d'accroissement. — Arrêts et excès de développement combinés (hétérotaxie, inversions, ectopies). — Métamorphoses. — Soudures anormales (symélie et uromèle, cyclopie et otocéphalie). — Enclavement.

Nous venons de passer en revue, au point de vue, étiologique, les influences perturbatrices qui peuvent agir sur l'être en voie de formation, depuis le moment où il est à l'état de cellule sexuelle, jusqu'à celui où il présente un embryon figuré, en passant par les stades d'œuf fécondé, d'œuf en segmentation et de blastoderme. Après cette étiologie classée dans l'ordre chronologique, car pour l'embryon normal ou monstrueux tout est donné par la question de temps, de périodes successives, il nous faut examiner les conséquences de ces influences tératogènes, c'est-à-dire passer en revue les processus pathologiques caractéristiques des monstruosités. Nous les classerons sous les titres principaux de : arrêts de développement; excès de développement; arrêts ou excès d'accroissement; métamorphoses; soudures anormales; enclavement. Il est impossible actuellement d'assigner toujours à chacun de ces processus sa cause directe, parmi les causes précédemment passées en revue. C'est, nous l'avons dit, que la tératogénie expérimentale n'est pas encore arrivée à un déterminisme assez exact; dans le chapitre précédent nous avons déjà énuméré les cas pour lesquels ce déterminisme a pu être obtenu.

A. **Arrêts de formation et de développement.** — Les organes apparaissent généralement sous la forme de bourgeons qui s'accroissent et se modèlent graduellement; on a pu distinguer la non-apparition de ces premiers rudiments d'avec l'absence de leur développement ultérieur; c'est pourquoi Is. Geoffroy Saint-Hilaire a cru devoir insister sur les cas où un organe ne se forme point (*arrêt de formation*) et sur ceux où il reste arrêté dans certaines conditions embryonnaires (*arrêts de développement*). A vrai dire, cette distinction est plus théorique que réelle; un organe arrêté dans les premières phases de son développement pourra être résorbé, et son absence totale pourra alors faire croire qu'il n'était même pas apparu; d'autre part les organes embryonnaires peuvent présenter la propriété de régénération, après mutilations accidentelles, et, selon que cette régénération se fera ou ne se fera pas, il en résultera des formes tératologiques difficiles à interpréter au point de vue de la distinction entre un arrêt de formation et un arrêt de développement. Les monstruosités des membres nous fournissent un bon exemple à cet égard.

Chaque membre apparaît d'abord sous la forme d'un bourgeon configuré en palette, dans lequel se dessinent presque aussitôt des sillons interdigitaux; c'est donc la main (ou le pied) qui apparaît d'abord; puis ce membre s'allonge par sa base, sur laquelle apparaissent successivement les portions qui seront l'avant-bras (ou la jambe), puis le bras (ou la cuisse). Or, parmi les formes d'avortement des membres, Geoffroy Saint-Hilaire a distingué l'*ectromélie*, qui consisterait en une absence totale du membre (arrêt de formation), et la *phocomélie*, dans laquelle le membre est représenté par une main ou un pied à peu près normal, rattaché au tronc soit directement, soit par un avant-bras rudimentaire (arrêt de développement). Nous aurions donc là une distinction bien nette entre l'arrêt d'apparition des bourgeons des membres et l'arrêt de développement de ces membres. Or, quand on a examiné avec soin les cas classiques d'*ectromélie*, on constate, dans plusieurs de ces cas, non pas une absence complète de tout rudiment de membre, mais la présence d'une saillie informe, d'un court moignon à ce niveau. On est en présence du résultat d'une amputation congénitale, car ce moignon représente la base d'un membre dont les parties périphériques ont disparu (voy. dans Is. Geoffroy Saint-Hilaire, t. II, p. 225, la dissection d'un moignon ectromélien renfermant une omoplate et un humérus rudimentaire). Il ne s'agit donc pas ici d'ectromélie pure, c'est-à-dire d'avortement complet, de manque d'apparition du membre, puisque ce membre est représenté par ses portions basales; et pour cette même raison il ne s'agit pas de phocomélie, c'est-à-dire d'arrêt de développement, puisque le bourgeon premier du membre représente son extrémité distale (main ou pied), et qu'un membre réellement arrêté dans son développement devra présenter une extrémité distale plus ou moins normale avec une partie basale non développée.

Mais ce n'est pas tout, une troisième forme de monstruosité des membres, désignée sous le nom d'*hémimélie*, est caractérisée par la présence de bras ou de cuisses bien développés, terminés par des doigts imparfaits et rudimentaires. Cet état ne correspond à aucune phase embryologique, à aucun stade de développement. Ici encore il s'agit d'une amputation congénitale; mais comment se fait-il que ce moignon, représentant la base du membre, puisse porter des extrémités digitales rudimentaires? Ici intervient une propriété particulière des organes embryonnaires, la régénération, qui mérite bien de nous arrêter un instant, vu le jour tout spécial qu'elle jette sur l'interprétation des malformations. Si l'on cite le cas d'un fœtus dont le bras fut amputé par un repli membraneux dans l'utérus même; et, au moment de la naissance, on voyait, sur le moignon résultant de cette section complète du bras, trois tronçons, ou mieux trois bourgeons, qui indiquaient la tendance des tissus du bras à repousser. On trouve à ce sujet une précieuse observation, présentée par Variot, et une intéressante discussion de la question dans les *Bulletins de la Société d'anthropologie* (1890, p. 284 et 489); il s'agit d'un cas dit d'hémimélie, dans lequel la présence de bourgeons digitaux portait à voir une malformation et non une amputation congénitale: or, sur la remarque présentée par nous de la possibilité de repullulation des tissus embryonnaires, une étude plus attentive du moignon et sa dissection minutieuse rendit évident et le fait d'amputation et celui de production de nouveaux bourgeons, car les tubercules digitaux ne renfermaient aucun nodule osseux ou cartilagineux.

Cette propriété de repousser, qui peut se manifester chez l'embryon humain, est normale dans le premier état des Batraciens anoures avant leur métamorphose; chez le têtard, la queue repousse en effet, tandis que, chez la grenouille adulte, la patte amputée ne repousse pas. Mais, chez divers animaux à sang froid, cette propriété persiste même à l'âge adulte, témoin les expériences bien connues, et pour ne citer que les plus anciennes, de Spallanzani et de Bonnet sur la salamandre (¹). Il s'agirait donc de savoir si l'embryon des animaux à sang chaud est assimilable à un animal à sang froid; c'est la conclusion à laquelle arrivent aujourd'hui tous les embryologistes, en présence de ce fait que ces embryons sont susceptibles de subir un fort abaissement de température sans que la mort s'ensuive (²). On sait que, expérimentalement, on peut arrêter par le froid les mouvements du cœur de l'embryon d'Oiseau, puis ranimer ce mouvement par le réchauffement (³). Enfin, dans le même ordre d'idées, il ne sera pas inutile de rappeler les nombreuses observations analogues recueillies par Preyer sur l'embryon humain, et notamment celle où un embryon de trois semaines, qui avait été conservé au froid dans son œuf même, pendant toute la nuit, entre deux verres de montre, permit au matin, porté à la chaleur, de voir se contracter la poire cardiaque en forme d'S, avec des pauses de vingt à trente secondes. Le cœur, dit Preyer, offrait donc encore, dans cette période de son développement, une grande analogie avec celui d'un Vertébré inférieur (⁴). Il n'y a donc rien de surprenant à ce que les

---

(¹) R. BLANCHARD, Anomalies des nageoires chez le Protoptère. *Bull. de la Soc. zool. de France*, 1894, t. XIX, p. 54.

PIANA. Recherches sur les doigts surnuméraires expérimentalement déterminés chez les Tritons, et sur les bourgeons caudaux surnuméraires des Lézards. *Arch. Ital. de Biologie*, 1894, tome XXI, p. x.

DIETRICH BARFCTH, Die experimentelle Regeneration überschüssiger Gliedmassentheile (Polydaktylie) bei den Amphibien. *Arch. f. Entwickelungsmechanik von W. Roux*, 1894, vol. 1, p 91.

(²) MATHIAS DUVAL, *Bull. de la Soc. d'anthrop.*, 1890, p 284. — DARESTE, Recherches sur la production artificielle des monstres, 1891, p. 80, 154, 557.

(³) LABORDE et MATHIAS DUVAL. Recherches sur quelques points de physiologie chez l'embryon et en particulier sur la physiologie du cœur embryonnaire au moment de sa formation. *Comptes rend. de la Soc. de biologie*, 1878; *Bullet. de l'Acad. de médec.*, 1878-1879.

(⁴) W. PREYER, Physiologie spéciale de l'embryon, trad. franç. Paris, 1887, p. 59.

embryons des Vertébrés les plus élevés présentent des phénomènes
analogues à ce qu'on observe chez les animaux à sang froid, et que des
bourgeons puissent repousser sur des membres amputés.

Ces faits nous montrent combien sont complexes les phénomènes qui
peuvent intervenir dans l'évolution des formes monstrueuses, et combien
il peut être difficile non seulement d'établir la distinction entre un arrêt
de formation et un arrêt de développement, mais encore de faire la part,
dans les cas classés sous ce dernier titre, de ce qui revient à un accident
traumatique tel que l'amputation congénitale, et de ce qui est produit par
un effort de restauration résultant des propriétés germinatives des tissus
embryonnaires. Pour ce qui est des états monstrueux des membres, on
voit qu'ils ne forment pas une série graduée d'arrêts de plus en plus
complets de développement, en allant des Phocomèles aux Hémimèles et
finalement aux Ectromèles, comme le vangeIs. Geoffroy Saint-Hilaire,
mais que seuls les Phocomèles représentent toujours des arrêts de développement, tandis que la plupart des Ectromèles et sans doute tous les
Hémimèles représentent des cas d'amputation congénitale, le plus souvent
avec bourgeonnements digitiformes des moignons, car, même sur les
sujets décrits comme Ectromèles types, on a signalé la présence de doigts
rudimentaires.

L'arrêt de développement est le processus tératogénique le plus fréquent; c'est aussi celui qui a été entrevu le premier, dès que les embryologistes se sont occupés de tératologie. Harvey expliquait déjà, quoique
vaguement, le bec-de-lièvre par la permanence d'un état embryonnaire;
de même Haller et Wolff, pour l'éventration avec hernie des viscères;
mais c'est à la fin du siècle dernier, avec Autenrieth, puis au début de ce
siècle avec Étienne Geoffroy Saint-Hilaire, que la notion précise des arrêts
de développement commence à prendre l'importance qu'elle a aujourd'hui.
Dareste (*op. cit.*, p. 190) déclare que c'est le seul procédé tératogénique
qu'il lui ait été possible d'observer dans ses expériences.

Par arrêt de développement, il faut entendre toute persistance d'un état
embryonnaire qui ne devrait être que transitoire, c'est-à-dire aussi bien
l'arrêt d'un organe à un état rudimentaire, alors que cet organe devrait
normalement grandir, que la persistance d'un organe qui normalement
devrait disparaître avec les progrès du développement, et que la persistance à l'état séparé de deux parties qui auraient dû se joindre et se
souder. Nous pouvons donc, pour donner une rapide énumération des
résultats de ces processus, établir les trois catégories suivantes :

1° Les *arrêts de développement proprement dits*, qui sur les membres
se traduisent par l'*ectromélie*, sur la paroi antérieure du tronc par la
célosomie, c'est-à-dire les diverses formes d'éventration (célosomes, pleurosomes, schistosomes, agénosomes, aspalosomes, en y comprenant sans
doute l'exstrophie de la vessie, les ectopies du cœur, etc.), sur la région
postérieure du tronc par le spina-bifida, sur la région céphalique par
l'*anencéphalie*, l'*exencéphalie*, la *proencéphalie*, etc.

2° Le *défaut de soudure* des parties qui devraient se réunir : ainsi, d'après Dareste, le cœur est primitivement formé de deux moitiés qui se fusionnent bientôt ; si cette fusion n'a pas lieu, chacun des deux rudiments primitifs peut se développer en un cœur complet, d'où les cas, rares il est vrai, mais incontestables, au moins chez les Oiseaux, de monstruosités caractérisées par la présence de deux cœurs distincts. De par son origine, cet état rentre dans la classe générale des arrêts de développement, puisque ce double organe répond à un état primitif qui aurait dû disparaître par fusion et par soudure, et peu importe que chacune des moitiés primitives se soit développée ensuite en un organe complet, puisque la différence que présentera, avec les individus normaux, le sujet ainsi constitué, résulte de la persistance d'une disposition embryonnaire. Diverses formes de *spina-bifida* rentrent également dans cette catégorie, quand elles résultent de la non-soudure des lames médullaires, qui restent étalées et en continuité avec l'ectoderme de la surface du corps.

3° Enfin, comme *persistance de dispositions ou de parties* qui devraient disparaître, nous trouvons, parmi les très nombreux exemples à signaler, les diverses formes d'*hermaphrodisme interne* et les malformations dues à la présence de restes des *fentes branchiales*.

Pour l'hermaphrodisme en particulier, il est bon de rappeler que tout embryon possède au début à la fois les organes internes mâles et les organes femelles, c'est-à-dire que, non seulement la glande sexuelle est hermaphrodite, mais qu'elle est flanquée d'un double appareil excréteur, le canal de Wolff, destiné à donner les voies séminales, et le canal de Muller, qui doit former l'oviducte (trompe et utérus) ; normalement un de ces appareils se développe seul, l'autre s'atrophiant pour ne donner lieu qu'à des organes rudimentaires aujourd'hui bien connus des anatomistes. Mais si cette atrophie n'a pas lieu, si sur un même individu persistent à la fois et le canal de Wolff et celui de Muller, il en résultera le développement plus ou moins complet d'un appareil mâle et d'un appareil femelle, la glande génitale se différenciant, de son côté, partie selon le type mâle, partie selon le type femelle. Et comme ces dispositions, résultant de la persistance de l'état embryonnaire primitif des organes, pourront se réaliser à la fois sur les organes du côté droit et du côté gauche, ou seulement sur ceux d'un côté, il pourra en résulter des formes très diverses d'hermaphrodisme interne. Dans une première catégorie sont les cas d'hermaphrodisme des glandes, et alors l'hermaphrodisme peut être *bilatéral*, le sujet possédant de chaque côté un ovaire et un testicule, avec canaux déférents et oviductes plus ou moins parfaits, ou bien *unilatéral*, le sujet possédant d'un côté les glandes des deux sexes, avec leurs conduits, et de l'autre la glande d'un seul sexe, avec son conduit, ou enfin simplement *latéral*, c'est-à-dire que l'un des côtés s'est développé selon le type mâle, l'autre selon le type femelle. Dans une seconde catégorie sont les cas où les glandes sexuelles ont évolué selon un type simple et unique, mais où l'hermaphrodisme se réalise dans les voies d'excrétion. Nous ne saurions entrer ici dans le détail des combinaisons diverses qui peuvent alors se réaliser et qui soit calquées sur les formes indiquées pour la catégorie précédente. Hâtons-nous d'ajouter que ces divers types d'hermaphrodisme soit bien réellement des arrêts de développement, non seulement de par l'origine embryonnaire, mais encore de par l'état définitif, car ces appareils doubles et bi-sexués soit généralement incomplètement développés, atrophiés, et ne sauraient réaliser une double fonction, de sorte que ces dispositions, qui paraissent anatomiquement riches et surabondantes, sont en réalité très pauvres physiologiquement et insuffisantes au point de vue fonctionnel (¹).

A propos d'hermaphrodisme interne, faisons remarquer que rien de semblable ne se présente pour l'appareil génital externe. Nous donnerons à cet égard, dans un instant, quelques détails à propos des excès de développement du clitoris; mais nous devons dès maintenant rappeler que l'arrêt de développement de l'appareil génital mâle, en laissant subsister sur une plus ou moins grande étendue la gouttière uréthrale primitive (hypospadias), arrive à donner des individus à formes sexuelles imparfaites, et qui, pourvus de tous les organes internes du sexe mâle, ont pu être considérés, parfois pendant toute leur existence, soit comme individus femelles, soit comme prétendus hermaphrodites (hypospadias scrotal) (²).

B. Excès de développement.

— Si l'hermaphrodisme interne vient de nous fournir des types divers d'arrêt de développement, nous trouvons par contre un exemple d'excès de développement dans quelques-uns des cas qu'on désigne sous le nom d'*hermaphrodisme externe*. En effet, l'appareil génital externe ne possède pas primitivement le double rudiment des organes mâles et femelles; il se développe par des formations dont l'évolution (tubercule génital, replis génitaux) graduelle constitue le type femelle si elle s'arrête à un certain degré, et le type mâle si elle va plus loin (la soudure des replis génitaux se poursuivant jusqu'au bout du gland). Or parmi les cas dits d'hermaphrodisme externe, les uns, cités ci-dessus, soit des arrêts de développement de l'appareil mâle, tandis que les autres se présentent chez des sujets femelles dont quelques parties présentent un excès de développement et simulent ainsi partiellement les attributs mâles. Ainsi le clitoris est un pénis rudimentaire, et s'il arrive que le clitoris dépasse le degré de développement qui constitue son état normal, il reproduit plus ou moins complètement l'aspect d'un pénis. Nous ne saurions entrer ici dans le détail des autres malformations

¹) P. Méthorhasow, Un cas d'hermaphrodisme chez la grenouille. *Bibliographie anatomique*, janvier 1894 — Wilhelm Gärtn, Zwei Fälle von Hermaphroditismus verus bei Schweinen Giessen, 1894

²) Félix Guyon, Des vices de conformation de l'urèthre chez l'homme. Paris, 1863.
A. Issaurat, Le sinus uro-génital, son développement, ses anomalies. Paris, 1878. (On trouvera dans cette monographie une étude complète des anomalies de l'appareil génital, d'après les données actuelles de l'embryologie.)

de l'appareil génital externe, mais nous devions spécifier cet exemple afin de montrer le contraste entre l'hermaphrodisme interne et l'hermaphrodisme externe, à propos des arrêts de développement d'une part, et des excès de développement de l'autre.

Dans l'excès de développement rentre encore l'apparition d'organes qui normalement restent rudimentaires, mais qui peuvent parfois se développer, par un véritable retour atavique; tels sont les cas, aujourd'hui nombreux et bien observés, d'appendice caudal chez l'homme, par excès de développement des vertèbres coccygiennes, qui représentent une queue rudimentaire et sans saillie extérieure. Cet appendice caudal anormal est alors formé par la peau (quelquefois couvert de longs poils), par de la graisse et par quelques noyaux cartilagineux (¹). C'est aussi à l'excès de développement qu'il faut attribuer les anomalies caractérisées par l'augmentation du nombre des organes placés en série, par exemple les vertèbres surnuméraires. On sait que les vertèbres résultent de la segmentation de la partie axiale du mésoderme, segmentation qui ne se fait pas simultanément dans toute l'étendue de cet axe, mais se propage d'avant en arrière, de sorte qu'elle peut, sous l'influence de causes indéterminées, ne pas se faire toujours de la même manière et produire exceptionnellement une ou plusieurs vertèbres surnuméraires. La production des monstres doubles est également un fait d'excès de développement, puisqu'elle consiste en ce qu'un ovule donne lieu à deux centres d'individualisation et non à un seul; mais ici nous connaissons la cause de ces productions par excès, c'est l'entrée de deux spermatozoïdes; cette hyperfécondation porte au double ce qu'on peut appeler la force productrice de l'ovule. Peut-être un jour sera-t-il possible d'expliquer semblablement, par des conditions qui exagèrent cette force productrice, les anomalies par excès de développement de tous les organes en série, c'est-à-dire les vertèbres surnuméraires aussi bien que les doigts surnuméraires. Mais si nous entrevoyons que la production d'un monstre double et l'apparition d'un organe surnuméraire puissent avoir pour origine des causes analogues, ce n'est pas à dire que les mécanismes tératogéniques soient les mêmes dans tous les cas, et Broca a très heureusement montré combien il serait absurde d'invoquer pour la polydactylie le phénomène de soudure d'éléments provenant de germes distincts (²).

C. **Arrêts ou excès d'accroissement.** — I. Geoffroy Saint-Hilaire a soigneusement distingué l'accroissement qui résulte de l'augmentation

---

(¹) Parmi les très nombreuses observations de ce genre, voir particulièrement : L. GERLACH. Ein Fall von Swanzbildung bei einem menschlichen Embryo. *Morpholog. Jahrbuch,* 1880, VI, p. 106 — BRAUN, Ein Fall von Schwanzbildung, etc. *Zoolog. Anzg.* 1881, p. 114. — H. Fol. Sur la queue de l'embryon humain. *Compt. Rend. de l'Acad. des sciences,* 8 juin 1885, p. 1469 — Dr KEIBEL, Leber den Schwanz des menschlichen Embryo. *Anatom. Anzeiger,* 1891. p. 670.

(²) BROCA, Sur les monstres doubles *Bull. de la Soc. d'anthropologie,* 4 décembre 1873. p. 886.

graduelle de volume de chacune des parties du corps, indépendamment de tout changement dans leur nombre, leur structure et même leur forme, d'avec le développement qui consiste essentiellement dans l'apparition de parties nouvelles et dans les changements de forme et de connexion des parties déjà formées. D'après les divisions établies dans la présente étude, nous avons vu en effet que les parties se forment, évoluent (se développent) et grandissent (s'accroissent). Le défaut d'accroissement d'organes complètement constitués est dû, pendant la vie intra-utérine, à des causes banales d'atrophie (défaut de circulation, compression), qui sortent du cadre de la tératogénie proprement dite. Celle-ci n'aurait guère à s'occuper que des causes du défaut ou de l'excès d'accroissement total de l'individu, c'est-à-dire du nanisme et du gigantisme, si ces causes étaient quelque peu déterminées, et si elles remontaient toujours à la vie fœtale. Mais il n'en est rien : ainsi la plupart des nains observés étaient de taille normale au moment de la naissance et leur accroissement n'a commencé à se ralentir qu'à l'âge de quelques mois. Il en est de même, dans la plupart des cas, pour les géants(1). Les expériences faites chez les animaux dont la période de formation dans l'œuf est très courte et qui poursuivent leur développement après l'éclosion montrent que le nanisme et le gigantisme peuvent résulter de conditions particulières, mais dans lesquelles il est impossible de distinguer exactement les causes déterminantes, sans avoir recours à des hypothèses très hasardées(2). Cependant, et c'est ce qui nous a décidé à donner ici une mention à la question du nanisme, les expériences de Dareste et de Gerlach nous ont révélé quelques données que nous ne saurions passer sous silence. En faisant incuber des œufs de poule à une température supérieure à celle de l'incubation normale, Dareste a vu les poulets éclore plus tôt, mais présenter alors une taille sensiblement plus petite. « L'évolution de l'organisme, dit-il, résulte donc de deux ordres de faits très différents : les faits de formation, c'est-à-dire de production même des organes, et les faits de simple accroissement. Or ces deux ordres de faits, bien que reliés entre eux par des relations intimes, ne s'accompagnent pas d'une manière nécessaire: ils peuvent, dans certains cas, se trouver en antagonisme; lorsque le développement est très rapide, il prédomine sur l'accroissement. Existerait-il des faits inverses? Le retard qu'on observe dans certains embryons aurait-il pour effet de faire prédominer les phénomènes de simple accroissement sur ceux de développement, et aurions-nous alors quelque chose qui produise l'augmentation excessive de la taille? Je ne puis, pour le moment, dit Dareste, que poser la question. » D'autre part, Gerlach et Koch(3) ont obtenu, également sur le poulet, des embryons très petits, à

---

(1) M. Giuffasi, Contributo allo studio della macrosomia. *Ricerche fatte nel laboratorio di Anat. norm. della R. Univ. di Roma, publ. dal prof. F. Todaro*, vol. 3, p. 45. Roma, 1895.

(2) Voy. à ce sujet les travaux récents de C. Sempel et de H. de Varigny, in. De Varigny. Le nanisme expérimental. *Journ. de l'anat. et de la physiol.*, mars 1894.

(3) L. Gerlach et H. Koch. Uebet die Production von Zwergbildungen im Hühnerei auf experimentelle Wege. *Biol. Centralblatt*, n° 22, 1884. — H. Koch, Uebel die künstliche Hei-

peu près normaux, dans des œufs dont la coquille était totalement vernie, à l'exception d'une petite zone perméable à l'air; mais ici le vernis ne était accompagné d'un retard de développement.

D). **Arrêts et excès de développement combinés; hétérotaxie.** — Tous les organes sont primitivement formés de deux moitiés symétriques, ou bien disposés symétriquement, un de chaque côté du plan médian. Cette symétrie persiste pour la plupart d'entre eux; mais elle disparaît de très bonne heure pour l'appareil central de la circulation (aorte à gauche), pour l'appareil digestif, et chez quelques espèces pour certaines parties de la face (¹). Cette transformation a lieu par l'atrophie des organes d'un côté (atrophie de la crosse aortique droite par exemple) avec développement exclusif de ceux du côté opposé, ou par accroissement inégal d'un côté et de l'autre, puis courbure et torsion de l'organe (tube digestif). Or il peut se faire que, sous l'influence de conditions qu'on a cherché à déterminer, la moitié, qui normalement devait s'atrophier, persiste au contraire, et que celle qui devait persister s'atrophie; il y a donc dans ces cas combinaison d'un arrêt et d'un excès de développement. Telle est l'origine de l'*inversion des viscérales*. Cette inversion n'est donc pas une *transposition*, mais simplement un développement inégal se produisant en sens inverse de ce qui a lieu dans l'état normal (hétérotaxie). Telle est aussi l'origine de diverses inversions limitées à quelques organes, c'est-à-dire d'*ectopies* dites par transposition.

Quant à l'explication de l'inversion des viscères, l'étude de l'embryologie normale nous fait facilement entrevoir sinon sa cause, au moins son mécanisme. Chez tous les embryons de Vertébrés allantoïdiens il se produit, de bonne heure, une rotation du corps, lequel, appliqué sur le vitellus d'abord par sa surface ventrale, se couche bientôt sur le côté gauche (voir ci-dessus, p. 215). Or s'il arrive que la rotation se fasse en sens inverse, que l'embryon se couche sur le côté droit, on constate qu'ultérieurement les viscères prennent la disposition dite inversée. D'après Dareste, qui a fait de cette question une étude spéciale, le fait primitif, initial, serait une disposition particulière du cœur, la saillie de l'anse cardiaque à droite dans les cas normaux, saillie qui forcerait l'embryon à se coucher sur le côté gauche: les cas d'inversion auraient par suite pour première origine la saillie de l'anse cardiaque à gauche. D'autre part Fol et Warynski ont pensé qu'il fallait attribuer ces dispositions à une croissance plus rapide des tissus dans une moitié du corps, croissance plus rapide à gauche dans les cas normaux; ils ont cherché à ralentir l'activité formatrice des tissus du côté gauche en soumettant ce côté à une température élevée, mais non capable de mortifier les tissus; et, en effet, ils

stellung von Zwergbildung im Hühnerei. *Beitrag zur Morphol. und Morphog. von L. Gerlach*, I, 1883.

(¹) G. POUCHET, Développement de l'évent du cachalot. *Compt. rend. de la Société de biologie*, 25 février 1889, p. 149

ont obtenu une inversion complète du corps, du tube digestif et du
cœur, en opérant sur des embryons de poulet de noirs de trente-six
heures, et en approchant un thermo-cautère du blastème gauche du cœur
en voie de formation(¹).

Nous avons vu précédemment, en étudiant la genèse des monstres
doubles, que les rapports de proximité des deux sujets composants
pouvaient forcer l'un d'eux à se coucher en sens inverse de l'autre. Ainsi
se trouve expliqué ce fait, si singulier au premier abord, signalé pour
la première fois par Serres (*Mém. de l'Acad. des sciences*, 1832) et
exprimé par lui en disant que, chez les monstres doubles, la loi d'union
des parties similaires entraîne l'inversion des viscères de l'un des sujets.
En général, c'est l'individu de droite qui présente la transposition des
organes, tandis que l'individu de gauche conserve la disposition normale.

Le développement des Poissons pleuronectes nous présente l'un des cas
les plus remarquables de développement normalement asymétrique, accompagné, comme l'ont montré les études de Van Beneden et de Steen-
strup, de déplacement de l'un des yeux. Or, chez ces Vertébrés, on a également constaté une inversion ou hétérotaxie, avec arrêt de migration
de l'œil gauche(²). De même chez les Mollusques univalves, l'asymétrie
dérive d'une forme primitive symétrique, et les anomalies dites sénestres,
chez les espèces qui sont normalement dextres, représentent des dispositions entièrement comparables à celles de l'inversion des viscères chez
les Vertébrés. Ce sont là des phénomènes qui ont été très étudiés dans
ces dernières années, et qu'il importait de signaler ici pour montrer la
signification générale de ces transformations(³).

E. **Métamorphoses.** — Les processus tératologiques désignés sous ce
titre sont aussi rares chez les animaux qu'ils sont communs chez les végétaux. Chez ceux-ci, tous les organes appendiculaires, étant des feuilles
modifiées, sont équivalents, et l'on voit par suite souvent des pétales se
produire à la place d'étamines, des bractées à la place de feuilles, etc. Un
seul fait du même ordre a été observé chez les animaux, par Alph. Milne-
Edwards, en 1864(⁴) : il s'agit d'un Crustacé, chez lequel l'un des yeux
était normal, tandis que l'autre était partiellement transformé en une

(¹) Fol et Warynski, L'inversion viscérale artificielle chez l'embryon du poulet. *Arch. gén.
des sc. phys et nat.* Genève, 1884, t. XI, p. 105.
(²) Léon Vaillant, Monstruosité de la limande commune *Bull. de la Société philomat.*
Paris, 8ᵉ série, t. IV, nᵒ 2, p 49, 1891-1892. — A. Giard, Sur la persistance partielle de la
symétrie bi-latérale chez un turbot et sur l'hérédité des caractères acquis chez les pleuronectes.
Comptes rendus Soc. de biologie, 16 janvier 1892, p. 31.
(³) P. Fischer et F. Bouvier, Recherches et considérations sur l'asymétrie des mollusques
univalves. *Journal de conchyologie*, 1892. — P. Pelseneer, De l'asymétrie des mollusques
univalves. *Ibid.*
(⁴) Alph Milne-Edwards, Sur un cas de transformation du pédoncule oculaire en une antenne,
observée chez une langouste. *Comptes rendus de l'Acad des sciences*, LIX. p. 711. —
Z. Richard, Sur quelques cas de monstruosités observés chez les Crustacées décapodes. *Ann.
des sc. nat. (zool.)*, 7ᵉ série, t. XV, 1893, p. 99.

antenne. Chez les Vertébrés il n'y a guère que les membres, paire antérieure et paire postérieure, qui présentent une équivalence analogue à celle des parties appendiculaires des plantes et des animaux articulés, et en effet, à leur origine, le membre thoracique et le membre abdominal sont semblablement conformés. Or, quoique la tératologie ne nous présente pas à cet égard des exemples de métamorphoses comparables à ce qu'on a vu chez des Invertébrés, il y a cependant dans la science, comme le fait remarquer Dareste, des cas analogues relativement aux membres. Ainsi il apparaît parfois sur le dos de la main un muscle surnuméraire qui reproduit les dispositions du muscle pédieux; et, d'une manière générale, on voit que les anomalies des muscles du membre supérieur tendent souvent à reproduire des dispositions du membre inférieur et inversement.

F. **Soudures anormales.** — Pendant leur formation les organes sont constitués par des cellules jeunes, en prolifération active, comparables à ce qu'on appelle en chirurgie des bourgeons charnus, et, puisque la soudure de deux parties est un processus normal du développement, il n'est pas étonnant que pareille soudure puisse se produire semblablement pour des organes qui devraient normalement rester indépendants, si des conditions anormales de pression (action des brides amniotiques) viennent rapprocher ces organes dans un contact étroit. Et, en effet, dans une récente série d'études expérimentales, Born (¹) a montré avec quelle facilité étonnante on obtenait la soudure des parties embryonnaires chez les larves des Batraciens.

En dehors des faits expérimentaux, l'observation montre que, de tous les processus de soudure, ceux fournis par la soudure des membres homologues sont les plus typiques, et font bien ressortir les lois générales de ces faits tératogéniques. En effet, les monstres syméliens, caractérisés par la soudure des deux membres postérieurs (Symèles, Uromèles, Sirénomèles), présentent des dispositions au premier abord singulières, problématiques, et qui cependant apparaissent comme nécessaires et en rapport direct avec les processus normaux du développement, lorsqu'on examine de plus près ces processus, et surtout, comme a pu le faire Dareste, quand on arrive à surprendre la formation de la Symélie dans ses phases les plus primitives. Ces dispositions sont essentiellement les suivantes : au lieu que les deux membres inférieurs se trouvent soudés par leur face ou bord interne, de sorte que le talon soit en arrière, et que les gros orteils des deux pieds se correspondent, comme on l'obtiendrait chez un adulte en rapprochant ces deux membres, les rapports, chez les Syméliens, sont tels que les membres soient unis par leurs bords externes, les talons en avant, les orteils en arrière, et par conséquent les gros orteils en dehors;

(¹) G. Born, Die künstliche Vereinigung lebender Theilstücke von Amphibien-Larven. *Jahresbericht der schlesischen Gesellschaft für vaterl. Cultur*, 8 juin 1894.

comme les tibias, et les petits orteils en dedans, comme les péronés (voir la fig. 4, p. 170). « Les causes et l'explication de cette inversion des membres, dit Is. Geoffroy Saint-Hilaire (*Tératologie*, II, 261), échappent complétement à notre investigation; c'est ce qui a porté Meckel à faire revivre pour les monstres syméliens l'ancienne hypothèse de la monstruosité originelle; mais si l'impossibilité d'en puiser une explication satisfaisante dans la théorie de la formation accidentelle des monstruosités est très réelle, elle est seulement relative à l'état présent de la science; rien ne prouve qu'elle ne puisse un jour cesser. »

Il était réservé à Dareste de répondre à cet appel fait par Geoffroy Saint-Hilaire à la science de l'avenir. Rappelons d'abord que les membres postérieurs apparaissent sous la forme de deux palettes placées de chaque côté de l'extrémité postérieure du corps, et orientées de telle manière que la future face plantaire regarde en avant, la région du gros orteil (tibia) étant en haut, celle du petit orteil (péroné) en bas. Dans le développement normal, ces parties se retournent dans un sens qu'il est facile de comprendre en partant, par la pensée, de cet état primitif, pour arriver à la disposition définitive. Ce sont des transformations que, pour le poulet, on suivra facilement sur la planche X de notre *Atlas d'embryologie* (¹). Or, pendant le développement de la symélie, les bourgeois des membres postérieurs sont accidentellement infléchis vers la ligne médiane, vers l'axe prolongé du corps de l'embryon, et arrivent à se souder par leur bord inférieur qui est devenu interne; et ce bord, devenu alors interne, est précisément celui, comme il a été dit précédemment, qui correspond au péroné et au 5ᵉ orteil, c'est-à-dire celui qui normalement se serait tourné en dehors. Dareste, en effet (*op. cit.*, p. 420), a constaté que la symélie est produite par un arrêt de développement de la partie postérieure de l'amnios, c'est-à-dire du capuchon caudal. Lorsque ce capuchon s'est arrêté dans sa formation, qu'il ne s'est pas replié au-dessus de l'extrémité postérieure, mais qu'il reste appliqué sur elle au lieu de s'en écarter, les bourgeois des membres postérieurs sont comprimés, se rapprochent selon le mécanisme sus-indiqué, et viennent se souder par leurs bords inférieurs devenus internes. Aussi l'action compressive de l'amnios ne se borne-t-elle pas d'ordinaire à produire cette soudure avec ce changement de direction, ou, pour mieux dire, cette persistance de l'orientation primitive; souvent elle a pour conséquence des amputations congénitales, ou au moins un développement incomplet des parties; ainsi s'expliquent les diverses formes présentées par les monstres syméliens : chez les Symèles, les parties soudées sont à peu près normales, c'est-à-dire deux membres abdominaux réunis, presque complets, terminés par un pied double à plante en avant; chez les Uromèles, le pied est imparfait, avec seulement cinq orteils ou même moins; enfin chez les Sirénomèles, il n'y a que deux cuisses soudées et dont le moignon terminal porte quelques rudiments

(¹) Mathias Duval, *Atlas d'embryologie*. Paris, 1889.

d'orteils; il est bien évident qu'ici se sont produites, après amputation, les tentatives de repullulation dont nous avons parlé à propos de l'hémimélie : la symélie s'est compliquée d'hémimélie.

Nous avons dû insister sur l'étude de la soudure des membres, parce qu'elle est un cas des plus nets de ces dispositions qui ont amené Geoffroy Saint-Hilaire à formuler sa célèbre *loi de l'affinité de soi pour soi*, ou d'*union des parties similaires*. On voit que les parties similaires s'unissent, parce que leurs rapports primitifs sont tels qu'elles doivent s'unir entre elles et non avec d'autres. Si l'on avive les bords correspondants de deux doigts, et qu'on applique et maintienne appliqués ces deux doigts l'un contre l'autre par des bandelettes, il est évident que leur soudure se fera de telle manière que le troisième segment (phalange unguéale) de l'un s'unisse avec le troisième segment de l'autre, et de même pour les autres segments. La loi de l'attraction de soi pour soi n'exprime pas autre chose qu'une série de faits analogues à cet exemple; c'est ce que nous avons déjà vu pour le mode de connexion des deux sujets composants d'un monstre double (p. 215); l'union se fait entre des parties similaires, parce que ce sont ces parties qui se correspondent au moment de la soudure. Mais encore fallait-il voir pourquoi, dans la symélie, ce sont les petits et non les gros orteils qui se correspondent. Dans l'union de deux membres, comme dans l'union de deux doigts, on ne conçoit guère et l'on n'observe pas de déviations qui amènent des parties non similaires au contact, c'est-à-dire qu'on ne voit pas de syndactylie où la première phalange d'un doigt soit soudée avec la troisième du doigt voisin; il aurait fallu que, lors du rapprochement, l'un des doigts fût énergiquement fléchi et l'autre étendu, et encore trouverait-on alors une réalisation partielle de la loi de l'attraction de soi pour soi. Mais dans les anomalies de soudure des autres parties du corps, sous l'influence de compressions et de déviations produites par l'amnios, il est des cas de soudures de parties absolument hétérologues qui montrent bien l'inanité de cette prétendue attraction des parties similaires. Dareste décrit un anencéphalo conservé au musée Dupuytren, dont la tête, renversée en arrière, était venue se souder avec le sacrum. Pouchet (Dareste, *Tératogénie*, édit. de 1891, p. 259) a décrit à cet égard un monstre bien instructif, remarquable par ses soudures multiples et pour ainsi dire incohérentes; les trois segments du membre antérieur droit, repliés l'un sur l'autre, étaient soudés entre eux et avec la région occipitale de la tête; tandis que le membre gauche, pareillement fléchi, était soudé avec la paroi thoracique; la queue (il s'agit d'un agneau) était soudée avec le membre postérieur gauche, etc.

Parfois les soudures tératologiques unissent des parties entre lesquelles sont normalement disposés d'autres organes; le non-développement de ces derniers a alors été une condition nécessaire au rapprochement et à la fusion des premières. Nous nous contenterons, sans entrer dans les détails, de citer l'exemple de la *cyclopie*, dont le processus tératogénique a été si bien étudié par Dareste et peut être résumé en disant que, normalement, la vésicule cérébrale antérieure primitive produit de chaque côté les vésicules optiques, et sur la ligne médiane le bourgeon des hémisphères, de sorte que, à ce moment, l'extrémité antérieure de l'ébauche rappelle les trois lobes d'un trèfle; que le lobe médian s'arrête dans son évolution, et les deux vésicules optiques, n'étant séparées par rien d'interposé, viendront à se rapprocher, à se rencontrer et se souder au-devant du lobe resté stationnaire qui aurait dû les tenir écartées; alors, sur le milieu de ce qui aurait dû être le front, on ne trouvera qu'un œil, ou les rudiments de deux yeux plus ou moins confondus. En effet, les diverses formes de la cyclopie s'expliquent par l'arrêt plus ou moins précoce du lobe primitivement interposé aux deux rétines en voie d'apparition : tout au début les deux rétines, à peine distinctes du reste de la vésicule cérébrale antérieure primitive, sont très rapprochées l'une de l'autre, et si leur soudure s'accomplit à ce moment, il se forme un œil unique, constitué par les éléments fusionnés des deux yeux. Plus tard, les ébauches des deux rétines sont reportées graduellement en dehors, de plus en plus loin de la ligne médiane, et leur soudure peut ne plus donner lieu qu'à deux yeux bien distincts, mais immédiatement contigus et renfermés dans une cavité orbitaire unique, ou bien à un œil en apparence unique, mais contenant les éléments de deux yeux distincts (deux cristallins par exemple, voy. p. 172) soudés en partie l'un à l'autre. Mais, comme tout se tient dans les processus embryologiques, l'œil unique occupant la ligne médiane formera une barrière à l'appareil olfactif qui se développe de haut en bas, en partant de la région ethmoïdale, et c'est ainsi que la cyclopie se trouvera compliquée de *cébocéphalie* (appareil nasal complètement atrophié, sans saillie) ou de *rhinocéphalie* (appareil nasal représenté par une sorte de trompe qui s'insère sur le front, au-dessus de l'œil unique).

De même Dareste a montré que l'*otocéphalie* résulte de l'arrêt de développement de la troisième vésicule de l'encéphale, c'est-à-dire qu'ici encore la soudure anormale a pour cause l'absence ou l'atrophie de parties interposées aux organes qui se fusionnent. En effet, les vésicules auditives primitives (future oreille interne) naissent sur les côtes de la troisième vésicule cérébrale, laquelle, à ce moment, s'évase et s'élargit transversalement, pour donner lieu à la cavité rhomboïdale du quatrième ventricule: d'autre part chacune de ces vésicules auditives entre en connexion avec l'oreille moyenne, formée aux dépens de l'extrémité postérieure de la première fente branchiale. Or si la troisième vésicule cérébrale (futur quatrième ventricule) ne s'évase pas et conserve sa disposition tubulée primitive, semblable à celle de la moelle épinière, cet arrêt de développement a pour effet d'entraver la formation des parties correspondantes de la tête, laquelle est alors beaucoup moins large qu'à l'état normal, et présente par suite deux vésicules auditives, deux oreilles moyennes, deux oreilles externes très rapprochées, pouvant se souder. Alors un fait essentiel intervient, fait qui peut même être considéré comme primordial, à savoir l'arrêt de développement du premier arc branchial (maxillaire inférieur). Dans un travail récent(¹) L. Blanc a bien mis en évidence les conséquences de cet arrêt, entraînant les modifications secondaires qui complètent les déformations otocéphaliques, à savoir que le deuxième arc, qui continue à s'accroître, déborde le premier et le recouvre, de sorte que plus tard on trouve le squelette de l'arc mandibulaire entre les branches de l'hyoïde; que la base de la langue, qui se forme sur le second arc branchial, reste isolée de la cavité orale (fait que nous avions signalé et expliqué dès 1885(²), tandis que sa portion antérieure, qui se forme sur le premier arc, ne se développe pas par suite de l'atrophie de celui-ci; qu'enfin, du côté buccal, l'atrophie de ce premier arc détermine des malformations secondaires qui portent principalement sur l'appareil maxillaire supérieur, puisque les bourgeons maxillaires supérieurs sont primitivement une émanation de la base du premier arc. Sans insister sur ces questions, il nous semble qu'elles nous offrent des exemples assez typiques des changements de rapports qui peuvent résulter d'un simple arrêt de développement, et qu'à cet égard nous leur devions une mention. Nous ajouterons encore que l'otocéphalie, c'est-à-dire la soudure des deux oreilles, est souvent accompagnée soit d'un développement incomplet de la première vésicule cérébrale, ce qui produit un monstre *otocéphale cyclope*, soit d'une atrophie presque complète de cette vésicule, d'où absence des yeux et de l'appareil olfactif, ce qui produit la *triocéphalie* (ci-dessus, p. 172). Des très précieuses études de L. Blanc sur ce sujet, il résulte que la cyclopie, chez les otocéphales, présente des caractères bien différents de ce qu'elle est chez les cyclocéphaliens proprement dits. Chez ceux-ci, en effet, les yeux se rapprochent et se soudent en glissant dans l'interstice qui sépare du maxillaire supérieur les frontaux, les nasaux et l'inter-maxillaire, de sorte que ces yeux fusionnés restent à la partie supérieure de la face, au-dessus des maxillaires supérieurs soudés. Au contraire chez les otocéphales cyclopes, en raison de l'atrophie sus-indiquée des maxillaires supérieurs, les yeux se réunissent en passant au-dessous du crâne et la nouvelle orbite se trouve sous le sphénoïde antérieur. Cette monstruosité est donc intermédiaire entre la Cyclocéphalie et l'Otocéphalie dont elle réunit les caractères essentiels, et, pour la distinguer de ces deux formes, L. Blanc a proposé de lui donner le nom de *Cyclotie*, qui exprime l'état mixte de cette conformation.

G. **Enclavement.** — L'enclavement est aux anomalies simples ce que l'inclusion est aux monstruosités par diplogenèse. Formulée pour la première fois par Verneuil, en 1852 (*Bullet. de la Soc. anat.*, p. 500), la

---

(¹) L. BLANC, Sur l'Otocéphalie et la Cyclotie. *Journal de l'anatomie et de la physiologie*, 1895.

(²) MATHIAS DUVAL et G. HERVÉ, Sur un monstre otocéphalien *Comptes rendus de la Soc. de biologie*, 1885, V, p. 76-78.

théorie de l'enclavement explique comment une plicature du tégument externe arrive à amener dans la profondeur des tissus une portion de ce tégument, derme, épiderme et ses dérivés. Lannelongue a étudié avec soin les divers mécanismes de cette incarcération partielle de l'ectoderme. A l'origine, dit-il ([1]), la petite masse qui a subi ce pincement est simplement une involution de l'ectoderme; puis, peu à peu, elle s'éloigne de la surface par le fait du développement des parties voisines, et pendant ce temps le pédicule épithélial qui la rattache à l'ectoderme doit s'allonger progressivement. Mais cet allongement peut être insuffisant si les parties voisines se développent plus rapidement, de telle sorte que la continuité se trouve rompue entre l'ectoderme et la petite colonie profonde qui en dérive, et qui devient ainsi indépendante. Des processus semblables d'enclavement ont été observés chez l'adulte, à la suite de traumatismes ([2]), ou provoqués expérimentalement ([3]).

La portion de peau ainsi isolée dans la profondeur peut ensuite donner naissance aux variétés si nombreuses de kystes dermoïdes, exception faite, bien entendu, des kystes dermoïdes de l'ovaire, dont il a été question précédemment à propos de la parthénogenèse. C'est, en effet, une erreur que de vouloir expliquer toutes les formes de kystes dermoïdes par un seul et même processus tératogénique; dans l'état actuel de la science nous devons distinguer au moins trois processus bien différents : la parthénogenèse pour les productions ovariques; l'inclusion fœtale, par exemple, pour les tumeurs dermoïdes profondes de l'abdomen et les tumeurs dermoïdes scrotales avec rudiments fœtaux; enfin l'enclavement. Celui-ci a pour caractère de donner naissance à des tumeurs kystiques qui ne renferment jamais que des productions semblables à celles du territoire cutané duquel elles dérivent: les poils que l'on rencontre dans les kystes dermoïdes de la région sourcilière sont entièrement semblables à ceux des sourcils. Dans les kystes dermoïdes congénitaux des doigts on n'a rencontré ni poils, ni glandes sébacées; les rares kystes dermoïdes, autres que ceux de l'ovaire, qui renferment des dents, sont toujours des kystes développés au voisinage des maxillaires, et l'on peut toujours, en pareil cas, reconnaître qu'un germe dentaire s'est trouvé inclus dans la paroi kystique.

Il est, pour ainsi dire, naturel que des enclavements accidentels puissent se produire partout où, à une certaine époque du développement, deux replis ectodermiques viennent se rencontrer et se souder l'un à l'autre. Ainsi se forment les kystes dermoïdes du cou (fentes branchiales), de la face (fente fronto-maxillaire), et ceux du raphé périnéal. Dans cette dernière région le processus de malformation a pu être étudié très nette-

---

[1] LANNELONGUE et ACHARD, *Traité des kystes congénitaux*. Paris, 1886.

[2] JONNESCO, Des kystes épidermiques traumatiques de la paume de la main et des doigts: *Bull. de la Soc. anat.*, 5e série, II, 940.

[3] E. MASSE, *Kystes, tumeurs perlées, etc., rôle du traumatisme et de la greffe dans la formation de ces kystes*. Paris, 1885.

ment par Retterer (¹), qui a montré comment, dans un cas donné, les replis uréthraux de la région périnéale, au lieu de se souder sur toute leur hauteur, ne s'étaient réunis qu'à leur partie profonde et à leur bord libre, laissant dans leur partie moyenne un canal tapissé par des assises ectodermiques.

Mais des enclavements se produisent aussi ailleurs que dans les lignes de coalescence de replis cutanés, si le développement des parties est tel que le pincement de la peau puisse avoir lieu lorsque les formations squelettiques se rejoignent au-dessous d'elle, comme sur les lignes médianes du dos et du thorax (kystes du médiastin et de la plèvre), sur les diverses régions du crâne. Ainsi, au niveau du crâne, pour ne développer ici que ce dernier exemple, la formation du squelette est précédée d'une période pendant laquelle la peau est en contact immédiat avec les enveloppes cérébrales. Supposons qu'alors une adhérence se fasse entre la peau et ces enveloppes. Le crâne osseux, se développant ensuite, formera une sorte de collier autour de la dépression cutanée, la transformera en un infundibulum, et enfin pourra isoler ainsi une portion cutanée qui restera sous le crâne. C'est pourquoi on trouve presque toujours les kystes dermoïdes des méninges reliés par un pédicule soit à la peau, soit seulement à la voûte crânienne. Chose remarquable, mais que l'embryologie explique facilement, ces kystes dermoïdes intra-crâniens siègent presque exclusivement dans la région des fosses cérébelleuses. C'est que, sans doute, comme le fait remarquer Lannelongue (²), il se fait un pli tégumentaire dans la dépression qui existe chez l'embryon entre la première et la seconde vésicule cérébrale ou entre celle-ci et la troisième. Qu'un pincement de l'ectoderme se fasse dans ce pli, l'îlot enclavé, le futur kyste, se trouvera nécessairement interposé entre le cerveau antérieur et le moyen, ou entre le moyen et le postérieur; mais comme le cerveau moyen ne se développe que peu dans la suite, tandis que le cerveau postérieur grandit au contraire beaucoup et vient le recouvrir, il en résulte qu'en réalité ce sera dans la région de celui-ci que se trouvera le kyste. La flexion prononcée qui existe sur le cerveau de l'embryon en ce point peut encore contribuer à la formation d'un pli tégumentaire, et il n'est pas jusqu'au développement de la tente du cervelet qui ne puisse entraîner la partie enclavée vers les régions profondes. À l'appui de ces explications Lannelongue (op. cit., 1889, p. 557) cite l'observation d'un monstre exencéphalien qui présentait, entre les deux lobes principaux de la masse cérébrale, une gouttière profonde, dans laquelle s'insinuait une languette cutanée recouverte de quelques cheveux.

Nous devions entrer dans ces quelques détails précisément à cause du rapprochement, signalé dès le début, entre l'enclavement simple et l'in-

(¹) RETTERER et RECLUS, Structure et pathogénie d'un kyste dermoïde du raphé périnéal et du scrotum. Bull. de la Soc. de biol., 15 juillet 1895.
(²) LANNELONGUE. Sur les kystes dermoïdes intra-crâniens, au double point de vue de l'anatomie et de la physiologie pathologiques. Arch. de physiol., 1889, p. 518.

clusion par diplogenèse. Comme il est souvent difficile de distinguer si un cas donné appartient à l'une ou à l'autre de ces formes, les auteurs ont souvent été tentés d'expliquer tous les cas par une seule et même théorie, celle de l'inclusion. « Du kyste pilifère congénital au cas des frères Siamois, disait Broca (*Traité des tumeurs*, t. II, p. 134), la série est si complète, si naturelle, si bien ménagée dans ses transitions, qu'il est impossible de songer à la scinder, et que la théorie applicable à l'un quelconque de ces termes doit être applicable à tous les autres. » Une analyse plus exacte des faits, une notion plus approfondie des processus embryogéniques normaux, ont amené aujourd'hui des interprétations bien différentes, et le progrès qui en est résulté se trouve bien marqué dans le *Traité des kystes congénitaux* de Lannelongue, et dans la nosographie de Répin *Sur l'origine parthénogénétique des kystes dermoïdes de l'ovaire*, travail auquel nous avons fait de nombreux emprunts dans ce qui précède. « Les faits, dit Lannelongue (*op. cit.*, p. 155), dans lesquels l'existence d'un foyer surnuméraire de formation embryonnaire apparaît d'une façon indiscutable, sont reliés aux kystes congénitaux en général par des intermédiaires nombreux. Ce sont ces intermédiaires qui ont fait parfois considérer tous les kystes congénitaux comme des embryons distincts, par abus de généralisation. N'est-il pas plus rationnel de dire que dans ces productions, qui participent à la fois des kystes et des monstres doubles, la cause productrice des monstres doubles se trouve associée à celle qui détermine la formation des kystes? La part de chacune varie selon les cas; à mesure qu'on s'élève dans la série, la duplicité monstrueuse tend à devenir le facteur prédominant et l'élément kystique diminue d'importance pour disparaître entièrement. »

C'est en insistant sur cette notion de transitions graduelles entre les types tératologiques que nous terminerons la présente étude. Nous avons dû, pour débrouiller le chaos des formes, reproduire une classification des monstres, et nous avons adopté celle de Geoffroy-Saint-Hilaire; mais puisque les monstres résultent d'accidents de développement, et que ces accidents peuvent se produire à tous les instants qui marquent les phases successives de la production et de l'individu et de chacun de ses organes, il est évident que les monstruosités sont innombrables dans leurs variétés, reliées entre elles par toutes les formes de transition. C'est ce que nous pensons avoir mis en relief en étudiant précisément la production des monstres sous le titre d'*étiologie tératogénique chronologique*, et nous avons vu, par exemple, comment les jumeaux univitellins se relient aux monstres doubles autositaires, ceux-ci aux monstres doubles parasitaires, et ces derniers enfin aux omphalosites. Nous ne saurions donc mieux conclure que par ces paroles de Paul Bert (Société d'anthropologie, 1875) : « En fait de monstres, il n'y a point de genres ni d'espèces, il n'y a que des individus ».

L'HÉRÉDITÉ ET LA PATHOLOGIE GÉNÉRALE

Par M. PAUL LE GENDRE

Médecin des hôpitaux

INTRODUCTION

> Les pères ont mangé des raisins verts,
> Et les dents des enfants en ont été agacées.
> Jérémie, XXXI, 29-30.

Voilà une parole biblique qui a frappé par son symbolisme imagé les savants, convaincus de l'influence néfaste des méfaits ancestraux sur les générations futures; Renan l'affectionnait; j'ai entendu souvent mon maître Bouchard la citer et je la trouvais récemment sous la plume de Berthelot (¹). Elle prouve que toujours les hommes ont eu conscience du lien redoutable noué entre eux par l'hérédité à travers les âges. Aucune épigraphe ne peut mieux convenir à cette étude sur le rôle de l'hérédité en pathologie générale.

Question obscure entre toutes, et qui a toujours préoccupé les moralistes autant que les médecins. Montaigne (²) ne la rangeait-il pas déjà parmi les « estrangetés si incompréhensibles qu'elles surpassent toute la difficulté des miracles? » — « Quel monstre est-ce », ajoutait-il, « que cette goutte de semence de quoi nous sommes produits, porte en soi les impressions, non de la forme corporelle seulement, mais des pensements et des inclinations de nos pères? Cette goutte d'eau, où loge elle ce nombre infini de formes? Et comme porte elle ses ressemblances, d'un progrès si téméraire et si déréglé, que l'arrière-fils respondra à son bisaïeul, le nepveu à l'oncle? »

Certes les connaissances humaines en matière de physiologie se sont étendues depuis le jour où « un individu extraordinairement intelligent de la fin du xvie siècle » (³) exprimait ainsi son étonnement; mais, si Montaigne avait su ce que nous savons aujourd'hui, son étonnement n'eût pas été moindre sans doute. Lui qui trouvait plus que miraculeux qu'en une goutte d'eau il y eût tant de choses, par quelle formule encore plus

---

(¹) « Nos pères ont mangé du verjus, nous en avons encore les dents agacées » (La science et la morale. Revue de Paris, 1895.)

(²) De la ressemblance des enfants aux pères. (Essais, chap. xxxvii)

(³) MONTAIGNE, par Paul Stapfer, 1895, p 7

hyperbolique aurait-il exprimé sa stupeur d'apprendre que le véhicule de tant de « formes, pensements et inclinations » est encore des milliers de fois moins pesant que cette goutte d'eau !

Il avait d'ailleurs bien nettement vu les difficultés du problème, lui qui se citait en exemple d'hérédité à la-fois pathologique et morale. Ayant ressenti, à quarante-cinq ans, les premiers accidents de la lithiase rénale, c'est-à-dire ayant commencé à « practiquer la cholique », puisqu'il en avait déjà « essuyé cinq ou six bien longs accès et pénibles », il sait qu'il « doit à son père cette qualité pierreuse ». Mais ce qui le surprend, c'est que ce bon père, qui mourut à soixante-quatorze ans, « merveilleusement affligé d'une grosse pierre qu'il avait en la vessie, ne s'était apperçeu de son mal que le soixante-septiesme an de son aage » ; or lui, Michel, était né vingt-cinq ans et plus avant la maladie de son père, et durant le cours de son meilleur estat, le troisième de ses enfants, en rang de naissance. « Où se couvait tant de temps », s'exclame-t-il, « la propension à ce défaut ? et, lorsqu'il estoit si loing du mal, cette legiere piece de sa substance de quoy il me bastit, comment emportoit elle pour sa part une si grande impression ? Et comment encore si couverte que, quarante-cinq ans après, j'aye commencé à n'en ressentir, seul jusques à cette heure entre tant de frères et sœurs, et touts d'une mère ? »

Hélas ! il nous faut faire cet aveu que tant de progrès de la médecine ne nous ont pas encore mis en état de répondre à toutes les questions du curieux Gascon.... Et lui, nous voyant quasiment quinauds sur ce point, n'eût pas manqué d'étaler, comme en ce malicieux chapitre des *Essais*, la « dyspathie naturelle à la médecine » qu'il avait reçue de ses ascendants. Car, s'il était un échantillon de l'hérédité morbide par sa gravelle, il prouve encore l'hérédité des passions, lorsqu'il s'excuse de déclarer aux médecins que « par cette mesme infusion et insinuation fatale (la procréation) il a reçu la haine et le mespris de leur doctrine, que cette antipathie qu'il a à leur art lui est héréditaire ». Les médecins d'ailleurs n'ont guère leur rigueur à leur détracteur « de bonne foy », car il a toujours été pour beaucoup d'entre eux un livre de chevet.

Le lecteur des pages qui suivent déplorera sans doute que les voiles qui nous dérobent le mystère de l'hérédité soient encore trop peu écartés. C'est en vain que les microscopes de plus en plus perfectionnés ont successivement fait apparaître aux chercheurs de deux siècles le spermatozoïde et l'ovule, le protoplasma de ces cellules et leurs noyaux ; dans ces noyaux, les filaments de chromatine et les granulations qu'ils contiennent. Les progrès n'ont consisté qu'à reculer la difficulté, le problème reste entier. Nous savons de mieux en mieux comment s'opère la fusion des substances mâle et femelle ; mais comment cette fusion de si infinitésimales parcelles d'une matière, qui se subdivise de plus en plus sans s'anéantir, permet-elle à tant d'aptitudes physiques, morales et morbides, de persister intactes à travers tant de générations humaines ou de se réveiller après de longues périodes de sommeil, — aucune des théories les plus ingénieuses qu'ait enfantées l'imagination des naturalistes et des médecins n'a pu pleinement éclairci cette « estrangeté incompréhensible ». La plupart d'entre eux nous ont jusqu'ici donné « en payement une doctrine beaucoup plus difficile et fantastique que n'est la chose même ».

Division du sujet. — Tout être vivant se reproduit, c'est-à-dire qu'il donne naissance à un ou plusieurs autres êtres généralement semblables à lui ou à un autre de ses ascendants. Cependant il y a des espèces à générations alternantes, dans lesquelles le fils ressemble non à son père, mais à son grand-père. La loi d'hérédité n'est alors apparente qu'après l'évolution du cycle complet des transformations (le tænia et l'échinocoque, etc.).

L'hérédité est une loi de biologie générale qui régit les êtres les plus simples, les végétaux unicellulaires aussi bien que les animaux plus perfectionnés; d'ailleurs, au point de vue philosophique, les êtres végétaux et animaux d'une organisation complexe n'étant que des associations de cellules, l'hérédité doit être étudiée dans l'histoire même de la cellule.

L'hérédité transmet la forme et la structure, la composition chimique et les propriétés vitales qui sont indissolublement liées avec elle, les organes et leurs modalités fonctionnelles. Telle est l'hérédité physiologique. Mais les êtres vivants ne se transmettent pas seulement leurs propriétés anatomiques et physiologiques, leur manière de vivre; il est d'observation aussi ancienne que la médecine qu'ils se transmettent également leurs manières d'être malades. Ma tâche est d'envisager la transmission héréditaire des maladies et, d'une manière plus générale, des anomalies structurales ou fonctionnelles.

L'anomalie structurale, c'est tantôt une altération de la structure, de la forme d'organes (vices de conformation héréditaires), tantôt une mauvaise composition chimique de certaines cellules; l'anomalie fonctionnelle est tantôt une modalité vicieuse du fonctionnement des cellules ou des organes, tantôt une réaction particulière des cellules, de tel ou tel organe, de l'organisme entier contre les causes morbifiques. Ainsi nous concevons l'hérédité non seulement de la forme extérieure, de la constitution, du tempérament, mais de la diathèse et des maladies diathésiques, des maladies de la nutrition. Tout fonctionnement vicieux de la nutrition a pour effet d'encombrer l'organisme de substances chimiques anomales dont la présence, chez les enfants comme chez les parents, provoque des altérations des tissus ou des modalités réactionnelles vicieuses, qui à la longue engendrent des maladies. Ce qui se transmet par l'hérédité, c'est surtout la prédisposition morbide; mais cette prédisposition peut affecter plus spécialement tel ou tel tissu, tel ou tel système, tel ou tel organe (dystrophies héréditaires).

Un groupe de maladies de plus en plus vaste comprend celles qui sont causées par des parasites végétaux ou animaux. Ces maladies parasitaires ou infectieuses sont-elles héréditaires? Il est certain qu'elles peuvent être

congénitales; mais nous aurons à montrer qu'il y a lieu de distinguer
entre l'hérédité de fécondation (infection *ab ovo*) et l'hérédo-contagion
(infection *in utero*). S'il est prouvé qu'il y a des infections héréditaires *ab
ovo*, le parasite est-il transmis en nature de l'ascendant au descendant?
Nous verrions que la chose est exceptionnelle (hérédité de la graine, du
germe infectieux). Elle n'a été vue que pour la pébrine du ver à soie. Mais
on peut concevoir qu'une infection soit héréditaire *ab ovo*, sans que le
parasite lui-même ait pénétré le spermatozoïde ou l'ovule; la maladie n'est
pas seulement le microbe. Celui-ci, en traversant l'organisme, le lèse
de diverses façons : il l'inonde de poisons qui y causent des altérations de
structure; il provoque par sa présence des modifications dans la vie
des cellules. Cette modalité vitale peut être transmise héréditairement
(hérédité du terrain) et constituer aux rejetons des organismes infectés
une aptitude à se laisser plus facilement infecter eux-mêmes, s'ils viennent à rencontrer les agents infectieux.

On peut rapprocher très légitimement à ce point de vue les infections
des intoxications. L'alcool, le plomb, comme d'autres poisons, peuvent
passer exceptionnellement peut-être en nature du corps des parents, de
la mère du moins, dans celui de l'enfant; mais, plus habituellement,
ces poisons qui ont causé dans l'organisme des parents certaines altérations matérielles y ont aussi provoqué une perturbation dynamique,
modification de la nutrition qui peut être reproduite chez les descendants. Cette modification de la nutrition de toutes les cellules et de leurs
réactions peut avoir pour effet de rendre les descendants aptes à s'intoxiquer
plus facilement encore que leurs parents par les poisons qui avaient
intoxiqué ceux-ci. Elle a pour conséquence aussi d'amoindrir leur résistance vitale à toutes les causes morbifiques.

Il est des maladies infectieuses qui vaccinent, c'est-à-dire confèrent à
ceux qui en ont été atteints l'immunité contre des atteintes ultérieures;
cette immunité peut, dans certains cas, être transmise héréditairement.
C'est encore une question que nous devrions aborder.

Une conception très nette des grandes lignes de ce vaste et difficile
sujet a été émise, à propos de l'hérédité des maladies de la peau, par
MM. Ernest Besnier et A. Doyon, qui s'expriment ainsi (¹) :

« Tout d'abord, il faut dissocier l'hérédité physiologique et l'hérédité
morbide.

« La première, l'hérédité physiologique, ne comporte qu'un procédé
unique et représente simplement la transmission conceptionnelle de variétés ou de degrés dans les qualités normales des éléments du tissu, qu'il
s'agisse de la trame ou des éléments différenciés.

« La seconde, l'hérédité pathologique, implique tantôt :

« *a*. Des altérations originellement morbides, dans la *constitution* ini-

---

(¹) KAPOSI, Pathologie et traitement des maladies de la peau. Traduction avec notes et additions par MM. ERNEST BESNIER et ADRIEN DOYON, 2e édition française, 1891, t. I, p. 89.

tiale de ces mêmes éléments, c'est-à-dire, une constitution pathologique des tissus ou organes, une *maladie constitutionnelle* au sens exact du mot ;

« *b.* L'addition à la cellule primitive de germes spécifiques ;

« *c.* L'infection, par la voie utéro-placentaire, du produit fœtal constitué.

« Dans le premier de ces modes de transmission pathologique, on a l'hérédité morbide pure, essentielle, *mais matérielle*, de laquelle dériveront les aberrations formatives, telles que l'ichthyose, les nævi, etc., et les qualités ultérieures, ou, si l'on veut, les défectuosités des éléments du tissu qui sont le substratum même de ce que l'on appelle *la prédisposition* et de ce que l'on conçoit généralement trop au figuré. Ce n'est pas, en effet, d'une abstraction que l'enfant hérite de ses parents, c'est de conditions entièrement matérielles, desquelles résultera pour lui, du fait de sa constitution même, son aptitude à certains états morbides, c'est-à-dire la prédisposition.

« Dans le second mode de transmission pathologique, il ne s'agit plus simplement d'une modification anatomique élémentaire de la cellule initiale, mais bien de la transmission à cette cellule d'un germe morbide spécifique, dont l'éclosion, plus ou moins reculée, déterminera une reproduction de la maladie originelle. Il est vraisemblable que ce mode de transmission est fort rare, car on conçoit difficilement que cette cellule initiale, chargée du germe virulent, puisse subir l'incarnation conceptionnelle, et se développer normalement.

« Mais il n'en est plus de même du troisième mode de transmission morbide, par la voie utéro-placentaire ; c'est, en fait, certainement le plus ordinaire pour toutes les maladies virulentes dont la syphilis est le type. On conçoit que le produit constitué et individualisé ait la force de résistance nécessaire pour recevoir le germe morbide, par une véritable contagion. C'est pour cela que nous appelons cette forme particulière d'hérédité morbide l'*hérédo-contagion*, dont la mère est l'agent essentiel. »

APERÇU GÉNÉRAL SUR L'HÉRÉDITÉ. — DÉFINITIONS

La définition de Th. Ribot est la suivante : « L'hérédité est la loi biologique en vertu de laquelle tous les êtres doués de vie tendent à se répéter dans leurs descendants ; elle est pour l'espèce ce que l'identité personnelle est pour l'individu. Par elle, au milieu des variations incessantes, il y a un fond qui demeure ; par elle, la nature se copie et s'imite incessamment. Considérée sous sa forme idéale, l'hérédité serait la reproduction pure et simple du semblable par le semblable. Mais cette conception est purement théorique, car les phénomènes de la vie ne se plient pas à cette régularité mathématique, leurs conditions d'existence se compliquant de plus en plus, à mesure qu'on s'élève du végétal aux animaux supérieurs et de ceux-ci à l'homme. (¹) »

Cette définition est plus métaphysique que médicale; elle explique la perpétuation des caractères spécifiques, elle ne comprend pas plus les phénomènes héréditaires d'ordre pathologique que ceux de l'ordre physiologique concernant les propriétés acquises par l'individu sous l'influence des milieux.

On peut dire plus brièvement et plus simplement que l'hérédité est la transmission à l'être procréé des caractères, attributs et propriétés de l'être ou des êtres procréateurs.

Ces caractères étant d'autant moins nombreux que les êtres sont d'une organisation plus simple, l'hérédité chez les êtres unicellulaires *paraît* être absolue, ou du moins les descendants nous semblent tellement semblables aux ascendants que nous ne pouvons distinguer les uns des autres. Au fur et à mesure qu'on s'élève dans l'échelle des êtres, les dissemblances s'accusent entre les générateurs et leurs produits; nous constatons la transmission du plus grand nombre des caractères, surtout de ceux qui sont constitutifs de l'espèce, mais l'individualité s'accuse de plus en plus. Alors on peut dire que le descendant est à l'image des parents, mais jamais un portrait; car, chez les êtres qui se reproduisent par l'union de sexes différents, le produit subit une double influence héréditaire; chacun des procréateurs cède au produit connu une partie de ses caractères, en même temps qu'une partie de ses molécules matérielles.

Mais, si le microscope nous montre que l'ovule fécondé contient un nombre égal de particules transmises des segments chromatiques de chacun des deux générateurs, quand l'embryon s'est développé, nous constatons que l'être nouveau n'est pas un composé à parts égales des caractères physiques et des aptitudes fonctionnelles de ses parents. Il a pris le sexe d'un des générateurs et les attributs généraux de ce sexe, mais il peut avoir une quantité très variable des autres caractères et qualités de ses deux parents. L'hérédité chez les êtres sexués et particulièrement chez les êtres d'une organisation supérieure est un phénomène d'une extrême complexité, qui sans doute obéit à des lois fixes comme tous les phénomènes biologiques, mais dont le déterminisme nous échappe encore en grande partie. Cependant, quelques-unes de ses lois nous ont été révélées par les observations des naturalistes, des éleveurs et des médecins.

Certains auteurs restreignent l'étude des phénomènes de l'hérédité aux seuls êtres sexués.

L'hérédité biologique, dit le professeur de zootechnie André Sanson (²), est la transmission des ascendants aux descendants, par voie de génération sexuelle, des propriétés ou qualités naturelles ou acquises.

L'hérédité, suivant lui, ne s'applique pas aux êtres monocellulaires,

---

(¹) Ribot, L'hérédité psychologique. Paris, 1882, 2e édit.
(²) Sanson, L'hérédité normale et pathologique. Paris, 1893.

asexués, qui se multiplient par scission, aux microbes, parce que, chez eux, c'est l'individu qui se continue dans chacun de ses fragments, comme la plante obtenue par bourgeon ou bouture. L'être nouveau est complet dès sa formation. Il ne lui reste qu'à grandir. Saison n'admet donc l'hérédité que pour l'individu qui provient d'un ovule fécondé, animal ou végétal.

Cette restriction ne nous paraît pas fondée; car l'être nouveau, même unicellulaire, n'est qu'en apparence semblable à celui qui lui a donné naissance par scissiparité, par gemmation ou sporulation; si nos microscopes sont encore trop faibles, nos moyens d'investigation insuffisants pour nous permettre de saisir les dissemblances entre eux, celles-ci n'en doivent pas moins exister, puisque les effets produits par les générations successives de ces êtres en apparence semblables ne sont pas identiques, puisqu'elles ne se comportent pas de même vis-à-vis des milieux où elles vivent, puisque, par exemple, les microbes pathogènes peuvent engendrer d'autres qui ont une virulence de plus en plus ou de moins en moins accentuée. L'étude de ces êtres très simples ne saurait être négligée au point de vue de la connaissance des lois de l'hérédité; car ils nous permettent d'en saisir déjà quelques-unes, par exemple la transmission des caractères acquis.

En regard de l'hérédité chez les êtres unicellulaires indépendants, il y a lieu d'envisager l'hérédité dans les cellules dont l'agrégation constitue les êtres vivants les plus élevés en organisation; car la transmission héréditaire des qualités cellulaires nous aide à comprendre certains phénomènes d'hérédité pathologique (formation des tumeurs, etc.).

Nous allons donc préluder à l'étude de l'hérédité pathologique par une esquisse rapide du mécanisme de l'hérédité cellulaire.

FÉCONDATION ET HÉRÉDITÉ. — MÉCANISME CELLULAIRE DE L'HÉRÉDITÉ

Pour se rendre compte de la transmission matérielle des qualités du générateur à l'engendré, il faut analyser l'acte de la fécondation dans sa simplicité élémentaire; le mécanisme de la reproduction d'une seule des cellules qui composent par leur agrégation le corps de tout être vivant nous donne la clef du mécanisme de l'hérédité dans tous les êtres.

Quand une cellule quelconque va se multiplier, le filament chromatique, qui existe dans son noyau et se compose de microsomes alignés, se segmente en un nombre, constant pour chaque espèce, de bâtonnets, dits *chromosomes*. Ceux-ci, recourbés en V ou en U, se groupent vers le milieu du noyau pour former la plaque équatoriale. En se fendant longitudinalement, ils donnent naissance à un nombre double d'hémichromosomes, qui constituent deux anneaux d'anses jumelles opposées par leur convexité de part et d'autre du plan équatorial. Cependant un globule incolore ayant

au voisinage du noyau, le centrosome, se divise en deux globules qui vont se placer aux deux pôles du noyau; ces deux centrosomes sont reliés l'un à l'autre par un fuseau de filaments incolores. Vers chacun d'eux chemine l'anneau équatorial correspondant pour donner naissance à une sorte d'étoile (amphiaster). En ce point, les chromosomes, se soudant bout à bout, reconstituent le filament d'un nouveau noyau, qu'entoure bientôt une membrane nucléaire. Ainsi se trouvent formés deux nouveaux noyaux, entre lesquels le protoplasma de la cellule se scinde pour donner naissance à deux nouvelles cellules filles. Or, pendant ce processus, chaque bâtonnet du noyau primitif s'était divisé longitudinalement en deux autres bâtonnets qui se sont portés chacun vers un des centrosomes opposés, chacun des deux noyaux filles contient mathématiquement le même nombre de chromosomes que le noyau primitif, c'est-à-dire la moitié de la substance de celui-ci.

Les choses se passent de façon identique au moment de la reproduction des cellules sexuelles. Mais ici il faut envisager deux éléments : la cellule femelle et la cellule mâle, l'ovule et le spermatozoïde; chacun d'eux est incomplet et ne peut arriver à son entier développement que s'il se fusionne avec l'autre. Cette fusion, nécessaire à la reproduction des cellules sexuelles, c'est la fécondation.

En effet, l'ovule, quand il est mûr pour la fécondation, n'est plus une cellule complète; au cours du processus caryocinétique deux globules polaires se sont successivement détachés de son noyau, qui a subi ainsi une réduction de moitié dans le nombre de ses chromosomes. Ce qui reste du noyau porte, dans l'ovule devenu œuf, le nom de **pronucléus femelle**, et près de lui est apparu un centrosome (ovocentre). D'autre part, dans le spermatozoïde qui vient féconder l'œuf, la tête a la valeur d'un noyau, le col représente le centrosome. Quand le spermatozoïde a pénétré l'œuf, le col se détache et prend l'aspect d'un centrosome ordinaire (spermocentre), la tête grossit pour devenir le pronucléus mâle, dont le filament chromatique se segmente en un nombre de bâtonnets ou chromosomes exactement égal à celui des chromosomes de l'œuf.

Le pronucléus mâle et le pronucléus femelle, unis comme par une attraction réciproque, se conjuguent, sans se confondre, en un noyau unique, noyau de l'œuf, noyau embryonnaire, dans lequel les chromosomes mâles sont mêlés, mais non confondus, avec les chromosomes femelles. Chacun des deux centrosomes (ovocentre et spermocentre), qui sont placés aux pôles du noyau, se divise en deux moitiés (demi-ovocentre, demi-spermocentre) dont chacune, décrivant en sens inverse un quart de tour, va à la rencontre du demi-centre de l'autre sexe et s'unit avec lui; par suite les deux centrosomes nouveaux (astrocentres) qui résultent de ce chassé-croisé ou quadrille des centres (Fol) [1] se composent chacun d'une moitié mâle et d'une moitié femelle. Ainsi, comme dit Ch. Debierre, doit la

(1) H. Fol. Recherches sur la fécondation Genève, 1879

description nous a servi de guide pour résumer ces phénomènes si difficiles à faire comprendre (¹), « le phénomène fondamental de la fécondation
consiste en l'union de deux noyaux et deux demi-centrosomes, les uns
mâles, les autres femelles, deux à deux, en un noyau et deux centrosomes
hermaphrodites. L'œuf, en expulsant son deuxième globule polaire, rejette
la moitié de ses chromosomes, il n'est plus un noyau parfait et se met
dans l'impossibilité de continuer son évolution ; la fécondation vient rétablir l'harmonie.

S'il n'avait pas expulsé ce deuxième globule, il aurait pu continuer son
évolution sans avoir besoin du spermatozoïde ; c'est ce qui se passe dans
le cas de la parthénogenèse.

Le spermatozoïde est, lui aussi, une cellule incomplète, car la cellule
mère ou spermatogonie, dont il est issu, a donné naissance à quatre sper-
matocytes dont chacun deviendra un spermatozoïde ; mais les deux parti-
titions successives se sont produites comme dans l'ovule, sans que le
noyau ait pu revenir au repos, de telle sorte que les spermatozoïdes contiennent constamment un nombre de chromosomes moitié moindre que
les spermatogonies.

En somme, l'élément mâle et l'élément femelle ayant perdu au moment
de leurs premières divisions chacun la moitié de leurs chromosomes et
n'étant plus dès lors que des demi-cellules, incapables de continuer à se
développer, la fécondation a pour but de réunir ces deux corps en une
seule cellule complète et apte au développement.

À partir du moment où les pronucléi mâle et femelle se sont conjugués,
le noyau de la cellule fécondée se comporte comme une cellule ordinaire
en voie de division : formation de la plaque équatoriale, dédoublement
des chromosomes en deux groupes qui se rendent en sens inverse vers les
pôles du fuseau achromatique, et dont chacun comprend un nombre égal
de demi-anses mâles et de demi-anses femelles, futurs chromosomes des
noyaux des deux premières cellules embryonnaires. « Il en résulte que ces
deux cellules ou blastomères, mères de toutes les autres, renferment dans
leurs noyaux une quantité rigoureusement égale de chromatine paternelle
et maternelle. La transmission à la première cellule de l'embryon, et
par parties rigoureusement égales, des chromosomes et des centrosomes
de l'ovule et du spermatozoïde, et le partage non moins rigoureux des
parties transmises à chaque division nouvelle, transmettent, à travers la
série des divisions cellulaires d'où dérive l'organisme tout entier, les
substances du père et de la mère, et nous rendent absolument compte du
phénomène matériel de l'hérédité. »

Suivant certains embryologistes (Sedgwick, Minot, Balfour, Sabatier),
toutes les cellules des êtres vivants sont hermaphrodites ; les cellules
reproductrices n'acquerraient la polarité mâle ou femelle qu'en éliminant
une partie de leur substance : dans l'œuf, la polarité femelle est saturée

(¹) DEDIERRE, Pourquoi dans la nature y a-t-il des mâles et des femelles ? *Semaine médicale*,
1894, p. 454.

par la quantité précisément nécessaire de substance mâle; il ne peut être fécondé qu'après s'être débarrassé de cette substance mâle; c'est à cette expulsion que correspond l'émission des globules polaires (Van Beneden). Debierre réfute cette théorie en faisant remarquer que « l'œuf ne rejette point ses *biophores* mâles, puisque la mère peut transmettre à ses enfants les caractères de son père à elle et de ses ascendants mâles en général ».

Les modes de reproduction sont équivalents au point de vue de l'hérédité. Au début de la vie des espèces, c'est-à-dire dans les espèces les plus simples, le mode de reproduction est *asexuel* ou agame : par coupure de l'individu (*scissiparité*); par bourgeonnement (*gemmiparité*); par fragmentation du reproducteur en un certain nombre de spores (*sporulation*); par formation à l'intérieur du corps du générateur d'amas cellulaires (gemmules) qui, rejetés au dehors, constitueront de nouveaux êtres (*gemmulation*).

Dans les espèces plus élevées, le mode de reproduction est sexuel et résulte de la conjugaison d'une cellule mâle et d'une cellule femelle; exceptionnellement l'ovule peut se convertir en embryon sans l'intervention du spermatozoïde (*parthénogenèse*) et l'œuf parthénogénétique peut se passer d'être fécondé, parce que, n'expulsant qu'un globule polaire, son noyau reste un élément complet et qui renferme le même nombre de chromosomes qu'avant cette expulsion; la non-expulsion du deuxième globule polaire équivaut à une auto-fécondation.

La reproduction des protozoaires peut se faire par *autogenèse*, un individu donnant à lui seul naissance à un certain nombre de descendants. Mais, les produits devenant de plus en plus chétifs, la génération ne peut continuer que si de temps en temps deux individus s'accolent temporairement pour se rajeunir en échangeant une partie de leurs noyaux. Cette conjugaison des protozoaires amène un double effet : elle détermine le rajeunissement du corps conjugué et lui fournit l'aptitude à se multiplier, que n'avait point chacun des éléments primitifs; par l'union des protoplasmes, elle lui fournit une quantité suffisante de matière organisée pour permettre cette multiplication. La fécondation est un processus identique comme signification; mais ici l'ovule seul contient la matière organisée qui va servir à édifier le germe, le spermatozoïde ne jouant que le rôle de corps rajeunissant.

Chez les protozoaires les générations agames ou parthénogénétiques alternent avec les générations sexuées; l'union de deux cellules provenant d'individus différents est destinée à rajeunir les éléments affaiblis et usés de l'organisme, à fournir l'impulsion nouvelle qui conserve la jeunesse et la vie à l'espèce.

Le dimorphisme sexuel avec réduction caryogamique représente le mode de reproduction des espèces les plus élevées; mais il ne diffère pas essentiellement des modes de reproduction les plus élémentaires. « Les premières formes vivantes qui ont apparu sur le globe ne connaissaient ni la vieillesse ni la caducité; elles avaient le pouvoir de se régénérer à l'infini par division de leur corps, » comme le font encore les formes les plus simples qui vivent de nos jours. « Le perfectionnement de l'organisation, engendré par la division du travail physiologique, qui pousse sans cesse à la différenciation anatomique, amena la nécessité du rajeunissement. Ce rajeunissement ne s'effectuait d'abord qu'à de longs intervalles, la vitalité de l'individu ne s'affaiblissant qu'après une longue succession de générations agames. Au fur et à mesure que l'organisation se complète, il intervient plus fréquemment et les générations agames alternent avec les générations sexuelles. Enfin celles-ci deviennent indispensables. Mais on peut admettre, avec O. Hertwig(1), comme opinion démontrée que les cellules-œufs et les cellules spermatiques se sont formées par différenciation, suivant des directions opposées, de cellules reproductrices primitivement équivalentes et impossibles à distinguer les unes des autres. »

Quand la cellule-œuf a été fécondée par la cellule spermatique, elle transmet, en se segmentant, à tous les éléments qui proviennent d'elle, le « capital héréditaire », composé de « l'adaptation ancestrale accrue de l'adaptation individuelle récente ». La complexité de la masse héréditaire, des aptitudes héréditaires, vient non seulement des additions successives que reçoivent à chaque génération les plasmas germinatifs, mais aussi des soustractions qu'ils subissent lors de la réduction caryogamique, quand chacune des cellules génératrices expulse une partie de ses chromosomes C'est pour cela que chaque individu « commence son évolution biologique avec un capital vital différent » (Herbert Spencer).

Les caractères de l'espèce (spécifiques) sont transmis sans altération par l'intermédiaire des plasmas ancestraux à travers des générations indéfinies. Ces êtres sortent les uns des autres comme s'ils avaient été formés dans le même moule et emboîtés les uns dans les autres : c'est le côté conservateur de l'hérédité.

Mais chaque individu lègue ou peut léguer à ses descendants des aptitudes, qualités secondaires qu'il a acquises pendant sa vie. Tantôt ces qualités particulières disparaissent après quelques générations, probablement parce que les particules matérielles qui en sont le substratum sont éliminées lors de la production caryogamique. Tantôt elles persistent et sont fixées par la sélection au même titre que les caractères spécifiques. C'est ainsi que s'accomplit la variation des espèces, dont la fécondation est l'agent le plus actif, puisqu'elle accroît les différences individuelles, en imposant au rejeton les qualités nouvelles et distinctes de ses deux parents.

La transmission héréditaire des propriétés individuelles, des caractères acquis, a été niée par plusieurs auteurs, qui n'ont voulu voir dans ces caractères prétendus nouveaux que la réapparition de caractères ancestraux, demeurés à l'état virtuel ou latent pendant quelques générations. On ne peut nier cependant la transmission de maladies acquises (tuberculose, syphilis), de caractères anatomiques acquis (sexdigitisme, bec-de-lièvre).

---

(1) O. HERTWIG, La cellule et les tissus. Traduit de l'allemand par Ch. Julin. Paris, 1894.

On s'est demandé par quel procédé la force d'hérédité est transmise intacte du générateur à l'engendré.

A. Weismann (¹) considère le corps comme composé de deux parties indépendantes, l'une somatique, chargée des fonctions de nutrition et de relation, l'autre génératrice, qui assure la reproduction par le noyau des éléments sexuels. Ceux-ci transmettent directement, par continuité du plasma germinatif, leurs propriétés personnelles aux éléments sexuels de l'organisme engendré. « L'oospore fécondée au moment de la segmentation donnerait directement naissance à quelques blastomères, mis à part dès ce moment et séparés des blastomères qui donneront la partie somatique du corps, le protoplasme germinatif; ces blastomères sont choisis pour produire les ébauches de la glande sexuelle et contiennent le plasma germinatif qui se transmet directement de la partie génératrice du générateur à celle de ses descendants » (Debierre).

Debierre trouve inutile l'hypothèse de Weismann pour l'explication des caractères acquis. Il admet que « chaque adaptation individuelle, chaque différenciation organique comporte avec soi une capacité héréditaire, qui va se localiser dans les cellules génératrices par l'effet de la division du travail physiologique, et qui lui permet d'être reportée aux descendants de l'être qui présente cette adaptation et cette différenciation anatomique » (L. Roule) (²).

« Le principe général de la dépendance des parties dans l'organisme, en vertu duquel une partie ne peut varier sans entraîner des modifications corrélatives dans les autres parties, permet de comprendre que les éléments sexuels eux-mêmes, puissent être impressionnés et modifiés dans une certaine direction, par une cause quelconque agissant sur l'organisme.

« Il faut admettre que le moment et le sens de la segmentation soient déterminés dans chaque cellule par des conditions intérieures qui sont héritées de la cellule mère au stade précédent. En remontant de proche en proche jusqu'à la première cellule, on arrive à la conclusion que l'œuf, de par sa structure et sa composition chimique, contient toutes les causes déterminantes qui donneront à chaque cellule son caractère propre, et à chaque organe sa structure et ses relations. »

La capacité héréditaire des nouvelles aptitudes acquises s'ajoute dans les cellules sexuelles à la capacité héréditaire de l'adaptation ancestrale, reçue directement du générateur avec la parcelle de matière que celui-ci cède à l'engendré, et qui représente elle-même l'accumulation de toutes les adaptations individuelles dans le cours des âges. — Tout en ressemblant à nos parents, nous conservons quelque chose des formes ancestrales plus humbles et moins parfaites dont nous sommes sortis; l'embryogénie ou morphogenèse individuelle est un résumé de la généalogie ou morphogenèse ancestrale, modifiée par l'adaptation.

(¹) WEISMANN, Essais sur l'hérédité et la sélection naturelle. Traduit par H. de Varigny. Paris, 1892.
(²) ROULE, Embryogénie générale. Paris, 1893.

« L'évolution des cellules d'un organisme donné s'accomplit sous des lois en quelque sorte fatales, et le groupement des cellules s'effectue suivant des règles immuables pour reproduire l'architecture ancestrale, en vertu de l'hérédité *conservatrice*. Mais pendant le cours de son existence l'organisme pourra acquérir des caractères secondaires qui, ou bien auront disparu au bout de quelques générations, ou bien seront maintenus par sélection et fixés par la même force héréditaire, qui sera dès lors *évolutive*. »

La cellule femelle et la cellule mâle renferment des quantités équivalentes de substance nucléaire; les deux substances nucléaires qui s'unissent au moment de la fécondation, ne diffèrent l'une de l'autre que parce qu'elles proviennent de deux individus différents.

Les observations de Léon Guignard sur les végétaux ([1]) ont montré la fixité du nombre des segments chromatiques qu'on aperçoit pendant la division dans les noyaux des cellules sexuelles. Le savant botaniste a établi que ce nombre est toujours le même dans le noyau mâle et dans le noyau femelle, et, en outre, que les deux noyaux qu'on appelle mâle et femelle possèdent *chacun* des éléments et, par suite, des *propriétés héréditaires mâles et femelles*. Ainsi s'explique que l'enfant hérite de propriétés mâles transmises par sa mère et de propriétés femelles léguées par son père.

La fécondation n'est pas seulement le résultat de la fusion des noyaux. M. Guignard a fait voir aussi que le protoplasma des cellules sexuelles joue un rôle par l'accouplement des sphères directrices, qui sont de nature protoplasmique. Ainsi les éléments chromatiques dans le noyau, les sphères directrices dans le protoplasma, représentent le substratum des propriétés héréditaires. En raison du rôle qu'elles jouent dans la dynamique de la cellule, les sphères directrices peuvent être considérées comme les éléments chargés de transmettre la forme des générateurs.

Formé par un apport égal de segments chromatiques mâles et femelles, le noyau de l'œuf fécondé lègue à chacun de ses descendants une égale quantité de substance dérivée de ses générateurs; car, dans chaque segment, grâce au dédoublement longitudinal dont il est le siège à chaque division nucléaire, les particules transmises du père et de la mère se partagent d'une façon égale et avec une rigueur mathématique.

« La fécondation a essentiellement pour but de rompre un équilibre de forces moléculaires, de façon à créer quelque chose de nouveau qui tient le milieu entre les deux états anciens. Voilà pourquoi, tout en étant issus d'une parcelle de notre mère et d'une parcelle de notre père, nous sommes une personne nouvelle. Toute cellule de l'organisme reçoit de l'œuf fécondé toutes les tendances héréditaires qu'elle contient, puisqu'elle renferme une parcelle de nucléine du noyau embryonnaire, mais elle doit sa nature spéciale à ce que, selon les circonstances, telles ou

([1]) GUIGNARD, *Comptes rendus de l'Académie des Sciences*, 17 et 31 mars 1890; 11 mai et 8 juin 1891. — *Annales des sciences naturelles* (botanique), 1891.

telles tendances entrent en activité tandis que telles ou telles autres tendances restent à l'état latent. Les microsomes sont l'expression objective des plasmas ancestraux de Weismann, de ce que les éleveurs appellent le sang. Ils peuvent être considérés comme des biophores qui portent en eux les tendances héréditaires ou ordinations mécaniques des éléments du noyau. Ces biophores entrent en lutte les uns avec les autres; les plus forts triomphent. De telle sorte qu'un animal pourra avoir en puissance des caractères qui ne seront nullement exprimés en lui et que cependant il pourra transmettre à ses descendants. La mitose réductrice permet de comprendre que le fils par exemple ressemble à son grand-père et pas à son père. Les déterminants latents du sexe sont inclus dans les microsomes. Du triomphe des uns sur les autres résultera ultérieurement le sexe » (Debierre).

DES THÉORIES DE L'HÉRÉDITÉ

L'obscurité des questions que soulève le problème de l'hérédité en biologie, a stimulé de tout temps l'imagination des naturalistes, des philosophes et des médecins, qui ont lutté d'ingéniosité pour relier les faits observés par une théorie générale. Quelques-unes d'entre elles méritent d'être rappelées.

Je ne cite que pour mémoire la théorie de Bonnet sur l'*emboîtement des germes*, qui regardait les embryons successifs comme résultant du simple développement de germes préexistants emboîtés les uns dans les autres.

Dans notre siècle, Herbert Spencer a déclaré que la recherche des causes de l'hérédité appartient à la catégorie des problèmes qui n'admettent qu'une solution hypothétique et il a proposé la sienne sous le nom de *polarigenèse* ou théorie des *unités physiologiques* : « Les cellules spermatiques et les cellules germinatives ne sont au fond que des véhicules, portant de petits groupes d'unités physiologiques dans un état convenable pour obéir à leur penchant vers l'arrangement de structure de leur espèce propre, et nous devons conclure que la ressemblance d'un organisme à l'un ou l'autre de ses parents est le résultat des tendances spéciales des unités physiologiques dérivées de ce parent » (1).

Théorie de Darwin ou de la pangenèse. — Pour rattacher entre eux par un lien intelligible les principaux faits connus, l'auteur anglais suppose que toutes les cellules ou unités du corps, avant de se convertir en tissus du corps par leur division spontanée ou prolifération, « émettent de petits grains ou atomes qui circulent librement dans tout le système et, lorsqu'ils reçoivent une nutrition suffisante, se multiplient par division et se développent ultérieurement en cellules semblables à celles dont ils

(1) H. SPENCER, Principes de biologie. Trad. Cazelles, 2e vol, 3e éd. Paris, 1888

dérivent ». Il appelle ces grains des *gemmules* cellulaires. Il suppose « qu'elles soit transmises par les parents à leurs descendants, se développent généralement dans la génération qui suit immédiatement, mais peuvent souvent se transmettre pendant plusieurs générations à un état dormant et se développer plus tard ». Ce développement dépendrait de leur union avec d'autres gemmules, partiellement développées, qui les précédent dans le cours régulier de la croissance. Les gemmules seraient émises par chaque cellule, non seulement pendant l'âge adulte, mais aussi pendant tous les états de développement. Dans leur état dormant, les gemmules auraient les unes pour les autres une affinité mutuelle, d'où résulterait leur agrégation en bourgeons ou en éléments sexuels. « Donc, à strictement parler, ce ne soit pas les éléments reproducteurs, ni les bourgeons, qui engendrent les nouveaux organismes, mais les cellules ou unités mêmes du corps entier. » Telle est l'hypothèse que Darwin a désignée sous le nom de pangenèse et qu'il avait déclarée lui-même provisoire ([1]).

La théorie de Darwin reproduit sous un non différent celle que Buffon avait émise plus d'un siècle auparavant. Le naturaliste français suppose que les molécules organiques existent dans la nourriture consommée par tout être vivant et que ces molécules soit par leur nature analogues aux divers organes par lesquels elles sont absorbées. Lorsque les organes se soit ainsi complètement développés, les molécules, n'étant plus nécessaires, se rassemblent et forment des bourgeons ou les éléments sexuels. Les molécules organiques de Buffon soit en somme les gemmules de Darwin.

La théorie de Darwin a été modifiée par Galton, qui a émis l'hypothèse des *stirpes*, désignant sous ce non la somme des gemmules qui se trouvent dans l'œuf récemment fécondé ([2]).

Théorie de Haeckel, des plastidules, ou de la périgenèse.

— Haeckel ne considère pas la cellule comme un élément irréductible. Au-dessous d'elle est le *cytode*, masse albuminoïde sans enveloppe et sans noyau; cellules et cytodes forment les *unités vitales* et soit constitués par le *plasson*, substance vivante primordiale, noins avancée en organisation, noins différenciée morphologiquement que le protoplasma. Enfin le plasson se résout en molécules de plus en plus petites, dont le dernier terme est la *plastidule*, molécule de matière organisée vivante, distincte de la molécule inorganique non seulement par sa composition chimique, le groupement de ses atomes, mais par une sensation, une volonté, une âme, un mouvement qui lui est propre et lui permet de s'approcher ou de s'éloigner de ses voisines. C'est le mouvement ondulatoire et ramifié propre aux plastidules et cause efficiente du phénomène biogénétique que Haeckel appelle périgenèse. Parmi les propriétés des plastidules,

([1]) Darwin, De la variation des animaux et des plantes. Trad. Barbier, 2e vol. Paris, 1879.
([2]) Galton, Hereditary genius, 1869.

ajoute Haeckel, la plus importante est la capacité de reproduction ou la mémoire. L'hérédité est la mémoire des plastidules; la variabilité est la réceptivité des plastidules. La première produit la stabilité; la seconde, la variété des formes organisées. Dans les formes très simples et très constantes, les plastidules n'ont rien appris ni rien oublié. Dans les formes organiques très développées, les plastidules ont beaucoup appris et beaucoup oublié ([1]).

Déjerine résume en ces termes la théorie de Haeckel : « Cette hypothèse est basée à la fois sur la théorie moniste et mécanique. Chaque plastidule possède les propriétés de la matière, le sentiment de conscience et un mouvement ondulatoire rythmique, et, par l'acte créateur, une certaine quantité de protoplasma ou de la matière albuminoïde des parents est transmise à l'enfant et, avec ce protoplasma, un mode individuel spécial de mouvement moléculaire. Ce sont ces mouvements moléculaires qui suscitent les phénomènes vitaux et en sont la vraie cause. Il y a ainsi un mouvement plastidulaire primitif qui est transmis par la cellule mère et conservé. L'action des circonstances extérieures, d'où résultent l'adaptation et la variabilité, produit une modification de ce mouvement moléculaire.

« L'hérédité est donc, d'après cette théorie, la mémoire des plastidules ou la transmission du mouvement des plastidules (la mémoire n'étant qu'une forme de vibration), transmission s'opérant en vertu du grand principe de la transformation des forces. L'adaptation au milieu, les modifications subies par l'organisme, dans telles ou telles circonstances, ne seraient au contraire que la résultante de certains mouvements acquis par les mêmes plastidules. »

Théorie de Weismann ou de la continuité du plasma germinatif.
— D'après cet auteur ([2]), l'hérédité s'effectue par une substance à structure extrêmement fine et complexe, possédant des propriétés chimiques et moléculaires déterminées, le plasma germinatif (*Keimplasma*), qui se transmet sans se modifier de génération en génération. Lorsqu'un nouvel organisme se développe, une partie de ce plasma demeure en réserve pour former ses cellules germinatives. Celles-ci sont donc en continuité directe non interrompue dans les générations successives; elles doivent fournir des produits identiques. Le plasma germinatif est nécessairement contenu dans les noyaux des cellules germinatives, puisque, d'après les recherches de Hertwig, Fol, Pfluger, Van Beneden ([3]), Strassburger ([4]), les noyaux prennent seuls part à la fécondation. L'ovule fécondé renferme donc le plasma germinatif des deux parents et de leurs ancêtres; celui de

([1]) E. Haeckel, Essais de psychologie cellulaire Trad. franç

([2]) Weismann, Die Continuität des Keimplasmas als Grundlage einer Theorie der Vererbung 1885

([3]) V. Beneden, Recherches sur la maturation de l'œuf. *Bull. de l'Acad royale de Belgique*, 1875.

([4]) Ed Strassburger, Neue Untersuchungen über den Befruchtungsvorgang bei den Phanerogamen als Grundlage für eine Theorie der Zeugung. Iena, 1884

chaque ascendant s'y trouve en quantité d'autant plus faible qu'il appartient à une génération plus éloignée. Si, en effet, le plasma du père ou de la mère entre pour moitié dans la constitution du noyau de l'ovule fécondé, celui du grand-père n'en constitue que le quart, et celui de la dixième génération en arrière 1/1024°. Ce dernier peut néanmoins réapparaître lors du développement du nouvel être. C'est ce qui se produit dans le cas d'atavisme; on s'explique ainsi nombre de malformations, telles que la polydactylie, la polymastie, l'utérus bicorne, certaines microcéphalies. On peut objecter à la théorie de Weismann, qu'en remontant à un nombre relativement peu considérable de générations ascendantes la part qui reviendrait à l'influence ancestrale dans l'élaboration du produit de conception se réduirait à une proportion tellement faible qu'elle pourrait être considérée comme infinitésimale.

La théorie de Weismann l'a d'ailleurs conduit à nier, contre toute évidence, l'hérédité des caractères acquis. « Les caractères acquis, dit-il, ne sont autre chose que des variations locales et générales, produites par des influences extérieures déterminées. » Weismann explique exclusivement par l'*adaptation* au milieu la transformation des espèces et, quant aux différences individuelles héréditaires, il en place la source dans la reproduction sexuelle ou amphigone, dans la fusion de deux cellules germatives de sexes opposés, fusion qui accentue de plus en plus les caractères individuels par des combinaisons toujours nouvelles.

Pour M. Hallopeau « l'action de l'hérédité est complexe : les générations nouvelles subissent une sorte d'attraction vers le type de l'espèce qui leur permet de lutter contre les dégénérescences accidentelles, et d'assurer la durée de la race, mais en même temps ces dégénérescences accidentelles et les vices d'évolution qu'elles engendrent ont tendance à se reproduire dans la descendance et à devenir eux-mêmes un caractère de famille ou de race; il y a donc antagonisme entre ces deux forces; on peut les voir prédominer alternativement dans la série des générations, de telle sorte qu'une prédisposition restée latente chez un individu réapparaît chez ses enfants (atavisme, réversion ancestrale); les exemples de cette hérédité alternante ne sont pas rares; outre les malformations, on peut voir des prédispositions morbides, telles que l'arthritisme et la scrofule, sauter une ou plusieurs générations » (¹).

Théories de J. Orchansky (²). — Suivant M. Orchansky, professeur agrégé à Charkow, le problème de l'hérédité est composé de trois questions fondamentales : une théorie de la fécondation, une théorie de l'évolution individuelle et une théorie du rapport entre les parents et leurs descendants. On restreint souvent le domaine de l'hérédité à cette dernière question; pourtant la synthèse des trois peut seule permettre une théorie complète de l'hérédité.

(¹) HALLOPEAU, Traité de pathologie générale, 3° éd. Paris, 1890.
(²) ORCHANSKY, Étude sur l'hérédité normale et morbide. Saint-Pétersbourg, 1894.

Théorie de la fécondation. — Grâce aux recherches de Roux, Hertwig, Waldeyer, Weismann, Kovalewsky, Friedländer et autres, on a pénétré assez avant dans l'étude des phénomènes morphologiques de la fécondation. Son mécanisme intérieur ou dynamique reste cependant tout à fait obscur.

Quelle qu'en soit la nature, l'ovule et le spermatozoïde, dont la fusion constitue la fécondation, manifestent chacun un certain degré d'énergie spécifique, qu'on pourrait comparer en quelque sorte à l'affinité élective propre aux agents chimiques.

Ces deux cellules embryoplastiques peuvent être, comme unités biologiques, équivalentes ou inégales. Il paraît impossible qu'elles soient exactement équivalentes.

Dans le cas où l'inégalité est trop accentuée, la fécondation devient impossible; et d'autre part, dans le cas, très rare, où le degré de l'inégalité est trop peu sensible, par exemple, chez les membres d'une même famille, la fécondation devient aussi impossible.

De ces prémisses découlent logiquement les deux conséquences suivantes. La première, c'est que le produit de la fusion de deux cellules d'énergie inégale doit toujours présenter un caractère non équilibré, avec une faible prédominance de l'une ou de l'autre des cellules; ainsi s'explique l'existence des deux types sexuels; autrement, l'hermaphrodisme devrait s'observer comme phénomène normal et non à titre d'exception.

La seconde conséquence est que la fusion ne peut être parfaite pour toute la matière des deux cellules. Le produit de la fusion est composé de deux parties, l'une où les éléments de ces cellules sont parfaitement neutralisés les uns par les autres, une autre où la neutralisation n'est pas complète. Mais, comme la fusion ou la neutralisation complète est une condition *sine qua non* de l'évolution, la seconde partie ne peut posséder assez d'énergie pour l'évolution individuelle, elle doit demeurer dans un état latent d'énergie plastique. Cette partie étant d'ailleurs le résultat de la prédominance d'une des cellules embryoplastiques, elle doit correspondre par son caractère à celui de la cellule prédominante.

Si l'on accepte que cette substance cellulaire non neutralisée est le germe des cellules sexuelles de l'individu, on peut expliquer que la constitution coïncide avec le type du sexe, fait mis en lumière par les recherches de l'auteur.

On pourrait généraliser cette hypothèse en admettant que la fusion en général n'est pas parfaite et que le degré de la neutralisation présente une échelle pour les différentes cellules du blastoderme et que l'énergie plastique est aussi différente dans les diverses cellules. Cette énergie doit être au maximum dans le groupe des cellules les mieux neutralisées, où l'influence stimulante du spermatozoïde atteint sa plus grande intensité. D'après cela, on peut s'attendre que les tissus du système nerveux, qui se rapprochent le plus par leur nature de celle du spermatozoïde, manifestent une énergie précoce et fort considérable dans leur développement, ce qu'on trouve en effet.

L'hypothèse, d'après laquelle les organes sexuels ont leur origine dans la partie la moins neutralisée ou la moins féconde du protoplasma germinatif, est comme un développement logique de la théorie de M. Weismann.

L'évolution individuelle. — L'évolution individuelle chez l'homme se caractérise par une marche lente, par une courbe décroissante de l'énergie plastique et par un accroissement progressif de l'individualité. En outre, le type sexuel devient avec l'âge de plus en plus prononcé, et la fin de l'évolution est marquée par un développement extrême du caractère et des traits sexuels.

Au moment de la fécondation, l'embryon est hermaphrodite; on accepte que l'époque de l'hermaphrodisme se termine par le développement des organes sexuels. Mais, comme toute la constitution des enfants présente un caractère différent selon le sexe, l'idée de l'hermaphrodisme peut être étendue à la constitution entière. En ce sens, chaque individu est hermaphrodite non seulement dans ses organes sexuels, mais dans toute sa constitution, de sorte qu'en somme l'évolution se caractérise par un développement progressif de l'individualité. D'autre part, en vertu de l'hermaphrodisme de toute sa constitution, chaque individu est toujours un composé de deux facteurs, dont l'un présente le type actuel, l'autre le type latent ou virtuel.

La lutte entre les deux types dure pendant toute la vie. Plusieurs phénomènes, quoique peu étudiés, confirment cette hypothèse; les changements qui ont lieu dans le type de la constitution pendant l'époque climatérique, les changements qu'on observe souvent dans le type des enfants aux différents âges, enfin les phénomènes de l'atavisme, tout parle en faveur de l'hypothèse dualistique.

Quel peut être le rapport des cellules sexuelles ou, pour mieux dire, des organes sexuels avec l'organisme entier? — On sait que toutes les parties de l'organisme se trouvent entre elles dans un rapport statique constant; ce rapport se maintient aussi dans leur évolution. On peut le désigner par le terme de *consensus statique et dynamique.*

Le rapport actif entre les organes sexuels et l'organisme des parents se manifeste sous plusieurs formes, surtout chez les femmes. Rien n'est mieux prouvé que l'influence du système nerveux sur les fonctions sexuelles; une dépression dans l'état mental, une aliénation mélancolique, dépriment l'activité de ces fonctions. L'aliénation dégénérative fort prononcée est souvent connexe à la stérilité.

D'autre part, l'activité ou l'atonie des fonctions sexuelles chez la femme exercent une influence sensible sur le système nerveux; ainsi l'existence d'un réflexe réciproque des organes sexuels sur le système nerveux, et inversement, est un fait incontestable.

Enfin, une dernière preuve est l'influence de la castration sur l'arrêt du développement physique dans les caractères dits sexuels secondaires, tels que les seins, le larynx, la barbe, etc., etc.

En résumé, on peut dire que le consensus a un caractère synthétique et évolutif et qu'il sert surtout à la stabilité du type; chaque modification individuelle qui se développe dans l'organisme sous l'influence de la nutrition, du fonctionnement ou d'autres causes, a d'autant moins de chances d'être transmise aux cellules sexuelles; plus les modifications s'éloignent du type normal de la constitution et plus elles sont tardives et d'un caractère partiel; par suite de ce consensus, l'organisme est l'aire de deux séries des phénomènes, l'une répond à l'évolution réelle de l'embryon de l'enfant, l'autre à l'évolution latente correspondante dans les cellules sexuelles.

Théorie de l'hérédité. — La théorie de l'hérédité, pour Orchansky, se réduit ainsi aux points suivants :

1° L'hérédité est en même temps une fonction directe des cellules sexuelles et une fonction indirecte de l'organisme entier : au premier point de vue, elle est la base de la stabilité du type; au second, elle explique l'individualité ou la variabilité. L'hérédité a un caractère évolutif et synthétique :

2° L'hérédité directe est plus puissante que l'indirecte;

3° Le caractère de l'hérédité est différent pour les deux classes de cellules sexuelles et correspond à la nature de leur constitution;

4° L'énergie avec laquelle l'hérédité indirecte tend à se transmettre est d'autant plus puissante que la modification individuelle est moins considérable, présente un caractère général et se développe à une époque plus précoce.

Au contraire, plus une modification qui se produit dans l'organisme du parent, est considérable, plus elle présente de déviations sensibles du type noyen et se développe à un âge avancé, plus les chances pour que cette modification se transmette aux enfants diminuent;

5° Les modifications provoquées dans un organe quelconque à l'état adulte et surtout les variations pathologiques occasionnelles ne peuvent pas être transmises aux descendants.

La variabilité est une propriété fondamentale de la matière vivante et elle caractérise surtout les cellules mâles, le spermatozoïde. L'hérédité individuelle pour un organe quelconque est déterminée par le degré de variabilité que celui-ci possède.

Donc on peut accepter que l'énergie de la fonction d'un organe quelconque exerce aussi une influence sur la manifestation de l'hérédité dans cet organe.

Ainsi on peut prévoir que les parties les plus étroitement liées aux fonctions psychiques, les organes des sens, la face en général, le bras et surtout le poignet, doivent présenter une individualité et une hérédité considérable. C'est ce que la statistique paraît avoir démontré à Orchansky, dont les recherches s'appuient sur l'examen d'un très grand nombre de familles russes, allemandes et israélites.

Théorie de M. Ch. Bouchard. — Au début des leçons qu'il fait cette année à la Faculté, sur la nutrition dans les maladies, mon maître a consacré un important développement à quelques-unes des questions que soulève l'hérédité. En voici un résumé, malheureusement imparfait.

Le secret de l'hérédité est dans la généalogie ininterrompue des différentes parties de la cellule : sphères directrices, filament nucléaire, protoplasma, depuis le spermatozoïde et l'ovule du premier être mâle et de la première femelle de l'espèce jusqu'à l'être actuel. Chacune de ces parties a son rôle déterminé. Ce sont les sphères directrices qui ont l'initiative de la multiplication, puisqu'elles précèdent les noyaux dans leur marche convergente et vont l'une au-devant de l'autre.

Le filament nucléaire chromatique représente la matière du mâle et de la femelle. Après son dédoublement par fissuration suivant toute sa longueur en deux moitiés dont chacune comprend le même nombre de granulations chromatiques disposées de la même façon, il se reconstitue dans l'ovule fécondé, de manière que chacune des granulations s'y retrouve, chacune d'elles étant la moitié d'une unité, et non la moitié d'une chose complexe. Les granulations de la moitié du filament mâle et de la moitié du filament femelle se ressoudent en vertu de la loi de Geoffroy Saint-Hilaire qu'on appelle l'affinité des parties similaires ou de soi pour soi.

En réalité, malgré la division du filament qui s'opère à chaque fécondation, il n'y a pas formation d'êtres successifs, il n'y a jamais qu'un seul filament mâle et femelle, complet avec toutes ses activités, condensant tout ce qui est dans l'espèce, dans la race et dans l'individu générateur. La série des individus qui constitue toute une espèce doit être envisagée comme une arborescence. On est amené à considérer que le filament nucléaire a pour rôle de faire la forme et de régler l'activité des parties; l'activité, c'est ce qui fait la différenciation des cellules et des organes; la fonction, c'est ce qui prime tout dans les choses biologiques, c'est elle qui fait l'organe, c'est l'âme des choses, la Psyché d'Aristote.

Forme et fonction semblent appartenir aux granulations du filament nucléaire chromatique. Aux sphères directrices appartient la multiplication, la génération.

Les sphères directrices, le filament chromatique sont noyés dans le protoplasma, auquel appartient la nutrition, qui a la propriété d'attirer la matière, de l'élaborer pour faire vivre le filament nucléaire et les sphères directrices, plus haut placés que lui dans la hiérarchie physiologique. Le protoplasma a pour origine une portion du protoplasma qui entourait le noyau de la cellule génératrice. Il se renouvelle sans cesse comme le couteau légendaire dont on change tour à tour le manche et la lame; on a pu calculer qu'il suffit peut-être de trois cents jours pour le renouvellement complet du protoplasma d'une cellule. Mais, si la matière du protoplasma se renouvelle, ce qui est stable, c'est sa formule chimique, qui est définitive et héréditaire. Ce qui se transmet, c'est le type nutritif. Ainsi la vie est alimentée par le protoplasma, la multiplication est commandée par les sphères directrices, la différenciation de la cellule et des diverses parties de l'individu est dévolue aux granulations chromatiques du filament nucléaire.

Si l'être engendré n'est pas quelconque, mais semblable à son générateur, c'est grâce à ces granulations. Puisque chaque granulation représente une partie future du corps, on doit conclure que si, par la pensée, on ajoute ou l'on retranche une granulation ou une moitié de granulation du filament au moment où il se reconstitue, on peut faire des monstres, des variétés, des espèces nouvelles. Là est probablement le secret de l'hérédité normale et peut-être de certaines hérédités morbides.

L'être engendré ne reçoit, en réalité, rien de matériel que de l'espèce; son capital, c'est l'éternel filament chromatique nucléaire, tel qu'il existait dans le premier être, et que chaque nouvel être restituera dans l'état où il l'a reçu.

> Inque brevi spatio mutantur sæcla animantum,
> Et, quasi cursores, vitai lampada tradunt(1).

C'est la vie de l'espèce qui se constitue par le filament nucléaire. Chaque granulation prise à part se divise par fissuration et se reconstitue par intussusception, en conservant dans le filament sa position par rapport aux autres et son énergie potentielle. L'individu nouveau ne reçoit de son générateur que ce qu'il avait en dépôt.

Mais comment concilier ce fait avec la transmission des caractères acquis? Aussi cette transmission, sans laquelle pourtant l'hérédité pathologique est inexplicable, a-t-elle soulevé des contestations. Weismann notamment nie avec opiniâtreté l'idée de Lamarck et de Darwin à laquelle se sont rattachés tous les pathologistes. A vrai dire, si l'on admet avec Darwin que chaque partie du corps envoie une particule, une gemmule, dans l'ovule et le spermatozoïde, l'explication de la transmission des caractères acquis n'entraîne pas de difficultés. Mais il est possible aussi, sans faire entrer en jeu cette pure hypothèse et en s'en tenant à la constatation objective du filament chromatique toujours transmis matériellement identique, d'expliquer la reproduction chez l'enfant des caractères particuliers acquis par ses parents. La nutrition ne varie ni en qualité, ni en siège, ni en essence, ni en direction, ni dans ses matières originelles; mais son intensité, sa rapidité peuvent varier. C'est à ce point de vue que sont différentes les unes des autres les cellules jeunes et les vieilles, les cellules des individus ayant vécu dans des conditions diverses, notamment celles qui ont subi l'intoxication, l'imprégnation par les sécrétions de tout l'organisme. Le trouble de la nutrition existe en tous les points de la cellule, mais plus particulièrement dans le filament nucléaire et le protoplasma. On comprend qu'à travers les rénovations succes-

(1) En un court intervalle changent les générations des êtres vivants, et, comme les coureurs, ils se passent de l'un à l'autre le flambeau de la vie. (Lucrèce livre II, vers 77-78)

sives des cellules, le type nutritif de celles qui ont été contemporaines de l'empoisonnement se continue dans celles qui n'ont pas connu le poison. La continuité de la déviation nutritive est vraie aussi bien pour les cellules génératrices, pour les granulations du filament nucléaire, que pour toutes les autres cellules du corps. À côté des caractères immanents de l'espèce inhérents au filament indestructible, l'individu générateur transmet, sous forme de déviation nutritive imprimée aux granulations de ce filament, les qualités acquises par ses propres cellules, y compris leur caractère morbide.

Rien n'est mieux démontré que la formation de races humaines modifiées dans leur taille, leur résistance vitale, leur longévité, leur activité, parce qu'elles habitent sur un sol d'une certaine constitution géologique, c'est-à-dire, leur fournissant des aliments d'une composition spéciale. Cette modification de la race, c'est bien la conséquence de la transmission héréditaire de caractères acquis par la nutrition, d'abord insensibles, puis de plus en plus manifestes sous l'action lente, mais continue du milieu.

Si l'on accepte que chaque granulation chromatique du filament nucléaire, qui doit présider plus tard, à l'heure voulue, à la formation d'un groupe cellulaire à fonction préétablie, représente dans la première cellule embryonnaire la partie similaire du générateur, si d'autre part on admet qu'au moment de la fusion du filament de l'ovule et du filament du spermatozoïde, une granulation chromatique se trouve déplacée ou pervertie, on doit comprendre que l'organisme de cette granulation pourra être absent, incomplet ou vicié. Si le filament tout entier est gâté, vicié, intoxiqué, l'être futur risque d'être vicié et intoxiqué dans toute sa substance.

Nous disons que ce risque est possible, mais non pas qu'il est nécessaire, parce que dans la fécondation il y a deux acteurs. Le générateur vicié n'intervient pas seul; la moitié du filament mâle se colle à la moitié du filament femelle, et l'influence du générateur de l'autre sexe, s'il est sain, peut corriger la tare du filament de son conjoint. Nous ne sommes plus en présence de la transmission héréditaire de caractères acquis. De la lutte entre les deux influences paternelle et maternelle contraires découlent pour l'être futur des caractères qui sont non pas acquis, mais innés.

Nous avons dit que la transmission des caractères acquis, facile à expliquer par l'hypothèse darwinienne des gemmules, peut être aussi expliquée par l'action de substances solubles qui, introduites dans l'organisme ou fabriquées en lui, vont modifier les cellules sexuelles. Si une matière anormale est fabriquée par une partie du corps malade, elle peut aller agir sur d'autres cellules du corps, en particulier sur quelques-unes des granulations du filament nucléaire pour en modifier la nutrition. La physiologie et la pathologie expérimentale nous ont appris qu'il existe dans le corps des sécrétions nombreuses, capables d'agir à distance sur d'autres parties de l'organisme. L'extrait de foie normal injecté dans les veines d'un animal produit la salivation, l'exagération de la sécrétion lacrymale. L'injection d'urine ne produit ni l'une ni l'autre de ces modifications sécrétoires, mais elle excite la diurèse.

Du testicule part quelque chose de chimique qui impressionne tout l'organisme, puisque la suppression des deux testicules rend l'individu émasculé tout différent d'un autre individu qui n'a été privé que d'une seule glande séminale; et il y a dans cette sécrétion interne du testicule quelque chose qui impressionne spécialement certaines parties de l'organisme, puisque chez les individus privés des deux testicules le larynx cesse de se développer, et que les poils cessent de croître, tandis que le bassin au contraire acquiert un plus grand développement.

Ne savons-nous pas aussi que le corps thyroïde contient quelque chose qui modifie la nutrition du tissu conjonctif?

En réfléchissant à toutes ces notions incontestées, on se prend à trouver soutenable l'hypothèse d'une influence exercée par l'organisme malade sur telle ou telle granulation du filament nucléaire. S'il n'arrive pas habituellement chez l'homme qu'une suppression d'organe chez le père ait pour conséquence une monstruosité correspondante chez l'enfant, chez des êtres moins élevés on peut citer des faits de ce genre. Brown-Séquard a montré que chez le cobaye l'excitation partie de certaines parties du système nerveux par section du sciatique entraîne non seulement l'épilepsie chez l'opéré, mais engendre assez souvent l'épilepsie chez ses descendants, et que, parmi les petits cobayes issus de pères traumatisés dans leur système nerveux, il en naît de temps en temps auxquels manque un orteil.

« Supposez maintenant, dit encore M. Bouchard, — et c'est là surtout que l'hypothèse devient plus aventureuse, — supposez que les produits solubles d'un organe aient plus grande affinité pour celle des granulations qui, dans la cellule génératrice, est destinée à régler la formation de l'organe similaire chez le produit, et vous comprendrez que l'exagération de fonction ou que la maladie ou que la suppression d'un organe puisse avoir pour conséquence des anomalies physiques ou fonctionnelles dans l'organe similaire de l'individu engendré.... J'ai repris, si l'on veut, la théorie de Démocrite, mais avec cette différence qu'un peu de matière venue de chaque partie, au lieu de former la partie correspondante du nouvel être, imprime une activité spéciale à la granulation ancestrale qui a dans sa destinée de présider éternellement à la formation de cette partie. »

DES DIVERS MODES DE L'HÉRÉDITÉ

On a souvent confondu les phénomènes héréditaires avec des phénomènes seulement congénitaux.

L'hérédité est la transmission des propriétés des ascendants aux descendants. Elle est régie par des lois naturelles, celles de la génération. Elle ne peut donc fonctionner qu'en ligne directe des ascendants aux descendants. En biologie, les neveux et nièces ne peuvent hériter des oncles et des tantes. C'est par abus de langage que Darwin a admis une hérédité collatérale.

L'hérédité des caractères acquis est niée par des auteurs; elle seule, au contraire, est admise par d'autres. Ces deux opinions opposées paraissent excessives. L'hérédité des caractères spécifiques ne peut être niée, puisque ces caractères sont justement réputés spécifiques parce qu'ils sont héréditaires. Les caractères acquis par l'individu pendant sa vie, modifications de sa forme ou modifications de ses aptitudes, ne se reproduisent pas aussi nécessairement que les caractères de l'espèce. Quelques-uns des effets produits par l'action du milieu sur l'individu peuvent se répéter dans sa descendance et cesser alors d'être individuels.

Weismann prétend qu'aucun caractère acquis ne jouit de la puissance héréditaire. Si cela était vrai, que faudrait-il entendre par hérédité pathologique?

Ici, il ne s'agit que de la reproduction, chez les descendants, d'altérations ou de désordres acquis à un moment donné par l'ascendant. Seulement la reproduction du fait morbide ne s'accomplit pas toujours exactement sous la même apparence. De même que chez l'individu une cause morbifique peut se manifester par des effets très différents, de même cette cause transmise à son descendant peut se révéler chez celui-ci par des effets autres que ceux qu'elle avait produits chez le générateur. En pathologie, l'hérédité n'est donc pas toujours, elle est même rarement la reproduction du semblable par le semblable, comme l'ont dit Linné, Ribot et d'autres à propos de l'hérédité en général.

D'ailleurs, même au point de vue de l'hérédité naturelle, l'individu différant toujours par quelques caractères des autres individus de son espèce, ascendant et descendant, la notion de ressemblance, comme dit Sanson, n'est en réalité applicable que dans un sens beaucoup plus restreint. Il faut la limiter aux propriétés des éléments anatomiques, soit, dans l'ordre de l'hérédité normale ou naturelle, pour ce qui concerne leur aptitude à se grouper d'après un certain type, qui est celui de l'espèce ou type naturel, ou à fonctionner avec un degré quelconque d'activité, soit, dans l'hérédité pathologique, pour ce qui regarde les altérations diverses qu'ils peuvent subir.

André Sanson (¹) veut avec raison qu'on distingue les phénomènes héréditaires de ceux qui sont le résultat d'une contamination du fœtus par la mère après la fécondation. « Les propriétés des éléments anatomiques transmis dérivent de celles des éléments primordiaux de l'embryon, où elles étaient en puissance, comme on dit. » Ainsi la syphilis prise par la mère après la conception, et infectant son fœtus, devrait être distinguée de la syphilis vraiment héréditaire, qui résulte de la fusion d'un ovule et d'un spermatozoïde déjà syphilitiques ou de la fécondation d'un

(¹) Sanson, L'hérédité normale et pathologique, 1893.

ovule sain par un spermatozoïde syphilitique. On ne doit donc pas parler de variole, de charbon, d'érysipèle héréditaires à propos d'enfants ou de petits animaux naissant atteints de ces maladies parce que les germes pathogènes ou leurs toxines ont été transportés de la mère à son fœtus à travers le placenta. Ce sont là des maladies congénitales et non héréditaires.

Il ne faut pas davantage attribuer à l'hérédité des particularités du nouveau-né qui relèvent de la nutrition embryonnaire, et ranger dans la catégorie des dégénérés héréditaires certains individus malformés par suite de telle ou telle circonstance ayant entravé leur développement *in utero* postérieurement à la conception.

L'hérédité ne crée rien, elle est limitée à la transmission aux descendants de ce qui existe chez les ascendants. Et cependant il faut expliquer l'apparition chez les descendants des propriétés ou des caractères qui n'existaient pas chez les ascendants. C'était pour l'expliquer que Lucas avait admis l'*innéité*, comme un facteur opposé à la loi d'hérédité(1). L'innéité se résume peut-être en ceci que le développement du nouvel être est toujours plus ou moins influencé dans un sens quelconque par les conditions de sa nutrition embryonnaire. Tandis que les deux générateurs impriment ou peuvent, au moment de la fécondation, imprimer une impulsion dans un sens déterminé au développement de l'être futur, la mère seule peut modifier, par les éléments qu'elle fournit au fœtus pendant la période embryonnaire, l'impulsion imprimée par l'hérédité.

Ayant éliminé l'idée d'hérédité pour les êtres asexués, comme nous l'avons dit plus haut, Samson ramène les lois de l'hérédité aux combinaisons variées que peuvent affecter les propriétés semblables ou différentes des deux éléments primitifs générateurs.

L'hérédité *directe et immédiate* (1re loi de Darwin) est *unilatérale* quand l'être procréé hérite exclusivement soit de son père, soit de sa mère; *bilatérale*, quand il hérite de tous deux; mais alors les deux héritages sont presque toujours inégaux. La notion connue d'un partage égal des puissances héréditaires (demi-sang) lui paraît une pure chimère.

Quand l'hérédité paraît n'être ni unilatérale, ni bilatérale, c'est que l'héritage provient non des parents immédiats, mais d'un aïeul ou des aïeux dans les lignées paternelle ou maternelle.

Il y a lieu, en effet, d'admettre des puissances héréditaires diverses, qui sont l'*hérédité individuelle*, l'*hérédité de famille* ou *consanguinité*, l'*hérédité de race*, *ancestrale* ou *atavisme* (hérédité en retour ou médiate, 3e loi de Darwin). Dans tout cas de reproduction entrent en jeu ou plutôt en lutte au moins deux de ces modes d'hérédité, la puissance individuelle et l'atavisme. C'est habituellement celui-ci qui l'emporte.

Contrairement à J. Orchansky, dont nous avons plus haut exposé la

(1) Pr Lucas. Traité philosophique et physiologique de l'hérédité naturelle, etc. Paris, 1847.

théorie et sur les opinions duquel nous reviendrons plus loin, Samson
rejette une prétendue *loi de prépondérance* (la 2ᵉ des lois de Darwin)
s'exerçant directement suivant le sexe, ou indirectement d'un sexe sur
l'autre, — et aussi une loi suivant laquelle l'hérédité ferait apparaître
chez les descendants, aux périodes correspondantes de la vie, certaines
dispositions physiques et morales des ascendants (hérédité par *homochronie*, 4ᵉ loi de Darwin). Samson ne voit là qu'un effet du développement régulier de tout organisme, certains phénomènes ne pouvant se
manifester qu'à certaines époques de la vie, comme la puberté et l'apparition des poils sur la face, en vertu d'aptitudes qui ont été imposées aux
éléments primitifs de l'embryon dès la fécondation par la transmission
des propriétés des parents immédiats ou ancestraux.

L'hérédité individuelle consiste dans la transmission des qualités ou
caractères propres à l'individu. Ces caractères normaux ou pathologiques
sont des caractères acquis, puisqu'ils n'existaient pas chez les ascendants
et que c'est précisément leur existence qui assure à l'individu son identité
propre. Nous avons vu que la transmissibilité des caractères acquis a été
niée absolument (Weismann), tandis que d'autres observateurs, en Allemagne, la considèrent, sous le nom d'*Individual potenz*, comme la seule
puissance héréditaire réelle. L'éminence des qualités d'un individu n'est
pas d'ailleurs la garantie de leur transmission à ses descendants. Mais, si
les naturalistes ont pu nier la transmissibilité des caractères individuels,
les médecins ne le pourraient; car l'hérédité morbide ne peut relever
que d'elle.

Quant à l'hérédité individuelle des qualités physiques et psychiques,
elle est contenue dans des limites qu'il est utile de préciser. Pour les animaux, on a cité certaines exostoses du tarse des chevaux (jarde ou épar-
vin) comme un exemple d'hérédité par homochronie, parce qu'elles apparaissent successivement chez les chevaux d'une même souche au même
âge. Or, il paraît (Samson) qu'elles sont, en réalité, provoquées par une
irritation traumatique ou mécanique du périoste, résultant d'un défaut
de proportion entre l'intensité des efforts musculaires et la résistance
des insertions ligamenteuses. « Ce n'est point la périostose elle-même qui
s'hérite, mais bien l'aptitude à la contracter sous l'influence d'efforts musculaires peu intenses, en raison d'une faiblesse articulaire qui, elle, a été
transmise. »

Certaines mutilations superficielles qui sont pratiquées couramment
chez les animaux (raccourcissement des oreilles chez les chiens boule-
dogues et ratiers, de la queue des chevaux et moutons, amputation des
cornes des bovidés) ne se transmettent point par hérédité; il faut recom-
mencer à les pratiquer à chaque génération, comme l'excision du prépuce
chez les enfants juifs et musulmans qui doivent toujours être effectivement circoncis comme au temps de Moïse et de Mahomet. On voit bien
« quelques petits Juifs et quelques petits Musulmans naître avec un pré-

puce court et même sans prépuce; mais, comme ces cas se présentent en
proportion égale chez les enfants chrétiens dont les parents ne sont point
circoncis, cela leur enlève toute valeur probante en faveur de l'hérédité » (Sanson).

Si les mutilations opérées après la naissance ne se reproduisent pas
chez les descendants, il n'en est pas de même de celles qui sont d'ordre
tératologique, c'est-à-dire survenues pendant la vie intra-utérine par
suite d'une perturbation dans le développement de l'embryon : ainsi
l'atrophie congénitale de la conque auriculaire, qui caractérise certains
moutons (dits *akrout*, sourds, en Tunisie et *yungti* en Chine) et certains
lapins, ou l'atrophie des muscles redresseurs de la conque produisant les
oreilles tombantes des lapins dits *lope*, la courte queue de la variété des
chiens de chasse dits du Bourbonnais, l'absence de queue des chats de
l'île de Man, sont des exemples de la transmission héréditaire de phénomènes tératologiques; toutes ces variétés sont issues de sujets nés accidentellement avec ces malformations.

La plus incontestablement héréditaire des malformations tératologiques
est le *sexdigitisme*, dont on a tant de fois observé la persistance dans certaines familles, surtout dans celles où les unions avaient lieu entre consanguins (Sanson). On a vu les doigts surnuméraires transmis pendant cinq
générations successives, ils ont dans quelques cas disparu pendant une,
deux ou même trois générations, pour reparaître ensuite par retour. Parfois, à chaque génération l'affection s'est accentuée, quoique dans chacune
la personne affectée se soit toujours mariée avec une autre qui n'avait pas
cette malformation, et quoique ces doigts additionnels, ayant été amputés
peu après la naissance, n'aient pas pu se fortifier par l'usage (Darwin).

Dans un exemple donné par le docteur Struthers, qui d'ailleurs assure que
les cas de non-transmission des doigts surnuméraires ou d'apparition de
cette difformité dans les familles où il n'y en avait pas auparavant, sont
plus fréquents encore que les cas héréditaires. « Un doigt supplémentaire
parut sur une main à la première génération; dans la seconde, sur les
deux mains; dans la troisième, trois frères l'eurent sur les deux mains et
l'un d'eux sur un pied; à la quatrième génération, les quatre membres
présentèrent l'anomalie. »

Bédart a cité une famille où l'*ectrodactylie* quadruple des mains et des
pieds (pieds fourchus et doigts absents aux deux mains) s'est transmise
pendant trois générations.

On cite encore comme hérédité de malformations tératologiques celle
de l'*albinisme* : une famille de chevaux, dont la peau est absolument
dépourvue de pigment et qui est originaire du Hanovre, est issue d'un
individu né accidentellement avec cette anomalie (Weissgeboren); la variété
des *mérinos à laine soyeuse* dits de Mauchamp a eu pour point de départ
un unique agneau né avec ce caractère spécial, qui s'était déjà et qui s'est
encore montré accidentellement dans d'autres troupeaux. Il en a été de
même pour les lapins russes.

Un fait qui présente une bien plus grande importance à notre point de vue de l'hérédité pathologique, est la *transmission héréditaire de l'épilepsie expérimentale* par hémisection de la moelle épinière ou section du sympathique au cou chez le cobaye. Elle a été observée souvent par Brown-Séquard. Au bout d'un certain temps, se sont ainsi constituées dans son laboratoire des familles de cobayes épileptiques, dont le chef seul, remontant à plusieurs générations, avait été opéré. L'altération trophique de l'œil du côté correspondant au sympathique sectionné a été transmise aussi héréditairement.

Les *déformations crâniennes ethniques* produites chez les enfants soit intentionnellement, comme dans les anciennes populations américaines, soit par les actions mécaniques de certaines coiffures nationales (déformations toulousaine et poitevine), ne paraissent pas être reproduites par hérédité; mais l'asymétrie crânienne congénitale qui est la conséquence d'une asymétrie primitive des hémisphères cérébraux semble bien être héréditaire.

Nous n'avons parlé que de l'hérédité individuelle des caractères morphologiques, mais elle existe aussi pour les divers ordres d'activité cérébrale et nerveuse. L'étude des races d'animaux domestiques, comme le cheval de course, le chien d'arrêt, le chien de berger, prouve que les propriétés du système nerveux acquises par l'entraînement sont transmissibles.

La zootechnie montre encore la transmission héréditaire d'autres aptitudes fonctionnelles, exaltées à dessein chez l'individu dans un but commercial : l'accroissement de la capacité digestive entraînant comme conséquences l'achèvement hâtif du squelette, l'évolution plus prompte de la dentition permanente, l'aptitude à la formation de la graisse et à son accumulation dans le tissu conjonctif, l'aptitude à la lactation.

Toutes les formes ou qualités acquises ne sont pas également transmissibles. « Il semble qu'elles ne le deviennent qu'à la condition d'intéresser d'une manière durable ou tout au moins intense une fonction ou un appareil organique de grande importance. » Ce sont « les modifications subies durant la vie embryonnaire ou fœtale qui paraissent douées au plus haut degré de la puissance héréditaire ».

Y a-t-il lieu d'attribuer à chacun des sexes en particulier une puissance héréditaire spéciale? — On a dit que le père transmettait toujours les formes extérieures, la couleur de la peau et des productions pileuses, tandis que de la mère proviendraient exclusivement les viscères, et par suite le tempérament. Un auteur allemand en a conclu que dans la constitution du blastoderme les éléments de l'ectoderme sont fournis par la cellule mâle, ceux du mésoderme et de l'endoderme par la cellule femelle. En conformité avec la théorie ci-dessus, les hippologues anglais semblent ne tenir compte que de l'hérédité paternelle dans la généalogie de leurs chevaux de course, étant préoccupés seulement des formes extérieures et de l'excitabilité nerveuse, qu'ils nomment « le sang ». C'est une doctrine qui parait remonter à Buffon : celui-ci l'a édifiée à propos des produits résultant de l'accouplement de l'âne avec la jument (mulet) et du cheval avec l'ânesse (bardot). Buffon croyait que le mulet ressemble plus à son père l'âne qu'à sa mère la jument, et qu'au contraire le bardot ressemble plus au cheval qu'à l'ânesse. Mais, si l'impression d'ensemble parait au premier abord justifier cette opinion, l'examen attentif des principaux caractères de ces animaux a permis aux zootechniciens de la réfuter; en réalité, chez eux, l'hérédité paternelle est variable et l'hérédité maternelle se manifeste au contraire toujours dans le sens opposé à ce qu'avait cru Buffon : la constitution physiologique des mulets se rapproche toujours plus de celle des ânes que de celle des chevaux (Sanson).

On a dit encore que dans les familles humaines les filles ressemblent ordinairement à leur père et les garçons à leur mère. Ce préjugé populaire est chaque jour contredit par l'observation. Il est impossible de reconnaitre à tel ou tel sexe une puissance héréditaire spéciale quelconque. La puissance héréditaire individuelle prime tout; chaque individu a sa puissance héréditaire faible ou forte par rapport à son conjoint, indépendamment de toute influence sexuelle.

La présence des *nævi materni* (regards ou envies) sur le corps d'un enfant est, comme chacun sait, regardée par le vulgaire comme la conséquence d'une impression vive reçue ou d'un désir violent non satisfait pendant la grossesse. Ces taches ou tumeurs érectiles, diversement colorées, pileuses ou glabres, soit la conséquence de troubles trophiques de la peau survenus pendant la vie fœtale. Leur déterminisme n'est pas connu, mais, une fois produits, ils se transmettent souvent par hérédité.

L'*hérédité du sexe* ne nous arrêtera pas longtemps, puisqu'elle n'a pas d'application à la pathologie. Les théories qui en ont été fournies font dépendre le sexe, les unes du moment où se produit la fécondation, les autres de la nutrition embryonnaire.

Dès 1860, Thury (de Genève) a émis cette opinion que tout ovule fécondé avant d'avoir atteint sa maturité complète devait donner naissance à une femelle; une fois mûr, il donnerait un mâle. Supposant que la maturité de l'ovule s'achevait pendant la période du rut, Thury pensait que l'on peut obtenir à volonté l'un ou l'autre sexe, en faisant opérer la fécondation soit au début, soit à la fin du rut. Mais un ovule non parvenu à maturité pourrait-il être fécondé? D'ailleurs les expérimentations de Coste (1), au Collège de France, sur des lapins, ont ruiné l'opinion de Thury.

En 1867, H. Landois, se servant des œufs d'abeille, crut avoir démontré que le sexe n'est point préformé dans l'œuf, mais est déterminé par les conditions extrinsèques agissant sur le développement de l'embryon (2). Mais Sanson et Bastian ont prouvé qu'aucune circonstance de la vie de

---

(1) Coste, Production des sexes. *Comptes rendus de l'Acad. des sciences*, 1865.
(2) Landois, Note sur le développement des insectes. *Comptes rendus de l'Acad. des sciences*, 1867.

l'embryon, ni les dimensions de la cellule où se développe la larve-abeille, ni la qualité de nourriture qu'elle reçoit ne peuvent changer son sexe (¹)

Tout le monde à peu près admet aujourd'hui que la transmission du sexe est affaire d'hérédité. Déjà Girou de Buzareingues (²) avait formulé cette proposition que celui des deux reproducteurs accouplés qui, au moment de l'accouplement, est, par son âge relatif ou par tout autre motif, dans l'état constitutionnel le meilleur ou le plus vigoureux, transmet son sexe à l'autre. Cette proposition a été vérifiée exacte chez les animaux par les observations de Martegoute (³) et par celles de Sanson, qui cite un baudet des plus chétifs dont les saillies sur les juments donnaient invariablement des mules. Dans les familles humaines, on observe beaucoup de faits qui justifient l'opinion de Girou. On a expliqué par un conflit de puissances héréditaires mâle et femelle égales les cas d'hermaphrodisme ou plutôt de pseudo-hermaphrodisme.

La puissance héréditaire individuelle peut se manifester inégalement au point de vue de la transmission des caractères sexuels et de la similitude de tel ou tel autre organe. La puissance héréditaire d'un des parents peut ne prédominer qu'en ce qui touche les organes sexuels, tandis que tous les autres caractères morphologiques et physiologiques soit transmis par l'autre conjoint.

Orchansky, dans l'importante enquête à laquelle nous avons déjà fait divers emprunts et qui représente les plus récentes acquisitions de la science positive sur cette question, a étudié l'influence de l'hérédité sur l'origine des sexes, sur la constitution normale et sur les phénomènes pathologiques. Il considère que l'hérédité, étant une fonction de l'organisme des producteurs, suit une évolution parallèle à celle de leur état général, et que l'intensité de ses manifestations correspond à l'énergie des autres fonctions des parents.

Rôle de l'hérédité dans l'origine des sexes. — Orchansky admet que deux principes donnent les manifestations héréditaires : 1° le principe de la maturité individuelle, d'après lequel chacun des parents a le plus de tendance à transmettre son sexe à l'époque de sa maturité; 2° le principe d'interférence, par suite duquel les producteurs agissent en sens contraire sur le sexe de l'enfant, l'un prévalant naturellement sur l'autre. Lorsque l'influence du père prédomine, le nombre des garçons est plus grand; si c'est l'influence de la mère, il y a majorité de filles. D'où deux types de familles : dans toutes familles où le premier enfant est un garçon, il y a une majorité de garçons (type I): dans celles où le premier enfant est une fille, les filles sont en majorité (type II).

De deux jeunes parents, c'est celui qui est parvenu le plus tôt à la maturité sexuelle, quoique son développement physique ne soit pas

---

(¹) SANSON et BASTIAN, Expériences sur la transposition des œufs d'abeille au point de vue des conditions déterminantes du sexe. *Comptes rendus de l'Acad. des sciences*, 1868.

(²) GIROU DE BUZAREINGUES, De la génération, 1828.

(³) MARTEGOUTE, *Journal d'agriculture et d'économie rurale pour le midi de la France*, Toulouse, 1858.

achevé, qui donnera son type sexuel à la famille. Le sexe de l'enfant est déterminé en première ligne par l'influence réciproque des parents, résultat de la prédominance de l'énergie spécifique de l'un ou de l'autre. La courbe de l'évolution physiologique a pour les hommes, comme pour les femmes, trois phases : une phase ascendante, une phase d'apogée et une phase descendante. Ces phases correspondent pour chaque individu à un âge différent. Au moment du rapprochement conjugal, les parents se trouvent presque toujours à différentes distances du point culminant de leur maturité sexuelle. Cela provient d'abord de ce que la femme atteint sa maturité sexuelle deux ou trois ans plus tôt que l'homme; ensuite, de ce que le rapport de l'âge conjugal des parents varie d'une façon très considérable. C'est pourquoi la différence du degré de maturité sexuelle est la plus grande dans la première période de la vie conjugale. La valeur de l'interférence et la prédominance de l'un des parents est la plus grande à cette époque; les faits observés justifient la prévision théorique.

On peut s'attendre à ce que la différence entre le type I et le type II soit aussi la plus grande dans la première période de la vie conjugale. En effet, toutes les familles où le premier enfant est un garçon donnent un excédent de garçons, c'est-à-dire qu'elles forment le type I. De même les familles où le premier enfant est une fille, forment le type II. C'est donc la période absolue et relative de la maturité sexuelle qui forme la base des deux types de familles.

Ressemblance des enfants aux parents. — Il faut distinguer la ressemblance de la structure, c'est-à-dire du squelette, et celle de la coloration de la peau, des yeux et des cheveux, c'est-à-dire le type anthropologique de l'individu. La ressemblance de la coloration se distribue dans les deux types de la même façon que le sexe. Dans le type I, on observe un excédent des enfants ressemblant au père; dans le type II, il y en a plus qui ressemblent à la mère.

Les périodes où la ressemblance est au maximum, coïncident avec les périodes correspondantes de la prédominance du sexe.

1° La ressemblance au père prévaut en général sur celle de la mère.

2° Dans chaque sexe la ressemblance présente un caractère correspondant : chez les garçons elle prévaut du côté du père; chez les filles, du côté de la mère.

Il existe ainsi une analogie entre les phénomènes de la ressemblance et la distribution des sexes. Le sexe des enfants étant en connexion intime avec leur ressemblance aux parents correspondants, il est évident que la production des sexes est un phénomène aussi héréditaire que la ressemblance; ces deux phénomènes se trouvent sous l'influence des mêmes conditions biologiques de la fécondation et du développement embryogénique. Le type I est celui où l'influence héréditaire du père prévaut dans le sexe et la ressemblance; le type II est celui où l'influence de la mère prévaut dans les deux sens. On peut ainsi dire qu'il existe un type paternel et un type maternel.

L'hérédité dans la transmission de la constitution. — L'action des principes mentionnés ci-dessus s'étend aussi à la transmission de la constitution. La taille moyenne des enfants nés de mères d'âges différents et de même taille s'élève avec l'âge de la mère et atteint son maximum chez les mères qui ont atteint leur maturité sexuelle. Le principe de maturité individuelle se manifeste ici évidemment; le principe de l'interférence se trouve sous une forme plus latente. Les mensurations du corps, prises par Orchansky sur les nouveau-nés, démontrent que les dimensions de toutes les parties du squelette, chez les garçons comme chez les filles, se trouvent entre elles et avec la taille dans un rapport constant. Par suite, il est possible, la taille étant connue, de déterminer les dimensions de toutes les parties du squelette. Cela prouve que l'énergie de la croissance du squelette est la même dans toutes ses parties.

Comme les petites filles se distinguent des petits garçons par les dimensions de leur squelette entier et de leurs os pris séparément, il en résulte que la formation du squelette de l'embryon, sous l'influence de la lutte des deux énergies de croissance, celle du père et celle de la mère, donne la moyenne de ces énergies, moyenne qui est la même pour tout l'organisme de l'enfant. Cette moyenne exprime l'interférence.

La courbe de l'hérédité de la structure et celle qui représente la transmission de la coloration sont presque parallèles, quoiqu'elles ne coïncident pas.

Les observations faites sur les nouveau-nés démontrent l'existence d'un rapport intime entre leur structure et leur ressemblance à l'un ou à l'autre des parents. Les enfants qui ressemblent au père par la coloration, se distinguent en même temps par leur constitution, de ceux qui ressemblent à la mère.

Les premiers, soit garçons, soit filles, ont une plus grande taille, les épaules plus larges, etc., c'est-à-dire qu'ils se rapprochent par leur constitution du type masculin. En comparant entre elles les courbes qui représentent la marche de l'hérédité du sexe, de la ressemblance générale et enfin de la structure du squelette, on trouve que ces trois courbes sont parallèles et qu'en même temps elles sont en harmonie et marchent de pair avec la courbe du développement individuel de l'organisme des parents.

En analysant la transmission de la constitution nous arrivons à une nouvelle variété de l'hérédité, c'est la ressemblance de chaque partie du squelette. La proportion du crâne, du bassin, des extrémités, etc., se transmet de la mère à l'enfant. Cette forme de l'hérédité spéciale ou partielle semble aussi être soumise aux principes déjà indiqués. Par exemple, la ressemblance du crâne apparaît déjà complètement chez les jeunes mères, tandis que la ressemblance des autres parties du squelette, comme le thorax, n'atteint son maximum que chez les enfants d'une mère plus âgée. Or, on sait que le crâne atteint l'apogée de son développement quelques années plus tôt que le thorax; on suppose aussi que les différentes portions du squelette atteignent le maximum de leur développement à différentes époques de la vie de l'individu. Il est donc probable que la période où l'hérédité partielle, pour chaque organe, est à son maximum, correspond à celle où chez les parents cet organe a atteint le point culminant de son développement. Or le principe de maturité se manifeste dans l'hérédité partielle sous la forme nouvelle de l'hérédité à époques correspondantes.

L'hérédité du squelette a pour chaque partie de ce dernier des limites, en dehors desquelles se trouvent les éléments individuels ou non héréditaires. Ces limites sont déterminées à la fois par le degré de stabilité et par la variabilité du squelette. Chaque partie du squelette possède, chez les mères comme chez les nouveau-nés, un certain degré de stabilité et de variabilité qui se manifeste par une série de variations du type moyen.

Il existe un rapport entre l'hérédité d'un côté, la variabilité et la stabilité de l'autre : plus la variabilité est considérable, plus l'échelle des variations d'une partie quelconque du squelette est étendue et moins fixe est la stabilité du type moyen ; plus l'hérédité domine dans cette région, plus la partie de la série sur laquelle elle s'étend est considérable, et moins le domaine des variations individuelles est vaste pour cette partie du squelette. Le bassin et la jambe sont des parties du squelette de cette catégorie, de grande variabilité, de faible stabilité, et où l'hérédité est très prononcée. Par contre, il y a des parties du squelette d'autres catégories, comme le bras et les épaules, où la variabilité est peu prononcée, où le type moyen est très stable : l'hérédité est ici faible, et la plus grande part de variations chez les mères ne présente aucun rapport avec le squelette des enfants. La plupart des variations extrêmes chez les nouveau-nés sont de nature tout à fait individuelle et ne manifestent aucune relation avec les mères. La variabilité est ainsi connexe avec l'hérédité, la stabilité avec la non-hérédité ou l'individualité.

Enfin, la stabilité et la variabilité étant pour chaque partie du squelette les mêmes chez les mères et chez les enfants, il est évident que ces deux facteurs fondamentaux sont eux-mêmes de nature héréditaire.

L'influence héréditaire du père sur la structure des enfants est plus prononcée par rapport aux garçons, tandis que l'influence de la mère prévaut sur les filles.

Il existe en général une différence essentielle entre le caractère de la constitution des deux parents. Les pères, c'est-à-dire les hommes, possèdent, pour la taille par exemple, une variabilité beaucoup plus considérable que les mères ou les femmes, dont le squelette présente beaucoup plus de stabilité (Orchansky, *passim*).

Hérédité de famille ou consanguinité. — La consanguinité est l'état de proche parenté des conjoints ; au point de vue physiologique de la reproduction de l'espèce dans la classe des Mammifères, on considère comme consanguines les unions entre père et fille, grand-père et petite-fille ou arrière-petite-fille, entre fils et mère, petit-fils et grand'mère, frère et sœur, cousin et cousine, oncle et nièce ou neveu et tante.

Les lois humaines prohibent et flétrissent du nom d'incestueuses les unions qui pourraient avoir lieu entre les parents et leurs enfants, entre les enfants issus des mêmes parents; elles n'autorisent que les mariages entre collatéraux. L'Église catholique prohibe les mariages jusqu'au quatrième degré inclusivement, tout en accordant des dispenses. On ne peut donc connaître par l'observation de l'espèce humaine les effets de la véritable consanguinité. C'est la zootechnie qui peut seule nous renseigner sur cette question.

Les opinions du public, des médecins et des éleveurs ont souvent varié sur les résultats des unions consanguines. Autrefois on s'accordait pour considérer la consanguinité comme une cause de reproduction viciée. On lui a attribué la scrofule, le rachitisme, l'albinisme, le crétinisme, l'imbécillité et toutes les formes de la folie, la surdi-mutité, le sexdigitisme, la stérilité, l'impuissance, et encore bien d'autres états qualifiés de dégénérescences.

Dans une fort érudite revue sur la consanguinité au point de vue médical, M. Félix Regnault (1) fait remonter à saint Augustin la première mention de l'influence néfaste exercée par les mariages consanguins sur la descendance. Il cite ensuite les Capitulaires des rois Francs, où il est écrit que ces unions engendrent d'ordinaire des aveugles et des boiteux, des bossus et lépreux ou des enfants diversement tarés. Puis nous apprenons que dans les temps modernes l'interdiction des mariages consanguins, décrétée par l'Église, a reçu l'approbation de R. Burton (1621), Dugard (1671), Fodéré (1875). Mais la période vraiment scientifique de cette étude n'a commencé qu'avec Ménière (1856). C'est à propos de la surdi-mutité que cet éminent auriste fut amené à soulever la question, et bientôt on la poursuivit dans toute la pathologie.

Les auteurs qui incriminèrent la consanguinité furent Rilliet, Devay, Chazarain, Chipault, Brochin, Sicard, Boudin, Hocquard, Liebreich, Mitchell, Bemiss, Howe, Allen, Mantegazza.

Ils rencontrèrent des contradicteurs en Bourgeois, Périer, Séguin, Voisin, Thiébault, Dally, Huth, George Darwin.

L'accord ne se fit pas mieux entre les zootechnistes, quand ils intervinrent dans le débat : en face des adversaires de la consanguinité, Aubé, Huzard père, Low, Sinclair, Knight, Sebright, Hartman, Rhode, Settegast, se dressèrent ses défenseurs, Huzard fils, Gayot, Sanson, Beaudouin, Gourdon, Flourens, de Charnacé, Bakewell, Baumeister. De 1856 à 1866, la lutte se poursuivit avec plus d'ardeur que de fruit. Les progrès des idées darwiniennes relatives à la sélection et à l'hérédité ont ramené la question sur ce dernier terrain. A ce point de vue elle nous incombe; elle doit encore nous préoccuper au point de vue de la pathologie.

(1) REGNAULT, Gazette des hôpitaux, 2 septembre 1895. — On y trouvera toutes les indications bibliographiques.

Quelles sont les maladies que la consanguinité a été accusée de produire?

Rilliet lui impute l'absence de conception, son retard, des fausses couches, la procréation de produits monstrueux ou tarés, prédisposés aux maladies du système nerveux, au lymphatisme et à la scrofulo-tuberculose, mourant en bas âge le plus souvent, ou, s'ils survivent, très vulnérables ultérieurement à toute influence morbide.

Sans parler de tous les états pathologiques trop nombreux visés par cette classification, nous passerons en revue avec Regnault la stérilité, la surdi-mutité congénitale, la rétinite pigmentaire congénitale, l'idiotie, les malformations.

Parmi les auteurs qui ont fourni des chiffres à l'appui de la *stérilité* absolue ou relative des mariages consanguins, nous trouvons Devay, qui a rencontré la stérilité 8 fois sur 15 cas, dans une première recherche, et 14 fois sur 82 dans une seconde statistique; — Cadiot a relevé 14 cas de stérilité sur 54 unions entre parents au troisième ou au quatrième degré; — Lancry, étudiant la commune de Fort-Mardyck (Nord), indique sur 100 mariages consanguins 16 cas de stérilité et 7,95 de naissance unique; — sur 100 non-consanguins, 2,3 cas de stérilité et 3,5 d'enfant unique.

Par contre, on peut citer deux villages d'Écosse où dans l'un, sur 82 mariages consanguins, au quatrième et sixième degré, il naquit plus de 4 enfants par ménage, tandis que dans l'autre, sur 27 alliances consanguines, 3 seulement étaient stériles, les autres ayant 4,4 enfants par famille (Mitchell). A Saint-Kilda, 5 mariages consanguins ont fourni 10,8 rejetons par famille, et les non-consanguins seulement 9. M. Poncet a cité une famille de la Noria (Mexique) qui s'est composée de 12 enfants, 102 petits-enfants et 276 arrière-petits-enfants. Parmi les mariages contractés, 28 furent consanguins, 6 seulement furent stériles et les autres donnèrent 5,3 enfants par couple.

Séguin aîné a relevé dans sa famille 10 mariages entre cousins au troisième et quatrième degré, qui eurent 61 enfants. Beniss a produit le chiffre imposant de 853 familles consanguines ayant eu 3 942 enfants (soit 4,7 par mariage). Enfin la famille de A. Bourgeois, dans laquelle avait eu lieu 16 mariages entre proches, fournissait 4,5 enfants par mariage. Il est donc prouvé que la consanguinité n'entraîne pas nécessairement la stérilité des conjoints.

Si nous consultons la zootechnie, nous apprenons de M. Cornevin que l'union des porcs consanguins donne des produits qui, dès leur naissance, sont de véritables boules de graisse et restent stériles. Cette stérilité s'explique par la dégénérescence graisseuse des ovaires constatée à l'autopsie. Le directeur des volières du Jardin d'Acclimatation a dit à M. Regnault que, si la consanguinité est continuée jusqu'à la troisième ou quatrième génération, les oiseaux deviennent stériles, parce que les parents deviennent de plus en plus chétifs; mais la stérilité n'apparaît pas d'emblée par le fait seul de la consanguinité.

Sanson cite toute une série d'étalons célèbres par leurs victoires dans les courses et par leur carrière de reproducteurs, — signes certains d'une constitution vigoureuse, — qui étaient issus de parents consanguins aux degrés les plus rapprochés, et dans l'ascendance desquels la consanguinité s'était en quelque sorte accumulée. Les éleveurs de chevaux de course et tous les éleveurs anglais en général, bien loin de redouter les effets de la consanguinité, ont toujours usé, pour créer des variétés améliorées, du procédé qu'ils appellent *breeding in and in*. Dans un troupeau anglais où la fécondité menaçait de s'éteindre, un taureau Favourite la releva en fécondant six générations successives de ses propres filles et petites-filles, ayant fait, chose rare, la monte durant seize ans, et c'est avec sa propre mère qu'il engendra l'un des plus beaux taureaux de la variété. En Bretagne et en Auvergne, les Bovidés se reproduisent en consanguinité depuis les temps les plus reculés : le mâle, toujours pris dans le troupeau, féconde par conséquent sa mère, sa tante et ses sœurs. Cette consanguinité accumulée depuis des siècles n'a pas empêché les populations bovines de la Bretagne et de l'Auvergne de rester parmi les plus vigoureuses et les mieux constituées. Enfin, les pigeons font invariablement deux petits de sexe différent qui le plus souvent s'accouplent entre eux; chez les perdrix et les cailles les accouplements se font dans la compagnie, par conséquent entre frères et sœurs. Cependant ces espèces ne s'éteignent pas et ne paraissent pas péricliter.

La *surdi-mutité* congénitale a été, disions-nous, le point de départ des discussions les plus vives sur les méfaits de la consanguinité. Sa présence avait été signalée chez les consanguins par Ménière en 1856. Boudin, en 1862, disait avoir trouvé à l'Institution des sourds-muets de Paris 19 sourds-muets issus de consanguins sur 67 (28,35 pour 100). Puis vinrent les statistiques de Balley à Rome, 3 consanguins sur 15 sourds-muets de naissance (25 pour 100); de Chazarain à Bordeaux, 27 sur 89; de Lande à Bordeaux, 24 sur 55; de Piroux à Nancy, 21 à 25 pour 100; de Perrin à Lyon, 25 pour 100; de Brochard à Nogent-sur-Marne, 16 sur 55.

Boudin a relevé à Berlin 6 sourds-muets sur 10000 protestants et 27 sur 10000 juifs. Liebreich, à Berlin aussi, a trouvé 42 juifs sur 341 sourds-muets (1/8); on sait que les mariages consanguins sont plus fréquents chez les juifs. La fréquence de la surdi-mutité augmente, dit encore Boudin, dans les pays où existent des obstacles naturels aux croisements : elle est de 2 sur 10000 habitants dans le département de la Seine, et de 6 pour 10000 pour l'ensemble de la France, tandis qu'elle s'élève à 14 en Corse, à 25 dans les Hautes-Alpes, à 28 dans le canton de Berne.

Dans le territoire de l'Iowa (États-Unis) il y avait en 1840, 2,3 sourds-muets sur 10000 blancs, et 212 sur 10000 esclaves, parmi lesquels les unions consanguines étaient naturellement nombreuses (Beniss).

Et Devay a avancé que la surdi-mutité est inconnue en Chine, où le mariage est interdit non seulement entre individus parents à un degré

quelconque, mais entre ceux qui, sans être parents, portent le même
nom....

Les statistiques d'autres pays donnent en Écosse 1 sourd-muet sur
16 consanguins, c'est-à-dire 5 fois plus que chez les non-consanguins
(Mitchell); — en Islande (en 1861) sur 5000 cas, 8 pour 100 issus de
consanguins; — en Italie, 12 pour 506 (3,9 pour 100); d'après le relevé
de Mantegazza; — en Hollande, à Hildesheim, 2 cas seulement sur 257
(0,77 pour 100).

Lacassagne donne le chiffre de 5 sur 107, d'après une statistique faite
par Ladreit de La Charrière à l'Institution des sourds-muets de Paris; en
réalité, ce dernier avait trouvé sur 106 cas de surdité de naissance 17 issus
de consanguins; sur ces 17, il en avait éliminé 14 comme suspects de
n'être pas congénitaux, mais seulement survenus dans les premiers mois
de la vie; mais il aurait fallu, dit avec raison Regnault, faire la même
élimination sur les 107 pour justifier la proportion admise par Lacassagne.

George Darwin, ayant soumis à une revision critique les statistiques des
anti-consanguinistes de Paris, Bordeaux et Nogent, accepte seulement
67 cas de consanguinité incontestable sur 290 cas de surdi-mutité. Sur
20 instituts d'Angleterre interrogés par voie de questionnaire, il ne trouve
que 8 cas sur 362 (2,20 pour 100), proportion analogue à celle qu'il
admet pour le nombre des mariages entre cousins germains en Angleterre.

Enfin les recherches de Van La Perre de Roo, effectuées par questionnaire et moins sûres que les enquêtes directes, selon Regnault, donnent
à Anvers, sur 20 sourds-muets, pas de consanguins; à Liège, 5 sur 49;
à Berlin, 1 sur 92; à Munich, 0 sur 80; à Lyon, 4 sur 86; à Bordeaux,
6 sur 173; à Paris, aucun, suivant Chervin.

De toutes ces statistiques on peut conclure avec Regnault « que la consanguinité peut jouer un rôle dans la production de la surdi-mutité, mais
que ce rôle n'est pas constant, et qu'il est des pays où elle paraît n'avoir
pas d'action ».

On ne peut admettre avec Ménière que la surdi-mutité peut être créée
de toutes pièces par la consanguinité. Les lois actuellement connues de
l'hérédité prouvent qu'on ne peut transmettre ce qu'on ne possède pas.
S'il y a quelques cas de surdi-mutité héréditaire (Ribot), souvent les
sourds-muets engendrent des enfants qui entendent. Les parents consanguins qui engendrent des sourds-muets peuvent avoir été déjà durs
d'oreille, par otite scléreuse, maladie des plus fréquentes et des plus héréditaires.

La *rétinite pigmentaire congénitale* est une maladie essentiellement
héréditaire. Le rôle de la consanguinité dans sa production a été recherché
et diversement apprécié. Liebreich, qui l'a mis en avant le premier, en
trouvait 5 cas chez des consanguins sur 7 à l'Institution des sourds-muets
de Paris; à Berlin, sur 35 cas, 14 consanguins; Hertwig, 1 fois sur 6,
Hocquard, 3 fois sur 5; Ficuzal, aux Quinze-Vingts, 8 fois sur 21; Gillet

de Grandmont, 8 fois sur 10; en Hollande, Maes, 1 fois sur 7; en Angleterre, Nettleship, 1 fois sur 5. Les auteurs qui ont dénié toute influence à la consanguinité sont Monoyer, Galezowski, Maurice Perrin, Abadie.

L'*Idiotie* peut-elle être causée par les mariages consanguins? — Voreau (de Tours) et Trousseau en ont cité des exemples. Mon maître Legrand du Saulle racontait que sur 4 enfants issus d'un inceste, il avait trouvé 2 idiots, 1 épileptique et 1 hydrocéphale. Mais il est permis de supposer que, dans l'état actuel de la civilisation, des procréateurs incestueux sont déjà atteints de tares cérébrales au plus haut degré, et le fait ne prouve qu'en faveur de l'hérédité névropathique. D'ailleurs, comme le dit Regnault, il faut bien penser que, quand les rejetons incestueux sont bons, on ne les présente pas aux aliénistes.

Les statistiques des asiles d'idiots ont fourni pour la proportion des consanguins à Beniss, 7 et 15 pour 100; Mitchell, 18,8 et 25,2 pour 100. Dans le Connecticut, en 1856, 12,5. Down, sur 852 idiots, 7 pour 100; Howe, sur 559, 4,7 pour 100. A. Voisin, à Bicêtre et à la Salpêtrière, sur 1557 malades, n'a jamais trouvé d'issus de consanguins. Darwin fils a trouvé 170 consanguins sur 4822 aliénés (3,5 pour 100), un peu plus que la proportion de mariages entre cousins germains.

Malformations. — La statistique de Mitchell donne 2 pour 100 de malformés sur 146 issus de consanguins et celle de Beniss, 2,4 sur 5942 enfants issus de 855 mariages consanguins.

La polydactylie est une malformation fréquemment héréditaire. Or, A. Polton a fait connaître que dans le village d'Izeaux (Isère), — où les habitants, n'ayant que des rapports éloignés avec les communes voisines, par suite de la difficulté des communications, se mariaient constamment entre eux, — à la fin du siècle dernier, la plupart des hommes et des femmes étaient porteurs d'un sixième doigt aux pieds et aux mains. Cette monstruosité y était encore générale il y a quarante ans; mais, depuis que les communications sont devenues plus faciles, les mariages croisés tendent à la faire disparaître.

L'albinisme résulterait de la consanguinité (Aubé). Chez les animaux domestiques, le fait est établi. Chez le lapin, s'il y a la moindre petite tache chez les ascendants consanguins, celle-ci s'agrandit chez les rejetons, qui arrivent rapidement à l'albinisme complet (Cornevin).

STATISTIQUES GÉNÉRALES. — Dans une famille issue de consanguins, tous ne sont pas frappés et ceux qui sont frappés ne le sont pas tous de la même manière. « Ainsi ils ne sont pas tous épileptiques, tous sourds-muets, tous paralysés, mais ils sont diversement influencés, soit pour la forme, soit pour le fond, soit pour le degré. »

Dans une même famille B., observée par le docteur A. Mathieu [1], et qui a donné 45 rejetons, parmi lesquels 10 sont bizarres, 5 fous et idiots, 5 sourds-muets et 1 suicidé, il y a eu deux mariages entre cousins qui

[1] MATHIEU, *Gazette des hôpitaux*, 1890, p. 1260.

ont abouti à des résultats bien différents. Dans l'un, la femme avait une mère dont deux frères étaient fous et dont le père appartenait à la famille B...: le mari sain appartenait à la même famille B.... Or, ils ont eu 7 enfants considérés comme fort intelligents et ayant les plus grandes facilités.

Dans l'autre mariage entre une fille d'un caractère sombre qui s'est mariée avec le cousin germain de sa mère, dont le frère est idiot, sur 5 enfants, 3 sont sourds-muets spontanément sans cause connue, 1 autre enfant est bizarre.

Il en est de la consanguinité comme de l'hérédité; on peut observer des faits de transformation. Les auteurs ont voulu établir, par des statistiques en bloc, si les issus de consanguins étaient plus fréquemment tarés que les autres.

Howe donne une statistique prise dans la province du Massachusetts (États-Unis) : 17 mariages consanguins donnèrent 95 enfants; 44 étaient idiots, 12 scrofuleux, 1 sourd et 1 nain.

Mitchell cite 37 mariages consanguins qui donnèrent 146 enfants, dont 8 idiots, 5 niais, 2 épileptiques, 2 paralysés, 2 sourds, 3 monstres, 1 rachitique et 22 scrofuleux.

M. Cadiot a noté que 54 mariages ont fourni 33,4 pour 100 de scrofuleux, rachitiques, idiots et sourds. Dans une autre statistique d'Ancelon, la proportion des mêmes maladies s'élevait à 47,33 pour 100.

Le docteur Beniss a observé 34 mariages consanguins ayant procréé 192 enfants; 58 sont morts en bas âge, 134 sont parvenus à l'âge adulte, dont 46 en bonne santé, 47 infirmes, 23 scrofuleux, 4 épileptiques, 2 aliénés, 2 muets, 4 idiots, 2 difformes, 5 albinos, 6 ayant la vision défectueuse, 1 chorée et 32 dont la santé est altérée sans indication plus précise.

Voriis a examiné 883 unions consanguines ayant donné 4013 enfants, 61 pour 100 étaient mal constitués. M. le docteur Rodet, sur 56 observations d'issus de consanguins, a trouvé 18 enfants sains, 9 cas pathologiques explicables par hérédité et 7 cas non explicables par cette cause. M. Poncet, à la Noria, au Mexique, sur 27 unions consanguines a vu 17 résultats défavorables aux enfants. Mantegazza a relevé une statistique de 500 mariages consanguins, 598 ont eu un mauvais résultat, 102 bons.

En réalité, la consanguinité exalte les tares héréditaires, mais ne les crée pas. La preuve que la consanguinité ne suffit pas *ipso facto* à donner de mauvais produits, a été faite par beaucoup d'auteurs qui ont apporté des observations de consanguins parfaitement constitués, sains de corps et d'esprit. Devay a réuni 612 observations d'issus de consanguins sans résultat fâcheux et dans 151 mariages consanguins il n'a trouvé que 35 enfants malades.

M. Bourgeois cite l'exemple de sa famille où il y a eu 8 mariages consanguins, sans autre mauvais résultat qu'un scrofuleux. Sur 25 familles, dans une statistique plus étendue, il n'a rencontré que de bons résultats.

A. Séguin a, de même, présenté dans sa famille 10 observations d'alliances consanguines avec 6 et 8 enfants par mariage, tous bien portants. A. Perier, sur 26 observations d'alliances consanguines, n'a également trouvé que de bons résultats. F. Regnault ajoute à ces exemples le sien propre, issu qu'il est lui-même de cousins germains, en même temps que 5 frères et sœurs vigoureusement constitués.

Si la consanguinité est évitée dans la nature, ce n'est pas à cause des mauvais résultats qu'elle peut donner. Si la nature recherche toujours le croisement pour perpétuer les races, c'est pour que l'aire géographique des espèces reste suffisamment étendue, toute espèce qui n'occupe qu'une aire restreinte luttant avec les autres dans des conditions désavantageuses, et étant exposée à périr. Le médecin, lui, n'a pas se préoccuper des lois générales de la nature, il ne doit déconseiller le mariage entre parents que s'il est défavorable à son client.

Le milieu où les parents ont vécu exerce une influence certaine sur les résultats des mariages consanguins. L'hérédité peut être atténuée par le changement de milieu : une femme goitreuse qui, si elle demeure dans son pays, engendre des crétins, peut avoir des enfants sains, si elle change de contrée et habite un endroit sain, bien qu'ayant toujours son goître.

Dans l'exemple suivant, fourni par A. Reclus, on voit nettement l'influence nocive de la consanguinité atténuée par le changement de milieu. A Orthez (Basses-Pyrénées), les protestants se mariaient entre eux. Or les bourgeois protestants étaient généralement malingres, chétifs. Ils avaient surtout un grand nombre d'épileptiques, à tel point que, dans les maisons de protestants, existe une chambre spéciale à eux réservée. Il n'en est plus ainsi depuis que la facilité des déplacements a permis aux protestants d'Orthez d'aller prendre femme hors de leur ville.

Toutefois, dans certains milieux sains, les habitants, jouissant tous d'une bonne santé, peuvent se marier entre eux pendant longtemps sans dégénérer.

A ce point de vue, le cas du bourg de Batz, étudié par A. Voisin, est bien instructif. Les gens s'y marient toujours entre eux et sont descendants d'une dizaine de familles dont les noms, cantonnés à Batz, ne se retrouvent même plus dans les communes voisines. Dally trouvait sur 2755 personnes 870 ayant le même nom. Les mariages consanguins y seraient nombreux, dit Voisin. Or, les habitants sont beaux et forts, et il y a une plus faible proportion d'exemptions pour le service militaire que dans le reste du département.

Dans le même sens dépose le travail de A. Lancry sur la commune de Fort-Mardyck, près Dunkerque. Elle est habitée par des Picards provenant de quatre familles établies en plein pays flamand sous Louis XIV. Ils sont aujourd'hui au nombre de 1800, robustes, sans tare, ayant une natalité plus élevée et une mortalité moindre que dans les communes voisines.

En résumé, la consanguinité exalte seulement l'hérédité et l'influence du milieu, dans le bon comme dans le mauvais sens. C'est de l'hérédité convergente accumulée (¹).

Les conseils suivants de F. Regnault sont sages et guideront la pratique médicale : 1° Le médecin appelé à donner son avis sur une union consanguine doit procéder à un examen minutieux des deux futurs, et s'enquérir de la santé de leurs familles.

2° Il devra rechercher si les futurs ont été élevés dans le même milieu. Car un milieu identique peut créer chez le père et la mère les mêmes prédispositions morbides et il y a beaucoup plus de chances pour qu'elles se manifestent chez les enfants.

3° On ne donnera d'avis favorable à un mariage consanguin que si les familles sont sans tares, et si les conjoints n'ont pas été élevés sous le même toit; sinon, on préviendra les parents de la possibilité d'un mauvais résultat.

Atavisme ou hérédité ancestrale. — Le terme *atavisme* a été employé dans deux acceptions.

Ainsi l'atavisme a été considéré par Baudement (²) comme l'*ensemble des puissances héréditaires de la race* : en raison de l'atavisme, chaque individu, dit-il, n'est dans la race qu'une épreuve tirée une fois de plus d'une page une fois pour toutes stéréotypée.

La race étant envisagée comme l'ensemble de toutes les familles issues d'un couple primitif d'individus du même type naturel, de la même espèce, l'atavisme maintient dans la descendance de ce couple, de génération en génération, les caractères fondamentaux du type, principalement les caractères de forme, ceux du squelette, du crâne, du rachis. Les types de chiens du temps de Sésostris représentés dans les inscriptions hiéroglyphiques, sont déjà le lévrier, le chien de chasse et le basset qui vivent en Égypte aujourd'hui.

Lorsqu'une circonstance, comme un croisement, vient à troubler ces caractères, l'atavisme les ramène bientôt intacts infailliblement. Ce phénomène a été appelé encore *réversion* ou *retour*; en allemand, *Rückschlag*, coup en arrière, et *Rückschritt*, pas en arrière; en anglais, *retrogradation*.

Mais on appelle aussi atavisme le phénomène de *la réapparition chez un descendant d'un caractère quelconque des ascendants*, caractère demeuré latent pendant une ou plusieurs générations intermédiaires. Il peut s'agir de caractères physiques : coloration des téguments et des productions pileuses (ainsi l'apparition d'une chevelure rousse dans les races humaines à chevelure noire). Il peut s'agir de caractères psychiques et d'habitudes de vie. Il peut s'agir de l'aptitude à contracter certaines maladies. Il y a un atavisme de famille qui assure la transmission des caractères physiques, mentaux ou morbides successivement acquis par les

(¹ A la même conclusion ont abouti MM Lagneau et Guémot (*Académie de médecine*, 25 sept 1894) et M Sakorrhaphos (*Progrès médical*, 5 janvier 1895)
(², Moll et Gayot, *Encyclopédie pratique de l'agriculture*, art. ATAVISME, 1859.

individus de la même famille, ou en vertu duquel certains de ces caractères, après avoir disparu pendant une ou plusieurs générations, reparaissent tout à coup (la mèche blanche des Rohan, le chevauchement des orteils, certains désordres nerveux).

On a essayé d'expliquer par un retour atavique à la férocité des primitifs honnêtes l'état mental des criminels (Lacassagne, *L'homme criminel comparé à l'homme primitif.* Lyon, 1882. — Lombroso, *Bull. de la Soc. d'Anthropologie*, 1885). « Cette théorie, dit Féré, serait applicable tout au plus aux crimes qui ont pour objet la satisfaction des besoins naturels; le plus souvent les criminels ne constituent pas un retour à un état normal antérieur, ce sont des anormaux par malformation ou par maladie. La complexité et l'irrégularité de la morphologie des circonvolutions cérébrales, l'existence quelquefois constatée de lésions cérébrales, l'association fréquente du vice et du crime avec les névroses, en particulier avec la folie et l'épilepsie, et avec les malformations physiques, constituent de fortes présomptions en faveur de la théorie pathologique ou tératologique contre la théorie atavique du crime. Dégénérescence et atavisme sont deux faits absolument distincts.

On a voulu attribuer aussi à l'atavisme l'idiotie des microcéphales(1); mais « ces sujets présentent le plus souvent, en même temps que des anomalies réversives que l'on peut rapprocher des types voisins, des malformations non seulement dans le cerveau, mais aussi dans le reste du corps, bec-de-lièvre, hernies diaphragmatiques, sexdigitisme, qui ne s'expliquent guère par l'atavisme, mais dont rendent fort bien compte les troubles du développement dus à des états morbides de l'embryon et que l'on peut provoquer artificiellement. Si l'on admet que les microcéphales et les idiots représentent au point de vue cérébral un état cérébral de quelqu'un de nos ancêtres, dira-t-on aussi que l'infécondité connue chez ces sujets est la réapparition d'un état ancestral? Il ne faut pas confondre l'atavisme avec la persistance d'un état fœtal » (Féré).

Il nous reste encore à parler du phénomène qu'on a nommé l'*hérédité par influence* ou l'*imprégnation*, ou, comme disent les Allemands, *par infection de la mère.* Dans cette opinion, le premier mâle qui féconde une femelle l'imprégnerait ou l'*infecterait* de telle sorte que, fécondée ultérieurement par d'autres mâles, elle ne donnerait plus que des produits héritant des caractères du premier mâle.

Sanson traite de chimérique cette forme de l'hérédité et la déclare physiologiquement impossible.

F. Regnault, dans une Revue fort claire(2), reproduit pourtant quelques arguments sérieux en sa faveur. Il rappelle que c'est à propos des chiens

---

(1) Récemment M. Laborde, comparant trois frères microcéphales et un jeune chimpanzé femelle très perfectionné, voit dans les premiers « des types chez lesquels le caractère humain ou *hominal* a subi la régression atavique, l'anomalie réversive vers le type ancestral, qui est évidemment le type simiesque. » (*Tribune médicale*, 30 janvier 1895.)

. (2) REGNAULT, *Gazette des hôpitaux* (22 septembre 1894).

que la question s'est posée. « De quelque chien qu'une lyce sera couverte, a écrit le vieux Jacques de Fouilloux, la première fois qu'elle sera en chaleur et de sa première portée, soit de nastin levrier ou chien courant, en toutes les autres portées qu'elle aura après, il s'en trouvera toujours quelqu'un qui ressemblera le premier chien qui l'aura couverte. » Les éleveurs de chevaux pur sang disent que, si une jument de course a été saillie une fois par un étalon ordinaire, jamais, dans la suite, elle ne donnera de vrais chevaux de course, bien que couverte alors par des étalons de pur sang. Des faits analogues existent à propos des races ovine et bovine. Nous ne les passerons pas en revue. « Le nombre des exemples, dit Regnault, l'autorité des auteurs, l'abondance des renseignements pour chaque cas, l'exactitude des observations qui ne laissent pas prise au doute: tout prouve que l'imprégnation est fréquente chez nos animaux domestiques. A part quelques rares zootechnistes, qui n'ont pas fait école, la question d'imprégnation chez les animaux semble résolue pour tous par l'affirmative. »

Quant à l'imprégnation dans l'espèce humaine, on cite peu de faits précis qui en puissent prouver la réalité. En voici un qui est reproduit par Dechambre et Lereboullet (*Dictionnaire usuel des sciences médicales*). « On a vu, disent-ils, une femme de race blanche ayant eu un enfant d'un époux nègre, puis devenue veuve et remariée à un blanc, avoir de celui-ci des enfants qui présentaient sur certaines parties de la peau la pigmentation caractéristique de la race nègre. »

Regnault ne mentionne que pour mémoire cette phrase de Michelet dans son *Histoire de France* : « Une de Montespan avait déjà eu un fils de M. de Montespan. Or, le premier enfant du roi, le duc du Maine, ne rappela que le nain. Il en eut l'esprit gascon, la bouffonnerie. On l'aurait cru, de ce côté, le petit-fils du bouffon Zanet. » Une ressemblance purement psychologique lui paraît insuffisante pour entraîner la conviction.

Il rappelle, au contraire, avec détail les trois observations suivantes, qui semblent plus concluantes.

1° Alfred Lingard rapporte ce cas curieux ([1]) : « Un hypospade, dont le père et le grand-père avaient eu cette infirmité, se maria avec une femme qui n'était pas sa parente. Il en eut trois fils hypospades, dont deux qui se marièrent donnèrent deux hypospades, et l'un de ces derniers rejetons fut encore père d'un hypospade.

« Dans cette troisième génération, l'autre hypospade marié était mort peu d'années après la naissance de trois fils hypospades. Sa veuve, dix-huit mois après sa mort, contracta un second mariage, avec un époux qui non seulement n'était pas hypospade, mais encore n'offrait aucun hypospade chez ses parents. Elle en eut quatre fils, tous hypospades. Le premier de ces fils eut trois enfants, non hypospades. Le second, quatre

[1] LINGARD, *The Lancet*, 1884, t. I, p. 705.

enfants, dont un hypospade. Le troisième, trois enfants ront hypospades et dont un marié donna deux rejetons non hypospades. Le quatrième, un enfant ront hypospade. »

Par la précision et l'abondance des renseignements, en même temps que par la rareté de l'infirmité qui a été ici transmise par influence, cette observation offre un caractère de certitude difficile à nier.

2° M. Warbaix, professeur à l'Université de Louvain (¹), rapporte avoir eu parmi ses élèves un jeune homme épileptique. C'était l'enfant d'un second lit. Son père était parfaitement sain, mais le premier mari de sa mère était également épileptique.

5° M. Ladreit de La Charrière, enfin, enregistre un curieux exemple d'imprégnation (²).

« Nous avons fait, dit-il, l'éducation, à l'Institut national, de deux sourds-muets, frères de mère seulement. La mère avait eu de son premier mariage un seul enfant sourd-muet de naissance. Devenue veuve, elle ne tarda pas à se remarier et le premier enfant qui naquit de ce second mariage fut également sourd-muet de naissance. Elle eut ensuite d'autres enfants bien conformés et jouissant de tous leurs sens. Je dois ajouter que les deux premiers ne se ressemblent pas. »

Cette observation manque d'un renseignement capital, l'état de santé du premier mari. Car on peut se demander si ce n'est pas de leur mère que les deux enfants tiennent leur surdi-mutité.

Pour que l'observation fût probante, il aurait fallu que le premier mari fût sourd-muet, et qu'on ne trouvât pas de surdi-mutité ni chez la mère, ni chez le second mari, ni chez leurs ascendants.

La question de l'imprégnation soulève celle de la possibilité qu'une femme de couleur, fécondée par un blanc, ait ensuite, par commerce avec un homme de sa couleur, un enfant ayant des traces de sang blanc ou inversement. Un questionnaire rédigé par MM. F. Regnault, Azoulay et Layard, et envoyé à un grand nombre de médecins, n'a pu la trancher, les réponses reçues n'ayant été ni assez nombreuses ni assez explicites.

Les théories de l'imprégnation sont peu claires. Les principales sont : la théorie qui fait intervenir l'imagination de la mère, — celle de l'imprégnation imparfaite par le sperme d'ovules voisins de l'ovule fécondé (admise par Cl. Bernard et en harmonie avec l'opinion de Darwin sur l'influence que l'élément mâle exerce par les gemmules non seulement sur l'ovule, mais surtout l'organisme de la femelle), — celle d'une imprégnation si parfaite dès la première fécondation, qu'il suffit du stimulus d'un rapprochement ultérieur pour donner naissance à un sujet antérieurement procréé, — celle de l'imprégnation maternelle par l'intermédiaire du fœtus qui, ayant dans son sang des propriétés spéciales, les communiquerait à sa mère, dont le sang agirait plus tard sur ses ovules destinés à être fécondés par un autre mâle (Cornevin).

(¹) Warbaix, Bull. de l'Acad Roy. de méd., 1890.
(²) Voir p. 9 du livre de M. Goguillot : Comment on fait parler les sourds-muets. Paris, 1889.

M. Bard([1]) invoque, pour expliquer l'imprégnation, qu'il appelle aussi « mésalliance initiale », une « induction vitale exercée par les cellules soma-tiques de l'embryon en voie de développement sur les cellules germina-lives qui sommeillent près de lui dans les ovaires maternels (hérédité fraternelle). »

Beaucoup plus satisfaisante est l'explication proposée par M. Bouchard. « L'imprégnation, dit-il, — et le mot vaut qu'on le garde, — ce n'est pas une imprégnation par le liquide spermatique; mais toutes les cellules du père avaient un taux nutritif déterminé, qui était le même dans la cellule génératrice, dans le spermatozoïde, et dans chacune des granulations du filament nucléaire de ce spermatozoïde. Ces granulations, en se dédou-blant toutes pour se retrouver toutes dans toutes les cellules de l'embryon et dans toutes les cellules qui se forment ultérieurement dans l'embryon et dans le fœtus, ont donné à toutes les cellules du nouvel être la même activité nutritive qui les animait dans les cellules du générateur. La même activité nutritive donne les mêmes produits solubles qui imprègnent, grâce aux échanges liquides de la circulation utéro-placentaire, toutes les cellules maternelles. Ces produits solubles du fœtus imposent aux cellules maternelles une modification nutritive qui sera durable, qui se perpé-tuera dans toutes les cellules, dans tous les noyaux, dans toutes les gra-nulations nucléaires, y compris celles de l'ovule, qui se trouve ainsi rece-voir indirectement une part de l'activité nutritive du premier père. Ces granulations de l'ovule, en se fusionnant avec les granulations similaires du spermatozoïde d'un nouveau père, garderont leur activité nutritive et la transmettront aux cellules du nouveau produit, lequel recevra, pour une part et par ces procédés indirects, l'activité nutritive du premier père et reproduira dans son ensemble ou dans quelques parties les caractères du père dont il n'est pas issu ([2]). »

L'HÉRÉDITÉ EN PATHOGÉNIE

L'hérédité, comme facteur de maladies, peut être envisagée au point de vue de chacun des grands processus pathogéniques, tels que les a si clai-rement isolés M. Bouchard; ce sont, d'après lui, les dystrophies élémen-taires primitives, les réactions nerveuses, les troubles préalables de la nutrition, l'infection et l'intoxication, qui tantôt résulte de ce que les agents infectieux inondent l'organisme de leurs poisons et tantôt de ce que l'économie est saturée par les poisons de la désassimilation cellulaire.

La démonstration de l'HÉRÉDITÉ DES DYSTROPHIES ÉLÉMENTAIRES PRIMITIVES est comprise dans la notion même de l'hérédité en général. Les généra-

---

([1]) Bard, La spécificité cellulaire et ses principales conséquences. *Sem. médicale*, 1894, p. 113.

([2]) Bouchard, Leçon d'ouverture du cours de pathologie et thérapeutique générale, 1895. *Semaine médicale*, 13 mars 1895.

teurs transmettent à l'engendré les qualités de leurs propres cellules,
c'est-à-dire les manières de réagir de celles-ci en face des agents physiques, mécaniques et chimiques. Ces modes réactionnels cellulaires propres
à chaque individu expliquent la transmission des anomalies de structure
et de capacité fonctionnelle de tel ou tel tissu, de tel ou tel organe ou appareil, suivant que la déviation du type réactionnel normal se limite à tel
ou tel tissu, organe ou appareil (*hérédité des malformations*). Ils engendrent une catégorie de *prédispositions morbides*, celle des hypotrophies,
des meiopragies, qui ouvrent la porte aux maladies proprement dites, soit
parce qu'elles troublent la nutrition générale, soit parce qu'elles facilitent
éventuellement l'invasion des agents infectieux dans l'organisme, soit
parce qu'elles favorisent la localisation des poisons, infectieux ou autres,
sur telle ou telle partie de l'organisme.

A l'hérédité des dystrophies élémentaires primitives, il y a peut-être
lieu de rattacher l'*hérédité des néoplasmes*, cancéreux ou autres, si l'on
envisage ceux-ci comme résultant d'une déviation de l'évolution cellulaire
normale.

La transmission héréditaire des anomalies de structure et des aptitudes
fonctionnelles du système nerveux (HÉRÉDITÉ DES RÉACTIONS NERVEUSES),
mérite d'être envisagée à part, à cause de l'importance primordiale du
système nerveux dans la genèse ou l'accentuation des maladies. Le système
nerveux, par son rôle de régulateur de la vie cellulaire, des échanges
nutritifs et de l'activité circulatoire, est capable de modifier assez profondément la nutrition pour créer des troubles permanents de celle-ci ou
diathèses.

L'HÉRÉDITÉ DES TROUBLES DE LA NUTRITION nous occupera ensuite dans ses
deux grandes formes diathésiques, la *scrofule* et l'*arthritisme*.

La nutrition n'est pas immuable, elle a ses degrés. L'intensité du mouvement nutritif de chaque granulation chromatique du filament nucléaire
est la même chez l'engendré que chez son générateur. Beaucoup de circonstances la font varier. L'alimentation, d'abord : les inanitiés, les individus affaiblis par une maladie du tube digestif, engendrent des enfants
qui forment une sorte de tache dans une famille. Quand un grand nombre
d'individus se trouvent dans ces conditions, ils peuvent engendrer toute
une population atteinte d'une dégénérescence particulière, c'est ce qu'a
montré Féré pour les « enfants du Siège ». Il suffit que le générateur ait
subi, pendant quelques semaines de fièvre, une moins bonne élaboration
de la matière alimentaire, pour qu'il engendre, pendant sa convalescence,
un enfant atteint de phocomélie, avec des oreilles collées aux apophyses
mastoïdes; au moment de la reconstitution du filament nucléaire des granulations chromatiques ont manqué, des activités nerveuses ont été déviées.

L'homme ne reçoit pas un héritage immuable, c'est un capital qu'il
peut modifier, gaspiller ou accroître. Parmi les circonstances qui modifient l'activité de la nutrition, il y a l'âge; les « enfants de vieux » ont
des formes grêles, une force vitale diminuée; mais la sélection peut

réparer le dommage qui résulterait pour le produit de l'affaiblissement d'un générateur trop âgé, en l'accouplant avec un conjoint jeune.

Parmi les circonstances d'ordre pathologique qui, en viciant la nutrition des générateurs, peuvent donner naissance à des produits défectueux, il y a les intoxications par les poisons minéraux, organiques, microbiens. Il a suffi à Charrin d'une seule injection de produits solubles pyocyaniques à des femelles pour qu'elles donnent une race nouvelle d'animaux nains.

« De même que l'alcool, pris d'une façon prolongée à petite dose et sans jamais produire l'ébriété, provoque cependant des troubles permanents et héréditaires de la nutrition dans plusieurs systèmes anatomiques, de même les matières utiles ou nuisibles élaborées par telle ou telle partie peuvent, en les pénétrant, associer les autres parties à l'état d'énergie vitale ou de nutrition viciée de l'organe qui les a produites. Cette modification nutritive, avantageuse ou défavorable, peut s'accomplir dans les cellules qui préparent et façonnent l'ovule ou le spermatozoïde. Ce qu'elles font dans l'ovule ou le spermatozoïde, elles le font dans chacune des parties de ces cellules, dans le protoplasma et dans les granulations chromatiques du noyau et, par conséquent, dans toutes les cellules du nouvel être, qui reproduira pour cette raison le type nutritif du père ou de la mère. »

L'hypothèse que propose A. Bouchard, en prenant d'abord soin de déclarer qu'elle n'est qu'une hypothèse, est l'application à l'hérédité du rôle pathogénique des « produits solubles », pour employer l'expression par laquelle A. Pasteur a désigné en bloc les matières chimiques fabriquées par les microbes.

« Les bactéries et les cellules humaines malades agissent de la même façon ; elles distribuent dans l'économie leurs produits solubles qui éveillent une nutrition anomale, orientée suivant une direction nouvelle. Quand ces produits solubles seront éliminés, le type nutritif nouveau persistera. Il en pourra résulter l'impossibilité de la conception ; ou la formation d'un embryon incomplet, monstrueux, non viable ; ou bien un enfant naîtra avec les stigmates de la dégénérescence. »

Nous aurons encore à envisager le rôle que peut jouer l'HÉRÉDITÉ DANS LES INTOXICATIONS, L'INFECTION ET L'IMMUNITÉ.

Pour terminer notre tâche, il nous faudra montrer l'importance de la notion d'hérédité au point de vue du diagnostic, du pronostic et du traitement des maladies, au point de vue enfin de la prophylaxie individuelle et sociale.

Mais ici doivent d'abord trouver place quelques notions générales sur les modes de l'hérédité morbide pour faire suite aux divers modes d'hérédité biologique que nous avons énumérés.

Comme l'hérédité normale, l'hérédité morbide peut être *directe* ou *indirecte, convergente* ou *divergente, similaire* ou *transformée.*

L'hérédité morbide, dit A. V. Hanot, dans une remarquable leçon qu'il

vient de publier ([1]), peut se manifester sous la même forme pathologique
et avec une même localisation organique. Un goutteux typique, avec arthropathies uratiques, peut engendrer un goutteux ayant comme son père des
arthrites avec tophus d'urates, la même « estampille articulaire ». C'est
l'hérédité *homœomorphe*. Mais un goutteux peut engendrer un migraineux ou un asthmatique; un alcoolique, un saturnin peuvent procréer un
épileptique; un syphilitique procréera un ataxique, un paralytique général.
C'est là de l'hérédité *hétéromorphe*. De pareils exemples peuvent être
fournis pour toutes les classes de maladies. Ainsi, « pour l'intoxication
comme pour l'infection, pour l'infection comme pour la diathèse, l'hérédité peut être *polymorphe* ».

Mais la tare spécifique héréditaire peut s'accompagner de troubles dans
l'évolution de l'organisme procréé, d'hypotrophies pures et simples, d'arrêts de développement proprement dits. L'hérédité est alors à la fois
homœomorphe et hétéromorphe, lorsqu'un goutteux seulement arthropathe engendre un goutteux arthropathe et migraineux.

L'altération héréditaire directe et spécifique paraît dans certains cas
s'être atténuée et résolue pendant la vie embryonnaire, tandis que les altérations de contre-coup persistent indéfiniment et se localisent en certains
joints: ainsi un goutteux arthropathe peut procréer un goutteux simplement asthmatique.

L'hérédité hétéromorphe peut encore transmettre, pour ainsi dire, en
ligne oblique, l'impulsion morbide héréditaire. Le goutteux arthropathe,
qui a procréé un goutteux arthropathe par hérédité homœomorphe ou un
migraineux ou un asthmatique par hérédité hétéromorphe, peut procréer
un enfant qui ne présentera plus aucune empreinte spécifique, mais seulement une hypotrophie, une moindre résistance des tissus conjonctifs,
fibreux, osseux, etc., en un mot de tous les tissus émanés du feuillet
moyen du blastoderme. L'enfant ne comptera plus parmi les goutteux,
mais parmi les arthritiques. L'hérédité simplement hétéromorphe peut
être encore spécifique à un certain degré ou ne plus l'être du tout.
L'asthme et la migraine sont des produits d'hérédité hétéromorphe, mais
encore spécifique, parce que, malgré l'absence de substances spécifiques,
leur mode d'évolution, leur alternance possible avec les accidents goutteux
proprement dits attestent suffisamment leur origine.

Chez l'arthritique issu de goutteux, la substance spécifique n'intervient
plus, même quand la tare héréditaire se fixe sur les articulations. L'arthritique présente alors des arthrites chroniques, où les tissus fibreux, cartilagineux et osseux de l'articulation sont lésés, mais où on ne retrouve
plus l'urate de soude. L'arthritique issu de goutteux n'a gardé de l'influence héréditaire qu'une vulnérabilité plus grande du tissu conjonctif et
de ses homologues, qui seule a persisté du trouble nutritif embryonnaire.

Ainsi un tuberculeux pulmonaire engendre soit un tuberculeux pulmo-

([1]) Hanot, *Arch. gén. de méd.*, 1895.

naire, soit un enfant atteint de mal de Pott, soit un malformé ou un dégénéré proprement dit. — M. Hanot cite l'exemple de deux consanguins mariés l'un à l'autre, non tuberculeux, mais issus de parents tuberculeux, qui ont procréé deux enfants morts de méningite, un troisième atteint de mal de Pott, un dernier phocomélique.

L'hérédité pathologique va en s'atténuant lorsque, après avoir été directe et homœomorphe, puis oblique et hétéromorphe, elle n'aboutit plus qu'à des troubles de la nutrition constituant seulement une vague prédisposition morbide; mais, à certains moments, semblable au microbe qui, de pathogène devenu peu à peu par atténuation un simple saprophyte, peut, dans des conditions nouvelles, récupérer graduellement sa virulence pathogénique, l'influence héréditaire peut redevenir plus active et se manifester de nouveau dans les générations ultérieures par des troubles morbides nettement spécifiques. Il aura suffi que tel ou tel des descendants, dont l'héritage s'était trouvé réduit à un trouble nutritif, ait trouvé des circonstances extérieures, ou se soit créé un genre de vie de nature à rendre au germe morbide héréditaire son intégrité première; il aura fallu quelquefois que l'action des influences hygiéniques ait pu modifier en série plusieurs individus d'une même souche. « L'organisme peut aller de la modification individuelle acquise par processus physiologico-pathologiques en quelque sorte accidentels jusqu'à la modification héréditaire inéluctable. La vie physiologique est un mouvement moléculaire et la vie pathologique un trouble de ce mouvement, dont les modifications en direction et en intensité constituent en dernière analyse tous les états morbides » (Hanot).

Les *sexes* jouent-ils un rôle dans la transmission des maladies ou aptitudes morbides?

Au point de vue de l'hérédité morbide, Orchansky (1) a déduit de sa statistique que, si les parents ont des maladies nerveuses, ce sont surtout les pères, et surtout ceux qui sont malades, qui transmettent leur sexe et leur type à leurs enfants. Dans les familles où les parents sont phthisiques, le contraire s'observe : c'est le parent sain dont l'influence prévaut dans la transmission du sexe et du type.

La tendance des parents malades à transmettre leurs maladies aux descendants est plus considérable du côté du père. Le danger de l'hérédité morbide est plus grave pour les garçons que pour les filles. L'état morbide des pères a une tendance à se renforcer chez les enfants, surtout chez les fils (hérédité progressive); l'état morbide des mères, au contraire, s'affaiblit chez les enfants, surtout chez les filles (hérédité régressive).

Le danger de la dégénérescence est plus grand pour les garçons des pères malades que pour les filles des mères malades.

La mère tend à faire prévaloir son état normal contre la constitution pathologique du père.

(1) *Loc. cit.*

L'hérédité morbide est plus intensive chez les jeunes parents qu'à l'époque de la maturité individuelle complète.

C'est parmi les premiers enfants des parents malades qu'on trouve la plus forte proportion des malades et les maladies les plus graves.

L'hérédité morbide du côté du père est plus de nature organique; celle de la mère a plus le caractère fonctionnel.

En résumé, l'hérédité morbide est soumise aux trois principes que l'auteur a admis comme base de l'hérédité normale : interférence ou lutte entre les parents; maturité individuelle des parents; un principe des *limites* ou de la stabilité et de la variabilité (voir p. 298).

Ordinairement on considère l'hérédité comme une fonction des parents seuls. En réalité, les enfants jouent aussi un rôle bien considérable dans la manifestation de l'hérédité. Si les parents transmettent leurs caractères par l'hérédité, ce sont les enfants qui acceptent activement l'influence des parents et ils ne sont pas, comme on le suppose ordinairement, des facteurs passifs. L'hérédité ne se réalise pas à un moment donné une fois pour toute la vie. Le moment de la fécondation et même la période intra-utérine ne déterminent pas pour toujours l'influence de l'hérédité. Celle-ci demeure à l'état latent et se manifeste peu à peu par petits à-coups successifs pendant toute la période du développement. A chaque moment, les diverses conditions intérieures et extérieures contribuent à sa réalisation.

Dans la transmission des qualités des parents, l'interférence ou lutte entre les influences paternelle et maternelle est antagoniste de la prédominance de l'une d'elles : les fonctions biologiques des deux cellules embryoplastiques sont à peu près égales, l'interférence tend à établir toujours un état d'équilibre. La prédominance d'influence de l'un des parents, comme résultat de la lutte entre leurs deux forces, ne dure que pendant la première période de la vie conjugale; puis vient une période plus longue de stabilité. La manifestation de l'hérédité dans une partie de l'organisme suit le développement de cette partie et est au maximum quand cet organe se trouve à l'apogée de son développement. Chacun des deux parents joue un rôle spécial dans l'hérédité : l'influence du père favorise la variabilité ou l'individualité, la mère tend à conserver le type noyer. Cet antagonisme existe déjà dans l'origine du sexe, puisque c'est l'influence de la mère qui sous la forme de périodicité tend à égaliser la distribution des sexes. La mère manifeste la même tendance à maintenir la stabilité dans l'hérédité de la constitution et dans la transmission des maladies. Elle transmet très faiblement sa propre hérédité morbide : elle combat, en outre, énergiquement l'influence morbide paternelle; elle transforme une hérédité grave en une moins grave (Orchansky).

L'HÉRÉDITÉ TÉRATOLOGIQUE

Elle peut être similaire ou dissemblable.

Hérédité similaire. — Il y a des familles où l'on rencontre de nombreux cas de malformations congénitales; des femmes ont mis au monde plusieurs anencéphales, plusieurs cyclopes (¹). On a vu plusieurs nains dans une même famille (I. G. Saint-Hilaire) (²) ou plusieurs géants. Le bec-de-lièvre a été noté par Hutchinson sur 10 membres d'une famille de 20 personnes (³). J'énumérerai seulement, d'après Féré, l'hérédité de l'apophyse lémurienne, coïncidant ordinairement avec un arrêt de développement plus ou moins marqué du maxillaire inférieur, l'implantation vicieuse et la caducité des dents (⁴). Sont encore héréditaires les anomalies dentaires (⁵), celles de la voûte palatine, fréquemment ogivale; — certaines affections congénitales de l'œil, rétinite pigmentaire, cataracte congénitale dans six générations (Fromaget), aniridie bilatérale (Pflüger), colobome de l'iris (⁶), asymétrie chromatique de l'iris, coïncidant souvent avec l'asymétrie de la pupille et la déviation de celle-ci en haut et en dedans (corectopie) (⁷), microphthalmie (⁸), — anomalies du frein de la langue, filet (⁹).

On a noté encore l'hérédité des kystes de la fente inter-maxillaire (¹⁰), des fistules congénitales du pavillon de l'oreille, des fistules branchiales du cou (¹¹), des appendices congénitaux de la région auriculaire et du cou (¹²), d'une fissure congénitale de la face (¹³), — des hernies inguinales ou ombilicales par laxité congénitale des orifices (Marc), — du *spina bifida* apparent (¹⁴) ou plus souvent masqué par l'hypertrichose de

(¹) L. Blanc, Les anomalies chez l'homme et les mammifères, 1893.

(²) Geoffroy Saint-Hilaire, Histoire générale et particulière des anomalies de l'organisation, 1835.

(³) J. Hutchinson, A course of lectures of the laws of inherance in relation to disease. *Med. press. and circular*, 1881.

(⁴) Ch. Féré, Les épilepsies et les épileptiques, 1890 — La famille névropathique, 1894. — Dans ce dernier ouvrage, que je suis pas à pas dans ce chapitre, se trouvent réunis tous les renseignements désirables sur l'hérédité tératologique.

(⁵) Magitot, art. Dent. *Dict. encycl. des sciences médicales*, 1882.

(⁶) Sedgwick, On sexual limitation in hereditary diseases. *British and foreign med. chir. Review*, 1861.

(⁷) Ch. Féré, Stigmate indien. *Progrès médical*, 1886, p. 802.

(⁸) Nusmilia, Congenital malformation of the eye in three children in one family. *The Lancet*, 1861.

(⁹) Mignot. Note sur un cas de filet par hérédité. *Gazette hebdom. de méd. et de chir.*, 1868.

(¹⁰) Lannelongue et Ménard, Affections congénitales, 1891.

(¹¹) Gorron, Des fistules branchiales. *Thèse de Bordeaux*, 1888.

(¹²) Reverdin et A. Mayor, Appendices congénitaux de la région auriculaire et du cou. *Rev. méd. de la Suisse romande*, 1887.

(¹³) Stanfley, Case of rare malformation of face, etc. *The Lancet*, 1891.

(¹⁴) Butler Smythe, Three cases of spina bifida occurring in the same family. *The Lancet*, 1889.

la région rachidienne ([1]), des déviations de la colonne vertébrale, surtout la scoliose et la cyphose ([2]), — de l'ectrodactylie ([3]), de la brachydactylie ([4]) et de la déformation du petit doigt en crochet, de l'absence d'une ou plusieurs phalanges, des doigts palmés, de la polydactylie (24 membres sur 80 en étaient atteints dans une famille citée par Cl. Lucas), du martèlement des orteils par longueur excessive de l'orteil, du pied bot et de la main bote, d'une laxité articulaire qui explique l'aptitude à contracter des entorses si remarquables dans certaines familles, et des luxations congénitales de la hanche ([5]).

Le gigantisme, qui coïncide avec l'acromégalie (Dana, Brissaud), — les mamelles surnuméraires ([6]), certaines anomalies des organes génitaux : hypospadias ([7]), ectopie testiculaire ([8]), pseudo-hermaphrodisme, absence de l'utérus et des ovaires chez trois sœurs (Squarey), — l'obésité et particulièrement l'obésité juvénile, les lipomes multiples et symétriques ([9]), — les anomalies du système vasculaire, malformations du cœur (maladie de Henri Roger), fragilité des capillaires (hémophilie), maladies des artères, varices et varicocèles, — les exostoses épiphysaires ([10]), — les anomalies de la peau : productions cornées ([11]), taches pigmentaires et érectiles, albinisme, alopécie congénitale ([12]), canitie précoce ([13]), absence de poils chez l'homme et hypertrichie chez la femme, développement insuffisant et minceur quasi-fœtale des ongles ([14]), l'ichthyose (dans quatre et même six générations successives), sont encore des anomalies de l'embryogenèse qui peuvent être héréditaires.

Il convient de citer encore l'hérédité des anomalies de la fécondation, des grossesses gémellaires (la gémelliparité peut être transmise aussi bien par les hommes que par les femmes) ([15]), des anomalies de la gestation (accouchement prématuré spontané dans quatre générations successives)([16]).

La *gémelliparité* se voit certainement avec une fréquence particulière

([1]) Ch. Féré, La queue des faunes et la queue des satyres. *Nouv. iconographie de la Salpêtrière*, 1890.

([2]) Boyer et Pierre Boulland, art. Déviation du rachis *Dict. encycl. des sc. méd*

([3]) Billot, *Rec. de mem. de méd. milit.*, 1882 — Drillet, Thèse, 1886. — Parker et Robertson, *Trans. of the clinical Society of London*, 1887. — Rochfac, *Gazette méd. de Nantes*, 1889-1890. — Bédart, *Comptes rendus de la Société de biol.*, 1892

([4]) Derode, De la brachydactylie. *Thèse de Lille*, 1888.

([5]) Nicati, *Bull. de la Soc. méd. de la Suisse romande*, 1872, VI, p. 128.

([6]) Blanchard, *Bull. de la Soc. anthrop.*, 1885, p. 226, et 1886, p. 485.

([7]) Legard, *The Lancet*, 1884, t. I, p. 705.

([8]) Berchon, *Comptes rendus de la Soc. de biol.*, 1861, 5e série, t. III, p. 256.

([9]) Steph. Mackenzie, *Trans. of the clin. Soc. of London*, 1885, t. XVIII, p. 551. — Dubos, *Bordeaux médical*, 1874, t. III, p. 218.

([10]) Gidney, *Amer. Journ. of med. sc.*, 1876, n série, LXXII, p. 75.

([11]) L. Guinard, Précis de tératologie, 1893, p. 148

([12]) Sedgwick, On the influence of the sex in hereditary diseases *British and for. med. chir. Review*, 1861.

([13]) Godlee, Hereditary white patch of hair. *Med. Times and Gaz.*, 1884.

([14]) Thurnam, *Med. chir. Trans.*, 1848, XXI, p. 71.

([15]) A. Masson, Hérédité des grossesses gémellaires. *Gaz. obst. et gyn. de Paris*, 1876.

([16]) Bertherand, Hérédité de l'accouchement prématuré spontané. *Gaz. méd. de l'Algérie*, 1872

dans certaines familles; on peut la considérer comme héréditaire; c'est souvent dans les familles névropathiques. D'ailleurs Féré a noté que les troubles névropathiques sont très prédominants dans la pathologie des jumeaux. On a observé chez eux les mêmes troubles survenant au même âge, et aussi des anomalies morphologiques très analogues. Les troubles fonctionnels peuvent ne pas être proportionnels à l'importance des malformations physiques; pourtant Féré cite deux jumeaux épileptiques, dont l'un, qui n'a que des malformations insignifiantes, a été atteint d'épilepsie cinq ans plus tard que l'autre qui a des anomalies beaucoup plus marquées (*Soc. de biologie*, 1894). Féré a aussi observé une famille où en trois générations il y a eu quatre cas de gémelliparité, où tous les jumeaux et les jumeaux seuls sont atteints d'affections névropathiques et où plusieurs des membres non jumeaux ont succombé à une affection prétendue cancéreuse.

On sait combien il est fréquent d'observer plusieurs malformations chez un même sujet. Certaines *combinaisons d'anomalies* peuvent se transmettre par hérédité : ectrodactylie, avec bec-de-lièvre et ectropion (Picard), division du voile du palais et anomalies dentaires (Allan Janieson).

La plupart des malformations énumérées ci-dessus se rencontrent dans des familles où existent des maladies du système nerveux et chez des individus porteurs de tares névropathiques ou psychopathiques. Nous y reviendrons à propos de l'hérédité nerveuse.

Hérédité tératologique dissemblable. — Ollivier avait observé une fille hémimèle dont le père était paralytique (¹).

Féré (²) cite un père ataxique syphilitique, avec voûte palatine ogivale, luette bifide, apophyses lémuriennes volumineuses, implantation vicieuse des dents, tumeur fibro-cartilagineuse congénitale en avant du tragus et double hernie inguinale, — dont le frère avait un bec-de-lièvre. — Cet homme a eu deux fils : l'un avec asymétrie cranio-faciale, asymétrie chromatique de l'iris, déviation des pupilles en haut et en dedans, absence d'hélix aux deux oreilles, voûte palatine ogivale, implantation vicieuse des dents de la mâchoire supérieure qui est dépassée en avant par l'inférieure; large tache pigmentaire brune et velue sur la partie antérieure de la poitrine; — le second fils a eu des convulsions pendant la première dentition et est cryptorchide à gauche.

Voici une femme hystérique qui porte diverses taches pigmentaires velues, a la voûte palatine ogivale et un sillon médian profond sur la langue, deux orteils palmés aux deux pieds, avorte une première fois d'un enfant difforme, en a un second atteint de cyanose congénitale et de hernie ombilicale qui succombe à dix-huit mois, et en outre deux filles dont l'aînée a un bec-de-lièvre, l'hélix déplissé aux deux oreilles, aux pieds les mêmes orteils palmés que sa mère; la cadette a une asymétrie chromatique

(¹) OLLIVIER, Sur la pathogénie des vices de conformation. *Bull. de la Soc. d'anthrop.*, 1878.
(²) FÉRÉ, L'hérédité névropathique, p. 215 et sq

de l'iris, un léger degré d'épicanthus et plusieurs taches pigmentaires
dans la région dorsale.

On pourrait trouver, si l'on y regardait de près, un grand nombre de
familles névropathiques, dans lesquelles l'hérédité des malformations est
attestée par de nombreuses tares dissemblables. D'ailleurs la syphilis héréditaire peut également être une cause de malformations combinées; et
aussi la fécondation pendant l'ivresse, la disproportion d'âge entre les
conjoints, etc.

HÉRÉDITÉ DES DYSTROPHIES ÉLÉMENTAIRES ET PRÉDISPOSITIONS MORBIDES ORGANIQUES

Les prédispositions morbides héréditaires peuvent être léguées aux
enfants soit par leurs aïeux, soit par leurs ascendants immédiats.

Les surnoms, qui dans l'antiquité étaient devenus des noms de famille,
étaient tirés souvent d'infirmités héréditaires, généralement des *nævi
materni;* — les Pisons, les Cicérons, les Lentulus avaient héréditairement
qui un pois, ou une lentille. Dans les temps modernes, la famille des
Payerheim était connue par la persistance, sur le front, d'une marque
conjurée à des épées en croix (?).

Mais ce qui nous intéresse plus, c'est l'hérédité d'états pathologiques
vrais, comme l'hémophilie, la folie, la goutte. Nous verrons plus tard, à
propos des diathèses, que leurs manifestations se transforment en passant d'une génération à l'autre : « Tel descendant d'un goutteux devient
asthmatique, tel autre souffre de la migraine, d'hémorrhoïdes ou de
dyspepsie, tel autre a de l'eczéma chronique; tous ont hérité d'une prédisposition commune, qui, en raison de circonstances indéterminées, a
provoqué chez chacun d'eux des manifestations de nature différente »
(Hallopeau).

Certaines *races* paraissent particulièrement aptes à contracter certaines
maladies. Suivant A. Bordier ([1]), les nègres sont prédisposés au tétanos,
au trismus des nouveau-nés, à l'aïnhum, à la maladie du sommeil, à l'éléphantiasis, à la lèpre, à la tuberculose; les Valais, au béribéri. Les Polynésiens sont décimés par la phthisie. En Europe, la race anglo-saxonne
paraît avoir une réceptivité spéciale à la scarlatine, à la suette, au typhus.
« On dit que les Israélites étaient indemnes de la peste. La race juive a
réellement une pathologie à elle au point de vue du système nerveux. La
maladie « du Juif errant », décrite par Henry Meige (Thèse de Paris, 1893)
sous l'inspiration de Charcot, est une maladie propre à une grande famille
ou plus exactement une maladie de race ([2]). »

Les manifestations d'une maladie générale ou infectieuse semblent se

([1]) BORDIER. Géographie médicale, 1884.
([2]) P. LONDE, Maladies familiales du système nerveux. *Thèse de Paris,* 1895.

localiser particulièrement sur certains organes en vertu d'une prédisposition héréditaire ou sur une moitié du corps antérieurement atteinte d'une
malformation ou d'une lésion nerveuse.

On a noté que la prédisposition aux maladies générales qui s'associent
le plus souvent aux névropathies (phthisie, goutte, rhumatisme chronique,
diabète), est commandée par un état héréditaire ou congénital de dégénérescence, et l'on trouve souvent des stigmates morphologiques de dégénérescence ou des malformations, la gémellité, chez les tuberculeux ou dans
leurs familles (Ricochon, Al. Janes), dans les familles où sévissent le diabète, l'obésité, le rhumatisme chronique, la goutte.

L'aptitude héréditaire à telle ou telle localisation morbide peut dépendre
de la malformation héréditaire de tel ou tel organe : l'atrésie de l'aorte,
par exemple, expliquerait l'hérédité de la chlorose (Virchow), du développement précoce de l'athérome, et prédispose à la tuberculose pulmonaire
comme le rétrécissement de l'artère pulmonaire ; elle aggrave le pronostic
de certaines maladies infectieuses, comme la fièvre typhoïde ; — l'angéio-
kératome, qui accompagne souvent l'asphyxie locale des extrémités et se
manifeste chez les individus sujets aux engelures, est une affection familiale, paraissant due à une faiblesse congénitale des capillaires.

L'aplasie congénitale des artères du rein conditionne la néphrite héréditaire et les néphropathies infantiles (Larceraux) ; elle accompagne souvent l'infantilisme. L'aplasie artérielle accompagne l'aplasie génitale (Virchow, Frankel), l'aplasie du système pileux (Berère).

Les vices de conformation du thorax, qui diminuent la capacité respiratoire et qui peuvent être hérités, prédisposent à la tuberculose, aux
broncho-pneumonies. La pneumonie héréditaire (Alison, Riesell), qui a été
considérée comme le résultat d'une contagion à long terme, peut être attribuée plus logiquement à une disposition structurale familiale, jouant le
rôle de cause prédisposante.

La méiopragie ou aptitude fonctionnelle restreinte (Potain), par suite
de laquelle l'activité d'un organe ne peut suffire qu'à un travail modéré,
peut être héritée, comme le taux abaissé de la nutrition en général, et
explique aussi les localisations morbides sur les organes fonctionnellement insuffisants.

Un fait observé par Féré prouve que l'influence de l'imagination de la
mère peut avoir pour effet un trouble évolutif de l'embryon, mais que le
résultat n'est pas exactement la malformation imaginée pendant la grossesse. Une dame voyageant pendant sa grossesse se trouva assise près
d'une femme qui portait sur ses genoux un enfant atteint de bec-de-
lièvre : elle conçut la crainte de mettre au monde un enfant ainsi mal
conformé et sa famille partageait ses craintes. L'enfant dont elle accoucha
n'eut pas de bec-de-lièvre, mais une large tache vineuse couvrait la
région claviculaire et une partie du cou du même côté ; plus tard on
constata que le thorax se développa mal du côté gauche ; il y eut à partir
de la menstruation de l'ovaire gauche, des troubles vaso-moteurs (bouffées

de chaleur) localisés principalement à gauche et enfin une tuberculisation qui débuta par le sommet gauche. Ainsi, d'une part, les influences maternelles n'agissent qu'en troublant l'évolution et il n'y a aucun rapport entre la cause troublante, la forme et le siège de la déformation; d'autre part, une malformation congénitale est un facteur personnel important de la localisation morbide (*Soc. de biologie*, 1894).

Les anomalies morphologiques peuvent, dans une même famille, porter sur des parties différentes du corps; les anomalies de structure d'un même système peuvent aussi présenter des variétés de formes et de sièges.

L'hérédité des prédispositions morbides peut se limiter à un appareil, à un organe, à un tissu.

Prédispositions héréditaires aux maladies de l'appareil circulatoire. — Dans certaines familles, on constate une hérédité remarquable de l'*hémophilie*; ce serait la plus héréditaire des maladies. Grandidier, qui en avait réuni 657 cas fournis par 200 familles, en trouvait 12 cas dans la même famille. L'hémophilie est plus connue chez les individus du sexe masculin, et cependant elle se transmet par la ligne maternelle. Elle peut dépendre d'une fragilité native, générale ou partielle, des parois des vaisseaux ou d'une disproportion entre la résistance des parois et la pression exercée par la masse sanguine.

Le *purpura*, du moins dans certaines formes cliniques, « semble résulter d'une prédisposition originelle, puisqu'il arrive que plusieurs individus d'une même famille en soient atteints. D'après Dubois, il se trouve en Allemagne des familles dans lesquelles cette maladie règne depuis plusieurs générations et où il est rare qu'un garçon arrive à l'âge de la puberté. Il est curieux de voir aussi la maladie se transmettre par les femmes, qui jouissent elles-mêmes du privilège d'y échapper » (Barthez et Sanné, t. III, 1891, p. 797). On peut aussi bien faire rentrer le purpura dans les affections auxquelles prédispose l'hérédité nerveuse; car souvent l'instabilité du système vaso-moteur en est la cause fondamentale.

La tendance aux anévrysmes a paru manifeste chez plusieurs individus d'une même famille, et, s'il en est ainsi pour les anévrysmes miliaires des artères cérébrales, on comprend l'hérédité de l'hémorrhagie cérébrale.

C'est l'étroitesse congénitale des artères qui expliquerait encore l'hérédité de la chlorose, si l'on accepte la pathogénie de Virchow pour cette maladie, et l'hérédité de certaines maladies du rein (néphrite par aplasie artérielle de Lancereaux).

L'artério-sclérose et l'athérome s'observent avec une extrême fréquence chez les arthritiques (herpétiques de Lancereaux); sa coincidence avec le rhumatisme chronique, la goutte, le diabète, est avérée; or, ces maladies athéromigènes ou sclérogènes sont des manifestations de l'arthritisme. L'hérédité de l'arthritisme explique que les lésions artérielles puissent quelquefois présenter les apparences d'une maladie héréditaire. En réalité ce n'est pas de l'athérome qu'hérite le fils d'un athéromateux, mais bien de l'arthritisme de son père (¹).

On peut admettre cependant qu'on hérite d'un tissu artériel moins résistant et que la localisation des maladies diathésiques se fasse plutôt sur ce point que sur d'autres. Aussi M. Henri Huchard (Soc. méd. des hôp., 2 mai 1890) invoque-t-il une vraie hérédité artérielle; ayant constaté qu'on voit de bonne heure, chez les enfants d'artério-scléreux, apparaître des lésions aortiques, il propose de désigner cette variété de lésions vasculaires sous le nom d'*aortisme héréditaire*.

L'hérédité d'une malformation du système veineux doit être comprise comme celle du système artériel; ce sont encore les arthritiques qui ont avec une fréquence très grande de la phlébectasie; — suivant les régions, cette dilatation des veines donne les varices, les hémorrhoïdes, le varicocèle. Cette phlébectasie généralisée est la conséquence d'un défaut de résistance des parois veineuses, mais elle peut être rapportée d'une façon plus générale à la *faiblesse congénitale* et *héréditaire du tissu musculaire lisse* dans les familles arthritiques; la gastrectasie et l'atonie intestinale, la flaccidité du scrotum, la facilité avec laquelle apparaissent les vergetures, sont des traits connus aux membres de certaines familles (²).

Prédispositions aux maladies de l'appareil locomoteur. — Le rachitisme est considéré par beaucoup d'auteurs comme une maladie héréditaire; il y aurait des familles de rachitiques (Gibert). Mais tant d'autres causes d'ordre hygiénique ont été invoquées, — particulièrement les vices d'alimentation et l'auto-intoxication intestinale (Comby), qui peuvent agir dans certains milieux sur tous les enfants et dans plusieurs générations successives, — qu'on est aussi bien en droit de repousser la prétendue hérédité du rachitisme (Comby).

Parmi les maladies des muscles, les amyotrophies de cause héréditaire et la paralysie pseudo-hypertrophique sont très souvent des maladies familiales ou résultant d'une hérédité névropathique par transformation.

La prédisposition aux maladies de l'appareil respiratoire, du tube digestif, de l'estomac ou de l'intestin, du foie, du rein, etc., est admise comme pouvant être léguée par hérédité. C'est souvent par l'intermédiaire de la diathèse. L'emphysème, l'asthme, les bronchites chroniques sont des manifestations de l'arthritisme ou de la scrofule, qui tendent à se montrer plus particulièrement dans certaines familles d'arthritiques ou de scrofuleux. L'hérédité de la constipation, si souvent congénitale chez les enfants d'une même famille, s'explique par des malformations héréditaires de l'S iliaque. L'enfant d'un goutteux qui était sujet aux congestions du foie, peut avoir une lithiase biliaire plutôt qu'une lithiase rénale. L'artério-sclérose, héréditaire dans les familles arthritiques, peut se localiser plutôt dans certaines familles sur le rein, et à ce titre on peut parler du *mal de Bright héréditaire*, dont M. Dieulafoy nous disait avoir vu plusieurs exemples.

(¹) A. PETIT, Traité de médecine, t. V, p. 406.
(²) P. LE GENDRE, Dilatation de l'estomac et fièvre typhoïde. *Th. de Paris*, 1883.

L'hérédité d'*affections oculaires* a été constatée. La *myopie* est souvent héréditaire, en laissant de côté les cas où des conditions identiques d'existence chez les parents et les enfants peuvent la provoquer chez les uns et les autres, ainsi que Darwin l'a fait observer à propos de la myopie prétendue héréditaire des familles d'horlogers.

Il existe des familles où la *cataracte* se montre dans plusieurs générations.

Une observation d'Alessi, publiée dans la thèse de Ruch (1867), rapporte qu'un jeune homme porteur de cataractes congénitales avait une mère aveugle de naissance par cataractes; le bisaïeul de celle-ci avait la même infirmité et tous ses enfants vinrent au monde avec des cataractes. Une jeune fille de cette famille, cataractée également, épousa le grand-père de cette femme et eut dix-sept enfants; ceux qui lui ressemblaient seuls furent atteints. Seule des quinze enfants qu'eut son père, la mère du jeune homme lui ressemblait et eut des cataractes congénitales : elle eut neuf enfants, tous cataractés.

Fromaget, nous l'avons déjà dit, a rapporté un cas de transmission de la cataracte congénitale pendant six générations.

Dans la famille royale d'Angleterre, on a vu atteints de cataractes le duc de Cumberland, George III, George IV, le duc de Glocester, le duc de Sussex, la princesse Sophie, le roi de Hanovre.

Cariera Arago rapporte le cas de six personnes atteintes de cataractes; dans l'une des deux branches la mère et les trois filles, dans l'autre la mère, les grand'mères et une petite-fille, atteintes à des âges différents.

Le docteur Fouchard (du Mans), qui rappelle ces faits dans la Clinique ophthalmologique de R. Joqs, a observé personnellement une famille où trois générations ont été atteintes de la cataracte, le grand-père à trente-deux ans, le fils à vingt-six ans et deux enfants de celui-ci dès leur naissance.

Le *strabisme* a été vu à un degré variable si souvent dans une famille illustre, que Portal cite l'expression « la vue à la Montmorency » pour désigner un certain degré de strabisme. Je rappellerai encore les paralysies oculaires familiales précoces ou congénitales de Mœbius, le ptosis familial de Dutil, la cécité congénitale et l'atrophie héréditaire du nerf optique se manifestant de vingt à trente ans, l'héméralopie, le daltonisme.

HÉRÉDITÉ DES NÉOPLASMES ET DU CANCER

Hallopeau rapproche des prédispositions héréditaires limitées à un organe celles qui sont limitées à l'évolution d'un tissu et favorisent le développement des tumeurs. « On est forcé, dit-il, d'en admettre la réalité quand on voit dans certaines familles des néoplasies de même nature se développer dans les mêmes organes, et cela pendant plusieurs générations.

« Il en est quelquefois ainsi pour le cancer; en vertu d'une prédisposition, certaines glandes ou certaines portions de tissu conjonctif deviennent le siège d'un travail de prolifération qui aboutit à la formation d'une tumeur. Cette prédisposition paraît être toute locale; il n'est pas établi qu'elle se rattache, comme on l'a dit, à la diathèse herpétique et, pour ce qui est de la diathèse cancéreuse, qu'on invoquait naguère pour expliquer la multiplicité des tumeurs et la cachexie, on peut dire qu'elle n'existe pas; si les tumeurs sont multiples, c'est que les éléments de la tumeur primitive provoquent le développement de néoplasies secondaires dans les différents points de l'organisme où ils sont transportés par les lymphatiques et les veines; si le sang s'appauvrit en globules et en matériaux solides, c'est que la tumeur apporte par elle-même un trouble profond dans la nutrition générale. L'hérédité du cancer paraît d'ailleurs être moins fréquente qu'on ne le dit généralement. Il ne faut pas oublier en effet que cette maladie est une de celles qu'on observe le plus fréquemment, et que sa coïncidence chez plusieurs membres d'une même famille ne prouve pas absolument qu'elle soit transmise par l'hérédité. Il est des cas cependant où le doute n'est pas possible : tel est l'exemple, cité par Broca, d'une famille dont seize membres sur vingt-sept ont été atteints de cancer. Si la nature parasitaire de cette maladie vient à être démontrée, on devra rapporter cette prédisposition à la transmission de conditions favorisant la réceptivité de son microbe pathogène ([1]). »

Le temps n'est plus où l'on enseignait que les cellules différenciées des tissus adultes provenaient d'éléments embryonnaires *indifférents*. Hallopeau, dès la première édition de sa Pathologie générale, Baird et Hillemand ([2]) ont défendu la fixité des espèces cellulaires et leur spécificité fondamentale : toute cellule naît d'une cellule de même nature.

Peut-on objecter à cette opinion que pendant la vie embryonnaire toutes les cellules différenciées naissent d'une seule cellule primitive, l'ovule fécondé? Baird propose, pour écarter cette objection, sa théorie de l'arbre histogénique. « La prolifération cellulaire n'est pas toujours un processus de multiplication; elle est aussi, dans un certain cas, un processus de dédoublement : une cellule mère complexe donne alors naissance à deux ou plusieurs cellules filles qui en diffèrent et diffèrent entre elles. L'ovule fécondé contient les éléments originels de tous les tissus.

La fécondation est un dédoublement cellulaire bientôt suivi des dédoublements successifs qui caractérisent l'histogenèse de l'embryon. On peut se représenter schématiquement les tissus de l'embryon par une figure arborescente dont le tronc unique donne naissance à des rameaux et à des ramuscules variés, de telle façon qu'on puisse penser qu'à chaque séparation d'une branche il existe une sorte de joint nodal, constitué par une cellule transitoire qui va se dédoubler. A l'extrémité terminale des ramuscules de l'arbre sont des variétés cellulaires définitivement séparées; les

([1]) HALLOPEAU, Traité élémentaire de pathologie générale, 1890.

([2]) CONSTANT HILLEMAND, Introduction a l'étude de la spécificité cellulaire chez l'homme. *Thèse de Paris*, 1889

branches et les rameaux communs, desquels émanent plusieurs espèces et plusieurs variétés cellulaires, soit la représentation schématique des familles, des genres et des espèces.

Dès la première segmentation du noyau vitellin les deux premiers globes formés diffèrent l'un de l'autre et évoluent diversement. La première prolifération de l'embryon unicellulaire est donc un dédoublement.

Il en résulte que la permanence des espèces, vraie en pathologie pour les tumeurs comme en histoire naturelle, est la conséquence de l'hérédité cellulaire : les tumeurs épithéliales naissent des épithéliums et les tumeurs conjonctives des tissus conjonctifs; s'il se produit des transformations, c'est entre tissus d'un même groupe, d'une même famille. Telle est la loi de Müller (1858).

Nous avons vu que parmi les tumeurs, s'il en est d'origine parasitaire, il en est qui se développent sous l'influence d'une perturbation de l'activité nutritive d'un groupe d'éléments. Cette perturbation est pour M. Bard une monstruosité du développement cellulaire, qui peut commencer avec la formation même de l'embryon et qui, par conséquent, implique l'influence héréditaire. Cohnheim explique ainsi la pathogénie de toutes les tumeurs. Pour lui l'existence de tumeurs s'étant développées chez plusieurs membres d'une même famille, soit dans la ligne paternelle, soit dans la ligne maternelle, témoigne, au même titre que les cas héréditaires d'organes supplémentaires, d'un trouble dans la disposition immanente qui détermine l'évolution (*idée directrice* de Bernard).

Dans la genèse des tumeurs, Bazin ([1]), Verneuil ont fait jouer un grand rôle à l'arthritisme. L'illustre médecin de l'hôpital Saint-Louis pensait que le cancer du foie, celui de l'estomac, de l'utérus, des ovaires surviennent souvent comme affections ultimes à la quatrième période de l'arthritis. Verneuil a inspiré des thèses où il a défendu cette opinion que la plupart des productions néoplasiques sont sous la dépendance d'un état constitutionnel, l'arthritis ([2]).

Bard considère les tumeurs comme le produit d'un processus tout spécial, qui constitue une sorte de monstruosité du développement cellulaire, pouvant porter son action sur tous les tissus ou plus exactement sur toutes les cellules naissantes, à tous les âges de la vie. Tandis qu'à l'état normal les proliférations cellulaires, incessamment renouvelées dans tous les tissus, sont contenues dans des limites déterminées par un lien automatique, mystérieux, mais incontestable, qui les unit, leur impose une solidarité étroite et maintient leurs proportions harmoniques, quand une tumeur se produit, les choses se passent comme si ce lien faisait tout à coup défaut entre l'organisme et une des cellules nouvelles, destinée d'abord à devenir une partie constituante de cet agrégat cellulaire bien discipliné. Qu'une cellule quelconque, sans perdre d'ailleurs

([1]) BAZIN, Affections cutanées et dartreuses, 1860
([2]) J. NAVIS, Relation des néoplasmes avec l'arthritis. *Thèse de Paris*, 1878

aucune de ses propriétés ataviques spécifiques, échappe à l'influence modératrice de ses congénères et des tissus voisins, qu'elle se multiplie dès lors pour son propre compte, sans souci de ses sœurs, à l'état rebelle et parasitaire, *qu'elle transmette à sa descendance les mêmes propriétés*, et la tumeur est constituée.

La tendance à la production des tumeurs est transmissible par hérédité, sans doute par un mécanisme de *filiation cellulaire* comparable à celui qui commande l'hérédité des conformations normales ou pathologiques. Il y a comme une hérédité des mauvais instincts cellulaires, des familles où certains éléments anatomiques tournent mal. La fréquence relative des tumeurs d'espèces diverses sur un même sujet dans des régions éloignées est un fait du même ordre que l'association également fréquente des monstruosités ordinaires du développement des organes pendant la vie fœtale (¹).

Les auteurs du *Compendium*, examinant la question de l'hérédité du cancer, citent le cas de Mme Deshoulières et de sa fille, de Mlle de la Vallière et de la duchesse de Châtillon sa fille, comme exemples de cancer héréditaire du sein. On a partout rappelé que Napoléon Ier et son père avaient succombé au cancer de l'estomac. Boerhaave, Morgagni ont relaté des cas de cancer héréditaire. Portal a vu trois sœurs succomber à une affection cancéreuse. Alibert et Boyer ont accepté l'hérédité du cancer. Bayle et Cayol sont restés dans le doute, malgré un matériel clinique important. Récamier croyait à l'hérédité, mais, sur les 97 cas de cancer qu'il avait réunis, 4 cas seulement, d'après l'analyse critique qui en a été faite par Piorry, étaient vraiment héréditaires.

Voici des chiffres qui peuvent donner une idée des grandes divergences qui existent entre les diverses statistiques, au point de vue de la fréquence de l'hérédité cancéreuse (*Library of Surgeon-General*). S. W. Gross trouve l'influence héréditaire dans 10,5 pour 100 des cas; Lebert, 10 fois sur 102. Paget a trouvé la maladie chez d'autres membres de la famille dans 78 cas sur 322, et, dans une autre série, des tendances héréditaires 26 fois sur 160; Sibley a relevé 34 cas d'hérédité sur 305; West, 8 sur 49 cas de carcinome utérin; Winiwarter, 5,8 pour 100 dans sa statistique de carcinomes mammaires. Velpeau signale la prédisposition héréditaire dans un tiers des cas; Paget, seulement 56 fois sur 597 cas.

W. Hutchinson, ayant obtenu le rapport de *Brompton Cancer hospital de Londres*, y a lu que les parents affectés de cancer avaient été signalés dans 10,5 pour 100 sur 28 658 cancéreux en 37 ans.

Voici d'autres chiffres suggestifs. Brannan, dans une analyse de 2 000 décès qui représentent l'expérience de la *Washington Life Assurance Company*, note que sur les 56 cas ayant le carcinome dans l'histoire de leur famille (dont 44 avaient perdu un parent de cette maladie), seulement 1 (soit 1,79 pour 100) est mort de carcinome, tandis que des

(¹) L. BARD, Précis d'anatomie pathologique, 1890

1 944 restants, n'ayant pas une telle histoire, 67 (5,45 pour 100) ont succombé à cette maladie.

Les histologistes contemporains, éliminant de la classe des productions cancéreuses les néoplasies dont l'élément constitutif primordial est tiré du mésoderme (tumeurs du type conjonctif), ont définitivement restreint la signification de cancer aux seules tumeurs développées aux dépens d'un épithélium préexistant, dont les variétés de tumeurs cancéreuses. Ainsi l'élément fondamental du cancer est la cellule épithéliale; mais il en est aussi la cause, dit Critzmann (*Bulletin médical*, 7 novembre 1894); la cellule cancéreuse est une cellule épithéliale tératologique, dont la prolifération donnera naissance à un tissu épithélial monstrueux pouvant se greffer par apposition et par généralisation.

L'origine de cette cellule épithéliale, dont le développement tardif donne naissance au cancer, est dans l'embryon même, conformément à la théorie de Cohnheim sur l'origine congénitale des tumeurs. A un stade initial du développement embryonnaire il se produit dans une des parties de l'ébauche fœtale plus de cellules qu'il en est nécessaire pour la construction de la partie en question. Ces cellules en excès sommeillent jusqu'à un moment donné pour se développer avec toute l'intensité de leur nature embryonnaire sous l'influence d'une cause banale en apparence, mais qui se manifeste, quelles que soient sa nature et sa forme, comme un phénomène circulatoire (hyperhémie ou anémie). Les expériences de Léopold semblent donner raison à cette conception. Des fragments de tissus d'un fœtus pris pendant sa vie intra-utérine, introduits dans l'organisme d'un animal adulte similaire, ne continuent pas seulement à y vivre, mais s'y multiplient d'une façon vraiment surprenante. La nature congénitale du cancer expliquerait suffisamment l'hérédité de cette tumeur. Mais les statistiques, quoiqu'elles soient assez disparates et souvent discutables, sont en majorité concluantes en faveur de l'hérédité du cancer. Critzmann pense que les statistiques contraires ne supportent pas un examen approfondi. Parmi les causes d'erreur qui les faussent, il signale le cas où le fils succombe à un cancer, alors que le père, mort d'une maladie inflammatoire ou infectieuse, n'a pu arriver à l'âge du cancer. « Ce qu'il importe de connaître, c'est l'histoire d'une famille à cancer et non pas un recueil de cas disséminés dans la littérature médicale, au hasard des détails intéressant le médecin qui les a observés. Butlin, qui a essayé de reconstituer l'histoire familiale du cancer du sein, est arrivé à la conclusion que l'hérédité s'y rencontre dans la proportion d'un tiers. L'hérédité s'observe surtout dans les organes qui présentent une affinité spéciale pour le cancer. » L'hérédité du cancer peut sauter dans une famille une ou deux générations pour se manifester dans une troisième. Aussi bien pour le cancer que pour la polydactylie, l'hérédité peut être atavique et procéder par saut. Critzmann pense que le cancer ne peut être considéré comme une lésion acquise; car il estime que les lésions acquises ne sont pas transmissibles par hérédité. Le raisonnement

qu'il produit à l'appui de cette opinion est ingénieux et vaut d'être cité :
« Toutes les lésions acquises modifient la physiologie générale de la nutrition. Cette modification peut et doit avoir un retentissement sur la nutrition des cellules germinatives. Le développement et la nutrition de la cellule est fonction du protoplasma; si donc la lésion acquise n'influe pas sur le noyau (absence d'hérédité), elle exerce certainement sur le protoplasma de la cellule génitale une sorte de viciation. Le noyau est mal nourri, les cellules qui en naissent par division souffrent de cet état morbide du protoplasma, et l'individu qui en résulte pourra ne pas se développer, comme dans la syphilis (avortements répétés), ou viendra au monde chétif et très peu doué pour la lutte contre les agents infectieux qui nous assaillent. L'hérédité de la prédisposition se trouve ainsi réalisée. Voilà pourquoi les enfants issus de tuberculeux présentent une si grande aptitude à contracter la tuberculose qu'ils rencontrent dans leur entourage immédiat; les lésions acquises en effet ne sauraient modifier que le protoplasma de la cellule génitale, mâle ou femelle, protoplasma dont le rôle est de véhiculer, de protéger et de nourrir le noyau. Il peut le faire plus ou moins bien, et la lésion acquise, tout en modifiant la nutrition du noyau, peut l'affaiblir ou le fortifier, mais ne peut ni ajouter ni retrancher un des filaments nucléaires dirigeant l'hérédité. »

En vertu de ces considérations, « le cancéreux peut engendrer des enfants qui portent déjà leur cancer, alors que les enfants des tuberculeux, par exemple, naissent avec la prédisposition à contracter la tuberculose ».

L'hérédité essentielle du cancer coïncide avec la coïncidence, ou mieux, *l'alternance entre les grossesses gémellaires et le cancer.* L'histoire familiale suivante montre l'alternance du cancer avec la mise au monde d'enfants jumeaux.

« Une mère succombe à un cancer du sein, après avoir mis au monde deux jumeaux A et une fille B qui meurt d'une tuberculose pulmonaire. Les jumeaux succombent tous deux à une affection non cancéreuse; l'une met au monde une fille A' qui est frappée d'un cancer du sein et dont l'enfant A" est à son tour atteinte de cancer à l'estomac. Cette dernière engendre une fille E qui meurt de cancer de l'estomac et deux jumelles C, D actuellement âgées et bien portantes; une de ces jumelles a mis au monde trois enfants, dont une fille C' morte d'un cancer de l'ovaire; la seconde jumelle D n'a pas eu d'enfant. Quant à la troisième fille, elle est morte d'un cancer de l'estomac, après avoir donné le jour à un fils qui a succombé à un cancer du testicule et à une fille F qui vit actuellement et qui a mis au monde deux paires de jumeaux très bien portants. »

Letulle a observé aussi (communication orale à Critzmann) l'histoire cancéreuse d'une famille tout à fait analogue pour une génération. En résumé, une mère cancéreuse peut engendrer soit des jumeaux qui ne meurent pas cancéreux, soit des enfants non jumeaux, qui sont très exposés à être frappés, un jour ou l'autre, d'un néoplasme cancéreux.

La connaissance de ces faits, l'hérédité de la gémelliparité et l'alterlance entre la génellité et la carcinose, a suggéré à M. Critzmann une ingénieuse théorie de la production du cancer, que nous énoncerons brièvement, puisqu'elle ne rentre pas directement dans la question hérédité. « Des deux ovules qui tombent de l'ovaire, un seul est fécondé. L'autre, non imprégné de la cellule mâle, entre pourtant en segmentation, et se perd dans l'ovule fécondé qui s'est transformé en embryon. » Il est prouvé par des faits de Morel, Hensen, Mathias Duval, qu'un ovule non fécondé peut entrer en segmentation ; les cellules blastodermiques non fécondées sont des éléments embryonnaires extrêmement vivaces qui, englobés dans l'ovule fécondé, y rencontrent le milieu nécessaire non pas à leur multiplication actuelle (étant donné que l'incitation mâle leur manque), mais à leur viabilité, et elles y reçoivent des matériaux nutritifs de l'organisme maternel par l'intermédiaire du fœtus en formation. Ces éléments ne sont pas individualisés, l'individualisation étant une conséquence directe de la fusion du noyau mâle avec le noyau femelle (Fol) ; l'état épithélioïde, non différencié et propre aux cellules des feuillets périphériques du blastoderme au début, persiste indéfiniment jusqu'au jour où ces germes inclus se mettent à proliférer dans un sens univoque, qui aboutit régulièrement à la formation de cellules épithéliales. Dans cette acception, le cancer est donc le frère de l'individu qui le porte ; en un mot, il rentre dans la classe des monstruosités incomplètes ; c'est un fœtus *in fœtu*.

Quant à la cause occasionnelle de cette reprise de l'évolution des cellules blastodermiques en cellules épithéliales après une longue période de latence embryonnaire, ce serait l'involution sénile, si favorable à l'éclosion des tumeurs cancéreuses ; à ce moment, en effet, l'équilibre de nutrition entre les éléments cellulaires des différents tissus constitutifs d'un organe, qui est maintenu physiologiquement par l'action trophique du système nerveux, est rompu au profit des germes cancéreux inclus parce que le système nerveux mal irrigué (athérome) n'accomplit plus son rôle régulateur. « Les proliférations épithéliales cancéreuses semblent rentrer dans la classe des hyperplasies désordonnées d'origine trophique. Elles naissent surtout à l'occasion d'une insulte inflammatoire ou involutive des organes qui les subissent » ; ainsi s'explique l'apparition des carcinomes au niveau d'organes soumis à des traumatismes ou irritations répétées (lèvres, langue, scrotum).

HÉRÉDITÉ NERVEUSE

Hérédité des réactions nerveuses et des maladies du système nerveux. — La famille névropathique. — Les dégénérés. — Bien que l'hérédité de beaucoup de maladies nerveuses considérées isolément ait été acceptée par les médecins de presque tous les temps, c'est seulement vers le milieu de ce siècle qu'est née la conception d'une prédisposition générale à toutes les maladies nerveuses transmise héréditairement et d'un désordre général du système nerveux existant dans certaines familles pour s'y manifester sous des formes diverses à travers les générations successives. Le *Traité philosophique et psychologique de l'hérédité naturelle* de P. Lucas (1850), le *Traité des dégénérescences* de Morel (1857) et la *Psychologie morbide dans ses rapports avec la philosophie de l'histoire*, de Moreau, de Tours (1859), sont dans notre pays les premières œuvres dans lesquelles ait été posée nettement cette question.

La parenté de l'aliénation mentale avec les diverses névroses fut dès cette époque nettement prouvée, Charcot, Mœbius, Féré, et bien d'autres ont fait la même preuve pour les autres maladies du système nerveux; l'opinion « que la plupart des maladies nerveuses, avec ou sans lésions accessibles à nos moyens actuels d'investigation, ont un fond commun d'origine, font partie d'une même famille et sont unies entre elles par un facteur commun, qui est l'hérédité », ne rencontre guère plus de contradicteurs.

On n'a pas encore fourni une explication sur la manière dont s'effectue la transmission de cette névropathie héréditaire. On a supposé qu'elle résulte d'arrêts du développement, frappant certains éléments anatomiques dans telle ou telle région du système nerveux. Arndt pense que l'arrêt du développement des cellules nerveuses ganglionnaires et des fibres nerveuses les rapproche de l'état embryonnaire. Ainsi s'expliquerait l'analogie dans la manière défectueuse dont fonctionne le système nerveux chez les enfants et chez les névropathes (excitabilité exagérée avec tendance à l'épuisement rapide). Chez les aliénés et les paralytiques généraux, Arndt a constaté dans le cerveau, la moelle et les ganglions spinaux, des arrêts de développement qu'il regarde comme la cause de l'aliénation. Schulze, Pick font remonter aussi beaucoup de lésions de la moelle à des arrêts de développement. L'anatomie pathologique tend à continuer ce qu'a tout d'abord montré la clinique, que les maladies nerveuses soit la conséquence d'une déchéance de l'organisme, de la dégénérescence de l'individu.

La transmission héréditaire des maladies nerveuses peut s'opérer suivant deux modes : hérédité *similaire* (homologue), l'enfant héritant de la maladie même de ses ascendants, — ou *dissemblable* (hétérologue), si l'hérédité nerveuse se manifeste chez lui par une autre maladie que celle de ses générateurs.

Comme l'hérédité normale, elle peut s'effectuer : 1° directement (hérédité immédiate); 2° avec prépondérance des caractères de tel ou tel des générateurs; 3° en retour ou par atavisme; 4° aux périodes correspondantes de la vie (hérédité homochrone).

Pour suivre M. J. Déjerine (¹), nous étudierons d'abord l'hérédité dans

---

(¹) DÉJERINE, L'hérédité dans les maladies du système nerveux. *Th. d'agrég. de Paris*, 1886

les maladies du système nerveux sans lésions anatomiques constantes (psychoses et névroses). La délimitation est souvent malaisée entre l'hérédité psychologique normale et l'hérédité psychologique morbide. Il y a peu d'individus, même parmi ceux qui sont réputés sains d'esprit, qui ne présentent quelques irrégularités psychiques. Les auteurs comme Griesinger, Esquirol, Jacobi, ont mis en lumière le rôle que joue dans les psychoses la réaction de la personalité psychique contre les excitations qui l'assaillent sans cesse et la dissociation plus ou moins accentuée des idées et des sentiments constitutifs du *moi*. Les citations suivantes peuvent montrer le rôle que joue l'affaiblissement du moi par la désagrégation de ses éléments dans la transmission de l'hérédité nerveuse.

« Le conflit de l'impulsion et du moi, qui a lieu dans l'homme à l'état normal, est tranché en dernière analyse par le moi et constitue la liberté de l'homme. Originairement l'homme n'est pas libre, il ne l'est qu'autant qu'il lui vient une masse d'idées bien coordonnées qui constituent un noyau solide, le moi. L'enfant n'est pas libre, parce que son moi n'est pas encore assez énergique pour nettre en lutte des complexus d'idées fortement enchaînées (Griesinger). »

« L'homme le plus raisonnable, s'il veut s'observer soigneusement, aperçoit quelquefois dans son esprit les images, les idées les plus extravagantes ou associées de la manière la plus bizarre. Les occupations ordinaires de la vie, les travaux de l'esprit, la raison, distraient de ces idées, de ces images, de ces fantômes (Esquirol). » L'éducation a pour but de fortifier le *moi* chez les enfants et elle y réussit d'autant mieux que l'hérédité transmet à ceux-ci de bons éléments nerveux. Mais « les psychopathies affaiblissent et finissent par anéantir le *moi* des malades. Une grande prédisposition héréditaire et le trouble psychique que l'on trouve généralement à l'état latent, chez les membres des familles entachées du vice phrénopathique, trouble qui se traduit par des singularités d'esprit et de caractère, empêchent la formation d'un *moi* solide et énergique, constitué par des complexus d'idées fortement enchaînées. Ainsi la faiblesse et l'inconsistance de la personalité morale, et par conséquent une sorte de faiblesse irritable et le peu de résistance que le *moi* oppose à toute suggestion, à toute idée, à tout désir, à toute impulsion, constituent le fait primordial, essentiel, le phénomène psychologique fondamental dans les psychopathies, et aussi leur résultat immédiat, inévitable, fatal. »

Si nous constatons l'*insuffisance héréditaire du « moi »*, c'est-à-dire de la résistance aux sollicitations extérieures, l'*hérédité des passions*, c'est-à-dire de certaines attractions de notre être moral, n'est pas niable. Or, l'hérédité des passions mauvaises, celles du *jeu*, du *libertinage*, de l'*avarice*, conduit à l'état pathologique ou y conduisent. Maudsley dit avoir observé fréquemment que les descendants d'hommes ayant acquis de grandes fortunes, après beaucoup de peines et de privations, présentent les signes de la dégénérescence physique et mentale. Tout au moins observe-t-on chez beaucoup d'entre eux une fourberie et une duplicité instinctives, un extrême égoïsme, une absence de vraies idées morales.... L'extrême passion pour la richesse, absorbant toutes les forces de la vie, prédispose à une décadence morale, ou intellectuelle et morale tout à la fois.

L'*hérédité de la tendance au vol* est admise généralement par les aliénistes; et les recherches statistiques mettent en évidence la fréquence des cas d'aliénation mentale et des névroses diverses dans la parenté des criminels et chez les criminels eux-mêmes.

L'hérédité joue le rôle prépondérant dans le développement de la *folie*; les causes banales, chagrins, fatigues, excès de tout genre, ne sont que des occasions qui mettent à nu la prédisposition héréditaire latente. La folie ne se développe pas chez le premier venu, il lui faut un terrain préparé, et ce terrain, c'est l'hérédité qui le prépare. J. Trélat l'appelait la cause des causes (1).

Toutefois les opinions des aliénistes laissent un assez grand écart entre leurs extrêmes opposés. Récemment, J. Woods Hutchinson a colligé ces opinions diverses (2). Il a établi la statistique suivante, relativement à la fréquence des prédispositions héréditaires, d'après les rapports d'une cinquantaine d'asiles des États-Unis, représentant 54000 cas de folie, parmi lesquels 5093 cas (9,4 pour 100) ont pu être considérés comme héréditaires, l'aliéné ayant eu un ou plusieurs parents aliénés. Mais beaucoup de statistiques d'asiles ne font pas mention de l'hérédité, et d'autres n'ont pas de classement suivant les causes. Woods Hutchinson estime qu'on peut admettre la proportion de 22,6 pour 100 d'influence héréditaire, en se basant sur l'ensemble des cas observés dans les asiles anglais et allemands.

Les statistiques antérieures ont varié de 0,6 à 35 pour 100. Les voici avec les noms de leurs auteurs : Maudsley trouvait 16 cas héréditaires sur 50; Trélat, 43 sur 75; un rapport du gouvernement français en 1861, 550 sur 2000; Jacobi, 24 sur 220; Hagen, 26 sur 187; Mitchell, 20 sur 64; Burrows, 6/7; Moreau de Tours, 9/10; Martini, 1/3; Esquirol, 1/4 chez les pauvres, 3/5 chez les riches; Beignan, 1/3; Emmert, 75 pour 100; Marcé, 9/10; Leidesdorf, 25 pour 100; Hill, 1/4.

Plus il y a de cas de névroses et surtout de cas de folie parmi les ascendants, plus l'individu est apte à délirer sous des influences insignifiantes. L'hérédité bilatérale ou convergente offre donc le maximum du danger pour la descendance. Baillarger avait constaté que l'influence maternelle était surtout redoutable (3). Suivant Esquirol, les enfants nés avant que la folie ait éclaté chez leurs parents seraient moins exposés à devenir aliénés que ceux qui sont conçus après. La transmission peut

(1) M. Trélat, Des causes de la folie. *Ann. méd psych*. 1856

(2) Hutchinson, The influence of heredity in the prevention of diseases. *Med. News*, 13 fév. 1892

(3) Baillarger, Recherches statistiques sur l'hérédité de la folie, 1844.

sauter une génération, épargner dans une même famille tous les enfants du même sexe, ou un enfant entre deux autres (Marcé) (¹).

La *folie gémellaire*, c'est-à-dire existant chez deux frères jumeaux, a été vue par Esquirol, Moreau, Sorel, Nicole, Ball; elle a pu se manifester sous la forme du suicide (Baume). D'ailleurs deux frères ou sœurs non jumeaux qui deviennent aliénés ont le plus souvent un délire semblable ou analogue (²).

La consanguinité, comme nous l'avons vu, paraît ne favoriser la folie que s'il existe des tares familiales, en portant au carré l'hérédité (Paul Bert). Toutefois Falret conseille d'éviter les unions consanguines, personne n'étant assuré de l'excellence de sa race.

Le rôle de l'hérédité n'est pas également prépondérant dans toutes les formes de vésanie.

Ainsi, dans la genèse de la manie et de la mélancolie, l'influence la plus grande appartient aux causes extrinsèques, la prédisposition héréditaire joue un rôle moins actif. Mais, de même que l'existence d'un accès de manie ou de mélancolie, même après la guérison en apparence complète, constitue une tare personnelle pour l'individu et crée dans l'avenir une aptitude aux récidives, de même il devient une menace pour ses descendants.

La prédisposition héréditaire peut demeurer latente pendant un nombre d'années plus ou moins grand. Elle peut ne manifester son influence qu'en faisant éclater la folie aux mêmes âges, aux mêmes périodes physiologiques, puberté, ménopause ou sénilité, sous l'influence des mêmes conditions, puerpéralité (Ed. Toulouse) (³).

On peut voir à diverses époques de sa vie l'individu présenter des troubles psychiques en apparence très différents, tels que le délire des grandeurs, le délire de persécution, et ces délires ont été, jusqu'à Magnan, considérés comme des états morbides indépendants. Cet auteur, au contraire, y voit les diverses étapes d'un seul état morbide qu'il a décrit sous le nom de *délire chronique*. Le délire chronique est, dans cette conception, une affection à marche lente, à durée très longue, comprenant quatre périodes : période d'inquiétude (troubles psychiques et somatiques assez vagues, insomnie, troubles digestifs, tendance à l'isolement), période de manie de persécution, ayant pour base essentielle des hallucinations sensorielles, période de manie des grandeurs, et enfin démence.

Or l'hérédité est la cause principale de ce délire chronique : dans les antécédents de famille des malades on retrouve des accès maniaques ou mélancoliques, des intoxications avec délires, diverses anomalies psychiques ayant abouti au suicide, à l'homicide, à divers crimes ou délits. Mais cette hérédité peut ne se démasquer qu'à un âge assez avancé, et avant les premières manifestations de la maladie rien dans les nœuds,

---

(¹) MARCÉ, Traité des maladies mentales, 1862.
(²) BRUNET et VIGOUROUX, Congrès de Clermont-Ferrand, 1894.
(³) TOULOUSE, De l'hérédité dans les maladies mentales. (*Rev. gén.*) *Gaz. des hôp.*, 1895.

les habitudes, l'état intellectuel du futur délirant ne pouvait dévoiler sa tare secrète.

L'hérédité similaire est plus rare dans les maladies mentales que l'hérédité, dite dissemblable, ou pour parler plus justement, par trans-formation. L'*impulsion au suicide* paraît être une des plus directement héréditaires. Pendant deux, trois générations dans la même famille, le suicide a pu faire cinq, six victimes et plus (Gall, Esquirol, Falret, Moreau, Cazauvieilh, Maire, Lucas), dix en cinquante ans (Le Roy). Dans le cas de Maccabruni, sur sept enfants d'un suicidé, trois se sont suicidés, et un autre, qui était mort assassiné, avait laissé un enfant qui se suicida (Déjerine). Les suicides familiaux s'accomplissent souvent au même âge, de la même manière (dans un bain), avec la même arme, pistolet ou rasoir, au même lieu. Il y a dans cette remarquable particularité une raison de penser que la prédisposition héréditaire est doublée de la suggestion incessante due au souvenir des suicides antérieurs. Les choses se passent comme dans le cas où plusieurs soldats se suicident successi-vement dans la même guérite ou se pendent au même clou. Il est peut-être excessif de dire avec Maire que la disposition héréditaire ne dégénère en suicide que par l'exemple; mais on peut admettre que la contagion délirante actionne et fortifie la prédisposition héréditaire (Toulouse).

On a signalé l'*impulsion à l'infanticide* chez une mère et sa fille (Olhaven, *in* Ribot). La plupart des impulsions, des phobies (hémato-phobie, hydrophobie), l'hyperhydrose émotionnelle, des obsessions, la recherche angoissante du mot, la manie du discours nocturne, la manie des achats, le besoin involontaire de rire (Magnan) peuvent se rencontrer chez plusieurs individus de la même famille et dans des générations successives.

Dans les folies intermittentes l'hérédité joue un rôle encore très mar-qué; de même dans les folies dites diathésiques ou sympathiques, c'est-à-dire dans toutes celles qui surviennent au cours d'un état physio-logique ou pathologique, qui ne fait que révéler, par leur incorrecte ou excessive réaction contre les excitations morbides, la vicieuse constitution des cellules nerveuses, telles que l'individu les tient de ses ascendants.

L'hérédité pathologique se manifeste d'une manière particulièrement complexe dans les cas où coexistent chez le même aliéné plusieurs délires d'origine différente, ainsi que Magnan l'a montré le premier. Ainsi on peut voir un délirant chronique à forme mélancolique être atteint en même temps d'épilepsie et de délire alcoolique. Ces divers délires peu-vent évoluer ensemble et sans se mélanger. Or la tare héréditaire chez ces malades est complexe elle-même; assez souvent l'hérédité est simi-laire soit pour la vésanie, soit pour la névrose épileptique. Les influences paternelle et maternelle convergent, pour donner non plus un produit hybride de dégénérescence, mais un descendant qui les réunit sans les confondre.

· Si l'hérédité joue un rôle plus ou moins exclusif dans toutes les psychopathies, il y a des états morbides qui sont si spécialement sous la dépendance de l'hérédité et qui, de ce fait même, ont une évolution si caractéristique, qu'on les a isolés sous le nom de *folies héréditaires*.

Les individus qui en sont atteints ou doivent en être atteints se font reconnaître dès leur naissance par des *stigmates* physiques et psychiques.

Les *stigmates physiques* se trouvent, pour ainsi dire, tous accumulés sur l'idiot des asiles, dernière expression de la dégénérescence héréditaire; mais ils existent aussi, en plus ou moins grand nombre, et plus ou moins accusés, chez les simples déséquilibrés. Du côté du squelette on a relevé les déformations du crâne (microcéphalie, hydrocéphalie, acrocéphalie, plagiocéphalie, scaphocéphalie, dolichocéphalie, etc.), des anomalies dans l'état interne des os, leur mode de développement, leur ossification et leurs sutures; asymétrie faciale, incurvation du rachis, apparence rachitique des os des membres, doigts palmés ou surnuméraires, pieds bots, pieds plats); voûte palatine étroite et ogivale, dents irrégulièrement implantées, se cariant facilement, prognathisme, développement exagéré et proéminence du maxillaire inférieur, becs-de-lièvre. Le système musculaire est en état de flaccidité ou d'atrophie. Les fonctions digestives sont perverties : appétit glouton, perversion du goût, nérycisme. On constate chez les héréditaires des arrêts de développement multiples : persistance du trou de Botal, phimosis, hypospadias, descente tardive des testicules, imperforation et cloisonnement du vagin, des troubles fonctionnels de l'appareil génito-urinaire (incontinence d'urine, perversions sexuelles, troubles menstruels). Du côté des téguments, des troubles vaso-moteurs se traduisant par la coloration violacée, la sensation permanente de froid au contact, une odeur spéciale qui trahit des anomalies dans la nutrition et l'excrétion d'acides gras par les glandes, l'adiposité, le myxœdème, la pauvreté ou l'exubérance du système pileux (barbe et moustaches chez les femmes), le double tourbillon des cheveux, trace d'une anomalie de développement de l'extrémité céphalique du canal vertébral (Féré).

Les organes des sens se font remarquer chez les héréditaires par la multiplicité de leurs anomalies. Pour l'œil : strabisme, cécité congénitale, amblyopie, épicanthus, daltonisme, colobome irien, pigmentations irrégulières de la choroïde, albinisme, rétinite pigmentaire, déformations de la pupille, émergence irrégulière de l'artère centrale de la rétine.

Pour l'oreille : surdi-mutité, adhérence du lobule, absence d'ourlet marginal, tendance au nivellement du pavillon, anomalies de l'hélix, notamment un prolongement de la racine de l'hélix qui, rejoignant l'anthélix, sépare ainsi la conque en deux parties.

Pour la parole : vices de prononciation, bégaiement, blésité.

Le système nerveux surtout est le siège de désordres fonctionnels d'une extrême importance : migraines, vertiges, convulsions, tics, chorées, perversions de la sensibilité cutanée ou viscérale, hallucinations, troubles du sommeil (insomnies, cauchemars, somnambulisme, narcolepsie).

Et les *stigmates d'ordre psychique* ne sont pas moins saisissants. Depuis l'*idiot complet*, réduit à la vie organique, à la vie des réflexes, qui n'existe que par sa moelle, s'élève une série de dégénérés : l'idiot chez lequel persistent certaines facultés ne nécessitant pas le contrôle du jugement (*idiot musicien, idiot calculateur, idiot avec adresse manuelle*); l'*imbécile*, moins déshérité, parfois éducable et utilisable; le *débile* ou faible d'esprit, chez lequel existent les facultés intellectuelles très inégalement développées, mais dépourvu de pondération, pouvant avoir une mémoire excellente avec un jugement faible, des appétits violents, des sentiments affectifs exagérés, mais ne possédant jamais le jugement, seul critérium de la véritable intelligence.

Enfin la série des héréditaires est couronnée par le *dégénéré supérieur* (Magnan), capable d'acquérir une instruction étendue, doué souvent de facultés brillantes (génies partiels, de F. Voisin), mais dont tous les dons sont frappés de stérilité par leur manque d'équilibre, leur désharmonie, et qui surtout se fait remarquer par l'affaiblissement de la volonté.

Sur ce terrain intellectuel et moral des héréditaires, l'évolution des psychopathies s'accomplit d'une façon si particulière qu'on a pu de nos jours réunir sous le nom global de *folie des dégénérés* (Magnan) une foule de désordres mentaux désignés par les anciens auteurs sous les noms variés de monomanie raisonnante ou affective, monomanie instinctive ou impulsive, *moral insanity*, délire des actes, manie de caractère, folie lucide, pseudo-monomanie, esthésiomanie, folie raisonnante ou morale, folie avec conscience, folie affective, et tant de monomanies comme la folie du doute, l'agoraphobie, la dipsomanie, la cleptomanie, l'hypochondrie morale avec idées suicides ou homicides, etc. Sous toutes ces apparences se dissimule la *folie héréditaire avec ses syndromes épisodiques* (Magnan), perversions morbides des sentiments ou des actes, stigmates psychiques des héréditaires dégénérés, qu'on peut mettre en parallèle avec les stigmates physiques indéniables de la dégénérescence somatique.

J. E. Charpentier (¹) a entrepris de réagir contre la sévérité du pronostic que les aliénistes ont pris l'habitude de porter à propos des malades sur lesquels pèse une lourde hérédité névropathique. Sans doute il reconnaît la réalité de l'hérédité pathologique en pathologie mentale; mais il estime que son importance a été exagérée par Morel et ses successeurs. « Morel a été trop loin en admettant un mode de dégénérescence par voie héréditaire, commençant aux troubles du caractère et à la névropathie chez les ascendants, passant par la folie ou les névroses graves chez les descendants, pour aboutir à l'idiotie ou à la stérilité dans la descendance ultime. Ce mode de dégénérescence existe, mais il n'est pas constant, il n'est pas fatal et il peut même rétrograder. » A côté de l'hérédité progressive, Charpentier appelle l'attention sur l'*hérédité régressive*, en vertu de

(¹) CHARPENTIER, De l'hérédité pathologique régressive en aliénation mentale. *Rev. génér. de clinique et thérapeutique*, 4 février 1891.

laquelle dans la descendance les traits pathologiques soient de moins en moins accentués, dessinés, esquissés, au point de se terminer plus tard par le retour à l'équilibre nerveux, physiologique, normal. D'abord il n'est pas rare parmi les enfants d'un fou, d'en voir un ou plusieurs qui ne présentent aucune tare héréditaire même névropathique, non seulement quand la mère était saine au point de vue nerveux, mais même lorsque l'hérédité névropathique est convergente. Ces cas échappent à l'attention parce qu'ils ne sont pas publiés, les statistiques sur la descendance des aliénés ayant été jusqu'ici limitées à l'étude de la descendance pathologique. M. Charpentier a cité deux familles observées par lui et qui légitiment son optimisme; le cas le plus frappant est celui d'une femme de cinquante-cinq ans, dont le père était épileptique et dont la mère s'est suicidée; mariée jeune à un alcoolique qui s'est suicidé également, elle a eu trois enfants qui sont établis, bien sains et sans aucune tare héréditaire; elle-même n'a d'autres symptômes que des troubles dyspeptiques, quelques migraines et douleurs erratiques, sans aucun trouble intellectuel, ni excentricité.

Quand on est appelé à porter un pronostic sur un malade, si l'examen de ses antécédents héréditaires décèle une névrose ou une vésanie très grave dans la première génération, moins accentuée dans la seconde, et moindre dans la troisième, on peut espérer voir dans celle-ci une marche vers l'hérédité régressive; au contraire on portera un pronostic plus grave et on craindra l'hérédité progressive si on voit la névrose ou la vésanie s'accentuer à chaque génération.

NEURASTHÉNIE. — Le plus souvent cet état névropathique, qui est « à cheval sur les névroses et les psychoses » (F. Raymond), est héréditaire.

ÉPILEPSIE. — L'hérédité est considérée par la plupart des auteurs comme la cause prédisposante la plus importante de l'épilepsie. A vrai dire on ne constate pas l'épilepsie chez les ascendants directs ni collatéraux de la majorité des épileptiques. Mais la plupart des épileptiques contient parmi leurs ascendants ou leurs proches des affections nerveuses diverses, une tare nerveuse.

L'hérédité similaire est donc beaucoup moins fréquente pour l'épilepsie que l'hérédité de transformation. Il semble que toutes les causes qui soient capables d'altérer d'une manière lente et continue la nutrition générale et par suite celle du système nerveux, puissent favoriser l'apparition de l'épilepsie : les infections à lente évolution comme la syphilis, les dyscrasies permanentes comme l'arthritisme, la goutte, les intoxications chroniques comme le plomb et l'alcool.

Ce dernier poison doit être pris en grande considération; Morel et Lucas ont affirmé l'influence de l'ivresse au moment de la conception.

Trousseau accordait une influence considérable à la consanguinité; mais les auteurs plus récents tendent à ne la reconnaître que comme une cause prédisposante pour toutes les névropathies, et encore si les conjoints sont entachés de tares morbides.

Les influences héréditaires peuvent agir en créant seulement une impressionnabilité particulière des éléments du système nerveux central, qui les fait aptes à produire les réactions paroxystiques de l'épilepsie à l'occasion d'excitations légères ou graves, internes ou extérieures (intoxication, helminthiase, dermatoses, etc.). Elles peuvent aussi dans certains cas, comme la syphilis ou l'alcoolisme, produire tantôt la prédisposition générale à la tare des éléments nerveux, tantôt même des lésions encéphaliques qui directement détermineront les accès.

L'épilepsie acquise peut-elle être transmise par hérédité chez l'homme, comme Brown-Séquard nous a appris qu'il en pouvait être chez le cobaye?

Les auteurs sont divisés sur le quantum de l'épilepsie héréditaire : Morel, Lasègue (¹), Delasiauve (²) l'ont niée ou considérée comme exceptionnelle. Au contraire, A. Voisin (³), Echeverria (⁴), Féré (⁵) ont observé de nombreux cas démonstratifs de l'hérédité similaire.

Hystérie. — Georget, Briquet, Hannond, Charcot ont reconnu l'hystérie comme une maladie des plus héréditaires. L'hérédité neuro-arthritique, attestant la parenté de l'arthritisme et des névroses, joue ici son rôle comme dans toutes les névropathies. On n'observe l'hérédité similaire que dans un tiers des cas; le plus souvent, il s'agit de l'hérédité de transformation. La transmission de l'hystérie se fait surtout par la mère. L'hystérie masculine relève aussi manifestement de l'hérédité que celle des femmes (Batault) (⁶).

A. Grasset a dit que des hystériques étaient souvent engendrés par des parents scrofuleux et tuberculeux. Il est possible aussi que dans certains cas l'hystérie puisse se constituer de toutes pièces à l'occasion d'une intoxication ou d'un trauma chez un individu exempt de prédisposition héréditaire. Il est plus probable que la prédisposition névropathique héréditaire reste latente chez bon nombre d'hystériques jusqu'au jour où une cause occasionnelle vient l'éveiller et la faire apparaître.

Il n'est pas rare d'observer, dit Dutil, chez de jeunes sujets destinés à devenir plus tard des hystériques, certains troubles névropathiques sans gravité immédiate, mais dont la portée et la signification ne sauraient être contestées. Ce sont des serrements de gorge, des étouffements, des crises de vomissements, survenant sans causes appréciables ou bien à l'occasion d'émotions morales, des terreurs nocturnes, des crises de hoquet, certaines hémorrhagies nasales..., avant-coureurs plus ou moins lointains des grandes manifestations de la névrose et fournissant des indications pour le traitement prophylactique de l'hystérie.

Hérédité névropathique dissemblable. — Outre la prédisposition

(¹) Lasègue, L'épilepsie par malformation du crâne. *Etudes médicales*, 1884

(²) Delasiauve, Traité de l'épilepsie. Paris, 1854.

(³) Voisin, Art Épilepsie. *Dict. Jaccoud*, t. XIII, p. 581. Paris, 1870

(⁴) Echeverria, Marriage and hereditariness of epileptics. *Journ. of med sc.*, 1880.

(⁵) Féré, Les épilepsies et les épileptiques, 1890.

(⁶) Batault, Contribution a l'étude de l'hystérie chez l'homme. Thèse de Genève, 1885. — Gilles de la Tourette, Traité clinique et thérapeutique de l'hystérie, 1891.

névropathique générale, il existe une transmission héréditaire d'une faiblesse congénitale, d'une vulnérabilité spéciale de tel ou tel système sensitif ou moteur, qui sera ultérieurement lésé par des causes banales et
variables; c'est ainsi qu'il faut comprendre l'*hérédité des lésions cérébro-
spinales systématiques.*

Le même défaut de résistance héréditaire rend compte des mêmes
localisations morbides de lésions diffuses chez les membres d'une même
famille.

Mais il faut distinguer des affections héréditaires du système nerveux
celles qui sont la conséquence indirecte d'altérations vasculaires, méningées ou osseuses, de tumeurs du voisinage, etc. L'hémiplégie cérébrale
des adultes par hémorrhagie ou ramollissement, si elle est la conséquence
de maladies infectieuses ayant engendré des altérations vasculaires ou
des embolies des artères cérébrales, ne dépend d'aucune influence héréditaire; mais elle dépend le plus souvent des anévrysmes miliaires et de
l'athérome artériel (c'est alors un effet secondaire de l'arthritisme, et l'hérédité de cette diathèse rend compte du rôle de l'hérédité dans la production de l'hémorrhagie cérébrale). Certaines paralysies de l'enfance, l'hémiplégie spasmodique infantile dans l'étiologie de laquelle on a quelquefois
signalé l'hérédité nerveuse, sont sous la dépendance d'encéphalites, de
méningites pouvant aboutir à la porencéphalie, à l'atrophie cérébrale;
elles reconnaissent souvent pour cause primitive une maladie infectieuse
survenue dans les premiers temps de la vie ou même pendant la vie intra-
utérine. Ce sont là des affections congénitales, mais non héréditaires; ainsi
est la maladie de Little ou rigidité spastique congénitale des membres qui
résulte d'un arrêt de développement du faisceau pyramidal par suite de
naissance avant terme ou d'accouchement difficile.

La *paralysie générale*, dont la lésion fondamentale est une dégénérescence primitive des éléments nobles de l'écorce, a des liens indéniables
de parenté avec les différentes névropathies et par conséquent subit l'influence de l'hérédité nerveuse, mais elle est très rarement héréditaire sous
la forme similaire.

L'*ataxie locomotrice* n'est que très exceptionnellement connandée
par une hérédité directe et similaire, mais elle a des liens nombreux
avec la famille névropathique. Trousseau, qui croyait le tabes une névrose,
avait déjà signalé chez les ascendants l'idiotie, l'épilepsie, l'aliénation, le
suicide, les accidents nerveux bizarres. Charcot pensa que les causes
invoquées par les autres observateurs, syphilis, excès, traumatismes,
n'agissent qu'à la faveur d'une prédisposition nerveuse héréditaire. Les
statistiques de Landouzy et Ballet ont prouvé le rôle de l'hérédité nerveuse dans la genèse de l'ataxie. L'hérédité arthritique intervient également; ainsi l'on voit fréquemment le diabète constitutionnel coexister
avec le tabes chez le même individu ou dans la même famille.

La maladie familiale par excellence est la *maladie de Friedreich*, puisqu'elle a mérité le nom d'*ataxie héréditaire* : Vizioli a rapporté le cas

d'une famille dans laquelle huit enfants en furent atteints et l'un d'eux
engendra deux enfants également ataxiques. L'hérédité est bien similaire,
mais plus souvent collatérale que directe.

A côté du type décrit par Friedreich, il y a lieu de citer l'*hérédo-ataxie
cérébelleuse*, type décrit par Pierre Marie, dont P. Londe vient d'écrire
l'histoire complète (*Thèse de Paris*, 1895), en l'accompagnant de
réflexions judicieuses sur les *maladies familiales* du système nerveux.
« Une maladie familiale n'a pas seulement pour caractère distinctif de se
rencontrer parmi plusieurs membres d'une même famille, c'est une
maladie qui tend à créer, à côté du type normal de l'espèce, un type
anormal et presque une variété dégénérée de l'espèce. Ainsi on peut
suivre, à travers des générations quelquefois très nombreuses, la reproduction de la maladie familiale : l'hérédo-ataxie cérébelleuse (cinq générations), la myopathie primitive (six générations aux noirs), la maladie
de Thomsen (cinq générations), une polyurie familiale (trois générations,
Weil cité par Souques).... On peut soutenir que chaque famille comme
chaque race a une pathologie un peu spéciale. De même que la race possède dans l'espèce une individualité distincte, de même la maladie familiale constitue dans la pathologie humaine connue une chose distincte.
Ainsi l'ataxie héréditaire et familiale de Friedreich est tout à fait différente de l'ataxie locomotrice connue ; l'atrophie musculaire familiale
forme aussi une individualité morbide ; la paralysie bulbaire progressive
familiale n'est pas la paralysie bulbaire progressive connue jusque-là. »
Londe énumère comme maladies du système nerveux ayant été rencontrées
avec le caractère familial, souvent ou rarement, l'hémorrhagie cérébrale
(Dieulafoy), le ramollissement cérébral (Freud), la démence progressive
infantile et familiale (Bouchaud), la maladie de Little, la diplégie cérébrale, la paralysie agitante, le ptosis familial (Dutil) et les paralysies oculaires familiales (Mœbius) par lésion nucléaire (Siemerling), la paralysie
bulbaire progressive infantile et familiale (Brissaud et Marie, Charcot),
l'ataxie de Friedreich, les atrophies musculaires familiales d'origine
spinale, la paraplégie spasmodique familiale, dans quelques cas la syringomyélie, l'acromégalie, l'ataxie locomotrice par exception, la sclérose
latérale amyotrophique, la paralysie infantile, la sclérose en plaques peut
être la maladie de Thomsen, la myopathie primitive généralisée (Londe et
Meige), la maladie de Dupuytren (Brissaud), le paramyoclonus multiplex,
le goitre exophthalmique (Œsterreicher et Cantinela, Mackensie, Rosenberg,
Jaccoud, Frænckel), coincidant ou alternant dans la même famille avec le
goitre simple (Joffroy), et tant de névroses, l'épilepsie, l'hystérie, la neurasthénie, la migraine vulgaire et l'ophthalmique, le bégaiement, les tics,
les chorées, le génio-spasme familial (Nassaro), le tremblement héréditaire, une paralysie périodique familiale des quatre membres et du cou,
causée vraisemblablement par une intoxication (Goldflam), l'appétit de
l'alcool et la facilité à délirer sous son influence, les troubles sensoriels
comme la cécité, l'héméralopie, le daltonisme, la surdi-mutité, l'anos-

nie, l'hypogustation héréditaire (Abundo), les maladies nerveuses familiales, etc.

« Pour mériter vraiment le nom de familiale une maladie doit : 1° être conforme à la loi de l'hérédité homochrone de Darwin, basée sur l'apparition des caractères héréditaires aux mêmes époques de la vie chez les ascendants et les descendants. Les maladies de famille sont celles qui frappent sans changer de forme un ou plusieurs enfants d'une même génération (Adams, *Hereditary properties of diseases. London*, 1814, cité par Charcot, *Leçons du mardi* 1887-88) ; — 2° se manifester comme un trouble de développement, c'est-à-dire être indépendante d'une infection acquise ou d'un accident de la vie intra-utérine; c'est une maladie du germe ou résultant de l'union des germes.

« Les malformations congénitales méritent le nom de maladies familiales quand elles résultent du développement même de l'œuf, en dehors de tout accident intra-utérin.

« Le caractère familial est une preuve de plus, et une preuve certaine, du rôle que joue l'hérédité en pathologie, et particulièrement en pathologie du système nerveux. » (Londe.)

Dans le groupe des *atrophies musculaires*, il en est qui sont myélopathiques, c'est-à-dire dépendent d'une lésion des cellules motrices des cornes antérieures; d'autres sont des myopathies primitives.

La paralysie infantile est une myélopathie qui a des liens de parenté avec d'autres affections du système nerveux : ataxie locomotrice, maladies nerveuses, paralysie générale, névroses, ont été rencontrées parmi les ascendants ou collatéraux. Elle a été vue chez des jumeaux, chez plusieurs enfants d'une même famille. Mais, comme les travaux contemporains tendent à ranger la paralysie infantile parmi les infections, et notamment parmi celles qui sévissent épidémiquement, le rôle de l'hérédité nerveuse se trouve réduit à préparer le terrain au germe infectieux.

La paralysie spinale de l'adulte peut être associée quelquefois à des troubles mentaux.

L'*atrophie musculaire progressive* peut être directement héréditaire; 15 membres d'une même famille, 6 du sexe féminin, 7 du masculin en ont été atteints (Osler); en tout cas, elle est souvent liée à l'hérédité nerveuse.

L'hérédité directe ou collatérale joue un rôle encore plus manifeste dans l'étiologie des *myopathies primitives* dans leurs diverses variétés (types Erb, Landouzy et Déjerine).

La *paralysie pseudo-hypertrophique* est souvent familiale.

Il existe une forme infantile et familiale de la *paralysie bulbaire progressive* (¹), qui peut être héréditaire.

On est moins fixé sur ce point à propos de la sclérose latérale amyotrophique.

(¹) Fazio (de Naples), *Semaine médicale*, 26 octobre 1892.

Il existe des cas où le *tabes dorsal spasmodique*, qui est en général un syndrome lié aux myélites chroniques, à la sclérose en plaques, à la maladie de Little, s'est comporté à la façon des maladies familiales (Newmark, Féré).

Les diplégies cérébrales peuvent être héréditaires, ainsi que la sclérose en plaques. Celle-ci peut aussi être familiale et elle offre une parenté évidente avec toutes les névropathies et psychopathies.

Le goitre exophthalmique est une manière d'être de l'état de dégénérescence (F. Raynaud et P. Sérieux).

Le *tremblement essentiel héréditaire* a été signalé par Eulenbourg, Liegey, Ferret (th. d'agrég.), Charcot, Debove et J. Renault, F. Raynaud.

La *chorée* est fréquente dans les familles de névropathes. La modalité spéciale (chorée chronique progressive) d'Huntington est soumise à l'hérédité similaire. Et même la chorée vulgaire de Sydenham peut faire souche de chorées semblables (Chauffard, Société méd. des hôpitaux, avril 1895).

M. Simon a communiqué à la *John Hopkin's Society* deux observations qui dénotent l'hérédité de la *maladie de Ménière*.

La *névrite optique* héréditaire a été étudiée par de Græfe, Prouff, Hutchinson, Griesinger, Leber, Despagnet, Kœnig. Elle est transmise surtout par la mère aux enfants du sexe masculin; elle apparait généralement de vingt à trente ans.

On connait des cas de *polyurie essentielle héréditaire et familiale*, publiés par Laconbe, Anderson, Orsi, Gabriel Pain, Weil, Ilraith. Marinesco a vu deux frères de dix-sept et quinze ans qui en étaient atteints; la mère a prétendu que pendant sa grossesse elle avait grand' soif et urinait beaucoup [1].

M. Cullerre [2] a signalé que la *mort subite* est surtout fréquente dans les familles où l'on note soit l'hérédité vésanique, soit la paralysie générale, soit des accidents de nature épileptique. Suivant cet auteur la mort subite est alors d'origine cérébrale; c'est une manifestation de la tare névropathique, de la dégénérescence. Sur vingt et un cas de mort subite qu'il relate, la moitié concerne des sujets très jeunes. Pour tous les cas le mécanisme serait l'apoplexie nerveuse, la congestion cérébrale apoplectiforme.

L'hérédité névropathique prédispose-t-elle à contracter certaines affections, ou localise-t-elle seulement celles-ci sur le système nerveux? Pour les infections, il est probable que dans certains cas la débilité nerveuse prédispose à les contracter. La tuberculose frappe souvent les idiots et les aliénés, les épileptiques et les hystériques (Esquirol, Portal, Grasset). Mais la plupart des faits de ce genre sont observés dans des asiles ou des hospices, où la contagion est facile; on peut s'expliquer aisé-

[1] Marinesco, *Soc. de biol.*, 9 janvier 1895.
[2] Cullerre, De la mort subite dans ses rapports avec l'hérédité névropathique. *Annales médic. psychol.*, janvier-février 1892.

ment d'ailleurs que les névroses et les psychopathies dépressives rendent l'organisme plus vulnérable aux agents infectieux.

Par contre, on peut observer chez certains névropathes une résistance plus énergique aux maladies infectieuses, une fois contractées; les hystériques, par exemple, ont des réactions nerveuses qui m'ont paru souvent favoriser chez elles la guérison, dans des cas de maladies infectieuses aiguës dont la gravité semblait devoir les emporter; j'ai noté le fait surtout à propos des fièvres éruptives et de la fièvre typhoïde.

En tout cas l'hérédité névropathique modifie évidemment la symptomatologie de l'infection. Chez les idiots et les aliénés, les phénomènes d'invasion sont si peu accusés, qu'on fixe difficilement le début de la maladie; les manifestations nerveuses sont plutôt de l'ordre asthénique. Les hystériques ont les phénomènes vaso-moteurs si accusés et si mobiles que le tableau clinique en est quelquefois étrangement modifié. De là ces pseudo-méningites, ces pseudo-péritonites des névropathes au cours des infections aiguës; ces congestions brusques et ces hémoptysies au cours de la tuberculose, à l'apparente gravité desquelles le clinicien sagace, instruit de l'hérédité du malade, ne doit pas se laisser prendre.

On a signalé depuis longtemps des rapports cliniques entre les névropathies et l'arthritisme, et de nos jours ces rapports ont paru si étroits que l'École de la Salpêtrière a créé le mot de *neuro-arthritisme*. Baillarger connaissait déjà la parenté du rhumatisme avec les névroses en général. La combinaison du rhumatisme et de l'hystérie est fréquente, ainsi que l'association du rhumatisme et de l'épilepsie. Depuis Bouteille, Henri Roger et G. Sée, on a admis des liens étroits entre la chorée et le rhumatisme. On sait que les encéphalopathies rhumatismales, le rhumatisme cérébral, se manifestent à peu près exclusivement chez les névropathes et le plus souvent chez les prédisposés par l'hérédité; il se traduit tantôt par des accidents comateux ou délirants, tantôt par des manifestations convulsives.

L'existence des manifestations psychiques dans les maladies du cœur s'explique chez certains sujets par l'hérédité névropathique (J.-B. Laurent) ([1]).

Certains auteurs ont admis une théorie névrotrophique pour expliquer la pathogénie du rhumatisme articulaire aigu; l'apparition, surtout de dix à vingt-cinq ans dans certaines familles, a semblé un argument en faveur d'une influence héréditaire entravant la croissance. Les probabilités sont aujourd'hui plus grandes en faveur de la théorie infectieuse de la polyarthrite aiguë fébrile, mais il n'en est pas moins vrai que cette infection, si infection il y a, survient avec prédilection chez des sujets à hérédité névropathique.

Le rhumatisme chronique sous ses différentes formes affecte des rapports intimes avec la famille névropathique. Beaucoup de raisons militent

([1]) LAURENT, Contribution à l'étude du délire dans les maladies du cœur. *Thèse de Lyon*, 1884.

pour l'hypothèse de l'origine centrale, médullaire, névrotrophique de cette affection, qui se montre souvent chez des individus ayant la tare nerveuse héréditaire, ou alterne dans certaines familles avec d'autres névroses vaso-motrices et trophiques ou des psychoses.

Lancereaux (*Traité de l'herpétisme*. Paris, 1883), se basant sur la fréquence des affections névropathiques, névralgies, viscéralgies, troubles trophiques et vaso-moteurs chez les individus qu'il appelle herpétiques (et que nous appelons arthritiques), invoquant aussi la prédominance des accidents nerveux chez eux, quand ils contractent des maladies fébriles, et la symétrie des lésions et l'hérédité, conclut que l'herpétisme est le fait de troubles de l'innervation sensitive, motrice, mentale, vaso-motrice, et que partant il constitue une névrose complexe (névrose vaso-motrice et trophique).

La goutte et le diabète se montrent plus fréquemment dans les familles où domine l'hérédité névropathique que dans les autres. Ces maladies alternent avec les névroses dans ces mêmes familles; elles sont précédées, accompagnées, suivies de troubles nerveux multiples, et nous aurons à signaler de nouveau cette parenté de la goutte et du diabète avec la névropathie à propos de l'hérédité arthritique. En ce moment disons seulement que les nerveux héréditaires sont plus sujets aux accidents nerveux, au cours de la goutte (Gairdner) et du diabète, que les autres goutteux ou diabétiques n'ayant pas cette hérédité nerveuse. La fréquente combinaison des troubles nerveux avec la goutte et le diabète, soit chez le même sujet, soit dans une même famille, a conduit Dyce Duckworth à admettre que la goutte est une affection du système nerveux, et aussi le diabète [1]. Si cette affirmation est prématurée et trop absolue, on peut du moins déduire de tous les faits précédents, qu'il y a des rapports assez étroits entre la famille névropathique et la famille arthritique.

Nous ne pouvons mieux résumer la question de l'hérédité nerveuse envisagée comme facteur pathogénique qu'en citant ce passage du beau livre de Féré:

« Si nous supposons un peloton de soldats du même âge, vêtus et alimentés de la même manière, laissés l'arme au pied au milieu d'une plaine et soumis à la même action d'un vent glacial, tel sera atteint d'une pneumonie, tel autre d'une pleurésie, tel autre d'un rhumatisme articulaire, tel autre d'une paralysie faciale, tel autre d'une sciatique, etc.: la même action banale du froid aura mis en jeu leurs différentes opportunités morbides. Les affections aiguës ou chroniques n'agissent pas autrement lorsqu'elles déterminent des troubles nerveux psychiques, sensoriels ou moteurs; elles ne font que mettre en relief une prédisposition individuelle, héréditaire ou congénitale. »

La prédisposition, c'est la maladie qui sommeille; mais tous les sujets prédisposés ne voient pas leur névropathie éveillée par le même excitant, chacun a un organe plus faible et plus excitable, dont l'irritation déter-

---

[1] DUCKWORTH, A plea for the neurotic theory of gout. *The Brain*, 1880.

nive l'explosion de la névropathie qui existait à l'état de tension. C'est ainsi qu'il faut comprendre la genèse des folies dites sympathiques et symptomatiques. Les fièvres éruptives, la fièvre typhoïde, etc., sont susceptibles d'éveiller la prédisposition névropathique et elles s'accompagnent alors de troubles nerveux, qui défigurent la maladie ou l'aggravent singulièrement; ces troubles nerveux, en général passagers comme l'affection aiguë qui les détermine, peuvent au contraire être plus ou moins permanents; l'épilepsie, par exemple, peut se développer à la suite de toutes les fièvres éruptives et s'établir à l'état définitif. Dans certains cas, l'affection comitiale se manifeste tout d'abord à l'état aigu, sous forme d'éclampsie susceptible de passer à l'état chronique. On peut dire que la plupart des maladies sont susceptibles de s'accompagner de quelques troubles nerveux chez les névropathes.

L'arthritisme n'a-t-il qu'une puissance excitatrice particulièrement active? Ou bien l'arthritisme et la diathèse névropathique sont-ils deux états congénères résultant d'un trouble de la nutrition différemment spécialisé? C'est cette dernière interprétation que j'accepte : c'est à titre d'*états de dégénérescence* que la névropathie, la scrofule, la tuberculose, l'arthritisme, etc., se trouvent diversement combinés dans les familles; et dans certaines conditions, leurs manifestations se transforment ou s'excitent réciproquement.

Dans les infections et les intoxications, les accidents nerveux peuvent aussi être attribués à la mise en jeu par la prédisposition.

Dans les maladies infectieuses ou toxiques qui peuvent s'accompagner de lésions du système nerveux, l'hérédité nerveuse joue encore un rôle important, en favorisant la localisation du poison ou des toxines sur les cellules nerveuses plutôt que sur d'autres. Les paralysies alcooliques, qui sont de beaucoup plus fréquentes chez la femme, sont quelquefois en relation avec une constitution névropathique des plus nettes. L'hystérie causée par l'alcoolisme, l'hydrargyrisme, le saturnisme, l'éclampsie puerpérale, scarlatineuse, albuminurique, la sclérose en plaques ou la paralysie infantile succédant à la rougeole, à la scarlatine, à la fièvre typhoïde, ne se produisent peut-être que chez des sujets prédisposés par une tare nerveuse héréditaire. On en a pu dire autant, non sans vraisemblance, de la localisation de la tuberculose sur les méninges dans certaines familles.

En résumé, « on peut dire que dans leur généralité les accidents nerveux diathésiques, infectieux ou toxiques, comme les troubles dits réflexes ou sympathiques, doivent être considérés comme ayant leur cause primordiale dans la prédisposition ». Et cette prédisposition est presque toujours un legs familial, un fait d'hérédité ([1]).

_____

([1]) M. le professeur RAYMOND a donné récemment la définition suivante : « L'hérédité nerveuse est l'*aptitude à faire éclore des affections nerveuses*, conférée à un organisme vicié dans ses caractères anatomiques apparents ou dans son fonctionnement psychique ou dans les deux à la fois, par *des générateurs placés dans les mêmes conditions d'hérédité ou soumis à certaines influences pouvant agir sur le système nerveux*, telles que l'alcoolisme, le saturnisme, la syphilis, la tuberculose, etc. » (*Bulletin médical*, 3 avril 1895.)

HÉRÉDITÉ DES TROUBLES DE LA NUTRITION, DES DIATHÈSES

Hérédité de l'arthritisme. — L'hérédité des maladies arthritiques, proclamée par Bazin, défendue par N.-G. de Mussy, a été mise en pleine lumière par la statistique clinique dans les leçons de M. Bouchard, sur le ralentissement de la nutrition. Le trouble nutritif qui tient sous sa dépendance les maladies du groupe arthritique, et que M. Landouzy a proposé d'appeler la diathèse bradytrophique, peut être, est souvent héréditaire.

Ces maladies dites arthritiques sont les lithiases rénale et biliaire, l'obésité, le diabète, l'asthme, la goutte, le rhumatisme articulaire aigu ou chronique, les hémorrhoïdes, certains eczémas, certaines névralgies. Quand on interroge les malades atteints de l'une de ces maladies, on constate presque toujours que leurs ascendants souffraient soit de la même maladie, soit d'une ou plusieurs autres du même groupe; ce sont encore ces mêmes maladies qu'on trouve chez les collatéraux et chez les descendants. Il s'agit donc bien là de maladies familiales. « Ce qui est héréditaire, ce n'est pas la maladie, c'est la disposition morbide, c'est la diathèse, c'est en d'autres termes, le trouble général de la nutrition qui est le même chez les ascendants et chez les descendants, et qui, chez les uns et chez les autres, peut aboutir au rhumatisme, au diabète, à l'obésité, à la goutte. à la lithiase biliaire, à l'une ou à plusieurs de ces maladies que relie la même altération nutritive, qui dérivent d'un tronc connu et qui constituent une même famille morbide. »

En prenant isolément chacune des maladies de ce groupe, on vérifie cette loi aisément. Ainsi pour la *lithiase biliaire*, 31 observations que citait M. Bouchard en 1879-1880 en faisaient foi; elles décelaient qu'à la vérité la lithiase biliaire est une des maladies qui s'observent le plus rarement (5 pour 100), chez les ascendants des individus qui souffrent de coliques hépatiques. Mais chez les parents des lithiasiques hépatiques on relève le rhumatisme articulaire 45 fois sur 100, le diabète 40, l'obésité 35, la goutte 30, le rhumatisme articulaire chronique 20, l'asthme 20, la gravelle 15, les névralgies 10, la migraine 5, l'eczéma 5. En puisant dans la littérature médicale, M. Bouchard rappelait d'ailleurs que la notion des relations de la lithiase biliaire avec les maladies dites arthritiques a été proclamée par un grand nombre de cliniciens. Dans les siècles précédents, frère Côme, Bianchi, Morgagni, Baglivi, Selle, Vater, Ferrand avaient constaté la coexistence fréquente des deux lithiases rénale et hépatique, si bien qu'on en était arrivé à admettre une diathèse calculeuse.

L'*obésité* est héréditaire : les tables dressées par Chambers, par M. Bouchard, et qu'on trouve dans la thèse de Worthington, le prouvent; d'après la statistique de M. Bouchard, chez 46 obèses sur 100, on pourrait retrouver l'obésité chez les ascendants. Mais en outre on trouve, chez les ascendants de 85 obèses, le rhumatisme 35 fois, la goutte 28, l'asthme 24, la gravelle 14, le diabète 14, une affection cardiaque 12, la migraine 10 fois, etc.

On sait depuis longtemps que le *diabète* est héréditaire (Rondelet, Morton, Isenflamm, Seegen, Bouchard). Ce dernier a trouvé le chiffre de 25 pour 100. Griesinger ne le trouvait que 5 fois sur 125 cas. Mais, pour apprécier exactement le rôle de l'hérédité, il ne faut pas limiter ses investigations à la recherche du diabète chez les ascendants; il faut tenir également compte des maladies qui relèvent du même type anomal de la nutrition. Or dans les 75 observations personnelles de Bouchard, ramenées au pourcentage, on trouve que chez les ascendants des diabétiques existaient: le rhumatisme 54 fois sur 100, l'obésité 36 pour 100, le diabète 25 pour 100, la gravelle 21 pour 100, la goutte 18 pour 100, l'asthme 11 pour 100, l'eczéma 11 pour 100, la migraine et la lithiase biliaire 7 pour 100.

Le diabète est d'une singulière fréquence chez les Israélites; chez eux aussi sont fréquentes les autres maladies qui dépendent du ralentissement de la nutrition. Les conditions qui produisent cette viciation des actes nutritifs, vie sédentaire du négoce et de la banque, insuffisance d'air, de lumière et d'exercice, souvent goût de la bonne chère et faculté de le satisfaire, accumulent leurs effets par suite de l'hérédité : « Citadins, ils sont fils et petits-fils de citadins. Enfin ces influences héréditaires défavorables ne sont pas corrigées chez eux comme pour le reste de la population, par la fréquence des croisements entre gens de la ville et gens de la campagne. Ils se marient exclusivement entre eux et, du côté paternel comme du côté maternel, le jeune Israélite reçoit en naissant des influences héréditaires accumulées, qu'il développera à son tour et qui aboutiront aux maladies qu'engendre la nutrition ralentie et en particulier au diabète (1). »

Parmi les maladies qu'on rencontre souvent chez les ascendants des diabétiques, il faut signaler les maladies nerveuses. Les rapports héréditaires du diabète avec l'aliénation mentale ont été mis en lumière par Seegen, Zinner, Schmidtz, Westphall. L'existence de l'épilepsie dans la famille des diabétiques a été également notée par Langiewicz, Griesinger, Locart Clarke. Ces connexions héréditaires s'expliquent par l'influence qu'exerce sur les actes nutritifs le système nerveux dont les désordres héréditaires ou acquis peuvent rendre plus ralenties les phases de la matière.

« L'hérédité de la *gravelle* est admise par tout le monde; ici encore il faut entendre non pas l'hérédité de la maladie, mais l'hérédité de la disposition morbide », et « il ne semble, ajoute M. Bouchard, faisant allusion au passage des *Essais* de Montaigne que nous avons cité au début de cette étude, découvrir déjà cette distinction dans les réflexions naïves et profondes d'un homme qui peut compter parmi les plus illustres graveleux. »

(1) BOUCHARD, Leçons sur les maladies par ralentissement de la nutrition. Paris, 1882.

On dit que la *goutte* est une maladie héréditaire. Assurément on trouve souvent la goutte chez les ascendants d'un goutteux ; mais souvent aussi on rencontre chez eux bien d'autres maladies : et il s'agit de déterminer la fréquence relative de chacune de ces maladies, la goutte comprise. — Certains auteurs ont dit qu'elle était toujours héréditaire ; que toujours on peut découvrir la goutte chez quelque ascendant du goutteux. Braun (de Wiesbaden) l'a trouvée héréditaire dans tous les cas ; mais probablement il accepte comme goutte des manifestations réputées goutteuses (goutte larvée), comme l'asthme et la gravelle. Monneret est presque aussi affirmatif. Gairdner admet l'hérédité de la goutte 90 fois sur 100. Les chiffres suivants, beaucoup moins élevés, paraissent par leur concordance plus près de la réalité : Scudamore, 44 pour 100 ; Patissier, lors d'une enquête faite par l'Académie, 43 pour 100 ; Bouchard, 44 pour 100.

Garrod avait dit aussi que, dans la moitié des cas, la goutte existe chez les ascendants ou les collatéraux des goutteux. « La goutte se transmet surtout par le père, puisqu'elle est plus fréquente chez l'homme ; elle ne se transmet pas également chez tous les enfants ; dans quelques familles anglaises c'est le plus souvent l'aîné qui est atteint ; Hutchinson prétend que ce soit au contraire les derniers enfants. On a dit que les premiers enfants avaient été épargnés, parce que la goutte n'avait pas encore paru chez les parents lors de leur conception. C'est au moins douteux. Ce qui se rapprocherait plus de la vérité, c'est que, la vieillesse étant caractérisée par la lenteur des mutations nutritives, les enfants des vieillards peuvent hériter de ce vice de la nutrition porté à son summum chez les parents, par le fait de la goutte et par le fait de l'âge. »

Quant aux maladies qu'on rencontre le plus souvent chez les ascendants et collatéraux des goutteux, c'est, d'après le pourcentage sur les 33 cas de la statistique Bouchard, la goutte 44 pour 100, l'obésité 44 pour 100, le rhumatisme 25 pour 100, l'asthme 19 pour 100, le diabète, la gravelle, l'eczéma, 12,5 pour 100, la lithiase biliaire (chez la mère seule), hémorrhoïdes et névralgies 6 pour 100. Dans 12 pour 100 seulement des cas on n'a pas relevé de cause héréditaire.

L'hérédité goutteuse est bien souvent larvée. « Ainsi, dit Noël G. de Mussy [1], quand on examine avec attention les faits dans lesquels on prétend que la goutte saute une génération, on reconnaît le plus souvent que cette interruption dans la transmission n'est qu'apparente ; la goutte, au lieu de se transmettre sous sa forme articulaire, peut revêtir une de ces nombreuses transformations qui naissent de la même racine diathésique et qui la font méconnaître. La fille d'un goutteux peut n'avoir pas d'arthrite, mais elle a des coliques hépatiques, de la gravelle, de l'asthme, des migraines, des néphropathies opiniâtres ; son fils est arthritique. On reconnaît sous sa forme typique la maladie de l'aïeul et

---

[1] G. DE MUSSY, De la Diathèse arthritique. *Clinique médicale*, t. I, 1874.

on la lui attribue; on oublie cet anneau intermédiaire, dans la chaîne de l'hérédité, qui en établit la continuité. »

On trouve avec une très remarquable fréquence dans les antécédents héréditaires des maladies par ralentissement de la nutrition un certain nombre d'affections qui, dans le langage médical habituel, sont qualifiées *rhumatismales* : rhumatisme musculaire, rhumatisme articulaire aigu et rhumatisme articulaire chronique, qu'il faut distinguer du rhumatisme noueux, sorte de tropho-névrose. On sur 100 malades atteints de lithiase biliaire, on trouve 39 fois le rhumatisme dans la famille; sur 100 obèses, 32 fois; sur 100 diabétiques, 54 fois; sur 100 goutteux, 25 fois.

La *polyarthrite aiguë fébrile* semble bien se comporter comme une maladie infectieuse, mais pourtant, dans l'étiologie du rhumatisme articulaire aigu, l'hérédité paraît en cause 52 fois sur 100 cas, d'après Pye-Smith, et 34 fois sur 100 d'après Berée. Il ne répugne pas d'admettre que cette infection n'a prise que sur certains terrains, le terrain bradytrophique étant le terrain de choix.

D'autre part, le *rhumatisme chronique partiel*, oligo ou monoarticulaire, des grandes jointures et les *nodosités d'Heberden* ont des relations nécessaires avec d'autres maladies qui sont de la famille des maladies rhumatismales, les migraines, la névralgie faciale, la sciatique, le lumbago et des relations fréquentes avec la goutte, le diabète, l'obésité, la lithiase biliaire, l'asthme, l'eczéma. Pour ces diverses raisons, M. Bouchard a rattaché les rhumatismes au groupe des maladies qui résultent d'un retard de la nutrition, tout en établissant que les maladies rhumatismales forment comme une famille morbide dans la tribu des maladies par nutrition retardante.

Enfin la *migraine* est héréditaire. Les migraineuses engendrent des migraineux. Mais le père d'un enfant migraineux peut voir se développer tardivement chez lui la migraine. Il y a donc une disposition générale qui existe à un tel degré qu'elle est transmissible héréditairement, et cela de longues années avant l'apparition de la maladie à laquelle doit aboutir cette prédisposition. Cette prédisposition se traduit d'ailleurs par d'autres maladies, et ces maladies, que l'on observe chez les parents des migraineux, ce sont encore l'asthme, la goutte, la gravelle, la lithiase, l'obésité, le diabète, le rhumatisme aigu, les rhumatismes chroniques, les névralgies, les hémorrhoïdes, les dermatoses.

Ce ne peut être une coïncidence fortuite qui ramène perpétuellement les mêmes maladies dans les mêmes familles. C'est une loi de pathologie générale qui permet d'édifier au-dessus des maladies les diathèses qui engendrent ces maladies. Bazin avait saisi la relation intime qui relie plusieurs d'entre elles. Charcot a publié des tableaux généalogiques qui montrent la fréquente répétition, l'alternance ou la coexistence de plusieurs de ces mêmes maladies dans une même famille. G. de Mussy a défendu éloquemment ces notions chères depuis longtemps à l'École médicale française, et qui, après avoir été obscurcies momentanément, ont repris faveur grâce aux travaux de M. Bouchard. Nul n'a mis en aussi claire lumière que celui-ci le lien héréditaire qui unit les maladies de la nutrition à travers plusieurs générations. Ce lien n'est pas la transmission en nature d'une même altération humorale, d'une matière peccante unique. La matière peccante en effet varie suivant chaque maladie arthritique : acides organiques, cholestérine, graisse, sucre, acide urique; c'est tantôt l'une, tantôt l'autre de ces substances chimiques qui s'accumule dans l'organisme.

Mais, si les unes ou les autres s'accumulent, c'est qu'elles sont toujours incomplètement ou trop lentement détruites. Ce qui se transmet de père en fils dans les familles arthritiques, c'est l'habitude vicieuse du mouvement nutritif qui peut rendre possible la formation ou l'accumulation anormales de ces substances; c'est un certain trouble vital caractérisé par la destruction trop lente ou incomplète des déchets de la vie cellulaire.

Hérédité de la scrofule. — Depuis qu'on a arraché successivement à l'antique scrofule ce qui appartient au parasitisme, à la syphilis, au tubercule, on a pu croire qu'il ne lui restait plus rien et que la scrofule ne serait plus qu'un mot, un souvenir historique. C'était une exagération, semble-t-il; le mot convient encore parfaitement pour désigner l'aptitude spéciale de certains individus à contracter des maladies vulgaires, les unes protopathiques, aiguës, les autres deutéropathiques, chroniques. Aucune de ces maladies n'est spécifique par sa cause; l'enfant scrofuleux est seulement plus susceptible aux causes banales de ces maladies, engendrées presque toutes par les microbes vulgaires, pyogènes ou saprophytes, qui vivent normalement sur les surfaces cutanées et muqueuses : ce sont les troubles digestifs qui provoquent chez lui l'eczéma et l'impétigo, le froid qui amène le coryza et l'angine; toutefois, il faut le reconnaître, plus souvent chez les enfants dits scrofuleux que chez les autres.

Ces diverses maladies n'ont d'abord chez les scrofuleux rien de spécial dans leurs symptômes et leur évolution; mais, au bout de quelque temps, on constate que le processus inflammatoire naît moins franchement dans ses phases régressives; dans les parties jadis enflammées, il reste de l'empâtement, de la tuméfaction, une hypertrophie; la réaction n'est pas complète, la maladie s'achemine vers un état chronique dans lequel la moindre occasion ramène l'état subaigu. Il y a donc au début chez certains enfants une disposition durable, qui rend plus facile et plus fréquent le développement de maladies fluxionnaires, hyperhémiques, catarrhales, inflammatoires de la peau, des muqueuses nasale et oculaire, pharyngée et bronchique, de l'amygdale, — maladies qui, par leur répétition et leur tendance de plus en plus marquée à la chronicité, engendrent l'habitus dit scrofuleux, l'épaississement des traits du visage, des ailes du nez et de la lèvre supérieure, etc. Cette turgescence de la face résulte de la gêne de la circulation lymphatique.

Peut-être y a-t-il, chez les individus sujets à ces fréquentes inflammations si lentes à se résoudre, une constitution chimique spéciale des tissus et des humeurs; nous savons bien peu de chose sur ce point. Beneke a trouvé que dans le tissu osseux non malade d'un sujet scrofuleux il y avait 64,4 pour 100 d'eau au lieu de 13,6 pour 100 que contient le tissu osseux d'autres individus du même âge; il y a donc diminution proportionnelle de la partie calcaire, de la matière azotée et de la graisse.

Mais ce n'est pas seulement dans la composition chimique, statique des tissus qu'il faut chercher la caractéristique de la scrofule, c'est plutôt dans le mode de la nutrition. Il faudrait savoir combien 1 kilogramme de scrofuleux élabore de matière en vingt-quatre heures, consomme d'oxygène, exhale d'acide carbonique, excrète d'urée, d'acide urique, d'acide phosphorique et de chlorures, comparativement à un même poids d'homme sain, il faudrait connaître les variations journalières de la température, etc.

Nous ne savons pas exactement pourquoi certains enfants ont une prédisposition singulière à contracter tant d'affections catarrhales ou inflammatoires banales, quoique infectieuses; mais nous savons que cela est, et nous appelons cette prédisposition une diathèse, c'est-à-dire un trouble de la nutrition qui prépare, provoque ou entretient des maladies simples ou spécifiques à sièges divers, de processus différents, à évolution et à symptômes variés. Cette disposition morbide s'accuse d'abord par des modifications dans le volume et le développement de certains tissus mal drainés, au sein desquels s'attarde une lymphe stagnante dans des vaisseaux lymphatiques paresseux, ultérieurement par une modification vitale de toutes les cellules et chimique de toutes les humeurs.

Les scrofuleux payent un lourd tribut à la tuberculose; beaucoup des enfants ayant les attributs que je viens de dire sont un jour atteints de lésions tuberculeuses, osseuses, articulaires, ganglionnaires ou viscérales. Cela ne prouve pas du tout qu'ils soient nés avec le germe de la tuberculose; des médecins ont admis que la scrofule infantile était une tuberculose atténuée, trait d'union entre la phtisie des ascendants et les maladies nettement tuberculeuses qui peuvent s'observer dans l'adolescence ou l'âge adulte chez les individus simplement scrofuleux pendant l'enfance: cette hypothèse a contre elle l'absence de bacilles dans les sécrétions des inflammations banales des scrofuleux, l'absence de cette réaction nodulaire des tissus qui caractérise les lésions bacillaires. Mais nous savons que la phtisie guette toutes les débilités, que le bacille tuberculeux foisonne autour de nous, prêt à s'insinuer dans l'organisme affaibli si quelque porte d'entrée lui est ouverte: or ces inflammations catarrhales, en desquamant les muqueuses, ces inflammations cutanées ulcéreuses, en dénudant le derme, ouvrent à chaque instant des brèches dans le système défensif de l'organisme, et comme avec cela les humeurs et les tissus des scrofuleux paraissent favorables par leur composition chimique à la culture des bacilles tuberculeux, il est bien facile d'expliquer que la tuberculose envahisse si souvent les scrofuleux, sans qu'on soit obligé d'accepter que la scrofule est une tuberculose latente.

Or, parmi les causes de ce trouble de nutrition que nous appelons diathèse scrofuleuse, au premier rang il y a d'abord l'*hérédité* directe ou détournée. Un scrofuleux engendrant un scrofuleux, cela n'est pas difficile à comprendre ; des cellules ayant une activité vitale d'un taux déterminé chez les générateurs donnent naissance chez l'engendré à des cellules d'un taux vital semblable. Mais les tuberculeux engendrent aussi des scrofuleux ; on voit encore une mère atteinte d'écrouelles avoir une fille phtisique et d'autres enfants qui n'ont que la série des affections banales dites scrofuleuses. Un père arthritique peut engendrer des enfants scrofuleux.

Il y a ensuite l'*atavisme* : des parents phtisiques ont engendré des scrofuleux, qui engendrent des phtisiques. C'était le triomphe de ceux qui ne voient dans la scrofule que la tuberculose et acceptent l'hérédité du bacille.

Il y a l'ensemble des conditions qui président à la procréation de l'enfant et influent sur la constitution de ses tissus, comme sur leur future activité nutritive. Un père trop vieux, malade, syphilitique, une mère malade, ayant pendant sa grossesse des hémorrhagies, des vomissements incoercibles, engendrent souvent des scrofuleux. Rabl(1), sur 1000 cas de scrofule, relève les facteurs étiologiques suivants : scrofulose des parents (79), tuberculose des parents (446), logements humides (356), mauvaises conditions hygiéniques plus complexes (26), maladies infectieuses aigues (69), vaccination (14), décrépitude du père (7), proches parentés (4).

L'HÉRÉDITÉ ET L'INTOXICATION

La descendance des alcooliques. — L'observation clinique a révélé qu'il peut exister chez les enfants des alcooliques, soit un besoin inné de boire de l'alcool, soit des troubles purement fonctionnels du système nerveux, soit des altérations organiques des centres nerveux. Le goût des boissons alcooliques sommeille, comme tant d'aptitudes héréditaires, jusqu'au jour où une occasion le rend manifeste. C'est quelquefois de très bonne heure, pendant l'enfance, si l'individu grandit dans un milieu où règne l'abus de l'alcool ; c'est habituellement plus tard, entre 15 et 25 ans chez les garçons. Dans certaines circonstances, les filles sentent aussi s'éveiller impérieusement en elles d'abord le plaisir, puis le besoin de boire.

L'interrogatoire des malades alcooliques permet fréquemment d'apprendre que leurs parents étaient déjà des buveurs. Lancereaux admet(2) une tendance instinctive chez certaines races à faire abus de l'alcool,

---

(1) Rabl, Étiologie de la scrofulose. *Bullet. de la Soc. des méd. de Vienne*, 1887.
(2) Lancereaux, *Cliniques de l'Hôtel-Dieu.*

cette tendance est bien naturellement l'effet de l'hérédité. Il s'appuie sur une statistique composée de 815 observations recueillies par lui-même au hasard dans les hôpitaux, de 1868 à 1875. Le fait principal qui découle de cette statistique, c'est que Paris et l'Ile-de-France forment le contingent le plus fort. On pourrait lui objecter qu'il est assez naturel que dans les hôpitaux de Paris, où sont soignés en majorité des habitants de la capitale et des départements les plus voisins, les alcooliques soient en majorité comme toutes les autres espèces de malades. Mais, après Paris et l'Ile-de-France, les provinces qui fournissent le plus fort contingent de buveurs sont la Normandie, la Picardie et la Bretagne, puis la Lorraine et la Champagne. Au contraire, le centre de la France et en particulier le Limousin n'ont pas donné un seul cas à la statistique, « bien que ces contrées aient fourni à cette époque de construction et de transformation le plus grand nombre des ouvriers de la capitale ».

Alors que la transmission héréditaire d'autres passions, comme le libertinage ou le goût du jeu, est admise sans difficulté, il est encore plus facile d'accepter que la passion de l'alcool puisse être héréditaire, puisque nous savons que l'alcool altère matériellement les éléments du système nerveux des parents.

Les troubles dynamiques du système nerveux qui ont été relevés chez les descendants d'alcooliques peuvent porter sur toutes les fonctions.

La sensibilité morale est affectée; sur leur visage se lit souvent un air de tristesse; ils sont sujets à rire ou à pleurer sans motifs, ou pour des motifs insignifiants.

La sensibilité à la douleur est au niveau des extrémités des membres symétriquement modifiée, tantôt par exagération, tantôt par diminution.

L'excitabilité réflexe est particulièrement exagérée, et elle explique l'incontinence urinaire, par suite de laquelle des descendants de buveurs peuvent à peine tolérer quelques gouttes d'urine dans leur vessie. Elle rend compte aussi de l'apparition de désordres moteurs convulsifs, hystériformes ou épileptiques, à l'occasion de causes d'excitation très légères. Ce sont souvent des descendants de buveurs qui seront atteints de convulsions réflexes pendant leur enfance, parce qu'ils auront quelques vers intestinaux, une simple indigestion ou un prurit cutané de nature eczémateuse.

Les diverses modalités de l'hystérie, crises convulsives, accès de toux spasmodiques, vomissements incoercibles, se rencontrent plus fréquemment chez les jeunes filles et même chez les jeunes garçons au moment de la puberté, quand les parents leur ont transmis l'excitabilité réflexe exagérée développée chez eux par le poison (alcool ou absinthe) dont ils abusaient. Les terreurs nocturnes, résultant de cauchemars ou d'hallucinations à l'occasion d'un réveil accidentel, ont été observées souvent chez des enfants d'alcooliques ou d'absinthiques.

Ces troubles et les autres stigmates sensitifs, sensoriels et psychiques de l'hystérie, qui se développent chez les buveurs et que l'on a englobés sous la rubrique d'hystérie toxique, — mieux vaudrait dire hystérie par intoxication, — peuvent être transmis aux enfants de ces buveurs et se manifester chez eux avant même qu'ils se soient encore intoxiqués personnellement.

Comme troubles dynamiques des facultés mentales, on a noté un arrêt dans le développement normal de l'intelligence; après avoir donné pendant leurs premières années, par leur précocité, l'illusion d'un esprit vif, ils trompent peu après les espérances; tel qui tenait la tête de sa classe descend graduellement au dernier rang. Ils manquent surtout d'équilibre dans leurs facultés, de volonté, de persistance et d'attention; on les voit légers, changeants, distraits, hargneux et souvent emportés. On en voit enfin qui n'ont évidemment aucun sens moral, et qui aboutissent au crime à un âge encore si peu avancé que la justice hésite à leur appliquer les pénalités ordinaires. Le nombre croissant des assassins à peine sortis de l'adolescence et même de l'enfance, qui éclate avec évidence à la simple lecture des journaux, paraît bien lié, d'après les statistiques, au nombre croissant des alcooliques, non pas seulement parce que l'alcool pousse l'alcoolique au crime, mais parce que l'alcoolique engendre des dépravés.

On trouve chez les enfants des alcooliques des altérations anatomiques des centres nerveux. Elles existent parfois déjà chez le fœtus. En rendant impossible le développement de tout ou partie du cerveau, elles aboutissent à diverses malformations de l'encéphale, qui peut se trouver réduit à une petite masse de substance nerveuse, rappelant si peu l'encéphale normal qu'on a appelé *anencéphalie* ce genre de malformation.

Lancereaux rattache aux excès alcooliques des générateurs l'*hydrocéphalie*, dans quelques cas du moins, et la *porencéphalie*; cette malformation, qui consiste en une destruction de la substance cérébrale, aboutissant à faire communiquer la surface de l'hémisphère avec le ventricule, est probablement la conséquence d'un ramollissement par lésion artérielle. On sait combien l'alcool altère les parois vasculaires. Il est assez naturel que l'alcoolique transmette à sa descendance de mauvais vaisseaux. '

Quand les désordres anatomiques ne se manifestent chez les enfants des alcooliques qu'à la fin de la vie intra-utérine ou dans les premières années, les organes ne sont pas détruits, mais ils n'atteignent pas leur complet développement. Ainsi sont engendrées des atrophies partielles, le plus souvent unilatérales, des hémisphères cérébraux (agénésies, de Braschet). Ces atrophies par arrêt de développement se traduisent par les symptômes de la sclérose (épilepsie et hémiplégie avec atrophie du squelette des membres paralysés); elles s'accompagnent d'ordinaire d'une déformation plus ou moins marquée de la tête.

Si l'atrophie porte sur les deux hémisphères, le crâne est petit (*microcéphalie*), le développement de tout le corps est incomplet; l'enfant marche difficilement, ou bien il est paraplégique, souvent imbécile ou idiot. Certaines formes de paralysie infantile sont donc des manifestations de l'hérédité alcoolique.

L'*épilepsie* résulterait souvent de l'alcoolisme des parents; du moins la statistique suivante, recueillie il y a plus de vingt ans par notre collègue M. Martin, dans le service des épileptiques à la Salpêtrière, dirigé alors par Delasiauve, semble démonstrative à ce point de vue.

Sur 85 enfants ou adolescents examinés, 60 fois les parents étaient alcooliques, 25 fois seulement l'ivrognerie ne fut pas constatée.

Dans les 60 familles auxquelles appartenaient les individus de la première série, le nombre des enfants était de 301, dont 132 étaient morts au moment de l'observation; sur les 169 survivants, il y avait 60 épileptiques, 48 enfants avaient eu des convulsions dès leur jeune âge, et 64 seulement pouvaient être considérés comme bien portants. Les 25 individus de la seconde série appartenaient à 23 familles, dont le nombre total des descendants était de 106 parmi lesquels 27 étaient morts. Or, sur les 79 survivants, 23 étaient épileptiques, 10 avaient eu des convulsions en bas âge, 46 paraissaient se bien porter. Un grand nombre de ces enfants étaient paralytiques et mal conformés.

Les épileptiques, qui ont dans leur famille des antécédents alcooliques, auraient, suivant Lancereaux, une conformation spéciale. Petits d'ordinaire, incomplètement développés, ils ont le crâne et la partie supérieure de la face asymétrique; quelquefois toute une moitié du corps est atrophiée. La tête est petite, le visage triste. Leur première enfance a été accidentée par des convulsions. A l'époque de la puberté, surtout quand la soudure des os du crâne se fait prématurément, surviennent des attaques d'épilepsie dont une frayeur est, la première fois, la cause occasionnelle. Généralement précédées d'auras, ces attaques ne diffèrent de l'épilepsie dite essentielle par aucun caractère, et peuvent être incurables comme celle-ci. L'attaque convulsive peut être remplacée par des vertiges, des étourdissements, par des hallucinations nocturnes terrifiantes.

L'hérédité alcoolique peut ne se traduire que par une *faiblesse congénitale*. Magnus Huss avait déjà signalé la diminution de la force physique, l'abaissement de la taille, la stérilité relative et l'accroissement de la mortalité, comme des effets de l'abus de l'eau-de-vie en Suède.

Dans les pays de vignobles où, par suite des maladies de la vigne, les eaux-de-vie se sont peu à peu substituées au vin, les officiers de recrutement constatent d'année en année la *diminution de la taille*. Rotureau note que dans l'arrondissement de Domfront, celui du département de l'Orne où se commettent le plus d'excès d'alcool, sous forme d'eau-de-vie de poiré particulièrement, la taille s'est plus abaissée que dans les autres arrondissements; quelques cantons n'ont pu fournir aucun conscrit ayant la taille réglementaire.

Morel avait déjà montré que les individus qui se livrent à l'alcoolisme dès leur jeunesse restent de petite taille et n'acquièrent jamais un développement musculaire normal. Les descendants de buveurs sont dans le même cas. Frêles, avec une poitrine étroite et aplatie, n'ayant qu'un système pileux peu accusé, ils portent le sceau de l'*infantilisme*.

Comme on trouve ces caractères dans la descendance des tuberculeux, Lancereaux, qui a insisté sur la fréquence de la tuberculose chez les buveurs, se demande si ce ne sont pas surtout les descendants des tuberculeux alcooliques qui offrent le cachet de l'infantilisme.

Une conséquence de l'affaiblissement progressif de la lignée des alcooliques, c'est qu'elle est vouée à l'impuissance et à la stérilité et ne tarde pas à disparaître (¹).

LA DESCENDANCE DES SATURNINS, DES MORPHINOMANES

L'intoxication saturnine est aussi un facteur d'hérédité pathologique(²). Quand tout le plomb qui s'était fixé dans l'organisme s'en est éliminé et l'a quitté par les émonctoires divers en imprimant sur ces derniers une trace profonde de ses passages répétés, on voit l'organisme tout entier comme frappé d'inertie. La modalité générale de sa nutrition est intimement et définitivement changée. On conçoit que, par suite, l'intoxication saturnine ne soit pas sans influence sur la vie de l'espèce elle-même.

D'abord les avortements sont fréquents chez les femmes soumises à l'intoxication saturnine; le métal agit sur les fibres musculaires lisses de l'utérus pour provoquer l'expulsion prématurée du fœtus. X. C. Paul (³) a étudié, voilà déjà longtemps, la part qui revient au père saturnin ou à la mère saturnine dans les accidents qui entravent l'évolution de la grossesse, frappant aussi bien l'enfant que le fœtus dans leur vitalité.

Une femme bien constituée a eu plusieurs enfants bien portants, elle se met à manier le plomb; elle avorte une première fois, puis une seconde, ou bien ses enfants sont chétifs et meurent dans le premier âge. Les fausses couches ont lieu de trois à six mois à partir de la conception, ou les accouchements sont prématurés et donnent des avortons. Si une femme ainsi éprouvée quitte son état et se rétablit, elle peut concevoir, mener à bien sa grossesse et avoir des enfants bien portants. La série des avortements recommencera, si elle retourne à son travail insalubre.

L'influence du père, plus difficile à suivre, est moins grande que celle de la mère, mais également démontrée.

Toutefois la fréquence des avortements chez les femmes saturnines, si elle peut être interprétée comme une conséquence de l'inaptitude de l'embryon à se développer, peut être aussi expliquée par une excitation anormale de l'utérus, et ce dernier point de vue ne ressortit pas à l'hérédité.

(¹) A consulter : F. COMBEMALE, La descendance des alcooliques, 1888. — P. SOLLIER, Du rôle de l'hérédité dans l'alcoolisme, 1889. — LEGRAIN, Hérédité et alcoolisme, 1894.

(²) J. RENAUT, De l'intoxication saturnine chronique, *Thèse d'agr.*, 1875.

(³) C. PAUL, *Archives génér. de méd.*, 1860 et *Société de biologie*.

Plus significatifs sont donc les chiffres attestant que les pères saturnins engendrent des produits inaptes à un développement régulier. Or, sur 141 grossesses par pères saturnins, C. Paul a relevé 82 avortements, 4 nés avant terme, 5 mort-nés; sur les 50 vivants 20 morts d'un jour à un an, 15 morts d'un an à trois ans; 14 vivaient, mais 4 seulement avaient passé trois ans, époque à laquelle les enfants peuvent être regardés comme ayant échappé à cette cause de mort. Ces faits ont été confirmés par ceux d'Archambault.

Enfin la descendance même des saturnins est frappée, suivant le docteur Roque, d'une infériorité marquée du côté des fonctions du système nerveux; résultat bien remarquable, si on le rapproche de ce fait presque universellement accepté de la présence du plomb dans l'encéphale des saturnins. Les auteurs anglais avaient signalé déjà (*Ann. d'hygiène*, 1865. *De l'état sanitaire des potiers de Straffordshire*) que la mortalité est grande chez les enfants des ouvriers qui manient le plomb; beaucoup succombent à des affections cérébrales et aux convulsions dans la première enfance, et cela dans une proportion deux fois plus considérable que pour le reste de l'Angleterre. M. Roque, dans une série d'observations prises à la Salpêtrière et à Bicêtre, a constaté des cas nombreux d'idiotie, d'imbécillité et d'épilepsie chez des enfants nés de parents saturnins non alcooliques. La statistique de M. Roque porte sur 16 familles de saturnins, dans lesquelles un ou plusieurs individus étaient atteints des affections précitées. Quand la mère et le père étaient tous deux saturnins, l'influence héréditaire était encore plus marquée. Enfin l'homme et la femme, parents d'enfants idiots ou épileptiques, ayant changé d'état, et s'étant guéris de leur intoxication plombique, ont eu depuis des enfants sains et bien portants. Ainsi le plomb, qui a intoxiqué les parents, s'il ne rend pas l'homme impuissant et la femme stérile (Paul), frappe leur débile postérité dans l'utérus maternel même ou dans l'enfance, ou enfin imprime aux produits qui résistent ce cachet d'infériorité physique que présentent au plus haut degré les êtres imbéciles, épileptiques ou idiots. Il découle même des recherches de Legrand que le plomb peut passer en nature chez les enfants des saturnins, puisque cet observateur l'a retrouvé dans certains viscères (le foie) (¹).

Le *sulfure de carbone* est capable de produire des effets fâcheux sur la descendance des ouvriers qui sont soumis longtemps à ses vapeurs toxiques.

On a dit la même chose du *mercure*.

D'autres poisons absorbés à l'état habituel peuvent influencer l'hérédité en viciant la nutrition des parents au moment de la fécondation. On doit citer la *morphine* parmi les plus répandus malheureusement, après l'alcool et le tabac. Un père, une mère surtout, chroniquement morphinisés, peuvent engendrer des enfants diversement tarés.

(¹) Legrand, *Société de biologie*, 1890

L'HÉRÉDITÉ ET L'INFECTION

1° **L'hérédité syphilitique.** — Cette partie du sujet est une des mieux élucidées aujourd'hui. Depuis Paracelse qui semble avoir été le premier à affirmer que le *mal français* est héréditaire et passe du père au fils, c'est-à-dire depuis plus de trois siècles, d'innombrables travaux ont présenté la question sous ses faces multiples. Il s'en est dégagé un certain nombre de vérités; il demeure encore bon nombre de points controversés. Mais nous avons un admirable exposé de l'état actuel de la science, dans le livre du professeur Fournier (¹). L'éminent syphiligraphe n'a pas seulement classé et clairement exposé les opinions de ses prédécesseurs, mais il a apporté à la science l'énorme tribut d'environ 600 observations personnelles recueillies en vingt-cinq ans « sans esprit préconçu, sans attache à aucune doctrine, à aucun système » et qu'on doit considérer avec lui « comme l'expression de la vérité prise sur nature ». Notre tâche se bornera presque à résumer cette œuvre magistrale.

M. Fournier est de ceux qui pensent que dans la langue médicale le mot hérédité doit comporter une signification plus restreinte que dans le langage courant. A ses yeux l'hérédité n'est pas tout ce qui passe des ascendants aux descendants, mais seulement ce qui est transmis lors de la fécondation. C'est l'apport fait au germe, au futur embryon, des qualités propres aux deux cellules génératrices, spermatozoaire et ovule, au moment où de la conjonction de ces deux éléments résulte l'acte mystérieux de la fécondation. Il n'est donc pour le germe, pour l'ovule fécondé, pour l'être créé d'autres dispositions héréditaires que celles qui préexistent chez ses ascendants à l'acte de la fécondation. Inversement une maladie transmise à l'enfant au delà du moment de la fécondation ne sera pas considérée comme héréditaire. Par exemple, lorsqu'un homme goutteux de vieille date engendre aujourd'hui un enfant qui sera goutteux, nous disons que la goutte transmise à cet enfant sera d'ordre héréditaire; mais, si une femme enceinte de trois mois contracte la variole et la transmet à son enfant, ce ne sera pas une variole héréditaire, ce sera simplement un cas d'infection ou de contagion intra-utérine. Appliquant cette distinction à la syphilis, on doit définir la syphilis héréditaire celle qui dérive pour le fœtus d'une syphilis des ascendants, antérieure à la procréation; inversement, la syphilis qui peut être transmise au fœtus postérieurement à la procréation, par contamination intra-utérine, ne saurait être considérée comme d'ordre héréditaire. Cette distinction, comme le fait judicieusement remarquer M. Fournier, n'est pas seulement affaire de mots.

A priori, en effet, le bon sens préjuge que très différentes à divers titres doivent être deux maladies, dont l'une naît avec le germe, fait pour

---

(¹) FOURNIER, L'hérédité syphilitique. (Leçons recueillies par le docteur Portalier), 1891

ainsi dire partie du germe qu'elle infecte dès le premier instant de sa formation, et dont l'autre se borne à sévir sur un fœtus déjà plus ou moins formé, déjà plus ou moins avancé dans son développement.

A posteriori, l'observation confirme cette induction, en montrant que la véritable syphilis héréditaire est infiniment plus grave pour le fœtus, infiniment plus meurtrière pour lui (sans parler des différences relatives à la nature et à la marche des lésions) que la syphilis dont il vient à être infecté à diverses périodes de sa vie intra-utérine.

Il n'y a plus lieu de démontrer la réalité de l'hérédité syphilitique; elle « est actuellement au nombre des vérités acquises, agréées de tous, supérieures à toute contestation, à toute controverse ».

Mais comment se traduit l'influence héréditaire, quelles sont les limites de son domaine? Faut-il la restreindre à la production d'accidents nettement, mais exclusivement syphilitiques, ou lui reconnaître « des manifestations essentiellement multiples et variées, infiniment plus multiples et plus variées qu'on ne le croit généralement et que ne l'admet surtout l'école anatomo-pathologique? » Le regretté professeur de clinique infantile, Parrot, peut être cité comme le plus hardi dans l'affirmation de la nature syphilitique de bon nombre d'accidents et de lésions mal classées en nosologie et observées chez les enfants issus de parents syphilitiques ou dont les parents inconnus pouvaient être soupçonnés d'avoir été syphilitiques. Plusieurs opinions de cet auteur ont été depuis reconnues erronées; son erreur était probablement favorisée par le terrain clinique sur lequel il opérait, l'hospice des Enfants assistés, et le plus souvent, hélas! abandonnés.

Le professeur de syphiligraphie, Fournier, ne pouvait accepter la confusion commise par son collègue Parrot; il fait cependant très large, comme le montrait la citation ci-dessus, la part de l'hérédité syphilitique dans l'étiologie des maladies des enfants. Seulement il croit que la syphilis des parents, outre les lésions spécifiques directes qu'elle engendre, manifeste son influence indirectement en créant des lésions banales et des prédispositions morbides. D'après lui, les manifestations de l'hérédité syphilitique peuvent être réparties en cinq catégories :

1° Accidents de syphilis proprement dits ;

2° Cachexie fœtale, aboutissant d'une façon ou d'une autre à une inaptitude à la vie ;

3° Troubles dystrophiques, généraux ou partiels ;

4° Malformations congénitales ;

5° Prédispositions morbides.

Passons rapidement en revue ces groupes morbides :

1° L'infection syphilitique héréditaire peut se manifester déjà pendant la vie intra-utérine, puisque des fœtus porteurs de lésions syphilitiques sont expulsés avant le terme de la grossesse, et que des enfants viennent au monde en pleine évolution syphilitique (syphilis fœtale).

Le plus habituellement les premières manifestations syphilitiques apparaissent quelques semaines ou quelques mois après la naissance.

· Plus rarement, la syphilis, latente au moment de la naissance et pendant les premières années de la vie, rentre en évolution apparente qu'à un âge plus ou moins avancé, 3, 5, 10, 15, 20 ans après la naissance, et peut-être même plus tard (syphilis héréditaires tardives).

2° Mais la syphilis « ne fait pas que de la syphilis ». Outre l'action spécifique qu'elle exerce par sa toxine propre, elle apporte dans l'organisme qu'elle affecte une perturbation profonde, des modifications anormales, des déchéances organiques et des prédispositions morbides, accidents d'origine, mais non plus de nature syphilitique, « parasyphilitiques », comme les appelle M. Fournier. C'est d'abord la cachexie fœtale, ou inaptitude du produit de la conception à vivre, qui a pour résultat, soit sa mort *in utero*, — d'où les avortements, les accouchements avant terme, qui constituent un des modes d'expression les plus habituels de la syphilis héréditaire, — soit la naissance d'enfants chétifs, avortons, qui ne tardent pas à succomber à des maladies banales, ou même sans cause apparente.

3° Les troubles dystrophiques, généraux ou partiels, se révèlent par une lenteur insolite du développement, ou des arrêts de développements : lenteur de la croissance générale, de l'évolution des dents, époque tardive de la marche, de la puberté, de la menstruation, du développement de certaines parties du système pileux (barbe, poils des régions génitales). Beaucoup d'hérédo-syphilitiques demeurent toute leur vie grêles et comme atrophiés, paraissant beaucoup plus jeunes que leur âge (infantilisme).

Comme exemples de dystrophies partielles, on peut citer les testicules rudimentaires, les seins non développés, les ovaires dépourvus de vésicules de Graaf, les os pauvres en sels de chaux et en osséine et surchargés de substances indifférentes, le cerveau enrayé dans son développement matériel, d'où il suit que les hérédo-syphilitiques peuvent être arriérés, imbéciles ou idiots.

4° Les malformations congénitales qui peuvent être des conséquences de l'hérédité syphilitique, suivant Lannelongue et Fournier, ce sont les pieds bots, les malformations des doigts, le spina-bifida, la division de la voûte palatine, le bec-de-lièvre, l'asymétrie crânienne, la microcéphalie, l'hydrocéphalie.

5° Les prédispositions morbides, dérivant de l'appauvrissement relatif que l'hérédité syphilitique impose à l'organisme, peuvent affecter :

Le système nerveux : fréquence des convulsions, de la méningite ;

La syphilis peut bien créer des maladies familiales du système nerveux. Ainsi la paraplégie spasmodique familiale a été rencontrée par Charcot et Artigalas chez trois enfants hérédo-syphilitiques (1). M. Fournier insiste sur le rôle étiologique de la syphilis héréditaire dans la maladie de Little (Lorde).

Le squelette : Parrot faisait du rachitisme une conséquence directe de l'hérédo-syphilis, Fournier n'y voit qu'un effet indirect.

La fréquence des affections scrofulo-tuberculeuses chez les hérédo-

(1) Gannir Non-développement hérédo-syphilitique des cordons antéro-latéraux de la moelle. *Thèse de Paris* 1889.

syphilitiques a fait admettre, avant la découverte du bacille de Koch, la transformation de la syphilis en scrofule. On dit aujourd'hui que le terrain syphilitique est éminemment propice à la culture du bacille. On peut dire aussi que la scrofule, envisagée comme une diathèse où on relève l'insuffisance ou le ralentissement de la nutrition, peut reconnaître l'hérédo-syphilis parmi ses nombreux facteurs, et la diathèse scrofuleuse ouvre la porte à l'infection tuberculeuse. Le lymphatisme ou tempérament lymphatique, premier degré de la diathèse scrofuleuse, est habituel chez la majorité des hérédo-syphilitiques.

L'hérédité syphilitique provient-elle de l'influence combinée des deux géniteurs, ou d'un seul, et duquel? Ces diverses questions semblent aujourd'hui définitivement résolues.

Un père et une mère en état de syphilis peuvent engendrer des enfants syphilitiques. S'ils ont la syphilis en activité, il est à peu près inévitable qu'ils engendrent un enfant syphilitique; mais l'imprégnation syphilitique du germe peut se manifester de façons très diverses : avortement, accouchement prématuré, naissance d'un enfant porteur d'accidents syphilitiques, ou chez lequel les accidents apparaîtront plus ou moins longtemps après la naissance. L'influence de la syphilis des deux parents atteint son maximum d'évidence dans les cas où ceux-ci contractent la syphilis après avoir déjà eu des enfants; ces enfants, nés avant la contamination des parents, sont sains et les grossesses ont suivi régulièrement leur cours; après l'infection, les avortements, les naissances de mort-nés, puis les naissances d'enfants syphilitiques se succèdent, et cette lugubre série contraste de façon saisissante avec celle des belles grossesses et des naissances normales.

L'influence hérédo-syphilitique peut-elle s'exercer alors qu'un seul des deux géniteurs est en état de syphilis?

L'*hérédité maternelle* n'est contestée par personne. Si ce fait est admis, ce n'est pas seulement parce qu'on observe chaque jour qu'une mère syphilitique met au monde un enfant syphilitique. Car il peut arriver que la mère, contractant la syphilis au cours de sa grossesse, infecte son enfant *in utero*, ou que ce soit l'enfant, procréé syphilitique par son père, qui infecte pendant sa vie intra-utérine sa mère, encore saine au moment de la conception. Pour que la naissance d'un enfant syphilitique issu d'une mère syphilitique et d'un père sain soit vraiment une conséquence inéluctable de l'hérédité maternelle, il faut encore que la mère n'ait pas été fécondée une première fois antérieurement par un autre homme syphilitique. Autrement, on pourrait objecter que cette naissance d'un syphilitique est le résultat de l'imprégnation, c'est-à-dire de cette influence mystérieuse, admise comme authentique par certains observateurs, d'après lesquels une première fécondation peut retentir sur les produits de fécondations ultérieures dérivant d'autres géniteurs; car les partisans de la réalité de cette imprégnation, appelée encore hérédité par influence ou hérédité ovarienne, sont conduits logiquement à admettre qu'une femme, fécondée par un premier mari syphilitique, pourrait transmettre la syphilis aux enfants d'un second lit. J'ai déjà exposé l'état de cette question controversée, mais toutes ces difficultés se trouvent écartées par l'existence d'observations prises dans les deux groupes suivants de femmes : femmes mariées contaminées par un premier mari sans avoir été fécondées par lui; femmes mariées ou nourrices accidentellement contaminées par un nourrisson syphilitique.

Or, sur 15 femmes observées dans ces conditions par Fournier, et ayant fourni 28 grossesses, on ne relève que 3 enfants vivants et sains; les 25 autres n'ont abouti qu'à des accouchements prématurés ou naissances d'enfants syphilitiques.

L'hérédité maternelle est donc non seulement rationnelle, mais démontrée par les faits. C'est même l'hérédité syphilitique par excellence, sa modalité la plus active, la plus inéluctable, et la plus nocive pour l'enfant.

Hérédité paternelle. — Acceptée sans contestation pendant longtemps, elle a été attaquée à l'époque contemporaine par quelques auteurs qui l'ont dite rare, presque exceptionnelle. On est allé jusqu'à écrire que l'enfant d'un homme syphilitique naît sain, exempt de syphilis, et bien portant. M. Fournier a vigoureusement réfuté cette doctrine erronée et dangereuse, puisqu'elle autorise le mariage de beaucoup de syphilitiques, que retient seule l'appréhension d'être nuisible à leur postérité. Les raisons invoquées par les artisans de cette doctrine sont les suivantes : 1° Il y a une disproportion manifeste entre le nombre des maris syphilitiques et celui des enfants syphilitiques. Cela prouve tout simplement que l'hérédité paternelle ne s'exerce pas dans tous les cas où elle pourrait s'exercer, qu'elle n'est pas fatale. — 2° On a vu un homme syphilitique marié à une femme saine engendrer des enfants sains; on a même vu des enfants naître indemnes de syphilis, bien qu'issus de père syphilitique en pleine période secondaire peu ou point traitée. Ces faits existent, mais ils ne possèdent que la valeur des faits négatifs, qui ne sauraient prévaloir contre un seul fait positif bien observé. — 3° Le sperme des sujets syphilitiques inoculé aux sujets sains ne leur transmet pas la syphilis. Cela est vrai, on ne connaît pas de cas de contagion directe de syphilis par le sperme ni pendant les rapports sexuels, ni par inoculation expérimentale. Mais il n'y a aucune assimilation à établir entre l'inoculation et la fécondation. Dans ce dernier phénomène, le sperme transmet à l'ovule avec les aptitudes physiologiques et pathologiques les caractères d'espèce, de race et d'individu, les ressemblances physiques, normales et morbides.

Ces objections réfutées, disons que les preuves positives abondent en faveur de l'hérédité syphilitique paternelle: ce sont : 1° les preuves directes démontrant la syphilis chez l'enfant issu d'un père syphilitique et d'une mère saine; 2° la fréquence excessive des avortements dans les ménages où le père seul est entaché de syphilis; 3° le critérium thérapeutique, c'est-à-dire que, dans ces mêmes ménages, la tendance aux avortements est immédiatement enrayée par le traitement spécifique du père; 4° enfin, la syphilis par conception, c'est-à-dire la syphilis importée dans le sein de la mère par un enfant héréditairement infecté par un père syphilitique.

Si l'on a pu méconnaître et même récuser l'hérédité paternelle, c'est d'abord, nous l'avons dit, parce que l'hérédité paternelle est bien loin de s'exercer dans tous les cas où elle pourrait et devrait même théoriquement s'exercer. Ces faits paradoxaux sont incontestables, la clinique doit se borner à les enregistrer, en attendant qu'elle les ait expliqués; la loi de l'hérédité souffre donc des exceptions, en apparence du moins, c'est-à-dire dans le mode similaire. Mais l'influence hérédo-paternelle se traduit bien moins souvent par la transmission de la syphilis en l'espèce que par des accidents d'un autre ordre : inaptitude à la vie et mort du fœtus, débilité native et mort de l'enfant (avortements, accouchements prématurés, enfants morts, très peu de temps après la naissance, de consomption ou d'accidents cérébraux). Sur 105 grossesses issues d'un père syphilitique et d'une mère saine, 19 enfants seulement ont hérité de la syphilis paternelle en l'espèce, tandis que 41 sont morts avant de naître, et 45 nés vivants sont morts à courte échéance. Ainsi l'influence hérédo-syphilitique du père se traduit bien plus souvent par la mort de l'enfant que par la transmission de la syphilis à l'enfant.

Si l'on compare, au point de vue de la gravité qu'elles comportent, les trois hérédités syphilitiques paternelle, maternelle et mixte, on voit que l'hérédité maternelle est infiniment plus nocive que l'hérédité paternelle; que l'hérédité mixte est plus nocive que chacune des deux autres s'exerçant séparément.

Modificateurs de l'influence hérédo-syphilitique. — L'hérédité syphilitique n'est rigoureusement fatale dans aucune des conditions génératrices que nous avons énumérées.

Le temps à lui seul use, atténue, et finit même par annihiler l'influence hérédo-syphilitique, que sa provenance soit maternelle, paternelle ou mixte. Le maximum d'action de l'hérédité syphilitique correspond environ aux trois premières années de l'infection et plus particulièrement à la première année. A partir de la troisième année, l'influence héréditaire continue à décroître, mais d'une façon infiniment moins marquée. Il n'existe pas d'âge limite où elle cesse de s'exercer. Il est d'observation courante qu'elle s'épuise et s'éteint au delà d'un certain temps; toutefois on ne peut nier l'existence d'une hérédité syphilitique à long terme, s'exerçant bien au delà de la période secondaire, en pleine étape tertiaire même avancée, vers la quinzième année, peut-être même plus tard encore, jusqu'à la vingtième année, limite extrême qui, jusqu'à ce jour, ne paraît pas avoir été dépassée.

Influence exercée par le traitement. — Si une telle persistance de l'influence exercée par l'hérédité syphilitique sur la progéniture est vraiment effrayante, elle a pour heureuse contre-partie l'influence merveilleusement préventive du traitement spécifique, du mercure notamment. Il est d'expérience journalière que l'influence d'un traitement énergique et

prolongé suffit à neutraliser l'influence hérédo-syphilitique, mais même
un traitement simplement provisoire peut conjurer provisoirement les
effets de cette hérédité.

L'action combinée du temps et du traitement est encore plus efficace
que l'une de ces deux influences isolées et permet de faire d'un sujet syphilitique, sauf exception rare, un mari et un père non dangereux.

On s'est demandé s'il existait un rapport entre la gravité d'une syphilis
et l'intensité de son pouvoir de transmission aux enfants. Il n'en est malheureusement rien, et la clinique démontre que la bénignité d'une syphilis
n'est nullement une garantie de bénignité quant à ses conséquences héréditaires; il y a des syphilis bénignes à hérédité pernicieuse.

Il est encore important de savoir que l'hérédité syphilitique peut
s'exercer non seulement quand les géniteurs sont en périodes de syphilis
active au moment de la fécondation, mais encore lorsque leur syphilis n'est
qu'en puissance, latente, ne se traduisant par aucun accident perceptible.
Toutefois les dangers sont très inégaux pour l'enfant dans ces deux cas;
ils sont au maximum quand la procréation a lieu au cours des crises
d'effervescence aiguë de la maladie; ils sont bien moins redoutables quand
la syphilis est dans une étape latente, et surtout dans une étape prolongée
de l'état latent.

Enfin une dernière question se pose : l'hérédo-syphilis est-elle transmissible, comme l'ont affirmé certains auteurs, à la seconde génération?
Autrement dit, un sujet né syphilitique, de parents syphilitiques, peut-il à
son tour procréer des enfants syphilitiques? — Quelques faits rapportés par
des observateurs de premier ordre semblent montrer que cette hypothèse
n'a rien de fantaisiste. MM. Lannelongue, Ernest Besnier, Fournier, se
déclarent persuadés de l'authenticité de cette hérédo-syphilis de seconde
génération, par un certain nombre de faits qu'ils ont eu l'occasion d'observer, mais dont aucun n'était assez typique pour être à l'abri de toute
critique. M. Fournier conclut que la transmissibilité héréditaire de la
syphilis à la seconde génération est rationnellement acceptable en principe,
mais que la démonstration n'a pu encore en être irréfutablement établie.

2° **Hérédité et tuberculose**. — L'hérédité de la tuberculose, qu'Hippocrate affirmait déjà, est admise par tous les médecins comme par le public.
Elle était même considérée comme le seul facteur avant qu'on eût acquis
la notion de contagion. Après les découvertes de Villemin et de Koch, un
changement s'opéra dans la manière de voir des médecins, qui révo-
quèrent en doute l'hérédité. Actuellement on est bien obligé d'accepter
la réalité des deux facteurs. La discussion porte sur leur importance res-
pective. Ainsi Rilliet et Barthez n'avaient rencontré l'hérédité que dans
1/7e des cas. Leudet (de Rouen) a relevé des antécédents tuberculeux dans
108 familles phtisiques sur 214 que lui et son père avaient pu suivre,
presque 1 fois sur 2· P. Simon (de Nancy) sur 29 cas de tuberculoses
diverses a trouvé que 12 fois les parents étaient morts de phtisie ou pré-

sentaient des accidents tuberculeux actuels (5 fois le père seul, 5 fois la
mère seule, 2 fois le père et la mère en même temps). Hennau Brehmer
sur 15 000 cas à l'Institut de Görbersdorf relève 56 pour 100 d'influence
héréditaire, et Detweiler sur plus de 6000 cas à Falkenstein, 35 pour 100.

Mais il faut d'abord préciser ce qu'on entend par transmission héréditaire. Ce mot peut être entendu comme synonyme de contagion héréditaire, c'est-à-dire transmission du bacille de la mère au fœtus à travers
le placenta, ou comme transmission d'une simple aptitude à se tuberculiser, d'une prédisposition à contracter la tuberculose par contagion,
lorsque l'occasion se présentera.

Baumgarten, par exemple, croit que la contagion héréditaire est la règle,
et que le fœtus d'une mère tuberculeuse contient dans l'intimité de ses
tissus des germes qui peuvent y demeurer à l'état latent, jusqu'au jour où
un affaiblissement de son organisme leur permettra de se développer.

Landouzy, qui a contribué à prouver la possibilité de la tuberculose
congénitale, estime pourtant que l'hérédité consiste plus souvent en une
transmission d'un état diathésique, en vertu duquel les enfants de tuberculeux sont seulement candidats à la tuberculose (*Revue de Médecine*, 1891).

Ainsi l'enfant de tuberculeux peut recevoir de ses parents la graine
avec le terrain : « Le germe tuberculeux, dès la période conceptionnelle,
ayant : soit maternellement contagionné l'ovule de sa déhiscence ovarienne à son enclavement utérin, c'est-à-dire avant l'enclavement placentaire; soit paternellement infecté l'ovule dès sa rencontre avec le spermatozoïde; soit plutôt, plus souvent, maternellement passé du sang de la
mère au fœtus par filtration ou effraction placentaire ».

Landouzy avec Baumgarten, Liebermeister, Lannelongue, rapproche
ainsi pour certains cas la pathogénie de la tuberculose infantile de celle
de la syphilis héréditaire et a proposé de placer l'hérédo-tuberculose en
regard de l'hérédo-syphilis de Fournier. Il vise ces faits de tuberculose
familiale dans lesquels on voit « la tuberculose faire, tout à coup, apparition au milieu d'une nombreuse famille, frappant successivement et
parfois après de longs intermèdes, l'un après l'autre, au même âge, le
troisième avant-dernier, l'avant-dernier, puis le plus jeune des enfants,
ou inversement, respectant absolument les aînés, quoique tout, depuis
l'élevage jusqu'aux ingesta, aux circumfusa, à l'habitat, aux maladies et
aux indispositions, ait été commun à chacun des membres de la famille ».
L'analyse de ces faits montre que, en dépit des apparences, une chose,
à un moment donné, a cessé d'être commune à tous les enfants. C'est que
la tuberculose, inopinément, est apparue chez un des générateurs. Ainsi,
parmi les enfants nés d'un seul père et d'une même mère, il y a ceux
d'*avant* et ceux d'*après* la tuberculose paternelle ou maternelle.

La fréquence relative de l'hérédo-tuberculose chez l'homme, comparée
à sa rareté chez les animaux, fournit à la fois la raison autant qu'une nouvelle preuve de l'hérédité de contagion. Les éleveurs ont toujours mis soin
d'écarter de l'accouplement les générateurs suspects, tandis que les préoc-

cupations de sélection ne contre-balancent guère « les appétits ou les intérêts qui mènent les amours humaines ».

La transmission directe *in utero* du germe pathogène de la mère au fœtus à travers le placenta, dont la réalité a été démontrée à propos, du charbon symptomatique de la bactéridie et du microbe du choléra des poules par les expériences d'Arloing, Cornevin et Thomas, Straus et Chamberland, Chambrelent, a incité dès 1883 Landouzy et H. Martin à instituer des expériences pour savoir si des fœtus nés de mère phtisique, non tuberculeux macroscopiquement, peuvent par inoculation donner la tuberculose à des cobayes.

Dans trois cas ils obtinrent des résultats positifs, c'est-à-dire que l'inoculation intra-péritonéale de fragments de viscères de fœtus de mères tuberculeuses, macroscopiquement sains, à des cobayes rendit ceux-ci tuberculeux au bout de quarante à cinquante jours. Charrin et Kalt obtinrent depuis des résultats pareils.

En 1891, Birch-Hirschfeld et Schnoll ont publié une observation confirmative encore plus nette : bien que tous les viscères du fœtus parussent macroscopiquement et microscopiquement indemnes de tubercules, on trouva à l'examen bactériologique quelques rares bacilles dans le foie fœtal et dans le placenta; l'inoculation intra-péritonéale rendit tuberculeux deux cobayes et un lapin.

Dans les faits de Johne et de Malvoz, des fœtus de vaches tuberculeuses contenaient des bacilles, mais pas de tubercules. Cette rareté des bacilles, chez le fœtus humain comme chez le fœtus animal, explique que l'hérédotuberculose n'apparaisse pas dès la naissance; il faut un assez long temps pour que l'infection bacillaire puisse aboutir à la lésion tuberculeuse.

L'évolution ultérieure de l'infection héréditaire peut se faire plus ou moins vite, suivant une foule de circonstances.

Tantôt le nouveau-né peut succomber dès le premier âge par infection bacillaire pré-tuberculeuse, avec des troubles fonctionnels (fièvre, amaigrissement, affaiblissement, anorexie, etc.), avec l'aspect athrepsique.

Ou bien il deviendra franchement tuberculeux et succombera vers la fin de la première année par méningite ou broncho-pneumonie.

Ou bien enfin l'hérédo-bacillose, comme la syphilis héréditaire tardive, peut subir un plus long retard dans son évolution; quelque tuberculose locale peut se constituer et demeurer stationnaire à l'état de foyer caséeux, d'où sortira un beau jour, avec ou sans cause apparente, une poussée de bacillo-tuberculose miliaire.

C'est une histoire clinique fréquente que celle des enfants issus de tuberculeux qui, « nés débiles, ont vu leur première, puis leur seconde enfance troublée par toute une série d'accidents et de maladies, qui ont fait d'eux des enfants toujours délicats qu'on craignait bien de ne pouvoir élever. L'adolescence venue, la santé est restée précaire, constamment traversée par des fièvres muqueuses (fièvres bacillaires pré-tuberculeuses à forme typhoïde ou typho-bacillose), par des rhumes faciles et interminables, par des arthropathies ou des pleurésies *a frigore*, jusqu'au jour voisin de la puberté, où une affection aiguë, d'allures franchement tuberculeuses, venait mettre un terme à ce drame, en plusieurs actes et en vingt tableaux, dont le prologue s'était joué pendant la vie conceptionnelle ! »

La question de l'hérédité tuberculeuse par le père sans infection maternelle, c'est-à-dire de l'infection de l'ovule sain par le père tuberculeux, doit être maintenant posée.

Les faits de cet ordre tirés de la clinique humaine, sans être aussi fréquents ni aussi évidents que ceux d'hérédité tuberculeuse maternelle, sont cependant assez faciles à relever. En voici de bien saisissants, empruntés à Landouzy :

« Un officier supérieur mourut en 1888, après deux hivers passés à Alger, où il fut assisté par mon distingué confrère Cochez, d'une hépatite tuberculeuse avec ascite, accident ultime d'une tuberculose ayant débuté en 1878 au milieu d'une bonne santé apparente, par une pleuro-pneumonie *a frigore*, suivie quelques mois après de l'éclosion de craquements humides au sommet gauche. En 1879, hémoptysies ; les années suivantes, accidents laryngés, bronchites, congestions de sommets à répétition, hémoptysies, etc.; en 1887 et 1888, hecticité, douleurs abdominales, augmentation de volume du foie, ascite et mort.

« Marié en 1876 à une superbe jeune fille de vingt et un ans, cet homme a eu cinq enfants :

« Premier enfant : garçon venu à terme en décembre 1876 ; élevé à Nantes, il se développait normalement, quand, à huit mois, au milieu d'une épidémie de choléra infantile, il est pris d'entérite, à laquelle il succombe, en trois jours, avec des accidents convulsifs.

« Deuxième enfant : fille, née avant terme, entre sept et huit mois, en août 1878 ; meurt en vingt-quatre heures avec des convulsions.

« Troisième enfant : garçon, né à terme en mars 1881 ; est élevé comme le premier, dans les mêmes conditions ; est pris à cinq mois de tous les symptômes d'une méningite tuberculeuse classique, à laquelle il succombe en quelques semaines.

« Quatrième enfant : fille, née en février 1882, est prise à trois mois des symptômes d'une méningite tuberculeuse, à laquelle elle succombe en trois semaines.

« Cinquième enfant : garçon, né à terme en 1883 ; est élevé au sein loin du père, en pleine campagne, en d'excellentes conditions. Cinq mois après sa naissance, l'enfant dépérit ; survient un écoulement purulent par l'oreille gauche.

« Lorsque l'oncle, médecin, vint voir l'enfant à la campagne, il le trouva étisique, suppurant de l'oreille gauche et porteur d'une hémiplégie faciale gauche totale ; il diagnostiqua une otite tuberculeuse. L'enfant mourait étique quelques jours après.

« Si l'on veut bien ne rien oublier de l'histoire pathologique du père, si l'on veut bien se souvenir de la date de ses premières manifestations tuberculeuses, si l'on observe que la mère n'a jamais, depuis quinze ans, cessé de rester bien portante, en dépit de cinq grossesses subintrantes (cinq grossesses en sept ans), en dépit des mauvaises conditions morales et physiques dans lesquelles la mettaient et les inquiétudes qu'elle prenait de la santé de son mari et le chagrin de perdre successivement, de même manière et au même âge, ses enfants, en dépit de son veuvage, — on nous accordera que la tuberculose pourrait bien être ici de pure hérédité paternelle et que, si les enfants, à leur première année, mouraient tuberculeux, c'est qu'ils étaient nés tuberculisés par un père tuberculeux dont le sperme avait pu, par imprégnation directe, tuberculiser l'ovule maternel. »

La justification expérimentale de la transmission tuberculeuse par le père seul a été tentée.

Cuit. Jani a constaté dès 1886 la présence des bacilles de la tuberculose dans l'appareil génital sain des tuberculeux pulmonaires. Il en concluait que dans la majorité des cas des germes tuberculeux peuvent être transmis à l'ovule par le sperme d'un phtisique. Mais l'ovule est-il véritablement infecté, et l'ovule infecté est-il capable de développement?... L'expérimentation seule pourrait le décider : si l'on réussissait à engendrer des petits tuberculeux après injection de sperme tuberculeux très frais d'un lapin dans le vagin d'une lapine, alors l'hérédité tuberculeuse de l'homme serait plus que probable.

Du moins Landouzy et H. Martin, en 1886, ont inoculé du sperme de cobayes tuberculeux à 16 cobayes et 6 de leurs inoculations ont été positives.

La clinique vétérinaire a fourni à M. Sarson un fait comparable à celui de Landouzy et rendant peu contestable l'hérédité tuberculeuse paternelle. A un troupeau de vaches auvergnates vivant sur les monts d'Auvergne à Saint-Argeau, dans des conditions d'hygiène irréprochables, on adjoignit des vaches et des taureaux de la variété anglaise de Devon. Peu d'années après, les vaches anglaises moururent toutes successivement phtisiques et les taureaux aussi. Mais, en outre, des accouplements de ces derniers avec les vaches auvergnates étaient nées des métisses qui, toutes, sauf une, moururent phtisiques, à des âges plus ou moins avancés. Or, les mères auvergnates étant restées toutes sans exception indemnes, ce n'est pas d'elles que pouvait venir la tuberculose, à laquelle ont succombé leurs produits. Après la mort de ceux-ci et de toutes les vaches anglaises, il n'y a plus eu aucun tuberculeux dans la vacherie.

Outre les manifestations typiques *post partum* de la tuberculose héréditaire d'origine paternelle, Landouzy explique ainsi les manifestations tuberculeuses atypiques. Il admet que, si les bacilles n'ont pas infecté eux-mêmes l'ovule, les toxines bacillaires, en faisant un milieu nocif aux spermatozoïdes, ont pu empêcher ceux-ci d'imprimer à l'ovule un développement normal. L'enfant, issu de cet ovule fécondé par un spermatozoïde imprégné de tuberculine, naît rabougri, chétif, de faible poids, pour succomber en bas âge, sans grand appareil anatomo-pathologique, ni syndione éclatait, si bien que son décès est classé sous la rubrique : débilité congénitale.

Ayant fait une enquête auprès de 2000 mères qu'il a soignées à la crèche de l'hôpital Tenon, Landouzy a été frappé de la multi-léthalité qui sévit sur les produits de conception des femmes de tuberculeux. Il rapproche avec raison ce fait de la faiblesse congénitale des enfants de syphilitiques, même exempts de syphilis, et de celle des enfants des intoxiqués par le plomb et l'alcool. Ces dégénérés qui ont hérité d'une dystrophie native, d'une diathèse héréditaire, les anciens phtisiologues ont de tout temps insisté sur leur habitus spécial : le squelette étroit et mince, les attaches grêles, la peau fine et molle, les extrémités graciles, doigts allongés, facies pâle, veinosités transparentes.

L'hérédité hétéromorphe dans la tuberculose a été étudiée avec ampleur dans une remarquable leçon de M. V. Hanot, à laquelle nous avons déjà fait un emprunt et qu'il n'est que juste de citer encore ici.

« Un certain nombre de signes de cette hérédité hétéromorphe ont été indiqués dès l'antiquité.

« Les anciens observateurs avaient noté chez les individus prédisposés à la phtisie des doigts dits hippocratiques, se terminant en massue ou en palette. Ces doigts, qui, souvent régulièrement conformés jusqu'à la dernière phalange, se terminent brusquement par un bout arrondi rappelant la baguette de tambour, se voient communément chez les tuberculeux héréditaires. Cette déformation paraît commencer d'ordinaire par le pouce et s'étendre successivement aux autres doigts. D'après Trousseau, la déformation en palette serait plus fréquente chez les femmes. Nos pères connaissaient déjà les ongles recourbés (*ungues adunci*) et de nos jours Pigeaux (*Arch. gén. de méd.*, t. XXIX) insistait sur l'amincissement et la plus grande friabilité de l'ongle. Les doigts des prédisposés à la tuberculose sont habituellement longs, mal irrigués et deviennent facilement pâles, jaunâtres sous l'influence du froid.

« Arétée (*De signis et causis morborum*, Ed. Boerhaave) avait signalé la forme particulière du thorax des phtisiques, le rétrécissement de la cavité, l'effacement des espaces intercostaux, la saillie des côtes et des épaules (*scapulæ alatæ*). Galien appelle φθινώδεις les individus qui présentent cette particularité et les regarde comme prédisposés à la phtisie. Van Swieten considère comme suspect l'aplatissement de la poitrine et le défaut de convexité des côtes. Dans son immortel Traité, Laennec insiste sur le resserrement de la poitrine des prédisposés.... La forme du thorax varie chez les individus qui commencent une phtisie, suivant qu'ils soient héréditaires ou non. Dans ce dernier cas il n'y a rien de changé dans l'apparence extérieure du thorax, qui est large et bien conformé. Chez les descendants de tuberculeux la poitrine paraît cylindrique, le sternum bombé est projeté en avant. Des auteurs, Andral entre autres, ont admis que l'exiguïté de la poitrine prédispose à la tuberculose ; la vérité, c'est qu'elle est d'ordinaire une conséquence de l'hérédité tuberculeuse, qu'elle n'est pas cause, mais effet de tuberculose. Tout individu qui présente une poitrine resserrée ne devient pas forcément tuberculeux et Fournel dit que le tiers des phtisiques ont la poitrine bien conformée, les deux tiers des poitrines étroites et aplaties. Mais Fournel ne fait pas le départ des héréditaires et des non-héréditaires. D'après mon observation personnelle, on pourrait compléter la proposition de Fournel en disant que les deux tiers des phtisiques qui ont la poitrine étroite et aplatie sont des tuberculeux héréditaires. Cette distinction est déjà indiquée dans la thèse de Hirtz (Th. de Strasbourg, 1856). « Chez les phthisiques, dit-il, le sommet de la poitrine « subit un rétrécissement se montrant dès le début de la maladie et quel- « quefois même avant qu'elle se déclare dans la phthisie héréditaire. »

« La croissance est aussi troublée chez les individus prédisposés à la tuberculose. Souvent, rapide pendant l'enfance, elle s'arrête au milieu de l'adolescence. Ces prédisposés à la tuberculose conservent dès lors jusqu'à la fin un aspect chétif. Les muscles sont grêles, mous, les os plus longs, fluets, s'ossifiant de bonne heure; les dents apparaissent irrégulièrement; les articulations très grosses semblent disproportionnées avec le volume des membres. Andral fait remarquer que ce sont des dégénérés qui se rapprochent toujours de la constitution de l'enfant et même semblent, suivant son expression, « descendre l'échelle zoologique ». Lorain désignait cet état sous le nom d'infantilisme, de féminisme.

« Les poumons sont moins développés, et Schneevogt le premier reconnu que la spirométrie peut permettre de prévoir la tuberculose, avant toute autre indication objective, par la diminution de l'air inspiré. — Le pénis reste petit, les testicules paraissent atrophiés. — La peau est ordinairement fine, transparente, semblant avoir perdu son élasticité, devenue chez les bruns plus terne, bistrée, sale. Ordinairement les cheveux sont fins, soyeux, les cils longs, les sourcils très fournis. Assez souvent la barbe pousse par places, laissant des intervalles dénudés, comme dans l'alopécie syphilitique en clairières du professeur Fournier. Le professeur Landouzy a signalé la teinte rouge vénitien des cheveux. — Louis et Briquet ont soutenu que ces candidats à la phtisie, comme dit Landouzy, sont généralement de haute stature. M. Hanot croit, avec beaucoup d'autres auteurs, que leur taille est plus souvent au-dessous de la moyenne. « Il n'est pas rare que les individus de taille exagérée deviennent phtisiques, les médecins militaires le savent bien. Mais les recherches de Léon Colin ont établi que les soldats de superbe apparence, comme les gardes de Paris, sont surtout enlevés par la tuberculose aiguë. Il est permis de supposer que ce sont des organismes vierges de toute tare héréditaire, plus aptes à l'infection tuberculeuse, qu'ils réalisent sous la forme la moins atténuée, la plus virulente. »

Les malformations par hérédité tuberculeuse hétéromorphe ne sont pas seulement extérieures, elles peuvent être internes, intéresser les divers parenchymes. Souvent l'emphysème coïncide avec les malformations thoraciques chez les prédisposés à la phtisie; il n'est pas consécutif à celles-ci, il est contemporain et de même signification ; il n'y a pas ici plus parallélisme entre ces deux faits comme intensité et ils peuvent exister isolément. L'emphysème est ici une lésion d'hérédité hétéromorphe non spécifique : c'est le résultat des troubles de la nutrition de la vie embryonnaire par suite de la tare spécifique héréditaire. La nature de celle-ci peut varier, c'est ainsi que l'emphysème congénital par hérédité hétéromorphe peut être tantôt d'origine tuberculeuse, tantôt d'origine goutteuse ou arthritique. Hanot, ayant trouvé sur 10 cas d'emphysème, 7 cas d'emphysème congénital ou apparu dans les premiers âges de la vie, et sur ces 7 cas, 5 fois chez des enfants issus de tuberculeux, se demande si la rareté de la coexistence entre l'emphysème proprement dit et la phtisie pulmonaire ne tient pas à ce que l'emphysème est déjà souvent une manifestation d'hérédité tuberculeuse, vaccinant dans une certaine mesure le poumon et y rendant plus difficile la germination des tubercules.

Après Brœhmer, Beneke a noté chez 1/5 des tuberculeux héréditaires, le développement imparfait du cœur, non par amoindrissement cachectique, mais par une hypotrophie congénitale que l'on constate avant l'apparition de toute lésion spécifique. Cette atrophie avec intégrité absolue de la fibre musculaire est plus considérable que celle des cancéreux et autres cachectiques. Elle ferait défaut dans la phtisie fibreuse, dans la phtisie acquise.

D'après Beneke, tout le système artériel est hypotrophié, en état d'angustie, chez les descendants de phtisiques. On connaît le rétrécissement de l'artère pulmonaire chez les phtisiques ; cependant, d'après Beneke, elle est encore plus large que l'aorte. M. Hanot a publié, dans les *Archives générales de médecine*, un cas d'aplasie de l'artère rénale avec uretère imperforé et néphrite dégénérative dans un cas de tuberculose héréditaire. Il a observé une malade qui est morte d'urémie et d'asystolie combinées par suite d'une malformation des valvules mitrales et aortiques, d'une athéromasie généralisée et notamment des artères stomacales et rénales, avec néphrite interstitielle : fille de tuberculeux, elle avait présenté dès son jeune âge des accidents qui relevaient évidemment d'athérome généralisé, et que lui a paru pouvoir seule expliquer l'hérédité tuberculeuse hétéromorphe.

De grands cliniciens, Trousseau entre autres, enseignent que la tuberculose est la source habituelle de la chlorose, et M. Hanot partage cette opinion (*Presse médicale*, 6 janvier 1894).

Toutes les modifications organiques qu'on peut trouver chez les chlorotiques se résument en trois mots : infantilisme, hypoplasie et aplasie. La chlorose est donc encore une des réalisations de l'hérédité hétéromorphe. Ici encore, l'hérédité morbide n'a pas transmis la graine ou l'aptitude à la faire germer, mais s'est manifestée par des malformations, des arrêts de développement, des dégénérescences, des amoindrissements organiques les plus divers.

Le foie lobulé, qui se rencontre rarement chez l'homme, « est parfois, exceptionnellement il est vrai, comme le rein lobulé, congénital », dit Frerichs. M. Hanot, l'ayant rencontré 7 fois et seulement chez des tuberculeux, incline à penser que le foie lobulé représente une malformation congénitale, liée à la diathèse tuberculeuse en dehors des lésions spécifiques (*V.* Hanot, *Foie lobulé des tuberculeux. Cirrhose capitonnée.* Congrès de la tuberculose 1895).

Sur 4 de ces foies on notait une sclérose des grands espaces qui, ajoutée à la lobulation, formait ce que M. Hanot a appelé cirrhose mamelonnée, capitonnée. Cette sclérose semble due à l'action du sang adultéré par les toxines microbiennes sur les éléments des grands espaces qui, comme tout le reste de l'organe, présentent une diminution originelle de résistance. Lorsque, d'autre part, la sclérose tuberculeuse proprement dite se développe sur des foies ainsi dégénérés, lorsque l'organe est transformé en même temps par hérédité homœomorphe et par hérédité hétéromorphe, la lésion est au maximum et revêt l'aspect de la lésion que M. Hanot a décrite au Congrès de la tuberculose de 1889 sous le nom de foie ficelé tuberculeux.

Parmi les malformations congénitales rencontrées chez les tuberculeux, M. Hanot cite encore la dilatation congénitale de l'œsophage, d'après Faure (*De la mort subite dans les dilatations congénitales de l'œsophage.* Th. de Paris 1894). Dans 5 cas observés par cet auteur, les malades étaient morts subitement et l'on trouva à l'autopsie des lésions tuberculeuses du poumon plus ou moins avancées. Dans une de ces observations, on notait en même temps une dilatation congénitale des ventricules latéraux. Il se peut, comme le dit M. Faure, que la tuberculose, en affaiblissant l'organisme, prédispose à la mort subite et facilite la production de la syncope par action réflexe. Il est probable, d'autre part, ainsi qu'en témoigne la dilatation congénitale des ventricules latéraux dans le cas en question, que l'encéphale tout entier, le bulbe par conséquent, était dans un état de moindre résistance et plus facile à ébranler par les actions réflexes. L'examen microscopique a permis à M. Letulle de constater en outre, sur cet œsophage congénitalement malformé, l'absence des glandes en grappes logées à l'état normal dans la profondeur de la muqueuse; la neurasthénie dont le malade souffrait de son vivant pouvait être encore considérée comme un témoignage de sa dégénérescence originelle.

INFLUENCE DES DIATHÈSES SUR L'HÉRÉDITÉ TUBERCULEUSE

Les médecins de la première moitié du siècle qui ont le mieux étudié la scrofule, croyaient, comme Lugol, qu'elle est essentiellement héréditaire; celui-ci n'allait-il pas jusqu'à suspecter un mari de n'être pas le vrai père de son fils, quand il trouvait la scrofule chez un enfant et qu'il ne la pouvait rencontrer à une quelconque des étapes de la vie du père! C'est un terrain qui prépare et rend beaucoup plus facile l'évolution de la tuberculose; tandis que la diathèse arthritique constitue un terrain relativement réfractaire, sur lequel la graine tuberculeuse se développe malaisément.

Chez les individus scrofuleux, issus de scrofuleux ou de tuberculeux, la tendance de la néoplasie tuberculeuse est d'évoluer vers la fonte caséeuse; chez les arthritiques, elle tend à évoluer dans le sens fibreux.

On est frappé de cette différence d'évolution commandée par la diathèse héréditaire quand on peut comparer dans une même famille des individus, issus les uns d'une souche scrofulo-tuberculeuse, les autres d'une souche arthritique. Je puis citer une remarquable observation à ce point de vue.

Mme X..., de souche neuro-arthritique, et dans la famille de laquelle aucun tuberculeux n'existait, avait épousé un homme dont plusieurs frères ont succombé à la tuberculose; veuve de cet homme tué jeune à la guerre, et qui peut-être, s'il eût vécu, eût démasqué quelque jour la tare tuberculeuse de ses frères, elle recueillit chez elle la veuve d'un de ses beaux-frères mort de phtisie laryngée et devenue elle-même phtisique par contagion.

Après quelques mois de cette cohabitation, Mme X..., qui jamais n'avait toussé, commence à tousser et à maigrir; une tuberculisation du sommet droit, déjà à la période de craquements humides, était constatée par plusieurs médecins, notamment par mon regretté maître Siredey. Énergiquement soignée, après une saison aux Eaux-Bonnes, et trois ou quatre saisons au Mont-Dore, Mme X... guérissait si bien qu'il serait impossible aujourd'hui de reconnaître à l'auscultation le sommet jadis malade, sans les traces des pointes de feu. La belle-sœur, qui avait été cause de la contamination, avait pendant ce temps succombé.

Mme X... avait une fille, âgée de cinq ou six ans, quand sa mère avait contracté la tuberculose, et qui n'a jamais toussé jusqu'à l'âge de vingt ans. Mlle X... a eu seulement une longue et récidivante chlorose. Elle se préparait à se marier quand une bronchite se déclara et dura plusieurs semaines avec une localisation au sommet droit. M. Grancher déclara ce sommet suspect et conseilla de différer le mariage. Celui-ci se fit cependant et la jeune femme fut deux fois mère en trois ans; elle contracta même une double phlegmatia après son premier accouchement. Elle est demeurée pâle et d'une maigreur inquiétante.

Reprenons la branche paternelle. Un des beaux-frères de Mme X..., qui n'était pas tuberculeux, avait épousé une femme, morte cardiaque, mais dont une sœur était morte de tuberculose ainsi que son mari et une fille; il a eu une fille qui avait cohabité longtemps avec cette cousine pendant sa tuberculose. À l'âge de vingt-cinq ans, ayant contracté successivement une scarlatine et une fièvre typhoïde, cette jeune fille se mit à tousser pendant sa convalescence et fit une phtisie de si mauvaise nature que, malgré les soins les plus éclairés donnés aussitôt, malgré les changements de climat les plus ingénieux, elle fut enlevée en moins de deux ans.

Cette histoire complexe met en lumière à la fois la contagion et la prédisposition du terrain. Dans un des cas la contagion s'exerce sur un sujet arthritique, n'aboutit qu'à une tuberculose rapidement guérie; dans l'autre elle touche un sujet à hérédité tuberculeuse indirecte, mais peut-être convergente, et ne peut être même enrayée passagèrement [1].

PRÉDISPOSITION FAMILIALE A TELLE OU TELLE INFECTION

Il existe dans certaines familles une prédisposition spéciale à certaines maladies infectieuses, et par contre la résistance à l'infection varie suivant la réaction individuelle ou familiale.

M. L. Revilliod (de Genève) a rapporté en 1876 l'histoire de quatorze familles dénotant que la diphtérie frappe avec prédilection certaines familles. Francotte, Eigenbrodt (de Darmstadt) ont confirmé ce fait. Récemment, M. Revilliod a montré de nouveau par l'histoire de la diphtérie dans vingt et une familles que c'est une maladie familiale, non seulement par contagion, mais même en dehors de toute contagion [2]. « Lorsque frères et sœurs sont atteints à de grands intervalles de temps, dans des localités et des locaux différents et sans qu'il y ait contact entre eux, on ne peut pas invoquer la contagion. »

Le médecin de Genève a insisté aussi sur ce fait que le même terrain est favorable à la tuberculose et à la diphtérie (Londe, *loc. cit.*).

On peut soutenir une opinion analogue, pensons-nous, à propos de bien d'autres infections : la fièvre typhoïde, la scarlatine surtout.

L'HÉRÉDITÉ DE L'IMMUNITÉ

Si certaines familles sont plus prédisposées à contracter certaines infections, il en est d'autres, par contre, où les maladies infectieuses en général, et plus spécialement certaines infections sont si rarement observées, bien que leurs membres vivent dans des conditions où ils se trouvent sans cesse en contact avec les germes infectieux, qu'il faut bien admettre chez elles une immunité héréditaire.

Comment pouvons-nous concevoir le mécanisme de cette immunité ?

Au point de vue de l'hérédité des infections, on peut appeler, avec Charrin, hérédité directe, celle qui consiste dans le passage effectif de l'agent pathogène, du bacille de la tuberculose par exemple, de la mère à l'enfant. Le mécanisme en est des plus simples. La barrière que le placenta normal offre aux agents infectieux circulant dans le sang maternel peut être interrompue en quelques points, si les tissus de la mère sont altérés par

[1] A consulter sur l'hérédo-tuberculeuse · D'Hérit, Hérédité et contagion dans les villages, 1894 — Séjournet, Études sur la tuberculose (*Union méd. du Nord-Est*, sept. 1894) — Desplass, Rôle de l'hérédité dans la contagion de la phthisie (*Th. de Lyon*, 1888). — Thireloix, (*Concours médical*, 1895).— Londe et Thireloix, La tubercule congénitale (*Gaz. des hóp*, 1895).
[2] Les rapports entre la tuberculose et la diphtérie. *Rev. de la tuberculose.* 1894, p. 205.

la maladie même dont elle souffre. Le placenta en pareil cas peut être comparé à un filtre défectueux qui se laisse traverser par de lines molécules.

Plus on avance dans l'étude histologique du placenta, plus on découvre combien sont intimes les connexions qui existent entre la mère et l'enfant. Le placenta peut être considéré schématiquement à son origine, non plus comme un simple adossement de deux circulations indépendantes, mais, ainsi que l'a écrit le professeur M. Duval, comme une « hémorrhagie maternelle circonscrite ou enkystée par des éléments fœtaux ». Le sang placentaire, disent les histologistes, circule dans des lacunes circonscrites directement par des cellules fœtales. Si le sang de la mère baigne les éléments du fœtus, comment l'élément infectieux qui circule dans le sang maternel ne pénétrerait-il pas dans la substance du fœtus?

D'ailleurs le placenta n'est plus, comme on l'a supposé il y a quelques années, un « filtre parfait », une barrière infranchissable aux contages figurés. Straus et Chamberland ont établi, contradictoirement avec ce qu'on admettait sur la foi de Brauell et de Davaine, que la bactéridie charbonneuse peut passer de la mère au fœtus par la voie placentaire.

Le pneumocoque franchit la filière du placenta. Netter a trouvé des pneumocoques encapsulés dans le poumon, dans le sang du cœur gauche et dans divers exsudats d'un enfant né d'une femme affectée de pneumonie et mort à cinq jours de pneumonie.

Reber, Neuhauss, Chantenesse et Widal, Eberth, ont prouvé que le bacille de la fièvre typhoïde passe de la mère au fœtus.

Les enfants de mères varioleuses peuvent naître avec la variole. S'ils naissent sains, ils peuvent être inaptes à contracter la vaccine. La vaccination de la mère peut aussi conférer à l'enfant l'immunité vaccinale (P. A. Loy, *Thèse de Paris*, 1893). Cette immunité n'est pas de longue durée: elle ne dépasserait guère six mois; exceptionnellement elle a persisté dix-huit mois.

Infiniment plus complexe et malaisée à expliquer est « la transmission de propriétés générales, de qualités humorales, dont l'ensemble forme le terrain qui va porter la maladie infectieuse, toxique, nerveuse ». Cette question si délicate de l'hérédité du terrain dans ses rapports avec l'évolution des maladies infectieuses chez l'enfant dont les parents ont eux-mêmes lutté contre l'infection, a été si magistralement exposée par Charrin dans une récente étude(¹), que je crois devoir le suivre pas à pas en le citant plus d'une fois textuellement.

« Si, d'un côté, il est établi, dit-il, que le pouvoir de résister à un microbe donné, provient soit de ce que les corps cellulaires détruisent ce microbe, soit de ce qu'ils versent dans les plasmas des principes nuisibles à l'évolution du parasite ou capables de neutraliser ses sécrétions, sécrétions dont il a besoin, dont il use pour faire le mal; si, d'autre part, on prouve que ces propriétés passent des éléments anatomiques des généra-

---

(¹. L'hérédité et l'immunité, propriétés cellulaires. *Revue générale des sciences*, février 1894

leurs à ceux des rejetons, il en résultera que l'essence même de cette transmission résidera dans les propriétés de ces éléments anatomiques. Autrement dit, on aura mis en évidence l'exactitude de propositions qui peuvent se formuler ainsi : « Une variété d'immunité dépend, en partie, des « fonctions des organites; or l'enfant parfois tient de ses parents ce genre « d'immunité; donc, dans ce cas, l'hérédité est intimement liée à quelques-« unes de ces fonctions de ces organites, à la physiologie de ces cellules. »

La démonstration expérimentale du rôle des cellules dans la production de l'immunité est donnée par les faits suivants.

A deux séries de lapins, les uns vaccinés par injections sous-cutanées de toxines pyocyaniques, les autres sains, Charrin inocule dans le tissu cellulaire une même quantité d'une même culture du bacille pyocyanogène. Puis, de quinze en quinze minutes, il recueille un peu de sérosité dans les points d'inoculation, au même instant, sur un lapin immunisé et sur un lapin normal. Avec cette sérosité, convenablement diluée dans une égale quantité de bouillon, sont faits des ensemencements parallèles sur agar; et en même temps des préparations colorées au violet de méthyle permettent de constater que « dès la deuxième, dès la première heure même, quelquefois plus tôt, les tubes qui ont reçu l'œdème des vaccinés apparaissent moins riches, soit en colonies, soit en matières colorantes ». Or, fréquemment on constate ces différences à un moment où l'examen histologique ne révèle aucune phagocytose. Plus tard, les leucocytes affluent chez les lapins rendus impropres à la maladie; on en compte 1000, quand il en existe 100 chez les êtres non préparés; quelques-uns, parmi ces leucocytes, englobent des bacilles dont on saisit aisément les phases de destruction.

Cet afflux rapide et intense de leucocytes au point d'inoculation chez les immunisés suppose une diapédèse préalable plus active chez eux que chez les animaux témoins. La dilatation des vaisseaux en est le premier stade; le ralentissement du courant sanguin dans les capillaires élargis permet aux leucocytes de s'accoler aux parois, puis de s'insinuer d'autant plus aisément dans les stomates que les cellules de l'endothélium se trouvent plus écartées.

Cette vaso-dilatation préparatoire de la diapédèse se produit, en règle générale, par voie réflexe partout où l'introduction d'un microbe, d'un corps étranger quelconque impressionne les terminaisons nerveuses; il en est ainsi chez les animaux vaccinés. Au contraire, ce réflexe ne se produit pas chez les animaux non vaccinés. Pourquoi? Parce que le bacille pyocyanogène, évoluant sans contrainte, sécrète des substances qui rétrécissent les capillaires. C'est un exemple de cette loi mise en évidence par les expériences de MM. Bouchard, Gley et Charrin, et par suite de laquelle les agents pathogènes sécrètent des toxines dont les unes sont vaso-constrictives et les autres vaso-dilatatrices, toxines dont les propriétés vaso-motrices expliquent bien des phénomènes pathologiques, par l'anémie ou la congestion qu'elles engendrent.

. Dans l'expérience de Charrin, décrite plus haut, l'examen des tubes

ensemencés avec les sérosités sous-cutanées montre que le bacille pyocyanogène dans les humeurs des animaux immunisés est troublé dans ses
fonctions, puisqu'il y fabrique point ou peu de sécrétion pigmentaire; on
peut admettre que sa sécrétion vaso-constrictive est aussi entravée. Au contraire la sécrétion pigmentaire est abondante dans les tubes ensemencés
avec l'humeur des animaux non immunisés ; on peut donc admettre que
la toxine vaso-constrictive ne manque pas ici plus et que, grâce à elle,
le bacille pyocyanogène, paralysant les centres vaso-dilatateurs, empêche
la vaso-dilatation indispensable à la diapédèse défensive de l'organisme.

On peut encore attribuer dans la production ou l'absence des phénomènes défensifs, suivant que les animaux sont ou non immunisés, un rôle
à la *chimiotaxie*, c'est-à-dire aux attractions ou aux répulsions qui s'exercent entre les parasites ou leurs produits et les leucocytes, la vaccination
par accoutumance ou par tout autre processus pouvant permettre aux bactéries d'attirer les leucocytes, qui se trouvent au contraire repoussés
quand cette vaccination fait défaut. Mais ces forces ne peuvent entrer en
jeu que vis-à-vis de leucocytes déjà sortis des vaisseaux, et il reste toujours
à expliquer la diapédèse préalable. Un rôle peut être aussi dévolu aux
pressions osmotiques. Quoi qu'il en soit, étant admise l'absence de sécrétion d'une toxine vaso-constrictive par les bacilles pyocyanogènes chez les
animaux immunisés, on doit se demander pourquoi, dans le corps de ces
animaux, les bacilles n'ont pas sécrété cette toxine. L'expérimentation
répond que les bacilles, ensemencés parallèlement dans le sérum de
la pins sains et de la pins immunisés, se multiplient moins promptement
chez ces derniers, engendrent moins de pigment et se trouvent souvent
même modifiés dans leur forme. Ainsi dans le sang des animaux immunisés, comme dans la sérosité de l'œdème sous-cutané des régions où on
les inocule, se trouvent des substances qui rendent les agents pathogènes
incapables de fabriquer leur matière vaso-constrictive, et d'ailleurs les
empêchent de se développer, de proliférer, préparant la phagocytose qui
achèvera leur destruction.

Mais d'où proviennent ces substances, dont la présence dans les humeurs
des animaux immunisés empêche les microbes pathogènes de s'y multiplier et d'y verser leurs poisons? — « Elles ne peuvent avoir que deux
origines, » répond Charrin, exposant la doctrine de M. Bouchard ; « ou
bien l'expérimentateur les a introduites en créant l'état réfractaire; ou
bien l'économie les a fabriquées ». — Or on ne saurait soutenir qu'elles ont
hérité, véhiculées par le liquide vaccinal; cela pour plusieurs motifs.

En premier lieu, la résistance de l'animal ne s'établit qu'après quatre,
cinq, six jours à partir de l'instant où le liquide vaccinal a été injecté. Si
ce liquide contenait les principes protecteurs en nature, cette résistance
au virus devrait être manifeste immédiatement à l'heure où les tissus les
renferment au maximum, non à une période où leur élimination a déjà
commencé.

En second lieu, ces principes n'échappent pas au mouvement de transformation, de sortie, qui frappe toute substance venue du dehors; pourtant l'immunisation est durable, persiste pendant des périodes qui dépassent de beaucoup en durée le temps nécessaire à ces transformations, à ces sorties.

En troisième lieu, si l'on porte le sérum bactéricide à 70 degrés, il perd ses propriétés; on ne décèle aucune différence entre les cultures faites dans ce sérum et dans celui des témoins; la chaleur anéantit donc ces éléments, tandis que les toxines ne cessent pas de faire naître la vaccination, alors qu'elles ont été stérilisées par 100 degrés, même 120 degrés.

La conclusion obligatoire est que ces produits dérivent de la vie des cellules.

Les sécrétions microbiennes, en passant dans l'économie, changent la modalité de la nutrition : les organites ne puisent plus, ne rejettent plus dans les plasmas les mêmes corps, ou, s'ils s'adressent à ces mêmes corps, ils ne les métamorphosent plus d'une façon identique au processus qu'ils suivaient antérieurement; parmi les déchets de leur désassimilation, des additions, des soustractions s'observent.

Il n'est pas plus surprenant de voir la nutrition être modifiée par les sécrétions microbiennes que par les poisons minéraux. On sait que le plomb transforme les humeurs d'un peintre en bâtiments intoxiqué, en empêchant ses acides de se détruire, au point de le rendre goutteux comme un riche. D'autres toxines microbiennes, celles de la fièvre typhoïde, après leur séjour plus ou moins prolongé dans l'économie, peuvent y modifier les échanges au point de transformer un maigre en obèse ou inversement.

Kitasato, Behring nous ont montré que dans le tétanos, la diphtérie, la vaccination fait naître des matières nuisibles pour les ferments figurés pathogènes et antidotes des poisons issus de leur évolution. Ces antitoxines, comme ils les ont appelées, sont fabriquées certainement par l'organisme. Ainsi la protection contre les virus, qui constitue l'essence de l'état réfractaire, est, en définitive, l'œuvre des cellules intervenant statiquement par leurs produits, par les substances bactéricides ou les antitoxines, ou dynamiquement par l'englobement, la digestion des germes.

L'hérédité de l'immunité sera établie s'il est démontré que les propriétés de ces cellules peuvent passer des générateurs aux rejetons.

Or les observations faites à propos de la syphilis, de la variole, de la tuberculose, etc., chez l'homme, les expériences relatives au charbon, à la clavelée, au tétanos, à la rage, à l'infection pyocyanique, à l'intoxication par l'abrine, etc., expériences dues à Chauveau, à Ackermann et Roloff, à Tizzoni, à Cantani, à Charrin et Gley, à Ehrlich, fournissent à cet égard des preuves irrécusables.

Je citerai notamment les expériences suggestives d'Ehrlich[1], relativement à la transmission héréditaire de l'immunité au moyen des toxalbumines végétales, la ricine, l'abrine (principe actif du *jequirity-abrus pre-*

(1) Ehrlich, Zeitschrift f. Hyg. und Infectionskrankheiten, Bd XII, p 185-203. (Anal. par Strauss) Arch de med expérim , p 421, 1892.

catorius) et la robine (principe actif de l'écorce d'acacia), substances qui offrent beaucoup d'analogies avec les toxines bactériennes et contre lesquelles les recherches antérieures du même expérimentateur ont montré qu'on peut créer l'immunité ([1]).

On peut concevoir que l'immunité des descendants résulte d'un des trois procédés suivants : 1° de la transmission par le plasma germinatif lui-même de l'état réfractaire : c'est l'hérédité dans le sens rigoureux du mot, *ontogénique*; — 2° de la transmission au fœtus de l'antitoxine maternelle qui lui arrive toute préparée : c'est une immunité « passive »; — 3° de l'action directe, intra-utérine, exercée par l'agent immunisant sur les tissus et les humeurs du fœtus, qui élaborent eux-mêmes le sérum antitoxique : c'est l'immunité « active » d'Ehrlich.

Hérédité paternelle. — Pour savoir si le sperme peut transmettre l'immunité, Ehrlich fit féconder par des souris mâles, fortement immunisées contre la ricine et l'abrine, des femelles normales non immunisées; les petits ainsi engendrés ne présentèrent aucune résistance renforcée contre la ricine et l'abrine. Le plasma du spermatozoïde n'est donc pas capable de transmettre l'immunité.

Hérédité maternelle. — On fait féconder par des mâles non immunisés des femelles ayant déjà acquis l'immunité avant la conception. Les petits, éprouvés vers la troisième semaine après la naissance, montrèrent constamment une résistance infiniment plus grande que celle des témoins. Cette immunité, encore solide six semaines après la naissance, avait disparu presque totalement vers le troisième mois. C'est une immunité « passive », transitoire, due au passage de l'antitoxine maternelle au fœtus et qui cesse quand la matière toxique est détruite ou éliminée. Cette immunité se prolonge d'ailleurs autant que l'allaitement qui apporte à chaque instant de nouvelles antitoxines. L'humunité héréditaire dans ces cas procède donc de deux facteurs : immunisation par transmission intra-utérine d'antitoxine et immunisation par l'allaitement, celle-ci huit ou dix fois plus active que celle-là. Mais, en tout cas, ce genre d'immunité ne dépasse pas la première génération, et ce n'est point là une hérédité de l'immunité dans l'acception rigoureuse du mot.

Ces faits s'appliquent non seulement à l'immunisation contre les toxalbumines végétales, mais à certaines maladies infectieuses, le tétanos par exemple (la diphtérie, la maladie pyocyanique), aux cours desquelles ont été mis en évidence les principes antitoxiques, bactéricides et les forces phagocytaires. Or, dans ces maladies, on a vu le passage de l'état réfractaire des ascendants aux descendants; autrement dit, avec Charrin : « par suite de l'hérédité, une mère, des générateurs qui se défendent à l'aide des qualités de leurs organites, parce que ces organites sécrètent des corps nuisibles pour les parasites, parce que ces organites font végéter ces parasites dans leur propre protoplasma, donneront naissance à des

([1]) Emmerich, *Deutsche med. Wochensch.*, 1891, nᵒˢ 12 et 52

rejetons placés dans des conditions analogues, qui se protégeront à l'aide de propriétés identiques, dont les tissus jouiront de semblables prérogatives, des rejetons dont les phagocytes dévoreront les infiniment petits, dont les plasmas constitueront des milieux médiocrement favorables à ces infiniment petits ».

L'hérédité de l'immunité s'observe surtout lorsque le mâle et la femelle la possèdent déjà quelques semaines avant la fécondation. On l'observe aussi quand la mère seule a été immunisée. « Il est rare, il est inouï », dit Charrin, qu'on l'observe quand le père seul a été rendu réfractaire. Cependant, à la suite de longues et patientes expériences, Charrin et Gley ont pu mettre en évidence le pouvoir de l'influence paternelle isolée.

Dans leurs expériences ils ont en outre constaté que l'influence paternelle se manifestait par l'apparition chez les petits d'anomalies osseuses, par la mort de ceux-ci dans l'utérus, par des avortements, — « accidents fréquents aussi dans l'hypothèse de l'intervention bilatérale des deux ascendants, non plus dans celle d'une action unilatérale ». Si ces derniers accidents ne sont pas des exemples d'hérédité réelle, puisqu'il s'agit de perturbations, de désordres qui n'existaient pas chez les parents, ils n'en prouvent pas moins le rôle distinct de chacun de ces parents, attendu que ces accidents éclatent parce que l'un de ces parents ou les deux, par suite de la vaccination, avaient vu leurs humeurs, leurs tissus se modifier.

La vaccination n'est au fond qu'une maladie ébauchée, atténuée, une sorte d'intoxication, quand ou la pratique à l'aide de toxines pour éviter les causes d'erreur qui pourraient découler de la persistance des bacilles, de la possibilité pour ceux-ci de franchir le placenta.

Dans les expériences de Charrin et Gley, l'état réfractaire des rejetons ne peut s'expliquer que par les qualités de leurs cellules, aptes à fabriquer les principes bactéricides ou à détruire les microbes, parce que les cellules ancestrales, celles des générateurs, les cellules dont sont nées celles des enfants, les cellules dont quelques atomes ont servi à former les êtres procréés, usaient de ces qualités, exerçaient ces fonctions.

Il résulte, nous l'avons déjà dit, des travaux de Strassburger et Guignard que, par suite du mécanisme même de la fécondation, la similitude matérielle des cellules génératrices et des cellules engendrées est assurée. Ces observateurs, qui ont précisé les parts respectives du noyau et du protoplasma des deux cellules génératrices dans la reproduction de la première cellule engendrée, ont appris que l'on rencontrait le même nombre de chromosomes dans ces divers organites issus les uns des autres. Si les éléments végétatifs renferment 6, 12, 24 de ces chromosomes, l'ovule ou le spermatozoïde n'en contient que la moitié. La fécondation, qui n'est autre chose à l'origine que la fusion de cet ovule et de ce spermatozoïde, réunit, additionne ces deux moitiés pour reconstituer le type primitif, la quantité initiale. Il en résulte que dans les cas où les cellules des parents vaccinés contenaient ces 6, 12, 24 chromosomes, les deux corps germinatifs ayant apporté chacun 3, 6, 12 de ces bâtonnets chromatiques, la cellule primaire de l'embryon en aura 6, 12, 24; celles qui naîtront de cette cellule primaire en posséderont aussi 6, 12, 24.

Puisque les cellules engendrées sont ainsi exactement calquées au point de vue de la structure matérielle sur les cellules génératrices, il n'est pas surprenant que l'analogie se poursuive au point de vue physiologique. « Pourquoi l'atome albuminoïde qui, dans l'organité des générateurs, sécrétait des matières microbicides, digérait les germes inclus, ne persisterait-il pas à remplir ces mêmes rôles au sein de l'élément fœtal qu'il a contribué à former en se détachant des tissus de l'ascendant? Les phénomènes ne se passent-ils point de cette façon pour la formation de la bile, de la salive? » (Charrin.)

En résumé, si l'immunité des parents, qui est la conséquence de leurs propriétés cellulaires, est transmise aux enfants, c'est que ceux-ci héritent de cellules semblables à celles de leurs parents au point de vue physiologique comme au point de vue anatomique. « L'immunité est un attribut cellulaire, ainsi que l'ont formulé le professeur Bouchard et plus tard Grawitz. Cet attribut passe du père au fils. Donc l'hérédité à certains égards est également un attribut de la cellule. »

CONCLUSIONS

Nous voici parvenus au terme de cette enquête sur l'hérédité, au cours de laquelle nous avons recueilli tous les témoignages capables de nous éclairer, ceux des physiologistes comme ceux des psychologues, des botanistes et des zootechniciens, des médecins et des vétérinaires. Pouvons-nous dégager de cet énorme dossier de dépositions quelques conclusions générales?

Pendant longtemps les auteurs qui ont écrit sur l'hérédité ont pris parti pour ou contre son influence, en obéissant à deux tendances radicalement opposées : pour les uns, l'hérédité primait tous les autres facteurs étiologiques; pour les autres, son influence était nulle. Une plus juste et moins radicale appréciation des faits paraît s'être répandue actuellement.

L'hérédité normale détermine non seulement la conformation et les aptitudes du produit, mais elle influe sur les multiples circonstances de sa vie physiologique, croissance, menstruation, grossesse, lactation, ménopause, sur l'accomplissement de ses fonctions (digestion, etc.), sur sa sensibilité aux poisons, y compris ceux que fabriquent les agents infectieux et les médicaments. L'hérédité physiologique, c'est le triomphe de l'hérédité similaire. Encore n'est-elle, bien entendu, que contingente et non nécessaire; ou du moins ses effets sont-ils variables, suivant que prédomine au moment de la fécondation l'influence de l'un ou de l'autre des générateurs, suivant que les échanges transplacentaires entre la mère et le fœtus accentuent ou dévient la direction initiale imprimée au dévelogement de l'être, suivant enfin que l'action ultérieure des milieux (alimentation, éducation) contrecarre ou favorise les aptitudes originelles.

L'hérédité morbide diffère principalement de l'hérédité normale en ce qu'elle est rarement directe et similaire ou homœomorphe. Elle se manifeste le plus souvent par l'apparition périodique de certaines maladies dans certaines familles et leur coexistence chez des collatéraux. Tandis que la ressemblance entre les parents et les enfants est le caractère fondamental de l'hérédité normale, c'est la dissemblance qui est le trait le plus ordinaire de l'hérédité morbide; c'est l'hérédité par transformation, ou hétéromorphe. C'est surtout la prédisposition morbide découlant d'une similitude dans la structure anatomique des organes et dans leur activité fonctionnelle, d'une conformité dans les modalités de la nutrition. On n'hérite le plus souvent que d'une anomalie de la nutrition; mais la déviation de la vie normale chez les ascendants peut, à un moment donné, avoir pour conséquence la création d'une véritable maladie familiale transmissible en nature par hérédité. Une maladie de famille pourrait-elle devenir une maladie de race, puis une maladie d'espèce? Sans doute, si la reproduction était possible; mais les maladies organiques éteignent la reproduction et la maladie reste une maladie de famille. Le type dégénéré s'éteint en vertu de la sélection naturelle (Londe). En outre, les maladies infectieuses qui frappent avec prédilection les dégénérés, mettent bon ordre à l'extension indéfinie des nouveaux types pathologiques. La tuberculose, par exemple, est considérée par Bennett comme une sorte de nécessité destinée à faire disparaître les familles impropres à la reproduction, et M. Bouchard a dit dans le même sens que la phtisie était une manière de mourir.

Ainsi la loi d'hérédité morbide est, en définitive, défensive de l'espèce; car d'un côté elle assure dans certains cas l'immunité contre certaines infections aux descendants dont les procréateurs ont su résister aux assauts de ces mêmes infections; de l'autre, en rendant plus vulnérables aux agressions banales, ou inféconds, les descendants des individus trop tarés, elle empêche la dégénérescence indéfinie.

Comme l'a dit Woods Hutchinson, les maladies qui tueraient l'espèce sont corrigées par elles-mêmes, puisqu'elles empêchent la reproduction ou tuent les enfants en bas âge. D'après cet auteur, qui s'est livré à d'importantes recherches statistiques, la tare héréditaire n'a pu être relevée que dans 10,4 pour 100 des cas sur 57 000 cas de folie, dans 10,5 pour 100 sur 20 000 cas de cancer, dans 57,5 pour 100 sur 22 000 cas de tuberculose; il refuse donc de considérer les lois de l'hérédité comme le facteur prédominant dans la production des maladies et, comparant aux faibles et incertains dommages qu'elle cause, les avantages sans prix qu'elle assure à l'homme par l'accumulation sur chaque individu des forces de résistance aux maladies acquises par la race, il conclut : « Ses effets bienfaisants sont innombrables et indiscutables; ses effets nuisibles, peu nombreux et douteux ». Le sociologiste peut s'associer à cet optimisme au point de vue philosophique des intérêts généraux de l'espèce; mais le médecin, qui a surtout à s'inquiéter des intérêts particuliers de chaque famille et de chaque individu, redoute nécessairement l'hérédité pathologique pour ses clients. C'est une raison d'ailleurs pour lui de ne s'en point désintéresser.

En effet la connaissance des lois de l'hérédité n'est pas seulement une curiosité scientifique, mais elle présente une importance pratique considérable pour le médecin.

Au point de vue du *diagnostic*, du *pronostic*, du *traitement* et de la *prophylaxie* nous pouvons tirer un parti considérable des notions d'hérédité.

Quelques exemples le prouveront. Au cours de maladies aiguës, comme la fièvre typhoïde ou toute autre infection fébrile, la notion d'hérédité névropathique nous guidera dans la saine appréciation de l'intensité des réactions nerveuses et de la vraie thérapeutique à y opposer; c'est à elle que nous devons souvent de pouvoir diagnostiquer les pseudo-méningites et les pseudo-péritonites, différencier les hyperthermies qui dépendent d'une réaction nerveuse excessive, de celles qui sont liées à la gravité même de l'infection; c'est elle qui nous indiquera l'utilité des moyens les plus convenables à opposer à ces affolements imprévus de systèmes nerveux déréglés par l'hérédité névropathique.

La même chose peut être dite au sujet de l'hérédité alcoolique. Les enfants des intoxiqués ne réagissent pas comme d'autres à la pierre de touche des infections.

Au cours de bon nombre de maladies chroniques la notion d'hérédité n'est pas moins importante; sans parler de la syphilis à propos de laquelle le fait est de toute évidence, c'est elle qui permet de soupçonner la goutte larvée derrière certains accidents obscurs et formidables en apparence et de leur opposer, quand on aura démasqué l'étiologie héréditaire, la seule thérapeutique logique.

La notion d'hérédité n'est pas moins importante au point de vue du pronostic. Est-il indifférent de savoir que la tuberculose évolue autrement chez les fils d'arthritiques et chez les descendants de scrofuleux? La prédisposition héréditaire peut devenir une cause d'atténuation de la gravité de l'infection tuberculeuse, puisque les individus vierges de tare tuberculeuse héréditaire paraissent réaliser l'infection sous la forme la plus virulente, celle de la tuberculose aiguë généralisée. C'est du moins ce qu'a pensé Léon Collin à propos de la fréquence de la tuberculose aiguë chez les soldats d'élite, les gardes de Paris. N'est-il pas précieux pour l'accoucheur de savoir que, dans certaines familles de névropathes, il existe une prédisposition héréditaire à l'éclampsie? Quel parti ne tire pas l'aliéniste, au point de vue du pronostic, de la notion d'hérédité? N'est-ce pas elle qui lui permet de prévoir la rapidité de l'évolution ou l'éventualité probable des rémissions?

Et maintenant, que pouvons-nous faire au point de vue prophylactique? A envisager les choses au point de vue le plus général, le médecin doit faire tous ses efforts pour vulgariser autour de lui les notions relatives à l'hérédité pathologique et en faire saisir l'importance aux familles dont il a la confiance. « Un bon choix dans les mariages ne concourt pas peu, a dit Portal, à diminuer et à atténuer les vices de familles, et sans doute que naturellement ces heureux effets s'opèrent très souvent dans les grandes villes, surtout par des hommes et des femmes de campagne qui, en quelque manière, renouvellent la race. Il est certain qu'on voit ainsi disparaître de vrais maux d'origine. » Si le médecin, imbu de cette idée, réussit par une prédication incessante à convaincre ses clients de la gravité des unions conclues à la légère sur les seules considérations d'intérêt, il sera sans nul doute souvent consulté sur l'opportunité de tel ou tel choix. Il s'inspirera alors des circonstances et des renseignements réunis dans les pages précédentes pour donner le conseil qu'il jugera le meilleur, et il aura quelquefois la satisfaction de constater qu'on en aura tenu compte. Plus souvent sans doute il apprendra qu'on a passé outre à ses avis, et plus tard, quand un mariage conclu malgré lui aura mal tourné, on viendra lui en faire la triste confidence et lui demander de réparer le mal dans la mesure possible. Il le pourra, souvent encore, soit par la thérapeutique, soit en conseillant une hygiène appropriée à l'éducation des enfants malades. — Mais, avant même que des naissances d'enfants malformés ou débiles soient survenues, ou que des maladies héréditaires se soient déclarées chez les enfants issus des unions mauvaises contractées malgré ses conseils, le médecin aura pu quelquefois intervenir utilement en donnant certains conseils aux parents récemment mariés, pour qu'ils se mettent dans les conditions physiologiques les plus favorables à la procréation d'enfants sains. Et cette vue n'est pas purement spéculative. Nous savons par les éleveurs qu'un même reproducteur donne des produits de valeur inégale suivant son état de santé au moment précis de la saillie fécondante. Il n'est pas douteux qu'il en soit ainsi dans l'espèce humaine. Il est certain que le taux de la nutrition est variable, que c'est une fonction élastique, que l'activité des échanges est plus ou moins ralentie, et que l'être engendré doit être conforme à son générateur dans les modalités de la nutrition. Un individu qui est soumis à une intoxication habituelle, soit par auto-intoxication d'origine digestive, s'il est dyspeptique, ou d'origine interstitielle, s'il est soumis au surmenage, n'est pas toujours intoxiqué au même degré à tous les moments de sa vie. Une hygiène bien comprise peut modifier avec avantage des états semblables, ne fût-ce que temporairement. Un père momentanément alcoolisé, ou morphinisé, ou surmené, peut, après quelques mois de repos ou d'abstention des poisons, devenir un reproducteur meilleur, comme un syphilitique ancien et traité est meilleur générateur qu'un homme encore sous le coup d'accidents secondaires. Un tuberculeux, dans une période d'enkystement de sa lésion, ayant engraissé, vivant à la campagne, sera moins dangereux pour sa progéniture. Ces exemples pourraient être multipliés à volonté et prouvent qu'une prophylaxie bien conduise peut écarter quelques-uns des dangers de l'hérédité apthologique pour les enfants à naître.

Et, quand les influences héréditaires sont défavorables du côté des deux générateurs, il ne faut pas encore désespérer absolument de l'avenir du produit; car l'influence des milieux, de l'éducation et des soins préventifs peut modifier beaucoup les qualités héréditaires. Déjerine dit qu' « au moment de la naissance l'hérédité psychologique n'est qu'une probabilité, jamais une certitude »; la même réflexion s'applique à toutes les formes de l'hérédité pathologique. Le médecin, mis en défiance contre les maladies auxquelles est plus spécialement exposé l'enfant par les tares de ses parents, conseillera les mesures préservatrices les plus convenables. Certaines périodes de la vie seront l'objet d'une sollicitude plus vive. Si les tares sont d'origine maternelle, l'allaitement sera confié à une nourrice mercenaire bien choisie. Si c'est la souche paternelle qui est défectueuse et si la mère au contraire est exempte de tares héréditaires, on insistera pour que ce soit elle qui nourrisse son enfant; en tout cas l'enfant sera élevé de préférence à la campagne, et ne sera jamais confié dans un établissement scolaire de grande ville. Aux étapes principales de la croissance on redoublera de surveillance. L'influence réciproque de l'hérédité morbide et de la croissance a été bien mise en lumière par M. Springer (¹).

« L'hérédité, dit-il, est considérée, à juste titre, comme le facteur le plus important de la prédisposition morbide. Ce fait est bien démontré pour un grand nombre d'affections, parmi lesquelles on doit citer les troubles nerveux, les affections syphilitiques et para-syphilitiques, la tuberculose, les gastropathies, etc.

« L'apparition des symptômes spécifiques est fréquemment actionnée par les poussées de croissance qui accompagnent et suivent la puberté: mais, d'autre part, ces maladies, par leurs conséquences dystrophiques, ralentissent la croissance et entravent le développement, d'où résulte un amoindrissement physique des individus, des familles et des races. Toutefois, cet effet est évitable, et le clinicien pénétré de la valeur de la notion de l'hérédité peut, dans une certaine mesure, neutraliser son action. C'est là un fait qui ressort de l'examen des enfants que l'Assistance publique réunit à Montévrain près de Lagny-Thorigny, et qui sont catalogués sous l'étiquette administrative « d'enfants moralement abandonnés ». Les garçons de treize à dix-neuf ans sont, pour la plupart, des Parisiens; ils sont puisés parmi les Enfants Assistés ou dans le même milieu social. Par leur origine, ces enfants réunissent toutes les tares héréditaires et acquises, satellites de la misère. Aussi est-on quelque peu surpris de constater chez eux, après quelques années de séjour à Montévrain, tous les caractères objectifs de la santé la plus florissante. Un grand nombre d'entre eux présentent bien les empreintes indélébiles de leurs maladies du premier âge, mais on ne rencontre aucun trouble fonctionnel,

(¹) SPRINGER, Congrès de médecine interne. Lyon, 1894.

et ils sont surtout intéressants par leur parfait développement général.

« Comment ces résultats sont-ils obtenus? A l'aide d'un traitement méthodique et judicieusement appliqué. L'alimentation est l'objet d'une surveillance attentive, et les substances considérées comme aliments de croissance y occupent une large place. La ventilation des logements est bien assurée. Sans négliger l'instruction générale, la plus grande partie du temps est employée à l'enseignement professionnel. Les exercices physiques en plein air jouent un rôle important. Grâce à l'entraînement progressif et modéré, on ne constate jamais les effets de l'intoxication et de l'auto-infection résultant du surmenage. Il faut tenir compte, en outre, de l'action de l'hydrothérapie sous forme de bains de rivière pendant l'été.

« Cet exemple peut servir de guide pour la thérapeutique des manifestations héréditaires de la croissance anormale. Il montre comment des enfants, destinés aux accidents pathologiques des plus graves, peuvent, jusqu'à un certain point, éluder cet avenir et présenter les attributs de la force, de la vigueur et de la résistance. Cette modification du terrain par le milieu, résultant de l'ensemble des moyens mis en œuvre et concourant au même but, s'obtient surtout grâce à l'utilisation de la dynamique de la nutrition mise en œuvre par la puberté, et, en effet, la croissance bien dirigée est une force dont on doit profiter pour la thérapeutique. »

La puberté dans les deux sexes, le mariage, les grossesses, la ménopause chez la femme, sont encore des circonstances physiologiques qui favorisent chez les prédisposés l'apparition de tels ou tels accidents morbides suivant la tare pathologique héréditaire, névropathique, infectieuse ou néoplasique. Le médecin, instruit des éventualités fâcheuses que peuvent amener ces circonstances, pourra souvent les prévenir en conseillant à ces prédisposés telles ou telles réformes dans leur hygiène.

En terminant, nous émettons encore le vœu que les médecins, bien convaincus de la réalité des influences héréditaires, s'appliquent à vulgariser autour d'eux cette notion, car elle est de la plus haute conséquence morale. L'hérédité, c'est la solidarité entre les générations successives; elle pourrait devenir le plus puissant facteur du progrès humain, si chaque homme était convaincu que chacun des actes de sa vie doit retentir sur sa descendance.

> Pour que vos actions ne soient vaines ni folles,
> Craignez déjà les yeux futurs de vos enfants.
>
> JEAN LAHOR,
> *Bénédiction du mariage persan.*

PRÉDISPOSITION ET IMMUNITÉ

Par P. BOURCY

Médecin des hôpitaux.

« Le physicien et le médecin ne doivent jamais
oublier que l'être vivant forme un organisme et une individualité. »

(Claude Bernard, *Introduction à l'étude
de la médecine expérimentale*)

Le temps n'est plus aux discussions dogmatiques, et les longues dissertations de nos pères sur les causes éloignées ou prochaines, prédisposantes
ou efficientes, préparantes ou occasionnelles, n'éveillent guère chez nous
qu'un sentiment de curiosité rétrospective. Les mots mêmes ont vieilli,
et c'est à peine si les auteurs contemporains se souviennent des termes
surannés d'opportunité morbide, de spontanéité, d'idiosyncrasie, d'antagonisme.... Méritent-ils cependant un tel oubli? Non, car dans l'étiologie
générale des maladies, ils correspondent à l'étude du terrain qui doit
recevoir et faire évoluer le germe morbide. Cette étude du terrain fut un
moment quelque peu délaissée, quand une méthode nouvelle, substituant
aux idées vagues de germe, miasme, contage, la notion de la nature
vivante de la contagion, eut montré qu'un grand nombre de maladies
n'étaient que fonction du parasitisme. De là à attribuer à chaque maladie
infectieuse un microbe toujours semblable à lui-même, véritablement
spécifique, cause à la fois nécessaire et suffisante, donnant toujours lieu
aux mêmes effets, il n'y avait qu'un pas, et il ne faudrait pas remonter
bien loin dans la littérature médicale pour trouver les traces de cet
enthousiasme qui devait être de courte durée. Une étude plus approfondie
des faits ne tarda pas à montrer que le problème n'était pas si simple; car
tandis que la variabilité de la morphologie, du degré de virulence, des
propriétés pathogènes d'un microbe déterminé obligeaient à reconnaître
que la graine était moins fixe qu'on ne l'avait cru d'abord, la résistance
de certains organismes, ou d'un même organisme suivant l'âge, suivant
l'état de la nutrition au moment des tentatives d'infection, démontrait à
nouveau que, si la graine était un facteur nécessaire, elle ne pouvait agir
que sur un terrain apte à la recevoir.

C'est qu'en matière de biologie, et surtout de pathologie, les lois
scientifiques ne peuvent avoir le degré de précision absolue qui n'appartient qu'aux sciences physico-chimiques; l'observateur qui abandonne un

corps à l'action de la pesanteur, peut prédire à l'avance et à coup sûr comment se produira la chute; de même, le chimiste qui met en présence deux solutions salines pouvant donner lieu à un composé insoluble, annonce sans crainte d'erreur la formation d'un précipité. Le même degré de fatalité existe-t-il quand un organisme vivant est mis au contact d'un agent infectieux? L'observation et l'expérience imposent une réponse négative.

En effet, il faut faire la part de la résistance, de la réaction de l'organisme, résistance et réaction qui peuvent se traduire de bien des façons différentes; suivant l'âge, suivant le sexe, suivant les conditions antérieures de santé ou de maladie, suivant l'état de repos ou de fatigue de l'individualité menacée, la réaction variera. Il y aura des conditions qui favoriseront, d'autres qui empêcheront l'action du germe pathogène; c'est de ce fait que l'on doit tirer la notion des causes prédisposantes et empêchantes, de la *prédisposition* et de l'*immunité*.

Il faut donc, en médecine, descendre de l'étude des lois générales à celle des faits particuliers, ou tout au moins réunir en groupes homogènes les faits particuliers comparables entre eux; ce qui est vrai de l'enfant ne l'est plus de l'adulte ou du vieillard; le nègre n'est pas comparable à l'Européen, ou, si l'on veut donner à la même idée une forme plus saisissante, une quantité donnée de matière vivante ne présente pas à l'égard des causes morbigènes une réaction identique suivant qu'on l'emprunte à un enfant ou à un vieillard, à un homme ou à une femme, à un nègre ou à un Européen. L'individualité de chaque organisme entre ici en jeu, et c'est le cas de rappeler cette phrase profonde de Cl. Bernard : « Le médecin n'est pas le médecin des êtres vivants en général, pas même le médecin du genre humain, mais bien le médecin de l'individu humain, et de plus le médecin d'un individu dans certaines conditions qui lui sont spéciales, et qui constituent ce qu'on appelle son idiosyncrasie » (¹).

L'étude de ces conditions spéciales à l'individu, susceptibles de préparer ou d'empêcher la maladie, constituera notre tâche : dans un premier chapitre, consacré à la prédisposition, nous envisagerons successivement, d'un point de vue général, l'influence de l'âge, du sexe, de la race, de la constitution, du tempérament, des diathèses, des professions, du milieu, du climat et des maladies antérieures, puis, dans un second chapitre, complément naturel du premier, nous étudierons les conditions qui mettent l'organisme à l'abri de la maladie, c'est-à-dire l'immunité sous différents aspects (²).

(¹) Cl. Bernard, *Introduction à l'étude de la médecine expérimentale*, p. 159.

(²) Dans l'étude de la prédisposition, nous aurions à faire une large part à l'hérédité; mais comme ce point important est, dans cet ouvrage, l'objet d'un chapitre spécial, nous nous contenterons d'y renvoyer le lecteur.

De même, à propos de l'immunité acquise, nous aurions à empiéter sans cesse sur le chapitre des vaccinations : pour éviter des redites inutiles, nous laisserons absolument de côté cette question qui, du reste, sera traitée ailleurs avec tous les développements qu'elle comporte.

CHAPITRE PREMIER

DE LA PRÉDISPOSITION

Causes prédisposantes : Influence de l'âge, du sexe, de la race, de la constitution, du tempérament, des diathèses, des professions, du milieu, du climat et des maladies antérieures.

§ I. **Influence de l'âge** ([1]). — Tous les êtres organisés sont soumis à une loi connue : naître, s'accroître, se reproduire, déchoir et mourir. Dès l'instant de la naissance, l'homme subit dans ses organes des modifications profondes, imprimant aux différentes périodes de la vie des caractères assez tranchés pour les distinguer les unes des autres; ces périodes, ce sont les âges, qui ne se chiffrent pas par années, mais par l'état de l'évolution organique.

Ces âges, par les transformations qu'ils impriment à l'organisme, ont des rapports essentiels avec la production des maladies; ils en règlent l'apparition et l'évolution, la durée et la terminaison; ils constituent à leur égard un type de prédisposition.

On peut multiplier les divisions et les subdivisions des âges, comme Hallé et Dauberton, mais on doit toujours revenir à cette classification éminemment physiologique :

Période d'accroissement;

Période stationnaire;

Période de déclin.

A. *Période d'accroissement.* — La période d'accroissement commence avec la naissance, on pourrait presque dire avec la fécondation, et ne se termine qu'avec l'adolescence; l'être devient successivement le nouveau-né (*infans cruentatus* de l'ancienne législation romaine), le nourrisson, l'enfant, l'adolescent.

Au moment même de la naissance, sans parler des dangers inhérents à l'accouchement lui-même (présentations vicieuses ou prolongation du travail amenant l'état asphyxique, décollement prématuré du placenta, enroulement du cordon, traumatismes, etc.), le nouveau-né va se trouver exposé à de multiples conditions de maladie et de mort. Jusque-là tributaire de l'organisme maternel, il va n'avoir plus à compter que sur lui-même, dès la première inspiration; c'est alors que la circulation sanguine

---

[1] Sans vouloir faire de bibliographie détaillée, nous croyons indispensable de mentionner les ouvrages suivants, auxquels nous avons fait de nombreux emprunts :

GENDRIN, De l'influence de l'âge sur les maladies. *Thèse de concours* Paris, 1840.

ESTÈVE, Considérations générales sur les âges *Thèse de doct.* Paris, 1859

LORAIN, article AGES. *Dict. de méd. et de chir. pratiques*, t. I. Paris, 1864

va se modifier profondément (oblitération graduelle du trou de Botal, du
canal artériel, du canal veineux, des vaisseaux ombilicaux), que la respiration pulmonaire s'établira, que le rein commencera son rôle d'émonctoire et qu'enfin les organes digestifs, en puisant au dehors les éléments
nécessaires au développement du nouvel être, présideront à la série des
actes physiologiques dont l'assimilation est le dernier terme.

Mais, comme le disait Lorain, « ces modifications successives de l'organisme ne se font point sans donner prétexte aux maladies; une fonction
déviée est une maladie; l'activité physiologique devient facilement l'activité morbide ». Les stases périphériques et viscérales pouvant aller jusqu'à l'hémorrhagie, l'ictère, les concrétions uratiques des reins, peuvent
être et sont souvent en effet les premiers actes morbides auxquels donnent
lieu les modifications qui suivent de près la naissance.

Il faut encore signaler l'extrême opportunité du nouveau-né à l'égard
des infections suppuratives : l'ophthalmie purulente, les érysipèles, les
phlegmons, les gangrènes, l'infection purulente en sont les principales
manifestations. Aujourd'hui bien connues dans leurs causes prochaines,
elles deviennent d'ailleurs exceptionnelles avec une rigoureuse antisepsie;
mais il n'en est pas moins vrai que le nouveau-né, comme la femme en
couches, est un merveilleux terrain pour la pullulation des micro-organismes pyogènes.

Pendant toute la durée de l'allaitement, le tube digestif va prendre, au
double point de vue de la physiologie et de la pathologie, une importance
prépondérante; c'est de lui que viendront tous les maux, et l'exclamation
d'Harris, pour romantique qu'elle soit dans la forme, n'en est pas moins
l'expression de la vérité : *Infantum morbi, si non omnes, plurimi
tamen, ex ventre infimo, tanquam ex equo trojano, prodeunt.*

Pour se rendre compte des dangers inhérents à cette période, il suffit
d'ailleurs de se reporter aux tables de mortalité de la première année :
que l'on s'adresse aux statistiques de Durillard, de Heuschling (1840-
1849), de Deparcieux, de Bertillon, ou aux tableaux plus récents fournis
par l'Académie de médecine, les chiffres varient peu, et c'est en moyenne
par 15 à 20 pour 100 (16 pour 100 dans la dernière période décennale)
que se traduit la mortalité de la première année. C'est la démonstration
brutale de l'extrême prédisposition morbide créée par la période de
l'allaitement.

C'est là que règne en souveraine l'athrepsie; il y aurait beaucoup à
dire, au point de vue nosologique, sur la conception de Parrot, mais
elle a du moins l'avantage de réunir sous un mot la longue série des
accidents dont les troubles digestifs du nourrisson sont la première
étape : diarrhée, vomissements, muguet, érythèmes, ulcérations des
muqueuses et de la peau, et comme aboutissant, dépérissement et
déchéance organiques tels que « la face ridée des athrepsiés rappelle
celle de certains vieillards, la maladie ayant fait en quelques jours l'office
d'une longue suite d'années » (Parrot).

Même quand les troubles digestifs n'atteignent pas une gravité suffisante pour menacer les jours du nourrisson, ils peuvent altérer l'ostéogénie, qui, déviée de son type normal, aura pour expression symptomatique le rachitisme. On tend en effet aujourd'hui à abandonner l'opinion trop exclusive de Parrot qui rendait le rachitisme tributaire de la syphilis, et à assigner pour origine à cette maladie des troubles digestifs coïncidant avec le développement du squelette. Sur l'influence prédisposante de ces troubles, tous les auteurs sont d'accord; l'interprétation seule varie. Pour les uns, il y a fixation (nous ne disons pas ingestion) insuffisante de phosphate terreux; pour d'autres, production exagérée d'acide lactique, avec dyscrasie acide consécutive; pour d'autres enfin, intoxication complexe d'origine gastrique (Kassowitz).

Cette dernière opinion se rapproche assez de celle de Comby, qui fait jouer à la dilatation de l'estomac et à l'auto-intoxication qui en résulte, le principal rôle dans la production du rachitisme.

Le nourrisson a encore à compter avec la dentition; les auteurs anciens, complices en cela des mères et des nourrices, en ont certainement exagéré l'importance prédisposante, mais de là à la nier, il y a loin. La question a du reste repris récemment un regain d'actualité, dans une discussion mouvementée, soulevée en 1892, à l'Académie de médecine, par Magitot. Cet auteur, avec des arguments théoriques tirés surtout de la physiologie comparée, niait absolument l'existence des maladies dites de dentition; presque à la même époque, Kassowitz (de Vienne), s'appuyant sur des observations cliniques, arrivait aux mêmes conclusions; mais, d'autre part, Hérard, Pamard, Charpentier, Peter, Hardy, soutenaient que le travail de la dentition s'accompagnait fréquemment d'accidents (diarrhée, toux, congestion pulmonaire, convulsions) qui ne se voyaient guère en dehors des poussées dentaires.

Nous croyons qu'en cette matière, l'opinion de Guersant est encore la plus sage : « La dentition n'est pas plus une maladie que la puberté, mais néanmoins cette époque très remarquable de l'ossification est souvent critique pour l'enfant, comme le sont dans un âge plus avancé les époques de la menstruation, de l'accouchement et de la cessation des règles. » En d'autres termes, la dentition crée une aptitude morbide pour des accidents divers, soit d'origine réflexe, soit d'ordre infectieux. On sait du reste que les courbes des pesées de l'enfant indiquent nettement la poussée de chacune des dents par un plateau stationnaire ou une descente. C'est l'indice évident d'un trouble nutritif; un tel état ne saurait donc être considéré comme absolument normal, et alors pourquoi répugnerait-il d'admettre que ce trouble nutritif, secondé par la gêne de la succion, l'insomnie, la douleur due à la fluxion et à l'érosion gingivales, puisse prédisposer à des accidents nerveux comme les convulsions, la toux, le spasme de la glotte, ou favoriser l'entrée en jeu de microbes habituellement ou accidentellement pathogènes, comme ceux de l'entérite cholériforme, de la broncho-pneumonie, de l'impétigo, etc.

Des accidents analogues peuvent se manifester aussi au moment du sevrage, surtout s'il a été opéré prématurément ou d'une façon trop brusque.

Jusqu'à ces dernières années, on admettait généralement avec Paya-voire, Rilliet et Barthez, Hervieux, que la tuberculose était rare chez le nourrisson, surtout dans la première année. Landouzy et Queyrat ont montré que cette opinion était beaucoup trop absolue; non seulement à cet âge la tuberculose n'est pas exceptionnelle, mais elle est encore fréquente, même sous la forme pulmonaire. L'erreur des maîtres anciens était d'ailleurs inévitable, car au point de vue clinique, la tuberculose infantile évolue souvent comme une broncho-pneumonie vulgaire, et, à l'autopsie même, les lésions macroscopiques n'offrent aucun caractère spécifique; une technique appropriée peut seule en révéler la nature tuberculeuse, en y décelant le bacille caractéristique.

Chez l'*enfant*, les prédispositions morbides ne sont pas moins nettes que chez le nourrisson; c'est d'abord une réceptivité très grande pour les affections contagieuses, comme les fièvres éruptives, la coqueluche, le croup.... La manière dont ces maladies se propagent dans les écoles, les dispensaires, les hôpitaux, dans toutes les agglomérations d'enfants en un mot, en est une preuve évidente. Plus d'une fois, une matinée enfantine a servi de point de départ à une véritable épidémie de rougeole ou de coqueluche; un seul enfant contaminé causait tout le mal et dénonçait ainsi la grande contagiosité de la maladie et l'extrême réceptivité des victimes.

C'est aussi dans l'enfance que se développent les affections diathésiques héréditaires ou prématurément acquises. C'est l'âge par excellence de la scrofule, avec ses manifestations multiples : coryzas, bronchites, conjonctivites, otites, adénites, suppurations cutanées, etc.; c'est l'âge où le rachitisme, dont l'origine remonte fréquemment plus haut, offre ses caractères les plus accusés; c'est l'âge enfin où la tuberculose revêt ses formes les plus variées : tuberculose osseuse, articulaire, cutanée, ganglionnaire, méningée, généralisée à marche rapide, etc.

L'histoire des teignes nous offre encore un exemple bien remarquable de l'influence de l'âge sur certaines affections parasitaires. C'est ainsi que le favus, sans épargner absolument l'adulte, se développe surtout chez l'enfant. Pour la trichophytie, l'exemple est encore bien plus topique : la teigne tondante (trichophytie du cuir chevelu) appartient en effet exclusivement à l'enfance et à l'adolescence; très rarement, elle apparaît après seize ans, jamais elle ne se montre après la vingtième année, et même, par les seuls progrès de l'âge, les cas les plus rebelles finissent par guérir. Le terrain, en se transformant, modifie donc la biologie du parasite. Cela est tellement vrai que ce même parasite, transplanté chez l'adulte, est incapable de produire chez lui la trichophytie du cuir chevelu, sans être cependant frappé d'inertie, car il pourra donner lieu à la trichophytie de la barbe (sycosis parasitaire) ou de la peau (herpès circiné). Le même parasite aura donc produit, *suivant l'âge*, des lésions différentes d'aspect, de localisation et d'évolution (¹).

Avec l'*adolescence* apparaissent la chorée, l'hystérie, l'épilepsie, la chlorose, mais ici il faut compter avec un nouveau facteur, la puberté, dont nous aurons à nous occuper plus tard, à propos de l'influence prédisposante des sexes.

À cet âge, prédominent encore les fièvres éruptives, les angines, la fièvre typhoïde, les différentes formes de tuberculose, à tel point que ces maladies constituent l'immense majorité de celles qu'on observe dans les maisons d'éducation. Enfin le rhumatisme articulaire aigu, dont les attaques peuvent s'échelonner sur toute l'existence, présente cette particularité de faire presque toujours sa première apparition dans l'adolescence, ou tout au moins avant la trentième année : ce fait a d'ailleurs une portée si générale qu'on doit *a priori* tenir pour suspecte toute affection articulaire d'apparence rhumatismale, qui se montre pour la première fois après cet âge. Faut-il admettre pour cela que le rhumatisme articulaire aigu de l'adolescent soit une « poussée de croissance » (Gubler et son élève Régnier) ? Cette explication serait en tout cas bien insuffisante, puisqu'elle ne pourrait s'appliquer qu'aux premières attaques de la maladie.

Aussi bien convient-il de s'expliquer nettement sur ce qu'on a appelé « les maladies de croissance ». Ce terme exprime une idée inexacte, car, comme le fait très justement remarquer Springer (²), « si la croissance est un facteur pathogène actif, il faut, pour que son action entre en scène d'une façon dynamique, qu'un autre facteur extrinsèque, une infection, une intoxication, une réaction nerveuse, etc., vienne faire cesser l'état potentiel de cette cause en mettant la maladie en mouvement. Le rôle de la croissance est donc secondaire, puisque sans l'adjonction de ces facteurs, et livrée à elle-même, elle est incapable de réaliser une maladie. Mais si cette action est secondaire dans la hiérarchie des agents pathogènes, elle est loin d'être secondaire comme importance, car c'est d'elle que dépendent la direction, l'intensité et l'évolution de l'agent provocateur de la maladie ».

On ne saurait expliquer mieux que la croissance, par le trouble qu'elle apporte à la nutrition en lui dérobant une partie de ses matériaux, joue le rôle d'une cause prédisposante : incapable de créer à elle seule une maladie de tissu ou d'organe, elle met simplement ces tissus ou ces organes en état d'imminence morbide. Précisons au moyen d'un exemple : on sait combien sont actives, dans la période d'accroissement, les fonctions du périoste et de la moelle osseuse; survienne une maladie quelconque, cette activité appellera sur les os les localisations morbides. S'agit-il de troubles digestifs, amenant en dernier terme et par un méca-

---

(¹) On consultera avec fruit, à propos des teignes, les différentes publications de Sabouraud et surtout sa thèse inaugurale.

(²) SPRINGER, Étude sur la croissance, 1890, p. 57.

nisme plus ou moins détourné, la fixation imparfaite du phosphate de chaux, on voit apparaître le rachitisme. S'agit-il d'une maladie infectieuse, la fièvre typhoïde par exemple, on peut observer toutes les variétés de l'ostéo-myélite, depuis le simple gonflement douloureux des épiphyses, avec développement ultra-rapide du squelette, jusqu'à la périostite phlegmoneuse diffuse. Combien de « fièvres de croissance » caractérisées surtout par des douleurs dans la continuité des os ou au niveau des jointures, ne sont que des ostéo-myélites méconnues, en raison même de leur faible intensité et de leur durée éphémère! Ce qui donne d'ailleurs à ces déterminations une physionomie particulière, ce n'est pas le parasite, qui n'est nullement spécifique, c'est uniquement la réaction du terrain.

N'est-ce pas aussi à l'extrême activité des mutations nutritives de la croissance qu'il faut attribuer l'évolution si rapide des tumeurs malignes, des sarcomes en particulier, chez les jeunes sujets? L'histoire des polypes naso-pharyngiens en est un frappant exemple.

B. *Période stationnaire.* — Dans cette période, un peu arbitrairement encadrée entre vingt-cinq et cinquante-cinq ans, l'homme, en pleine possession de ses facultés physiques et intellectuelles, présente, aux maladies venues du dehors, le maximum de résistance; mais il n'en est plus de même pour les maladies qu'il crée lui-même, pour ces maladies qui « viennent de nous », comme disait Sydenham. C'est qu'en effet l'adulte a surtout à compter avec les impressions morales, avec les influences professionnelles, avec les conditions variées de la lutte pour l'existence : il a perdu la belle insouciance de l'enfant, et n'a point encore acquis la sereine indifférence du vieillard; il a le sentiment de ses devoirs et de sa responsabilité, il souffre par les siens et pour les siens, et, en butte à tous les déboires et à tous les orages de la vie, il méconnaît, souvent en toute connaissance de cause, les préceptes les plus élémentaires de l'hygiène. Cet ensemble de conditions défavorables a été admirablement mis en lumière par Pinel, dans les lignes suivantes, que ne désavoueraient pas nos analystes contemporains : « Une organisation débile par origine ou bien détériorée par des écarts de jeunesse..., l'essor immense qu'a pris l'ambition de l'homme, soit pour les honneurs et les biens de la fortune, soit pour les distinctions du savoir et de la célébrité, une vie sédentaire qui entrave toutes les sécrétions et énerve le mouvement musculaire, en même temps que la bonne chère et l'intempérance fournissent une exubérance de sucs nourriciers, les alternatives des veilles, d'une application forte et des travaux de cabinet, des chagrins concentrés, des contrariétés sans cesse renaissantes, le choc orageux de toutes les passions au sein même des familles où devraient régner le calme, l'ordre et l'harmonie : que de sources fécondes de maux physiques ou moraux, de toutes les affections invétérées qui font également le désespoir du médecin, du malade et de tout ce qui l'environne (1) ! »

---

(1) PINEL, *Nosographie philosophique.* — Principes généraux sur la méthode d'étudier et d'observer en médecine.

Parmi les maladies ainsi engendrées, il convient de placer au premier plan les maladies par ralentissement de la nutrition, c'est-à-dire l'obésité, la goutte, le diabète, la lithiase biliaire ou rénale, le rhumatisme chronique, l'asthme.... L'influence de l'âge s'ajoute ici le plus souvent à une prédisposition héréditaire : après s'être montrées dans l'âge adulte, ces affections n'ont guère de tendance à disparaître complètement, et avec des alternatives de mieux et de pire, elles se perpétuent d'ordinaire jusqu'à la fin. C'est ainsi qu'on les rencontre fréquemment dans la vieillesse, mais il ne faut pas oublier que c'est dans l'âge mûr qu'elles ont fait leur apparition.

A l'âge adulte ressortissent aussi, d'une façon presque exclusive, les différentes maladies mentales : sur 168 cas de paralysie générale, relevés par Christian et Ritti, 2 s'étaient manifestés de 25 à 30 ans, 67 de 30 à 40 ans, 81 de 40 à 50 ans et 18 de 50 à 60 ans. Les très rares observations relatives à l'adolescence, rapportées dans ces dernières années, ne sauraient infirmer la règle générale. De même, les diverses manies, la mélancolie, la folie périodique, le délire de la persécution à évolution systématique ne se développent guère qu'à la période moyenne de la vie.

Citons encore la neurasthénie qui, rare après la cinquantaine, ne se rencontre pour ainsi dire jamais avant la vingtième année : les écoliers, même surmenés, ne deviennent pas neurasthéniques.

Enfin un grand nombre de maladies chroniques du système nerveux, comme le tabes, la sclérose en plaques, la paralysie glosso-labio-laryngée, etc., appartiennent en propre à la pathologie de l'adulte.

Ajoutons pourtant qu'il ne faudrait pas exagérer cette influence prédisposante de l'âge, surtout en matière de maladies mentales et nerveuses : elle acquiert surtout de la valeur lorsqu'elle s'ajoute à une influence héréditaire, ou à une prédisposition créée par une infection antérieure (syphilis pour le tabes et la paralysie générale, variole ou fièvre typhoïde pour la sclérose en plaques, etc.).

Il nous reste encore à examiner comment l'adulte se comporte à l'égard des maladies infectieuses : sans doute, il est moins apte que l'enfant à contracter les fièvres éruptives, les oreillons, la coqueluche, la fièvre typhoïde, mais il le doit moins peut-être à sa résistance propre, qu'au bénéfice de l'immunité conférée par une première atteinte de ces affections; d'autre part, les épidémies de choléra, de fièvre jaune, de typhus, de suette miliaire, d'influenza, ne l'épargnent guère; la pneumonie, la diphthérie l'atteignent fréquemment; enfin il paye un lourd tribut à la tuberculose, surtout dans sa forme pulmonaire : il suffit, pour s'en rendre compte, de voir dans quelle proportion numérique les phtisiques de vingt à cinquante ans encombrent les salles et consultations hospitalières.

C'est donc seulement par comparaison avec les premiers âges de la vie que l'on peut attribuer à l'adulte une faible réceptivité à l'égard des maladies infectieuses.

C. *Période de déclin.* — La période de déclin, d'involution ou de formation rétrograde (Canstatt) prêterait volontiers aux amplifications philosophiques : nous ne citerons cependant ni Cicéron, ni Lucrèce, et nous nous contenterons de faire remarquer que cette époque est surtout caractérisée par l'atrophie et les dégénérescences.

Chacun a présent à l'esprit le tableau saisissant que, dans *Leçons sur les maladies des vieillards,* Charcot a tracé de la décrépitude : « Cette peau sèche et ridée, ces cheveux rares et grisonnants, cette bouche privée de dents, ce corps voûté et ramassé sur lui-même.... » Chez les vieillards en effet, le poids et la taille diminuent, et cette émaciation porte non-seulement sur les téguments et les muscles de la vie de relation, mais aussi sur la plupart des organes splanchniques : cerveau, moelle épinière, organes des sens, poumons, rate, ganglions lymphatiques, etc.

L'atrophie simple, qui d'ailleurs peut être masquée par des accumulations adipeuses, n'est pas seule en cause; il faut aussi compter avec les dégénérescences (infiltrations pigmentaires, graisseuses, calcaires...) et avec le développement exagéré des éléments conjonctifs, la sclérose.

Le système circulatoire est particulièrement atteint : les veines augmentent de volume (veinosité de Canstatt) et perdent leur musculature et leur élasticité; le système capillaire s'atrophie, les artères se sclérosent et se calcifient; le cœur, parfois hypertrophié en apparence, voit diminuer ses propriétés contractiles : de là, des modifications profondes de la circulation. C'est là le vrai caractère de la sénilité, qu'elle soit due aux seuls progrès de l'âge, ou qu'elle soit au contraire prématurément amenée par des causes variées, intoxications, infections, fatigues, excès, etc... C'est parce qu'il est l'expression d'un fait profondément vrai que le mot de Cazalis : « On a l'âge de ses artères » a eu la fortune que l'on sait.

Ces données physiologiques nous aident à comprendre la pathologie de la vieillesse. L'atrophie et la dégénérescence des organes entraîneront, pour chacun d'eux, une déchéance fonctionnelle plus ou moins accusée : du côté du système nerveux, l'affaiblissement des facultés intellectuelles, la diminution de l'acuité sensorielle, le retour à l'état infantile, la démence, le gâtisme; du côté de l'appareil respiratoire, l'emphysème, la sclérose pulmonaire, la dilatation bronchique, amenant avec elle la stagnation des produits sécrétés et les infections secondaires; du côté de l'appareil circulatoire, les ruptures artérielles, et au premier rang l'hémorrhagie cérébrale par rupture d'anévrysmes miliaires, la thrombose avec ses effets variables suivant l'organe atteint (ramollissement cérébral, infarctus pulmonaire, rénal ou hépatique, gangrène des extrémités, etc.); du côté de l'appareil rénal, diminution de la dépuration urinaire, insuffisance rénale relative créant une menace perpétuelle d'urémie (ce mot étant pris dans son acception la plus large); du côté du squelette, ostéoporose, rendant facile la production des fractures et difficile leur consolidation, ostéomalacie, *morbus coxæ senilis,* etc.

Au milieu de cette tendance générale à l'atrophie, un organe fait souvent exception, la prostate : exception d'ailleurs fâcheuse, car, par la gêne qu'elle apporte à la miction, l'hypertrophie prostatique entraîne à sa suite tous les dangers de la stagnation et de la rétention de l'urine, dangers surtout graves lorsque les voies urinaires ont été antérieurement infectées. Elle rend en outre indispensables des interventions toujours délicates, et qui, si elles ne sont pas rigoureusement aseptiques, deviennent une cause active d'infection, ayant pour conséquences la cystite, la pyélite et la néphrite suppuratives, etc.... Il est inutile d'insister davantage sur le tableau trop connu des vieux urinaires.

La vieillesse prédispose encore singulièrement aux affections épithéliomateuses; mais elles se font remarquer, contrairement à ce que l'on voit chez les sujets plus jeunes, par leur marche insidieuse, torpide, et presque dénuée de symptômes : ce sont ces cancers gastriques sans vomissements, sans douleurs violentes, sans dyspepsie (Gillette); ces cancroïdes de la peau, presque indéfinis dans leur durée, quand on ne les trouble pas par des interventions incomplètes ou intempestives; ces cancers de l'utérus, qui, malgré des désordres locaux considérables, n'entraînent que tardivement la cachexie.

La même remarque peut s'appliquer aux maladies par ralentissement de la nutrition : la goutte n'a plus les allures franches qu'elle affectait chez l'adulte; la lithiase biliaire, dont Charcot a noté l'extrême fréquence chez les vieilles femmes de la Salpêtrière, ne donne qu'exceptionnellement lieu aux manifestations bruyantes de la colique hépatique; le diabète ne s'accompagne que rarement de polydipsie et de polyphagie. En somme, la sensibilité émoussée ne provoque guère de douleurs irradiées ou sympathiques, « chaque organe, comme disait Grisolle, semblant vivre et souffrir isolément ».

Il ne faudrait cependant pas donner à cette remarque une valeur absolue : on sait en effet que certaines affections, douloureuses à tout âge, comme le zona, se signalent, chez les sujets qui ont dépassé la soixantaine, par l'extrême acuité et surtout l'interminable durée de l'élément douleur.

Enfin on s'accorde généralement à dire que, chez le vieillard, l'opportunité morbide est très faible à l'égard des maladies infectieuses. Il ne faut cependant rien exagérer : sans rappeler les exemples classiques de Mme de Sévigné et de Louis XV mourant de la variole à un âge avancé (soixante-dix et soixante-cinq ans), n'oublions pas qu'on a signalé, dans la période de déclin, des cas de typhus, de fièvre à rechutes (Murchison), de fièvre typhoïde (Rayer, Josias), de méningite cérébro-spinale (Charcot et Inglessis), de tuberculose même aiguë (Vulpian, Moureton), de choléra.

Enfin la pneumonie est, chez le vieillard, d'une très grande fréquence : modifiée, il est vrai, dans ses symptômes (pas de frisson, pas de point de côté, peu ou pas de fièvre, pas d'expectoration, alors même que les lésions pulmonaires soient le plus accusées), mais demeurant néanmoins, nosologiquement, la pneumonie.

On voit par tout ceci que, pour le vieillard, la *difficulté d'être*, comme disait Cabanis, augmente dans une progression continuelle : heureux encore si, par un souvenir déplacé du temps qui n'est plus, il ne s'attache pas à rendre éternellement vraie la maxime de La Rochefoucauld : « Peu de gens savent être vieux ».

§ II. — **Influence du sexe.** — En étudiant la prédisposition suivant les sexes, on est amené à rechercher tout d'abord dans quelle proportion numérique l'homme et la femme sont exposés aux différentes maladies : une pareille statistique ne peut être fournie, avec tous les détails qu'elle comporte, que dans la description particulière de chaque affection ; mais, envisagée à un point de vue général, le seul que nous puissions nous permettre ici, elle renferme cependant un enseignement important. Elle montre en effet que pour les maladies aiguës, l'influence sexuelle, toutes choses égales d'ailleurs, est réduite au minimum, tandis que, pour les maladies chroniques, cette influence devient prépondérante. C'est ainsi que la goutte, le tabes, les atrophies musculaires, la lithiase rénale, les cirrhoses, les hernies ont pour le sexe masculin une prédilection marquée, alors que chez la femme prédominent sensiblement l'hystérie, la chlorose, le goitre, la maladie de Basedow, l'ulcère gastrique, la lithiase biliaire, le rhumatisme chronique déformant, l'ectopie rénale.

Mais la question a d'autres aspects, et il faut aussi rechercher comment la vie génitale peut, à ses différentes phases, créer une prédisposition morbide.

Pour l'homme, le sujet sera vite épuisé. Chez lui, la puberté s'établit le plus souvent sans à-coup : l'habitus extérieur du corps change, la voix se modifie, le système pileux se développe, quelquefois une poussée fluxionnaire se produit du côté des mamelles ; mais d'ordinaire, tout se borne à des modifications physiologiques qui ne servent guère de prétexte aux maladies. L'abus précoce des fonctions génésiques peut cependant prédisposer aux affections nerveuses ou devenir une cause de déchéance organique. Dans la génération du nouvel être, le rôle de l'homme est purement épisodique ; enfin l'âge de retour n'existe pas pour lui. En tant que cause prédisposante, la vie génitale n'a donc chez l'homme qu'une influence minime.

Il n'en est pas de même chez la femme : la vie génitale y présente une extrême importance, et ses différents actes, menstruation, grossesse, parturition, lactation, ménopause, peuvent tous, à des titres inégaux, préparer le terrain aux maladies les plus diverses.

La *menstruation*, au moment où elle s'établit, crée une aptitude particulière pour certaines affections nerveuses, comme l'hystérie, la chorée, la migraine, ou encore pour des maladies dites d'évolution, dont le prototype est la chlorose, que Parrot appelait l'anémie de la puberté. Puis, à chaque époque menstruelle, la femme est dans un état spécial assez comparable, toute proportion gardée, à la **puerpéralité** : la surface utérine saignante est une porte d'entrée ouverte à l'infection au même titre que la plaie placentaire. En outre, les réactions nerveuses (malaises, modifications du caractère) et les altérations nutritives (abondance des sédiments uratiques, odeur insolite de l'haleine et des sécrétions cutanées, etc.), semblent singulièrement favoriser l'action de certains microbes, comme le prouvent les éruptions d'herpès et les érysipèles dits cataméniaux.

Pendant la *grossesse*, tous les appareils se trouvent en quelque sorte en état d'imminence morbide. Les troubles nerveux qui, à un degré modéré (modifications du caractère, perversion des sens, vomissements) font partie intégrante de la grossesse normale, peuvent revêtir une gravité exceptionnelle : ce soit, dans la sphère intellectuelle, des aberrations morales, des vésanies, et même une véritable folie dite gravidique, avec laquelle les médecins légistes ont parfois à compter ; ce soit encore des accidents d'ordre réflexe comme le ptyalisme, les vomissements incoercibles, la chorée. Cette dernière affection revêt même des allures spéciales, et les auteurs qui l'ont le mieux étudiée (G. Sée, Jaccoud, Barnes), ont été frappés de son extrême gravité (mortalité $= 25$ pour 100) et de son appareil symptomatique effrayant. Nous n'oublierons jamais, pour notre part, les contorsions vraiment démoniaques, qui, chez une de nos malades, précédèrent la mort.

Les troubles circulatoires ne sont pas moins importants : le cœur est hypertrophié, la tension artérielle plus forte, la masse totale du sang augmentée, d'où des congestions viscérales actives, intéressant surtout le poumon, où elles peuvent aller jusqu'à l'hémoptysie. D'autre part l'endocarde peut subir l'action de microbes jusqu'alors indifférents : certaines endocardites infectieuses survenant au cours de la grossesse (endocardites gravidiques bien distinctes de celles de la puerpéralité) auraient pour origine, d'après Lion, des néphrites microbiennes antérieures à la conception ; l'infection localisée à l'utérus, pendant un temps indéfini, deviendrait susceptible de se généraliser sous l'influence des modifications organiques et humorales de la gestation.

D'un autre côté, les conditions particulières de la circulation veineuse prédisposent à des accidents divers, varices, hémorroïdes, œdèmes, congestions passives.

Les poumons, gênés mécaniquement dans leur fonctionnement, deviennent facilement un *locus minoris resistentiæ*, notamment à l'égard du bacille tuberculeux. Peter a longuement insisté, dans ses Cliniques, sur l'influence tuberculisante de la grossesse, surtout lorsque, comme dans la population ouvrière des grandes villes, elle n'exclut pas un travail pénible et insuffisamment rémunérateur. Nombre d'auteurs comme Cullen, Bordeu, Bugès, ont, il est vrai, attribué à la grossesse une influence favorable sur la marche de la tuberculose déjà en évolution : le fait clinique est exact, mais ce bénéfice est bien précaire, car, après l'accouchement, la maladie revêt le plus souvent une forme rapide et regagne ainsi le temps perdu.

Les reins, soit en raison des troubles circulatoires dont ils sont le siège, soit par la suractivité de leurs fonctions éliminatrices, peuvent présenter des altérations variées dont la néphrite gravidique est la plus haute expression. Or, jamais la nécessité de la dépuration urinaire n'a été plus impérieuse : car, à une activité plus grande des mutations nutritives, correspond une formation plus abondante de déchets. Si donc ces déchets, insuffisamment éliminés, s'accumulent dans l'organisme, il en résulte une auto-intoxication dont les accidents convulsifs et comateux de l'éclampsie sont la traduction symptomatique.

De même, le foie est souvent atteint; ses cellules s'infiltrent de graisse (Vulpian et de Sinéty), aussi l'ictère est-il fréquemment observé, depuis ses formes les plus légères jusqu'à l'ictère grave.

Enfin la grossesse occasionne des perversions nutritives variées; la répartition singulière du pigment, qui constitue le masque des femmes enceintes, en est une manifestation presque constante. Ces troubles nutritifs ont souvent une portée bien plus grande; ils prédisposent nettement à la lithiase biliaire, à des affections articulaires dont la nature intime est mal connue, et que l'on englobe sous le nom, d'ailleurs impropre, de rhumatisme gravidique, à l'ostéomalacie, à une glycosurie souvent passagère, mais qui parfois aussi évolue comme un véritable diabète, enfin et surtout à l'obésité. Cette tendance à l'obésité se retrouve dans la série animale; Peter rapporte que les éleveurs normands s'empressent de présenter au taureau les vaches qu'ils destinent à la boucherie.

Avec l'accouchement, commence la *puerpéralité*; à ce moment l'organisme féminin présente à l'activité des microbes pyogènes, des streptocoques en particulier, un terrain de prédilection. Tantôt l'infection sera rapide, brutale dans son évolution, et souvent mortelle : septicémie, péritonite, phlébite et lymphangites utérines, érysipèle, pyohémie; tantôt subaigue et insidieuse : phlegmatia alba dolens, endocardites végétantes, arthrites...; tantôt torpide et lente dans son développement : salpingites, ovarites, pelvi-péritonites, métrites, qui tourmentent les femmes pendant des mois et des années et dont il faut faire remonter le début à un accouchement ou une fausse couche.

Sans doute, pour expliquer la facilité de l'infection chez la nouvelle accouchée, il convient d'attacher une grande importance à la plaie utérine, qui, par son étendue, par le nombre et le calibre des vaisseaux sanguins et lymphatiques béants à sa surface, offre une porte d'entrée éminemment favorable; mais il ne faut pas oublier que les conditions humorales et organiques de sa grossesse existent encore, renforcées même par les souffrances physiques et morales, l'épuisement nerveux et la perte de sang qui accompagnent la parturition.

L'antisepsie, telle qu'elle est couramment appliquée maintenant, combat efficacement l'opportunité fâcheuse créée par la puerpéralité; mais la nécessité même de ces précautions, les conséquences graves que la plus légère omission ou négligence peut entraîner, soit une preuve de plus de la vulnérabilité spéciale de l'organisme à cette période.

La *lactation* sera aussi une lourde tâche pour l'organisme maternel, puisque c'est par son intermédiaire que le nourrisson empruntera au monde extérieur les éléments dont il a besoin pour son développement (principes azotés, hydrocarbonés, minéraux, etc.). Si donc l'alimentation de la mère est insuffisante, la nutrition imparfaite, les fatigues excessives, si, en un mot, à un degré quelconque, l'apport est inférieur à la dépense, l'organisme périclitera, et, par suite, surviendront l'amaigrissement, les troubles nerveux (neurasthénie, tétanie,...), l'anémie : conditions éminemment favorables à l'invasion des microbes, et particulièrement du bacille tuberculeux. La fréquence de la tuberculose chez les nourrices épuisées est en effet admise par tous. On sait aussi que l'anémie pernicieuse progressive recrute surtout ses victimes parmi les femmes épuisées par des grossesses trop fréquentes et des allaitements trop prolongés.

La lactation, comme d'ailleurs la grossesse, prédispose encore à la scarlatine : le fait est indéniable, mais n'a pas reçu d'explication satisfaisante.

Enfin la *ménopause*, sans justifier la terreur presque superstitieuse qu'elle inspire à bien des gens, n'est pas absolument exempte de dangers. Les troubles nerveux y sont fréquents, tantôt légers : bouffées de chaleur, palpitations, modifications du caractère; tantôt graves : hystérie, neurasthénie et même folie. D'autre part, l'abondance des hémorrhagies utérines peut entraîner une anémie sérieuse, et, de plus, c'est le moment où se montrent le plus volontiers, mais non exclusivement, les tumeurs de l'utérus (fibromes et épithéliomas). Enfin la nutrition subit un ralentissement marqué, comme le prouve la tendance envahissante du système adipeux.

On voit par ce tableau forcément un peu sombre, puisque nous n'avions à envisager que les conditions défavorables, combien sont nombreuses et variées les affections auxquelles la vie génitale de la femme peut servir de cause prédisposante.

§ III. **Influence de la race.** « A quelque règne qu'elles appartiennent, qu'il s'agisse des animaux ou des végétaux, les races ont leurs caractères pathologiques aussi bien que leurs traits extérieurs ou anatomiques propres : l'homme n'échappe pas à cette loi » (de Quatrefages) [1]. On ne saurait mieux exprimer la réalité des faits, comme il est facile de le dénoter par quelques exemples.

Les végétaux nous en offrent de bien frappants : les vignes indigènes

[1] DE QUATREFAGES, L'espèce humaine. Cité par Bordier aux ouvrages duquel (Pathologie comparée de l'homme et des êtres organisés et Géographie médicale) nous avons emprunté la plupart des documents utilisés dans ce chapitre. Nous y renvoyons le lecteur qui y trouvera, a côté d'affirmations peut-être un peu hasardées, de nombreux faits intéressant au même degré l'anthropologiste et le médecin.

ont une aptitude trop connue à subir l'atteinte du phylloxera, qui respecte, par contre, les plants américains; de même une maladie des poires, due à un parasite analogue à celui de la rouille du blé, sévit de préférence sur les poires de la variété dite de Saint-Germain. Les caféiers contractent facilement une maladie de même nature, mais les caféiers de Liberia paraissent tout spécialement vulnérables.

Dans le règne animal, les exemples sont non moins concluants; on sait avec quelle facilité les moutons indigènes contractent le charbon, alors que les moutons de race *barbarine* en sont à peu près exempts. De même la morve, qui s'attaque si volontiers à l'espèce chevaline, a une prédilection marquée pour certaines races : les chevaux d'Aurillac et de Guéret en sont beaucoup plus souvent atteints que ceux de Guingamp et de Morlaix. Citons encore l'affinité spéciale du typhus des bêtes à cornes pour les animaux des steppes.

Mais il est temps de revenir à la pathologie humaine; ici encore l'influence des races est considérable.

La *race noire*, dont les caractères anatomiques sont si tranchés, nous arrêtera d'abord.

Quelques affections, comme la hernie ombilicale, la luxation de la mâchoire inférieure, y sont fréquemment rencontrées, et cette fréquence s'explique tout naturellement par des particularités anatomiques; largeur et minceur de la ligne blanche avec écartement des muscles droits de l'abdomen, développement considérable des masséters....

Certains parasites animaux, comme la chique, la mouche de Cayor, l'Œstre cuterebra, ont une préférence marquée pour le nègre. Darwin avait été frappé de cette perspicacité des parasites, qui leur fait trouver une différence entre les tissus d'un noir et ceux d'un blanc. Ses remarques sur les poux sont à cet égard bien typiques : il ne vit jamais s'acclimater sur la tête des matelots anglais les poux des nègres et des Polynésiens!

À l'égard des infections microbiennes, l'aptitude de la race noire est aussi bien caractérisée. Les microbes pyogènes y trouvent un terrain de choix; tout, en effet, pour le nègre, une égratignure, une piqûre de moustique, est prétexte à suppuration, et, de plus, la cicatrisation de ces plaies infectées se fait d'une façon spéciale, comme le prouve la production facile des chéloïdes. C'est à cette même tendance qu'il faut rapporter la fréquence du fibrome de l'oreille chez les négresses qui se percent le lobule de l'oreille et l'irritent par des ornements plus ou moins lourds.

Parmi les maladies auxquelles le nègre est particulièrement prédisposé, il convient de citer le tétanos et le trismus des nouveau-nés, qui n'en est peut-être qu'une variété, le choléra, la peste, la lèpre, l'éléphantiasis des Arabes, la méningite cérébro-spinale, la variole, la tuberculose. Pour cette dernière affection surtout, l'aptitude est des mieux caractérisées, et, quoique variable suivant les pays, reste partout supérieure à celle des autres races.

C'est ainsi qu'au Pérou, la phtisie, sur mille de chaque race, figure comme cause de mortalité, dans les proportions suivantes (Bordier) :

Indiens	1,7
Métis	15,5
Blancs	54,5
Nègres	48,5

Dans les colonies anglaises, aussi bien à Ceylan qu'aux Antilles, la mortalité comparée des nègres et des Anglais (par phtisie) est de 2 contre 1. A Gibraltar, elle atteindrait 8 contre 1 ! Sans doute ces chiffres n'ont pas une valeur absolue, mais ils mettent en lumière, ce que d'ailleurs personne ne conteste, l'extrême sensibilité des noirs à l'égard de la tuberculose.

Existe-t-il enfin des maladies exclusivement propres à la race noire ? Le nombre est en tout cas fort restreint. Il faut en distraire le mal d'estomac des nègres ou mal-cœur, si bien connu des anciens négriers. Cette singulière maladie ne différerait pas de l'anémie des mineurs et de la chlorose d'Égypte, observées chez le blanc, car toutes ces affections reconnaîtraient comme cause unique un parasite intestinal, l'ankylostome duodénal.

De même, pour certains auteurs, le pian ne serait qu'une syphilis modifiée dans son expression symptomatique par l'influence de la race. Cette identification est au moins contestable : le début par des phénomènes généraux (anorexie, fièvre à type rémittent, crampes, fourmillements...), et les caractères morphologiques de l'éruption (tumeurs framboisées, fongueuses, saignant facilement), éveillent plutôt l'idée d'une maladie distincte.

Restent encore deux maladies qui paraissent réellement l'apanage exclusif de la race nègre : l'ainhum et la maladie du sommeil. Et ce qui montre bien qu'il y a là influence de race et non de milieu, c'est que partout où ces maladies sont observées (côtes de Guinée, Égypte, Brésil, Inde anglaise, Océanie), c'est toujours chez des noirs qu'on les rencontre. L'ainhum présente, en outre, la singulière particularité de ne frapper que le sexe masculin.

La race *jaune*, dont les caractères ethniques sont si accusés (couleur de la peau, saillie des pommettes, état bridé des paupières), offre aussi des prédispositions spéciales : elle est sujette à la myopie, aux différentes ophthalmies, aux affections nerveuses convulsives, aux maladies mentales, avec tendance à la dépression, à la mélancolie, au suicide. Plus que toute autre, elle paraît apte à la scrofule ; la tuberculose pulmonaire, par contre, y serait relativement rare.

On sait encore combien les Chinois sont enclins à l'obésité et quelles proportions elle peut atteindre chez eux. En outre, leur réceptivité à l'égard de la variole est telle, que souvent ils en sont atteints plusieurs fois et que les vieillards ne sont pas épargnés.

Chez les peuples issus du croisement de la race jaune avec les autres races, les aptitudes reflètent cette origine complexe : c'est ainsi que les Japonais, mélange de race jaune, d'Aïnos de race blanche, de Négritos des Philippines et de Malais, sont enclins aux ophthalmies et au suicide, comme le Chinois; à la tuberculose et au choléra, comme le nègre; au rhumatisme articulaire aigu, comme le blanc. De même le Malais emprunte à la race jaune son aptitude à la scrofule, et à la race noire, sa tendance extrème au tétanos, au béribéri, à la tuberculose.

Cette influence des croisements se fait aussi sentir chez le mulâtre : nous aurons à y revenir à propos de l'immunité.

Il est difficile d'embrasser d'un coup d'œil d'ensemble les prédispositions morbides de la *race blanche*. Que de différences, en effet, entre ses variétés, entre le Slave et le Kabyle, l'Anglo-Saxon et le Latin, le Géorgien et le Scandinave! On peut dire cependant que, d'une façon générale, le blanc est apte à contracter toutes les maladies, et que, si aucune ne lui appartient en propre, aucune (ou à peu près) ne lui est absolument étrangère. Mais c'est surtout à l'égard de certaines affections endémiques des pays chauds, la fièvre jaune, la dysenterie, l'impaludisme, que sa réceptivité est remarquable. L'histoire des expéditions coloniales l'a surabondamment prouvé! Une observation déjà ancienne de Mauriel est sur ce point bien instructive : en 1855, aux pénitenciers de l'Oyapok, le personnel était exclusivement européen. La mortalité atteignit 41,53 pour 100. On prit alors la résolution radicale de n'employer que des noirs, et en 1856, la mortalité tomba à 3,29. Dans les colonies anglaises, notamment à la Jamaïque et à Sierra-Leone, des faits analogues ont été relevés. Enfin dans l'Amérique du Nord, au Mexique, à Panama, on a dû renoncer à employer les blancs, quelle que soit d'ailleurs leur origine, aux grands travaux de défrichement ou de terrassement; les noirs ou les Malais peuvent seuls suffire à cette tâche.

Toutes les variétés de races blanches présentent à l'impaludisme une aptitude à peu près égale. L'influence ethnique serait cependant capable de modifier la biologie du parasite et de déterminer le type de la fièvre : Chassaniol dit à ce sujet qu'en Algérie, dans les milieux palustres, Européens et Kabyles sont à peu près également frappés de la fièvre; mais tandis que le Kabyle prend la fièvre quarte, l'Européen prend la fièvre quotidienne.

Les Anglo-Saxons semblent être, parmi les peuples de race blanche, ceux dont les prédispositions sont le mieux déterminées. Ils passent pour très enclins à la gravelle et à la goutte, et de fait, ces maladies sont fréquemment observées en Allemagne, en Danemark, en Hollande et surtout en Angleterre; la race pourtant joue dans leur production un rôle moins actif que le genre de vie et le mode d'alimentation. La goutte notamment marche de front avec la bonne chère, et, dans ces conditions, n'épargne personne, pas même le nègre, pas même l'oriental. Elle recule au contraire devant une hygiène bien entendue : c'est pourquoi, même en Angleterre, elle paraît actuellement en décroissance, et pourquoi, dans la sobre Italie, chez les descendants des anciens Romains si souvent affectés de « podagre », elle est tout à fait exceptionnelle.

Les Anglo-Saxons sont encore très aptes à contracter le typhus, la suette miliaire et surtout la scarlatine. On sait le degré de fréquence et de gravité que cette dernière maladie atteint dans le Royaume-Uni, où, à certaines années, elle entre pour un vingtième dans la mortalité générale. Elle suit d'ailleurs l'Anglais dans toutes ses migrations; en Suisse, où on l'observe souvent, le chiffre des indigènes atteints serait insignifiant comparativement à celui des touristes anglais (Lombard, de Genève). De même à la Maison municipale de santé de Paris, plus du dixième des malades admis pour scarlatine sont d'origine anglaise.

Voici encore, à ce propos, un fait qui mérite d'être signalé : En France, dans les provinces les plus longtemps soumises à la domination anglaise, et où par conséquent la race Anglo-Saxonne a laissé de nombreux rejetons (Poitou, Saintonge, Touraine, Picardie), la scarlatine présente une fréquence remarquable et prend volontiers un caractère épidémique. La même observation est applicable à la suette miliaire.

Il nous faut enfin esquisser en quelques mots la pathologie ethnique de notre pays. On sait que César, au début de ses *Commentaires*, décrit dans la Gaule trois races distinctes : au nord de la Seine et de la Marne, les Belges ou Kymris; entre la Loire et la Garonne, les Celtes; au sud, les Aquitains et les Ligures. Sans doute, les invasions multiples et variées dont l'histoire nous a gardé le souvenir, ont profondément modifié l'autonomie de ces races, et cependant, même à notre époque, l'influence ethnique se fait sentir sur la pathologie comparée des diverses provinces. C'est ainsi que l'aptitude au service militaire semble moindre dans les départements de race cymrique ou normande que dans ceux de race celtique (Boudin); que les hernies, les varices, la carie dentaire, se trouvent plus fréquemment chez les Kymris et les Ligures que chez les Celtes; que la myopie enfin se rencontre surtout dans les départements situés au sud de la Durance, du Tarn et de la Garonne, région peuplée de Ligures et d'Aquitains (Lagneau). La scrofule prédomine dans les Cévennes et les départements environnants, alors qu'elle est rare sur le littoral méditerranéen. Pour la tuberculose, les documents précis font défaut : elle semble pourtant plus fréquente chez les Français du nord que chez ceux du midi. Ces mêmes Français du nord, transplantés en Algérie, payent un lourd tribut à l'abcès du foie (Rouis et Laveran) et à l'insolation (de Semallé). Ils supporteraient aussi fort mal le froid, si l'on s'en rapporte à Larrey, qui a noté chez eux, pendant la retraite de Russie, une excessive mortalité.

La race blanche prête encore à quelques considérations : alors que dans la suite des âges, ses différentes variétés se sont peu à peu confondues, il en est une cependant qui, malgré ses migrations, malgré sa diffusion sur toute la surface du globe, a gardé son autonomie à peu près intacte, et cela, moins par un respect inaltérable des traditions anciennes que par la

règle scrupuleusement observée de ne contracter alliance qu'entre coreli-
gionnaires : nous voulons parler de la race juive. Si nettement caractérisée au point de vue ethnique, présente-telle, à l'égard des maladies, une
prédisposition spéciale?

En ce qui concerne les maladies microbiennes, l'aptitude paraît être
chez les Israélites ce qu'elle est chez les blancs en général. Une exception
cependant doit être faite pour la lèpre : Zambaco rapporte qu'à Constanti-
nople, la lèpre ne s'observe que chez les descendants des Juifs venus
d'Espagne, alors qu'elle ne se montre ni chez les Musulmans, ni chez les
Américains, ni même chez les Juifs Karaïtes, anciennement venus de
Crimée. Cette dernière particularité est intéressante, car elle semble montrer que cette aptitude à la lèpre est réellement un attribut de race : les
Juifs venus d'Espagne sont en effet de véritables Sémites, émigrés de la
Judée après la prise de Jérusalem par Titus, et chassés plus tard d'Espagne
par l'Inquisition, tandis que les Karaïtes sont des Finnois n'ayant adopté
le judaïsme que vers le milieu du huitième siècle (Lagneau).

Beaucoup d'auteurs admettent que les Juifs sont particulièrement
enclins aux maladies nerveuses et mentales, l'idiotie, l'aliénation, l'hystérie, le tabes, la neurasthénie; à certaines maladies cutanées, comme
l'eczéma (Hardy); enfin et surtout, aux maladies par ralentissement de la
nutrition, l'obésité, la goutte, le diabète.... Voici, à propos de cette dernière maladie, comment Bouchard (¹) constate et explique cette prédisposition : « L'hérédité des modes nutritifs vicieux, l'influence du régime,
l'influence de la vie sédentaire, expliquent, je crois, la singulière fréquence du diabète chez les Israélites, que M. Bouchardat avait déjà
reconnue et que Seegen a mise en évidence, puisque, sur 140 diabétiques
observés par lui à Carlsbad, 36 appartenaient à la race juive. Remarquez
que les Juifs, dans nos contrées au moins, sont presque tous citadins; ils
ne recherchent pas la possession du sol et répugnent au travail de la terre.
Cette race industrieuse excelle dans le commerce et dans la banque. Ils
ont donc pour milieu presque exclusif les cités populeuses où cette
exploitation peut être plus lucrative. Leur hygiène est celle des gens des
villes, avec cette aggravation que la nature particulière de leur négoce les
prive à un plus haut degré de l'air, de la lumière et de l'exercice. Ce sont
des hommes de bureau et de comptoir. S'ils ne se prodiguent pas à l'extérieur, beaucoup d'entre eux aiment la bonne chère. Ils réalisent ainsi
l'ensemble des conditions qui créent la nutrition retardante; et ces conditions défavorables s'accumulent chez eux par le fait de l'hérédité, car,
citadins, ils sont fils et petits-fils de citadins. Enfin ces influences héréditaires défavorables ne sont pas corrigées chez eux, comme pour le reste
de la population, par la fréquence des croisements entre gens de la ville
et gens de la campagne. Ils se marient exclusivement entre eux, et, du
côté paternel comme du côté maternel, le jeune Israélite reçoit en nais-

_____

(¹) Bouchard, Maladies par ralentissement de la nutrition, p. 485.

sant des influences héréditaires accumulées qu'il développera à son tour et qui aboutiront aux maladies qu'engendre la nutrition ralentie, et en particulier au diabète. »

Cette question a, du reste, été, en 1891, l'objet d'une discussion mouvementée à l'Académie de médecine, à la suite d'une communication de Javal sur la fréquence chez les Juifs d'une variété d'astigmatisme (astigmatisme inverse) (¹). Lagneau avait élargi le débat, et Worms et G. Sée, réagissant contre l'opinion généralement admise, refusaient aux Israélites une affinité plus grande que les autres blancs pour les maladies nerveuses et nutritives précédemment énumérées. G. Sée, s'attaquant surtout, à propos du diabète, aux statistiques de Frerichs, de Seegen et de Bouchard, s'efforça d'en atténuer la portée. Si Frerichs, sur 400 diabétiques, comptait 100 Israélites, c'était que, médecin de toute la Judée allemande, il voyait tous les diabétiques juifs, sans connaître la proportion des diabétiques des autres confessions; si Seegen notait une proportion identique, c'était que les diabétiques sémites, se soignant mieux que les autres, se rendaient religieusement à Carlsbad, où ils ne manquaient pas de consulter Seegen; Bouchard enfin, au lieu de comparer en bloc juifs et chrétiens, aurait dû comparer seulement juifs et chrétiens placés dans les mêmes conditions hygiéniques, c'est-à-dire inactifs au point de vue musculaire, actifs au point de vue cérébral et vivant confortablement. Cette argumentation spirituellement vive a-t-elle entraîné la conviction : c'est ce que nous ne saurions décider ici.

De ces considérations sur les races, nous croyons devoir rapprocher l'étude de certains caractères, indifférents en apparence, mais qui, chez les individus d'un même genre, peuvent modifier l'aptitude morbide : nous faisons spécialement allusion à l'influence de la couleur.

Peut-être faut-il reléguer au rang des fables l'opinion aussi bizarre qu'ancienne, qui attribue aux blancs, comparativement aux nègres, une plus grande aptitude à la fulguration; l'observation montrerait pourtant que, dans un troupeau frappé par la foudre, les animaux de robe claire sont plus fréquemment atteints que ceux dont le pelage est foncé. On sait encore que beaucoup d'éleveurs de chevaux prétendent pouvoir conclure de la couleur de la robe au caractère et aux qualités physiques de l'animal : c'est ainsi que les chevaux alezans seraient souvent irritables et vicieux; ceux dont le museau est tacheté et blanc, peureux, etc. Tout cela est bien hypothétique, mais voici des faits mieux établis : Darwin avait remarqué que les pêches à chair jaune sont fréquemment atteintes de maladies qui épargnent presque absolument les pêches à chair blanche; de même, les agriculteurs savent bien que, quand sévit la maladie des pommes de terre, elle attaque les tubercules à chair violette de préférence aux tubercules à chair jaune.

Les animaux se prêtent à des remarques analogues : les moutons blancs

(¹) *Bulletin de l'Acad de médecine*, séances des 18 août, 8 et 15 septembre 1891.

soit empoisonnés par l'*Hypericum crispum*, inoffensif pour les moutons noirs (Darwin); les chevaux blancs fournissent la presque totalité des cas de mélanose; les vaches « qui ont beaucoup de blanc » sont particulièrement aptes à contracter la tuberculose (Trasbot, communication à Landouzy).

Enfin, dans l'espèce humaine, la couleur joue aussi un rôle : déjà, dans leur Pathologie générale, Hardy et Béhier se déclaraient « tentés de croire, d'après leurs propres observations, la phtisie fréquente chez les roux », mais c'est à Landouzy que revient l'honneur d'avoir solidement établi la réalité et l'importance de cette aptitude. Il est revenu à maintes reprises sur ce point dans son enseignement, et ses idées se trouvent consignées dans la remarquable thèse de son élève Dewèvre ([1]).

On sait comment, évoquant un type familier aux maîtres de l'École vénitienne, il a fixé les caractères de son « *Vénitien* » : peau fine et blanche, quelquefois marbrée de veinules anormalement développées, coloration rousse du système pileux, teinte bleue de l'iris, sueurs faciles et odorantes, mollesse des chairs, opulence des formes.... En France du noir, les sujets qui réalisent ce type sont des candidats à la tuberculose.

Depuis nombre d'années, nous avons systématiquement recherché les faits susceptibles de confirmer cette opinion, et leur concordance a entraîné notre conviction. Mais Landouzy est allé plus loin; il a montré encore que la tuberculose, chez les roux, affectait des allures spéciales. C'est surtout de tuberculose pulmonaire qu'il s'agit; les adénites, les arthrites, les synovites, toutes les variétés en un mot de tuberculose chirurgicale, sont exceptionnelles; et cette tuberculose pulmonaire est généralement torpide : peu ou pas d'hémoptysie, peu de réaction fébrile, apparition tardive des phénomènes corromptifs, malgré l'intensité des lésions locales. Ces malades sont beaucoup plus *tuberculeux* que *phtisiques*, en appliquant à ces termes, ainsi opposés l'un à l'autre, l'acception que leur donnait Peter.

§ IV. Influence de la constitution et du tempérament.

— Ce n'est pas sans appréhension que nous abordons ce point particulier de notre travail : car, depuis Hippocrate jusqu'à nos jours, en passant par Galien, Boerhaave, Stahl, Bordeu, Cabanis, etc., jamais termes n'ont été plus souvent confondus, plus mal définis, plus étroitement liés aux vicissitudes des doctrines médicales. Néanmoins, comme on les rencontre à chaque instant sous la plume des médecins et dans la bouche des gens du monde, nous devons essayer d'en dégager la véritable signification.

Du chaos des opinions anciennes semble émerger cette idée, que la *constitution* s'entend, pour chaque individu, du degré de développement, de l'harmonie, des proportions relatives des divers organes, et de leur

---

([1]) DEWÈVRE, Prédisposition des roux à la tuberculose *Thèse de Paris*, 1883.

aptitude à remplir leurs fonctions respectives, tandis que le *tempérament* relève de l'état qualitatif et quantitatif des différentes humeurs, se *tempérant* les unes les autres, ou déterminant, par la prédominance de l'une d'elles, l'*état habituel* du fonctionnement organique. On voit reparaître là l'opposition, chère aux anciens, des solides et des humeurs!

La conception moderne de la constitution se rapproche sensiblement de l'ancienne : pour Bouchard, « c'est tout ce qui concerne les variations individuelles dans la charpente et dans l'architecture du corps, dans la proportion des organes, des appareils, de l'organisme entier, dans l'adaptation physique de chaque partie à sa fonction, dans la répartition de la matière, soit dans la totalité de l'organisme, soit dans chaque élément. La *constitution a donc trait à la structure du corps ; elle est une caractéristique statique*(¹). »

Mais, pour le tempérament, l'ancienne notion est beaucoup trop exclusivement humorale; Robin et Littré en avaient modifié le caractère absolu, en considérant le tempérament comme le « résultat général pour l'organisme de la prédominance d'action d'un organe ou d'un système ». — Nous trouvons encore une telle conception trop étroite; celle de Bouchard rompt complètement avec les éléments anciens : « Le tempérament, dit-il, c'est tout ce qui concerne les variations individuelles de l'activité nutritive et fonctionnelle. Et comme pour un même organisme, ou pour un même élément, l'intensité de la vie et du fonctionnement se lie à l'intensité des transformations de la matière, le tempérament, c'est tout ce qui concerne les variations individuelles dans l'intensité des métamorphoses de la matière vivante. *Le tempérament a donc trait à l'activité de l'organisme; il est une caractéristique dynamique*(²). »

Il résulte de ces définitions mêmes que la constitution et le tempérament ne sont pas immuables : les progrès de l'âge, les maladies, le genre de vie, l'hygiène peuvent les modifier.

Ces préliminaires nettement établis, recherchons maintenant les prédispositions créées par la constitution et le tempérament : il faut reconnaître que sur ce point, les notions acquises sont encore bien vagues.

Il semblerait *a priori* que les sujets de constitution *forte*, c'est-à-dire dont le squelette et le système musculaire soient bien développés, la capacité respiratoire considérable, la circulation active, présentent à l'égard des causes morbigènes, une résistance bien plus grande que les sujets de constitution *faible*, c'est-à-dire offrant les caractères inverses. Et, de fait, il en est généralement ainsi; mais que d'exceptions à cette règle! La fièvre typhoïde, la pneumonie, les fièvres éruptives, etc., n'épargnent guère les sujets vigoureux; dans les villes assiégées ou pour mieux dire partout où règnent la misère et les privations, les affections scorbutiques frappent les forts aussi bien que les faibles; les maladies arthritiques enfin s'attaquent à toutes les constitutions.

(¹) BOUCHARD, Maladies par ralentissement de la nutrition, p. 25.
(²) BOUCHARD, Maladies par ralentissement de la nutrition, p. 26.

Il n'est pas jusqu'à la tuberculose qui ne fasse preuve aussi du plus fâcheux éclectisme : sans doute les individus dont le thorax est étroit et mal conformé, la capacité pulmonaire faible, le cœur petit, les artères exiguës, sont nettement prédestinés à la phtisie; mais, comme le faisait déjà remarquer Laennec, le nombre des sujets porteurs de ces tares constitutionnelles est bien restreint par rapport à la masse énorme des phtisiques. D'autre part, les médecins de tous les âges ont noté la fréquence relative de la tuberculose chez les athlètes, les portefaix, les débardeurs, chez ceux, en un mot, dont la force physique est la condition professionnelle *sine qua non*; enfin dans l'armée, d'où sont exclus les faibles et les malingres, en vertu d'une sélection, en somme, assez sévère et qui tient grand compte de la conformation et de la capacité thoraciques, la phtisie fait le nombre de victimes que l'on sait. Villemin a même fait observer que la phtisie frappait souvent les soldats que leur belle apparence avait fait désigner pour les corps d'élite.

Par contre, il n'est pas rare de voir des êtres originellement débiles, échapper à toutes les sortes de maladies, et fournir une carrière exceptionnellement longue. Faut-il rappeler à cet égard l'exemple si souvent cité de Voltaire?

De tout cela, il nous semble légitime de conclure, que, parmi les causes prédisposantes, la constitution occupe un rang tout à fait secondaire.

En est-il de même du tempérament? Pour Cabanis, il règle tout dans l'existence : la santé, comme la maladie; il inspire les grandes idées et les résolutions criminelles; c'est lui (le tempérament bilieux — mélancolique) « qui détermine les sombres emportements des Tibère et des Sylla, les fureurs hypocrites des Dominique, des Louis XI et des Robespierre, les atrocités capricieuses des Henri VIII, les vengeances réfléchies et persévérantes des Philippe II, etc.[1] : c'est peut-être aller un peu loin.

C'est encore Chomel[2] qui a apporté le plus de précision dans les déterminations des tempéraments et des prédispositions qu'ils créent : il admet cinq tempéraments qui prédisposent :

1° Le *tempérament sanguin*, à la pléthore, aux phlegmasies profondes, aux hémorrhagies;

2° Le *tempérament lymphatique*, aux catarrhes, aux écoulements chroniques, aux hydropisies, à la scrofule, au scorbut. Les réactions sont faibles, à marche lente;

3° Le *tempérament nerveux*, à l'hystérie, à l'hypochondrie, aux convulsions, aux troubles intellectuels, à la mélancolie, à la manie, etc. La marche de ces maladies est irrégulière et leur terminaison incertaine;

4° Le *tempérament bilieux*, aux flux bilieux, aux exanthèmes, aux maladies organiques, à la dégénérescence cancéreuse;

5° Les *tempéraments mixtes*, qui offrent les affections propre à chacun des tempéraments réunis.

[1] Cabanis, Rapports du physique et du moral de l'homme, t. II, p 446
[2] Chomel, cité par Luton. *Dictionnaire Jaccoud* (article Tempérament).

Il est inutile de relever ce que ces divisions ont d'arbitraire.

A une époque plus rapprochée, Luton a tenté de secouer le joug des anciennes idées humorales; mais sa division des tempéraments en physiologiques (tempéraments constituant, érotique, adulte, de conservation) et morbides (tempéraments nerveux, bilieux), si originale qu'elle soit, prêtait à trop d'objections pour être acceptée.

Il faut d'ailleurs reconnaître que l'étude des tempéraments a peu séduit nos contemporains : c'est une question tout entière à reprendre.

§ V. Influence des diathèses.

— La destinée du mot diathèse semble avoir été d'entretenir aussi une perpétuelle confusion. Pris par les différents auteurs dans les acceptions les plus diverses, véritable état morbide pour les uns, simple prédisposition pour les autres, il exige avant tout une définition précise.

Pour l'École de Montpellier, dont Grasset s'est constitué, à notre époque, le champion autorisé, la diathèse est « une maladie spontanée, émancipée de sa cause provocatrice; une affection chronique, c'est-à-dire dont les actes manifestateurs sont lents, ou, s'ils évoluent rapidement, sont séparés par des intervalles; enfin, dont les manifestations sont multiples et variées (troubles fonctionnels, lésions anatomiques, troubles nutritifs) ». Ainsi envisagés, les états diathésiques comprennent les affections les plus disparates : des maladies virulentes ou parasitaires, comme la syphilis, la tuberculose, l'impaludisme; des intoxications, comme l'alcoolisme; des maladies par troubles de la nutrition, comme la goutte : un tel groupement est-il parfaitement logique? Tout autre est, pour l'École de Paris, la conception de la diathèse : c'est, d'après Bouchard, « un trouble permanent des mutations nutritives qui prépare, provoque et entretient des maladies différentes comme formes symptomatiques, comme siège anatomique, comme processus pathologique ». Ce n'est donc point la maladie constituée, mais la modification du type physiologique qui permettra à la maladie de s'établir et d'évoluer.

Cette définition une fois admise, le nombre des diathèses se restreint singulièrement : Bouchard n'en admet que deux, la scrofule et l'arthritisme; Lancereaux, deux également, mais son herpétisme correspond à peu près à l'arthritisme de Bouchard, moins cependant la goutte et le rhumatisme articulaire aigu; Hallopeau, trois : la scrofule, l'arthritisme et l'herpétisme. Ces classifications ne sont du reste pas inconciliables, puisqu'elles ont une base commune : la diathèse envisagée comme une simple prédisposition. Nous ne nous arrêterons donc pas à les discuter, et, adoptant les idées de Bouchard, nous allons rechercher à quelles maladies sont exposés les scrofuleux et les arthritiques.

L'ancienne scrofule, la maladie scrofuleuse, comme la concevait Lugol, a été démembrée, et, quand on en a distrait ce qui appartient à juste titre à la tuberculose, à la syphilis, aux teignes, il semble qu'il n'en doive plus rien rester. Ce qui en subsiste pourtant, c'est un trouble nutritif permament, héréditaire ou acquis, mal connu dans son essence, mieux connu dans ses manifestations (odeur aigre, sueurs et selles acides, oxalurie, proportion exagérée de l'eau dans le tissu osseux, etc.), et qui constitue la *diathèse*. Il en résulte, à l'égard de causes banales en apparence, une vulnérabilité spéciale, accusée surtout pour certains tissus : c'est, pour la peau, l'eczéma, l'impétigo, la furonculose, les panaris sous-épidermiques; pour les muqueuses, le coryza, l'angine, les bronchites, les entérites, les conjonctivites; pour les organes lymphoïdes, les adénites, l'hypertrophie des amygdales et des glandes naso-pharyngées, etc. Aucune de ces affections n'est spécifique; elles sont dues à des microbes vulgaires, saprophytes ou pyogènes. Mais, trouvant chez le scrofuleux un terrain éminemment favorable, elles s'y développent avec une fréquence, une facilité et une ténacité désespérantes, et suivent dans leur évolution une marche particulière. La régression des produits inflammatoires est lente, souvent interrompue par de nouvelles poussées, et il en résulte un épaississement chronique des tissus, dû surtout à des altérations matérielles et fonctionnelles des vaisseaux lymphatiques. L'augmentation de volume de la lèvre supérieure et du nez, causée par des lésions de cet ordre, constitue même un des traits les plus accusés et les plus caractéristiques du facies scrofuleux.

Les scrofuleux deviennent, en outre, fréquemment tuberculeux, comme tous les débilités; et cela se conçoit d'autant mieux que, d'une part, les troubles nutritifs favorisent l'implantation et la pullulation du bacille, et que, d'autre part, les inflammations catarrhales des voies respiratoires lui servent volontiers de porte d'entrée.

Enfin la scrofule paraît encore prédisposer au rhumatisme noueux; cette singulière maladie, dont le rang nosologique est encore si mal déterminé, se rencontrerait en effet fréquemment, d'après Bouchard, chez d'anciens scrofuleux.

La diathèse arthritique (ou oligotrophique, ou ocnotrophique, ou bradytrophique, si l'on tient à substituer un néologisme à un vieux mot, mauvais comme étymologie, mais consacré par l'usage) est liée au ralentissement de la nutrition. Bouchard en a fixé les caractères et précisé les différents modes; ils sont trop connus pour que nous croyions utile de les reproduire ici(1). Ce ralentissement de la nutrition prépare des maladies distinctes par leur nature, leur siège et leur évolution, mais gardant entre elles un lien d'étroite parenté; elles se rencontrent, en effet, soit sur le même sujet, soit dans une même famille, soit dans des générations successives, sans qu'on puisse ne voir là (tant les statistiques sont concordantes) qu'une association fortuite: ce sont, avant tout, la dyscrasie acide, l'oxalurie, la lithiase biliaire, l'obésité, le diabète, la gravelle et la goutte. Il convient d'y ajouter le rhumatisme partiel, les nodosités d'Heberden, l'asthme, certaines bronchites sibilantes, certaines dyspepsies, la migraine,

---

(1) Bouchard, Maladies par ralentissement de la nutrition. *Passim.* — P. Le Gendre. Troubles et maladies de la nutrition *Traité de médecine*, t. I.

l'eczéma, l'urticaire. On y plaçait autrefois, et même en tête de la liste, le rhumatisme articulaire aigu franc; aujourd'hui qu'on tend à en faire une maladie infectieuse, on le détache volontiers de la grande famille arthritique. Et pourtant, quand bien même la nature parasitaire en serait dûment établie, ne faudrait-il pas admettre encore que son microbe a besoin, pour se développer, d'un terrain préparé par la nutrition retardante; quand on interroge en effet les antécédents personnels ou familiaux des sujets que frappe le rhumatisme articulaire aigu, on y trouve, avec une fréquence exceptionnelle, les autres maladies réputées arthritiques. Est-ce donc là une notion négligeable?

Enfin, pour certains auteurs, le champ déjà si vaste de l'arthritisme doit être encore élargi : c'est ainsi que Lancereaux, qui, sous le nom d'herpétisme, englobe tout l'arthritisme de Bouchard, noins la goutte et le rhumatisme aigu, y fait encore entrer : le spasme de la glotte, les palpitations cardiaques et artérielles, la spermatorrhée, l'aspermatisme, l'incontinence nocturne de l'urine, le vaginisme, l'œsophagisme, le spasme anal, l'hypercrinie biliaire, la polyurie, la dilatation de l'estomac, la crampe des écrivains, la rétraction de l'aponévrose palmaire, affections dans laquelle le système nerveux joue un rôle prédominant. De là à attribuer à l'arthritisme une prédisposition marquée pour la plupart des affections nerveuses, notamment les névroses et les psychoses, il n'y avait qu'un pas, et ce pas a été franchi. Cette généralisation est-elle bien légitime? Nous nous rattacherions volontiers à l'opinion de Féré (¹) : « L'arthritisme n'a-t-il qu'une puissance excitatrice particulièrement active, ou bien l'arthritisme et la diathèse (?) névropathique sont-ils deux états congénères résultant d'un trouble de la nutrition différemment spécialisé? c'est cette dernière interprétation que j'accepte, c'est à titre d'état de dégénérescence que la névropathie, la scrofule, la tuberculose, l'arthritisme, etc., se trouvent combinés dans les familles et, dans certaines conditions, se transforment réciproquement ».

Restent encore à examiner les relations de l'arthritisme et du cancer. On connaît à cet égard l'opinion de Verneuil et de son élève Ricard, qui pourrait presque se résumer ainsi : « Tout néoplasique est arthritique » affirmation sans doute trop absolue, mais qui renferme une grande part de vérité. C'est du reste l'ancienne idée de Bazin, de Gintrac, de Pujol, de Hardy, qui rangeaient le cancer au rang des terminaisons fréquentes de l'arthritisme ou de la dartre. Cazalis et Paget croyaient le cancer fréquent chez les goutteux; Bazin était plus précis encore, puisqu'il disait que le cancer des goutteux se manifestait de préférence au rectum et à la vessie. Teissier a observé un certain nombre de diabétiques qui succombaient à des cancers d'ailleurs variés comme localisation (rectum, pancréas, utérus, côlon descendant, estomac...). Paget a réuni un assez grand nombre de cas de cancer de la mamelle, chez des sujets antérieurement

_____

(¹) Féré, cité par Boinet, Les parentés morbides. *Thèse d'agrégation*, 1886.

atteints d'affections diathésiques de la peau. Enfin, quand les cancéreux n'ont pas par eux-mêmes de tare arthritique bien manifeste, on trouvera fréquemment l'arthritisme chez leurs ascendants.

Pour ces différentes raisons, nous croyons fermement que l'arthritisme prédispose au cancer. Mais, si le fait nous semble bien établi, l'explication en est encore bien hypothétique. Gigot-Suard avait prétendu que l'administration de l'acide urique aux chiens et aux lapins les prédisposait au développement des tumeurs cancéreuses. Cette conclusion n'a guère été confirmée; de même l'opinion de Rommelaere, qui fait jouer, pour la production du cancer, un rôle important à un trouble nutritif décelé par l'hypoazoturie, est loin d'être acceptée sans conteste. C'est donc une question à reprendre.

§ VI. Influence des professions. — Les professions ont une influence considérable sur les maladies, mais bien moins par les prédispositions qu'elles créent, qu'à titre de causes occasionnelles. On ne peut en effet, sans abus de langage, dire que les mégissiers soient prédisposés au charbon, les palefreniers à la morve, les peintres en bâtiment au saturnisme, les marchands de vin à l'alcoolisme; en provoquant et en multipliant les contacts avec les agents infectieux ou toxiques, la profession, dans ces cas, *expose* à l'infection ou à l'intoxication, mais elle n'y *prédispose* pas. Quand, au contraire, les travaux professionnels surmènent ou irritent chroniquement un organe, au point d'en faire un *locus minoris resistentiæ*, ou quand, en raison de conditions hygiéniques vicieuses, ils sont pour l'économie entière une cause de déchéance susceptible de provoquer une maladie d'un ordre quelconque; alors on peut dire avec raison que la profession joue le rôle de cause prédisposante. Il était nécessaire d'établir ainsi une distinction entre les accidents ou maladies professionnelles qui intéressent surtout l'hygiéniste, et les prédispositions professionnelles qui seules doivent nous occuper ici.

Précisons par quelques exemples. L'appareil respiratoire devient fréquemment, du fait de la profession, un terrain bien préparé pour l'évolution de la tuberculose. On sait combien sont nombreuses les professions qui exposent à l'inhalation de poussières, soit animales (batteurs de tapis, cardeurs de laine, natelassiers, etc.), soit végétales (meuniers, boulangers, fumistes, ouvriers des manufactures de tabac, etc.), soit minérales (aiguiseurs, fondeurs, marbriers, mineurs, porcelainiers, etc.). Ces différentes poussières, nocives à des degrés divers, ont pour effet commun de produire les broncho-pneumonies chroniques, avec infiltration des vaisseaux et ganglions lymphatiques, qu'on décrit sous le nom générique de pneumokonioses. Parfois les choses en restent là, mais souvent aussi on voit apparaître et évoluer une véritable phtisie, remarquable surtout par la lenteur de sa marche. Et ce terme phtisie ne doit prêter à nulle équivoque, c'est bien de phtisie *bacillaire* qu'il s'agit, comme Bouland l'a démontré pour les porcelainiers. Il est bien évident que la profession, en provoquant les altérations broncho-pulmonaires signalées plus haut, a rendu possibles et même faciles la fixation et la pullulation du parasite.

Autre exemple non moins frappant, emprunté à des faits d'un tout autre ordre : on s'accorde généralement à placer au premier rang, parmi les causes prédisposantes du rhumatisme chronique déformant, l'action prolongée du froid humide. Par suite, toutes les professions (et nous allons voir combien elles sont nombreuses et disparates) qui exposent à cette action, doivent fournir un lourd contingent à la liste des rhumatisants chroniques. C'est en effet ainsi que les choses se présentent. Le rhumatisme noueux est la maladie des vieux paysans, qui, mouillés par la pluie au cours de leurs travaux champêtres, n'ont souvent pour toute habitation qu'une pièce unique au ras du sol et par conséquent plus ou moins humide; des soldats, qui, au bivouac, ont couché par tous les temps sur la terre; des égouttiers, des blanchisseuses, des débardeurs, des pêcheurs, des terrassiers et enfin des commerçants et des concierges, dont l'arrière-boutique et la loge semblent être, jusque dans les maisons modernes, la négation même de l'hygiène.

Mais c'est surtout à l'égard des maladies nerveuses et mentales que les professions créent une prédisposition évidente; c'est sur les écrivains, les artistes, les avocats, les savants, les médecins, sur ceux, en un mot, qui suivent les carrières libérales, que sévissent de préférence les névroses, la neurasthénie, les différentes formes de l'aliénation mentale, la syphilis cérébrale, le tabes, le rhumatisme cérébral.... Est-il surprenant qu'un système nerveux soumis dès l'enfance à un surmenage ininterrompu, soit, pour les déterminations des maladies infectieuses ou toxiques, un lieu d'élection tout désigné?

Les mêmes réflexions s'appliquent aux maladies par ralentissement de la nutrition; de tout temps, la goutte, le diabète, la lithiase biliaire, la gravelle urique, etc., ont été considérés comme les maladies des maîtres, de ceux qui mènent une existence sédentaire et ne dédaignent pas une alimentation plantureuse. Elles frappent les riches citadins, les gens de lettres, les financiers, les politiques, chez qui l'activité exagérée du système nerveux s'unit à l'inaction musculaire pour produire le retard des mutations nutritives. Il est inutile d'insister sur cette étiologie bien connue, mais dont il convient cependant de ne pas exagérer la portée: ne voit-on pas, par exemple, l'ouvrier payer aussi son tribut à la goutte, quand le saturnisme, avec ses altérations organiques et humorales, a produit chez lui, au point de vue de la nutrition, un véritable état diathésique. L'intoxication a corrigé l'inégalité sociale.

D'ailleurs, dans la société contemporaine, à mesure qu'une hygiène mieux éclairée des habitations ouvrières, des ateliers et de exploitations industrielles, une répartition plus équitable des heures de repos et de travail, une plus grande somme de bien-être matériel et moral, écarte des classes laborieuses un grand nombre de causes de déchéance organique, et tend à ramener à un type uniforme les conditions de l'existence, on voit aussi la pathologie tendre à la même uniformité; ce qui était naguère le *morbus domini* devient la maladie de tout le monde. C'est ainsi que dans la clientèle hospitalière, les goutteux, les diabétiques, les lithiasiques, seraient bien plus nombreux qu'autrefois. Peut-être faut-il voir là l'effet de l'erreur qui consiste à accorder à l'homme, quelle que soit sa profession, qu'il travaille avec son cerveau ou avec ses muscles, une alimentation toujours la même. « Aujourd'hui, dit Bouchard (¹), on mange relativement trop de viande, et cela dans toutes les classes de la société. Je ne me plains pas que l'usage de la viande se soit répandu, que les villages où la viande faisait son apparition une ou deux fois par an, aient aujourd'hui leur boucherie, où l'on tue deux fois par semaine. Je trouve bon que l'ouvrier des villes, que le travailleur des champs ait sa part dans l'alimentation azotée, mais je ne veux pas que cette part soit exagérée; je ne veux pas que, demandant à la viande de réparer les éléments anatomiques, on lui demande encore d'être le combustible qui doit créer la chaleur et la force. Je concède la viande à chaque homme dans la proportion de la masse de son corps et de l'activité de ses mutations nutritives, la donnant en plus forte proportion aux penseurs et à ceux qui ayant des mutations plus actives, ont besoin de forces en réserve pour pouvoir, à un moment, fournir un travail extraordinaire. Mais je ne veux pas qu'on fasse du travail musculaire avec de la viande; le travail musculaire doit se faire avec du pain et de la graisse. Je veux que cette richesse soit économisée et qu'on ne crée pas aux classes nécessiteuses des besoins factices et coûteux. Les médecins sont complices de cette grande erreur économique; c'est à eux qu'il appartiendrait, au contraire, de faire connaître la vérité, de montrer quel abus on fait des viandes et quel préjudice en résulte, non seulement pour la richesse publique, mais pour la santé publique. » C'est ce qu'on ne saurait trop dire, sans grande chance d'ailleurs d'être écouté.

Quelques mots encore sur l'influence du milieu; souvent on a fait le procès des conditions fâcheuses de la vie urbaine, mais nul ne l'a fait en termes plus heureux que M. Peter: il nous montre l'écolier vivant dans un air *ruminé*, s'étiolant dans les salles d'étude mal aérées et dans les cours sans soleil, s'immobilisant sur des bancs, « les muscles au repos, et la cervelle aux travaux forcés »; il nous montre le jeune soldat quittant ses champs pour la caserne, et y trouvant une chambrée à, l'air méphitique, une nourriture toujours la même et les fatigues d'un travail nouveau pour lui, sans compter le tabac et l'alcool auxquels il demande le soulagement de sa nostalgie; il nous fait parcourir les ateliers et les bureaux où tout semble conspirer à produire l'étiolement; il nous fait même pénétrer dans les appartements des riches, où « fenêtres aux bourrelets impitoyables rigoureusement closes, rideaux soigneusement tirés,

(¹) Bouchard, Maladies par ralentissement de la nutrition, p. 241

stores abaissés pour tamiser la lumière » arrivent à rendre l'aération absolument et volontairement insuffisante. Comment s'étonner s'il conclut après cela : « Donnez-moi une grande ville avec son hygiène dépravée, et je vous rendrai une population de tuberculeux ». On ne peut que souscrire à cette manière de voir.

§ VII. **Influence du climat.** « — Le climat est l'ensemble des circonstances physiques attachées à chaque localité, envisagé dans ses rapports avec les êtres organisés. » Cette vieille définition d'Hippocrate est encore de mise aujourd'hui. Il ne saurait entrer dans notre cadre de décrire les éléments constitutifs des climats (latitude, altitude, température, hygrométrie, etc.), ni d'étudier les maladies qui appartiennent à chacun d'eux : ce serait empiéter sur la géographie médicale. Notre rôle, beaucoup plus modeste, se bornera à rechercher comment les climats, en influant sur la biologie de l'être, peuvent créer l'aptitude à la maladie.

A chaque climat correspondent une faune et une flore bien caractérisées. Transportés dans un climat différent, animaux et plantes s'étiolent, languissent et meurent le plus souvent sans faire souche, ou bien, s'ils sont capables de s'adapter à leur milieu nouveau, subissent les modifications les plus profondes ; c'est ainsi que, dans les climats froids, la ciguë et l'aconit cessent d'être vénéneux, et que la rhubarbe, acclimatée de Chine en Angleterre, perd ses propriétés médicinales.

L'homme est soumis aux mêmes lois. Quand l'Européen, par exemple, émigre vers les pays chauds, il subit d'abord personnellement les atteintes du climat, et sa descendance, originellement débile, ne fournit qu'un petit nombre de générations. Ce qui se passe en Égypte est particulièrement instructif. Jamais la race indo-européenne n'a pu s'y acclimater : « Les enfants des Européens et des Turcs, dit Pruner-bey (cité par Proust), parviennent rarement, malgré les soins les plus assidus, à y franchir la première enfance », et, ce qui prouve bien que le climat est seul en cause, c'est que ces mêmes enfants, envoyés en Europe, s'élèvent très facilement. Le même fait s'observe dans l'Inde, où les Anglais ne peuvent qu'exceptionnellement faire souche.

Il nous faut maintenant étudier l'influence du climat sur l'individu pris en lui-même.

Dans les climats chauds, la circulation est active, le pouls fréquent, la respiration accélérée, l'exhalation pulmonaire considérable, la sueur abondante. Les autres sécrétions subissent une diminution parallèle : la salive est épaisse et rare, l'urine en faible quantité, le taux de l'urée peu élevé. Les fonctions digestives languissent, l'appétit est diminué et la ration d'entretien nécessaire à la vie peu considérable ; la bile, sécrétée en excès, dénote la suractivité fonctionnelle du foie, la constipation est la règle. Le système nerveux est, ou déprimé, ou anormalement excité ; le travail musculaire devient pénible, la nutrition générale est profondément troublée.

De tout cela résulte une anémie plus ou moins accentuée, l'anémie des pays chauds. Ce n'est pas encore la maladie, c'est, en tout cas, l'imminence morbide; le terrain est prêt pour l'entrée en jeu des parasites. C'est alors qu'apparaîtront, suivant les pays, la fièvre jaune, le choléra, la dysenterie, les diarrhées, l'impaludisme, le béribéri, la dengue, les affections cutanées les plus diverses, sans préjudice des maladies qui se rencontrent partout, comme la tuberculose, les fièvres éruptives, etc.

La fréquence relative de ces maladies, leurs variétés, leurs formes cliniques, leur degré de gravité, leur répartition, ne peuvent trouver place que dans l'étude détaillée de chaque pays.

Dans les climats septentrionaux, l'organisme, obligé de lutter contre le refroidissement, doit exagérer sa production de chaleur animale : de là, une suractivité nécessaire des fonctions respiratoires, circulatoires et digestives, avec diminution parallèle de l'activité cutanée; de là aussi, obligation d'ajouter aux aliments azotés une forte proportion de matériaux ternaires; de là enfin, une propension marquée à abuser des condiments, des excitants, de l'alcool. De tout cela résulte une tendance aux phlegmasies chroniques des voies digestives et au ralentissement de la nutrition générale. Aussi, tandis que, dans ces climats, les conditions telluriques favorables écartent les endémies, les maladies d'ordre nutritif deviennent-elles prépondérantes. C'est ainsi que la goutte, dont nous avons d'ailleurs signalé l'ubiquité, est d'autant plus fréquente qu'on se rapproche du Nord et qu'on pénètre dans les pays bas ou humides, dans la Hollande, l'Angleterre, l'Allemagne, contrées où l'on trouve en même temps le rachitisme, l'ostéomalacie, l'obésité, le diabète, la lithiase biliaire (Bouchard).

Enfin, dans les climats polaires, le froid excessif, en gênant la circulation capillaire de la peau, prédispose aux congestions viscérales, tandis que l'éclat de la lumière réfléchie sur la neige, l'impétuosité du vent et la fumée qui remplit les habitations, rendent fréquentes les ophthalmies. D'autre part, la nécessité de vivre dans des habitations mal aérées et la privation des aliments frais et surtout des végétaux, provoquent la misère physiologique (Bouchardat) : de là, l'aptitude au typhus et aux maladies scorbutiques.

Les climats tempérés ne prêtent, au point de vue spécial qui nous occupe, à aucune considération particulière.

Nous croyons devoir borner là ces notions très générales, renvoyant pour plus de détails aux chapitres où sont traitées la répartition géographique des maladies, les endémies, les épidémies, etc.

§ VIII. **Influence des maladies antérieures.** — En terminant l'étude de la prédisposition, il est encore un point que nous désirons aborder : l'opportunité créée par une maladie, soit pour une nouvelle atteinte de la même maladie, soit pour une maladie différente.

On sait avec quelle facilité récidivent la blennorrhagie et les accidents qui souvent la compliquent (orchite, arthrites); avec quelle fréquence réapparaissent, chez ceux qui en ont été une première fois atteints, l'érysièle, le rhumatisme articulaire aigu, la pneumonie, l'herpès... Dans les cas de ce genre, et il serait facile d'en multiplier les exemples, une première atteinte crée une prédisposition évidente, soit que le terrain modifié devienne plus apte à recevoir à nouveau le germe infectant, soit qu'après la guérison, ce germe demeure dans l'organisme avec la faculté de recouvrer, sous certaines influences, une activité nouvelle (microbisme latent). La présence du pneumocoque dans la salive des anciens pneumoniques, pendant une durée indéfinie (Netter), fournit une base positive à cette opinion.

Mais ce n'est pas tout : certaines affections prédisposent à certaines autres; pour la tuberculose pulmonaire, par exemple, le terrain est souvent préparé par la rougeole, la coqueluche, la grippe. A cette liste on ne manquait pas autrefois d'ajouter la pleurésie, car, de tout temps, les médecins avaient noté l'extrême fréquence du développement de la phtisie chez les sujets antérieurement atteints de pleurésie dite franche, simple ou *a frigore*. A un fait aussi patent, les explications ne manquaient pas et pouvaient se résumer ainsi : le poumon, plus ou moins comprimé par l'épanchement, puis gêné dans son expansion par une coque ou des brides fibreuses, subissait, dans sa fonction et sa nutrition, une atteinte profonde, et devenait ainsi un *locus minoris resistentiæ*. — Actuellement la question a changé d'aspect et nous semble avoir fait un pas décisif. Landouzy, puis Kelsch et Vaillard, par des observations cliniques et des faits expérimentaux, ont établi que ces pleurésies qui ne font pas leur preuve, c'est-à-dire qui ne sont liées ni à une pneumonie, ni à une broncho-pneumonie, ni à un rhumatisme articulaire aigu (Landouzy), ne sont pas *prétuberculeuses*, mais *fonction de tuberculose* ; ce sont des tuberculoses locales, et le pleurétique est déjà tuberculeux, au même titre qu'un porteur d'écrouelles, de tumeur blanche ou de lupus. Le fait que toute pleurésie n'est pas fatalement suivie de phtisie, n'infirme nullement cette manière de voir. Nie-t-on la nature tuberculeuse des écrouelles, des tumeurs blanches ou du lupus, parce que les porteurs de ces affections ne deviennent pas nécessairement phtisiques?

A propos de la tuberculose, Landouzy a encore attiré l'attention sur la prédisposition créée par la variole. Voici comment il s'exprimait, en 1888, au Congrès de la tuberculose : « Quant à l'opportunité acquise, un fait n'a frappé; c'est que tout individu qui a été variolisé devient un candidat à la tuberculose. Je puis affirmer que, depuis six ans, j'ai observé 300 varioleux, vaccinés ou non (ce chiffre paraît considérable), et que sur ce nombre, je n'en ai trouvé que 10 qui n'étaient pas tuberculeux. Ils étaient âgés de seize à cinquante-neuf ans; et encore sur les 10 qui n'étaient pas tuberculeux, il y en avait 5 qui, par ce fait qu'ils étaient des cardiopathes ou des artério-scléreux, étaient presque mis à l'abri de la contagion de la tuberculose. »

Depuis cette époque, non seulement il n'a pas modifié cette opinion, mais ses nouvelles observations sont venues la raffermir encore (connucation orale) ; comme conséquence logique, il y aurait lieu de ne pas faire séjourner dans les locaux nosocomiaux riches en bacilles les sujets antérieurement variolisés.

Pierron (de Bordeaux) avait attribué à la vaccination la même influence prédisposante ; les faits ne semblent pas heureusement confirmer cette opinion, notamment les recherches de Vinogradof (d'Odessa) et de Helgard Tyndal.

Sans quitter la tuberculose, que nous avons choisie comme exemple, il est facile de montrer que les maladies infectieuses ne sont pas seules à créer une prédisposition ; les troubles de la nutrition jouent aussi un rôle considérable. Nous devons citer d'abord les affections chroniques du tube digestif : rétrécissements simples ou cancéreux de l'œsophage, ulcères simples ou cancéreux de l'estomac, dilatation gastrique, diarrhées prolongées, typhlites à rechutes, etc.

Toutes ces causes agissent sans nul doute en rendant l'assimilation insuffisante, et en favorisant les auto-intoxications, mais il y a aussi à tenir compte du rôle protecteur que les sécrétions normales du tube digestif et en particulier le suc gastrique semblent jouer à l'égard des agents infectieux. Toute affection qui modifiera ces sécrétions et diminuera leur pouvoir bactéricide deviendra par là même une cause de réceptivité.

C'est d'ailleurs une observation d'une portée générale, et qui peut s'appliquer à bien d'autres maladies que la tuberculose : on sait, par exemple, le rôle considérable attribué par Le Gendre à la dilatation de l'estomac comme cause prédisposante de la fièvre typhoïde.

C'est probablement encore par les troubles nutritifs qu'elles engendrent que les maladies nerveuses chroniques appellent la phtisie : le tabes, la sclérose en plaques, la maladie de Parkinson, la paralysie générale, les vésanies, l'épilepsie, l'hystérie même ont souvent pour aboutissant connu la phtisie, surtout quand les causes de contagion sont multipliées, comme dans les établissements hospitaliers.

Enfin, parmi les maladies dues au ralentissement de la nutrition, il en est une, le diabète, dont l'action phtisiogène est admise par tous ; nous croyons que les altérations humorales, l'hyperglycémie notamment, créent pour la pullulation du parasite un milieu de prédilection. Roux et Nocard ont d'ailleurs expérimentalement démontré l'action favorable des milieux sucrés sur le développement du bacille de Koch. Cette opportunité existe aussi pour d'autres microbes ; la fréquence des lymphangites, des gangrènes, à la suite d'un traumatisme insignifiant, en est la preuve.

Une expérience de O. Bujwid jette un grand jour sur la pathogénie de ces gangrènes, en montrant que le *staphylococcus aureus*, agent pyogène par excellence, est capable de produire, chez les animaux, des plaques de sphacèle, si l'on injecte en même temps une solution de glycose, c'est-à-dire si l'on reproduit artificiellement les conditions humorales du diabète.

Certaines intoxications, comme l'alcoolisme, conduisent aussi à la phtisie, mais le mécanisme est des plus complexes, toutes les causes pouvant amener une déchéance profonde de l'organisme se trouvant réunies : altérations du tube digestif, du foie, des artères, du système nerveux. C'est ce que Lancereaux a surtout bien mis en lumière, et, pour notre part, nous croyons que, dans les grandes villes du nord, l'alcoolisme est, pour la phtisie acquise, la cause prédisposante la plus efficace.

Il y aurait enfin, dans un tout autre ordre d'idées, à rechercher si certaines lésions locales ne deviennent pas une cause d'appel pour la tuberculose; on sait le rôle attribué par Norton et Broussais au sang épanché dans les bronches : c'est la vieille doctrine de la *phthisis ab hemoptoe* reprise par Niemeyer et Jaccoud. Sans doute, dans beaucoup de cas, l'hémoptysie est la manifestation extérieure d'une tuberculose déjà en puissance; mais parfois aussi, l'hémoptysie, due à une cause parfaitement déterminée, un traumatisme par exemple, paraît bien avoir été le point de départ d'une réaction locale propre à amener la fixation et la pullulation du bacille spécifique. Le fait que Jaccoud a publié dans ses Cliniques de la Pitié (1886-1887) nous paraît particulièrement de nature à entraîner la conviction.

Enfin Landouzy (communication orale) appelait récemment notre attention sur la facilité avec laquelle, à échéance variable, les anciens trachéotomisés devenaient tuberculeux. Faudrait-il chercher l'explication de ce fait dans la formation cicatricielle d'un éperon, d'un rétrécissement relatif de la trachée, offrant au parasite un point facile d'implantation?

On voit par là combien sont nombreuses les aptitudes créées par les maladies antérieures!

Souvent les raisons de cette influence nous échappent; parfois, cependant, on commence à les entrevoir. Puisque beaucoup de maladies infectieuses impriment à l'organisme des modifications assez profondes pour préserver d'une récidive, il n'est pas illogique d'admettre la possibilité de modifications d'un autre ordre, susceptibles de préparer le terrain à de nouveaux parasites. Une expérience de Roger vient appuyer cette hypothèse : le bacille du charbon symptomatique et le *Bacillus prodigiosus*, inoculés séparément, ne sont pas pathogènes pour le lapin; si au contraire, on les inocule simultanément, le charbon se développe et l'animal meurt. En étudiant de près les résultats de cette expérience, Roger a reconnu que le microbe auxiliaire, le *prodigiosus*, agissait en sécrétant des substances nocives qui n'altéraient pas localement les tissus, mais modifiaient l'état général. Les produits sécrétés par un parasite sont donc capables de favoriser l'action d'un parasite différent; c'est peut-être par des moyens de ce genre qu'une maladie infectieuse prépare le terrain à une infection nouvelle.

Nous ne pouvons clore ce rapide exposé des causes prédisposantes sans exprimer un regret, c'est d'avoir dû le plus souvent nous borner à constater et à grouper des faits, sans même tenter de les expliquer. C'est dire que, si les conditions de la prédisposition sont aujourd'hui mieux connues qu'autrefois, sa nature intime est toujours entourée des mêmes obscurités. Il faut reconnaître, du reste, que l'aridité du sujet a peu tenté les observateurs, et que, sur ce point, les documents, surtout récents, sont d'une rareté et d'une pauvreté désespérantes. Nous allons voir qu'il n'en est pas de même pour l'immunité.

CHAPITRE II

DE L'IMMUNITÉ

Nous venons d'étudier comment l'organisme devenait apte à subir l'influence des agents morbigènes; il nous faut rechercher maintenant comment il est ou devient capable de leur résister : c'est la question de l'immunité, aussi vieille que la médecine elle-même. Elle s'est, en effet, posée le jour où l'observation a démontré que les maladies contagieuses trouvaient des individualités naturellement réfractaires, et aussi que, pour un grand nombre de ces mêmes maladies, une première atteinte imprimait à l'organisme des modifications assez profondes pour le mettre à l'abri d'une contamination nouvelle. C'était distinguer une immunité *naturelle ou innée*, et une immunité *acquise*, distinction imposée par les faits et qui doit être maintenue.

I. **Immunité naturelle ou innée.** — L'immunité naturelle a bien des aspects: l'un des plus faciles à saisir est la résistance opposée par certains organismes à l'action des poisons minéraux ou végétaux. Il est intéressant de comparer cette résistance dans les différentes espèces animales. L'homme, par exemple, est intoxiqué par des doses relativement faibles d'arsenic ou d'antimoine; le cheval, par contre, supporte admirablement l'arsenic, et le porc, l'antimoine. L'homme est empoisonné par la belladone, la jusquiame, la digitale, le manioc, le tabac;... au contraire, les rongeurs ne subissent aucune action fâcheuse de la belladone; le mouton et le cheval, de la jusquiame; l'escargot, de la digitale; le porc, du manioc; la chèvre, du tabac, etc. Même à l'égard des venins animaux, pareille immunité peut se rencontrer : c'est ainsi que le hérisson résiste au venin de la vipère, même s'il est piqué au museau.

Dans l'espèce humaine enfin, l'activité des poisons varie suivant les races; le nègre, par exemple, supporte des doses relativement énormes d'alcool, de mercure, de tartre stibié.

Mais c'est surtout à l'égard des maladies infectieuses que l'immunité naturelle acquiert une importance capitale, justifiant les détails dans lesquels nous allons entrer. Une maladie bien connue, le charbon bactéridien, nous en fournira des exemples frappants.

On sait combien certaines espèces animales, le mouton, le cobaye, le lapin, le bœuf, le cheval, le chevreuil, le daim, le cerf, le porc,... sont sensibles à la bactéridie; l'homme est déjà plus résistant, comme le prouve la rareté de la pustule maligne comparée au nombre des ouvriers journellement exposés à la contracter; enfin de nombreux animaux, les carnassiers (chiens, chats, renards), le rat blanc, les gallinacés, les batraciens, les reptiles jouissent à cet égard d'une véritable immunité; ils ne contractent jamais spontanément le charbon et présentent, même aux inoculations expérimentales, une résistance extrême. Cette immunité n'est pourtant pas absolue, puisque, par certains artifices, on arrive à la supprimer : c'est ainsi que le mouton d'Algérie, naturellement réfractaire, cesse de l'être quand on augmente la quantité de la matière virulente inoculée (Chauveau); le chien et le chat résistent à l'inoculation sous-cutanée et sont tués par l'injection intra-veineuse (Toussaint). Chez le chien même, l'immunité n'existe qu'à l'âge adulte, car, d'après Straus, le jeune chien présente une réceptivité au moins égale à celle du cobaye adulte.

Chez les gallinacés, l'immunité est mieux accusée, et l'on fut un moment tenté de l'expliquer par la température normalement élevée de ces animaux. Une expérience célèbre de Pasteur semblait confirmer cette opinion : en maintenant une poule les pattes dans l'eau froide, pendant un temps suffisamment long pour abaisser sa température, il rendait cet animal sensible à la bactéridie. Dans une expérience inverse, Gibier, plongeant des grenouilles dans une eau à 35 degrés et élevant ainsi leur température, les privait de l'immunité. Il ne faudrait pourtant pas exagérer l'importance de ces modifications toutes physiques; car le moineau, dont la température normale est de 41 à 42 degrés, n'est nullement réfractaire au charbon (Koch); et d'autre part, le crapaud, dont la température est sensiblement égale à celle de la grenouille, présente si peu l'immunité que, sur 22 animaux de cette espèce, inoculés par Fischel, 22 succombèrent. Il semble donc que, dans les expériences de Pasteur et de Gibier, la perte de l'immunité résulte bien moins des modifications thermiques que de la perturbation considérable apportée dans l'organisme par les conditions absolument anormales de l'expérience. A l'appui de cette opinion, il convient de citer encore les expériences de Canalis et Morpurgo, qui rendent les poules et les pigeons sensibles au charbon en les soumettant à un jeûne sévère et prolongé, et aussi celles de Charrin et Roger qui, au moyen d'un dispositif ingénieux, provoquent, chez les rats blancs, une fatigue excessive et arrivent ainsi à les priver de l'immunité. Sur 15 rats ainsi surmenés, 2 seulement résistèrent à l'inoculation, tandis que, sur 8 témoins laissés au repos, 6 restèrent réfractaires.

La noire offre aussi des exemples très nets d'immunité naturelle : tandis que l'âne, le mulet, le cheval, le chien, le chat, etc., prennent facilement la maladie, les bovidés, le porc, les oiseaux sont presque absolument réfractaires. Chez le chien, cette immunité se révèle sous une forme particulièrement intéressante : il se produit chez lui, au point inoculé, une ulcération qui, après une période d'augment plus ou moins longue, finit par guérir; et cependant la lésion ne reste pas locale, puisque les parenchymes sont virulents dix-huit heures après l'inoculation et conservent cette virulence pendant plus de six mois (Balizky).

Pour la tuberculose, la résistance des carnivores et des animaux à sang froid est ici moins remarquable; Zagari aurait cependant provoqué cette maladie chez de jeunes chiens, et Despeigne chez le triton et la grenouille non chauffée.

Dans tous ces cas, l'immunité n'est donc que relative; il en est d'autres où elle est presque absolue : le choléra ne se développe spontanément chez aucune espèce animale, et, quand on veut le provoquer expérimentalement chez le cobaye, malgré les plus grands désordres (ligature du canal cholédoque, injection stomacale de solutions alcalines, immobilisation de l'intestin...), on ne réussit qu'à produire des diarrhées plus ou moins abondantes, cholériformes, plutôt que cholériques, que l'on peut obtenir d'ailleurs, dans des conditions identiques, avec une vieille culture charbonneuse ou pyocyanique (Bouchard)!

A l'égard de la fièvre jaune, même résistance : dans un bâtiment où régnait la fièvre jaune, une Commission américaine enferma 4 chiens, 2 chats, 6 lapins, 1 singe, 6 poules, 12 pigeons et 2 oies; aucun de ces animaux ne contracta la maladie.

Même immunité pour la syphilis, qui n'existe spontanément chez aucune espèce animale. A une certaine époque, on a pu croire que chez les chevaux, la maladie du coit, la dourine, n'était autre que la syphilis; le mode de succession des accidents, les déterminations muqueuses, cutanées, osseuses et nerveuses, la fréquence de l'avortement, dénotaient évidemment entre les deux maladies une étroite analogie; mais analogie n'est pas identité, et les arguments de Saint-Cyr, trop longs pour être relatés ici, nous paraissent avoir nettement établi qu'il s'agissait là de deux maladies distinctes. Quant aux essais de transmission expérimentale de la syphilis de l'homme à l'animal, ils ont donné lieu à bien des mécomptes. Les inoculations anciennement pratiquées avant la distinction du chancre mou et du chancre infectant, sont nécessairement sans valeur : c'est ainsi qu'Auzias-Turenne, croyant avoir inoculé la syphilis au singe et au chien, ne leur avait en réalité communiqué que le chancre mou! Il serait oiseux de citer les nombreuses tentatives d'inoculation pratiquées, dans ces trente dernières années, sur les animaux les plus divers : cobaye, porc, âne, mulet, singe. Elles n'ont point entraîné la conviction, pas même celles particulièrement bien conduites de Klebs sur la guenon, et de Martineau et Hamonic sur le porc et le macaque. Disons cependant que, dans ces derniers temps, la question a été reprise et paraît avoir été tranchée dans un sens positif. Quoi qu'il en soit, la divergence même des résultats expérimentaux établit, d'une façon péremptoire, l'extrême difficulté que l'on trouve à communiquer la syphilis à l'animal.

Si maintenant nous quittons la pathologie comparée pour la pathologie humaine, nous y rencontrons des exemples non moins frappants d'immunité naturelle. La *race* joue ici un rôle important : nous en prendrons pour preuves les immunités bien connues du nègre. Sa résistance aux grands traumatismes, au shock, est proverbiale : Brassac rapporte que les Yoloffs, pour éprouver la vertu de leurs *grigris*, s'ouvrent volontiers le ventre, renettent ensuite tranquillement leurs intestins en place, et guérissent le plus souvent. Faut-il rapprocher ce manque de réaction de la faible intensité et de la lenteur des actes réflexes (rareté du bâillement, de l'éternuement, lenteur du coït, etc...), signalées par Lichtenstein (¹)?

Mais voici des faits mieux établis : pour la fièvre jaune, l'immunité du Noir est presque absolue. Pendant l'expédition du Mexique, à la Vera-Cruz, alors que l'armée française, y compris ses éléments algériens, était décimée par la fièvre jaune, un bataillon de nègres, venus du Darfour, ne présenta pas un seul décès, sur un effectif de 453 hommes. Aux Antilles, les nègres importés par la traite n'ont jamais participé aux épidémies d'une manière authentique, ou du moins en proportion notable. Cependant, à la Jamaïque en 1878, et au Sénégal en 1880, les statistiques signalent un nombre relativement élevé de décès chez les gens de couleur ; mais ces décès auraient été fournis par les mulâtres qui, tout en étant noirs sensibles que les Blancs, sont beaucoup moins réfractaires que les Noirs. Il est du reste de notion courante dans les pays ravagés par la fièvre jaune « qu'un quart de sang noir vaut mieux pour en préserver que la vaccine pour la variole » (Nott). Les créoles eux-mêmes (²) jouissent d'une immunité incontestable : « On voit, dit Bouffier, la population (créole) de la Vera-Cruz manifester la plus grande indifférence à l'égard de la fièvre jaune; elle la considère comme une maladie que tout Blanc étranger au pays doit subir tôt ou tard, mais *dont elle-même restera indemne.* Elle cède sans répugnance ses appartements aux malades atteints du vomito le plus grave, et ne prend aucune précaution contre ce voisinage. » Mais cette immunité n'est que relative, car d'après Saint-Vel, elle se perd après un long séjour dans les climats tempérés; il est vrai que le nouvel acclimatement nécessaire pour la reconquérir serait beaucoup plus court pour le créole que pour l'Européen.

Quant à la prétendue immunité des créoles des Antilles pour la rougeole et pour la scarlatine, affirmée par Rochoux, elle ne repose que sur une apparence, car, comme le fait remarquer Béclère, il se passe aux Antilles

---

(¹) Nous renvoyons, pour plus de détails, aux ouvrages déjà cités de Bordier

(²) Nous avons emprunté un grand nombre de ces détails a W. DUBREUILH, *Des immunités morbides. Thèse d'agrég.* de Paris, 1886 — Nous le mettrons aussi à contribution à propos de l'immunité acquise.

ce qui se passe dans toutes les îles : la maladie n'apparait qu'après inoculation, et, après avoir frappé tous ceux qu'elle peut atteindre, disparait pour un temps souvent fort long.

Pour l'impaludisme, l'immunité du nègre est encore très appréciable. Maurel(¹) l'a bien démontré pour la Guyane, et les statistiques des colonies anglaises sont, sur ce point, très concordantes : dans les pays les plus divers, Jamaïque, Guyane, Trinité, Maurice, Ceylan, etc., la mortalité palustre du nègre se montre toujours très faible, comparativement à celle de l'Européen. A Sierra-Leone, par exemple, sur 412 décès dus à l'impaludisme, on ne compte que 3 Noirs.

Il semble d'ailleurs bien acquis que les nègres, et même les Hindous et les Annamites, évitent presque toujours les accidents aigus et pernicieux de l'impaludisme, et que, quand ils sont touchés par cette infection, c'est généralement sous forme de cachexie. Kelsch a étendu la même remarque aux Arabes. Nous croyons devoir borner là ces considérations ethniques.

Il est aussi une immunité inhérente à *l'âge*. Arloing, Cornevin et Thomas ont signalé la résistance du veau de lait au charbon bactérien, et Pasteur a pu faire ingérer sans inconvénient au poussin une culture de choléra des poules capable de tuer la poule adulte. Dans l'espèce humaine, on retrouve, pour les premiers temps de la vie, une résistance analogue à de nombreuses infections. Tous les auteurs sont unanimes à reconnaitre que, dans la première année, les fièvres éruptives, même les plus contagieuses, comme la rougeole, sont absolument exceptionnelles. A propos de la vaccine, Lothar Meyer signale, dans les premiers jours qui suivent la naissance, une résistance qui d'ailleurs ne tarde pas à disparaitre. De même, la fièvre typhoïde ne frappe pour ainsi dire jamais le nouveau-né, ni même le jeune enfant. Rufz écrivait, en 1840, que, jusqu'à ce jour, on n'avait dans la science aucun exemple authentique et incontestable de cette maladie avant l'âge de quatre ans; cette opinion est trop absolue, mais les rares faits contradictoires, recueillis à grand'peine par Rilliet et Barthez, prouvent à quel point elle se rapproche de la vérité. Quant aux immunités de l'âge adulte et de la vieillesse, elles ressortissent presque toujours à l'immunité acquise.

Il existe enfin et surtout des immunités *individuelles* échappant à toute classification. Dans les épidémies de variole, de scarlatine, de rougeole, de choléra, etc., on rencontre toujours des organismes, qui, malgré des chances multiples et variées de contagion, et en dehors de toute atteinte antérieure de ces maladies, restent constamment indemnes. N'a-t-on pas signalé la même résistance innée à l'égard de la blennorrhagie et même de la syphilis (faits de Puche, Ouvry, Théry, Rattier, Cullerier, Mauriac)? Il est légitime de se demander s'il ne s'agit pas, dans ces cas, d'immunité par atavisme, par transmission héréditaire : les ascendants

---

(¹) MAUREL, *Traité des maladies paludéennes à la Guyane*. Paris, 1883

auraient conquis, par une première atteinte de la maladie, une immunité dont ils n'auraient pas été seuls à bénéficier, et qui se serait perpétuée dans leurs rejetons.

Des arguments de divers ordres plaident en faveur de cette interprétation.

On sait qu'une maladie, lorsqu'elle sévit pour la première fois sur un pays, s'y fait remarquer par une diffusibilité et une gravité extrêmes : c'est ainsi que la variole, importée en Amérique par les premiers conquérants, s'y montra plus meurtrière encore qu'en Europe; que la rougeole, lors de sa première apparition, décima les îles Féroé en 1781, les îles Fidji en 1875, et plus récemment, la Terre-de-Feu; que les premières épidémies cholériques enfin atteignirent, en Europe, les proportions d'un véritable fléau.

Quand, au contraire, une maladie règne dans un pays depuis assez longtemps pour que les ancêtres de la population actuelle en aient été tous plus ou moins atteints, alors on la voit diminuer de gravité, en même temps qu'augmente le nombre des réfractaires. Et ce qui montre bien qu'il s'agit là d'assuétude héréditaire, c'est que la maladie, dans le pays même où elle est devenue rare et bénigne, peut récupérer, sur des sujets neufs, sa gravité initiale. Faut-il rappeler à ce propos l'histoire des malheureux Esquimaux venus à Paris, il y a quelques années, pour une exhibition ethnographique? Ils contractèrent la variole et succombèrent presque tous.

Mais il est des faits plus précis d'immunité congénitale. Lee et Kassowitz soutiennent que des parents syphilitiques ont pu transmettre l'immunité à leurs enfants, sans les doter de la maladie; mais il n'en est pas toujours ainsi : Bœcc cite, en effet, le cas d'une femme dûment syphilitique, qui mit au monde trois enfants sains, mais si peu immunisés, qu'ils furent en bas âge contaminés par une servante. Fournier a aussi vu des enfants de syphilitiques contracter la syphilis à leur tour, et n'être pas même à l'abri des accidents graves de cette maladie.

La variole donne lieu également à des remarques intéressantes : Desnos rapporte l'observation d'une femme qui, atteinte d'une variole grave au neuvième mois de sa grossesse, accoucha à terme d'un enfant parfaitement sain. Cet enfant se montra réfractaire à la fois à la variole et à la vaccine : il demeura, en effet, un mois dans la salle des varioleux, sans contracter la maladie, et, par trois fois, l'inoculation vaccinale fut tentée sur lui sans succès, quoique le même vaccin produisit chez d'autres sujets des inoculations positives. H. Robinson et Chambrelent ont publié des cas analogues. Il convient d'ajouter que cette immunité n'est pas constante, et que, bien souvent, les enfants, nés de femmes variolées pendant leur grossesse, sont sensibles à la variole et à la vaccine.

On cite encore des cas où l'immunité peut être conférée par la mère, alors même qu'elle l'aurait acquise avant la fécondation. Chauveau et

Toussaint ont vu des brebis, vaccinées contre le sang de rate et ultérieurement fécondées, mettre au jour des agneaux immunisés : c'est là ce qu'on a appelé la vaccination ovulaire. Il n'est pas illogique de penser qu'il peut exister au même titre une vaccination spermatique, mais aucun fait cependant n'en a fourni la démonstration rigoureuse. On conçoit l'importance de ces notions pour expliquer les immunités ataviques.

Enfin, sans violenter les faits, on peut dire que tous les êtres possèdent un certain degré d'immunité naturelle, assurée par le jeu régulier de leurs organes : quand les humeurs et les sécrétions sont normales, quand les téguments internes et externes sont intacts, quand les épithéliums et les éléments phagocytaires remplissent bien le rôle protecteur qui leur est dévolu, alors l'organisme présente à l'infection le maximum de résistance : c'est ce qui explique comment, malgré le nombre et la variété des causes de contagion (¹), la proportion des sujets atteints est relativement si faible. Mais cette immunité est bien fragile, et ne saurait être comparée comme efficacité aux différentes formes de l'immunité acquise que nous allons décrire maintenant.

II. Immunité acquise. — Les conditions de l'immunité acquise sont de deux ordres. Les unes relèvent uniquement des forces naturelles et se lient à l'action réciproque de l'organisme et des agents pathogènes : ce sont : l'*assuétude*, l'*influence des maladies antérieures*, l'*antagonisme*; les autres font appel à l'intervention étrangère et empruntent des procédés artificiels imaginés par l'homme; ce sont les *vaccinations*. Nous ne parlerons qu'incidemment de ces dernières, qui seront décrites dans une autre partie de cet ouvrage.

Assuétude. — Quand l'organisme est soumis à l'action graduelle et prolongée des agents toxiques et infectieux, il subit des modifications profondes, mal déterminées dans leur nature, mais connues dans leurs effets. Ces modifications lui permettent souvent, mais non toujours, de résister à des attaques qui, primitivement, lui auraient été fatales.

Les poisons minéraux et végétaux fournissent des exemples frappants d'assuétude : on sait que quelques centigrammes d'arsenic ou de morphine suffisent, dans les conditions ordinaires, pour empoisonner l'homme, mais si l'on commence à administrer le poison à doses minimes et qu'on élève ensuite ces doses d'une façon lente, graduelle et prolongée, on arrive à faire supporter à l'organisme des quantités relativement énormes et qui eussent été mortelles au début. C'est là ce qu'on a appelé

(¹) On sait que les microbes les plus virulents peuvent vivre dans les cavités naturelles sans infecter l'organisme, lorsque cet organisme n'est pas en état de réceptivité; c'est ainsi que Straus a trouvé fréquemment le bacille de Koch dans la bouche de personnes attachées aux services hospitaliers encombrés de tuberculeux. Si l'on pense a la rareté *relative* de la phtisie chez ces mêmes personnes, il est légitime d'en conclure que l'être humain, dans les conditions normales, présente à la tuberculose une résistance plus grande qu'on ne le supposait tout d'abord.

le mithridatisme, en faisant allusion à la légende du roi de Pont, qui, dit-on, s'étant accoutumé de longue date à différents poisons, les trouva sans effet, quand il leur demanda la mort.

Pareille assuétude peut se manifester à l'égard de certains venins. Dans les pays chauds infestés de moustiques, les étrangers sont en butte, dès leur arrivée, à des piqûres souvent très douloureuses, puis peu à peu ils s'y habituent et cessent bientôt d'en ressentir toute fâcheuse influence.

L'accoutumance peut aussi, à l'égard de quelques maladies infectieuses, procurer une certaine immunité; il est d'observation vulgaire que l'influence nuisible d'un foyer d'infection se fait surtout sentir sur les sujets qui n'y sont que depuis peu de temps exposés, tandis que ceux qui sont acclimatés à ce voisinage, demeurent plus ou moins réfractaires. On sait aussi que les médecins, les infirmiers, tous ceux en un mot qui sont en contact perpétuel avec les contagieux, finissent, au bout d'un certain temps, par acquérir une réelle immunité. Il ne répugne pas à nos idées modernes d'admettre ici une infection par doses trop faibles pour produire la maladie, mais suffisantes pour amener l'état réfractaire.

Voici du reste des faits positifs d'immunité conférée par l'accoutumance : en 1865, lors de l'épidémie d'Égypte, beaucoup de personnes fuyaient devant le choléra; ne pouvant débarquer à cause des mesures prescrites par le gouvernement ottoman, elles étaient placées dans des lazarets où, malgré l'encombrement, il n'y eut que très peu de cas de choléra, avec mortalité très faible. Ces individus, fuyant des foyers cholériques, avaient déjà subi l'influence du milieu; ils étaient acclimatés (Proust). Autre exemple non moins concluant : sur un grand nombre de bateaux venus, pendant la même épidémie, d'Alexandrie aux Dardanelles, il n'y eut, sur un total de 5326 hommes (marins et passagers), que 16 cas de choléra; c'est que tous avaient eu le temps de subir les effets de l'acclimatement. De même, dans les grands pèlerinages d'Orient, qui traînent avec eux le choléra, la mortalité est très faible dans les masses qui ont subi l'accoutumance (Proust).

On cite encore fréquemment, comme type d'immunité par assuétude, l'exemple de la fièvre typhoïde; il est certain que dans les grandes villes, à Paris notamment, la plupart des cas observés ont trait à de jeunes sujets (écoliers, étudiants, domestiques, soldats, etc.) récemment arrivés de leur province, tandis que les adultes autochtones ou immigrés depuis un temps plus ou moins long, restent relativement indemnes. Le fait en lui-même est vrai, mais l'on peut se demander si l'accoutumance seule suffit à l'expliquer. Sans doute, l'adulte vivant dans un milieu où règne la fièvre typhoïde, peut arriver à se vacciner d'une façon inconsciente, par une absorption graduelle et insensible du poison typhique; mais, comme le faisait déjà remarquer Trousseau, cette immunité tient le plus souvent à une atteinte antérieure de la maladie, assez légère pour que le sujet en ait perdu le souvenir, mais capable cependant de l'avoir rendu réfractaire. Combien de prétendus embarras gastriques, de synoques, de fièvres éphémères ne soit que des formes abortives de la fièvre typhoïde et susceptibles comme telles de conférer l'immunité!

Il faut ajouter qu'en matière de dothiénentérie, le bénéfice de l'assuétude est assez précaire, car il semble limité à la localité même habitée par le sujet; on cite volontiers à ce propos l'exemple des Parisiens qui, réfractaires chez eux à la fièvre typhoïde, la contractent souvent au cours d'un voyage.

A l'égard de l'impaludisme et de la fièvre jaune, Dutroulau croyait fermement à l'influence immunisante de l'acclimatement, mais depuis, de telles divergences se sont produites entre des médecins également compétents, que la question est loin d'être résolue. Lauvel va jusqu'à dire que l'homme ne s'acclimate jamais contre le paludisme et qu'au contraire, plus il séjourne dans une contrée malarique, plus il a de chances de subir l'atteinte du poison dans ses formes aiguës ou chroniques.

Influence d'une infection antérieure. — Beaucoup de maladies infectieuses ne récidivent pas, ou plutôt ne récidivent que d'une façon exceptionnelle : ce sont la variole, la scarlatine, la rougeole, la fièvre typhoïde, les oreillons, la coqueluche, la fièvre zoster, la syphilis.... Une première atteinte confère donc une immunité évidente. Ce fait a une portée si générale qu'avant d'admettre les cas de récidive, il convient de les soumettre à une analyse rigoureuse : rechercher par exemple, quand un sujet se dit atteint pour la seconde fois de la variole, si la première maladie était bien réellement la variole ou la varioloïde, et non pas la varicelle; ou, quand une rougeole semble apparaître de nouveau, si la première affection n'était pas une roséole, une rubéole ou un simple érythème artificiel, etc.

Ces réserves une fois faites, on doit reconnaître qu'il existe des récidives parfaitement démontrées; c'est ainsi que Moutard-Martin, Roger, Mesnet, citent l'exemple de malades qui, peu de temps après une varioloïde, présentèrent une variole confluente; que Gasset et Dumas observèrent chez les mêmes sujets des atteintes de rougeole séparées par quelques mois seulement; que Trousseau, Constantin Paul, Jules Simon... signalèrent des récidives de fièvre typhoïde à des intervalles d'ailleurs très variés; que Servier enfin a relevé un cas d'oreillons chez un soldat qui, cinq ans auparavant, avait eu la même maladie avec métastase testiculaire, etc. Ces exemples prouvent seulement que l'immunité n'est ni absolue, ni d'une durée illimitée; ces variations sont d'ailleurs absolument individuelles et échappent à toute règle générale. Ajoutons que la durée et la solidité de l'immunité ne semblent nullement dépendre de l'intensité de la première atteinte : une varioloïde réduite à quelques pustules, une scarlatine fruste, une typhoïdette, créent le plus souvent l'état réfractaire au même titre qu'une variole confluente, une scarlatine grave ou une dothiénentérie sévère.

, On peut se demander encore si, dans les maladies précitées, la première atteinte, quand elle n'empêche pas la récidive, ne suffit pas du moins à l'atténuer. On a dit à ce propos que les formes abortives des pyrexies s'observaient surtout dans le cas de récidive, mais cette assertion est démentie par un très grand nombre de faits. Au contraire, pour certaines infections dans lesquelles les récidives sont fréquentes, les atteintes s'atténuent à mesure qu'elles se multiplient : la blennorrhagie, par exemple, est presque toujours plus douloureuse et plus longue à sa première apparition qu'à ses attaques ultérieures; de même l'érysipèle, comme l'a démontré Jaccoud, est d'autant plus léger qu'il a été plus fréquent.

Nous ne pouvons faire à propos de chaque maladie une étude détaillée de l'immunité; il en est une cependant, la syphilis, qui présente, à ce point de vue spécial, des caractères si particuliers, que nous croyons devoir nous y arrêter un instant.

Les auteurs contemporains (Fournier, Mauriac) en arrivent presque à nier les récidives de la syphilis, considérées autrefois comme assez fré-quentes (Hutchinson, Diday) : les prétendus chancres de récidive n'étaient vraisemblablement que des erreurs de diagnostic, et il s'agissait proba-blement, dans ces cas-là, d'accidents tertiaires simulant le chancre initial (pseudo-chancre induré des sujets syphilitiques de Fournier). La récidive, si tant est qu'elle existe, est donc absolument exceptionnelle.

Plus remarquable encore que l'immunité conférée par une syphilis antérieure est le fait de l'immunisation de la mère par le fœtus syphilitiquement imprégné. On connaît la célèbre loi de Colles ou de Baumès : « Un nouveau-né affecté de syphilis héréditaire peut, sans danger, être allaité par sa mère, sans qu'on voie jamais survenir d'ulcération spécifique au mamelon, alors que l'enfant a des lésions virulentes aux lèvres et qu'il est capable d'infecter une nourrice étrangère ». Cette loi, qui constate l'immunité de la mère à l'égard de son nourrisson, ne comporte pour ainsi dire pas d'exception (Fournier), car les cas contradictoires, comme celui de Guibout, sont loin d'être à l'abri de la critique. Le fait est donc acquis, mais l'interprétation en est des plus délicates. La mère est-elle véritablement immunisée ou n'est-elle pas plutôt en état de syphilis latente, l'accident primitif ayant été méconnu, ou bien encore, comme le veut Fraenkel, l'infection paternelle portant sur l'ovule, n'a-t-elle pas produit une syphilis placentaire donnant lieu elle-même à un chancre utérin (¹)? C'est là la théorie de la syphilis conceptionnelle, qui rallie les partisans les plus autorisés. Des faits récents montrent d'ailleurs que ces

---

(¹) La nécessité d'un chancre infectant comme accident initial de la syphilis a longtemps été acceptée comme un dogme, mais récemment, la question s'est de nouveau posée : Verchère (Congrès de Rome, 1894), reprenant les idées de Zeissl sur l'infection par simple cohabitation, tend à admettre la syphilisation d'emblée, l'imprégnation directe sans chancre utérin, ni infec-tion conceptionnelle. Cordier a du reste (Congrès de la Soc. franç. de syphiligraphie et de der-matologie, Lyon, 1894) proposé une interprétation analogue pour des faits observés chez l'homme. Toute conclusion formelle serait assurément prématurée, mais les cas de ce genre n'en sont pas moins dignes de fixer l'attention

mères d'enfants syphilitiques, en apparence indemnes, sont réellement en puissance de syphilis : l'apparition d'accidents tardifs, mais incontestablement spécifiques, en est la preuve. Des observations d'un autre ordre conduisent d'ailleurs à la même conclusion : Rollet et Lewin citent le cas de femmes qui, devenues enceintes de syphilitiques, et ayant mis au jour des enfants syphilitiques, paraissaient absolument indemnes; remariées ultérieurement et devenues enceintes de maris *sains,* elles auraient eu néanmoins des enfants syphilitiques.

Il ne s'agissait donc pas d'une véritable immunité due à une sorte de vaccination fœtale. Ce ne serait qu'un cas très particulier d'immunisation par syphilis acquise. Cette syphilis conceptionnelle serait, dans la plupart des cas, notoirement atténuée; mais il n'y a rien là qui choque nos idées actuelles sur le mode d'action et d'atténuation des virus. La porte d'entrée de l'agent infectant, son introduction dans l'organisme, par doses massives ou par doses faibles et successives, sont loin d'être des facteurs indifférents; or, l'inoculation par voie placentaire semble réaliser cliniquement le fait expérimental de l'infection par doses fractionnées.

Nous ne pouvons quitter le chapitre de l'immunité syphilitique, sans jeter un coup d'œil sur les tentatives qui ont été faites pour la créer artificiellement : c'est l'histoire de la syphilisation préventive.

Auzias-Turenne, ayant inoculé au singe du pus chancreux (qu'il croyait toujours syphilitique et qui, en réalité, n'appartenait le plus souvent qu'au chancre mou), avait cru établir qu'en multipliant les inoculations, on arrivait à saturer l'organisme de virus au point de le rendre réfractaire à des inoculations nouvelles. Appliqué à l'homme, ce procédé ne pouvait manquer d'amener des accidents, quand, au lieu de provenir de chancre mou, le pus inoculé était de nature syphilitique. Le nombre des cas de syphilis communiquée fut heureusement très restreint, car, malgré son ardente conviction et sa inattaquable bonne foi, Auzias-Turenne ne put jamais faire franchir à sa méthode les portes des prisons et des hôpitaux spéciaux. De ces tentatives, en résumé fâcheuses, un fait devait cependant subsister : la possibilité de rendre par des inoculations répétées l'organisme réfractaire au chancre mou; mais à quel prix! Tandis que pour certains sujets, la réceptivité était promptement abolie, pour d'autres, elle subsistait encore après 2 000 inoculations positives (Rollet) : le résultat pratique était donc nul.

Mais Auzias-Turenne, forcé d'abandonner la syphilisation préventive, ne devait pas borner là ses efforts : comme Sperino, en Italie, et Bœck, dans les pays scandinaves, il conseilla la syphilisation *curative,* c'est-à-dire le traitement de la syphilis par l'inoculation du pus syphilitique (ou du moins présumé tel). En réalité, il s'agissait le plus souvent d'inoculation de chancre mou à des syphilitiques, et, à part quelques cas malheureux de phagédénisme, cette pratique ne paraît pas avoir de grands inconvénients; mais on dut perdre toute illusion sur l'effet curatif de cette méthode, quand des femmes ainsi traitées, et en apparence guéries, nirent au jour des enfants syphilitiques, ni plus ni moins que si elles avaient suivi toute autre médication.

L'échec était donc complet ; mais si l'on songe à l'état des connaissances médicales au moment de ces tentatives, il est impossible de n'être pas frappé de la profondeur des vues des expérimentateurs. L'idée de traiter la maladie par la maladie elle-même n'a-t-elle pas été d'ailleurs reprise à notre époque, avec la précision et la rigueur qui caractérisent la science contemporaine ? N'est-ce pas en effet par la rage que l'on traite la rage, et la sérothérapie, née d'hier et déjà si féconde, n'a-t-elle pas pour point de départ la maladie fournissant à elle-même son antidote ?

Il serait évidemment paradoxal de faire d'Auzias-Turenne un précurseur, mais il serait aussi très injuste de reléguer ses œuvres dans l'oubli : le lecteur y trouvera, sur l'atténuation des virus et l'immunité, des idées assez originales pour qu'il ne regrette pas le temps qu'il aura consacré à cette exhumation.

Avant d'aller plus loin, il est encore un point de doctrine que nous devons aborder : l'immunité vaccinale n'est-elle qu'un cas particulier de l'immunité conférée par la première atteinte d'une maladie contre cette maladie elle-même, ou, en d'autres termes, la vaccine ne préserve-t-elle de la variole que parce qu'elle est une variole plus ou moins modifiée ? Cette question de l'unité ou de la dualité de la variole et de la vaccine a subi bien des vicissitudes : en France, depuis les mémorables travaux de la Commission lyonnaise, en 1865, les conclusions dualistes de Chauveau ne comptaient presque pas d'opposants. La doctrine uniciste, dont l'origine semble remonter à B. Jesty, le précurseur de Jenner, et soutenue à diverses époques par Thiele, Ceely, Seift, Voigt, etc..., comptait cependant encore quelques adhérents. Elle fut reprise, il y a quelques années, par Fischer (1), directeur de l'Institut vaccinal à Carlsruhe, et par Haccius et Eternod (2), en Suisse : ces observateurs recueillaient le contenu (parties solides et liquides) de pustules varioliques d'âge différent et l'inoculaient par scarification à la génisse. Fischer aurait obtenu ainsi, d'une façon constante, des pustules ombiliquées absolument semblables aux pustules jennériennes. Le liquide de ces pustules, inoculé en série à des génisses, aurait invariablement reproduit la vaccine, et, à la douzième génération, inoculé à un enfant, aurait donné lieu à une vaccine légitime. Ces expériences, d'ailleurs fort intéressantes, ont été attaquées par Chauveau; d'autre part, Pourquier (de Montpellier), ayant entrepris de les confirmer, arriva à des conclusions opposées et attribua les résultats obtenus en Allemagne et en Suisse, à des précautions antiseptiques insuffisantes et à des inoculations accidentelles de vaccine. Dans une publication plus

---

(1) FISCHER, Ueber Variola und Vaccine und Zuchtung der Variola-Vaccine Lymphe. *Münchner med. Wochenschrift*, 28 octobre 1890. — Transformation de la variole en vaccine *Semaine médicale*, 1892.

(2) HACCIUS et ETERNOD, Contribution à l'étude de la variolo-vaccine. *Revue médic. de la Suisse romande*, juillet et août 1892

récente, il est vrai, le même auteur se montre beaucoup moins affirmatif.

Enfin Juhel-Renoy, à qui sa situation à l'hôpital d'isolement d'Auber-villiers donnait une compétence spéciale, a soulevé à ce sujet une inté-ressante discussion à la Société médicale des hôpitaux en février 1893 : Frappé des résultats obtenus par Fischer, et disposé à les admettre en raison de considérations cliniques, il avait entrepris de les vérifier, mais, malgré toutes les précautions prises, il ne put obtenir qu'une éruption avortée de papules éphémères. « Dès la seconde génération, dit-il, la variole ne se cultive plus chez les bovidés, tandis que la vaccine est culti-vable en générations presque indéfinies. » Il en arrive à conclure à la dis-tinction des deux virus. La question est donc encore en suspens.

Antagonisme. — Cette discussion nous amène naturellement à aborder un nouveau point de doctrine : une maladie peut-elle conférer l'immu-nité pour une maladie différente? C'est la question de l'*antagonisme*, si l'on veut bien entendre par ce mot « le principe en vertu duquel une diathèse ou un état morbide confère à l'organisme une immunité plus ou moins prononcée contre certaines manifestations pathologiques (Bou-din) (1) », et non l'influence réciproque de deux affections évoluant sur le même terrain, et se modifiant l'une l'autre.

Cette notion de l'antagonisme se retrouve dans les auteurs anciens, mais c'est surtout Boudin qui, par une série de travaux, lui valu un succès d'ailleurs éphémère. Recueillant de nombreuses observations dans les pays palustres (colonies anglaises, Antilles françaises, Algérie, Grèce, département de la Nièvre...), il avait cru établir que là où existe la malaria, la tuberculose est exceptionnelle, et que, plus une race est réfractaire à l'impaludisme (nègres, Malais), plus elle est prédisposée à la phtisie. La puissance de cette immunité lui paraissait en raison com-posée de la durée du séjour dans les contrées marécageuses et de l'inten-sité des manifestations paludiques; elle pouvait en outre persister quand les individus quittaient un pays à fièvres intermittentes pour une localité où la phtisie était connue. Boudin en concluait que la cause de cette immunité pouvait être attribuée, avec quelque vraisemblance, aux modi-fications produites dans l'organisme par le miasme paludéen.

Une observation citée par Lombard (2) vient à l'appui de cette thèse : à Whitehall (États-Unis), un marais ayant été converti en étang, les fièvres intermittentes y furent remplacées par la phtisie; sur les plaintes de la population, le marais fut rétabli, et la phtisie disparut, en même temps que revinrent les fièvres intermittentes.

Mais les recherches de Michel Lévy, de Forget et de la plupart des médecins qui observèrent en Algérie et dans la Haute-Italie, combattirent, avec faits à l'appui, ce prétendu antagonisme. La question paraissait donc jugée, quand elle fut remise à nouveau, en 1888, au Congrès de la tuber-

(1) Boudin, *Annales d'hygiène publique et de médecine légale*, 1re série, t. XXXIII, 1845.
(2) Lombard, De l'immunité phtisique. *Bull. de la Soc. méd. de la Suisse romande*, 1871.

culose, par de Biui (de Beyrouth). Cet auteur, s'appuyant sur les observations de Suquet, faisait remarquer qu'à Beyrouth, sur la côte et dans
l'intérieur des terres, la tuberculose était, il y a vingt ans, à peu près
inconnue, alors que l'impaludisme y revêtait les formes les plus variées
(cachexie palustre, accès pernicieux...). Peu à peu, à mesure que le sol
était défriché, l'impaludisme disparaissait, mais en même temps se multi-
pliaient les cas de tuberculose. S'appuyant ensuite sur un nombre considérable de faits personnels, de Biui ajoutait que, en 1887, sur 5 207 malades
observés au dispensaire des Sœurs de charité, et appartenant à la population pauvre, il n'y avait eu que 24 tuberculeux, soit 1/174, et 827 paludéens, soit 1/5. Dans la population aisée, au contraire, dans des conditions
d'hygiène par conséquent beaucoup plus favorables, le chiffre des tuberculeux atteignait 1/18, tandis que le chiffre des paludéens tombait à 1/52 ;
l'opposition de ces chiffres est en effet bien remarquable.

Piot (du Caire) confirma ces faits pour l'Égypte, mais, d'autre part,
Boussakis (d'Athènes) et Kobos (de Manchester) émirent des opinions diamétralement opposées. La question est donc encore pendante.

Boudin croyait aussi à l'antagonisme de l'impaludisme et de la fièvre
typhoïde ; il citait, à ce propos, l'exemple d'un régiment, le 62e de ligne,
revenu d'Afrique après avoir été fortement éprouvé par la malaria, et
envoyé dans une région où régnait la fièvre typhoïde : il demeura à peu
près indemne, alors que les autres régiments de la contrée payaient un
lourd tribut à cette maladie.

Arcelin présenta aussi à l'Académie des sciences, en 1845, un fait très
curieux d'alternance de la fièvre typhoïde et de la fièvre intermittente :
dans la commune de Ganmangy se trouvait un grand étang connu sous le
nom d'Indre-Basse ; tous les trois ans, on le desséchait pour le cultiver,
puis on le laissait se remplir de nouveau : tant qu'il était à moitié plein
d'eau, régnait la fièvre intermittente ; sitôt qu'il était desséché, apparaissait
la fièvre typhoïde.

Il ne faudrait pas cependant attribuer à ces remarques une portée générale, car, dans les Indes et en Algérie, dans les lieux mêmes où observait
Boudin, on voit fréquemment paludisme et fièvre typhoïde sévir simultanément.

La liste des maladies antagonistes ou réputées telles est encore fort
longue : antagonisme de l'état puerpéral et de la fièvre typhoïde (Chomel) ;
du scorbut et du typhus (Boudin) ; de l'impaludisme et de la variole (Cal-
vert) ; de la variole et de la peste ; de la phtisie et des fièvres éruptives
(Barthez) ; de la chlorose et de la phtisie (Trousseau et Pidoux) ; du
cancer et de la tuberculose (Rokitansky), etc. Ces assertions reposent
sur des faits trop contradictoires pour permettre une conclusion formelle.

Il semble mieux établi que les vieux saturnins, les asthmatiques, les
emphysémateux, les nitraux, les vieux syphilitiques, les artério-scléreux
soit un mauvais terrain pour le développement de la phtisie. Les observations, sinon les explications, sont, à cet égard, très concordantes. Il

semble naturel d'admettre que ces maladies, d'ailleurs si disparates, ont
pour caractère commun la sclérose, et que le bacille tuberculeux s'implante mal dans les tissus sclérosés. Landouzy fait, en outre, remarquer que quand,
quand, par hasard, les scléreux deviennent phtisiques, c'est presque
toujours de phtisie fibreuse qu'il s'agit.

Il faut convenir que les questions relatives à l'antagonisme ont peu passionné les contemporains; il serait pourtant intéressant de les reprendre,
alors que les recherches expérimentales ont montré entre les microbes une
véritable lutte, un réel *antagonisme*. On sait que, quand on ensemence
divers microbes dans un même milieu, il en est qui succombent et d'autres qui résistent : la culture arrive à se purifier par une véritable sélection
naturelle. C'est ainsi que le bacille pyocyanique détruit le bacille charbonneux (Charrin et Guignard), que les bactéries de la putréfaction triomphent du bacille de la tuberculose, que la bactéridie charbonneuse ne peut
se développer dans un bouillon où a antérieurement germé le microbe du
choléra des poules, etc. C'est ainsi qu'Emmerich a pu rendre des cobayes
réfractaires au charbon en leur inoculant le microbe de l'érysipèle; que
Pavone a vu résister au charbon les cobayes qui avaient reçu auparavant
le bacille typhique; que Bouchard a pu sauver de l'infection charbonneuse
un certain nombre d'animaux à qui il avait inoculé, à quelques heures de
distance, la bactéridie et le bacille pyocyanique.... On ne peut s'empêcher
de rapprocher ces faits expérimentaux des faits observés en clinique.

Peut-on enfin, par une médication préventive, conférer l'immunité? Il
est logique de rechercher tout d'abord si les médicaments dont l'action
quasi spécifique est bien démontrée, comme le mercure contre la syphilis,
la quinine et l'arsenic contre l'impaludisme, ne possèdent pas aussi à
l'égard de ces maladies, un pouvoir prophylactique.

Au siècle dernier, Falck, Harrison, Assalini avaient attribué aux frictions mercurielles une action préventive contre la vérole; à une époque
plus rapprochée de nous, Vicente de Arevaca et Théophile Roussel avaient
cru reconnaître le même pouvoir à l'hydrargyrisme professionnel (mineurs
d'Almaden), mais il est bien reconnu aujourd'hui que ce pouvoir est illusoire, et que le mercure, sous quelque forme qu'il soit absorbé, ne rend
pas réfractaire à la syphilis, et ne préserve même pas des formes graves de
la maladie.

L'action préventive de la *quinine* mérite d'être étudiée de plus près :
depuis longtemps, dans les expéditions coloniales, quinine et quinquina
ont été administrés aux soldats faisant campagne dans les régions palustres : les résultats semblent avoir été assez contradictoires. Les médecins
anglais, observant dans l'Inde, sur la côte de Guinée, au Zambèze, etc.
et les médecins français, en Algérie, demeurent sur la réserve; Nielly
cependant n'hésite pas à « élever le quinquina au rang des préservatifs les
plus efficaces »; par contre, Vaillard, pendant l'expédition de Tunisie, dit
n'en avoir obtenu aucun résultat. Mais les faits les plus nombreux et les
plus concluants semblent avoir été recueillis par les médecins américains

pendant la guerre de Sécession; ils sont à peu près unanimes à reconnaître à la quinine une action prophylactique. Warren, dans la Caroline du Sud donne à 200 hommes de son régiment 50 centigrammes de quinine par jour; ils ne lui fournissent que 4 fièvres intermittentes et 1 fièvre typhoïde; le reste du régiment, 400 hommes environ, ne prend pas de quinine et fournit 500 fièvres intermittentes et 25 fièvres typhoïdes[1].

Græser a fait récemment à Batavia, l'un des points du globe où l'impaludisme est le plus grave, des observations non moins positives · soumettant à l'action préventive de la quinine l'équipage de deux navires marchands, pendant cinq voyages successifs, il a vu diminuer non seulement le nombre, mais encore la gravité des accès. Dans le dernier voyage, à l'époque particulièrement redoutable du changement de la mousson, le commandant d'un navire prit des mesures de rigueur pour assurer l'exécution du traitement préventif; l'équipage tout entier échappa à la fièvre intermittente, sauf deux officiers qui avaient pu se soustraire à la mesure générale.

Enfin, dans l'extrême sud de l'Algérie, à Ouargla, Lanel, administrant la quinine d'une façon systématique, eut, en 1888, deux fois moins de fiévreux à soigner que dans les années précédentes, quoique l'effectif eût été augmenté.

Avec l'*arsenic*, Tommasi Crudeli aurait obtenu en Italie des résultats aussi encourageants. Faut-il encore rappeler à ce propos une ancienne observation de Stokes, qui aurait vu disparaître la fièvre intermittente d'une région marécageuse des Cornouailles, après l'établissement d'une usine métallurgique (fonderie de pyrites riches en arsenic) répandant sur le pays des vapeurs fortement arsenicales?

Le *cuivre* avait paru à Burq conférer une immunité sérieuse contre le choléra, la variole et la fièvre typhoïde. D'une enquête faite sur les épidémies de fièvre typhoïde de 1876-1877 et de 1882-1883, il avait conclu que la mortalité par la fièvre typhoïde, chez les ouvriers en cuivre, était à celle des autres professions comme 4 est à 100. Hâtons-nous d'ajouter que les observations de Bailly et de Bochefontaine ont absolument contredit ces assertions. Dans les dernières épidémies cholériques enfin, il a été facile de se convaincre que le cuivre ne possédait aucune propriété prophylactique.

Il nous reste encore à citer pour mémoire quelques médications préventives essayées avec un succès douteux: acide sulfureux et sulfites alcalins contre la phtisie (Polli); tannin contre le choléra (Duboué); sulfo-phénate de soude contre la scarlatine, sulfate de quinine contre la fièvre puerpérale, etc. De tout cela, il faut conclure que, dans la plupart des cas, les médicaments sont impuissants à procurer l'immunité; mais il n'en est pas de même quand, au lieu de s'adresser à des produits

[1] Voy. pour plus de détails l'intéressante revue de LONGUET, Prophylaxie de la fièvre inter-mittente par la quinine. *Sem. méd*, 1891.

chimiques, ou enfin les produits élaborés soit *in vitro*, soit dans l'organisme animal, par les parasites microbiens. Ce sont là les substances véritablement immunisantes dont la science contemporaine a tiré le parti que l'on sait : les inoculations préventives et curatives, qui ne tendent à rien moins qu'à révolutionner la médecine.

III. Théorie de l'immunité. — Pouvons-nous maintenant, quittant le domaine de l'observation pure, tenter de pénétrer le mécanisme et la nature intime de l'immunité? Cette question, toute d'actualité, a suscité des travaux nombreux, des controverses non encore éteintes et des théories variées, susceptibles cependant d'être groupées sous deux chefs principaux :

I. *Théories humorales*, attribuant l'immunité à la résistance *passive* de l'organisme, à des propriétés inhérentes aux humeurs elles-mêmes (propriétés bactéricides, atténuantes, anti-toxiques);

II. *Théories cellulaires*, faisant appel à la résistance *active* des éléments anatomiques et surtout d'un groupe bien déterminé d'entre eux (phagocytes).

On voit reparaître là, sous une forme bien inattendue, l'ancienne lutte de l'humorisme et du solidisme : peut-être cependant ces théories sont-elles moins exclusives qu'elles ne le paraissent, et renfermant chacune une part de vérité, sont-elles plutôt destinées à se compléter l'une l'autre. Nous allons nous efforcer de les exposer le plus simplement possible, *sous une forme schématique*, en nous abstenant d'appréciations étrangères à notre compétence.

I. Théories humorales. — 1° *État bactéricide des humeurs.* — En semant des bactéridies charbonneuses dans le sang d'un lapin fraîchement sacrifié, Fodor remarqua que ces bactéridies subissaient dans leur nombre une réduction notable et ne commençaient à se multiplier qu'après une longue période de dépérissement : le sang exerçait donc sur elles une influence défavorable. C'est de cette observation, confirmée par les travaux de Flügge, de Nuttal, de Nissen, qu'est née la théorie du pouvoir bactéricide des humeurs. Buchner montra que cette propriété appartenait au sang privé de ses globules, c'est-à-dire au sérum; il établit, en outre, que le sérum du lapin et du cheval était bactéricide pour le bacille typhique et le vibrion cholérique.

Behring, de son côté, constata que le sérum du rat blanc était bactéricide pour la bactéridie charbonneuse et fut tenté d'attribuer à cette propriété la résistance de cet animal au charbon.

Il était naturel, ces notions une fois acquises, de rechercher si l'immunité innée, pour une espèce animale et à l'égard d'une maladie déterminée, ne reconnaissait pas pour cause l'action bactéricide des humeurs de cet animal sur le microbe de cette maladie. Cette hypothèse, *a priori* séduisante, est démentie par les faits. Car, d'une part, le pouvoir bactéricide manque souvent chez les espèces animales qui possèdent l'immunité : le sérum du chien, par exemple, n'est nullement bactéricide pour le microbe du charbon, et pourtant le chien est très réfractaire à cette maladie; de même, aucun animal ne possède de sérum microbicide pour le pneumocoque, et pourtant beaucoup d'animaux sont rebelles à l'action de ce parasite. D'autre part, la réceptivité peut exister malgré l'état bactéricide : c'est ainsi que le lapin, dont les humeurs sont très bactéricides pour le charbon, possède néanmoins, à l'égard de cette infection, la réceptivité que l'on sait.

Il n'y a donc pas de corrélation constante entre le pouvoir bactéricide et l'immunité naturelle : en est-il autrement pour l'immunité acquise? Rappelons, à ce propos, la remarque si souvent citée de Behring et de Nissen : le cobaye est très sensible à la septicémie aviaire, et à l'état normal, son sérum n'est nullement bactéricide pour le vibrion de cette maladie (*vibrio Metchnikowii*); quand, au contraire, cet animal a été vacciné contre cette maladie, son sérum est devenu bactéricide; il semble donc logique d'attribuer la production de l'état réfractaire à l'apparition de ce pouvoir bactéricide. Mais cette explication ne s'applique pas à tous les faits : Stern a établi que le sang humain était très bactéricide pour le bacille typhique, ce qui n'empêche pas l'homme de contracter la fièvre typhoïde; mais, de plus, si l'on s'adresse au sérum des convalescents de cette maladie, en possession de l'immunité acquise, on s'aperçoit que ce sérum a perdu toute trace de pouvoir bactéricide. On ne saurait donc attribuer à ce pouvoir l'immunité conférée par l'atteinte récente de la maladie.

2° *Propriétés atténuantes des humeurs.* — Cette conception du pouvoir bactéricide, telle que nous l'avons exposée jusqu'à présent, est beaucoup trop étroite, et ce terme ne doit pas être pris dans son sens étymologique. Bouchard et Charrin en ont singulièrement élargi la signification : pour eux, une humeur « est réputée bactéricide, si les agents qu'on y sème ne se développent ni en quantité, ni en qualité voulues; les formes, les sécrétions peuvent être plus ou moins modifiées, la pullulation entravée à des degrés divers, sans que pour cela les microbes soient nécessairement tués » (Charrin).

Ainsi, les bactéries pathogènes, tout en restant vivantes, pourraient être modifiées dans leur biologie, au point de devenir plus ou moins inoffensives : elles subiraient, de la part des humeurs, une sorte d'action atténuante.

Pour que cette théorie puisse expliquer l'immunité naturelle, il faudrait que les microbes d'une maladie, cultivés dans les milieux d'un animal spontanément réfractaire, y perdissent plus ou moins complètement leurs propriétés virulentes. Or il n'en est rien : la bactéridie charbonneuse cultivée dans le sang du chien, de la poule, de l'écrevisse, animaux réfractaires au charbon, n'y subit aucune atténuation. Malm a même transformé le bacille charbonneux de force ordinaire en un virus très actif, en le faisant passer par l'organisme du chien. Roux dit aussi que, en règle génénale, la virulence des bactéries augmente en passant par un organisme réfractaire.

S'agit-il, au contraire, de l'immunité acquise, la réalité du pouvoir atténuant des humeurs est démontrée par de nombreuses observations.

Roger sème le streptocoque de l'érysipèle dans le sérum du lapin vacciné contre cette maladie; le streptocoque se cultive bien, mais il perd sa virulence et peut être inoculé à un lapin neuf sans produire de maladie mortelle. Même remarque pour le pneumocoque et, d'après Cournont, pour le staphylocoque.

Metchnikoff sème la bactéridie charbonneuse dans le sang d'animaux vaccinés; elle s'y développe bien, mais cesse d'être mortelle pour les animaux non réfractaires auxquels on l'inocule.

Charrin et Roger cultivent le bacille pyocyanique dans le sérum de lapin vacciné; son développement est tardif, avec des formes grêles et sans sécrétion de pyocyanine. Les mêmes auteurs étudient comparativement le microbe du charbon symptomatique dans le sérum du cobaye, avant et après la vaccination. Dans l'humeur normale, on voit de beaux microorganismes, sporulés pour la plupart et le plus souvent isolés ou réunis deux par deux. Dans les humeurs du cobaye vacciné, la pullulation est entravée et la forme altérée; on trouve des chaînettes composées d'articles grêles et des petits bâtonnets mal colorés ayant tendance à se grouper en amas. Enfin Ennerich et di Mattei établissent que le bacille du rouget s'atténue dans le corps des vaccinés avec une remarquable rapidité.

De ces exemples, qu'on pourrait encore multiplier, semble bien résulter que les humeurs des animaux vaccinés sont susceptibles d'atténuer la virulence des bactéries. Mais ce fait comporte de nombreuses exceptions : c'est ainsi que, dans la moitié des cas au moins, le pneumocoque cultivé dans le sérum des lapins vaccinés, reste capable de produire chez les lapins neufs une septicémie mortelle. Le cocco-bacille du hog-choléra se comporte de la même façon.

3° *Propriétés anti-toxiques des humeurs.* — Frappé de voir l'immunité naturelle et un grand nombre de cas d'immunité acquise échapper aux théories précédemment exposées, Behring orienta ses recherches dans une direction nouvelle : cessant d'étudier l'action des humeurs sur les bactéries elles-mêmes, il se demanda si ces humeurs n'avaient pas une action spéciale sur les produits fabriqués par les bactéries, c'est-à-dire sur les toxines. Il s'adressa pour cela à des maladies éminemment toxiques, la diphthérie et le tétanos. Dès ses premiers travaux, faits en collaboration avec Kitasato, il fut frappé de l'efficacité du sérum du lapin vacciné contre le tétanos pour neutraliser de grandes quantités de toxine, alors même que ce sérum demeurait privé de tout pouvoir bactéricide ou atténuant. De là une théorie nouvelle de l'immunité, basée sur le pouvoir anti-toxique des humeurs. Mais ici encore, l'immunité naturelle devait se dérober à cette explication : le sang des animaux spontanément réfractaires ne possède pas de propriétés anti-toxiques. Le rat, en effet, rebelle à la diphthérie, et la poule, réfractaire au tétanos, n'ont pas de sérum anti-toxique; ce pouvoir n'apparaît qu'après vaccination préalable.

À propos de l'immunité acquise, les recherches donnèrent lieu à des constatations du plus haut intérêt. Ehrlich, étudiant l'immunité contre les poisons végétaux (ricine, abrine, rubine), démontra la production de la propriété anti-toxique du sérum contre ces poisons par la vaccination préventive, et, généralisant ses résultats, crut pouvoir attribuer l'état réfractaire produit par une maladie à la formation d'anti-toxines dans les humeurs.

G. et F. Klemperer confirmèrent cette opinion par leurs travaux sur la pneumonie fibrineuse : c'est ainsi que, chez les lapins vaccinés contre le pneumocoque, le sérum devient anti-toxique au point de pouvoir guérir d'autres lapins infectés par le même microbe. On sait quelles ont été les conséquences de ces remarques, et comment une méthode nouvelle de traitement, la sérothérapie, en a été logiquement déduite.

Mais, au point de vue spécial de l'immunité, qui seule doit nous occuper ici, le pouvoir anti-toxique des humeurs ne saurait s'appliquer à tous les cas : Vaillard vaccine des lapins par inoculation de spores tétaniques sous la peau de la queue; ces lapins deviennent réfractaires au tétanos, sans que pour cela leur sérum soit devenu anti-toxique.

D'autre part Gamaleia a observé que les cobayes vaccinés contre le vibrio Metchnikowii sont aussi sensibles que les cobayes témoins aux toxines de ce microbe. Charrin et Gamaleïa ont fait la même remarque à propos du bacille pyocyanique et Selander à propos du microbe du hog-choléra. Ceci montre bien que la vaccination, autrement dit l'immunité acquise, ne dépend pas nécessairement et toujours de la propriété anti-toxique des humeurs.

II. THÉORIES CELLULAIRES. — L'idée d'attribuer l'immunité à la résistance innée ou acquise des éléments cellulaires est relativement ancienne, puisque dès 1881 elle avait été émise par Grawitz. Depuis cette époque de nombreux faits ont mis en évidence cette propriété : quand on voit le poison tétanique persister pendant plusieurs jours dans le sang de la poule sans que celle-ci en soit incommodée, il semble naturel d'admettre que l'immunité de cet animal à l'égard du tétanos est due à une particularité innée de ses éléments nerveux. D'autre part, une expérience remarquable de Roger a montré que, dans le corps des vaccinés, les tissus sont microbicides aussi bien que les humeurs : il détache les membres postérieurs de deux cobayes, l'un vacciné contre le bacille du charbon symptomatique, l'autre intact, après avoir eu soin de faire passer par l'aorte, les veines étant béantes, un courant d'eau salée, de manière à débarrasser les tissus des humeurs qui les imbibent; puis, dans les membres ainsi préparés, il injecte une culture virulente de charbon symptomatique. Ces membres, portés à l'étuve, vont se comporter d'une façon différente : les tissus du cobaye intact n'opposeront aucune résistance à l'infection et deviendront emphysémateux et **crépitants** sous le doigt; les tissus du

cobaye vacciné, au contraire, ne renfermeront aucun gaz. On ne saurait
mieux mettre en évidence la résistance conférée pour la vaccination aux
éléments constituants des tissus.

Dans un autre ordre d'idées, Klemperer, étudiant l'action de l'épithélium intestinal sur le bacille cholérique, a cru trouver dans la cellule
même, ou pour mieux dire dans son noyau, un acide nucléinique capable
de faire périr le parasite ou d'en affaiblir l'action toxique.

Ces observations sont intéressantes et montrent que l'activité cellulaire
joue un rôle important dans la protection de l'organisme contre l'infection. Mais c'est surtout à Metchnikoff (¹) que l'on doit une étude approfondie de la lutte des éléments cellulaires contre les parasites, et une
théorie générale de l'immunité basée sur sa découverte du phagocytisme;
nous lui empruntons presque textuellement l'exposé de sa doctrine :
l'organisme animal possède dans ses cellules amiboïdes, mobiles ou fixes,
un moyen d'arrêter le développement des microbes et de les détruire dans
un grand nombre de cas : ce sont les leucocytes polynucléaires (neutro-
philes ou pseudo-éosinophiles) qui remplissent ce rôle. Transportés par le
courant sanguin et susceptibles de traverser par diapédèse les parois
vasculaires, ils se portent vers les points menacés. Les cellules endothéliales et leurs congénères (cellules de la pulpe splénique) jouent aussi le
rôle de phagocytes.

En règle générale, plus un animal est réfractaire, plus les phagocytes
sont aptes à détruire les microbes; tantôt ces microbes périssent sous
l'influence des cellules amiboïdes et sont digérés par elles; tantôt ils sont
simplement arrêtés dans leur développement. Et ce sont bien les bactéries
vivantes qui sont englobées par les phagocytes et non les cadavres de
ces bactéries tuées auparavant par les humeurs. Si l'on extrait, en effet,
une goutte de l'exsudat charbonneux chez un animal réfractaire, on peut
en isoler des phagocytes renfermant des bactéridies. Transportés dans du
bouillon, les phagocytes meurent, tandis que les bacilles qu'ils contiennent
se développent en longs filaments.

L'activité phagocytaire se lie étroitement aux phénomènes de l'infection et de l'immunité : s'agit-il d'un organisme en état de réceptivité,
les microbes ou leurs toxines agissent sur les leucocytes en les repoussant;
ceux-ci restent dans les vaisseaux et n'émigrent presque pas dans le
liquide transsudé; le parasite est donc libre de végéter et de sécréter
ses produits toxiques: l'infection est réalisée; s'agit-il, au contraire, d'un
organisme vacciné ou naturellement réfractaire, les leucocytes affluent
vers le point menacé, traversent en foule la paroi vasculaire et, en dernier
lieu, englobent et détruisent les microbes.

Il est légitime de supposer que, dans le cas d'immunité naturelle, la

(¹) On consultera avec fruit les nombreux travaux de Metchnikoff sur l'immunité, et notamment un mémoire publié en 1892, dans la *Semaine médicale*, sous le titre : De l'immunité dans
les maladies infectieuses: Nous avons emprunté à ce travail un grand nombre de faits cités dans
le cours de cet article.

sensibilité positive des leucocytes qui les dirige vers les microbes, est une propriété qui leur est inhérente, semblable à la résistance des éléments nerveux de la poule contre la toxine tétanique ou à l'indifférence des cellules du hérisson pour la morphine.

Dans l'immunité acquise, la sensibilité positive des leucocytes se produirait à la suite d'une transformation de la sensibilité négative propre aux individus non vaccinés.

C'est bien là une théorie complète de l'immunité : tolérance innée des phagocytes pour les toxines et englobement des microbes dans le cas d'*immunité naturelle;* tolérance acquise des phagocytes à la suite de vaccination ou d'une première atteinte de la maladie, dans le cas d'*immunité acquise.*

Si l'on remarque que, outre les globules blancs (microphages), les cellules lymphatiques, les éléments fixes du tissu conjonctif, les cellules de la moelle osseuse, de la rate, de l'amygdale, des follicules clos, des plaques de Peyer, des ganglions, des alvéoles pulmonaires, etc. (macrophages) jouent aussi le rôle de phagocytes, on voit l'importance extrême que peut acquérir cette fonction : s'exerçant d'une façon constante, même à l'état normal, elle constitue vraisemblablement pour l'organisme la plus efficace des protections.

Si séduisante que soit la théorie de la phagocytose, elle n'entraîne nullement la négation des propriétés bactéricides, atténuantes et antitoxiques des humeurs; l'immunité semble plutôt résulter du concours de tous ces facteurs.

C'est ainsi que Buchner a proposé une théorie particulièrement conciliante : convaincu de la réalité du pouvoir bactéricide des humeurs, il a fait remonter aux leucocytes l'origine de ce pouvoir; les leucocytes, en effet, sécréteraient des produits solubles, les *alexines,* susceptibles de détruire les parasites. Hankin, Kantack et Hardy ont même cherché à préciser cette fonction des leucocytes. Tous ne seraient pas capables de produire des alexines : ce pouvoir appartiendrait seulement à ceux qui renferment des granulations éosinophiles; les autres auraient une action toute différente : l'englobement et la digestion des microbes préalablement tués par les alexines. Il convient d'ajouter que cette opinion n'est pas à l'abri de toute critique, car Nesnil, dans le laboratoire de Metchnikoff, a démontré que chez certains poissons osseux, comme la perche, il n'existe pas de granulations éosinophiles ou pseudo-éosinophiles, et que néanmoins la destruction des microbes s'y opère tout aussi bien que chez les animaux les plus riches en éléments éosinophiles.

Enfin, tout récemment, au Congrès de Budapest ([1]), Buchner, complétant ses idées anciennes, a formulé une conception générale de l'immunité, qui mérite d'être reproduite. Pour lui, l'immunité naturelle et l'immunité acquise doivent être complètement séparées; ce sont deux états

[1] Congrès de Budapest, 1894. — *Semaine médicale,* 1894, page 409.

distincts caractérisés chacun par une espèce particulière de matières : le
premier relève des *alexines*, le second des *anti-toxines*. Les alexines
sont des produits solubles, très instables, fournis par l'organisme ani-
nal, et notamment par les leucocytes ; elles sont douées d'un pouvoir
nettement bactéricide et globulicide ; l'immunité qu'elles confèrent reste
limitée à l'individualité qui les a produites, et ne peut être transmise à
un autre organisme. Les anti-toxines, au contraire, sont des produits bactériens spécifiques, modifiés, non toxiques, très stables, dépourvus de
tout pouvoir bactéricide ou globulicide ; l'immunité qu'elles confèrent
peut être transmise par le sang ou par le lait d'un animal à un autre
animal ; elles n'agissent pas cependant en détruisant directement les
toxines, mais en diminuant la réceptivité des tissus organiques.

Ajoutons que Buchner, pour mieux séparer encore l'immunité innée
de l'immunité acquise, a proposé de réserver à cette dernière seule le
nom d'immunité, en désignant la première sous le nom de résistance
naturelle : l'avenir démontrera si une distinction aussi radicale est parfaitement légitime.

Nous ne pouvons mieux faire, en terminant, que de partager l'éclectisme de Bouchard, reproduit par Charrin en ces termes : « Quelle que
soit la théorie que l'on adopte, l'immunité paraît se réduire à une propriété que les cellules ont, dans un cas, reçue de leurs ascendants, dans
un second, acquise par voie d'éducation. Les plasmas sont en partie ce
que ces cellules les font ; il en résulte que le pouvoir bactéricide, aussi
bien que le phagocytisme, se trouve être une dépendance de la vie des
organites. Dès lors, les diverses conditions visant l'état réfractaire se
ramènent à un seul point : l'activité cellulaire modifiée par la vaccination
chimique ou figurée, modifiée par une infection. »

LA FATIGUE ET LE SURMENAGE

Par M. le Dr A.-B. MARFAN

Médecin des hôpitaux
Professeur agrégé à la Faculté de Médecine

Il y a quelques années, le mot *surmenage* n'était employé que par les vétérinaires pour désigner l'état du bœuf ou du cheval rendus malades par un exercice trop prolongé, comme une marche ou une course forcées. En physiologie et en médecine humaine, on se servait du mot *fatigue*. C'est dans ces derniers temps seulement que le mot *surmenage* a été appliqué à l'homme. Si les médecins s'en sont servis, alors qu'ils avaient l'expression de fatigue, c'est sans doute que, pour eux, fatigue et surmenage représentent deux choses distinctes. Mais la distinction n'a pas été comprise de même par tous.

Pour les uns, la fatigue est une sensation; le surmenage est l'ensemble des actes qui donnent naissance à cette sensation. « Le surmenage, c'est le fonctionnement excessif, exagéré; il a pour conséquence la fatigue » (Peter). « La fatigue est un sentiment douloureux, avec difficulté d'agir, que cause un travail excessif ou trop prolongé » (Littré). Dans cette manière de voir, le surmenage est donc un état dont la fatigue est un symptôme et un symptôme inconstant. Entre le surmenage et la fatigue, dit M. Dufour, il y a la même différence qu'entre l'inanition et la faim.

Mais il y a, à notre sens, une autre manière, plus juste, de concevoir les rapports de la fatigue et du surmenage; elle est d'ailleurs dans l'esprit de beaucoup de médecins et de physiologistes, quoiqu'elle n'ait pas été nettement formulée. La fatigue est un état normal; le surmenage est un état pathologique. M. Dufour dit qu'il y a, entre le surmenage et la fatigue, la même différence qu'entre l'inanition et la faim. Mais justement la faim est un état normal; l'inanition est un état pathologique. Ceci nous explique pourquoi les physiologistes persistent à se servir du mot *fatigue*, tandis que les médecins se servent de plus en plus du mot *surmenage*. On dira qu'il est difficile d'établir la limite entre la fatigue et le surmeage; cela est vrai; il est toujours difficile de tracer les frontières de l'état de santé et de l'état de maladie, puisque le second n'est qu'une viciation du premier. Mais il est bon d'avoir un mot qui représente l'état normal et un autre qui représente l'état de maladie. Ainsi conçus, le surmenage n'est que l'exagération de la fatigue; c'est la fatigue poussée à l'état morbide.

La fatigue est du domaine de la physiologie; le surmenage est du domaine de la pathologie. Je ne dois donc étudier ici que ce dernier. Mais, pour éclaircir ce qui se passe dans l'état pathologique, je serai obligé fréquemment de faire appel à la physiologie.

Le surmenage est une cause morbifique dont l'importance est considérable. Quoique cette notion ne soit pas nouvelle, elle est à peine mise en lumière dans les traités classiques; et, en fait, la question n'a été sérieusement étudiée que tout récemment.

Parmi les auteurs qui, de notre temps, ont attiré l'attention sur les maladies de fatigue, nous devons d'abord citer Peter. En 1869, il signale des accidents fébriles dus au surmenage; il les attribue à ce qu'il appelle l'*auto-typhisation*; et, par ce mot, il désigne nettement ce qu'on dénomme aujourd'hui *auto-intoxication*. Voici en effet comment il explique sa pensée sur ce point : « Lorsque nous faisons mouvoir nos muscles, disait-il dans une leçon, nous produisons de la créatine et de la créatinine, et le cerveau qui travaille fait de la leucine et de la cholestérine. Ces divers éléments de désassimilation, ainsi que beaucoup d'autres, sont destinés à disparaître promptement de l'économie; mais ils ne tarderont pas à infecter le sang, lorsque, sous l'influence d'un travail intellectuel ou musculaire exagéré, ils se seront produits en trop grande quantité pour pouvoir être éliminés par les émonctoires naturels ».

A notre connaissance, la première étude d'ensemble sur le sujet date de 1878. Cette année, M. Carrieu eut à traiter comme sujet de thèse d'agrégation : *De la fatigue et de son influence pathogénique*. La question dut lui paraître à la fois banale et neuve : banale, car la fatigue était invoquée comme facteur étiologique dans une multitude de maladies; neuve, car l'influence de ce facteur était aussi vague que possible, et personne, si ce n'est Peter, ne put lui fournir des renseignements un peu précis sur la matière de sa thèse. M. Carrieu écrivit une consciencieuse nosographie qui montre comment on pouvait comprendre la question à l'époque où elle fut écrite. Il expose d'abord, dans un chapitre très complet, tout ce que les physiologistes ont appris sur la fatigue par l'expérimentation sur les animaux et l'observation sur l'homme. Puis, étudiant le rôle pathogénique de la fatigue en général, il émet cette opinion que la fatigue n'est, en somme, qu'une cause prédisposante, mais presque jamais une cause efficiente et suffisante de maladie. Ensuite, passant en revue les principaux types du cadre nosologique, il montre l'influence réelle, mais accessoire, de la fatigue dans la plupart des maladies générales et des maladies locales. Enfin, M. Carrieu consacre son dernier chapitre à démontrer que la fatigue imprime à la maladie un caractère particulier de gravité : « Si la fatigue n'a pas produit l'état morbide, elle a engendré un élément important, l'adynamie, qui est venue s'y surajouter. » Il y a même des cas où l'adynamie causée par la fatigue semble constituer à elle seule tout le tableau morbide. Existe-t-il donc, comme le pensait déjà Chomel, une *fièvre de fatigue?* L'auteur ne se prononce pas d'une façon catégorique. Et pourtant il cite une observation de Peter et une autre personnelle, où il semble bien qu'il ait été impossible de faire un autre diagnostic. Pour expliquer ces faits, N. Carrieu cite la manière de voir de Peter; mais il ne l'accepte pas sans réserves.

Un peu plus tard, en septembre 1878, Bouley attire l'attention sur le surmenage des animaux, bien connu des vétérinaires et des chasseurs. Bouley lit à l'Académie un rapport où il démontre que la corruption de la viande est souvent un effet de l'état de surmenage dans lequel se trouvent les animaux au moment de la mort. Ce rapport inspire la thèse de N. Fournol (1879) sur les lésions observées chez les animaux morts de surmenage aigu.

En 1880, Revilliod (de Genève) écrit une excellente étude sur les maladies de fatigue, dont il désigne l'ensemble sous le nom de *Ponose*, et dont il décrit deux types : la forme typhoïde et la forme cardiaque.

En 1888, N. Victor Rendon publie une thèse sur les *Fièvres de surmenage.* On trouve dans ce travail, le reflet de l'enseignement de Peter qui n'avait pas cessé d'appeler l'attention sur ce sujet et avec qui j'ai pu l'étudier moi-même. La même année, N. Dreyfus-Brisac donne, dans la *Gazette hebdomadaire*, une bonne étude des manifestations morbides du surmenage physique et inspire la thèse de N. Dufour (1888). Je signale d'une manière spéciale les livres de N. Lagrange sur les exercices physiques, particulièrement la *Physiologie des exercices du corps;* la question du surmenage physique y est étudiée avec soin. Je citerai encore les travaux de Lacassagne, Keim, Frœntzel, Leyden, Éloy, A. Mathieu, A. Robin, Constant au point de vue clinique, et ceux de Bouchard, de Charrin et Roger au point de vue pathogénique. Nous les retrouverons ainsi que quelques autres dans le cours de cette étude. Je dois enfin une mention à l'ouvrage de Mosso; bien qu'il ait été écrit surtout pour les philosophes et les zoologistes, il est intéressant pour le médecin par quelques aperçus ingénieux (¹).

Les travaux que nous venons de mentionner ont trait presque uniquement à la question du *surmenage physique*, ou, pour être plus précis du *surmenage neuro-musculaire.* Or, ainsi délimité, le domaine de la question est trop étroit et doit être étendu. En effet, les neurologistes ont montré d'abord la part qui revient au *surmenage mental* (intellectuel ou moral) dans la genèse de diverses affections nerveuses, de la neuras-

---

(¹) A. Mosso, La fatigue intellectuelle et physique, traduit de l'italien, par P. Langlois Paris, 1894 (Bibliothèque de philosophie contemporaine).

thénie en particulier. De plus, tout appareil fonctionnel, quel qu'il soit, peut être surmené, et des accidents peuvent résulter de ce surmenage localisé; l'appareil vocal, l'appareil respiratoire, l'appareil circulatoire, l'appareil digestif, l'appareil de la vision, l'appareil de l'ouïe, l'appareil génital peuvent souffrir d'un fonctionnement exagéré; et une étude complète de la question devrait envisager le surmenage dans chacun des appareils de l'organisme affectés à une fonction déterminée. Malheureusement, sur beaucoup de points, la lumière est loin d'être faite. Le surmenage physique et le surmenage mental ont seuls été l'objet d'études assez suivies; malgré l'insuffisance des documents et la difficulté du sujet, nous pouvons essayer d'en tracer une description d'ensemble. Pour les autres formes de surmenage, nous serons obligé de nous borner à quelques notes sommaires.

Avant d'entrer en matière, nous ferons encore une remarque.

Dans l'étude du surmenage, deux principales causes d'erreur surgissent à chaque pas et rendent très difficile l'interprétation des faits observés.

Le premier obstacle à l'analyse clinique réside dans ce fait que, rarement, le surmenage est limité à un seul appareil fonctionnel, et que, le plus souvent, il s'agit de surmenages combinés. Voici un sujet qui prépare un concours : à l'excès du travail intellectuel s'ajoutent la préoccupation de l'avenir, l'angoisse du résultat, la crainte de l'échec; au surmenage intellectuel s'est donc joint le surmenage moral; ce dernier a des effets particulièrement néfastes. Voici encore un médecin chargé d'une importante clientèle; à l'excès d'exercice physique causé par les courses et les ascensions d'escalier, se joignent le travail intellectuel qui s'opère dans son cerveau auprès de chacun de ses malades et la préoccupation morale au sujet de l'issue de leur affection; chez lui trois appareils fonctionnent d'une manière exagérée : le surmenage physique se combine au surmenage intellectuel et au surmenage moral. C'est pourquoi le médecin est trop souvent un surmené; c'est pourquoi aussi, peut-être, dans notre corporation, la longévité est chose assez exceptionnelle.

La seconde difficulté qui se dresse dans l'étude du surmenage vient de l'existence des *meïopragies*; sous cette appellation, imaginée par M. Potain, on désigne les aptitudes fonctionnelles restreintes. Soit par le fait d'une disposition congénitale, soit par le fait d'une lésion antécédente, il se peut qu'un appareil ne puisse fonctionner sans trouble qu'à la condition de fournir une somme de travail inférieure à la moyenne normale. La pathologie nous offre de nombreux exemples de ces meiopragies. Un organe atteint de débilité, native ou acquise, peut avoir sa fonction annulée par une lésion minime en apparence; et le moindre excès de travail peut y jeter le désordre. Un sujet qui présente une étroitesse congénitale de la poitrine, un sujet dont le thorax a été rétracté par une pleurésie, ne pourront monter rapidement un escalier sans présenter un essoufflement extraordinaire avec cyanose, voire même des phénomènes asphyxiques plus sérieux. Un homme, dont l'ambition n'est pas proportionnée à sa puissance intellectuelle et à sa résistance morale, ne peut atteindre son but sans être frappé par la neurasthénie ou par divers accidents, alors que celui qui règle ses désirs sur sa valeur lutte et réussit sans perdre l'équilibre de ses facultés.

Telles sont les deux principales difficultés que nous rencontrons dans l'étude suivante.

I

LE SURMENAGE PHYSIQUE

(SURMENAGE NEURO-MUSCULAIRE)

CHAPITRE PREMIER

LE MODE D'ACTION DU SURMENAGE PHYSIQUE

La fatigue physique s'observe à la suite de contractions musculaires qui ont été trop violentes ou trop répétées. Elle se manifeste surtout par la lassitude ou la courbature générales, dont le sentiment est plus vif dans les muscles qui ont le plus travaillé, et par l'inaptitude à un nouvel effort, c'est-à-dire par l'épuisement. Ces troubles disparaissent vite par le repos; ils ne constituent pas un état morbide; mais ils sont le véritable rudiment, l'esquisse, si l'on veut, de troubles plus durables et plus sérieux dont l'ensemble constitue le surmenage.

Pour bien comprendre le mécanisme des accidents de surmenage, il faut connaître la physiologie de la fatigue. Malheureusement, celle-ci est encore incomplète; jusqu'ici les expérimentateurs ont surtout envisagé la fatigue dans un muscle isolé; mais la fatigue ne réside pas seulement dans un état particulier du muscle; tout l'organisme y prend part.

Deux phénomènes essentiels s'accomplissent lorsque nous exécutons un mouvement: *une excitation nerveuse; une contraction musculaire.* Mais ce n'est pas tout: l'ensemble de l'organisme participe à cet acte si simple en apparence. On peut s'en assurer en examinant un homme qui vient de faire un exercice de vitesse, celui, par exemple, qui vient de faire une course un peu longue au pas gymnastique. On constate alors, entre autres phénomènes faciles à constater, de *l'accélération des mouvements respiratoires et des battements du cœur,* des *sueurs* plus ou moins abondantes suivant le sujet et le degré de la température ambiante, etc.

Dans la physiologie de la fatigue comme dans la pathogénie des accidents de surmenage, il faut tenir compte de toutes ces modifications qui accompagnent les contractions musculaires; et déjà ce simple aperçu montre combien est complexe le mécanisme des accidents que nous étudions.

Trois facteurs principaux peuvent être invoqués pour expliquer les accidents de surmenage : 1° l'épuisement des éléments nerveux; 2° l'auto-intoxication par les déchets du travail musculaire; 3° les troubles de l'hématose et de la circulation (¹). Chacun de ces facteurs intervient pour sa part, qui est souvent assez difficile à préciser: car l'un d'eux peut exagérer la puissance de l'autre; ainsi l'épuisement nerveux et la toxhémie peuvent aggraver les troubles cardiaques; les troubles cardiaques peuvent accroître l'épuisement nerveux; la toxhémie peut exagérer l'épuisement nerveux.

Quoi qu'il en soit, l'action de ces trois facteurs n'est pas contestable; c'est ce que nous allons établir tout d'abord.

I. Influence de l'épuisement nerveux. — Tout mouvement est commandé par une excitation nerveuse. Lorsque nous passons de l'état de repos à l'état de mouvement, il se produit dans certaines parties du système nerveux une augmentation de travail. Dans les centres, dans le cerveau et la moelle, il s'opère, au niveau de certains groupes de cellules, une transformation de force de tension en force vive, d'énergie potentielle en énergie actuelle, ou encore, pour nous servir de l'expression de Barthez, de forces radicales en forces agissantes. Mais le capital de réserve finit par se dépenser et l'épuisement arrive.

L'épuisement paraît épargner les tubes nerveux et les cellules spinales, et frapper spécialement les cellules cérébrales.

D'après Wedenskii, on peut tétaniser un nerf sans interruption pendant six heures, sans que le nerf se fatigue. D'après Bowditch, si l'on curarise un lapin, on peut exciter le nerf sciatique pendant quatre heures sans le fatiguer; au bout de ce temps, si l'effet du curare a disparu, l'excitation du nerf détermine des contractions. Il semble donc, dit Beaunis, que la transmission nerveuse ne s'accompagne d'aucune usure du nerf.

Les cellules de la moelle sont aussi très résistantes à la fatigue. Pitres et de Fleury ont montré que les mouvements réflexes fatiguent très peu, comparativement aux mouvements volontaires: ils ont vu que le phénomène appelé trépidation épileptoïde du pied, type de réflexe, peut durer indéfiniment, sans fatigue, à raison de 12 000 oscillations doubles à l'heure.

Mais les cellules cérébrales s'épuisent au contraire avec facilité. Quand un muscle est très fatigué, il peut arriver qu'il soit hors d'état de se

(¹) Je laisse de côté, bien entendu, les lésions matérielles, traumatiques, que la fatigue peut produire ; telles les lésions du pied à la suite de la marche (écorchures, ampoules, etc.), telles les ruptures musculaires.

contracter sous l'influence de la volonté; et cependant il pourra se rac-
courcir sous l'influence d'une excitation artificielle, telle qu'une excitation électrique portée sur le muscle ou sur le nerf. Depuis les recherches
de M. Féré, on sait que les accés d'épilepsie vraie, attribués aujourd'hui
à une excitation cérébro-corticale, sont suivis de phénomènes d'épuisement extrèmement marqués. Les expériences de du Bois-Reymond, de
Pflüger, de Wundt, de A. Waller montrent que la constitution chimique
du muscle est sous la domination des centres nerveux de l'encéphale;
elles ont permis de dire que, en dernière analyse, la fatigue physique est
un phénomène qui a sa source dans le cerveau.

Le fonctionnement excessif de la cellule cérébrale accélère le mouvement de désassimilation et accumule en elle certains produits de nutrition; et, pour produire la fatigue de la cellule des centres, à l'épuisement
dynamique, se joint, suivant Ranke, une auto-intoxication de sa propre
substance par des corps qui en dérivent.

Quoi qu'il en soit, les considérations précédentes prouvent que lorsque
l'exercice physique fait avec excés engendre des accidents, l'adynamie
nerveuse doit ètre tenue pour un facteur pathogène important. C'est là
une notion qu'on a un peu trop oubliée sous l'influence des travaux
qui ont démontré l'existence, dans le surmenage physique, d'une auto-
intoxication par les déchets de la désassimilation musculaire.

II. Auto-intoxication par les déchets de la désassimi-
lation musculaire. — Dans la pathogénie des accidents de surmenage, un rôle important, peut-être prépondérant, mais non exclusif, doit
etre attribué à l'empoisonnement par les produits de désassimilation créés
en excès dans le muscle.

Rappelons d'abord ce que nous apprend la physiologie à ce sujet.

Quand le muscle est inactif, il assimile et désassimile comme tous les
tissus vivants. Il a donc un mode de nutrition qui lui est commun avec
tous les tissus et qu'on peut appeler *nutrition organique*. Mais lorsque
le muscle se contracte, il accomplit un travail mécanique qui donne
naissance à des phénomènes chimiques nouveaux dont l'ensemble répond
à la *nutrition dynamique*.

C'est ainsi que, sous l'influence de la contraction, le muscle, neutre
au repos, devient acide. Cette acidité tient à ce que la contraction musculaire engendre de l'*acide lactique*, auquel Ranke attribue le rôle primordial dans la production de la fatigue.

On sait aussi, depuis les recherches de Lavoisier et de Seguin, que le
muscle respire, c'est-à-dire absorbe de l'oxygène et dégage de l'acide
carbonique. Sous l'influence de la contraction musculaire, la production
de l'*acide carbonique* augmente dans de notables proportions.

D'après Hermann, quand le muscle se contracte, l'inogène se dédouble
en acide lactique et acide carbonique pour se reconstituer sous l'influence
de l'oxygène du sang.

Il se produit aussi dans le muscle, au moment de sa contraction, un peu d'urée, de créatine, de sucre; des phosphates, de la xanthine, de l'hypoxanthine, de l'acide inosique, de l'acide urique, de l'inosite, des acides gras volatils.

Ces déchets augmentent considérablement lorsque le fonctionnement est poussé jusqu'à la fatigue, et l'augmentation porte surtout sur les déchets *azotés*. Dans les conditions normales, en effet, la nutrition dynamique du muscle se fait surtout aux dépens des substances non azotées que lui apporte le sang; mais, si la contraction est poussée jusqu'à la fatigue, le muscle, à défaut de ces substances, consomme des albuminoïdes et fournit des scories azotées.

C'est à l'accumulation de ces produits dans le tissu musculaire que les physiologistes attribuent le phénomène fatigue. Ce qui semble bien prouver qu'il en est ainsi, c'est l'expérience de Ranke, qui produit artificiellement la fatigue musculaire, en injectant, dans les vaisseaux des muscles d'une grenouille curarisée, de l'extrait de muscles fatigués.

D'autre part, Helmholtz a constaté dans le muscle fatigué une augmentation des matières extractives solubles dans l'alcool.

A l'état normal, dit Beaunis, les produits épuisants de l'activité musculaire sont enlevés au fur et à mesure par le sang qui sature du reste, par son alcalinité, l'acide lactique et le phosphate acide formés pendant la contraction; et la fatigue ne se produit que quand, sous l'influence d'une contraction trop intense ou trop répétée, ces substances sont produites en trop grande quantité pour que leur influence soit annulée par la circulation. Dans les muscles fatigués artificiellement par l'injection des substances fatigantes, il suffit, pour rétablir partiellement la contractilité, d'une injection de carbonate de soude ou de chlorure de sodium. Les muscles recouvrent beaucoup mieux leur contractilité si l'on additionne la solution alcaline de 0,05 pour 100 de permanganate de potasse (Kronecker); cette substance paraît agir en fournissant de l'oxygène. Il est donc permis de penser que le sang normal agit non seulement en saturant et en enlevant les acides formés dans la contraction musculaire, mais encore en apportant au muscle une substance combuante et excitante, l'oxygène.

Si l'on transporte les notions précédentes dans l'ordre pathologique, on peut prévoir que l'organisme surmené fabrique des produits de désassimilation en telle abondance, que les organes de destruction et d'élimination, même normaux, seront insuffisants à en débarrasser l'économie; ces produits s'accumuleront et une auto-intoxication se produira. Telle est la théorie des accidents de surmenage, développée par M. Peter dans ses leçons sur l'*auto-typhisation*, celle que M. Revilliod accepte sous le nom d'*extractihémie*, celle que M. Lacassagne et M. Keim ont soutenue sous le nom de *ponoshémie*.

Les récents progrès de la chimie biologique sont d'accord avec cette manière de voir. Il suffit de rappeler, à ce propos, les travaux de M. A. Gautier, démontrant que la nutrition physiologique s'accompagne de la formation de poisons alcaloïdiques (leucomaïnes); ceux de M. Bouchard sur les poisons urinaires; les études sur les albumines toxiques, particulièrement celles de Rummo et Bordoni, qui ont démontré que les cellules animales sécrètent des albumines toxiques pour les cellules animales d'un individu de même espèce, aussi bien que pour les cellules d'un individu d'espèce différente.

Mais, en faveur de l'auto-intoxication, il n'y a pas seulement des présomptions; il y a aussi des faits expérimentaux ou cliniques qui ne laissent aucun doute sur sa réalité. Ces faits, quoique incomplets et mal coordonnés, démontrent formellement qu'un empoisonnement se produit à la suite des exercices physiques trop violents ou trop prolongés.

Liebig trouva deux fois plus de créatine dans les muscles d'un renard forcé que dans ceux d'un renard sacrifié au laboratoire. M. Mosso et A. Roger ont montré que le sang des animaux fatigués est plus toxique que le sang normal.

Les recherches de A. Abelous méritent une mention particulière; elles ont prouvé d'abord que, chez les animaux surmenés, le sang, le sérum, les extraits alcooliques de sang et de muscles ont un pouvoir toxique supérieur à celui de ces substances prises chez un sujet normal; ensuite que leurs effets sont bien plus néfastes chez les animaux auxquels on a enlevé les capsules surrénales, et que, d'autre part, leur mélange avec de l'extrait alcoolique des capsules surrénales leur enlève leur toxicité. D'autre part, l'ablation des capsules surrénales provoque des symptômes identiques à ceux de la fatigue. Il y a donc lieu de penser que les *glandes surrénales ont pour fonction de détruire les poisons de la fatigue.* M. Abelous a encore montré que ces poisons sont des corps réducteurs, solubles dans l'alcool, et qu'ils sont rendus inoffensifs par le permanganate de potasse ([1]).

Les expériences de M. E. Gaucher démontrent la toxicité des substances qui proviennent de la métamorphose des matières azotées, de la désassimilation musculaire en particulier (leucine, tyrosine, créatine, créatinine, xanthine, hypoxanthine); ces substances, injectées en excès aux animaux, provoquent un empoisonnement qui se traduit en particulier par une néphrite ([2]).

M. Bouchard a remarqué que le bouillon, qui n'est en somme qu'un extrait de muscles, renferme des produits toxiques; et, d'après Charrin et Ruffer, ces produits peuvent provoquer la fièvre lorsqu'on les injecte aux animaux.

Les recherches de M. Roger démontrent le pouvoir thermogène des extraits de muscles. Les extraits aqueux ont paru plus actifs à ce point de vue que les extraits alcooliques; ceux qui ont été faits immédiatement après la mort sont moins toxiques que ceux qui viennent des muscles

([1]) Abelous, Soc. de biologie, 1894, Congrès de Rome, 1894.

([2]) Gaucher, *Revue de médecine*, novembre 1888

enlevés un certain temps après la mort; cela tient sans doute à ce que, après la mort, le muscle fabrique encore des toxines; mais celles-ci ne sont plus éliminées et restent accumulées au point où elles sont produites (¹).

Enfin un argument décisif est tiré de l'analyse des urines des sujets surmenés; nous en exposerons plus loin les résultats. Bornons-nous à rappeler que la quantité des urates est augmentée, que l'acidité des urines dépasse la normale de beaucoup, et que leur pouvoir toxique total est très accru.

Ainsi le surmenage produit une auto-intoxication, et celle-ci joue un rôle important dans la pathogénie des accidents qui en résultent; mais l'influence de l'empoisonnement, si peut-être elle est prépondérante, n'est pas la seule qui intervienne pour provoquer les états morbides qui peuvent succéder à la fatigue. Nous avons vu la part qu'il fallait faire à l'épuisement nerveux. Voici encore un facteur dont il faut tenir compte.

III. Influence des troubles de la respiration et de la circulation. — 1. Un exercice un peu violent a pour effet d'accélérer les mouvements respiratoires et de provoquer l'anhélation. La cause de ce phénomène n'est pas encore très bien connue. D'après Mosso, il ne dépend pas, au moins uniquement, d'un besoin plus grand d'oxygène, ni de la nécessité d'éliminer l'acide carbonique produit en excès; il y aurait dans le sang des fatigués des substances toxiques qui ont pour effet d'accélérer la respiration. Ces phénomènes dépendraient donc de l'auto-intoxication. Les recherches de Johansson ont confirmé cette manière de voir (²).

Les expériences de M. Ch. Richet permettent de supposer que la rapidité de la respiration a pour but, comme la sueur, de refroidir le corps échauffé par l'exercice; la respiration a, en effet, une action hypothermisante en activant l'évaporation de l'eau au niveau des poumons, et en faisant entrer dans le corps de l'air qui est ordinairement plus froid que le corps.

Dans l'acte qu'on désigne proprement sous le nom d'effort, où la contraction musculaire est violente et courte, les phénomènes respiratoires sont plus complexes. Prenez pour exemple l'acte de déboucher une bouteille. Les muscles du bras ont besoin de prendre sur le thorax un point d'insertion fixe; pour cela le sujet fait une inspiration profonde, puis ferme la glotte et enfin met en jeu les forces expiratrices; il en résulte une rigidité de la cage thoracique qui est le but cherché. L'effort terminé, il se produit une expiration rapide et forte; puis le sujet

---

(¹) A. Rocques. Substances thermogènes extraites des tissus animaux sains et fièvres par auto-intoxication. Thèse de Paris, 1893.

(²) J.-E. Johansson. Ueber die Einwirkung der Muskelthätigkeit auf die Athmung und die Herzthätigkeit. Skandin. Archiv. f. Physiol., 1893, t. V. p. 20. Analysé in Revue des sciences médicales de Hayem, t. XLIII, p. 419.

reste anhélant pendant quelques minutes, comme après une course.

Au point de vue pathogénique, les troubles respiratoires qui accompagnent les exercices physiques nous permettent de comprendre l'asphyxie que peut engendrer le surmenage suraigu et l'emphysème qui peut résulter du surmenage chronique. Mais leur importance tient surtout à ce qu'ils sont liés étroitement aux troubles cardiaques, lesquels jouent un rôle capital dans les maladies de fatigue.

B. Toute fatigue corporelle exagérée a pour résultat d'accroître le nombre et l'intensité des battements du cœur, et ce trouble passager est parfois perçu sous forme de palpitation. Cette suractivité cardiaque produite par les efforts violents ou prolongés est de notion vulgaire. Elle a été étudiée par Mohamed, d'après lequel, sous l'influence d'une course prolongée, le cœur d'abord excité, s'affaiblit ensuite, tandis que la tension artérielle s'abaisse. Les mensurations précises de M. Potain ont démontré d'une manière objective l'influence des exercices musculaires violents sur le cœur; examinant des gymnastes, M. Potain a vu : d'une part, une dilatation brusque, immédiate, survenant aussitôt après les efforts musculaires; de l'autre, une augmentation progressive de la tonicité cardiaque persistant et s'accroissant en raison directe de la répétition des exercices.

La suractivité cardiaque produite par les efforts musculaires ne peut donc être mise en doute. Mais son mécanisme ne nous paraît pas clairement expliqué. On admet généralement que l'effort engendre la stase circulatoire; pour vaincre celle-ci le cœur exagère son travail; par suite, le nombre et l'intensité de ses battements s'accroissent. Mais, d'après Johansson, les changements mécaniques de la circulation sous l'influence de l'exercice n'ont aucune action sur le cœur, et, d'après Mosso, il y aurait dans le sang des animaux fatigués des substances inconnues qui accélèrent les battements du cœur, comme elles accroissent le nombre des respirations. Johansson, qui accepte cette manière de voir pour l'accélération des mouvements respiratoires, la repousse pour la suractivité cardiaque. De ses recherches, il conclut qu'il existe une association fonctionnelle du centre cardiaque situé dans la moelle allongée avec les centres moteurs et le centre respiratoire. L'exercice engendre une suractivité des centres moteurs et du centre respiratoire; cette suractivité entraîne celle du centre cardiaque.

Quoi qu'il en soit de l'interprétation, le fait est incontestable: les efforts musculaires exagèrent l'activité cardiaque, et cette excitation peut être suivie d'un épuisement plus ou moins sérieux, plus ou moins durable.

Suivant la durée ou l'intensité de l'effort, suivant l'état antérieur du myocarde qui peut être sain ou altéré, les effets de cette suractivité varieront d'un sujet à l'autre: chez l'un, les effets en seront nuls; chez l'autre, elle aboutira à une dilatation passagère du cœur; chez celui-ci, la dilatation restera permanente et aboutira plus ou moins rapidement à l'asthésie cardiaque définitive; chez celui-là enfin, la dilatation pourra étie suivie d'hypertrophie. Nous étudierons plus loin en détail l'influence du surmenage sur le cœur.

En résumé, *épuisement nerveux, auto-intoxication par les déchets du travail musculaire, troubles de la respiration et de la circulation,* tels sont les facteurs principaux qui interviennent dans la production des accidents du surmenage. Ces facteurs combinant leur action dans des proportions variables, on s'explique la multiplicité des troubles qui en résultent; suivant les cas, c'est tantôt l'adynamie nerveuse, tantôt l'empoisonnement, tantôt l'asphyxie, tantôt l'asthénie cardiaque qui donneront le tableau clinique. La prépondérance de tel ou tel élément dépend de conditions diverses, dont les principales sont la forme de l'exercice physique qui aboutit au surmenage, et les conditions de l'individu qui y est soumis.

CHAPITRE II

CONDITIONS ÉTIOLOGIQUES QUI FAVORISENT L'ACTION DU SURMENAGE

Certaines conditions favorisent l'action morbifique du surmenage.

CONDITIONS INDIVIDUELLES. — L'enfant et l'adolescent, surtout au moment de la croissance (voy. plus loin *Fièvre de croissance*), ont une nutrition très active, aussi le surmenage les atteint aisément; mais la guérison est, en général, très rapide. L'adulte présente les cas les plus fréquents de surmenage, parce qu'il se livre davantage aux exercices forcés. Le vieillard est rarement la victime du surmenage; quand cela se produit, le cœur et le cerveau étant moins résistants, les voies d'excrétion étant généralement insuffisantes, les accidents ont une gravité plus grande.

Si l'homme a, d'une manière générale, plus d'occasions de se surmener que la femme, chez celle-ci, il n'est pas rare, surtout dans les hôpitaux parisiens, d'observer les fièvres de surmenage. Cela se voit chez les jeunes femmes qui quittent leur village et la saine campagne pour se placer à Paris, où elles sont soumises à un travail pénible, sans repos suffisant, dans de mauvaises conditions d'hygiène physique et morale. Ajoutons que MM. Dreyfus-Brisac et Dufour considèrent certaines formes d'érythème polymorphe comme le propre du surmenage féminin.

Toutes les professions pénibles peuvent nous offrir des exemples de surmenage; mais celui-ci s'observe spécialement chez les militaires, surtout au moment de l'arrivée des recrues, ou au moment des grandes manœuvres (1), et aussi chez les bonnes à tout faire et les garçons

(1) COUSTAN, Les maladies imputables au surmenage dans l'armée. *Montpellier médical,* 1894, 1er mai et 1er juillet

d'écurie, toutes professions dans lesquelles on travaille beaucoup et l'on dort peu.

Dans l'industrie, le fait capital de notre époque, c'est le développement prodigieux de la machine. On pouvait espérer que celle-ci allègerait la fatigue de l'ouvrier et améliorerait sa condition. Or, toute une école soutient que c'est le contraire qui s'est réalisé. « L'homme, dit Mosso, a été condamné à suivre la machine colossale qu'il dirige ; comme elle, il ne peut se reposer ; son attention ne saurait se ralentir. La machine ne reconnaît d'autre limite à sa rapidité que la faiblesse de l'homme à la suivre. » Un des grands arguments de Karl Marx contre l'organisation sociale actuelle, c'est que la machine n'a diminué que le prix de la marchandise et non la fatigue de l'ouvrier, car, au lieu de restreindre le temps consacré au travail, elle l'a, au contraire, augmenté. L'école adverse répond que l'augmentation du travail a engendré en réalité une augmentation de richesse et que, à l'heure actuelle, la misère résulte moins de la pauvreté que de la maladie, de la vieillesse ou de l'inconduite. — Pour résoudre ce différend, débattu aujourd'hui avec passion, il faudrait d'autres arguments et d'autres documents que ceux dont se servent les hommes politiques des deux partis.

Les accidents de surmenage ne s'observent pas seulement chez les sujets qui sont obligés, par profession, de fournir une somme considérable de travail. On les a observés aussi chez ceux qui cultivent avec trop de passion certains sports. L'exemple le plus actuel de *surmenage sportif* est le surmenage par la bicyclette. Plus d'un vainqueur dans les longues courses organisées récemment, a payé cher sa victoire. M. Paul Le Gendre a insisté récemment sur la fréquence du surmenage sportif chez les enfants ; chez ceux-ci, l'émulation, qui les rend avides de se surpasser, a l'inconvénient de conduire très vite à l'excès.

Le *défaut de repos et de sommeil* est une des conditions qui favorisent le plus l'auto-intoxication de surmenage. M. Bouchard a montré que le sommeil est l'état dans lequel la production des toxines est réduite au minimum. Travailler beaucoup et dormir peu, c'est favoriser au maximum la production des poisons organiques : c'est favoriser l'auto-intoxication de surmenage.

Mais ici il faut relever l'importance majeure d'un facteur : *l'habitude.* Un citadin qui voudra pendant une journée travailler comme un paysan, sera au lit le lendemain avec de la courbature fébrile ; et pourtant le paysan fournit tous les jours, sans aucun accident, une pareille somme de travail. Pourquoi l'habitude produit-elle cette immunité ? Il y a à cela deux raisons principales : la première, c'est que, chez le paysan, par le fait de l'habitude, peut-être aussi de l'hérédité, il s'établit un rapport entre la désassimilation et la puissance éliminatrice ; la seconde a été fournie par Helmholtz : par suite de l'habitude, les muscles seuls nécessaires au mouvement voulu se contractent, il y a maximum de travail produit avec un minimum de dépense. « Qu'on se rappelle, dit Helmholtz,

la violence des efforts auxquels se livrent un nageur et un patineur
inexpérimentés, et l'aisance que mettent à ces exercices les personnes
qui en ont une grande habitude. »

Ceci nous explique pourquoi les accidents de surmenage sont si souvent
la suite d'un *changement de profession*. Une femme, uniquement occupée
naguère des soins de son ménage, perd son mari qui subvenait à toutes
les dépenses; pour gagner sa vie, elle se met porteuse de pains, et l'on
sait quelle est cette tâche de porteuse de pains, à Paris : les femmes qui
l'accomplissent, lourdement chargées, vont de maison en maison, montent
incessamment des étages, et cela dès les premières heures du jour; elles
ont bientôt fait leur ascension du mont Blanc. Or, cette femme fut prise
au bout de deux mois d'un état typhoïde grave, pour lequel nous lui
avons donné des soins dans le service de Peter; sa maladie guérit rapidement par le repos, sans qu'on ait pu, à aucun moment, saisir les
caractères de la dothiénentérie.

C'est d'ailleurs une notion courante que, lorsqu'on veut créer, chez un
homme ou chez un animal, la possibilité d'accomplir un travail inaccoutumé, il faut d'abord l'y habituer progressivement; il faut une véritable
éducation qui est l'*entraînement*. C'est par l'hérédité des habitudes
qu'on peut expliquer la résistance de certaines races humaines ou animales
à la fatigue. Les Chinois, dit-on, peuvent fournir, sans accidents, une
somme de travail, plus grande que les individus d'autres races. D'après
Gautrelet et Lagrange, l'état d'entraînement est, au point de vue de la
chimie des urines, diamétralement l'inverse de l'état de fatigue, en ce
sens que la fatigue tend à rendre les humeurs hyperacides, tandis que
l'entraînement tend, au contraire, à les rendre alcalines[1].

Chez les *neuro-arthritiques*, dit M. Lagrange, la fatigue se manifeste
avec plus de violence et se dissipe plus lentement que chez les autres
sujets. D'après cet auteur, cela s'expliquerait par la production exagérée de l'acide lactique et des autres produits de combustion incomplète qui existent déjà, à l'état de repos, chez tous les arthritiques, si
bien que chez eux la sensation de fatigue existe presque constamment et
en dehors de tout exercice. On comprend donc que, pour l'arthritique,
l'exercice aboutisse très aisément aux accidents de surmenage, si l'on
admet que ceux-ci soient liés à une augmentation non enrayée des déchets
musculaires. L'explication chimique de M. Lagrange est trop exclusive:
il faut, selon nous, faire intervenir aussi la débilité nerveuse des sujets
neuro-arthritiques. Il est d'ailleurs incontestable que très souvent la
fatigue fait éclater chez les arthritiques une crise aigue de la diathèse, un
accès de goutte, une crise de migraine, une crise d'hémorrhoïdes.

Chez les *convalescents* et les sujets atteints de *certaines maladies
chroniques*, telles que la tuberculose, une fatigue minime peut engen-

[1] GAUTRELET et LAGRANGE. Les graphiques de la fatigue et de l'entraînement. *Revue des
maladies de la nutrition*, 15 janvier 1894.

drer des accidents. Tout récemment, M. Bouchard attirait encore l'attention sur ce fait : pour un convalescent ou un tuberculeux, s'asseoir sur son lit, procéder aux soins de sa toilette, être transporté à l'hôpital, prendre un bain, sont des actes qui peuvent donner naissance à de la fièvre. D'après M. Ollier, les *blessés* sont dans le même cas : un pansement de longue durée suffit chez eux à provoquer l'hyperthermie. Comme le dit M. Bouchard, le système nerveux débilité est un réactif particulièrement sensible pour tous les agents provocateurs de la fièvre; or le surmenage, nous le verrons plus loin, doit être placé dans le groupe des agents provocateurs de la fièvre.

Il n'est pas douteux que, dans la production du surmenage physique, comme dans la production du surmenage intellectuel, l'*état moral* n'ait une très grande importance. Un travail ennuyeux surmène beaucoup plus qu'un travail auquel on prend intérêt. Samuel Wilks raconte qu'une jeune fille, de complexion délicate et incapable d'une longue course, n'éprouvait plus aucun symptôme de fatigue et se promenait longtemps quand elle donnait le bras à son fiancé.

Conditions cosmiques. — L'influence du *milieu cosmique* est aussi très considérable. Les températures extrêmes favorisent le surmenage : s'il fait trop chaud, le corps n'arrive plus à perdre par rayonnement l'excès de calorique engendré par l'excès de travail, ce qui trouble les actes nutritifs et favorise l'auto-intoxication (voy. plus loin *Coup de chaleur*). S'il fait trop froid, la puissance de la contraction musculaire est diminuée (Marey), la dépense des matériaux nutritifs est plus grande, partant les déchets plus nombreux et l'auto-intoxication plus facile (voy. plus loin *Coup de froid*).

La fatigue se produit plus facilement lorsque la *pression barométrique* s'abaisse. Enfin l'*état hygrométrique* a aussi son influence: plus une atmosphère chaude sera saturée d'humidité, moins les éliminations par le poumon et la peau se feront facilement et plus vite l'organisme sera empoisonné. Nous ne savons rien de l'influence de l'*état électrique* de l'atmosphère sur la production de la fatigue.

Nature de l'exercice. — La fatigue physique s'observe à la suite de contractions musculaires qui ont été ou trop violentes, ou trop répétées, ou à la fois trop violentes et trop répétées: c'est ce qui a permis à M. Lagrange de diviser les exercices musculaires en trois catégories. Dans l'*exercice de force*, la contraction est violente : chaque mouvement représente une grande somme de travail et met en jeu la puissance contractile d'un grand nombre de muscles : tel est, par exemple, le transport de lourds fardeaux ou la gymnastique athlétique. Dans l'*exercice de fond*, dont la marche est le type, c'est la répétition de l'effort qui engendre la fatigue. Dans l'*exercice de vitesse*, dont la course offre un exemple, c'est à la fois la répétition et l'intensité de l'effort qui accumulent les effets du travail. Cette division est importante. On verra plus loin que ces différentes formes d'exercice engendrent différentes formes d'accidents morbides. Les accidents suraigus ou asphyxiques sont dus à des exercices de force ou à des exercices de vitesse; les accidents aigus ou subaigus sont engendrés, soit par des exercices de vitesse, soit par des exercices de fond.

CHAPITRE III

DIVISION DES ACCIDENTS ENGENDRÉS PAR LE SURMENAGE PHYSIQUE

Le surmenage physique est capable à lui seul d'engendrer des états morbides. Nous décrirons donc tout d'abord les *accidents dont le surmenage physique est la cause efficiente, nécessaire, essentielle.*

Mais l'action du surmenage ne se borne pas à créer ces états morbides: il intervient très fréquemment comme cause prédisposante, accessoire, mais efficace d'une foule d'états morbides, surtout de ceux qui relèvent de l'infection. Il nous faudra donc étudier ensuite le *surmenage physique, cause prédisposante de maladie.*

Nous devons prévoir ici une objection qui sera certainement adressée par quelques médecins à cette classification.

Le surmenage, pensent-ils, est incapable à lui seul de créer un état morbide; il n'est qu'une cause prédisposante qui favorise l'action d'une autre cause plus importante, plus nécessaire, ou bien il n'agit que pour mettre en activité un état pathologique préexistant. Les accidents cardiaques du surmenage, par exemple, ne se produiraient que chez les sujets dont la fibre myocardique est déjà altérée. Nous noterions que cela n'est vrai que dans une certaine mesure, et que certains troubles cardiaques ne relèvent vraiment que du surmenage physique.

Mais c'est surtout en ce qui concerne la prédisposition des surmenés à l'infection que l'objection a été présentée avec le plus de force.

Sous le prétexte que le surmenage favorise à un haut degré l'invasion microbienne de l'organisme, quelques auteurs pensent que le seul mode d'action de la fatigue consiste à favoriser l'infection; ils soutiennent que tous les accidents décrits sous la rubrique : *accidents de surmenage,* surtout les fièvres de surmenage, sont liés à l'invasion microbienne de l'organisme.

Que le surmenage favorise l'infection, c'est ce que nous admettons sans réserves; on le verra bien par la suite de cet article. Mais nous croyons aussi qu'il existe un ensemble de phénomènes cliniques, toujours les mêmes, spécifiés le plus souvent par l'appellation *formes morbides insolites* (Peter), qui relèvent exclusivement du surmenage, agissant en dehors de l'infection.

Du reste, en ce qui concerne l'influence du surmenage sur l'infection, nous possédons un document du plus grand intérêt : ce sont les expériences de MM. Charrin et Roger. Nous les relaterons plus loin. Mais disons ici que, en définitive, elles prouvent : 1° que le surmenage favorise certaines infections déterminées; 2° que le surmenage, à lui seul, sans inoculation, peut produire des états morbides, et que quelquefois seulement ces états morbides se compliquent d'infections microbiennes.

Nous reconnaissons d'ailleurs qu'il n'est pas toujours facile de tracer exactement la limite qui sépare les accidents dus uniquement au surmenage de ceux où la fatigue combine son action à une autre influence morbifique. Mais cette difficulté n'empêche pas que la division précédente soit la seule rationnelle.

CHAPITRE IV

LE SURMENAGE PHYSIQUE, CAUSE EFFICIENTE DE MALADIE

Quand on parcourt ce qui a été écrit au sujet du surmenage physique, on voit que trois ordres d'accidents lui ont été imputés.

Dans la première catégorie, nous trouvons des accidents *suraigus*, dont les animaux forcés nous offrent le type achevé. Il s'agit ici d'un fonctionnement musculaire excessif se produisant brusquement, en un temps limité, comme cela peut s'observer dans les exercices de force et les exercices de vitesse, et, dans ces cas, les accidents vont du simple essoufflement à l'asphyxie suraiguë mortelle.

Dans la seconde catégorie, nous trouvons des *accidents aigus ou subaigus*. Un individu est soumis à un travail musculaire au-dessus de ses forces, à un travail auquel il n'est pas habitué, comme cela s'observe souvent par le fait d'un changement de profession, ou au début des exercices des sports de tout genre; cette exagération n'est pas suraigue comme dans le cas précédent; mais, quoique plus modérée, elle n'en est pas moins capable d'engendrer des accidents; et ici nous trouvons une série morbide dont tous les termes s'enchaînent et qui va de la simple courbature à l'état typhoïde.

Enfin dans une troisième catégorie, l'exagération du travail musculaire est de telle nature qu'elle peut se prolonger pendant longtemps sans trouble appréciable de la santé : c'est ce qui s'observe surtout dans les exercices de fond. Le *surmenage chronique* qui en résulte peut-il engendrer des accidents qui en relèvent exclusivement? On l'a soutenu; mais nous ne pensons pas qu'il en soit ainsi. Le surmenage physique chronique paraît agir spécialement sur le cœur et les artères, mais seulement lorsque ces organes sont déjà altérés; aussi étudierons-nous ses effets dans le cinquième chapitre de cette première partie (voy. *Surmenage, cause prédisposante*).

I. Accidents dus au surmenage suraigu. — *L'essoufflement, le cœur forcé, l'asphyxie mortelle*. — Le surmenage suraigu, engendré par des exercices de force ou de vitesse, a pour effet de provoquer des accidents dans lesquels l'asphyxie, c'est-à-dire l'auto-intoxication par l'acide carbonique, et l'asthénie cardiaque paraissent jouer le rôle principal. Ces accidents forment une série qui va de l'essoufflement simple au cœur forcé et à l'asphyxie mortelle en quelques minutes.

I. Un homme fait un exercice violent et inaccoutumé, un exercice de vitesse par exemple (prenez l'homme qui court parce qu'il a peur de manquer le train); aussitôt la respiration s'accélère ainsi que le rythme cardiaque : c'est le premier degré de la série des accidents de surmenage suraigu, c'est l'*essoufflement simple*. Si l'exercice est poussé plus loin, le sujet éprouve de l'angoisse et présente de la cyanose; le pouls devient irrégulier; il y a tendance à la syncope. On peut constater dans ce cas une *dilatation cardiaque passagère*. Enfin, dans un degré plus élevé, les battements du cœur restent désordonnés : la cyanose persiste, il se produit une dyspnée plus ou moins vive, de l'œdème malléolaire; les troubles peuvent disparaître en quelques jours: ils peuvent tuer par syncope ou par asphyxie progressive; dans ce dernier cas, on observe une sorte d'asystolie aiguë qui amène en quelques jours un dénouement fatal. Ces accidents graves comprennent une partie des faits désignés sous le nom de *cœur forcé*. On peut toujours se demander s'ils ne se sont pas produits chez des sujets dont le cœur était déjà altéré. Moretti a observé un cas d'œdème pulmonaire suraigu à la suite de la danse; il fit une saignée qui guérit la malade; mais l'auscultation révéla ensuite l'existence d'une insuffisance mitrale d'origine ancienne. On a observé des cas de mort subite chez des hommes mûrs pendant une course à bicyclette; or, M. L.-H. Petit, qui en a rapporté des exemples, a montré qu'il s'agissait de cardiaques. Nous retrouverons des faits du même ordre à propos de l'influence du surmenage chronique. Quoi qu'il en soit, on ne peut nier que l'asthénie cardiaque engendrée par l'effort ne soit la cause occasionnelle immédiate des accidents asphyxiques observés en pareil cas.

II. Il est des faits où le surmenage suraigu amène une *asphyxie mortelle* en quelques minutes, sans qu'on puisse invoquer une autre influence que celle de la fatigue excessive. Ces faits, fort intéressants, s'observent surtout chez les animaux.

Les chroniques de la vénerie et les annales vétérinaires nous en offrent des exemples. Des cerfs, des renards ou d'autres animaux, poursuivis par la meute, finissent, après avoir fourni une course longue et pénible, par tomber inanimés sans même avoir été blessés. On a aussi observé les

mêmes accidents chez des animaux conduits vers les marchés par une
marche trop rapide. Après la mort, on constate que la rigidité cadavérique
s'empare presque immédiatement du cadavre, que la putréfaction est rapide
et intense et que des ecchymoses s'observent sur les téguments et sur les
viscères. Hunter avait remarqué, en outre, que le sang a perdu la faculté de
se coaguler, et, d'après Arloing, chez les animaux surmenés, les capillaires
sont largement dilatés comme si l'on avait administré des médicaments
vaso-dilatateurs ([1]). Ajoutons que la viande des animaux surmenés est
faisandée, a une odeur de marinade, de linge sale, de triméthylamine ([2]),
et qu'elle est souvent toxique pour ceux qui la consomment. On a rapporté des exemples d'accidents graves, simulant un empoisonnement,
survenus sur un grand nombre de personnes à la fois, et dont la cause
se rattachait à la consommation de viandes provenant d'animaux surmenés.

Chez l'homme, les exemples de ce genre sont plus rares. L'antiquité
en aurait probablement pu fournir un plus grand nombre que les temps
modernes. Le soldat de Marathon qui vint annoncer la victoire aux Athé-
niens et tomba mort à son arrivée est un cas de ce genre. De même, les
athlètes qui succombaient après une lutte ou une course trop pénible.
M. Bertherand a observé, en Algérie, deux cas très curieux. Deux coureurs indigènes succombèrent dès leur arrivée, le premier après avoir
fait 192 *kilomètres en quarante-cinq heures*, le second 252 *kilomètres
en soixante-deux heures*. Après leur mort, ce qui frappa le plus ce fut
la promptitude de la rigidité cadavérique, très rapidement suivie d'une
décomposition putride très prononcée. Dans les deux cas, *on crut à
un empoisonnement*; mais l'autopsie ne révéla que la fétidité indicible
des rares matières contenues dans l'estomac et dans l'intestin, un sang
très noir dans tous les vaisseaux, le ramollissement extrême et la coloration forcée de la plupart des muscles devenus infects, des suffusions sanguines des muqueuses et de la peau. Les poumons avaient
un aspect normal. M. Bertherand conclut à une mort par excès de
fatigue.

Ces faits nous éclairent sur l'anatomie pathologique du surmenage
suraigu; à la prompte rigidité du cadavre, à la rapide putréfaction, aux
ecchymoses que nous avons signalées plus haut, il faut ajouter le ramollissement ultérieur des muscles, les caractères du sang, noir, fluide,
asphyxique, et parfois les congestions viscérales. Mosso a trouvé des
lésions analogues chez les pigeons-voyageurs qui venaient de faire un
trajet de 500 kilomètres et qui furent sacrifiés à leur arrivée. La couleur
des muscles pectoraux était plus brune; mais le fait le plus frappant fut
la rapidité avec laquelle apparut la rigidité.

Comment expliquer ces diverses modifications? En les groupant d'une

([1]) Arloing, Surmenage des animaux. *Dict. encyclopédique des sciences médicales*, 1884.
([2]) P. Bert, *Thèse de Tournol*, p. 37 et 38.

manière rationnelle, on voit qu'elles peuvent être classées sous trois chefs : 1° rigidité, puis ramollissement musculaire; 2° putréfaction rapide; 3° phénomènes asphyxiques (état du sang, ecchymoses, congestions).

La rigidité musculaire est rapportée par Paul Bert et M. Fournol à la violente irritation du système nerveux. Mais Herzen l'attribue à une contraction idio-musculaire due à l'irritation chimique résultant de l'encombrement du muscle par les déchets de contractions trop répétées. Ce qui semble bien prouver qu'il en est ainsi, c'est le ramollissement extrême du muscle qui suit la période de rigidité.

Pour la putréfaction, si elle se produit si rapidement, c'est qu'elle est favorisée par diverses circonstances; la principale est que le défaut d'oxygène dû à la consommation exagérée et l'excès d'acide carbonique laissent pulluler dans les humeurs et les tissus les microbes anaérobies qui sont des agents très actifs de putréfaction. Il est probable, d'autre part, que les matériaux azotés, ayant subi un commencement de désintégration, et partant éminemment fermentescibles, soient en très grande abondance.

Quant aux lésions asphyxiques qui dominent tout, elles sont si frappantes que quelques auteurs ont décrit les faits que nous décrivons sous les noms de *forme asphyxique du surmenage*, d'*anhématosie* (Bouley et Verdier), *auto-intoxication par l'acide carbonique* (Lagrange). Cette asphyxie se comprend aisément, si l'on se rappelle que l'exercice musculaire forcé produit une grande quantité d'acide carbonique.

II. Accidents dus au surmenage aigu ou subaigu; les fièvres de surmenage.

— Ce sont les accidents que nous allons maintenant décrire qui intéressent surtout le médecin. Un exercice musculaire exagéré, lorsqu'il n'est pas assez intense et assez rapide pour produire l'état asphyxique, provoque néanmoins des accidents, et s'il est prolongé quelque temps, ces accidents deviennent de véritables états morbides.

Quand on rassemble les faits qui montrent l'influence du surmenage aigu ou subaigu, on constate qu'ils forment une véritable série morbide, qui est un bel exemple de ces *séries morbides* sur lesquelles insistait tant Peter. De la simple lassitude aux états typhoïdes, il y a une chaîne ininterrompue.

Degrés légers. — La *lassitude* est le premier degré; à la suite d'un travail inaccoutumé, une marche rapide, une course à pied, à cheval, ou à bicyclette, on éprouve, non pas immédiatement, mais quelques heures après, un malaise léger, avec quelques faibles douleurs musculaires. Tout cela s'efface rapidement.

Si les efforts ont été intenses et prolongés, le malaise général et les douleurs musculaires sont plus marqués; le sujet est abattu, inapte au travail, sensible au froid; il a les membres brisés; parfois la langue se

charge d'un léger enduit saburral, et il se produit un certain degré
d'anorexie. Mais le pouls reste calme et la température ne s'élève pas.
C'est la *courbature simple*, non fébrile, dans laquelle doivent rentrer
probablement la plupart des embarras gastriques sans fièvre, décrits par
quelques auteurs.

A un degré plus élevé, se produit la *courbature fébrile*. Qu'un citadin,
inapte aux travaux corporels, aille à la campagne et qu'il s'y livre à un
exercice inaccoutumé, qu'il batte en grange, par exemple; aussitôt après
il n'éprouve aucun malaise et est étonné de se trouver si vigoureux. Mais
le soir venu, il est accablé et somnolent. S'il se couche, il ne dort pas; il
est pris d'agitation, de céphalalgie et éprouve une chaleur désagréable
sur tout le corps. Au matin, si ses yeux se sont fermés quelques instants,
il s'éveille brusquement, couvert de sueur, les membres raides et douloureux, la tête lourde, la langue chargée; l'appétit fait défaut. Le pouls est
fréquent et la température élevée. Dans la journée, l'état fébrile s'apaise
un peu; mais le sujet est inapte au travail, éprouve une sensation de
lassitude extrême, de jambes coupées. Au bout de vingt-quatre heures,
d'ordinaire, les malaises généraux ont disparu, mais il reste des souffrances locales, souvent du lumbago, des crampes douloureuses dans les
muscles; et pendant cinq ou six jours encore, tous les muscles qui ont
pris part à l'exercice forcé demeurent raides, douloureux au toucher, incapables d'effort (Lagrange).

Fièvre de surmenage. États typhoïdes dus au surmenage. — Un pas
de plus, et nous arrivons aux états typhoïdes qui durent cinq ou six jours,
disparaissent brusquement et offrent le type courant de la *fièvre de
surmenage* (Peter). Les exemples de fièvre de surmenage abondent dans
les thèses récentes qui ont paru sur ce sujet. Nous en choisissons une dans
le travail de M. Fourriol.

« En 1874, j'ai vu dans le service de M. Moissenet, à l'Hôtel-Dieu, un
homme qui avait fait le voyage de Marseille à Paris à pied, soit 870 kilomètres environ en neuf jours, parcourant ainsi chaque jour la distance
énorme de 24 lieues. En arrivant à Paris, cet homme, épuisé, fut transporté à l'hôpital, où il offrit toutes les apparences d'un état typhique des
plus graves. Rien ne manquait au tableau : épistaxis, céphalalgie violente,
fièvre intense, langue blanche au milieu, d'un rouge vif sur les bords et
à la pointe, gargouillements dans la fosse iliaque droite, diarrhée fétide,
hébétude, soif vive, et, ce qui est remarquable, taches abdominales qui
bientôt s'étendirent et prirent l'aspect de larges ecchymoses. Au bout de
quatre jours de repos le plus absolu, tous les symptômes s'amendèrent et
le malade recouvrant l'appétit, les forces et l'intelligence, *sortit de l'hôpital dans la même semaine.* »

Passons en revue les divers symptômes dont l'ensemble constitue la fièvre
de surmenage. Le *facies typhoïde* ne manque presque jamais. Le malade
est stupide, indifférent, insensible, hébété, et si on lui demande de quoi
il se plaint, il répond presque toujours : « Je suis fatigué ». (Peter.)

Quelquefois un peu de subdélire s'observe, mais cela est l'exception. La céphalalgie est la règle.

Un symptôme presque constant et très important pour le diagnostic, ce sont les *douleurs musculaires*, spontanées ou à la pression, douleurs qui affectent parfois la forme de crampes, et qui frappent surtout les muscles qui ont le plus travaillé. C'est ainsi qu'un homme, qui avait dansé deux nuits de suite à l'époque du 14 juillet, entra à l'hôpital avec un état typhoïde et des douleurs extrêmes dans les mollets. En pinçant les muscles, on y constate le nœud musculaire, comme dans tous les cas d'épuisement. On peut aussi observer une douleur dans les lombes, qui ne cesse que par les émissions sanguines locales.

Constamment aussi le tube digestif est atteint. La langue est le plus habituellement chargée d'un enduit saburral, épais, et porte l'empreinte des dents. Ce n'est que par exception qu'on la voit amincie, blanche au milieu, rouge aux bords et à la pointe, comme dans la dothiénentérie. L'appétit est supprimé; la soif est vive; parfois le malade a des nausées et des vomituritions. Souvent on observe un peu de diarrhée avec gargouillement iléo-cæcal. L'hypertrophie de la rate peut être constatée, mais elle est très inconstante. Parfois aussi le foie est volumineux (Peter) et l'ictère peut compliquer le tableau morbide (Dreyfus-Brisac).

La peau, sèche d'abord, se couvre de sueur au moment de la défervescence. On a décrit des taches rosées lenticulaires dans les fièvres de surmenage. Nous croyons que c'est là une erreur; ce qu'on observe surtout, ce sont des pétéchies et quelquefois des ecchymoses assez larges. L'épistaxis s'observe fréquemment. L'herpès labial a été aussi constaté quelquefois.

Les voies respiratoires sont habituellement indemnes. Pourtant, une observation de M. Peter semble montrer qu'une congestion pulmonaire peut accompagner l'état typhoïde de surmenage; il s'agissait d'un jeune homme surmené, qui guérit en six jours avec débâcle d'urée (70 grammes en vingt-quatre heures).

Si on observe parfois un peu de dyspnée, cela tient à l'affaiblissement du cœur. Le cœur bat mollement, la matité cardiaque est plus étendue qu'à l'état normal; on constate un léger souffle systolique, et le myocarde est douloureux à la pression (Peter). Le pouls est mou, petit, irrégulier, fréquent. Cette asthénie cardiaque prend parfois la première place dans le tableau clinique, comme nous le montrerons plus loin en étudiant la *forme myocardique* des états de surmenage.

La *fièvre*, dans les états de surmenage, mérite une mention spéciale. Trois cas peuvent se présenter:

1° Le plus ordinairement, la température s'élève brusquement, et quand on examine le malade, on constate qu'elle atteint 39 degrés. Elle évolue sous forme de *fièvre subcontinue*. Brusquement, du cinquième au huitième jour en général, la chute thermique se fait par crise, en l'espace d'un ou deux jours.

2° D'autres fois, il est assez remarquable que, malgré l'état typhoïde, l'élévation thermique est modérée ou nulle; c'est l'*état typhoïde sans fièvre*, que Peter considère comme presque caractéristique du surmenage.

3° Peter a montré aussi que la fièvre de surmenage peut affecter la forme de *fièvre à rechutes*. Le cycle thermique est en général celui-ci : d'abord une période pyrétique de six à dix jours, puis deux jours d'apyrexie; enfin, une dernière période pyrétique de cinq à six jours. Il semble donc que la fièvre à rechute, due au surmenage, diffère de la fièvre récurrente à spirilles, observée dans d'autres climats, par la brièveté de la période d'apyrexie; dans la fièvre récurrente à spirilles, la période d'apyrexie dure de cinq à huit jours.

Caractère des urines. Crise urinaire. Preuves de l'auto-intoxication. — Dans tous les cas, la chute de la fièvre est brusque; la maladie disparaît en vingt-quatre ou quarante-huit heures. Cette défervescence est marquée par une crise urinaire que nous allons étudier.

Dans le cours de la fièvre de surmenage, l'*albuminurie* peut s'observer; mais cela est rare.

Presque toujours l'*urée* diminue beaucoup. Puis, au moment de la crise, il y a une diurèse abondante, l'albuminurie disparaît et une *débâcle d'urée* se produit (Revilliod, Quinquaud, Semmola). Dans un cas de Revilliod, il y a eu excrétion de 126 grammes d'urée en vingt-quatre heures; et dans un cas de Gubler, cité par N. Carrieu, une excrétion de 100 grammes d'urée dans les vingt-quatre heures.

Comment expliquer le fait? Cela est assez malaisé, parce que l'influence du travail musculaire sur l'excrétion de l'urée est encore controversée.

Revilliod admet que, sous l'influence du surmenage, l'organisme s'imprègne de substances extractives, matières premières avec lesquelles se forme l'urée. Ces substances sont toxiques, irritantes, lorsque, formées en excès, elles séjournent dans l'organisme, sans subir l'oxydation qui, en les transformant en urée, les rend inoffensives. Tant que le travail chimique qui doit les oxyder n'est pas terminé, tant que la coction n'est pas complète, les symptômes persistent; l'excrétion d'urée est au-dessous de la normale.

Réciproquement, on observe une marche parallèle entre l'amendement des symptômes et l'augmentation de l'urée.

D'autre part, certains physiologistes pensent, avec Hermann, Noyes et Engelmann, que tant que le travail n'épuise pas le muscle, il n'y a pas une production plus abondante d'urée. Mais si la fibre musculaire est épuisée par un travail trop énergique, alors, comme si elle se détruisait elle-même, il y a destruction d'une matière albuminoïde et l'urée est produite en excès. On peut donc supposer que, retenue dans l'organisme au moment de la maladie, elle finit par s'éliminer ensuite en bloc au moment de la crise.

Un autre fait bien établi, c'est que les urines des surmenés sont troubles, ce qui tient à un excès d'*urates*. Et pourtant, ici encore, même désaccord sur l'influence du travail musculaire sur l'excrétion des urates. M. Lagrange a fait une étude très soignée de la question. Après avoir signalé les opinions contradictoires, il nous dit que ses recherches personnelles l'ont conduit à cette conclusion que, chez un individu surmené par un travail inaccoutumé, les sédiments uratiques s'observent constamment, à la condition de ne les chercher que dans l'urine émise trois heures au moins après l'exercice. Et M. Lagrange conclut : « Entre ces divers phénomènes, émission d'urines troubles et malaises consécutifs à l'exercice, il y a une corrélation tellement constante, qu'il est impossible de n'y pas voir un rapport de cause à effet ».

En même temps que les urates, les chlorures, les phosphates et les sulfates augmentent dans les urines de fatigue.

Mais les urates ne sont pas les seules substances nuisibles fabriquées par l'organisme surmené. Les recherches de Colosanti et Moscatelli, celles de Gautrelet et de Lagrange ont démontré l'*augmentation considérable des acides* dans les urines des sujets fatigués. C'est surtout la présence de l'*acide lactique* qui accroîtrait la réaction acide du liquide d'excrétion rénale. D'après Lagrange et Gautrelet, l'acide lactique, qui fait défaut dans l'urine normale, apparaît en abondance dans l'urine des surmenés; en dehors des accidents de fatigue, la présence de l'acide lactique dans les urines ne s'observerait guère que dans l'arthritisme. Marcus, étudiant l'effet de la fatigue sur des soldats de l'armée allemande, a vu aussi qu'après les marches forcées on observait dans l'urine une dose considérable d'acide lactique qui n'y existait pas précédemment.

Il est probable que des ptomaïnes, et peut-être des toxalbumines, doivent intervenir aussi. M. Bouchard a constaté que l'urine des courbaturés, même apyrétiques, est éminemment *toxique*; l'urine d'un courbaturé tue à la dose de 12 centimètres cubes par kilogramme d'animal, alors qu'il faut 45 centimètres cubes en moyenne pour obtenir le même résultat avec des urines normales. M. Roger a montré que l'urine et même le sang des chiens surmenés sont plus toxiques que le sang normal. MM. Tissier et Bergognié ont constaté qu'après une longue course à bicyclette, il existe pendant vingt-quatre heures une augmentation notable de la toxicité urinaire.

De cet ensemble de faits, il résulte que, dans les états de surmenage, il y a auto-intoxication. Il est donc très naturel d'attribuer à cet empoisonnement une partie des accidents morbides que l'on constate après le surmenage.

Les quelques notions que nous possédons à cet égard se rapportent aux modifications de la sécrétion urinaire. Il est probable que les poisons créés par le surmenage s'éliminent aussi par le foie, l'intestin (diarrhée), par la peau, par les voies respiratoires. Mais sur les troubles de ces émonctoires, nous n'avons pas de renseignements précis.

Physiologie pathologique. — Si la réalité de l'auto-intoxication ne paraît pas contestable, si l'empoisonnement par les déchets du travail musculaire explique une partie des troubles morbides, il n'en est pas moins vrai que le rôle de l'épuisement nerveux et de l'asthénie cardiaque reste considérable. Seulement ce rôle est plus difficile à définir.

Si l'on prend les symptômes énumérés précédemment, on voit qu'il n'en est pas un qui puisse être attribué à une origine unique. Les douleurs musculaires si caractéristiques de la fièvre de surmenage peuvent être attribuées à l'accumulation des produits de la fatigue; mais qui pourrait affirmer que l'épuisement nerveux ne joue aucun rôle dans leur production?

Dans la genèse de la dépression ou de l'agitation nerveuses, l'épuisement nerveux, l'auto-intoxication et l'asthénie cardiaque doivent avoir chacun leur part.

La diminution des sécrétions digestives[1], qui semble tenir sous sa dépendance l'état saburral, est due sans doute aussi à l'action combinée de ces trois facteurs[2].

L'asthénie cardiaque est un effet direct du surmenage: mais l'adynamie nerveuse et l'auto-intoxication sont susceptibles de l'accroître.

Mais c'est surtout la fièvre des états de surmenage qui est passible d'interprétations variées. Dans ses leçons, M. Bouchard a admis deux grandes classes de fièvres : les *fièvres toxiques* (par troubles de la nutrition ou par infection) et les *fièvres nerveuses*. Dans le surmenage, la fièvre est-elle toxique ou nerveuse? En faveur de l'origine toxique, on peut invoquer deux faits : en premier lieu, l'auto-intoxication dans les états de surmenage est incontestable; sa démonstration est assise sur des fondements solides; en second lieu, M. Roger a montré que les muscles contiennent des substances thermogènes. Et cependant M. Bouchard ne paraît pas très disposé à accepter cette origine : « On parle, dit-il, de la fièvre qui résulte du travail musculaire. En dehors du travail excessif, elle ne s'observe presque exclusivement que chez ceux qui sont débiles et ne s'observe plus chez eux, même pour une grande dépense d'énergie, quand ils sont devenus plus forts, quand ils sont entraînés. Cette fièvre des débutants dans tous les genres de sport, elle n'est ni musculaire, ni toxique, elle est nerveuse. Comme la fièvre d'origine toxique, elle s'accompagne de destruction accrue de la matière azotée, ce que ne produit pas le travail musculaire dans les conditions physiologiques[3] ». Et ailleurs, M. Bouchard se demande si la fièvre de surmenage n'est pas, au moins dans certains cas, susceptible d'être interprétée autrement que par l'intoxication ou le désordre nerveux, et s'il ne faut pas admettre une troisième variété pathogénique de la fièvre : la *fièvre musculaire*. Les muscles sont

(1) SALVIOLI, Influence de la fatigue sur la digestion stomacale. *Archives italiennes de biologie*, t XVII, p. 248, 1888.

(2) Cl. BERNARD, a noté que, sous l'influence de la fatigue, la fonction glycogénique disparaît. Est-ce un effet de l'épuisement nerveux ou de l'auto-intoxication?

(3) BOUCHARD, Les doctrines de la fièvre. *Sem méd.*, p 117, 1895.

les grands producteurs de la chaleur animale; la fièvre musculaire, d'un mécanisme très simple, serait celle où la chaleur exagérée résulte directement de l'action primitive et exclusive du tissu musculaire; ce serait là, la vraie « fièvre du travail excessif qui, dans certaines conditions de température et d'humidité, peut aboutir au coup de chaleur ».

Résumé. — Laissons la théorie. Ce qui est bien acquis, c'est le type clinique de la fièvre de surmenage. Douleurs musculaires siégeant dans les muscles qui ont le plus travaillé; dépression ou agitation nerveuses réalisant parfois un véritable état typhoïde; état saburral des voies digestives; phénomènes plus ou moins marqués de défaillance cardiaque; fièvre à ascension brusque, à oscillations légères, à défervescence très rapide avec crise urinaire; durée courte, excédant rarement une semaine; rechutes possibles : tels sont les caractères primordiaux qui nous semblent individualiser le type clinique de la fièvre de surmenage.

Mais ce type peut être modifié par certaines circonstances et ces modifications engendrent des formes variables que nous allons étudier maintenant.

III. Formes cliniques spéciales de la fièvre de surmenage.
— PSEUDO-RHUMATISME DE SURMENAGE. — Signalé d'abord par M. Besnier, appelé familièrement par Lasègue rhumatisme des sergents de ville, le rhumatisme de surmenage a été l'objet d'un travail de M. A. Mathieu. A propos de ce travail, M. Dreyfus-Brisac disait : « Le rôle du surmenage ne se borne pas seulement, comme dans les cas qui ont fourni à M. Mathieu le sujet d'un excellent travail, à réveiller la diathèse rhumatismale; il peut, à lui seul, en dehors de toute influence diathésique, produire un syndrome morbide qui, à un examen superficiel, ressemble aux formes atténuées du rhumatisme, mais en diffère par la prédominance des manifestations saburrales, l'extrême rareté des complications viscérales et l'inefficacité des préparations salicylées ». Puis MM. Albert Robin, Lubarski et Dreyfus-Brisac lui-même dans la *Gazette hebdomadaire* (juillet 1888), reviennent sur le rhumatisme de surmenage.

Le plus habituellement, avant l'apparition des douleurs articulaires, il y a un état fébrile avec un malaise assez prononcé. Cet état reproduit celui de la courbature fébrile que nous avons décrit plus haut; il se complique ordinairement d'épistaxis, d'état saburral des voies digestives supérieures. La douleur est moins forte que dans le vrai rhumatisme; les articulations sont gonflées, mais restent pâles. D'ailleurs, la localisation est plutôt péri-articulaire que vraiment articulaire. Ce sont les articulations qui se sont les plus fatiguées qui sont prises (Peter): les genoux, les articulations tibio-tarsiennes; car c'est le surmenage par la marche et la station debout qui est ordinairement en cause. M. Carrieu cite un cas où l'articulation la plus malade était le poignet; or, il s'agissait d'un serrurier.

Au bout de quelques jours, l'état général s'améliore; mais, avant la guérison complète, il reste longtemps un peu de raideur articulaire.

De ces formes arthropathiques il faut rapprocher la *ténosite du tendon d'Achille*, observée chez les soldats qui marchent avec une chaussure qui frotte sur ce tendon; la *ténosite des radiaux*, observée chez les élèves tambours (Costan); l'*aï-crépitant* des gaines du cou-de-pied, dans la région antérieure de la jambe, chez les grands marcheurs.

Comment agit le surmenage pour produire ces lésions? La plupart des auteurs admettent que le surmenage peut favoriser l'éclosion du rhumatisme articulaire aigu franc chez un individu prédisposé. Dans l'observation de M. Albert Robin, il nous paraît que le surmenage a dû agir de cette manière. Mais il semble aussi que le surmenage, à lui seul, suffit à provoquer des accidents articulaires. Pour la pathogénie de ces cas, il est bon de rappeler les expériences de Frerichs qui, opérant sur de grands animaux, a constaté que, sous l'influence de la fatigue, les articulations subissent les modifications suivantes : la synovie diminue de quantité; elle devient plus épaisse, plus dense, plus riche en globules blancs, plus pauvre en matières solides inorganiques; mais les matières extractives subissent une très notable augmentation.

Un caractère particulier du rhumatisme de fatigue, bien mis en lumière par M. Dreyfus-Brisac, c'est qu'il peut s'accompagner, surtout chez les femmes, d'éruptions érythémateuses, qui revêtent l'aspect d'*érythèmes polymorphes*. Quelle que soit l'opinion que l'on admette sur la pathogénie de ces érythèmes, soit que l'on suppose l'agent morbifique agissant directement sur la peau, soit qu'il agisse par l'intermédiaire du système nerveux (angio-névrose), personne ne doute que, parmi ces érythèmes, il en est qui soient dus à des poisons exogènes. On peut admettre comme M. Dreyfus-Brisac, que les poisons autogènes produits par le surmenage agissent comme les précédents pour les produire.

FORME CARDIAQUE DES FIÈVRES DE SURMENAGE. — Toutes les formes de surmenage peuvent donner naissance à des troubles cardiaques. Nous avons déjà dit que dans les fièvres de surmenage les plus simples, il n'était pas rare de saisir quelques signes de défaillance cardiaque. Dans quelques cas, ces signes prennent la première place dans le tableau clinique et il en résulte une forme particulière de la maladie désignée par Revilliod sous le nom de *Ponose cardiaque* et par Peter sous le nom de *myocardite de surmenage*. — Voici, brièvement résumé, un fait cité par Revilliod. Un homme de cinquante-deux ans, après avoir fait plusieurs métiers, entreprend celui de chiffonnier, et porte, dès l'aube, un gros sac sur le dos. Au bout d'une quinzaine de jours, il se sent fatigué et éprouve de l'oppression. Perdant de plus en plus ses forces, il entre à l'hôpital, où il a un aspect typhoïde complet, avec 39 degrés de température. De plus, les lèvres sont cyanosées; le pouls est faible, mou; le choc de la pointe du cœur ne peut être vu ni palpé. Au bout de trois semaines, les extrémités se refroidissent, le teint pâlit et la mort arrive. L'autopsie ne révèle rien qu'un myocarde dégénéré et quelques infarctus hémorrhagiques dans le poumon. A côté de ces faits, terminés par la mort, il en est de bénins. Des sujets surmenés présentent tous les signes de la fièvre de surmenage, et de plus un peu de cyanose, de l'angoisse précordiale, de l'oppression, de la douleur à la pression du myocarde (Peter), de l'arythmie cardiaque, du bruit de galop, de la dilatation du cœur, un souffle systolique, parfois un peu d'œdème malléolaire; puis, au bout de quelques jours de repos, tout disparaît sans laisser de traces.

LE SURMENAGE PHYSIQUE ET SUBAIGU CHEZ LES ENFANTS ET LES ADOLESCENTS. — C'est une excellente chose que de recommander l'exercice aux jeunes gens; mais il y a une mesure à garder, surtout à l'époque de la croissance, et cette mesure est très souvent dépassée. C'est ce qu'a bien montré Paul Le Gendre dans une étude sur les accidents causés par l'abus des exercices sportifs pendant la croissance. La bicyclette, le canotage, le foot-ball, et tous les exercices en honneur aujourd'hui chez nos jeunes lycéens, sont cultivés souvent avec trop de passion. Il en résulte des accidents divers. — Les plus légers sont la céphalée, l'insomnie et les épistaxis. Mais tout ne se borne pas à ces troubles; on peut voir parfois des accidents plus sérieux qui affectent deux formes principales : *la fièvre dite de croissance*, et le *cœur forcé*.

A. *Fièvre de croissance.* — M. Bouilly a défini la fièvre de croissance : un processus pathologique, frappant les enfants et les adolescents, caractérisé par de la fièvre aux allures souvent typhoïdes, des douleurs spontanées et provoquées siégeant dans la zone d'accroissement des os, et suivie d'accroissement rapide dans la taille du sujet.

Or, il paraît bien établi que la fièvre de croissance est presque toujours causée par le surmenage. La maladie éclate après de grandes fatigues, des marches prolongées, des exercices de gymnastique, des exercices de natation, des courses de bicyclette, un canotage passionné, une partie de foot-ball ou de tennis. La fièvre apparaît la nuit ou le lendemain de l'exercice; l'abattement, les yeux cernés, les urines rares, foncées, chargées d'urates ou de phosphates, l'anorexie et un peu d'embarras gastrique, la douleur spontanée ou provoquée au niveau de certains groupes musculaires plus spécialement surmenés, mollets, cuisses, biceps, deltoïdes, masse sacro-lombaire, droits et obliques de l'abdomen : tels sont les signes constatés par Le Gendre; ce sont ceux des états typhoïdes de surmenage. Il s'y joint un phénomène caractéristique; des douleurs au niveau des épiphyses les plus « fertiles », à l'extrémité inférieure du fémur, à l'extrémité supérieure du tibia, au col du fémur, aux extrémités supérieure et inférieure de l'humérus. Il est probable que l'exercice forcé active le travail qui se fait au niveau des zones épiphysaires, et qu'à l'auto-intoxication, due au surmenage, se joint une autre intoxication, due à un poison autogène engendré par la suractivité nutritive de la moelle osseuse. — En général, la fièvre de croissance guérit en quelques jours; et on s'aperçoit alors que la taille du sujet a subi un accroissement notable. Mais il est une particularité qui doit faire réserver le pronostic de la fièvre de croissance; c'est qu'elle prédispose à l'ostéomyélite des adolescents; c'est un point sur lequel nous reviendrons.

B. *Accidents cardiaques dus au surmenage chez les enfants et les adolescents.* — La forme cardiaque des accidents causés par l'abus des exercices sportifs pendant la croissance a été observée par Collier (d'Oxford) et par M. Le Gendre. Nous empruntons à ce dernier la description suivante :

« Les troubles de l'appareil circulatoire sont les plus frappants par leur brusque apparition et leur intensité; les plus ordinaires sont des accès de palpitations, toujours éveillés par l'exercice: les premiers sont généralement provoqués par une séance trop prolongée de cycle, de course ou de foot-ball; ils sont modérément violents et cessent assez vite par le repos; mais, si l'on n'y prend garde, ils deviennent de plus en plus fréquents, même avec un exercice mitigé, et ne prennent fin qu'après une suspension prolongée des exercices qui les avaient provoqués. Les palpitations s'observent surtout chez les adolescents de quatorze à seize ans, période pendant laquelle le développement de la cavité thoracique en largeur est souvent moindre proportionnellement que l'augmentation du volume du cœur. Elles acquièrent leur maximum d'intensité chez les sujets dyspeptiques rhumatisants, de souche névropathique et surtout chez ceux qui sont porteurs d'une altération orificielle néconnue, comme le rétrécissement mitral. Cette malformation, souvent congénitale, peut rester latente et ne se décèle quelquefois que par un dédoublement permanent du deuxième bruit, la facilité de l'essoufflement et la fréquence des épistaxis. Mais l'accident type que produit le surmenage cardiaque est une dilatation aiguë des cavités droites, asystolie passagère, mais vraiment inquiétante, et dont j'ai observé deux cas chez des enfants de onze à quinze ans, après une course à pied et après un match de foot-ball. » M. P. Le Gendre a observé, dans un cas de ce genre, du mélæna et un hématome de la paroi abdominale.

Il est d'ailleurs très vraisemblable, nous le verrons plus loin, que le surmenage joue un rôle important dans la pathogénie de l'*hypertrophie cardiaque dite de croissance* (¹).

IV. Diagnostic, évolution et traitement des fièvres de surmenage. — Diagnostic. — Le diagnostic des états morbides engendrés par le surmenage aigu ou subaigu repose sur trois caractères principaux : 1° la notion étiologique: il suffit d'interroger le patient pour la retrouver; 2° la forme clinique des accidents et la prédominance des

---

(¹) P. Le Gendre signale encore une tendance générale à la cyphose du rachis dans la région cervico-dorsale que présentent bon nombre d'adolescents adonnés avec trop d'ardeur à la bicyclette par l'attitude vicieuse dite a la jockey, qu'ils adoptent pendant les courses rapides et l'ascension des côtes.

douleurs musculaires; 5° la courte durée habituelle de la maladie, qui guérit par le simple repos.

On doit éviter de confondre les états de surmenage avec la fièvre typhoïde, l'embarras gastrique, la tuberculose miliaire aiguë, le typhus exanthématique, la grippe et le rhumatisme subaigu.

Avec la fièvre typhoïde, la fièvre de surmenage présente bien des points communs : facies typhoïde, adynamie, courbature, diarrhée, épistaxis. Pourtant le diagnostic différentiel n'est pas aussi ardu qu'on pourrait le penser. Dès le premier jour, le surmené se présente comme un typhique à la deuxième semaine. On ne constate pas de taches rosées (ce sont des pétéchies qu'on observe habituellement dans la fièvre de surmenage); il est aussi exceptionnel de trouver des manifestations du côté des voies respiratoires. Enfin, la terminaison ne se fait pas par lysis comme dans la dothiénentérie, mais brusquement, par crise, souvent avec débâcle d'urée.

Pour l'embarras gastrique, il nous semble qu'il est inutile de faire le diagnostic. Le groupe des faits classés sous cette rubrique doit subir un démembrement. Il nous suffit d'avoir montré que bien des faits étiquetés sous cette rubrique sont des états de surmenage.

Peter considérait l'état typhoïde sans fièvre comme presque caractéristique du surmenage, ce qui n'est pas tout à fait exact; l'état typhoïde sans fièvre s'observe souvent dans la *tuberculose miliaire généralisée* de l'adulte. Il faut donc, en présence d'un sujet profondément déprimé, n'offrant aucune localisation morbide bien précise, et sans fièvre, faire le diagnostic entre le surmenage et la granulie; cela n'est pas toujours aisé; cependant la notion étiologique et surtout l'évolution ultérieure permettront de reconnaître la nature de la maladie.

Le *typhus exanthématique*, qui frappe si souvent les surmenés et les faméliques, offre une certaine ressemblance avec l'état typhoïde de surmenage. Ce n'est guère que par le caractère épidémique et contagieux, les conditions d'éclosion du mal (armée en campagne, famine, encombrement), par sa durée beaucoup plus longue (dix-sept à vingt jours environ) qu'on le distinguera.

En temps de *grippe*, on peut aussi avoir des hésitations pour le diagnostic; mais la grippe, avec son caractère épidémique, sa céphalalgie sus-orbitaire si spéciale, son catarrhe des voies respiratoires, sera aisément reconnue.

Quant au pseudo-rhumatisme de fatigue, on le distinguera du *rhumatisme vrai* par la notion étiologique, la profession du sujet, le siège des arthropathies, l'atténuation des douleurs peu en rapport avec l'adynamie profonde du sujet, la disparition rapide des troubles généraux, la persistance d'un peu de raideur articulaire.

En somme, un état typhoïde ou rhumatoïde, avec douleurs musculaires violentes, sans localisation viscérale bien précise, ayant débuté brusquement, d'apparence grave, mais guérissant rapidement après

cinq ou six jours, souvent avec crise urinaire, doit faire soupçonner
une fièvre de surmenage et engager le médecin à interroger le malade
dans ce sens.

Évolution. — Dans l'immense majorité des cas, les états de surmenage
évoluent rapidement; leur durée est courte; une semaine représente ordinairement le temps de cette évolution.

Pourtant le pronostic n'est pas toujours bénin. Dans les formes cardiaques, ainsi que M. Peter et Revilliod en ont cité des exemples, la mort
peut survenir; et, l'autopsie ne décelant rien de caractéristique, si les
antécédents ne sont pas connus, on se borne à dire que le sujet a succombé
à une maladie de forme insolite. Enfin, et surtout, les états de surmenage
peuvent se compliquer d'infections microbiennes. C'est là une circonstance qui aggrave beaucoup le pronostic et sur laquelle nous allons
revenir.

Traitement. — Nous n'exposons pas ici les règles prophylactiques qui
permettraient d'éviter les états de surmenage; car c'est une grande partie
de l'hygiène qu'il faudrait retracer ici (¹).

Dans l'immense majorité des cas, les états de surmenage guérissent
par le simple repos : *Quies, lassitudinis remedium.* On favorisera l'élimination des déchets par les diurétiques (lait, boissons abondantes), les
purgatifs, les diaphorétiques. Le massage est utile quand les douleurs
musculaires sont intenses; il active d'une façon remarquable la réparation
des muscles fatigués.

Si le cœur est faible, on aura recours aux injections simultanées
d'éther et de caféine recommandées par M. Peter. Enfin, en cas d'asthénie
myocardique grave, il ne faut pas hésiter à faire la saignée, qui diminue
la fatigue du cœur et permet l'élimination des toxines, mieux que toute
autre spoliation. Si l'état fébrile est très prononcé, on administre le
sulfate de quinine. C'est encore au sulfate de quinine qu'il faudra
s'adresser en cas de pseudo-rhumatisme de surmenage, car les préparations salicylées sont inefficaces.

(¹) Sur la proposition de M. P. Le Gendre, la section médicale du Congrès de Caen (1894) a
adopté les vœux suivants :

1° Faire examiner chaque enfant par un médecin avant de le laisser se livrer à tel ou tel
exercice physique. S'il y a quelque tare des appareils circulatoire, locomoteur ou digestif ou du
système nerveux, interdire les exercices physiques qui peuvent l'aggraver. Exiger toujours un
entraînement progressif.

2° Encourager l'exercice, mais faire la guerre au sport dans les établissements scolaires

CHAPITRE V

LE SURMENAGE PHYSIQUE, CAUSE PRÉDISPOSANTE DE MALADIE

I. Le surmenage physique favorise l'invasion microbienne de l'organisme.

1. Depuis quelques années, la pathologie microbienne subit une modification. On a constaté d'abord que l'action exclusive du microbe ne suffit pas à tout expliquer dans la genèse de la maladie infectieuse, et que les conditions de réceptivité sont très variables pour des individus soumis aux mêmes chances de contagion. Pour qu'une graine germe sur un sol, il faut que ce sol possède certaines propriétés particulières. De même, en médecine, pour qu'un microbe germe et pullule dans l'organisme, il faut l'opportunité morbide, laquelle est créée par des modifications du *milieu interne* (comme celles qui résultent du surmenage) ou du *milieu externe* (conditions météoriques).

Mais il y a plus : des travaux récents montrent que certains microbes pathogènes sont probablement nos hôtes habituels. Le pneumocoque et le bacille de la diphtérie (Roux et Yersin) peuvent se trouver dans la bouche à l'état normal. Le bacille de la fièvre typhoïde n'est peut-être qu'une modification du *bacillus coli communis* (Rodet et Roux). Les microbes pyogènes, streptocoques et staphylocoques, peuvent vivre dans la bouche, dans le vagin, sur les téguments d'un sujet sain. Ces constatations réduisent un peu le rôle de la contagion, qui semblait hier exclusif et unique ; et on doit admettre aujourd'hui que certains cas de maladies infectieuses ne sont pas dus à la contagion, mais sont vraiment spontanés, le mot *spontané* n'ayant pas d'ailleurs la même signification qu'autrefois.

Quand un de ces microbes commensaux devient pathogène, ce n'est pas uniquement parce qu'il a trouvé une porte ouverte, une discontinuité de l'épithélium ou une déchirure vasculaire. Cela arrive tous les jours et l'infection ne se produit pas grâce au phagocytisme et aux propriétés bactéricides du sérum chez l'individu bien portant. Si le microbe devient nocif, si sa virulence s'exalte, c'est que des modifications intérieures ou extérieures se sont produites. Le surmenage est une des causes intérieures qui facilitent le plus l'infection microbienne. L'histoire de bien des maladies en fait foi. Nous ne citerons que quelques exemples. M. Fournier insiste sur la gravité de la syphilis contractée par le médecin dans l'exercice de sa profession (chancre digital) ; il pense que le surmenage est un des principaux facteurs de cette gravité : « A l'honneur de notre profession, nous pouvons dire qu'on n'y est pas avare de sa peine, et qu'on y travaille plus, intellectuellement et physiquement, que dans tout autre métier ».

Nous avons vu un officier supérieur, qui avait naguère souffert d'accidents paludiques, succomber en trois jours à des accès pernicieux à la suite d'un surmenage physique excessif. Les faits de ce genre pourraient être multipliés. Un peu plus loin, nous dirons que certains états infectieux semblent avoir des rapports plus directs avec le surmenage.

II. Les expériences de MM. Charrin et Roger confirment les enseignements de la pathologie; elles prouvent que l'organisme, empoisonné par le surmenage, devient la proie des microbes, comme le corps entre en putréfaction quand la vie s'est éteinte en lui.

Dans une première série d'expériences, ces auteurs surmenèrent des cobayes en les faisant courir dans un cylindre rotatif. Au début de leurs recherches, ils se servirent d'un tambour non matelassé; les animaux marchaient ou roulaient sur une toile métallique, ils se faisaient ainsi de nombreuses écorchures. Or, sur quatre cobayes qui furent placés dans l'appareil primitif, un seul résista; les autres, après avoir marché un ou deux jours, restèrent malades et succombèrent de deux à neuf jours après l'expérience; à l'autopsie, on trouva de nombreux microbes dans le foie et la rate, et les cultures, faites avec ces organes ou avec le sang, donnèrent des résultats positifs.

Dans une deuxième série de faits, MM. Charrin et Roger rangent cinq cobayes qui furent placés dans l'appareil garni de molleton, mais s'écorchèrent pendant l'expérience; un de ces animaux résista; les quatre autres succombèrent de deux à cinq jours après la fin de l'expérience; chez ces quatre animaux le foie ou la rate renfermait des microbes.

Dans une troisième série de faits, se placent dix cobayes chez lesquels l'examen le plus attentif ne montra aucune plaie antérieure; la résistance de ces animaux fut très variable; il en est qui purent marcher pendant neuf et même douze jours de suite. Chez cinq d'entre eux, l'examen microscopique fut négatif et les enseignements stériles; ils avaient donc succombé sans avoir été infectés. Chez les cinq autres, MM. Charrin et Roger purent, par la culture, trouver des microbes; mais ceux-ci devaient être peu nombreux, car deux fois seulement ils purent en constater la présence au microscope. Chez les animaux sans écorchures, MM. Charrin et Roger pensent que les microbes ont pénétré par l'intestin. Mais retenons surtout ce fait, que certains animaux ont succombé sans présenter de phénomènes d'infection.

Dans une autre série d'expériences, MM. Charrin et Roger ont surmené des rats blancs par le même procédé, et ils leur ont inoculé ensuite, soit le charbon bactéridien, soit le charbon symptomatique. Ils sont arrivés à ce résultat que le surmenage imposé aux animaux inoculés avec l'un de ces deux virus, favorise considérablement le développement et la généralisation des infections; toujours les animaux surmenés sont morts avant ceux qu'on laissait au repos; souvent même ils ont succombé alors que ces derniers résistaient.

Si le surmenage favorise l'infection, c'est parce qu'il diminue la résistance vitale, c'est-à-dire, pour parler le langage moderne, parce que sous l'influence de la modification chimique du milieu interne et de l'asthénie nerveuse, s'atténue la puissance des moyens à l'aide desquels l'organisme se défend contre les microbes : l'activité des phagocytes, le pouvoir chimiotaxique des cellules, l'action bactéricide et antitoxique des humeurs.

L'augmentation de l'acidité signalée dans les humeurs et les tissus des surmenés joue peut-être, à ce point de vue, un rôle important. Roux et Nocard ont remarqué que le microbe du charbon symptomatique atténué peut recouvrer sa virulence, si l'on ajoute au virus un peu d'une solution d'acide lactique au cinquième. D'après ces auteurs, le fait serait dû à une altération légère que l'acide lactique, qui est justement, d'après Ranke, l'acide de la fatigue, détermine dans les tissus où le virus est injecté; cette altération favorise l'effet du parasite; une simple neurtrissure produirait les mêmes résultats.

Ceni a démontré que le pouvoir bactéricide du sang variait beaucoup sous l'influence du surmenage; en général, ce pouvoir diminue, aussi bien chez la brebis que chez le chien, lorsque la fatigue est de courte durée; il augmente, au contraire, par une fatigue prolongée, au moins chez le chien (¹).

Ces dernières recherches prouvent que tout n'est pas dit sur cette question et que de nouveaux travaux sont nécessaires.

III. Il semble que le surmenage appelle de préférence telle ou telle infection. Ce sont ces complications microbiennes les plus habituelles des états de surmenage qu'il nous faut maintenant énumérer.

Au premier rang se place la *myosite infectieuse*, bien décrite par M. R. Brunon (de Rouen). La myosite infectieuse primitive ne se développe que chez des sujets prédisposés par le surmenage physique, auquel s'ajoutent souvent les émotions morales dépressives, l'ennui arrivé au maximum d'intensité, comme dans la nostalgie des conscrits bretons. L'effort musculaire en est la cause occasionnelle ordinaire. Mais la cause intime du processus suppuratif est dans une infection générale, probablement par le staphylocoque pyogène. Les muscles atteints sont toujours les muscles travailleurs par excellence. La maladie peut revêtir trois formes : maligne, aigue ou subaigue.

Le surmenage physique est d'ailleurs la cause prédisposante principale des maladies infectieuses de l'appareil locomoteur.

Ainsi l'*ostéomyélite des adolescents* est bien souvent préparée par le surmenage. Le premier cas de cette maladie qu'il nous a été donné d'observer s'était produit chez un jeune homme de seize ans, qui avait fait à pied le trajet de Nantes à Toulouse. On pourrait dire que l'ostéomyélite succède à la fièvre de croissance, et que la transformation de la

(¹) CESI. Du pouvoir bactéricide du sang dans la fatigue musculaire. *Archives italiennes de biologie*, t. XIX, p. 295.

seconde et la première s'effectue dès qu'intervient le *staphylococcus pyogenes*.

L'*infection purulente médicale*, la pyohémie spontanée des anciens auteurs, avec abcès articulaires, survient souvent à la suite de fatigues exagérées (Jaccoud).

Peter insistait sur ce fait que la plupart des *endocardites infectieuses* sont souvent préparées par le surmenage; et J. Féréol a cité un cas de fièvre de surmenage, d'aspect typhoïde, dans lequel on trouva une *myocardite suppurée*.

Tous les auteurs qui ont écrit sur le *typhus pétéchial* sont d'accord pour accorder une grande place au surmenage parmi les conditions favorables au développement de cette maladie.

Pour la *tuberculose*, nul doute que le surmenage ne puisse, dans certaines circonstances, en favoriser l'éclosion. C'est ce que soutenait Peter, et J. Jaccoud dit : « L'observation enseigne que les causes ordinaires de la tuberculose tardive acquise sont des refroidissements répétés chez des individus *surmenés* par des excès de travail et par la misère. »

Le rôle de la fatigue dans l'étiologie du *scorbut* paraît incontestable à J. Hallopeau; pendant le siège de Paris, dit-il, le scorbut atteignait de préférence les individus robustes, sans doute parce qu'ils se fatiguaient sans pouvoir réparer leurs pertes, tandis que les individus faibles, avec une alimentation égale, dépensaient moins.

Signalons en terminant deux complications exceptionnelles de fièvres de surmenage; elles sont dues sans doute à une infection secondaire. Revilliod a observé un cas très net de *phlébite* dans la convalescence d'une fièvre de surmenage. Le Fort a communiqué à J. Reindon deux cas remarquables de *gangrène des membres inférieurs consécutive au surmenage par la danse.*

RAPPORTS DE LA FIÈVRE TYPHOÏDE AVEC LA FIÈVRE DE SURMENAGE. — La plupart des cliniciens admettent que, parmi les divers facteurs étiologiques qui favorisent l'éclosion de la dothiénentérie, il faut accorder une place au surmenage. Dans l'armée, cette notion se vérifie couramment. On a vu des épidémies qui décimaient un régiment cesser le jour où on changeait de colonel. La fièvre typhoïde frappe les troupes soumises à des manœuvres supplémentaires, à des marches forcées; elle atteint de préférence les jeunes militaires, qui ne sont pas encore habitués à la fatigue. Des soldats en garnison dans une ville, dit J. Kelsch, sont indemnes de fièvre typhoïde; ils partent en manœuvres, parcourent les campagnes, passent leur journée au grand air, logent dans des villages où la maladie n'existe pas et la fièvre typhoïde éclate [1].

D'autre part, entre la fièvre de surmenage qui dure cinq ou six jours et la fièvre typhoïde, il y a, suivant la remarque de J. Peter, toute une série d'intermédiaires, si bien qu'on peut se demander si la fièvre de

_____
[1] Voyez aussi sur ce sujet : A. COUSTAN. Maladies imputables au surmenage dans l'armée. *Montpellier médical*, 1er mai et 1er juillet 1894.

surmenage n'est pas une fièvre typhoïde abortive, et c'est en effet ce qu'admettent la plupart des épidémiologistes modernes, qui sont partisans résolus de la spécificité morbide.

Cependant cette doctrine de la spécificité, si brillamment défendue par Trousseau, fondée, pour la fièvre typhoïde, sur les travaux d'Eberth, de Gaffky, de MM. Chantemesse et Widal, comporte des tempéraments. Nous avons relevé plus haut ce fait capital, que la microbiologie entre dans une voie nouvelle, en montrant la présence, dans les cavités naturelles de sujets sains, de microbes susceptibles de devenir pathogènes : tels les microbes de la suppuration, de la pneumonie, de la diphtérie. Si les recherches de MM. Rodet et Roux (de Lyon) sont confirmées, c'est-à-dire s'il est démontré que le bacille d'Eberth n'est qu'une modification du bacille commun du côlon, on ne pourra plus croire que la cause univoque de la dothiénentérie est la contagion par l'eau : il faudra admettre qu'il y a des cas où le bacille commun du côlon a gagné sa virulence dans l'organisme lui-même, sous l'influence de modifications dans le milieu intérieur. Or, ne savons-nous pas que le surmenage est un des facteurs qui modifient le plus profondément le milieu intérieur? On peut donc concevoir qu'un sujet subisse, sous l'influence de l'auto-intoxication de surmenage, des modifications telles qu'elles l'amènent, à un certain moment, à devenir la proie du *Bacterium coli*. Ainsi s'expliqueraient les séries morbides observées, séries qui vont de la simple courbature fébrile à la fièvre typhoïde la plus caractérisée.

II. Le surmenage physique aggrave l'influence malfaisante des températures extrêmes. — Coup de chaleur et coup de froid.

— L'homme est celui des mammifères qui résiste le mieux aux températures extrêmes. Il peut supporter 72 degrés de froid, et 70 degrés de chaud. Ce n'est donc pas à l'élément thermique seul qu'il faut rapporter le coup de chaleur et le coup de froid. Il semble que les températures extrêmes ne puissent provoquer des accidents que chez certains sujets préparés par une influence antérieure ([1]). A ce point de vue, Rossbach fait jouer un rôle à l'insuffisance du rein; Dittrich, à la stéatose cardiaque ([2]).

Les médecins militaires paraissent d'accord pour admettre que le *coup de chaleur* est favorisé surtout par un surmenage préalable, ce qui revient à dire que le surmenage rend plus efficace, plus rapide, l'influence de la chaleur excessive. C'est surtout dans l'armée que s'observent les coups de chaleur; si on songe au vêtement du soldat, qui est de couleur

---

([1]) Je dois dire ici que dans quelques travaux récents, on relève des faits tendant à prouver qu'il existe réellement des accidents relevant uniquement de la chaleur et de l'insolation.
Siglet, Études sur les accidents d'origine thermique, l'insolation, le coup de chaleur et la thermo-héliose *Thèse de Paris*, 1895 — Hirschfeld, *Deutsche medicinische Wochenschrift*, 1895, n° 28 et 30 — Laveran et Regnard, Pathogénie du coup de chaleur *Bull. de l'Acad. de méd.*, 27 novembre 1894 — Vallin, *Ibid*, 18 décembre 1894

([2]) Rossbach, *Deutsche militar. Zeitsch.*, 1894, p. 309 — Dittrich, Mort dans l'insolation. *Zeit f. Heilk*, t XIV, p 277.

forcée (ce qui nuit à la perte de calorique par rayonnement), qui est fermé (ce qui ne permet pas l'évaporation); si on songe au col caparaçon qui serre le cou, au sac dont les courroies gênent la poitrine, on voit que des conditions multiples gênent l'hématose (Lacassagne). De plus, suivant la remarque de Kuerfer, la chaleur a par elle-même le pouvoir d'accroître le nombre et l'intensité des contractions du cœur au même titre que le surmenage. L'asthénie cardiaque se produira donc facilement, exagérant les effets de l'anhématose.

Quant à la forme clinique des accidents, elle fait penser à l'asphyxie de surmenage : « Par une température qui peut ne pas être très élevée et oscille parfois autour de 25 degrés, dit M. Héricourt, le ciel était plutôt nuageux que lumineux, le temps orageux et l'air chargé de poussière, vers la fin de manœuvres prolongées et particulièrement de longues marches, on voit les côtés de la route se garnir d'hommes qui déclarent ne plus pouvoir avancer; leur visage est congestionné et baigné de sueurs, ils accusent une soif vive et se plaignent d'éprouver une douleur constrictive à l'épigastre, des vertiges, des éblouissements, de la céphalalgie; il n'y a pas d'envie d'uriner. Un peu plus loin, la fatigue augmentait, on voit des hommes tomber.... Leur connaissance est abolie à des degrés différents, depuis le simple éblouissement fugace jusqu'au coma complet; mais toujours la face est violacée, turgescente; la peau humide et parfois visqueuse, la respiration lente, le pouls fébrile et irrégulier, les pupilles dilatées : parfois on remarque un peu d'écume à la bouche. » La mort peut survenir en quelques minutes. Quand les hommes résistent, ils restent longtemps malades et longtemps convalescents (1).

D'autres observateurs ont signalé la fréquence des convulsions. Eichberg a insisté récemment sur la faiblesse du cœur et la congestion pulmonaire.

MM. Cornil et Babes, qui ont eu l'occasion de faire des autopsies de sujets morts d'insolation, n'ont pu démontrer la présence des bactéries dans les organes, et ont simplement constaté l'hyperhémie avec état ecchymotique de la plupart des viscères. Dittrich a fait aussi des autopsies de sujets ayant succombé à l'insolation; il ne trouvait que des ecchymoses multiples.

Il est donc très probable que la plupart des faits classés sous la rubrique « coup de chaleur » soient imputables à l'action du surmenage suraigu combinée à l'influence des hautes températures.

De même que la chaleur favorise la production du surmenage, le *froid* peut aussi hâter ses effets malfaisants. Certains cas de prétendue asphyxie par le froid seraient, d'après M. Dufour, des cas de surmenage suraigu favorisés par cette condition cosmique. Il en cite des exemples probants fournis par les annales militaires.

Le vrai traitement du coup de chaleur, c'est la *saignée* (Géraud). En

(1) Voyez aussi les faits relatés par A. COUSTAN, *Loco citato*.

vertu d'idées théoriques. A. Lacassagne recommande, comme moyen préventif du coup de chaleur, l'usage des toiles de térébenthine à l'intérieur, et, comme moyen curatif, les injections sous-cutanées d'essence de
térébenthine. Eichberg conseille les applications froides sur tout le corps,
et la digitaline en injections sous-cutanées. Ross propose, au contraire, de
mettre le malade, pendant deux ou trois minutes, dans un bain à
45 degrés en rafraîchissant la tête à l'aide d'affusions froides; on fric-
tionne ensuite la peau avec une serviette rude. Barclay et Kuerfer ont
recommandé les inhalations de chloroforme lorsqu'il existe des accidents
convulsifs.

III. Le surmenage physique favorise le développement de certaines maladies du cœur, des vaisseaux, des reins et des poumons.

— L'influence de l'excès de travail musculaire sur
le cœur est connue depuis longtemps. Galien savait que la profession
d'athlète favorise le développement des cardiopathies. Nous avons déjà
étudié des accidents cardiaques qui semblent dépendre uniquement du
surmenage suraigu, aigu ou subaigu. Il faut aborder maintenant un autre
problème. Il est des cas où l'exagération du travail musculaire est de
telle nature qu'elle peut se prolonger pendant longtemps sans trouble
appréciable de la santé; c'est ce qui s'observe surtout dans les exercices
de fond. Il en résulte un surmenage chronique. Or ces efforts physiques
répétés longtemps, d'une manière continue, mais sans apparence d'excès
et sans accidents immédiats, ont été accusés de retentir à la longue sur
le cœur et les vaisseaux, les reins, les poumons.

I. Depuis une vingtaine d'années, l'influence du surmenage physique
sur le cœur a été l'objet de nombreux travaux [1] parmi lesquels nous
signalerons; en Amérique, ceux de Da Costa; en Angleterre, ceux de
Myers, Peacock, Clifforth Alhutt, Morgan, Saison, Collier; en Allemagne,
ceux de Thurn, Frantzel, Leyden; en France, ceux de M. Raynaud, G. Sée,
Potain, Bernheim.

Les accidents cardiaques causés par l'effort et la fatigue ont été désignés sous les noms de *cœur forcé*, *cœur surmené*, *cœur irritable* (*irritable heart*), *hypertrophie athlétique*.

Ces accidents se produisaient chez les ouvriers dont la profession exige
un grand déploiement de forces: chez les bûcherons, les portefaix, les
forgerons, les mineurs, les soldats des armées en campagne, les gymna-
siarques, les athlètes. C'est surtout dans la répétition de l'effort que
serait le danger.

Un grand nombre de ces sujets succombent avec tous les signes de
l'asystolie après avoir présenté pendant plus ou moins longtemps des
symptômes d'hypertrophie cardiaque ou valvulaire. Au début, le patient
éprouve des palpitations et l'organe s'hypertrophie. Dans une seconde
phase, on voit survenir de l'arythmie, parfois du bruit de galop, une

---

[1] TALAMON, Les exercices du corps et l'hypertrophie du cœur. *Méd. mod*, 1892, p. 781.

oppression assez vive, et l'examen physique permet de reconnaître de la dilatation du cœur et un souffle systolique à l'orifice mitral. Enfin dans une dernière phase on observe le tableau complet de l'asystolie. L'évolution de ces divers accidents a une durée variable.

A l'autopsie, on constate une dilatation des cavités cardiaques et une insuffisance relative des valvules mitrales sans lésion d'endocardite. Les altérations du myocarde sont variables : tantôt les parois des cavités cardiaques sont épaissies; plus souvent elles sont amincies. Au microscope, on trouve quelquefois une atrophie des fibres musculaires. Sansom admet que le surmenage peut à lui seul engendrer de véritables lésions de structure du cœur, et même l'endocardite.

Cet ensemble morbide relève-t-il partiellement ou complètement du surmenage? A. Bernheim (de Nancy), après une critique des faits précédents, répond par la négative. Nous pensons qu'on peut, au contraire, affirmer la réalité de l'influence néfaste du surmenage sur le cœur, mais en faisant une réserve importante. Les effets du surmenage chronique sur le cœur ne se produisent pas chez tous indifféremment. La suractivité cardiaque qui résulte de la fatigue physique ne force le cœur d'une manière irréparable que chez certains individus dont les fibres myocardiques ont une débilité particulière, innée ou acquise. Diverses causes facilitent l'action du surmenage : la faible résistance de certains sujets mal bâtis, à poitrine étroite, la croissance, la misère physiologique qui résulte d'une mauvaise alimentation, la diathèse, surtout dans les années en campagne (¹). Mais parmi les conditions prédisposantes les plus efficaces, il faut citer les lésions cardiaques préexistantes (valvulaire, myocardique, péricardique), puis les maladies virulentes ou toxiques qui débilitent le cœur en agissant sur ses nerfs, sur ses artères, ou sur sa fibre musculaire. Le tabac, l'alcool et la syphilis tiennent le premier rang. Hutchinson a même incriminé la cure à l'iodure de potassium; cette assertion est à signaler au moment où A. G. Sée soutient que l'iodure est le médicament cardiaque par excellence.

En résumé, le surmenage physique chronique a une action nuisible sur le cœur; mais cette action n'est vraiment efficace que lorsque cet organe est déjà altéré au préalable.

Abordons maintenant un problème qui se rattache au précédent. Existe-t-il une relation entre le surmenage physique et l'*hypertrophie de croissance* décrite par M. G. Sée et admise par A. R. Blache (²)?

Beaucoup d'adolescents, dit A. G. Sée, surtout les garçons, offrent de

---

(¹) Tout récemment Da Costa vient de décrire sous le nom d'*asthénie cardiaque simple* des accidents qu'il attribue au surmenage ou aux émotions morales tristes, et dont le caractère majeur serait la curabilité et la bénignité. Les symptômes seraient : tendance à la lipothymie, pouls faible et fréquent, refroidissement des extrémités, peu de dyspnée, pas d'œdème, choc de la pointe faible, pas d'augmentation de la matité cardiaque, pas de souffles, insomnie, constipation, dépression morale. Il nous est fort difficile d'émettre une appréciation sur un état morbide que nous n'avons jamais rencontré.

(²) R. Blache, Hypertrophie et dilatation du cœur dans l'adolescence ou ectasie cardiaque de croissance. *Revue mensuelle des maladies de l'enfance*, décembre 1891, p. 529.

quatorze à vingt ans une hypertrophie cardiaque qui se manifeste par les signes suivants : augmentation de volume du cœur, surtout dans le sens vertical, la pointe venant battre dans le sixième ou même le huitième espace intercostal sous le mamelon, une impulsion cardiaque forte; un souffle systolique siégeant un peu au-dessus de la pointe, de l'arythmie cardiaque (les deux derniers signes sont inconstants). On ne constate pas de voussure précordiale, ni de frémissement cataire. J. G. Sée décrit trois types cliniques de cette hypertrophie cardiaque de croissance : dans le *type tachycardiaque*, il y a prédominance des palpitations; dans le *type dyspnéique*, on constate de l'oppression au moindre exercice, un essoufflement facile à la course et l'impossibilité d'accomplir un exercice physique; dans le *type céphalalgique*, une céphalée qui peut entraver le travail intellectuel et qui ne serait autre que la céphalée de croissance décrite par Charcot, Keller et René Blache. Cette hypertrophie finit généralement par disparaitre avec les progrès de l'âge. G. Sée recommande l'emploi de l'iodure de potassium et l'usage de la digitale et de la convallamarine quand il existe de l'arythmie cardiaque.

Pour expliquer cette hypertrophie, G. Sée rappelle les travaux de Bizot, de Ruger et surtout de Beneke (1879) sur la physiologie de la croissance du cœur. D'après Beneke :

Le cœur double de volume.	De 0 à 2 ans.
Le cœur double encore de volume.	2 à 7 ans.
Le cœur n'augmente presque pas de volume	7 à 15 ans.
Le volume du cœur augmente d'un tiers	15 à 20 ans.
Le cœur n'augmente presque plus	Après 20 ans.

Ainsi, à 20 ans, la croissance du cœur est achevée; de 7 à 15 ans, son volume reste stationnaire; c'est de 15 à 20 ans qu'il achève son développement.

Donc, à l'état normal, de 7 à 15 ans, le volume du cœur n'augmente presque pas; par suite, à cette phase de la vie tout accroissement est pathologique et constitue une hypertrophie. Sous quelles influences ce phénomène se produit-il? J. G. Sée admet que trois cas peuvent se produire : 1° la croissance corporelle suivant son cours normal, le muscle cardiaque s'accroit outre mesure, mais selon des lois régulières; le développement du cœur devance simplement le temps; il est préparé ainsi à un travail qu'il ne fournira que plus tard; 2° le corps se développe rapidement et sans mesure, parfois à la suite d'une fièvre grave; la croissance est générale et porte sur les os ainsi que sur les muscles; le cœur est obligé de s'hypertrophier pour subvenir aux besoins d'un organisme qui s'est accru dans des proportions énormes; 3° si de 7 à 15 ans, on impose à l'enfant des travaux excessifs, si on le charge de fardeaux, si on lui impose de trop longues courses, le cœur se surmènera et ce surmenage favorisera l'apparition de l'hypertrophie de croissance; mais n'aura été que la cause prédisposante ou occasionnelle d'un accroissement qui eût pu se produire sans lui.

On a dit que les déformations thoraciques qui gènent le fonctionnement du cœur peuvent aussi être l'origine de l'hypertrophie dite de croissance, mais l'hypertrophie qui s'observe en pareil cas porte sur les cavités droites du cœur et non sur les cavités gauches comme la précédente.

M. A. Ollivier a critiqué la conception de l'hypertrophie de croissance; il estime que chez les enfants et les adolescents, on confond souvent la véritable hypertrophie du cœur avec ce qu'il appelle la *pseudo-hypertrophie*; celle-ci résulterait du développement tardif du thorax dans le sens transversal: le cœur paraîtrait alors trop gros pour cette étroite poitrine; la dyspnée et les palpitations seraient dues à l'insuffisance de l'expansion pulmonaire. Mais dans ce cas, l'insuffisance pulmonaire doit finir par retentir sur le cœur droit, qui se dilatera ou s'hypertrophiera, et la pseudo-hypertrophie de M. A. Ollivier deviendra une hypertrophie vraie qui rentrera dans le groupe des hypertrophies par déformation thoracique et non dans l'hypertrophie de croissance. M. C. Paul ne croit pas à la réalité de l'hypertrophie de croissance; il admet que, dans les cas de croissance rendue difficile par le nervosisme, les enfants peuvent présenter des palpitations; mais celles-ci n'aboutiraient pas à l'hypertrophie. M. Huchard (¹) n'admet pas non plus l'existence d'une hypertrophie du cœur liée à la croissance; faire le diagnostic d'hypertrophie de croissance, c'est faire une erreur de diagnostic et néconnaître la cause réelle de l'hypertrophie et des palpitations, phthisie commençante, malformation thoracique dyspepsie, chlorose, symphyse cardiaque, etc.

Signalons enfin l'opinion de M. Bloch (du Havre), d'après lequel l'hypertrophie de croissance serait surtout fréquente chez les enfants issus de tuberculeux, de névropathes, d'alcooliques, et qui présentent des stigmates de dégénérescence.

Quoi qu'il en soit de ces diverses opinions, on peut conclure de l'exposé qui précède, que la rupture de l'équilibre circulatoire est singulièrement facile dans la phase de croissance. Toute cause de palpitations et d'hypertrophie cardiaques sera dans cette période plus efficace qu'à toute autre. Il est donc tout naturel de penser avec Talamon que des efforts anormaux, violents et répétés, surprenant le cœur dans cette phase de tâtonnements, aient sur son fonctionnement des conséquences plus fâcheuses qu'à tout autre âge. C'est ce qui explique la fréquence et l'intensité des accidents cardiaques dans le surmenage aigu ou subaigu chez les enfants et les adolescents; c'est ce qui explique aussi pourquoi le surmenage chronique peut favoriser le développement de l'hypertrophie du cœur au moment de la croissance.

II. Quelques médecins pensent que le surmenage physique chronique doit prendre place parmi les causes de l'*artério-sclérose*. Celle-ci serait fréquente chez les sujets dont la profession exige un grand déploiement

(¹) H. HUCHARD. La pseudo-hypertrophie cardiaque de la croissance. *Journal des praticiens*, 10 novembre 1894 de forces connue dans les cas cités plus haut. Le surmenage chronique produirait une auto-intoxication chronique, latente pendant longtemps, mais dont un des effets éloignés serait la sclérose artérielle. Ce qui rend cette assertion discutable, c'est d'abord la difficulté de faire la part des infections et des intoxications auxquelles le sujet a pu être soumis pendant son existence; et c'est ensuite que d'autres auteurs attribuent au surmenage intellectuel et au surmenage moral une influence au moins égale à celle du surmenage physique.

III. Les recherches de N. E. Gaucher ont prouvé que les substances provenant de la désassimilation musculaire : leucine, tyrosine, créatine, créatinine, xanthine, hypoxanthine, étaient capables de provoquer des néphrites expérimentales. Peut-on en conclure que chez l'homme l'état dyscrasique créé par le surmenage peut, à lui seul, engendrer la *néphrite chronique*? Jusqu'ici aucun fait clinique n'est venu le démontrer formellement. Cependant Penzoldt classe les excès de fatigue corporelle parmi les causes de la néphrite chronique. En fait, l'observation nous apprend seulement que le surmenage physique a une influence très fâcheuse sur les brightiques. S'il est permis de supposer que la fatigue peut aggraver une néphrite préexistante, en jetant en abondance dans la circulation des déchets de la désassimilation musculaire, il ne faut pas oublier qu'elle peut agir aussi en provoquant l'asthénie cardiaque dont l'importance est bien connue dans les accidents brightiques.

IV. N. Le Gendre a vu, chez les jeunes sujets atteints de *varices*, de la tuméfaction avec engourdissement des pieds et des mollets et même un peu d'œdème malléolaire et prétibial succéder à de trop longues séances de bicycle.

V. Toutes les professions qui obligent à des efforts considérables disposent à l'*emphysème pulmonaire;* les portefaix et les boulangers y sont très sujets; mais nous avons montré ailleurs ([1]) que si l'effort est une cause occasionnelle de l'emphysème, il ne suffit pas à engendrer cette lésion. Pour que l'effort ou la dyspnée qui le suit parvienne à rompre les fibres élastiques du poumon, il faut ordinairement une prédisposition antérieure, c'est-à-dire une fragilité spéciale de ces fibres élastiques. Celle-ci tient à l'hérédité, à certains troubles de la nutrition générale ou de la nutrition locale du poumon. L'effort n'est donc pas capable à lui seul de créer l'emphysème; mais, chez les sujets prédisposés, il favorise et il occasionne la rupture des fibres élastiques du poumon. On connaît d'ailleurs l'influence de l'emphysème sur la dilatation du cœur. Par l'intermédiaire de l'emphysème, la fatigue pourra donc aggraver encore les lésions cardiaques.

Le surmenage physique peut être l'agent provocateur d'accidents aigus au cours de diverses maladies chroniques. — Dans les *névroses*, le surmenage physique peut être la

([1]) *Traité de médecine de Charcot, Bouchard et Brissaud,* t. IV, art. Emphysème.

cause provocatrice des paroxysmes. M. Lagrange a soutenu que, chez les
paysannes, le surmenage des moissons fait éclater des crises d'hystérie
et de vésanie, et il décrit une épilepsie des marcheurs. Briquet, Charcot
et Dutil ont montré aussi que la fatigue physique excessive peut provoquer les paroxysmes de l'hystérie. Le surmenage musculaire peut
faire éclater un paroxysme de neurasthénie; un neurasthénique soigné
par M. Levillain s'occupe à abattre un gros arbre; à la suite de cet
exercice inaccoutumé, il est pris d'une véritable crise de neurasthénie
semblable à celles dont il était coutumier à la suite de travaux intellectuels.

Inversement, les paroxysmes convulsifs de l'épilepsie et de l'hystérie
réalisent un surmenage physique qui est suivi de phénomènes d'épuisement; c'est ce que M. Ch. Féré a bien montré pour l'épilepsie. Briquet
a relevé aussi que les attaques d'hystérie sont capables de déterminer des
paralysies, ou d'aggraver les paralysies déjà existantes.

D'ailleurs, chez les hystériques dont on pourrait dire avec M. Ch.Féré,
comme de tous les dégénérés, qu'ils sont normalement des fatigués, le
surmenage physique suffit à lui seul, sans paroxysme convulsif, pour
provoquer des paralysies.

Chez les *arthritiques*, la fatigue fait éclater souvent une crise de la
diathèse, un accès de goutte, une crise de migraine, une crise d'hémorrhoïdes. Dans le *diabète*, le surmenage a fréquemment pour effet de
précipiter la cachexie, soit de provoquer l'accident redoutable connu
sous le nom de *coma diabétique*, et qui est dû justement, comme la
fatigue, à une intoxication acide.

J'ai observé des sujets *dyspeptiques* à qui l'on avait conseillé l'exercice physique et qui, exécutant avec trop de zèle les prescriptions de
leur médecin, avaient abusé de l'effort. Dans ces cas, loin d'avoir une
influence favorable, les exercices ont aggravé l'affection digestive et en
ont exagéré tous les symptômes. M. Le Gendre croit que l'abus de la bicyclette peut provoquer l'apparition de la *typhlite* chez les sujets prédisposés.

Le surmenage physique localise les accidents morbides sur le système locomoteur ou sur certaines parties de l'organisme.

— En étudiant la prédisposition des surmenés à l'infec-
tion, nous avons dit que le surmenage physique localise la maladie infectieuse sur l'appareil locomoteur; nous avons cité comme exemple la myosite et l'ostéomyélite. Nous avons cité les faits de Le Fort où il s'agit de
gangrène des membres inférieurs consécutive au surmenage par la danse.

Il semble bien établi que, chez les sujets prédisposés, l'atrophie musculaire progressive peut commencer par certains groupes musculaires soumis au surmenage. Chez un maître de danse observé par Hammond,
l'atrophie se manifesta tout d'abord dans les muscles du mollet. M. Raymond a observé un ouvrier rubanier qui, travaillant au métier Jacquard,
était obligé d'élever et d'abaisser alternativement ses bras pendant des

journées entières; l'atrophie commença par le muscle deltoïde. L'ostéome des adducteurs, observé chez les cavaliers, la tarsalgie qui se rencontre chez les adolescents obligés à de longues stations debout, nous offrent des exemples analogues.

II

LE SURMENAGE MENTAL

(SURMENAGE INTELLECTUEL ET SURMENAGE MORAL)

Les effets néfastes du surmenage mental ont été signalés par les neuro-pathologistes et les aliénistes ([1]). Si leur pathogénie offre encore des parties obscures, et si leur domaine est encore mal délimité, leur existence ne peut être contestée. Notre dessein n'est pas d'en faire ici une description didactique, ce qui d'ailleurs serait assez difficile dans l'état actuel de la science. Nous voulons seulement, dans une vue d'ensemble, montrer comment on peut comprendre la genèse des accidents qui relèvent du surmenage mental, indiquer les conditions qui en favorisent l'apparition et énumérer les principaux de ces accidents.

CHAPITRE PREMIER

CONSIDÉRATIONS PATHOGÉNIQUES

L'attention est la faculté maîtresse de l'esprit humain, celle qui concourt, plus que toute autre, au développement de l'intelligence. Mais la caracté-ristique de l'homme, c'est qu'il peut, volontairement ou involontairement, abuser de cette faculté; et dans les conditions de la société moderne, il en abuse souvent. C'est de l'abus de cet état particulier d'activité psychique qu'on appelle l'attention que résultent les accidents du surmenage mental.

Il y a, dit M. Th. Ribot, deux formes bien distinctes d'attention : l'une spontanée, naturelle; l'autre volontaire, artificielle. La première est la

---

[1] On les trouve déjà étudiés dans les deux ouvrages suivants. TISSOT, De la santé des gens de lettres Œuvres, 1774, t. VIII. — RÉVEILLÉ-PARISE, Physiologie des hommes livrés aux travaux de l'esprit, 2 vol., 1834 — Mentionnons ici le livre récent de MARIE MANACÉINE, Le surmenage mental dans la civilisation moderne, traduit du russe par E Jaubert, avec une préface de Ch Richet Paris, 1890. On y trouvera beaucoup de faits; on pourra ne pas partager toutes les opinions de l'auteur, trouver son livre excessif et touffu, mais on le lira avec intérêt

forme véritable, primitive, fondamentale de l'attention. La seconde n'est qu'une imitation, un résultat de l'éducation, du dressage, de l'entraînement. Précaire et vacillante par nature, elle tire toute sa substance de l'attention spontanée; en elle seule elle trouve un point d'appui. Elle n'est qu'un appareil de perfectionnement et un produit de la civilisation ([1]).

En temps ordinaire, les états de conscience se succèdent avec rapidité, empiètent les uns sur les autres; l'état naturel de l'esprit, c'est la pluralité des états de conscience, le polyidéisme; l'attention, c'est l'arrêt momentané de ce défilé perpétuel au profit d'un seul état, c'est le monoidéisme.

L'attention a pour cause soit des états affectifs d'origine extérieure (attention sensorielle), soit des images et des idées (méditation ou réflexion). Il y a émotion, lorsque l'attention est suscitée par des événements qui apportent avec eux du plaisir ou de la douleur. L'émotion devient la passion si elle est durable, chronique en quelque sorte (Ch. Féré)([2]).

L'attention est un état exceptionnel, anormal, qui ne doit pas durer longtemps parce qu'il est en contradiction avec la condition fondamentale de la vie psychique: le changement. Or, l'attention est un état fixe. Si elle se prolonge outre mesure, surtout dans des conditions défavorables, il se produit des troubles tantôt légers, tantôt durables, qui dénotent l'antagonisme de l'attention et de la vie psychique normale.

L'attention s'accompagne d'*un sentiment d'effort* qui est à peine marqué dans l'attention spontanée, mais qui est très prononcé au contraire dans l'attention volontaire et en raison directe de la durée de l'attention et de la difficulté de la maintenir. On félicite avec raison les hommes qui ont pu suivre leur vocation; mais qu'est-ce donc qu'une vocation, dit M. Th. Ribot, si ce n'est une attention qui trouve sa voie naturelle et s'oriente pour toute la vie? Malebranche prend par hasard et avec répugnance le *Traité de l'homme*, de Descartes; cette lecture « lui causa des palpitations de cœur si violentes qu'il était obligé de quitter son livre à toute heure et d'en interrompre la lecture pour respirer à son aise », et il devient philosophe cartésien. Mais ces grandes vocations sont rares; le sentiment de l'effort accompagne presque toujours l'attention volontaire; et il est de notion commune qu'un travail mental exagéré peut provoquer une véritable fatigue corporelle.

D'où proviennent ces sentiments d'effort et de fatigue? L'origine en est complexe. L'attention n'épuise pas seulement la cellule cérébrale, elle épuise l'organisme tout entier.

([1]) Th. Ribot, Psychologie de l'attention Paris, 1889.
([2]) Ch. Féré, La pathologie des émotions Paris, 1892. Dans cet article, nous nous bornons à exposer les notions de psychologie physiologique strictement nécessaires à l'intelligence du sujet. Mais, à tous ceux que la question intéresse, nous recommandons, outre le livre de M. Th Ribot déjà cité, celui de M. Ch Féré, où le sujet est traité avec ampleur et qui renferme un très grand nombre de faits.

I. Lorsque nous passons de l'état de distraction à l'état d'attention, il se produit dans la cellule cérébrale une augmentation de travail; il y a transformation de force de tension en force vive. Mais le capital de réserve se dépense vite et l'épuisement survient. Il se produit donc tout d'abord un épuisement de la cellule nerveuse.

Pendant cet état d'activité psychique, le cerveau se congestionne et augmente de volume, sa température s'accroît; la désassimilation de la cellule s'accélère. D'après Ranke, la fatigue cérébrale résulterait en partie de l'accumulation dans la cellule psychique de certains produits de dénutrition. À l'épuisement dynamique se joindrait donc une véritable auto-intoxication de la substance de la cellule par des corps qui en dérivent.

Ces deux facteurs s'unissent pour provoquer la fatigue cérébrale; et l'on peut dire, avec Bain, que la pensée épuise la substance nerveuse aussi infailliblement que la marche épuise les muscles.

La fatigue cérébrale se trahit par l'obnubilation de l'esprit, l'augmentation du temps d'association des idées (mensurations de M. Manacèine et de M. Ch. Féré), l'affaiblissement de la sensibilité, de la vision surtout, et parfois par un léger état vertigineux. On peut facilement étudier les effets de la fatigue cérébrale sur soi-même; un des meilleurs moyens de la provoquer est la lecture à haute voix un peu prolongée; cet acte fatigue vite, car il met en jeu simultanément plusieurs centres psychiques.

II. L'attention n'est pas un phénomène exclusivement psychique: c'est aussi un phénomène physique; ou mieux, c'est un phénomène auquel prend part tout l'organisme. M. Th. Ribot a bien montré toute l'importance de ce point de vue; M. Ch. Féré l'a éclairé par des recherches précises.

Et tout d'abord l'attention s'accompagne de *phénomènes moteurs*. Qu'on observe un individu dont l'attention spontanée vient d'être sollicitée. Le corps entier converge vers son objet, les yeux, les oreilles, quelquefois les bras; tous les mouvements s'arrêtent, et l'individu s'immobilise dans une physionomie et une attitude spéciales, tout le système musculaire est en état de tension. Cela est surtout évident dans la surprise et la terreur, qui ne sont que des formes grossies de l'attention spontanée.

Dans le cas d'attention volontaire, l'adaptation motrice est le plus souvent incomplète, intermittente, sans solidité, et aussi plus fatigante; les mouvements s'arrêtent, mais pour réapparaître de temps en temps.

Le rôle fondamental des phénomènes moteurs dans l'attention consiste à maintenir l'état de conscience et de le renforcer[1]. Mais, issus d'une forte excitation inhibitoire, ils ne peuvent durer longtemps d'une manière continue; et, comme l'attention elle-même, ils sont intermittents.

---

[1] Quelques sujets, au lieu de rester immobiles, réfléchissent en exécutant des mouvements, en marchant à grands pas. M. Th. Ribot remarque que ces mouvements n'ont d'autre but, en agissant sur le sens musculaire, que d'exciter le cerveau et d'accroître son activité. D'ailleurs ils ne modifient que superficiellement l'attitude et surtout la physionomie de l'homme attentif.

L'excitation du système moteur qui accompagne l'attention peut être démontrée par des mensurations précises : chez un sujet qui vient de faire une lecture, surtout une lecture à haute voix, de prendre des notes, d'écrire, on constate une augmentation du volume des muscles, une exagération de la force musculaire (Ch. Féré) et une diminution de temps de réaction, c'est-à-dire du temps qui s'écoule entre une excitation et le mouvement qui l'exprime (Wundt).

L'attention s'accompagne aussi de *phénomènes respiratoires*. Le sujet attentif respire lentement, superficiellement, incomplètement ; même il arrête un instant sa respiration. Mais ces modifications ne sont pas permanentes ; elles alternent avec des mouvements respiratoires plus amples, plus fréquents ; parfois un bâillement ou un soupir interrompent un effort soutenu d'attention. Ces phénomènes révèlent l'excitation de centre respiratoire qui accompagne l'attention, excitation tantôt inhibitoire, tantôt dynamogénique. Le rire est une forme de l'excitation des mouvements respiratoires qui s'observe lorsque l'attention est suscitée par des émotions agréables d'une nature particulière.

Parmi les concomitants physiques de l'attention, on a encore signalé des *phénomènes circulatoires*. Dans l'attention, les battements du cœur s'accélèrent, deviennent plus énergiques ; la pression artérielle s'élève (Couty, Charpentier, Dogiel, Mosso) ; le tracé sphygmographique se modifie ; son amplitude diminue ; le dicrotisme est plus accentué, le soulèvement prédicrotique est plus saillant et se rapproche du sommet de la courbe, dont le niveau général est plus élevé (Mosso, Thanoffer, Gley). Ici encore nous retrouvons les signes d'une excitation de l'appareil circulatoire qui est corrélative de l'excès de travail dans les autres appareils.

Quand l'attention est violemment sollicitée par un événement qui apporte avec lui de la douleur, on sait que le cœur peut présenter de véritables phénomènes d'inhibition. « Quelquefois, dit Cl. Bernard, un mot, un souvenir, la vue d'un événement, éveillent en nous une douleur profonde. Ce mot, ce souvenir, ne sauraient être douloureux par eux-mêmes, mais seulement par les phénomènes qu'ils provoquent en nous. Quand on dit que le cœur est brisé par la douleur, il se produit des phénomènes réels dans le cœur. Le cœur a été arrêté, si l'impression douloureuse a été trop soudaine : le sang n'arrivant plus au cerveau, la syncope et les crises nerveuses en sont la conséquence. On a donc bien raison, quand il s'agit d'apprendre à quelqu'un une de ces nouvelles terribles qui bouleversent notre âme, de ne la lui faire connaître qu'avec ménagement. Quand on dit qu'on a le cœur gros après avoir éprouvé des émotions pénibles, cela répond encore à des conditions physiologiques particulières du cœur. Les impressions douloureuses prolongées, devenues incapables d'arrêter le cœur, le fatiguent et le lassent, retardent les battements, prolongent la diastole et font éprouver dans la région précordiale un sentiment de plénitude ou de resserrement. »

L'effort d'attention stimule l'activité du *centre thermogène*. M. Gley a constaté que l'activité psychique élevait la température. Mosso a observé sur lui-même qu'après une conférence solennelle, sa température montait de près de 1 degré centigrade.

L'activité mentale s'accompagne aussi de modifications dans les *sécrétions*. On salive de plaisir et « l'eau vient à la bouche »; mais une secousse morale pénible dessèche la muqueuse buccale. Une émotion agréable coupe l'appétit. Il y a des diarrhées émotionnelles. La perspiration cutanée augmente sous l'influence de l'activité cérébrale, surtout dans les émotions. Tout le monde connaît la polyurie émotionnelle. Une forte contrariété peut tarir ou modifier le lait d'une nourrice.

Ainsi, pendant l'état d'attention, l'excitation psychique s'accompagne d'une excitation motrice, respiratoire, circulatoire, thermique, sécrétoire.

Mais toute excitation est suivie d'un épuisement proportionnel à l'excitation antérieure. Aussi l'attention est-elle suivie de phénomènes de dépression qui sont assez faciles à observer quand l'activité intellectuelle a été excessive. Pendant cette phase d'épuisement, on constate une diminution du volume des muscles et un affaiblissement de la force musculaire (Ch. Féré). Les mouvements respiratoires diminuent d'ampleur et de fréquence. Les battements du cœur deviennent moins énergiques et la tension artérielle tombe au-dessous de la normale. La température subit un certain abaissement. Le tube digestif se dessèche; et la constipation est un effet du travail intellectuel trop prolongé.

Tous ces phénomènes paraissent n'être qu'un cas particulier d'une loi générale que M. Féré énonce ainsi : Chaque fois qu'un centre nerveux entre en action, il détermine d'abord une excitation de tout l'organisme, puis un épuisement proportionnel à l'excitation antérieure.

Mais cette loi générale subit des modifications suivant les modalités de l'attention. Celle-ci peut avoir des effets un peu différents suivant les événements qui la mettent en jeu. S'il s'agit d'attention volontaire, ou d'attention spontanée provoquée par la simple curiosité, l'excitation des diverses fonctions se produit et se constate facilement; l'épuisement qui en est la suite ne s'apprécie que si l'attention a été excessive. On peut donc dire que ces formes de l'attention sont des états psychiques surtout sthéniques, c'est-à-dire engendrant la force à la condition qu'elles ne dépassent pas une certaine mesure. Mais, pour les émotions, il en est de sthéniques et d'asthéniques (Ch. Féré). Le plaisir modéré est sthénique. Parmi les émotions douloureuses, celles qui sont explosives, la colère, la haine, la fureur, le désespoir, sont aussi sthéniques. Mais les émotions douloureuses dépressives, le chagrin, la peur, sont asthéniques, c'est-à-dire qu'elles aboutissent presque immédiatement à des phénomènes d'épuisement, sans qu'il y ait eu auparavant une phase d'excitation appréciable. Ce dernier fait est de la plus haute importance. Il nous laisse pressentir que dans le surmenage mental, les accidents les plus sérieux résulteront de la mise en jeu de l'attention par des émotions dépressives.

L'influence de l'activité psychique sur tout l'organisme se manifeste par des troubles de la nutrition. L'analyse chimique de certaines humeurs, de l'urine en particulier, montre que le travail intellectuel provoque des *modifications dans les échanges nutritifs*. Les travaux qui ont été faits sur ce point ne laissent aucun doute, malgré leurs dissidences de détail et leurs lacunes.

Rappelons d'abord que A. Flint a avancé que le sang de la veine jugulaire était plus riche en cholestérine que celui de l'artère carotide; il en conclut que la cholestérine est un produit de désassimilation de la substance cérébrale; elle proviendrait de la lécithine. Mais ces expériences n'ont pas été reprises; et d'ailleurs elles ne nous apprennent pas si la quantité de cholestérine augmente dans le sang de la veine jugulaire sous l'influence du travail psychique.

Les recherches entreprises dans le but d'étudier l'influence de l'activité intellectuelle sur la composition des urines ont fourni des résultats intéressants.

D'après Byasson, le travail intellectuel augmente la quantité d'urée, de phosphates, de chlorure de sodium et diminue celle de l'acide urique (¹).

Golding Birg cite l'exemple d'un prédicateur qui, après un sermon, éliminait deux fois plus de phosphates qu'en temps ordinaire.

Sülzer et Strubing, Paton ont aussi trouvé que le travail intellectuel augmente la quantité des phosphates. Mais cette augmentation n'a pas été retrouvée par les autres expérimentateurs.

A. Mairet, qui a étudié d'une manière très précise les oscillations de l'acide phosphorique et de l'azote dans l'urine, a constaté, sous l'influence du travail intellectuel, une diminution des phosphates unis aux alcalis et une augmentation des phosphates unis aux terres. La quantité totale d'acide phosphorique est diminuée ou reste sans changement. Le cerveau, en fonctionnant, absorbe donc de l'acide phosphorique uni aux terres. La quantité de l'azote urinaire diminue par le travail intellectuel (²).

A. Stcherback (³) a fait une série d'expériences desquelles il tire les conclusions suivantes : « La transformation du phosphore dans l'organisme dépend en partie de l'activité cérébrale, dont les oscillations retentissent aussi bien sur l'échange phosphorique du cerveau que sur l'échange phosphorique général. Les modifications de ce dernier montrent nettement l'existence d'un accroissement du besoin de l'organisme en phosphore, dans les cas de travail intellectuel intense, et inversement d'un affaiblissement de ce besoin, dans les cas de diminution de l'activité

(¹) Byasson, Essai sur la relation qui existe à l'état physiologique entre l'activité cérébrale et la composition de l'urine *Thèse de Paris*, 1868.

(²) Mairet, Recherches sur l'élimination de l'acide phosphorique chez l'homme sain, l'aliéné, l'épileptique et l'hystérique Paris, 1884.

(³) A. Stcherback (de Saint-Pétersbourg), Contribution à l'étude de l'influence de l'activité cérébrale sur l'échange d'acide phosphorique et d'azote *Archives de médecine expérimentale*, 1893, p. 309.

cérébrale, chez les idiots par exemple. Chez l'homme, le tissu nerveux
intervient dans les modifications de l'échange phosphorique général.
Dans les cas de surmenage intellectuel, l'échange azoté se modifie aussi
d'une façon très accusée en créant des conditions très défavorables à la
nutrition générale de l'organisme. L'action nocive du surmenage intellectuel paraît, en plus, dépendre plutôt de sa durée et de l'insuffisance
du repos que de l'intensité du travail intellectuel lui-même. Il est difficile d'éviter les conséquences fâcheuses du surmenage intellectuel, en
augmentant l'apport de matériaux nutritifs en général et de phosphore en
particulier, pour cette raison que, dans ces conditions, l'assimilation des
aliments est considérablement diminuée ».

M. Thorion a trouvé que le travail intellectuel augmente nettement la
quantité des urines et diminue sa densité, et nous rappellerons à ce
propos le fait bien connu de la polyurie émotionnelle; il accroît l'excrétion de la chaux, du chlore, de la magnésie; il diminue l'acide sulfurique total. Il est sans influence sur les autres éléments. L'acide phosphorique total, qui ne présente pas de variations quantitatives, subit
probablement un changement qualitatif, la quantité de phosphates terreux
s'élevant pendant que celle des phosphates alcalins s'abaisse. Ces résultats
ne doivent pas être mis sur le compte de la désassimilation générale,
car le travail intellectuel ralentit la nutrition générale; il abaisse, en
effet, le taux de l'azote total, et surtout de l'urée et du soufre; il y a donc
désassimilation moins active des substances albuminoïdes. Si l'augmentation des éléments signalés ne peut être attribuée à la désassimilation
générale, c'est donc, selon toute vraisemblance, qu'il y a désassimilation
spéciale du cerveau, d'autant plus que les physiologistes ont déjà
démontré que la pensée produit dans cet organe une élévation de la
température et une suractivité de la circulation [1].

Contrairement à l'auteur précédent, M. Gaube (du Gers) affirme que
le travail intellectuel diminue la quantité de magnésie des urines; d'où
il conclut que pendant ses périodes d'activité, le cerveau retient cette
substance [2].

M. A. Robin, qui a plus particulièrement étudié les rapports de l'acide
phosphorique incomplètement oxydé à l'acide phosphorique total, admet
que l'augmentation du phosphore incomplètement oxydé se produit
quand il y a dépression nerveuse. Une diminution relative du phosphore
incomplètement oxydé correspond à une excitation nerveuse.

Il est intéressant de relever ici la diminution de l'acide phosphorique
dans les urines des sujets qui ont une faible activité intellectuelle : les
hommes endormis, les déments, les idiots. Les recherches de M. Beaunis
ont montré que l'excrétion de l'acide phosphorique diminue nettement
pendant le sommeil; M. Mairet et M. Beaunis ont constaté aussi cette

[1] THORION. Influence du travail intellectuel sur les variations de quelques éléments de l'urine
à l'état physiologique. *Thèse de Nancy*, 1893.

[2] GAUBE, Cloone minérale des corps organisés. *Arch. gén. de médecine*, septembre 1893.

diminution chez les déments. M. Mabille, qui a étudié les urines des idiots, arrive aux conclusions suivantes : la quantité des urines émise par les idiots dans les vingt-quatre heures est un peu inférieure à la normale. Les urines sont acides et leur densité varie entre 1018 et 1022. La quantité d'urée est faible, variant entre 7 et 11 grammes par jour. Il en est de même de la quantité d'acide urique (8 à 10 centigrammes). Le chlore, en revanche, atteint souvent 8 à 10 grammes, mais c'est surtout la faible quantité d'acide phosphorique éliminé par les idiots qui est remarquable. Les malades éliminent 25 à 50 centigrammes d'acide phosphorique par jour. La proportion de l'acide phosphorique uni aux terres est de 1 pour 4 ([1]).

De l'ensemble de ces recherches on peut conclure, malgré leurs dissidences, que le travail intellectuel est caractérisé par une modification des échanges nutritifs dans la substance nerveuse et dans tout l'organisme; l'urine devient plus abondante; certains corps sont éliminés en excès, d'autres en moindre quantité qu'à l'état normal; d'autres enfin, comme l'acide phosphorique, changent de forme chimique et subissent des modifications quantitatives encore mal déterminées.

En résumé, l'attention, état psychique anomal, ne peut durer longtemps sans provoquer des troubles, qui sont tantôt légers et physiologiques en quelque sorte, tantôt sérieux, durables et vraiment morbides; non seulement elle épuise la cellule cérébrale; elle épuise aussi l'organisme tout entier. Elle provoque dans les appareils de la vie animale et de la vie végétative des phénomènes d'excitation dynamogénique ou inhibitoire; excitation suivie à son tour d'épuisement, qui est surtout marquée dans les émotions dépressives. Ces manifestations physiques de l'attention s'accompagnent d'une modification plus ou moins profonde dans les échanges nutritifs, modification qu'on peut apprécier par l'analyse des urines.

Les considérations qui précèdent nous permettent de supposer que, pour produire des états morbides, le surmenage mental agit sans doute d'une manière assez complexe : d'abord en épuisant la cellule cérébrale, ensuite en provoquant l'asthénie des grandes fonctions de la vie végétative, enfin en troublant plus ou moins profondément la nutrition intime des tissus.

Mais quelle est la limite qui sépare la fatigue cérébrale, état normal, du surmenage mental, état pathologique? Cette limite est évidemment indécise, comme celle qui, en biologie, sépare le normal de l'anomal; on peut dire néanmoins que la fatigue devient le surmenage lorsque ses effets psychiques et physiques se présentent avec une intensité inaccoutumée et se prolongent outre mesure.

[1] Congrès de médecine mentale de la Rochelle, 1895.

CHAPITRE II

CONDITIONS ÉTIOLOGIQUES DU SURMENAGE MENTAL

Dans la société contemporaine, la fréquence et l'intensité du surmenage mental s'accroissent tous les jours. Tout, dans le milieu où nous vivons, concourt à fatiguer le cerveau. Et si l'on veut remonter aux origines les plus hautes de ce fait, on se trouve en présence des causes mêmes qui ont bouleversé l'ordre ancien du monde sans qu'un ordre nouveau et stable l'ait encore remplacé. L'absence d'une hiérarchie qui met chacun à sa place et lui limite sa tâche, les progrès de l'individualisme, la liberté de parler, de penser et d'agir, enfin la diffusion de l'instruction ont donné à l'ambition humaine une carrière illimitée. Si l'ambition est un sentiment louable et fécond, elle n'en devient pas moins une des plus puissantes causes de surmenage mental quand elle n'est pas en rapport avec la valeur intellectuelle et morale. Quelques circonstances aggravent d'ailleurs ses effets malfaisants.

Des deux moyens que peut employer une démocratie pour refréner l'ambition et créer une hiérarchie, l'élection et le concours, il en est au moins un, le concours, qui est une cause d'épuisement cérébral; la multiplicité des compétitions ne permet en effet d'arriver à une situation, par le concours, qu'à un âge avancé, ce qui oblige à un effort prolongé et, en partie, inutile et stérile pour la société.

Une autre conséquence de l'ambition est l'immigration dans les grandes villes, favorisée de nos jours par le service militaire obligatoire: celui-ci fait perdre au jeune paysan le goût salubre du travail des champs et l'attachement à la terre, si puissant chez ceux qui ne la quittent pas. Or, dans les grandes villes, la concurrence vitale est plus ardente et l'amour du luxe plus effréné; dans les grandes villes, les idées évoluent avec une surprenante rapidité et il semble qu'il y ait une conspiration universelle pour tenir toujours l'attention en éveil ou pour émouvoir les foules; par suite, les éléments de fatigue cérébrale s'y multiplient encore.

Le développement de l'imprimerie joue un grand rôle au point de vue du surmenage mental. Notre siècle est voué à la lecture. « Dans le principe, dit Mosso, les livres ont eu pour effet d'aider la mémoire, et ils furent une belle découverte, car la légende, les chants et l'histoire n'avaient plus besoin d'être transmis avec une réelle dépense de mémoire, de vive voix du père au fils. Mais le but a été dépassé, et aujourd'hui l'écriture et les livres, loin d'être un instrument de repos pour la mémoire, sont une des plus puissantes causes de la fatigue, de l'intelligence, un instrument de torture pour le cerveau humain ». À notre époque, journaux et romans sont devenus indispensables à beaucoup de nos concitoyens. Les journaux soutiennent les opinions les plus contradictoires avec la même apparence de conviction, et font osciller les esprits d'une manière désordonnée. Les romans, multipliant les émotions dans un court espace de temps, deviennent une cause de surmenage moral artificiel; ils exaspèrent la sensibilité et font paraître la vie journalière monotone et plate.

Chez les sujets héréditairement épuisés, ces conditions sociales engendrent des états morbides variés, surtout des névroses et de la folie. Chez les plus sains, les plus exempts de tares, elles occasionnent souvent du mécontentement, de la désillusion, de la tristesse, de la révolte; et les effets de cet état mental se font sentir sur les descendants qui deviennent des épuisés irritables, sans défense contre l'action du surmenage. D'ailleurs, comme les causes de fatigue cérébrale sont tous les jours plus nombreuses, il est à craindre que les races civilisées ne souffrent de plus en plus de cet état de choses. Mais, un jour, celui-ci s'améliorera sans doute; à défaut d'une modification profonde de l'organisation sociale (qu'il est impossible de prévoir, on peut supposer que l'espèce humaine finira par s'adapter aux conditions nouvelles de la vie, par le mécanisme de la sélection naturelle.

Le surmenage mental peut être réalisé par un excès d'attention dans le domaine intellectuel ou dans le domaine affectif; il peut être *intellectuel* ou *moral*. Dans le premier cas, il ne se produit que par un effort de volonté qui n'est pas nécessaire dans le second. L'excès de travail intellectuel fatigue d'une manière active; les émotions fatiguent d'une manière passive. Ce qui produit le surmenage intellectuel, ce n'est pas l'intensité, c'est la continuité du travail, jointe le plus souvent à l'insuffisance du repos. Le surmenage moral peut engendrer des accidents de deux manières : soit par l'intensité de l'état émotionnel; soit par sa persistance : dans le premier cas, il se produit des accidents brusques, suraigus, qu'il faut comparer aux accidents asphyxiques du surmenage musculaire; dans le second, au contraire, les effets morbides se produisent à longue échéance et affectent une allure chronique. Le surmenage intellectuel et le surmenage moral combinent souvent leurs effets: aussi n'est-il pas toujours facile de tracer exactement les limites de leur domaine respectif, et sommes-nous obligés de les réunir dans une même étude. Nous avons essayé pourtant, dans la mesure du possible, de leur faire à chacun leur part.

I. Le *surmenage intellectuel* ne peut être réalisé que par un effort de volonté; aussi ne l'observe-t-on pas chez les jeunes enfants.

C'est seulement vers seize, dix-sept, dix-huit ans, lorsqu'il s'agit de passer des examens, qu'il peut se produire et aboutir à des effets morbides. Nous pensons avec Charcot, Javal, Ch. Féré, Galton que le jeune âge a une merveilleuse faculté d'inattention, et que les dangers du *sur-*

menage scolaire ont été beaucoup exagérés, dans la discussion qui, en 1886, fut suscitée à l'Académie de médecine par M. Lagneau ([1]).

Voici comment M. Charcot s'exprime à ce sujet ([2]) :

« Le surmenage intellectuel véritable n'existe pas dans les collèges, parce qu'il n'existe pas, en réalité, à l'âge où se trouvent les sujets à ce moment de leur existence. Donnez à un enfant un travail énorme, beaucoup au-dessus de ses forces, il l'accomplira peut-être. Mais toute la portion qui dépassera la moyenne de sa vigueur intellectuelle, il la fera comme une machine. L'enfant ne rend que ce qu'il peut rendre matériellement, pour ainsi dire. Une fois sa capacité intellectuelle dépassée, il rejette le trop-plein, ou mieux ne l'admet pas du tout, et cela pour une raison d'évolution en quelque sorte, parce que c'est ainsi à cet âge de la vie, et puis aussi parce que l'enfant, ne voyant pas l'intérêt immédiat ou le but prochain de ce qu'on lui fait apprendre, est incapable de produire, par la volonté, cette force de surchauffement, d'hypertension cérébrale nécessaire pour fournir une somme de travail au-dessus de ses forces.

« Il est possible que le séjour trop prolongé dans les salles d'étude, que le manque de grand air et d'exercices physiques soient, jusqu'à un certain point, des obstacles au développement matériel des enfants. Mais peut-on appeler cela véritablement du surmenage, du moins au point de vue intellectuel? Le vrai surmenage ne se rencontre que plus tard dans la vie, chez les étudiants qui préparent des concours, chez les hommes faits, obligés par leur profession, leur situation sociale, de fournir quelquefois une somme de travail bien au-dessus de leurs forces. Ceux-là se surmènent, parce qu'ils sentent qu'il faut, sous peine de manquer une place, de paraître insuffisants dans celles qu'ils détiennent, arriver à mener à bien la besogne accumulée devant eux. Ils se surchauffent bien souvent par des procédés artificiels, passent les nuits, se privent de repos. Les uns arrivent au but et résistent; d'autres atteignent le but, mais tombent malades après; d'autres, enfin, ne sont point capables d'aller jusqu'à la fin, et le surmenage les abat en route. C'est chez les hommes qu'on observera des cas d'hystérie par surmenage et surtout des cas de neurasthénie. Mais chez les enfants il n'en est pas de même, et je crois qu'on ne doit pas considérer le surmenage comme pouvant fréquemment faire éclore l'hystérie et la neurasthénie chez les jeunes collégiens, tandis que chez l'adulte, en général, on doit le ranger parmi les agents provocateurs de ces névroses! »

Quand on relève les accidents qui ont été imputés au surmenage scolaire, on voit qu'il faut accuser d'abord le défaut de lumière et l'air confiné, la nourriture insuffisante ou peu appropriée à l'âge des enfants, la

([1]) *Bull. de l'Acad. de médecine*, 1886, t. XV, p. 59; t. XVI, p. 219, 223, 228.
([2]) Cité par G. Guinon, Les agents provocateurs de l'hystérie. *Thèse de Paris*, 1889, p. 128. Voyez aussi : Ch. Féré, Le surmenage scolaire *Progrès médical*, 1887 — Galton, Recherches sur la fatigue mentale *Revue scientifique*, n° 4, 26 janvier 1889.

malpropreté, les erreurs concernant l'habillement, la sédentarité ou l'immobilité, les attitudes vicieuses. Que reste-t-il dès lors au surmenage scolaire? Quelques accidents nerveux très rares (céphalalgie, insomnie, inaptitudes au travail) observés, dit M. Ch. Féré, seulement chez des sujets ayant des tares héréditaires.

Les effets du surmenage intellectuel commencent à s'observer avec une certaine fréquence chez les jeunes gens qui se destinent à une carrière dont les portes ne s'ouvrent que par le concours. Il ne s'agit pas ici d'avoir un minimum de connaissances; il s'agit de l'emporter sur ses concurrents: cette situation engendre l'émulation, sentiment louable et bienfaisant lorsqu'il est maintenu dans certaines limites, détestable et malfaisant lorsqu'il est développé à l'excès. Les candidats à ce qu'on appelle « les grandes Écoles du gouvernement », ceux qui, en médecine et ailleurs, suivent la carrière des concours, les jeunes filles qui se précipitent, innombrables, dans la voie sans issue des brevets d'instruction, sont des victimes désignées du surmenage cérébral.

Plus tard la fatigue cérébrale exercera ses ravages dans toutes les classes de la société qui appartiennent à la bourgeoisie ou qui touchent à la culture intellectuelle. Les commerçants et les industriels manient de grosses sommes, calculent de gros intérêts, recherchent les meilleurs débouchés ou les meilleures inventions; leur esprit est constamment tendu, fiévreux, surmené. Mais c'est surtout dans les professions libérales que se rencontre le surmenage intellectuel. Nous observons tous les jours des phénomènes d'épuisement chez ceux qui travaillent avec excès à une œuvre littéraire, scientifique ou artistique: ces travaux nécessitent une attention vive et prolongée et fatiguent rapidement l'esprit et le corps.

Remarquons ici que, dans les cas que nous venons de citer, le surmenage moral se joint très fréquemment au surmenage intellectuel: à la fatigue cérébrale se combine la préoccupation angoissante de l'issue d'un examen, du succès d'une affaire d'argent ou d'une œuvre intellectuelle.

Il est très probable que dans la genèse des accidents, il faut faire à l'état émotionnel une part au moins aussi large qu'à l'excès de travail lui-même.

II. Le *surmenage moral ou surmenage passionnel* est réalisé par toutes les émotions vives et durables.

Les émotions agréables ne passent pas pour avoir de conséquences fâcheuses: il est bien exceptionnel que « la joie fasse peur »; et il est certain qu'elle provoque dans tout l'organisme une sensation de vigueur et de bien-être. Cependant on observe, dans les grands centres, un certain nombre de désœuvrés et de désœuvrées qui recherchent systématiquement tout ce qui leur procure d'agréables sensations: spectacles, jeux, expositions, visites, réceptions, sports, courses et stations dans les magasins et chez les couturières. Il en résulte des excitations qui, se renouvelant constamment, finissent par être suivies d'épuisement. Les médecins de Paris connaissent bien ce surmenage mondain.

Le surmenage passionnel est surtout créé par certaines émotions tristes. Le remords, la jalousie, la haine, la colère, l'avarice, qui sont des passions surtout sthéniques, l'engendrent rarement. Mais les effets vraiment néfastes sont causés par les passions asthéniques, telles que le chagrin et l'angoisse : le chagrin qui résulte de la perte d'une personne chère, de l'ambition déçue, d'un revers de fortune, d'une maladie chronique comme la syphilis; l'anxiété qui accompagne les embarras d'argent, les préoccupations d'affaires, le souci de l'avenir et de celui des enfants.

Lorsque ces passions prennent dans l'âme une place prépondérante et sollicitent l'attention d'une manière incessante, elles épuisent très vite les nerfs et l'organisme tout entier.

III. Le surmenage mental n'aboutit pas toujours à des accidents morbides. Pour que ceux-ci se produisent, certaines conditions sont nécessaires. Ces conditions dépendent soit de la forme du surmenage, soit des prédispositions du sujet surmené.

1° Quant à la forme du surmenage, la plus efficace est celle où l'excès de travail intellectuel se joint à de vives préoccupations morales. Nous l'avons déjà dit plusieurs fois. Tous les médecins qui ont écrit sur la neurasthénie en tombent d'accord. « L'homme qui, sans aucun souci du lendemain, se livre avec ardeur à des études purement spéculatives, ne court pas de grands périls. Il n'en est pas de même de l'homme qui surmène son cerveau avec la pensée sans cesse présente d'un but d'atteindre, d'une ruine à éviter, d'une affaire importante dont il faut assurer le succès, d'un examen ou d'un concours duquel dépend son avenir et celui de sa famille. Celui-là peut tomber et rester longtemps dans un véritable état d'épuisement nerveux (¹). »

La combinaison du surmenage physique au surmenage mental produit des conséquences non moins fâcheuses; la profession médicale en fournit de trop nombreux exemples.

2° Tous les hommes ne se surmènent pas. « Il y a, dit M. Galton, des personnes d'un esprit mou qui protègent leur propre santé cérébrale en se refusant à tout excès de travail. C'est parmi ceux qui sont zélés et vifs, qui ont des aspirations et des idées d'un ordre élevé, qui se savent bien doués mentalement et sont trop généreux pour penser à leur propre santé, qu'on trouve le plus fréquemment les victimes de l'excès du travail. » Il faut sans doute se féliciter qu'il existe des personnes d'un esprit mou; elles sont peut-être pour la race les réserves de l'avenir.

Quant aux sujets qui se surmènent, leurs qualités individuelles ont une très grande importance dans la genèse des accidents. A capacités égales, celui qui a suivi sa vocation est bien moins sujet au surmenage

(¹) L. BOUVERET. La neurasthénie, épuisement nerveux. Paris, 1891.

que celui qui a suivi une voie où ne l'appelaient ni ses facultés, ni ses goûts; nous en avons donné plus haut la raison. Mais le facteur le plus important est l'inégalité des aptitudes. Celui-ci fournira sans fatigue ou sans accidents une somme de travail intellectuel qui épuisera celui-là et le rendra malade; tel supportera des assauts de la fortune qui causeront la chute de tel autre. Tout cela dépend de la puissance intellectuelle et de la résistance morale du sujet.

Or la valeur du sujet dépend elle-même de diverses conditions telles que l'hérédité, l'éducation, les états morbides.

L'hérédité est le facteur de beaucoup le plus important. L'intensité de la culture intellectuelle et morale chez les ascendants affine la sensibilité des descendants: ceux-ci, devenus plus impressionnables, réagissent plus vivement à toutes les excitations; et pour une même stimulation, leur cerveau travaille beaucoup plus. D'autre part, dans une lignée, la puissance intellectuelle et morale s'épuise comme dans l'individu. Les enfants peuvent souffrir de l'excès de travaux de leurs parents. Plus sensibles et plus faibles, les descendants arriveront très vite à l'épuisement; ils présenteront ce qu'on a si bien appelé la « faiblesse irritable ». Dans l'ordre pathologique, les sujets issus de parents névropathes ou arthritiques seront plus sûrement frappés que ceux qui sont issus de parents sains : c'est là une notion universellement admise aujourd'hui.

L'éducation est un puissant facteur de la valeur intellectuelle et morale; elle peut atténuer les effets de l'hérédité. Mais si le milieu familial a des vertus éducatrices incontestables, il n'en est pas de même de l'internat, système général aujourd'hui, qui trop souvent produit des sujets rabougris de corps et d'esprit, mal préparés aux combats de la vie. L'internat augmente le nombre des sujets destinés à être les victimes du surmenage.

Enfin l'efficacité du surmenage mental dépend parfois des états morbides concomitants. Le rôle des intoxications, surtout de l'alcoolisme, le rôle des infections, particulièrement de la syphilis sont extrêmement considérables.

En résumé, le surmenage mental provoque des accidents sérieux et durables presque uniquement chez les sujets appartenant à la tribu que forment les descendants de surmenés, de névropathes, d'arthritiques d'une part, et d'autre part, chez certains sujets ayant des tares acquises, comme les *alcooliques* et les *syphilitiques*.

Si l'on songe que, pour produire des états morbides, le surmenage se combine le plus souvent aux influences héréditaires, à l'alcoolisme, à la syphilis, on comprend la nature de difficultés qui surgissent dès qu'on veut faire le dénombrement des accidents qui en relèvent exclusivement.

CHAPITRE III

LES EFFETS DU SURMENAGE MENTAL

Troubles nerveux. — I. Pour éviter la cause d'erreur que nous venons de signaler, allons du simple au composé. Examinons d'abord les effets du surmenage intellectuel chez un sujet exempt d'antécédents héréditaires ou personnels.

Un homme, obligé à un travail de cabinet, travaille toute la journée et veille tard dans la nuit. Pendant de longues heures, il fixe fortement son attention sur l'objet de son étude. Il se met au lit vers deux ou trois heures du matin; mais le sommeil ne vient pas; il pense à ce qu'il vient de faire et sa volonté est impuissante à modérer l'activité déréglée des fonctions cérébrales. Non seulement il ne dort pas, mais il éprouve des sensations pénibles de froid dans les extrémités, de constriction dans la tête, de brisement dans les membres, de tiraillements à l'épigastre. Le plus souvent, une nuit de sommeil répare les forces épuisées. Mais si l'accès de fatigue cérébrale se répète, il survient un véritable état morbide, et d'après M. Bouveret, cet état morbide n'est autre chose que la neurasthénie. Mais ceci appelle quelques remarques. Si ce sujet n'a pas de tares antérieures, on peut bien, si on le veut, donner aux accidents qui dérivent du surmenage intellectuel le nom de neurasthénie; mais il s'agit alors d'une petite neurasthénie, d'une neurasthénie bénigne, bien différente de la grande neurasthénie, telle que nous la décrivent aujourd'hui, après Beard et Charcot, M. Bouveret, M. Levillain, M. A. Mathieu.

Les symptômes de cette petite neurasthénie, de cet *état de simple épuisement* sont les suivants : il se produit d'abord un état particulier d'insomnie, caractérisé surtout par la difficulté de s'endormir. Au réveil, la tête est lourde, les membres fatigués, la bouche pâteuse, et il survient parfois des épistaxis peu abondantes. L'appétit est conservé, parfois même exagéré; le repas est suivi d'une sensation de plénitude et de lourdeur de l'estomac avec un besoin de sommeil très passager; dans quelques cas, il se produit une heure ou deux heures après une véritable douleur épigastrique ou sous-hépatique qui disparaît par l'ingestion d'une petite dose de bicarbonate de soude. Une constipation plus ou moins opiniâtre s'établit. La marche, la station debout, un mouvement brusque, peuvent provoquer un léger état vertigineux. La vision s'affaiblit un peu. Le caractère devient irascible; le travail intellectuel est de plus en plus pénible. Enfin une céphalée plus ou moins vive peut tourmenter le sujet : elle est intermittente et son siège est variable, tantôt frontal, tantôt orbitaire, tantôt occipital, tantôt en casque(¹). D'après Benedikt (de Vienne), le surmenage

_____
(¹) Cette céphalée est très fréquente chez les jeunes gens qui préparent des examens; d'après

intellectuel engendrerait parfois une hyperesthésie du crâne localisée aux sutures osseuses. Je n'ai pas observé cette « névralgie suturale ». Tous ces symptômes s'effacent avec rapidité dès que l'excès de travail a pris fin. Quelques douches froides hâtent encore la guérison.

Mais si le sujet présente des tares héréditaires, alors le surmenage intellectuel, même modéré, engendrera la grande neurasthénie, la neurasthénie grave, tenace, qui devient un supplice pour le malade et une humiliation pour le médecin.

II. Lorsque le surmenage intellectuel combine son influence à celle du surmenage moral, à celle de l'hérédité, de l'alcoolisme, de divers états morbides concomitants ou préexistants, son champ d'action s'élargit beaucoup.

L'action provocatrice du surmenage mental sur les *maladies nerveuses*, sur les *névroses* en particulier, constitue sans aucun doute la partie la plus importante du domaine de son influence. La neurasthénie occupe le premier rang parmi les affections que suscite la fatigue cérébrale : c'est la vraie maladie du surmenage mental. Le surmenage intellectuel, surtout lorsqu'il est joint au surmenage moral, est une des causes les plus certaines de la neurasthénie. Mais, nous venons de le faire remarquer, pour produire la neurasthénie, telle que la conçoivent les auteurs des travaux les plus récents, le surmenage ne suffit pas; il y faut joindre presque toujours l'influence de l'hérédité. Cette remarque s'applique encore à l'action du surmenage mental sur les autres névroses. Une émotion, une frayeur, peuvent faire éclater la chorée, la paralysie agitante, un paroxysme hystérique, un délire, mais seulement chez des sujets prédisposés par le nervosisme héréditaire, l'alcoolisme ou une diathèse préexistante. Les terreurs nocturnes des enfants et les réveils angoissants des adultes sont parfois provoqués par le surmenage mental, mais seulement chez les prédisposés. On a accusé les émotions vives de pouvoir provoquer l'apparition du goitre exophtalmique; mais justement la maladie de Basedow a pour symptôme une extrême émotivité; l'excitation mentale ne fait probablement qu'aggraver et mettre en évidence une affection latente jusque-là.

Une fatigue cérébrale inusitée, une colère, sont parfois les causes qui font éclater une crise de *migraine*.

Enfin le nombre croissant des cas de paralysie générale, de folie et de suicide a été imputé au surmenage mental qui augmente tous les jours; ici encore la suractivité cérébrale n'est pas seule à jouer un rôle : l'influence de l'hérédité, des intoxications, des infections intervient pour une part qui, il est vrai, n'est pas toujours facile à déterminer ([1]).

Les maladies générales intercurrentes prennent très souvent, chez les surmenés du cerveau, la forme qu'on désigne du nom de *forme céré-*

Charcot et J. Simon, elle ne doit pas être confondue avec la *céphalée de croissance* liée à l'hypertrophie du cœur dite de croissance, et qui n'a aucun lien avec le surmenage intellectuel.

([1]) Voyez sur tous ces points Ch. Féré, La pathologie des émotions : particulièrement le chapitre VII.

brale. Si la fièvre typhoïde, la pneumonie, se développent chez des sujets atteints de surmenage mental, ces maladies prennent fréquemment la forme délirante. La syphilis se localise volontiers sur le cerveau des surmenés (A. Fournier).

Une fatigue cérébrale est capable de provoquer la *fièvre* chez les sujets débilités. L'appareil nerveux qui préside à la thermo-régulation de l'organisme, si parfait dans l'état de santé, est insuffisant chez les débiles et les convalescents. Aussi une émotion morale peut-elle chez ces sujets provoquer une élévation, parfois considérable, mais éphémère, de la température. C'est un point que M. Bouchard a bien mis en lumière. Les malades qu'on amène à l'hôpital ont, 4 fois sur 5, une température supérieure de 1 degré et plus à la température qu'ils présenteront le surlendemain et les jours suivants. Un fait bien connu, c'est que les visites reçues par les malades fébricitants, les cachectiques, les phtisiques, amènent une élévation immédiate de la température. Les cliniciens savent tous que dans l'état fébrile ou dans la convalescence, parler, lire, traiter une affaire, éprouver une émotion, sont des causes de recrudescences ou de retour de la fièvre. Un enfant est soigné par M. Le Noir pour une maladie insignifiante; on lui introduit, malgré sa volonté, ses cris et une lutte violente, le thermomètre dans le rectum; il monte à 45°,1. Quelques minutes après, l'enfant jouait comme si rien ne s'était passé. Le lendemain, la température, prise sans résistance, était normale.

Troubles cardio-vasculaires. — Il n'y a pas que le travail physique et matériel de l'artisan qui exerce sur le cœur une action malfaisante; cet organe ne lance pas seulement le sang dans tous les points de l'organisme; il est aussi l'aboutissant de toutes les émotions. *Le cœur physique est doublé d'un cœur moral*, a dit Peter, et la fatigue immodérée de celui-ci produit des troubles de celui-là.

Mais ici il faut distinguer deux ordres de faits : 1° ceux où une émotion violente provoque, par une sorte de surmenage mental suraigu, des accidents immédiats plus ou moins graves, tels qu'une syncope ou une hémorrhagie; 2° ceux dans lesquels les émotions brusques ou les émotions persistantes, c'est-à-dire les passions, ont été accusées d'engendrer des lésions organiques du cœur et des vaisseaux.

1° Chez les sujets débiles ou impressionnables, une violente émotion peut entraîner une *syncope*, et celle-ci peut être mortelle. C'est un fait de connaissance vulgaire.

Il faut rapprocher de la syncope les accidents connus sous le nom de *choc nerveux*, c'est-à-dire un ensemble de phénomènes résultant d'une violente excitation du système nerveux et caractérisée, d'après M. Roger [1], par une série d'actes inhibitoires dont le principal est représenté par l'arrêt des échanges. Il peut être provoqué par des causes variées; il peut l'être en particulier par une émotion très vive et très brusque. Au point

[1] Roger, Le choc nerveux. *Archives de physiologie*, juillet et octobre 1893.

de vue clinique, il se manifeste par un véritable collapsus ; abolition de l'intelligence, de la motilité, de la sensibilité, la pâleur de la peau et des muqueuses, la dilatation de la pupille, la faiblesse de la respiration et du pouls. Cet état peut se terminer par la mort au bout d'un temps qui varie de quelques minutes à vingt-quatre heures ; si le malade revient à lui, il présente une réaction qui n'est pas elle-même sans danger. Les accidents provoqués par le choc nerveux paraissent se produire surtout chez les sujets atteints déjà de débilité nerveuse congénitale ou acquise.

S'il n'est pas toujours facile, dans les exemples cités par les auteurs, de démêler si la mort subite ou rapide a été due à la syncope ou au choc nerveux, les faits ne manquent pas où l'on voit des sujets succomber à une violente émotion. On dit que Sophocle, Denys le Tyran, Pitt, moururent à l'annonce d'une nouvelle imprévue. Des hommes sont morts parce qu'on avait fait le simulacre de les tuer. Des étudiants se saisissent d'un surveillant et annoncent qu'ils vont lui trancher la tête ; ils l'agenouillent et le frappent à la nuque avec une serviette mouillée ; quand on le relève, il avait cessé de vivre (Marsell-Moulin). Des médecins de Copenhague, voulant étudier les effets de l'imagination sur un condamné à mort, après lui avoir fermé les yeux, firent le simulacre de le saigner à blanc ; il mourut sous les yeux des expérimentateurs. Un employé de chemin de fer est amené à l'hôpital sans connaissance, dans un état des plus alarmants : le pied, disait-on, avait été broyé par une machine ; on l'examine et l'on constate que la roue n'avait écrasé que le bout de sa botte (Page).

L'influence des émotions sur la production des *hémorrhagies* est bien connue. Une vive émotion fait augmenter brusquement la tension artérielle ; si les vaisseaux ont une fragilité morbide, ils se rompent et l'hémorrhagie se produit. L'augmentation de la pression artérielle n'est peut-être pas seule en cause. Nous avons vu que chez les animaux forcés à la course, le sang a perdu la faculté de se coaguler (Hunter) ; or la même altération du sang a été observée chez les animaux sous l'influence de la douleur par les physiologistes d'Alfort, et par J. Hunter chez un individu mort dans un accès de colère.

Les émotions très vives peuvent provoquer l'hémorrhagie cérébrale chez les sujets qui ont des anévrysmes miliaires dans le cerveau. Fabrice de Hilden raconte qu'un homme à peine guéri d'une blessure de l'artère temporale se livra à une violente colère ; une hémorrhagie s'ensuivit qui faillit amener la mort. L'hémoptysie chez les tuberculeux, le flux anal chez les hémorrhoidaires, l'hématémèse chez les sujets atteints d'ulcère rond, peuvent être provoqués par une colère ou une émotion. On a rapporté à des secousses morales l'otorrhagie (Luc), le purpura (Hamaide, Lancereaux, Mollière), l'hématurie (Lancereaux), l'épistaxis (Ogier, Waid).

Par contre, on sait que des hémorrhagies peuvent s'arrêter sous l'influence d'une vive émotion, probablement en raison du spasme des vaisseaux.

2° L'influence du surmenage moral sur les *affections cardiaques* est admise par beaucoup d'auteurs, entre autres Corvisart, Schina, Beau, Cl. Bernard, Peter, Lamare, Bernheim, Picot, etc. Les émotions morales pourraient engendrer de la dilatation permanente du cœur avec ou sans hypertrophie. L'influence du surmenage moral est-elle simplement aggravante, et agit-elle pour provoquer des accidents d'asthénie cardiaque chez un sujet atteint d'une lésion organique antérieure? Ou bien est-elle capable, à elle seule, de créer une affection du cœur? Il est difficile de le dire. Voici un fait cité par Peter : une jeune dame, menacée par un domestique qui voulait la voler, lutte avec lui, et éprouve aussitôt après une violente douleur cardiaque; et depuis elle présente une dilatation du cœur avec des accidents d'asthénie cardiaque. Mais, qui peut affirmer que le sujet n'avait pas déjà une myocardite chronique?

Quoi qu'il en soit, une vive émotion morale paraissant avoir pour effet de provoquer une sorte de spasme généralisé du système vasculaire et d'augmenter ainsi brusquement la pression sanguine, on comprend que le cœur puisse subir, consécutivement à cette influence, une dilatation de ses cavités.

M. Huchard, qui a étudié récemment la question qui nous occupe, soutient qu'il faut faire une distinction capitale entre les cardiopathies valvulaires et les cardiopathies artérielles. Pour les premières, tout le monde est d'accord; elles peuvent être sûrement aggravées, mais elles ne sauraient être jamais créées de toutes pièces par les impressions morales. En est-il de même pour les secondes?

M. Huchard avance que les émotions sont les causes les plus fréquentes du développement de l'*artério-sclérose* en général, et de l'artério-sclé-rose du cœur en particulier. Tout l'arbre circulatoire entre en contracture sous l'influence d'une émotion. Des émotions prolongées ou subintrantes créent un état presque permanent de spasme vasculaire et d'hypertension artérielle; or, d'après M. Huchard, celle-ci est la cause prochaine de l'artério-sclérose. Quelques faits observés récemment nous portent à accepter l'influence du surmenage passionnel sur les vaisseaux; des sujets jeunes, sans aucun antécédent héréditaire ou personnel, sans tare diathésique, toxique ou infectieuse connue, ont présenté de l'artério-sclérose à la suite de malheurs, d'émotions et de déceptions de toute sorte.

Mais l'ingénieuse explication proposée par M. Huchard nécessite de nouvelles recherches. Nous savons que les actes physiques qui accompagnent l'attention, avec ou sans émotion, sont des actes d'excitation inhibitoire ou dynamogénique, suivie de dépression proportionnelle. Et si nous ne considérons que le résultat final, les recherches de M. Ch. Féré et de M. J. Chéron[1] contredisent celles de M. Huchard : d'après ces auteurs, le surmenage mental sous toutes ses formes a pour effet d'abaisser la tension artérielle; et l'hypotension serait même, d'après J. Chéron, le

---

[1] J. Chéron, Introduction a l'étude des lois générales de l'hypodermie Paris, 1895.

lien commun qui unit le surmenage mental aux divers états morbides qu'il engendre. Enfin, pour M. Charrin(¹), ce sont surtout les oscillations fréquentes de la pression, de la vitesse du sang sous l'influence des émotions qui fatiguent à la longue le cœur et les vaisseaux.

Troubles digestifs. — L'influence des excès de travail intellectuel, des vives préoccupations, des émotions morales sur le développement des états *dyspeptiques*, est reconnue par tous les cliniciens. Le surmenage mental d'une part, d'autre part la qualité ou la quantité des aliments, telles sont les grandes causes efficientes ou occasionnelles de dyspepsie.

A la suite de fatigues cérébrales excessives, rien n'est fréquent comme de voir éclater des troubles gastriques, le plus souvent des troubles de la sécrétion, de l'hyperchlorhydrie ou de l'hypochlorhydrie; N. Bouveret incline à penser que le surmenage intellectuel provoque de préférence l'hyperchlorhydrie, et que les passions dépressives, le chagrin et la tristesse prolongée, entraînent plutôt le ralentissement de la sécrétion gastrique. Je suis porté à croire que ces dernières peuvent aussi engendrer la neurasthénie gastrique. Une émotion violente, la peur surtout, peut provoquer un *flux diarrhéique*, mais le surmenage prolongé engendre la *constipation*. Celle-ci est un des effets les plus certains du surmenage mental; on peut avancer qu'elle manque bien rarement de se produire à la suite des fatigues cérébrales.

Les troubles digestifs engendrés uniquement par le surmenage mental, quand ils sont survenus chez un sujet sans tare héréditaire et antérieurement sain, ne sont d'ordinaire ni très graves, ni très durables; ils disparaissent assez rapidement dès que le repos succède à l'excès de fonctionnement. Quant aux grands états dyspeptiques, j'ai soutenu ailleurs et je répète ici que les vices de l'alimentation et le surmenage mental ne les provoquaient guère que chez des sujets prédisposés par l'hérédité neuro-arthritique.

C'est sans doute à cette circonstance qu'on doit les discussions non encore épuisées sur les rapports de la neurasthénie et de la dyspepsie. Pour les uns, la dyspepsie est la cause la plus fréquente, la plus sûre de neurasthénie; c'est l'opinion soutenue, sous des formes différentes, par N. Bouchard, N. Glénard et N. Hayem. Pour les autres, la neurasthénie engendre la dyspepsie, laquelle mérite alors le nom de dyspepsie nerveuse. C'était la manière de voir de Charcot; c'est celle de N. A. Mathieu. A mon sens, les deux états morbides, dans leurs formes sérieuses, se développent sur un terrain commun, le neuro-arthritisme héréditaire; parmi les causes occasionnelles qui en suscitent l'éclosion, le surmenage mental et les vices de l'alimentation occupent la première place. Ce qui a contribué à obscurcir cette question, c'est que les troubles dyspeptiques aggravent les troubles nerveux et réciproquement; et lorsque les

(¹) CHARRIN, Aperçu général sur l'étiologie. *Semaine médicale*, 1893, p 357 deux coexistent, le médecin se trouve en présence d'une sorte de cercle vicieux que sa thérapeutique ne parvient à rompre que difficilement.

Rossbach a décrit sous le nom de *gastroxynsis* une névrose particulière, qui est considérée comme très rare en France. Elle se manifeste par des paroxysmes, dont les deux principaux éléments sont une céphalée violente et diffuse et une hypersécrétion acide de la muqueuse gastrique; ces paroxysmes se terminent après l'évacuation par des vomissements répétés du contenu de l'estomac. Cette affection, qui n'est pas sans analogie avec la migraine, serait presque toujours provoquée par un excès de travail intellectuel, une veille prolongée, une émotion, une colère.

Une vive émotion morale peut provoquer presque immédiatement l'apparition de l'ictère. Si les conditions pathogéniques de l'*ictère émotif* sont encore obscures, certains faits ne laissent aucun doute sur son existence; la jaunisse est apparue brusquement chez un homme mis au mur, pendant la Commune, et près d'être fusillé (Potain), chez une jeune fille vivement émue par une tentative de cathétérisme vésical (Rendu), chez un ouvrier qui venait d'avoir une violente altercation avec ses camarades, et s'était contenu à grand'peine pour ne pas se laisser aller à des voies de fait (A. Chauffard).

Troubles cutanés. — L'influence d'une émotion pénible sur certaines affections cutanées de l'ordre des dermato-névroses, signalée par les anciens auteurs, a été mise hors de doute par N. Leloir. Un choc moral peut provoquer l'apparition de la maladie de Raynaud, de l'érythème, de l'urticaire, du purpura, de l'eczéma, du psoriasis, de l'herpès, du pemphigus, du prurigo, du lichen, du vitiligo, de la calvitie et de la canitie. La décoloration presque immédiate des cheveux a été observée à la suite d'une violente secousse morale. Mais dans la genèse de tous ces états morbides, sans doute l'émotion n'est qu'une cause occasionnelle, et il faut faire une grosse part à la prédisposition.

Chez les individus violemment affectés par une émotion désagréable, on voit se produire des sueurs profuses et, chez certains névropathes, de la chromhidrose.

N. Peter a rapporté un cas d'œdème hystérique survenant à la suite d'émotions pénibles.

Troubles de la menstruation. — Les troubles de la menstruation sont fréquents chez les jeunes filles soumises au surmenage mental; au dire de M. Dujardin-Beaumetz, l'aménorrhée et la dysménorrhée sont parmi les troubles que présentent les élèves de l'École normale primaire supérieure des filles, lesquelles sont soumises à un travail intellectuel excessif. L'arrêt brusque de la menstruation s'observe quelquefois à la suite d'une vive émotion.

Maladies de la nutrition. — Des maladies de la nutrition peuvent être la conséquence du surmenage mental. Celui-ci a une action puissante sur les échanges. L'influence du travail intellectuel sur la composition de l'urine le prouve. M. Bouchard admet que les habitudes tristes, l'ennui, les préoccupations doivent prendre place parmi les causes du ralentissement de la nutrition. La clinique démontre que les passions dépressives doivent figurer dans l'étiologie de la *lithiase biliaire*, et, à ce propos, il n'est pas sans intérêt de rappeler que, d'après A. Flint, la cholestérine est un des éléments de la désassimilation cérébrale. L'influence du surmenage mental, du choc nerveux en particulier, sur le développement du *diabète sucré*, est acceptée par tous les cliniciens. Les chagrins peuvent aussi provoquer parfois l'*obésité*. A coup sûr il faut, pour que ces maladies puissent se développer, une prédisposition héréditaire ou acquise; mais les faits ne manquent pas qui montrent l'éclosion des accidents peu après une fatigue cérébrale ou une émotion vive.

Une femme perd un fils unique; elle tombe dans un état de prostration très alarmant; trois semaines après survient sa première colique hépatique.

La femme d'un riche bourgeois marie sa fille à un noble; après la cérémonie, elle épanche sa joie dans le sein de son gendre; celui-ci la repousse, lui fait comprendre en quelques mots très secs que ces témoignages d'affection lui déplaisent, ne cache pas son mépris des parvenus, et déclare qu'il entend que les distances soient conservées. La malheureuse est écrasée par ces paroles; elle est prise la nuit suivante d'une soif inextinguible et d'une polyurie intense; les urines, examinées quelques jours après, contenaient 100 grammes de sucre par litre (¹).

Un homme, observé par M. Ch. Féré, perd plusieurs membres de sa famille qui succombent à la phtisie; sa fillette est prise à son tour et succombe; il en éprouve un violent chagrin et, peu après, il engraisse et passe du poids de 60 kilogrammes au poids de 106 kilogrammes qu'il n'a pu faire diminuer.

Sydenham eut un de ses plus violents accès de goutte après avoir travaillé sans relâche au célèbre *Tractatus de podagrâ*.

Surmenage mental et infections. — Le surmenage mental prédispose aux *infections* peut-être autant que le surmenage physique. L'être vivant se défend contre l'infection par une série de procédés que les recherches modernes commencent à classer: la phagocytose, la chimiotaxie, la diapédèse, le pouvoir bactéricide et le pouvoir antitoxique des humeurs. Tous ces actes de défense ne sont possibles que si le système nerveux fonctionne bien et si la composition chimique des tissus est normale. Or, le surmenage mental épuise les nerfs et modifie la composition des tissus. On s'explique ainsi la prédisposition des surmenés à l'infection. La fièvre typhoïde est fréquente chez ceux qui préparent un concours. J. Wier a rapporté le scorbut des armées aux mauvaises conditions morales, à la nostalgie, au découragement de la défaite. Le peuple croit que la peur est capable de provoquer l'érysipèle, surtout au moment de la menstruation; cette croyance n'est pas sans fondement; il est inté-

(¹) Tout récemment M. P. Gibier a vu qu'on peut provoquer la glycosurie chez les animaux au moyen d'excitations psychiques

ressant de la rapprocher des expériences de M. Roger qui mettent en
lumière l'influence du système nerveux sur la genèse et l'évolution de
l'érysipèle expérimental; cet auteur inocule le streptocoque aux deux
oreilles d'un lapin; mais, au préalable, d'un côté il arrache le ganglion
cervical du grand sympathique; or, de ce côté où on a réalisé la vaso-
dilatation, la guérison est beaucoup plus rapide; d'autre part, si l'on sectionne un nerf sensitif, et si l'on inocule l'érysipèle dans la région énervée,
l'infection paraît beaucoup favorisée, probablement parce que les réactions
réflexes vaso-dilatatrices sont impossibles. M. A. Feré cite une observation
où le paludisme fut ravivé par une émotion. Rostan et Grisolle ont rapporté des faits qui prouvent que la pneumonie peut éclater à l'occasion
d'une vive émotion, et Peter disait : « Quelqu'un est mort de chagrin
et de fluxion de poitrine ». Laënnec ne connaît pas à la phtisie de cause
plus certaine que les passions tristes, surtout quand elles sont profondes
et de longue durée. Il cite l'exemple d'un couvent de femmes dont « l'attention était habituellement fixée sur les vérités les plus terribles de la
religion » et qu'on s'efforçait d'anéantir, par toutes les contrariétés, « à
un entier renoncement »; sous l'influence de ces pratiques, Laënnec a vu
la communauté se renouveler deux ou trois fois dans l'espace de dix
années, par la perte successive de tous ses membres, qui succombaient à
la phtisie pulmonaire. Peter adopte l'opinion de Laënnec; pour lui, le
lien entre la tristesse et la tuberculose, c'est la dyspepsie qu'engendrent
les passions dépressives. D'après M. Lagneau, la phtisie se montre souvent chez les jeunes gens studieux.« qui, presque constamment penchés
sur leur table, ne respirent qu'incomplètement ». M. Dufestel a cité
l'exemple d'une jeune fille atteinte de phtisie aiguë à la suite du surmenage causé par la préparation d'un examen [1].

Les mêmes conditions qui favorisent l'invasion bactérienne de l'organisme interviennent aussi pour expliquer la *gravité de l'infection* chez
les sujets atteints de surmenage mental. Ceux-ci présentent avec une
grande fréquence les formes graves des affections parasitaires, et le mal
les emporte sans qu'ils opposent de résistance. Un homme tombe dans un
profond chagrin à la suite de la mort de sa femme; il contracte un érysipèle de la face qui s'accompagne d'hyperthermie, de délire, puis de coma;
et il meurt en six jours. M. Hervieux déclare que l'infection puerpérale
est beaucoup plus grave chez les femmes qui sont agitées de préoccupations morales sérieuses, chez les filles mères par exemple. X. Ch. Feré
raconte des expériences où des animaux furent inoculés avec divers
microbes (choléra des poules, pneumo-entérite du porc, diplocoque): les
uns furent soumis à des frayeurs répétées ; les autres furent laissés tran-
quilles; les premiers succombèrent avant les seconds.

On fait aujourd'hui de nombreuses tentatives pour démontrer que le
cancer rentre dans le cadre des maladies parasitaires. Or, beaucoup de

[1] DUFESTEL, Phthisie aiguë et surmenage. *Journal de clinique et de thérapeutique infantiles*, 1895, n° 6.

cliniciens admettent que les chagrins prolongés constituent une des causes du *cancer*. Laënnec, après avoir signalé l'influence de la tristesse sur le développement de la tuberculose, ajoute ces mots : « Et il est à remarquer que c'est la même cause qui paraît contribuer au développement des cancers. » Lasègue citait à ce sujet des exemples frappants dans ses leçons; et tout récemment divers auteurs en ont rapporté de probants.

La descendance des surmenés. — Les effets du surmenage mental ne se bornent pas à l'individu; ils se font sentir sur toute la race. Un sujet sans tare héréditaire surmène son cerveau; il n'en souffre pas outre mesure; il a seulement de temps à autre quelques crises de simple épuisement nerveux, quelques accès de dyspepsie. Malheureusement, il lègue à ses descendants une constitution qui n'est plus normale, et qui les rendra beaucoup moins résistants à l'action de certaines causes morbifiques, du surmenage mental en particulier.

Dans le surmenage mental se trouve donc une des origines premières de la dégradation de l'espèce humaine, dégradation qui ne fait que s'accroître par l'action combinée de l'hérédité et de la fatigue cérébrale, et qui se traduit pour le pathologiste par des malformations physiques qui en sont les stigmates extérieurs, et par des accidents variés qu'on rattache soit au nervosisme, soit à l'arthritisme : du premier dérivent les troubles névropathiques les plus divers; du second dépendent un certain nombre d'affections (certaines formes d'eczéma et de dyspepsie, la migraine, les hémorrhoïdes, l'asthme et la goutte) [1].

III

SURMENAGE DES DIVERS APPAREILS

Pour compléter ce travail, il faudrait étudier le surmenage limité à certains appareils fonctionnels, rechercher quels états morbides en relèvent exclusivement, et établir son influence prédisposante ou localisante. Mais, dans une pareille étude, ou les documents nous feraient défaut, ou nous nous engagerions sur le terrain de la pathologie spéciale. Nous nous bornerons par suite à montrer, par quelques exemples, le rôle du surmenage quand on l'envisage à ce point de vue.

Les excès génésiques, de quelque nature qu'ils soient, ont été accusés

---

[1] Je rappelle ici l'influence des émotions morales sur les femmes grosses et sur le fruit de la conception : cette influence était bien connue des anciens, et M. Ch. Féré l'a rappelée dans ces derniers temps. Une vive émotion peut provoquer l'avortement. Lallemand cite le cas d'une femme qui, surprise immédiatement après le coït, eut une grossesse extra-utérine. On a attribué l'hémophilie, les névroses, l'épilepsie, le développement des monstruosités à des émotions maternelles pendant la grossesse.

de produire tous les méfaits: les livres de certains auteurs du commencement du XIXᵉ siècle, celui de Tissot entre autres, leur attribuent la spermatorrhée, l'épilepsie, la folie, la phtisie, etc.; plus tard, on leur reprocha l'ataxie locomotrice. Encore aujourd'hui, M. Halloppeau accuse les fatigues génitales de produire « des névroses, de l'anémie, des palpitations, de la dyspepsie, un état de langueur physique et morale et quelquefois de l'impuissance ». Quelques médecins, Lasègue entre autres (¹), ont réagi avec raison contre cette manière de voir.

Sans nier que les excès de coït ou d'onanisme puissent provoquer un certain épuisement nerveux, on peut dire qu'ils soient rarement une cause réelle de maladie, mais qu'ils soient presque toujours le symptôme d'un état morbide sérieux. Le plus souvent ils sont provoqués par un état anormal du système nerveux; les grands onanistes sont habituellement des dégénérés. Parfois, ils sont suscités par une excitation morbide des organes génitaux, comme celle qui résulte d'une prostatite.

La fatigue de l'appareil qui préside à l'écriture engendre une maladie spéciale, la *crampe des écrivains*; et il existe une crampe des pianistes, des violonistes, des flûtistes (Ch. Féré), des repasseuses (Saquet), tout à fait analogue. La genèse de ces crampes fonctionnelles est assez complexe; la fatigue mentale y joue son rôle; ce qui explique leur fréquence chez les névropathes héréditaires. La fatigue de l'appareil de la vision favorise le développement de la myopie. La fatigue de l'appareil vocal cause une sensation de corps étranger et de la dysphonie: elle prédispose à la laryngite (²). Les efforts musculaires des lèvres et de la bouche que font les joueurs d'instruments à vent, ont été accusés de favoriser le développement de la paralysie labio-glosso-laryngée de Duchenne. Le surmenage de la respiration, provoqué par les diverses dyspnées, est une cause d'emphysème.

Les excès alimentaires constituent une des grandes causes de dyspepsie, particulièrement de la dilatation de l'estomac. Quand la dyspepsie qui en résulte est légère et n'entrave pas sérieusement l'assimilation, il y a surmenage de la nutrition, et de là peuvent dériver les maladies que M. Bouchard rassemble sous le nom de « maladies par ralentissement de la nutrition ». Lorsque le foie doit détruire trop de poisons, sa cellule se surmène aussi et ce surmenage prépare l'éclosion de l'ictère grave (³).

Dans les divers exemples que nous venons de citer, il faudrait chercher si le surmenage n'est qu'une cause occasionnelle ou si, à lui seul, sans le concours d'une prédisposition héréditaire ou acquise, il eût pu provoquer des accidents sérieux et durables.

(¹) LASÈGUE, Leçons sur l'onanisme. *Études médicales*, t. II. Paris, 1884.

(²) Voyez : POYET, Du surmenage vocal, et CASTEX, Du malmenage vocal, *Société française d'otologie et de laryngologie*, session annuelle tenue à Paris du 30 avril au 2 mai 1894, séance du mardi 1er mai

(³) CASSEL et MOSCOUR, De la facilité du surmenage hépatique. *Gaz. hebdom.*, 23 février 1895, p. 91, n° 8

LES AGENTS MÉCANIQUES

Par le Dr FÉLIX LEJARS

Professeur agrégé à la Faculté de médecine de Paris
Chirurgien des hôpitaux

Appliqués au corps humain, les agents mécaniques sont soumis aux mêmes lois générales que partout, mais le milieu organique est trop complexe, pour qu'une sèche formule puisse suffire. Les effets produits ne se prêtent guère à une appréciation précise, *a priori*, et même si l'un des termes du problème, si la puissance, pour parler le langage mécanique, était bien connue, l'autre terme, la résistance, celle des tissus et des organes, est trop variée, pour qu'une solution toute faite ne soit pas entachée d'erreur. On ne ramène pas plus à une équation les lésions traumatiques que les lésions morbides, et voici pourquoi : 1° il n'est rien de moins homogène que le corps humain ; le squelette lui-même ne l'est pas et aucun de ses segments ne présente, dans toute sa longueur, même densité et même résistance ; les liquides, incompressibles, qui imprègnent tous les tissus et qui sont collectés çà et là en nappes ou en courants, apportent de nouveaux facteurs au problème ; ils diffusent la force vulnérante et provoquent des lésions lointaines, de mécanisme spécial ; 2° dans le milieu vivant, les effets de l'acte mécanique ne restent pas dans leur teneur primitive, ils se modifient par le fait même du fonctionnement vital, de la contraction musculaire, de la circulation, du processus réparateur, ils sont susceptibles d'une cure spontanée, en deçà de certaines limites, ou bien ils créent, *in situ*, des lieux de moindre résistance.

Aussi est-il nécessaire de ramener à un certain nombre de types les agents mécaniques, et d'établir, pour chacun d'eux, leur mode d'action, les lésions immédiates et secondaires qu'ils font naître, le mode de réparation de ces lésions, autrement dit le processus physiologique de la guérison.

La *pression* est évidemment l'élément commun de toute action traumatique, et le problème général se pose toujours comme il suit : une puissance, un corps vulnérant, de poids et de vitesse variables, entre en conflit, au niveau d'un point ou d'une zone de rencontre, avec une résistance, celle des tissus. Pour nous, la formule est incomplète ; nous devons tenir compte aussi et de la forme du corps vulnérant et de la direction suivant laquelle il agit sur les tissus. Un corps poussé traverse ou sectionne les parties molles ou le squelette, mais, pour cela, il faut que la force dont il est animé, que sa masse, en terme mécanique, soit bien autrement considérable que s'il était piquant ou tranchant; il s'ensuit que les lésions produites soit d'extension et de caractères différents. D'autre part, les tissus résistent différemment à la pression directe et à l'effort excentrique, si je puis dire, à l'arrachement, à la divulsion.

C'est d'après ces données que nous classerons les agents mécaniques en cinq catégories, que voici :

1° Le *choc*, qui comprendra la *commotion*, la *contusion* et les *plaies contuses*, les *plaies par armes à feu*;

2° La *compression*;

3° La *distension*;

4° La *piqûre*;

5° La *section*.

CHAPITRE PREMIER

LE CHOC

On peut définir le choc : la *pression brusque et momentanée d'un corps mousse*. De l'intensité du choc, de la nature et de la forme du corps vulnérant, résultent les différentes variétés de lésions qui figurent sous les dénominations classiques de commotion, contusion, plaies contuses, plaies par armes à feu, et que relient de nombreux traits connus.

I

COMMOTION

Voilà un terme dont on pourrait dire, suivant une expression de Paul Bert, qu'il fait image plutôt que démonstration. Il a été trop peu ou trop défini; le vague même dont il est resté entouré a permis de l'appliquer à une série d'accidents traumatiques disparates. N'a-t-on pas décrit la commotion du rein, du foie, du poumon, de tous les viscères? N'y a-t-il pas la commotion nerveuse, la commotion psychique? Et la commotion générale, ou son synonyme, « le fameux shock »[1], ne servent-ils pas

---

[1] VERNEUIL, Art. COMMOTION, *Dict. encyclop. des sc. méd*, 1re sér., t. XIX, p. 318.

aussi de rubrique commune à une foule d'états morbides, sans lien réciproque et souvent mal définis?

D'autre part, en cherchant à donner de la commotion une définition scientifique, on n'a réussi souvent qu'à obscurcir encore le mystère. Il y a là une double question, une question de *lésions*, une question de *mécanisme*.

Faut-il faire, de la commotion, le premier degré, l'expression la plus bénigne des lésions du choc? Cela ne concorde guère avec les exemples, et ils ne naquent pas, de commotions graves et mortelles. On meurt de commotion cérébrale, on meurt de commotion médullaire, on meurt de commotion abdominale. C'est vrai, nous répondra-t-on; ce sont des lésions graves, mais qui ne se traduisent, à l'examen et même au microscope, que par des modifications peu marquées, mal reconnaissables, des tissus. Que s'est-il passé? Une sorte d'ébranlement intime, de secousse intrinsèque, qui a rompu l'équilibre vital et suspendu, pour un temps ou pour toujours, l'activité cellulaire. Ce que cela veut dire, nous n'en savons rien, en réalité; et, dussions-nous restreindre nos horizons théoriques, nous devons nous en tenir, en saine logique, à ce qui tombe, au moins par quelque côté, sous notre observation.

Or, ce que nous observons en clinique et en anatomie pathologique, nous fait-il une nécessité d'admettre, sans le comprendre, cet ébranlement cellulaire, sous la forme indécise qu'on lui a prêtée? Non. Chaque jour s'accroît le nombre des faits qui s'expliquent aisément par des lésions connues et appréciables. La localisation du traumatisme, les données physiologiques suffisent d'ordinaire à élucider les accidents, en apparence les plus anormaux.

Il en est de même du mécanisme. Un choc a eu lieu sur un point du corps; il crée ou non des lésions au point exécuté; et, de là, il se transmet, à une distance variable, en suivant les lois ordinaires de la transmission des vibrations. Or, le corps humain est loin de représenter un globe homogène; les milieux y sont nombreux et de teneur différente : autant d'arrêts pour la transmission vibratoire, autant de plans de rupture, où le mouvement transmis cesse brusquement. Le squelette est bien fait pour permettre une transmission régulière; c'est, par excellence, l'*agent disséminateur des chocs*, de la contusion à distance. Mais le choc est susceptible de se propager par d'autres milieux et de se traduire, à distance, par des lésions qui n'ont pas le caractère de la transmission régulière des tissus durs, des contre-coups, mais qui révèlent un mécanisme plus complexe et d'action plus diffuse.

Exemple : Un homme tombe sur la tête et se fait une fracture de la voûte; on trouve un foyer de contusion cérébrale au niveau des fragments enfoncés : lésion directe; ou un foyer de contusion cérébrale à l'autre pôle crânien, à l'autre extrémité de l'axe de vibration : lésion à distance, transmise par les os du crâne, ayant par suite tous les caractères de la lésion directe (¹). Le même sujet ne se fait pas de fracture de la voûte, il n'y a rien sur les circonvolutions, au niveau du point frappé, il n'y a rien au point diamétralement opposé, ou, si vous voulez, aux zones connexes; mais le blessé meurt et l'on découvre une déchirure du quatrième ventricule. Comment s'est-elle produite? Nous le verrons tout à l'heure. Mais voilà un type de *commotion*. — Autre fait : choc violent sur le thorax, pas de lésion au point percuté ou lésion insignifiante, pas de lésion de la surface pulmonaire correspondante, déchirure profonde du poumon. Ce n'est pas le squelette thoracique qui a transmis la violence traumatique; ce n'est pas davantage le tissu pulmonaire lui-même, *c'est l'air qu'il contient*. De même s'expliqueront les éclatements du tube intestinal, à distance du point percuté, au niveau d'une coudure naturelle ou accidentelle, d'un rétrécissement, etc.; de même encore, certaines déchirures artérielles, à distance du siège du traumatisme.

En résumé, la véritable commotion, considérée au point de vue mécanique, s'entend *des lésions à distance, résultant d'un choc transmis par les milieux de l'organisme, autres que le milieu osseux*, soit par l'air, le sang, le liquide céphalo-rachidien, les autres liquides. De là, le siège de ces lésions en des points qui ne sont nullement en corrélation directe avec le point percuté; de là, leurs caractères ordinaires de diffusion.

Nous appliquerons ces prémisses à l'étude : 1° des *commotions localisées*; 2° de la *commotion générale*.

Commotion localisée. — Mécanisme. — La commotion succède aux variétés les plus diverses du choc, et l'intensité même du traumatisme ne joue, en pareille occurrence, qu'un rôle inconstant. Des heurts violents du crâne ou du rachis, la région par excellence de la commotion, ne sont parfois suivis d'aucun accident, et M. Verneuil en rapporte de curieux exemples (²). Il faut tenir compte de la localisation précise et de la direction du choc, et aussi de la réceptivité nerveuse, si je puis dire, des sujets. Un simple coup sur la nuque peut provoquer des désordres graves dans la sphère respiratoire, et l'on sait, depuis longtemps, que la percussion épigastrique peut entraîner la mort.

On trouve assez souvent, au point percuté, des lésions de choc direct, des signes de contusion, qui coexistent avec les phénomènes de la commotion, à distance, toujours prédominants.

Leur mécanisme a été longuement étudié, au moins pour la commotion cérébrale, qui a servi et sert toujours de thème principal à la description.

Les recherches de Duret (³), qui datent de 1878, fondées sur des expé-

---

(¹) Nous verrons plus loin que le mécanisme précis de cette lésion à distance prête lui-même à discussion (Voy. p. 529).
(²) *Loc. cit.*
(³) Duret, *Études expérimentales sur les traumatismes cérébraux. Th. de doct.*, 1878.

riences nombreuses et d'une précision inattaquable, soit de celles qui ne vieillissent pas. Le *choc aqueux*, le *choc du liquide céphalo-rachidien*, tel qu'il l'a exposé, reste encore, de toutes les explications, la plus simple et la seule démontrée.

« Le crâne est une cavité fermée, contenant des liquides incompressibles, et une masse nerveuse molle; il n'y existe aucun vide. Sous l'influence d'un choc, un déplacement des parties contenues peut-il se produire? La réponse à cette question est affirmative, si le crâne est élastique et dépressible, si le liquide peut sortir momentanément de sa cavité par une voie d'échappement. »

Or l'élasticité et la dépressibilité de la calotte crânienne sont amplement démontrées; les expériences de MM. Tillaux, von Bruns, Félizet (¹) sont bien précises. Un choc sur le crâne produit donc un cône de dépression, qui diminue ainsi brusquement la capacité de la boîte crânienne et refoule le liquide rachidien dans les divers canaux qui lui sont affectés à la surface du cerveau, des fluxions dans les rivi, les rivula, etc., en créant un excès de tension, dans les derniers d'entre eux, et la rupture des artérioles et des capillaires, enveloppés par les gaines lymphatiques. De plus, il refoule aussi le liquide intra-ventriculaire, et, de force, le fait passer dans le canal central de la moelle. Cette oscillation intra-ventriculaire du liquide est bien démontrée par l'expérience suivante de Duret: faites un trou de chaque côté, à la voûte crânienne; par l'un d'eux appliquez le doigt sur l'un des hémisphères, le droit, par exemple, et refoulez-le brusquement; vous verrez l'hémisphère gauche se soulever en relief à travers l'orifice symétrique; attendez un peu, et cette saillie s'affaissera peu à peu. Pourquoi? Parce que l'écoulement par le canal de décharge, par l'aqueduc de Sylvius, qui n'avait pas suffi d'abord à laisser échapper tout d'un coup le liquide brusquement refoulé, a fini par le laisser lentement écouler.

Lors d'un refoulement brusque du liquide encéphalique, il se produit donc un excès de pression dans le 4e ventricule, surtout au niveau de ses deux orifices : d'où une localisation toute naturelle des désordres anatomiques. Les figures 20 et 21, empruntées à la thèse de Duret, montrent les lésions disséminées à la surface des hémisphères, au plancher du 4e ventricule, autour du canal central de la moelle, sur tout le trajet du liquide en mouvement.

Pourtant cette théorie classique du choc aqueux ne saurait être considérée comme exclusive. Dans une série de recherches intéressantes, faites dans le laboratoire de M. Laborde, et basées sur d'ingénieuses applications de la méthode graphique, M. Braquehaye (²) s'est efforcé de démontrer que l'action du liquide céphalo-rachidien, « dans le choc brusque et vio-

---

(¹) Félizet, Recherches anatomiques et expérimentales sur les fractures du crâne *Thèse de doctorat*, 1874

(²) Braquehaye, De la méthode graphique appliquée à l'étude du traumatisme cérébral. *Thèse de Bordeaux*, 1894

lent, n'est que secondaire. » D'après lui, « les lésions indirectes de la base du cerveau, qui se confondent souvent avec celles des parties latérales, sont dues : 1° au choc du cerveau contre la base, en certains points où la pression se fait surtout sentir (cornes cérébrales) ; 2° à sa lésion contre les arêtes qui séparent les étages ; 3° à l'arrachement par le mouvement de translation ; 4° accessoirement, au choc du liquide céphalo-rachidien. » Il conclut en effet, de ses expériences, que le cerveau subit un véritable

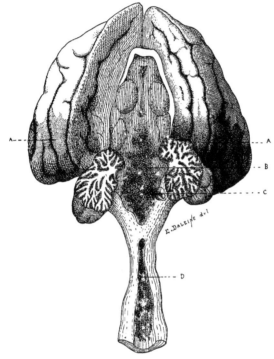

Fig. 20. — Lésions de l'encéphale à la suite d'un choc sur l'occiput — Plaques ecchymotiques et sillons sanglants de la surface des hémisphères, du plancher du quatrième ventricule et du canal central de la moelle (Duret, Thèse, 1878, pl. XIV, n° 58.)

mouvement de propulsion, sous l'action du traumatisme : il vient donc se heurter et se contondre lui-même sur les parois de la boîte osseuse. Quel que soit l'intérêt de ces faits, on ne saurait guère expliquer, nous semble-t-il, autrement que par le choc aqueux, les lésions diffuses intra-ventriculaires, celles du quatrième ventricule et du canal central de la moelle.

Les mêmes réflexions s'appliquent à la *commotion médullaire*. Tout d'abord, il est établi, et par les expériences et par certains faits cliniques, que les chocs appliqués sur la partie postérieure du crâne sont susceptibles de déterminer la commotion de la moelle supérieure, et l'on a vu des paraplégies, des paralysies des quatre membres succéder à des traumatismes crâniens. Nous venons de dire que l'action spéciale du liquide céphalo-rachidien se poursuivait jusque dans le canal central de la moelle, comme en témoignent les suffusions sanguines péri-épendymaires. D'autre part, les traumatismes, les mouvements forcés, qui portent sur le rachis lui-même, et qui provoquent la commotion spinale, agissent, eux aussi, en réduisant sur place le calibre de la cavité rachidienne, en déplaçant brusquement le liquide rachidien, et, par suite, en transmettant le choc à distance, en le diffusant.

Schmaus (¹) s'est livré à une série d'expériences intéressantes, sur lesquelles nous allons revenir : une planchette de bois était appliquée sur le dos de l'animal (lapin ou cobaye) et servait d'intermédiaire à l'instrument contondant. De la sorte, on évitait les lésions directes. Sur 14 lapins, 8 à 15 coups furent nécessaires pour provoquer des désordres médullaires bien accusés, des crampes des extrémités, de la parésie des membres inférieurs. La paraplégie devenait même définitive, et se compliquait d'une atrophie rapide, quand le traumatisme expérimental avait été plus intense.

Nous avons dit que, pour les autres *commotions viscérales*, il y avait lieu d'admettre une pathogénie analogue. Prenons le *poumon*, par exemple. Dans le langage ordinaire des auteurs, la commotion thoracique ne s'entend que de la mort subite succédant à une brusque violence de la poitrine, sans fracture, et tous reproduisent l'observation de Nélaton (²) et celle de Meola Felice (³). Il n'y a d'autres formes légères, transitoires, curables. Riedinger (⁴), qui en fournit des exemples, a étudié expérimentalement la commotion thoracique. S'il est intense, le choc est suivi d'un brusque abaissement de la pression sanguine, puis le tracé se relève, pour retomber encore, et plus bas, sous un choc nouveau, et ainsi de suite. Cesse-t-on alors le traumatisme expérimental, la pression n'en reste pas moins déprimée pendant quelque temps. Quant à la respiration, elle est irrégulière, courte et fréquente. Comment s'expliquent ces résultats qui concordent bien avec les faits cliniques? Peut-être, dans certains cas, par l'ébranlement direct du cœur, mais surtout, par l'action exercée sur le pneumogastrique intra-thoracique. (Voy. plus loin : *Commotion générale*.)

Or, n'a-t-on pas relevé, à plusieurs reprises, à la suite de chocs thoraciques, sans fracture, sans lésion pariétale, des déchirures pulmonaires des ruptures bronchiques, siégeant bien au delà de la zone traumatisée et que la contusion directe, par l'intermédiaire de la paroi déprimée, est

---

(¹) Schmaus, Beiträge zur pathologischen Anatomie der Rückenmarkserschütterung. *Virchow's Archiv.*, t CXXII, p. 326 et 470, 1890.

(²) Nélaton, Éléments de path. chir., t. III, p. 493. — Il s'agit d'un portefaix qui mourut presque subitement, a la suite d'une violente chute, la poitrine en avant. A l'autopsie, on ne trouva qu'une contusion pariétale

(³) Meola Felice, La commozione toracica. *Giorn. intern. della sc. med.*, 1879, n° 9, p. 129

(⁴) Riedinger, Commotio thoracica *Deutsche Chir.*, Lief. XLII, p. 12

inépuisable à expliquer (¹)? Qu'est-il arrivé? Ce qu'il arrive dans le crâne et le rachis, avec cette différence qu'ici le milieu est aérien, au lieu d'être liquide. Refoulé brusquement, l'air des vésicules pulmonaires se déplace, s'engouffre dans les systèmes alvéolaires voisins, distend et rompt le tissu pulmonaire.

Le même phénomène se reproduit dans l'*intestin*. Nous parlerons ailleurs de ses ruptures, et de leur mécanisme ordinaire, qui relève de la contusion. Mais la déchirure se produit-elle toujours au point contus, et seulement au point contus? Certains traumatismes larges, si je puis dire, de la paroi abdominale, mal faits pour déterminer une lésion circonscrite de l'intestin, ne s'accompagnent-ils pas quelquefois de ruptures, à distance de leur zone d'application, ou du moins de ruptures ébauchées, d'ecchymoses, d'éraillures de la paroi intestinale? Ces lésions lointaines relèvent du choc gazeux, de la violence transmise par le contenu intestinal : les rétrécissements, les brides, les coudures, normales ou pathologiques, servent de lieux d'appel, de barrages, où le choc transmis s'arrête, et se localise, en faisant éclater le tube intestinal.

Nous pourrions en dire autant de la vessie distendue, de la vésicule remplie de bile. Là encore, nous trouverons des *ruptures directes, par contusion*, des *ruptures indirectes, dues à la transmission du choc par le milieu liquide.*

Faut-il aller plus loin, et, aux milieux liquides et gazeux de l'organisme, ajouter certains milieux solides? Faut-il dire, par exemple, que les parenchymes compacts, comme le foie, la rate, le rein, soit susceptibles, eux aussi, de servir à la transmission du choc, dans leur épaisseur même : autrement dit, un traumatisme portant sur une de leurs faces, peut-il, sans provoquer de lésions au point exécuté, se propager, s'irradier dans leur masse, créer plus loin, en certains points d'élection ou de moindre résistance, des désordres du même genre que ceux qui ont été signalés plus haut : ruptures des petits vaisseaux, déchirures interstitielles du parenchyme, etc.? Ici, le doute est permis, et les exemples authentiques manquent; on a bien décrit et l'on décrit encore la commotion du foie, du rein, de la rate, mais on ne dit guère ce qui la caractérise, et la théorie de l'ébranlement cellulaire ne suffit pas à nous satisfaire.

Ce qui est fort plausible, c'est que, dans un organe naturellement ou accidentellement très vasculaire, comme la rate, comme le foie congestionné, les lésions de la commotion n'aient lieu par le mécanisme du « choc sanguin », du brusque refoulement du sang dans les ramifications enchevêtrées d'un système vasculaire dilaté, et des éclatements qui en résultent.

Ces développements feront comprendre que les barrières soient moins hautes qu'on ne le croirait entre la commotion et la contusion, et que les

(¹) KŒFFLER, Des ruptures bronchiques sans fractures des côtes ou indépendantes de ces fractures, dans les traumatismes. *Thèse de Nancy*, 1886.

différences se résument, en somme, à celles du milieu de transmission.
Dans la contusion à distance, indirecte, le choc se transmet par le squelette,
et, de ce fait, il crée un foyer secondaire bien
circonscrit et qui ressemble de près au foyer de
contusion directe. Dans la commotion, le choc
se propage à distance, par l'intermédiaire *des
milieux organiques, autres que le milieu dur,
et surtout par les milieux liquides :* de là une
diffusion caractéristique des lésions, qui sont
ou mortelles à bref délai, ou superficielles et
curables.

Effets de la commotion. — D'autres analogies
anatomiques vont nous montrer que les désordres
dus à la commotion ne diffèrent pas, en somme,
des lésions générales du choc.

Voici, en effet, les documents précis que nous
possédons, et qui ont trait surtout à la commotion cérébrale et à la commotion médullaire.

Les expériences de Duret parlent toutes dans
le même sens : le choc crânien produit des déchirures vasculaires, des hémorrhagies, sous
forme de nappe ou de piqueté, à la surface ou
dans l'intérieur des centres nerveux, hémorrhagies le plus souvent étendues à une assez large
surface.

Ces hémorrhagies correspondent très nettement à l'ordonnance des canaux du liquide céphalo-rachidien, elles en dessinent parfois, avec
une réelle précision, le réseau. Elles sont, par
suite, *périphériques*, *centrales* ou *interstitielles*.

« Les lésions les plus fréquentes et les plus
variées de forme et d'aspect sont celles de l'angle
inférieur du bulbe. On y observe soit des *foyers
sanguins*, soit un *piqueté hémorrhagique*, soit
un *sablé sanguin*, qui occupe le V de substance
grise du noyau du pneumogastrique. Maintes
fois, il nous est arrivé de ne trouver, à la suite
d'une commotion, aucune autre lésion nerveuse
que ce piqueté sanguin du V de substance grise.
Lorsque l'ouverture de Magendie a été rompue,

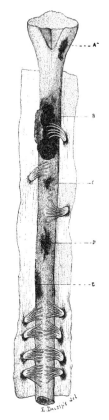

Fig. 21 — Lésions de la moelle
produites, chez un chien, par
des coups sur le devant de la
tête.

A,C.D,E, suffusions séro-sangui-
nes, autour de petites phlyctènes, à la face postérieure
de la moelle et du bulbe —
B, hémorrhagie dans la première médullaire, au niveau
du renflement brachial, derrière les cordons postérieurs
(Duret, *Thèse*, 1878, pl. XVIII,
n° 50)

on observe un petit caillot sanguin en croissant, ou en fer à cheval, qui
occupe le bec cérébelleux postérieur. Dans le cas de violence extrême, le
bulbe peut éclater en deux moitiés latérales. »

A la moelle, il semble bien que le mécanisme et les lésions doivent être analogues. Quelques expériences de Duret nous montrent, à la suite de chocs sur la partie frontale ou occipitale du crâne, des suffusions sanguines péri-médullaires, ou un piqueté sanguin des parois du canal central de la moelle, tout à fait caractéristique. Ces lésions médullaires de la commotion ont été étudiées, comme nous le disions plus haut, par Schmaus, chez les animaux, et, dans deux faits, chez l'homme (¹). Pour lui, les ruptures vasculaires et l'épanchement interstitiel ne viennent qu'au second plan : il invoque une nécrose directe des éléments nerveux, que nous ne pouvons décrire ici dans ses détails. Pourtant, dans sa seconde observation humaine, il a relevé une infiltration sanguine abondante des zones dégénérées, mais il la tient pour secondaire au travail de nécrobiose et de ramollissement. J'ajoute tout de suite que les expériences de Schmaus ont été reprises par A. Chipault (²), qui, lui, a constaté très nettement la présence des hémorrhagies intramédullaires primitives, « dans un cas, où, à la suite de dix coups de maillet, les extrémités postérieures avaient été complètement paralysées, sur les coupes portant au niveau traumatisé de la moelle, il existait une véritable *inondation du tissu nerveux par les globules sanguins extravasés.* »

On ne saurait oublier qu'un certain nombre d'observations se terminent par une constatation négative : on ne trouve rien, la moelle paraît intacte. Ainsi en était-il, en particulier, dans un fait de commotion spinale mortelle, rapporté par Sonnenburg (³). On ne saurait tirer de là aucun argument contre les faits positifs et bien observés, dont le nombre croîtra sans doute, à mesure que les examens seront plus complètement faits.

Nous savons bien peu de chose sur la commotion des autres organes : pourtant c'est toujours la rupture des petits vaisseaux, rupture disséminée, superficielle ou interstitielle, que l'on trouve signalée. Qu'il s'y ajoute, dans certains parenchymes, dont la texture anatomique s'y prête, des attritions disséminées, rien n'est plus probable ; mais il n'en existe pas moins constamment une lésion réelle, positive, et non pas seulement cette secousse vibratoire mystérieuse, et cet ébranlement tout physique qu'on transporte dans la sphère des tissus vivants.

Il est intéressant de rapprocher de ces données anatomiques, encore trop écourtées, l'expression phénoménale, si je puis dire, de la commotion. De fait, à côté de la commotion *légère et fugace*, il y a la commotion *légère, qui laisse à sa suite des accidents persistants*, il y a les commotions *graves et mortelles.*

La commotion légère se caractérise par des accidents diffus et passa-

---

(¹) Schmaus, Zur Casuistik und pathol. Anatomie der Rückenmarkserschütterung. *Archiv. f. Klin. Chir.*, Bd XL, 1891, p. 112-125.

(²) Chipault, Études de chirurgie médullaire, 1895, p. 46 (note).

(³) Sonnenburg, Beitrage zur Kenntniss der Halswirbelbrüche. *Deutsche Zeitschrift für Chirurgie*, Bd XXXIV, 1892, p. 595.

gers. Cette double expression sert de cachet à l'ensemble symptomatique, naturellement variable suivant le siège du traumatisme (¹).

Il n'est pas de chute un peu violente qui ne provoque certains désordres de ce genre, atténués, larvés, passagers, et que, par cela même, on ne relève pas. La commotion de certaines régions médullaires imprime parfois à ces signes fugaces un caractère de multiplicité et de dissémination qui semble d'abord inexplicable : chez un de nos malades, à la suite d'un traumatisme cervical, il y eut successivement une perte de connaissance, de la parésie transitoire des membres inférieurs, de la rétention, puis de l'incontinence d'urine, de l'œdème des deux membres supérieurs, enfin une mydriase légère, qui se prolongea quelques jours (²).

Aux membres même, certains chocs déterminent un état d'affaissement musculaire, d'alourdissement, d'insensibilité transitoire de la peau, une manière de *stupeur locale*, qui, en règle, disparaît vite et complètement; mais se prolonge parfois, surtout dans les régions articulaires.

Dans la *commotion grave*, le tableau est toujours, au début, beaucoup plus sombre qu'il ne doit l'être en réalité : il faut attendre, pour porter un pronostic certain.

« Or, la lenteur est l'un des caractères généraux de l'amélioration dans les symptômes de la commotion. Il faut ajouter que cette amélioration n'est nullement régulière dans sa marche, qui présente, suivant les individus, une foule d'anomalies ou de particularités curieuses. » Nous verrons dans un instant que cette amélioration lentement progressive n'aboutit pas toujours à une restitution *ad integrum*, mais que, parfois, *des accidents persistants ou des accidents lointains témoignent de la réalité des désordres anatomiques.*

M. Güssenbauer (³) relatait, en 1893, un fait de commotion spinale grave, qui peut servir de type. Il s'agissait d'un homme de trente ans, qui, en tombant de la plate-forme d'un tramway, avait été violemment heurté à la région dorsale : douleurs très vives au niveau des 11e et 12e vertèbres, pas de déformation, ni de crépitation, ni aucun signe de fracture; les douleurs s'irradient peu à peu dans les deux membres inférieurs, surtout le gauche, et, de plus, la sensibilité cutanée est fortement diminuée, dans la moitié gauche du ventre, au scrotum, et à la face postérieure des cuisses. La jambe gauche est entièrement paralysée, la droite ne peut plus exécuter que quelques mouvements. Rétention d'urine. Le lendemain, la sensibilité était en partie revenue, et, à partir du troisième jour, la motilité s'améliora à son tour; le douzième jour, le blessé pouvait fléchir ses jambes; le quatorzième jour, il s'asseyait sur son lit. Au bout d'un mois, il marchait avec une béquille et quittait l'hôpital; la sensibilité

(¹) Voy. la description classique de Duplay. Leçons sur les traumatismes cérébraux, 1885.
(²) Voy. Curabilité des traumatismes rachidiens. *Gazette des hôp.*, 1894
(³) Güssenbauer, Ueber die commotio medullæ spinalis *Prager Med. Woch.*, 1893, p 485 et 496.

était encore amoindrie à la jambe gauche. Depuis la situation s'est encore améliorée de plus en plus; en juin 1893, le blessé pouvait marcher une heure dans la montagne, vingt mois après l'accident.

On voit que la restauration fonctionnelle ne s'est accomplie que lentement. Elle peut n'être que partielle, et laisser derrière elle un reliquat, susceptible de s'étendre et de s'aggraver plus tard : céphalée persistante, troubles de la mémoire, parésie ou insensibilité d'un membre. La thèse d'Heurteau(¹) contient un certain nombre de faits de ce genre. A la suite des accidents de chemin de fer, ces complications lointaines sont d'une haute importance pratique, elles ont fourni matière à de nombreux travaux, qui ne sauraient trouver place ici. L'hystéro-traumatisme rentre aussi, pour une part, dans ce cadre.

Enfin la commotion est mortelle, dans quelques cas, et l'autopsie seule permet alors de conclure. Au cerveau, il existe, de ces morts brusques, par commotion, un certain nombre d'observations bien établies : Duret en publie une, et figure les centres nerveux. Schnaus et Sonnenburg ont été témoins de commotions spinales, rapidement mortelles, et l'examen complet du cerveau et de la moelle donne aussi, à leurs trois faits, un caractère d'authenticité indéniable. Le blessé de Sonnenburg avait été renversé et avait reçu, sur la nuque, le choc d'une lourde pièce de bois : il n'avait pas perdu connaissance, il accusait de violentes douleurs à la région traumatisée, mais il ne présentait aucune trace de paralysie sensitive ou motrice. Le soir même, il mourait subitement. A l'autopsie, on ne trouvait qu'une fracture de l'apophyse épineuse de l'axis et une rupture incomplète du disque intermédiaire aux 4e et 5e vertèbres cervicales; aucune déformation du canal rachidien, aucune trace de compression ni de lésion extérieure de la moelle, qui, sur de nombreuses coupes, ne présentait rien d'anormal. Malheureusement, l'examen microscopique n'est pas mentionné, ce qui laisse planer quelques doutes sur la pathogénie de cette mort subite. Il n'en saurait être de même pour les deux malades de Schnaus, qui succombèrent, l'un au bout de quatorze jours, l'autre, de douze jours. Je n'en cite qu'un, en le résumant : chute d'un second étage, perte de connaissance, paraplégie, rétention d'urine; aggravation progressive de tous les accidents, mort au douzième jour : on trouva le segment inférieur de la moelle dorsale ramolli et infiltré de sang; pas de fracture vertébrale, aucune autre lésion du canal rachidien.

Commotion générale. — Le choc traumatique. — Je n'ai point à faire l'histoire des états complexes qui ont été décrits sous ce terme; je veux seulement établir quelques divisions, et rechercher la place qu'il faut faire aux *agents mécaniques* dans la pathogénie de ces accidents.

(¹) HEURTEAU. Contribution a l'état des conséquences tardives des lésions traumatiques de la moelle épinière. Th. de doct. 1890

Le fait clinique est de notion vulgaire. Le choc, écrit Piéchaud(1), est « un état plus ou moins grave consécutif aux traumatismes, spécialement aux plaies par armes à feu et aux grands écrasements, caractérisé par l'affaiblissement des pulsations du cœur, l'abaissement de la température, la pâleur des tissus, un certain degré d'anesthésie joint à la faiblesse musculaire, avec conservation de l'intelligence. » Mais ce n'est là qu'un complexus symptomatique, et aussi une expression commode, dont on a usé et abusé. Quant à la pathogénie, la question change d'aspect, et la confusion, il faut bien le dire, devient extrême.

Or, les observations peuvent se grouper en trois catégories, que voici :

1° Il s'agit, en réalité, d'une *commotion cérébro-médullaire*, de forme incomplète, anormale peut-être, et qui complique la lésion traumatique, plus apparente, à laquelle on rapporte tout.

2° Il s'agit, d'un choc *ayant porté sur certains territoires nerveux à réactions spéciales*. N'a-t-on pas vu la mort subite, à la suite de commotions du larynx, de l'abdomen(2), du thorax(3)? Les expériences, déjà fort anciennes, de Goltz et de Vulpian n'ont-elles pas révélé le mécanisme des accidents mortels, à la suite des chocs sur le ventre? Et Brown-Séquard n'a-t-il pas montré que certaines irritations mécaniques, même superficielles, de la face antérieure du cou, soient susceptibles de provoquer des phénomènes d'inhibition et jusqu'à la mort subite(4).

Il est permis de croire que, même en dehors de ces zones connues, un mécanisme identique, et qui dérive du fonctionnement même du système nerveux, rend compte de l'expression symptomatique grave, qu'on constate, en pareil cas.

3° Il s'agit de *phénomènes nerveux généraux, d'ordre réflexe*, et dont le mécanisme précis est encore peu connu. M. Roger(5) a démontré, en 1892, que le choc nerveux est caractérisé par un ensemble d'actes inhibitoires, dont un seul semble constant, l'arrêt des échanges entre le sang et les tissus; le sang veineux devient rouge, la respiration se ralentit, la température s'abaisse de 1 à 2 degrés, quelquefois plus(6). Ces phénomènes se sont produits à la suite des traumatismes expérimentaux les plus divers : arrachement du sciatique, application du chloroforme sur la peau, immersion dans l'eau glacée ou l'eau bouillante, irritation du péritoine, électrisation du pneumogastrique et du bulbe, traumatismes de l'encéphale, etc.

Le processus est sans doute le même dans tous ces états généraux,

(1) Piéchaud, Que doit-on entendre par l'expression de choc traumatique? *Th. d'agrég.*, 1880.

(2) Voy. Misovici. Étude médico-légale sur la mort subite à la suite de coups sur l'abdomen et le larynx. *Th. de doct.* 1888.

(3) Voy. plus haut la conclusion des expériences de Riedinger, p 521.

(4) Brown-Séquard, Sur divers effets d'irritation de la partie antérieure du cou, et en particulier la perte de la sensibilité et la mort subite. *C. R. Acad. des sciences*, 4 avril 1887.

(5) Roger, Phénomènes inhibitoires du choc nerveux. *Comptes rendus de l'Acad. des sciences*, 10 octobre 1892.

(6) L'action du chloroforme sur la peau a fait tomber la température de 39° à 19°,5 en quatre heures.

auxquels les dénominations plus ou moins vagues de léthargie des blessés, de connotion des blessés, de stupeur traumatique, d'étonnement des blessés, etc., ont été successivement appliquées. En somme, il s'agit toujours « d'une action réflexe qui, partie d'une vive impression, réagit par les centres sur le cœur et les vaisseaux, ou sur l'activité propre des tissus. »

On s'explique, de la sorte, toutes les bizarreries qui ont été naintes fois signalées : les accidents du choc surviennent de préférence chez certains sujets, dans certaines conditions, où la réceptivité nerveuse se trouve considérablement modifiée, dans les plaies de guerre, dans les accidents de chemins de fer, les explosions (dynamite, etc.). On ne saurait oublier, au moins à ce dernier point de vue, et comme causes prédisposantes, la douleur, l'hémorrhagie, et cela, sans confondre avec le choc proprement dit l'anémie aiguë.

Ce qui n'est pas niable, c'est que les chaînons de ce mécanisme nerveux réflexe sont souvent difficiles à retrouver et à renouer. Le fait général n'en existe pas moins, et l'on comprend que les caractères propres, *mécaniques*, du choc, du traumatisme, n'y jouent qu'un rôle secondaire.

Il en est ainsi, à plus forte raison, du *choc opératoire;* à part certains faits (réduction laborieuse de luxations, etc.), l'acte mécanique n'y est que pour peu de chose, et les accidents observés se ramènent aisément aux différents éléments pathogéniques que voici : à l'*hémorrhagie*, à *la douleur*, à la *durée de l'anesthésie générale*, à l'*infection générale préexistante*, à l'*action même des antiseptiques*. L'état pathologique antérieur du sujet, l'état de ses viscères, ses aptitudes morbides, *sa quotité de résistance*, entrent, pour une large part, en ligne de compte, et donnent la raison des anomalies apparentes. Le choc n'est donc qu'un terme compréhensif, qui demande à être analysé.

II

CONTUSION

La contusion doit s'entendre des *effets du choc direct ou transmis par les milieux durs de l'organisme*. Si les téguments sont intacts et le foyer traumatique fermé, il y a contusion proprement dite; si les téguments sont déchirés, il y a plaie contuse. On voit que, si la différence clinique est d'importance capitale, il n'y a pourtant là qu'un mode pathogénique commun; aussi étudierons-nous dans un même chapitre les contusions avec ou sans plaie.

Agents de la contusion. — Je n'ai pas à énumérer ici la variété innombrable des corps contondants. Pour qu'ils puissent produire tout leur effet, un point d'appui est nécessaire : le squelette, les fortes aponévroses, un muscle durci par la contraction, sont appelés d'ordinaire à jouer ce rôle. Il arrive que certaines contusions se produisent de dedans en dehors, dans les luxations, dans certaines fractures à grand chevauchement; le segment osseux déplacé sert alors d'agent vulnérant, le point d'appui est à la peau qui résiste, ou plus souvent en dehors du corps, sur le sol, etc.

La direction même de l'action traumatique est à relever : la contusion *perpendiculaire* créée sur place des lésions autrement profondes que la contusion *oblique ou tangentielle*, qui, de son côté, provoque des désordres, souvent très étendus et de caractère spécial (grands décollements, épanchements traumatiques, etc.).

Tel est le *choc direct*. Il se transmet *à distance* par la voie du système osseux, d'où les contusions indirectes, les fractures indirectes, toutes les lésions qui figuraient autrefois sous la dénomination générale de *contre-coups*. On sait quel a été le rôle de la théorie du contre-coup dans l'histoire des fractures du crâne : s'il est, et depuis longtemps, bien établi, que le mécanisme de l'irradiation explique le plus grand nombre des fractures de la base, consécutives à des chocs de la voûte, les fractures indépendantes de la base n'en ont pas moins une authenticité aujourd'hui bien démontrée. Or, elles ne s'expliquent guère, en réalité, que par la transmission vibratoire, et la rupture, à distance, des points faibles (¹)? N'est-ce pas le même mécanisme, qui intervient dans les fractures indirectes. A la suite d'une chute d'un lieu élevé, sur les deux pieds, on peut observer l'un ou l'autre terme de la série suivante : fracture par écrasement du calcanéum, fracture de jambe, fracture du corps du fémur, fracture du col, fracture du bassin, fracture de la colonne vertébrale, fracture de la base du crâne. Tous ces traumatismes lointains ne sont que les résultats du *choc transmis*, et les lésions ainsi produites siègent toujours aux points de moindre résistance, aux lieux d'élection.

Mécanisme. Effets immédiats de la contusion. — Quel que soit le siège, les lésions du choc présentent toujours un certain nombre de traits connus, et les deux principaux sont les suivants :

1° Les ruptures vasculaires;

2° L'attrition locale, plus ou moins profonde, de l'organe contus.

Or les caractères exacts de ces lésions, comme leur mécanisme, doivent varier, suivant l'état des organes, que nous classons à ce point de vue, de la façon suivante :

1° *Organes mous;*

2° *Organes durs;*

3° *Organes creux.*

(¹) Voy. BERGER et KLUMPKE, Considérations à propos d'une fracture insolite du crâne. Fracture par contre-coup. *Revue de chir.*, 1887, p. 85.

1° **Organes mous.** — Ce terme suppose naturellement toute une série de degrés.

La contusion des membres, autrement dit de la peau, du tissu cellulaire sous-cutané, des muscles et des tendons, est celle qui, d'observation journalière, se prête le mieux aussi à une étude analytique.

Ce qu'il était intéressant de connaître et de fixer, c'étaient les premiers termes, les lésions élémentaires de la contusion. M. Gussenbauer [1] a institué, pour élucider la question, une série d'expériences très intéressantes, et qui, cadrant bien avec ce qu'on constate chez l'homme, ne perdent, avec le temps, rien de leur valeur. Si la contusion est légère, les lésions se bornent à des déchirures du tissu cellulaire lâche qui enveloppe les petits vaisseaux, et à quelques ruptures vasculaires disséminées. Sous un choc plus intense, les solutions de continuité s'étendent jusqu'à la substance intercellulaire des tissus; les faisceaux musculaires, par exemple, sont coudés, rompus, fragmentés; mais, d'ordinaire, les lésions n'intéressent pas les éléments cellulaires eux-mêmes, qui restent intacts, et conservent leur forme et leurs propriétés. Après avoir soumis, pendant cinq minutes, aux chocs répétés d'un instrument de bois, un segment de parties molles, appliquées sur un plan rigide, de bois ou de pierre, on y trouvait le tissu musculaire réduit en bouillie; mais les fibres conservaient encore leur double striation, leur forme élémentaire et leurs réactions normales.

Autre fait : si l'on prélève un fragment de muscle écrasé, et qu'on le transplante, avec les précautions nécessaires, sous la peau d'un animal, il se conduit comme une greffe ordinaire, enjointée à un organe entièrement sain. Ces notions sont importantes au point de vue du mécanisme de réparation des tissus.

Si la contusion est légère, les lésions restent disséminées; à un degré plus grave, il se forme un *foyer de contusion*, de forme et de contour variable, entouré d'une zone plus ou moins écrasée, et contenant du sang, ou, plus rarement, un exsudat d'autre nature. Les dispositions de certains tissus se prêtent, mieux que d'autres, à la production de larges foyers, de vastes épanchements : ce sont les tissus en nappe qui glissent les uns sur les autres et se « décollent » aisément; ailleurs il n'y aura pas de sang collecté, mais des attritions graves des parenchymes.

Il y a à distinguer, sous ce rapport : A. Les *tissus friables ou très mous;* B. Les *tissus compacts.*

A. Les centres nerveux, et surtout l'encéphale, représentent le premier groupe. Sous le choc d'un fragment enfoncé, ou le heurt d'un contre-coup, le cerveau ne se rompt pas, ne se fissure pas; il s'écrase, il s'affaisse, il se réduit en bouillie sur place : au moins est-ce là le fait ordinaire. Les lésions varient suivant l'intensité de la contusion : piqueté sanguin, foyer de contusion.

[1] Gussenbauer, Die traumatische Verletzungen. *Deutsche Chirurgie*, Lief. XV, p. 92.

Von Bergmann([1]) a signalé des fentes ou fissures du cerveau, partant du point contus. Ces fissures sont plus fréquentes au bulbe.

B. Si les tissus mous s'écrasent, les tissus compacts se fissurent, au moins par le fait des traumatismes d'intensité moyenne. Des recherches nombreuses en témoignent.

Au foie, les effets de la contusion ont été parfaitement déterminés par les expériences de M. Terrillon ([2]) et par l'examen des faits cliniques. Si la capsule de Glisson est restée intacte, on la trouve soulevée par de petits épanchements sanguins de coupe hémisphérique (fig. 22), qui d'ordinaire siègent surtout à la face inférieure; d'autres foyers sanguins, du volume d'une tête d'épingle à celui d'une noisette, sont semés dans l'épaisseur du parenchyme : c'est là le premier degré des lésions.

Si la capsule est rompue, comme il arrive le plus souvent, on constate, et cela de préférence à la face convexe et au lobe droit ([3]) : des craquelures multiples et peu profondes; des fissures d'ordinaire an-

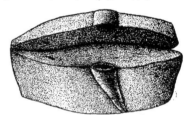

Fig 22 — Rupture du foie sous la capsule de Glisson, intacte (Terrillon, Étude expérim. sur la contusion du foie Arch. de physiol , 1875 pl. II, fig 1)

téro-postérieures, ou irradiées autour d'un point central, longues parfois de 10 à 15 centimètres; des fentes de 4 à 5 centimètres de profondeur, à bords déchiquetés et évasés. Souvent, et le fait a été relevé plusieurs fois dans les observations humaines, une veine dénudée traverse le fossé et passe d'une berge à l'autre ([4]).

Au rein, les faits constatés sont tout semblables, et les travaux de Maas ([5]), de Grawitz ([6]) et de Tuffier ([7]) parlent à peu près dans le même

([1]) Voy. Bergmann, Die Lehre von der Kopfverletzungen. Deutsche Chirurgie Lief. XXX, p. 412

([2]) Terrillon, Étude expérimentale sur la contusion du foie. Archives de Physiologie, 1875. t VII, p. 22.

([3]) Du moins est-ce la conclusion qui ressort des observations humaines Ludwig Mayer (Die Wunden der Leber und Gallenblase. Inaug Diss. Munchen, 1872) a trouvé les lésions 2 fois plus fréquentes a la face convexe; il a noté 54 ruptures du lobe droit, 10 du lobe gauche, 21 de la partie médiane (voy. aussi Roustan, Des lésions traumatiques du foie, Thèse agreg. 1875) — La contusion expérimentale se traduit au contraire, le plus souvent, par des lésions (craquelures ou fissures) de la face concave, et ceci s'explique « par le redressement de la courbure normale de cette face, qui tend brusquement l'enveloppe et une partie variable du tissu sous-jacent et les fait déchirer Quelquefois la face convexe ne présente nulle trace de traumatisme, alors que la face opposée est parsemée de fissures » (Terrillon, Loc cit) — De fait, le mécanisme des lésions du foie « par contusion » est loin d'être toujours le même · elles succèdent assez souvent au choc direct, à la pression immédiatement transmise par la paroi abdomino-costale refoulée; ailleurs, la pathogénie est, a proprement parler, celle du contrecoup : le bord postérieur de l'organe, refoulé en arrière, vient heurter les côtes ou le rachis · ou bien sa face supérieure s'arrache au niveau des insertions du ligament suspenseur Nous aurons à revenir plus tard sur ces divers modes pathogéniques.

([4]) Voy Hess, Beitrag zur Lehre von den traumatischen Leberrupturen Virch Arch., Bd CXXI.

([5]) Maas, Deutsche Zeitschrift f Chir , Bd X, 1878.

([6]) Grawitz, Ueber Nierenverletzungen Archiv f. klin. Chir. Bd. XXXVIII, 1889, p. 429

([7]) Tuffier, Traumatismes du rein. Arch. gén. de médecine. 1888, t. XXII, p 591 et 697.

sens. Disons tout de suite que les expériences ou les autopsies fournissent seules des données utilisables : Grawitz, après Casper-Linan, a essayé de produire des ruptures du rein sur le cadavre, sans succès. Pourquoi? Parce qu'il manque, en pareil cas, le *vitalis turgor*, et cette conclusion s'ap-

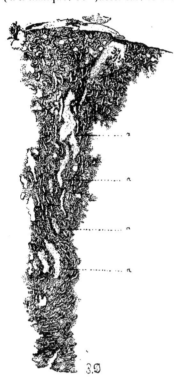

plique à la plupart des expériences cadavériques en pareille matière, le squelette excepté. — Ici encore la capsule est intacte ou déchirée : dans la première alternative, l'épanchement sanguin revêt la forme d'ecchymoses ou de bosses sanguines *sous-capsulaires*, ou encore de foyers intra-parenchymateux, qui siègent surtout *à la base des pyramides* (Tuffier; voy. fig. 23). — à un degré plus avancé, la capsule est rompue et le parenchyne *fissuré* à une profondeur variable; ces fissures sont le plus souvent transversales et divergent à partir du hile; et cette direction s'explique-rait, d'après Grawitz, par ce fait que les espaces interlobulaires, restes de la segmentation originelle de l'organe, figurent des lieux de moindre résistance. Quelquefois la division peut s'étendre à toute l'épaisseur de l'organe, dont un segment est entiè-rement détaché[1]. Je n'ai pas à in-sister sur la réparation ordinaire-ment rapide, de ces lésions paren-chymateuses, et sur le processus de réparation qui se produit à leur ni-veau [2].

Pour la *rate*, les effets des con-tusions profondes, bien que moins étudiés expérimentalement, répon-

Fig 25. — Coupe de toute l'épaisseur d'un rein contus — En haut, on voit l'épanchement sous-capsulaire et, en *a*, le sang est épanché dans l'interstice des éléments du rein — Le premier *a* montre un épanchement abondant qui siège dans la région sus-pyramidale, lieu d'élection des hémorrhagies interstitielles (Préparation de Toupet, d'après une pièce de Tuffier, *Traité de chirurgie*, t. VII, fig 55).

dent au même type; Edler a pu en recueillir et en analyser 83 obser-vations [3]. Là encore, on observe : 1° des épanchements sanguins sous-

et 1889, t XXIII, p 555. — Études expérimentales sur la chirurgie du rein, 1889, p 65 et Traité de chirurgie (Duplay-Reclus), t. VII. p. 477.

[1] Ainsi en était-il dans une observation fort connue de M Maunoury (de Chartres). *Congrès de chir*, 1885, p 250

[2] Voy plus loin les *Sections*

[3] EDLER, Die traumatischen Verletzungen der parenchymatösen Unterleibsorgane (Leber, Milz, Pankreas, Nieren) *Archiv f. Klin Chir*, Bd. XXXIV, 1887, p. 513

capsulaires et des foyers hématiques intra-parenchymateux, uniques, ou multiples; 2° des fissures ou des fentes, de largeur et de profondeur variables. Le plus souvent, elles occupent la face concave; elles sont transversales ou étoilées, quelquefois l'organe est fragmenté et comme haché. L'hypertrophie et la consistance friable de la rate, dans certaines affections, prédisposent à pareils désordres; la spléno-mégalie physiologique, si l'on peut dire, qui accompagne la digestion, suffit déjà à rendre l'organe plus vulnérable; dans 28 pour 100 des faits qu'il a recueillis, Edler relève l'état pathologique antérieur de la rate. Aux Indes, Playfair a constaté 20 fois, dans le courant de deux ans et demi, des ruptures spléniques, à l'autopsie. Le système vasculaire peut prendre un tel développement, que, sous le choc, les lacs sanguins intrasplé-

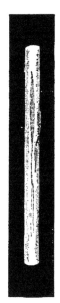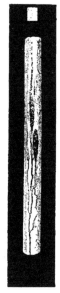

niques *éclatent* par le mécanisme que nous étudierons plus tard pour les organes creux.

Avec le *testicule*, nous arrivons à une autre variété de parenchymes : la capsule est ici d'une résistance particulière et bien supérieure à celle du tissu glandulaire lui-même. Aussi ne cède-t-elle que très rarement, et sous l'action d'un traumatisme considérable : il faut, d'après Monod et Terrillon (1), une force de 50 kilos pour la rompre; elle se brise alors comme un organe creux, par éclatement.

Les lésions de la contusion porteront ici presque exclusivement sur le paren-chyme, qui s'écrase sur les parois de sa coque rigide. Aussi observe-t-on le plus souvent, soit des suffusions sanguines interstitielles, soit des foyers disséminés d'attrition parenchymateuse, caractérisés surtout par l'épanchement sanguin et la rupture des tubes testiculaires. Pourtant le sang ne se collecterait jamais en nappe considérable, et l'hématome in-tra-testiculaire n'a jamais été retrouvé par MM. Monod et Terrillon. Le terme

Fig 24.   Fig 25

Fig 24 — Contusion du médian dans un foyer de fracture compliquée. Petits hématomes sous-névrilemmatiques (*Traité de chirurgie*, t. II, fig. 1 et 2).

Fig 25 — Suffusions sanguines sous-névri-lemmatiques

naximum du traumatisme est représenté par la rupture de l'albuginée et la

(1) Moxon et Terrillon, Mal. du testicule et des annexes, 1889, p 105. — Voy. aussi Rigal, Rech. expérim. sur l'atrophie du testicule, consécutive aux contusions de cet organe. *Archives de physiol.*, 1879, t. VI, p. 155-171. — Terrillon et Segond, Rech expér. sur la contusion du testicule *Archives de physiol.*, 1882, t. IX, p. 525-555. — Coutan, Contrib a l'étude de l'inflammation du testicule et de l'épididyme, consécutive aux contusions de cet organe. *Thèse de doct*, 1881.

hernie de la substance glandulaire. Nous étudierons plus loin l'évolution
des phénomènes consécutifs.

Ce que nous venons de dire pour les grands viscères s'applique à tous
les organes compacts et revêtus d'une membrane d'enveloppe. Partout les
degrés successifs de la contusion se manifesteront : par les épanchements
sous-capsulaires ou interstitiels; par les ruptures partielles; par la
rupture totale. Ceci se vérifie dans l'histoire des contusions et des ruptures
musculaires comme dans celle de la contusion des nerfs. (Voy. fig. 24 et 25.)

2° Organes durs. — Ici le choc direct ou le choc transmis (contre-
coup) se traduiront toujours par des solutions de continuité, d'étendue et
de profondeur variables, mais qui, quelle que soit leur complexité apparente, seront toujours la résultante de la direction et de l'intensité du
traumatisme, d'une part, de la résistance du tissu, d'autre part.

Pour le système osseux, on peut ranger, comme suit, les résultats successifs de la contusion, autrement dit du choc.

a. FISSURES MICROSCOPIQUES. — A la suite d'un choc, même d'intensité
moyenne, M. Güssenbauer ([1]) a relevé, dans ses expériences, les lésions
fort intéressantes que voici :

« Les vaisseaux sanguins des canalicules de Havers et ceux de la moelle
sont déchirés plus ou moins largement, et l'on trouve, en conséquence,
de petits épanchements sanguins, disséminés et reconnaissables seulement
au microscope (fig. 26). Dans le tissu osseux lui-même, on relève des
fissures très nombreuses, sillonnant les lamelles du système péri-haver-
sien: dans la substance compacte de ces couches, ces fissures ne se révèlent qu'au microscope; dans le tissu spongieux des épiphyses, on peut les
distinguer à la loupe et même à l'œil nu, dans les cloisons osseuses qui
séparent les aréoles médullaires. »

Ce fait, dûment constaté, est d'un grand intérêt : il permet de fournir
un substratum anatomique précis aux phénomènes qu'on voit succéder
parfois à la contusion, toute simple en apparence, des os : on s'explique
mieux le développement ultérieur des hyperostoses, etc.

b. FÊLURES. — Ce sont les solutions de continuité, n'intéressant pas
toute l'épaisseur de l'os.

Elles accompagnent souvent les fractures proprement dites. Elles affectent des directions et une forme, inexplicables souvent à première vue,
mais qui pourtant répondent à certains types donnés. Le plus souvent
étoilées sur les os plats, elles deviennent ailleurs spiroïdes, comme au
tibia, dans le type de fracture décrit par Gosselin.

On les retrouve surtout à la suite d'un choc très violent, ayant porté
sur une étroite surface, à la suite des plaies d'armes à feu, par exemple
(voy. plus loin : *Plaies par armes à feu*).

Il n'y a aucune différence, au point de vue général, entre les *fissures osseuses* et les *fissures des parenchymes compacts*, dont nous parlions tout à l'heure.

c. Fractures. — Je n'ai pas à en faire l'histoire; je n'ai qu'à indiquer leur place, ainsi les effets du choc, sur le même rang que les ruptures musculaires, que les éclatements d'organes creux, auxquels nous allons venir. Le mécanisme secondaire diffère seul.

Pour comprendre le mode de production des fractures, il faut tenir compte d'un double fait : *le lieu d'application et la direction du choc —*

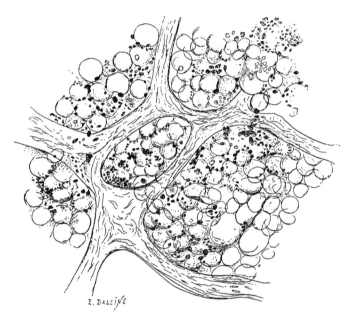

Fig 26. — Coupe de la moelle d'un fémur de chien, fortement contus d'un coup de marteau — La substance corticale ne présentait aucune solution de continuité apparente. — Épanchements sanguins disséminés dans la moelle (Güssenbauer, *loc cit* , p 99)

le lieu de moindre résistance de l'os, déduit de sa texture même. Je n'ai qu'à rappeler ici les recherches si intéressantes de Wolff([1]) sur l'architecture des os, et celles qui ont eu pour but l'étude de la résistance et de l'élasticité des différents segments du squelette ([2]).

A un degré extrême, il s'agit d'un véritable *écrasement*.

Dès que la solution de continuité est accomplie, l'hémorrhagie se produit, et l'on sait qu'aucun tissu ne saigne comme le tissu osseux. La dispo-

([1]) J. Wolff, Ueber die innere Architectur der Knochen. *Archiv f. Anat. und Physiologie*. 1873, p. 389.

([2]) Voy. Messerer, Ueber Elasticität und Festigkeit der menschlichen knochen. Stuttgart, 1880 — Charpy, La résistance des os aux fractures *Revue de chirurgie*, 1885, p 465 et 725, etc. « Les os, comme tout autre solide, écrit Charpy, ne peuvent se rompre que de quatre façons différentes . par torsion, par flexion, par traction et par pression. »

sition des vaisseaux (¹), leur abondance dans les épiphyses, et spécialement dans certaines d'entre elles(²), leur inclusion dans les canaux osseux
béants, comme dans le diploé des os plats, rendent un compte suffisant
de cette particularité.

Il n'en sera pas de même des cartilages, bien entendu, et c'est le tissu
cartilagineux, semble-t-il, qui résiste le mieux de tous aux contusions. Des
heurts très violents n'ont jamais donné, entre les mains de M. Güssenbauer,
que de minimes fissures ou de petites irrégularités de surface. On trouve,
dans les grands écrasements du thorax, les cartilages costaux rompus,
décollés de leur attache costale, on ne les trouve jamais écrasés et
réduits en bouillie.

Les cartilages articulaires, eux, sans donner lieu, non plus, d'ordinaire,
à des phénomènes bien marqués, sont pourtant susceptibles de se fen-
diller, de se décoller par places, de se détacher en lamelles. C'est là un des
côtés, et non le moindre, de l'histoire, mal faite encore, il faut le dire, de
la *contusion articulaire*. D'après Riedel, ces parcelles détachées du cartilage peuvent devenir le point de départ de corps étrangers et donner
lieu à des accidents lointains (³).

5° **Organes creux**. — J'arrive à la contusion des organes creux, et ce
que nous entendons par ce terme d'organes creux, tout le monde le comprend : ce sont les différents segments du tube digestif, la vésicule
biliaire, la vessie, les vaisseaux, les tissus érectiles, etc.

À un *degré initial*, la paroi est seule intéressée, et les lésions ne vont
pas jusqu'à la rupture. Là encore, on observe les ecchymoses et les nappes
sanguines, superficielles ou profondes, l'attrition plus ou moins étendue
des différentes tuniques. Il n'est pas rare, pour les vaisseaux, en particulier, que les couches internes soient seules rompues, alors que l'adventice,
conservée, maintient seule la continuité du canal; M. Verneuil ne don-
nait-il pas, en 1872, une observation intéressante de rupture des tuniques
internes de la carotide(⁴)? Et les faits du même genre ne sont pas exceptionnels. La thèse de Decaye (⁵) en renferme de curieux exemples. Plus
récemment, Hess(⁶) a pu constater aussi, sur les veines intra-hépatiques,
lors de contusion avec fissures du foie, la rupture des tuniques internes.

Plus intense, le choc produit la *rupture*, et par plusieurs mécanismes.

(¹) Voy. M. Siraud, Rech anatomiques sur les artères des os longs. *Thèse de Lyon*, 1894.
(²) L'épiphyse supérieure du tibia, par exemple. Les veines des os sont d'une importance tout
aussi grande que les artères, sous ce rapport.
(³) Riedel, Ueber das Aussprengen von Knochenstücken aus den Gelenkenden durch leichte
Gewalteinwirkungen. *Centralblatt f Chir.*, 1891, p. 225.
(⁴) Verneuil, Contusions multiples; délire violent, hémiplégie à droite, signes de compression
cérébrale, mort le cinquième jour. Rupture complète des tuniques profondes de la carotide
interne gauche, au cou; oblitération du vaisseau au point lésé par un caillot qui remonte jusqu'aux dernières branches de l'artère sylvienne. Ramollissement cérébral étendu a la presque
totalité du lobe moyen. *Bull. de l'Acad. de méd.*, 1872, t I, p. 46.
(⁵) Decaye, Plaies par écrasement des artères *Th. de doct.*. 1879.
(⁶) Hess, *Loc. cit.*

L'action directe du corps contondant est démontrée dans un certain nombre de cas : on sait que l'intestin se rompt et s'écrase sur le plan résistant des vertèbres[1]; que le corps spongieux de l'urèthre se trouve refoulé et rompu, entre l'agent vulnérant et la branche ischio-pubienne. Mais toutes les lésions observées ne se rapportent pas à cette pathogénie, et la distension brusque, l'éclatement sont ailleurs parfaitement démontrés[2]. Le liquide incompressible, sous un excès de tension, devient le meilleur agent de transmission du choc : il le diffuse, il fait effort sur toute la paroi, qui cède aux points de moindre résistance. Les ruptures de la vessie, celles de la vésicule biliaire, certaines perforations traumatiques de l'intestin nous fournissent des exemples bien connus. Voilà pourquoi l'état de réplétion ou de vacuité des organes creux est, en pareil cas, si important.

Effets secondaires de la contusion. — Nous voyons donc que, partout où agit le choc direct ou transmis, il crée deux ordres de phénomènes, qui ne diffèrent que par leur siège et leurs degrés : 1° *la rupture des vaisseaux sanguins ou lymphatiques, ou des conduits organiques;* 2° *l'attrition des tissus,* des ruptures encore, de profondeur et de type variables.

Il en résulte : 1° des *épanchements,* de nature diverse; 2° des *désordres locaux,* dont la nature, l'intensité, l'évolution sont aussi à déterminer.

Avant cela, il est un accident commun à la contusion et à toutes les lésions traumatiques, que nous devons étudier brièvement : la *douleur.*
Il convient de distinguer :
A. La douleur *immédiate,* provoquée par le choc lui-même;
B. La douleur *secondaire,* qui se prolonge souvent, et qui reconnaît une autre pathogénie.
Sous le choc, la réaction douloureuse est loin d'être toujours identique; la région contuse, l'état sain ou morbide de cette région, l'intensité du choc, représentent autant d'éléments qui la modifient.
Faut-il rappeler que, sous un léger heurt, un nerf, bien exposé et qui repose sur un plan osseux, devient le point de départ d'une souffrance atroce, douleur locale, douleur à distance, qui s'irradie au loin, dans le reste du membre, dans tout le territoire correspondant.
Faut-il rappeler aussi que certains organes sont d'une sensibilité toute

[1] Tel est du moins le mécanisme invoqué par Jobert, Baudens, Legouest, et qui ressort des expériences de Longuet (*Soc. anat.*, 1875), et surtout de celles de Chavasse (*Arch. de méd. mil.*, 1884).
[2] Motz n'a-t-il pas signalé, dans certains cas de ruptures de l'intestin par coup de pied de cheval, la présence de trois perforations : deux excentriques, plus petites, la troisième centrale, plus large et entourée d'une muqueuse évasée; les premières résultant de l'attrition directe de la paroi intestinale, la dernière de l'éclatement. N'a-t-on pas observé des ruptures à distance du point contus, ruptures complètes ou incomplètes, représentées quelquefois par de simples éraillures de la séreuse (GENDRON, *Soc. anat.*, 1882, p. 141).

spéciale, à la contusion. La syncope est un fait fréquent, dans les traumatismes des bourses, et, pour une bonne part, elle relève de la douleur. Ici encore, on note de constantes irradiations, le long du cordon, dans la fosse iliaque, jusqu'à la région lombaire, si nettes d'ordinaire, que la voie nerveuse qu'elles suivent n'est pas douteuse.

On sait d'ailleurs que, dans la sphère du sympathique, la contusion provoque souvent des douleurs « syncopales ». La contusion de l'abdomen, alors même qu'il n'y a pas de ruptures, pas de complications profondes, entraîne toujours un état d'endolorissement particulier, qui réagit sur tout l'état général, et qui assombrit parfois le pronostic immédiat. Le blessé est pâle, affaissé, il a le pouls petit, la voix brisée, le moindre contact est douloureux ; il y a là une période de *commotion abdominale*, qui pourrait faire croire, de prime abord, aux pires lésions (¹).

Il n'est point superflu, croyons-nous, de rappeler la *contusion des tissus pathologiques*. La douleur revêt, en pareil cas, une intensité hors de toute proportion : un coup de pied sur un testicule enflammé, une chute sur un genou malade, un heurt sur un anthrax de la nuque ou du dos, créent, avec la souffrance, une exacerbation du mal, sur laquelle nous reviendrons. Ne sait-on pas que, dans la contusion des tissus contus, la souffrance devient extrême, et ce fait n'était-il pas connu des tortionnaires de tous les temps ?

L'intensité du choc agit sur l'élément douloureux de façon assez étrange ; est-elle considérable et telle qu'elle produise des délabrements énormes, il arrive souvent que la douleur primitive soit peu marquée. L'observation est courante, dans les écrasements des membres. Cela tient, peut-être, pour une part, à la commotion générale qui accompagne d'ordinaire ces grands traumatismes, et à cet état de torpeur nerveuse, qui restreint de beaucoup le pouvoir réflexe. Nous dirons plus loin que les plaies d'armes à feu sont souvent, elles aussi, presque indolentes, au moment même, et il en est ainsi de certaines plaies d'armes blanches, telles qu'on les reçoit dans l'émotion du combat. Autrement dit, l'état de réceptivité du système nerveux central doit avoir, là aussi, sa part.

Voilà pourquoi le blessé, qui n'a rien senti au moment de l'accident, n'en souffre pas moins, plus tard, quand cette période d'*algostase provisoire* s'est évanouie (²).

Il y a, du reste, deux causes principales à la *douleur secondaire* des lésions traumatiques : la compression déterminée par les épanchements, les phénomènes inflammatoires.

(¹) Il en résulte des difficultés réelles pour les déterminations opératoires, d'autant plus que le tableau est loin d'être toujours le même. Un blessé, que nous observions récemment, avait été renversé par une voiture et était tombé à plat ventre : on ne trouvait aucune douleur au palper abdominal, pas de météorisme, pas de vomissements ; le pouls était bon, quoique un peu fréquent ; mais la température se maintint obstinément durant plusieurs heures, au-dessous de 36 degrés. Les indications ne nous parurent pas être celles d'une intervention immédiate ; et, de fait, en peu de jours, le blessé était entièrement guéri. L'abaissement thermique témoignait simplement du choc abdominal.

(²) Le mot est de Verneuil.

Pourquoi une surface contuse, fût-elle peu étendue, reste-t-elle long-temps douloureuse sous le doigt? Parce que l'extravasat sanguin comprime les terminaisons nerveuses, les troncules voisins, et qu'en appuyant sur cette petite nappe de liquide, on ne peut qu'accroître cette compression. Ici encore, on conçoit, sans détails, que les régions se prêtent plus ou moins, suivant leur texture et leur richesse en nerfs, à la longue persistance de ces phénomènes.

S'il survient des accidents inflammatoires, la douleur reprend de nouveau, mais avec d'autres caractères sur lesquels je ne veux pas insister. Je veux dire seulement qu'il y a lieu de craindre cette complication, quand le foyer sanguin reste très douloureux, ou qu'il le redevient.

1° *Épanchements.* — Il n'y a pas de contusion sans ruptures vasculaires, autrement dit, sans épanchement sanguin.

Or, ces épanchements sont de trois ordres, ils sont : 1° *infiltrés*; 2° *collectés*; 3° *cavitaires*. Je m'explique.

Épanchements infiltrés. — L'ecchymose en est le type. Elle dénonce la présence du sang dans l'épaisseur ou immédiatement au-dessous de la peau, des muqueuses ou des séreuses (poumon, intestin, etc.).

Une observation un peu minutieuse permet souvent de se rendre compte du siège même du sang, au moins au début, et pendant la période d'hémorrhagie interstitielle : il paraît, sous la peau, par petits foyers, qui s'étendent et se diffusent, et qui se prolongent parfois jusqu'à fleur d'épiderme; ailleurs la teinte est d'emblée connue et diffuse, et l'on conçoit que la couleur du sang ne se voie que par transparence, et plus ou moins nettement, suivant le degré d'épaisseur de la peau.

Mais l'heure vient, plus ou moins tôt, où ces différences s'effacent. Ce qui caractérise alors l'ecchymose, c'est, d'une part, sa couleur; d'autre part, les variations mêmes de cette couleur.

Les ecchymoses cutanées se forment d'abord; elles prennent une teinte d'un noir bleuâtre, d'autant plus opaque que la quantité de sang est plus abondante, et aussi peut-être que la peau est plus épaisse. Puis elles se décolorent : elles passent au vert, sur leur périphérie d'abord, puis au jaune orangé, au jaune pâle, et l'on sait que cette nuance bistrée persiste longtemps, assez longtemps, pour faire parfois, à la face, par exemple, le désespoir des patients ou, ce qui est plus sérieux, pour servir d'indices révélateurs lointains. Sur les muqueuses, les ecchymoses sont rouges, ce qui tient à la minceur de ces membranes, et aussi à la possibilité des échanges gazeux.

Avec ces caractères, les ecchymoses doivent être divisées en deux variétés : les ecchymoses *précoces*, les ecchymoses *tardives*.

L'*ecchymose précoce* n'a par elle-même que cette signification : qu'il existe un foyer superficiel de contusion. Elle n'est pourtant jamais immédiate, et un intervalle, si court soit-il, sépare toujours le choc de l'apparition du sang épanché : le temps nécessaire à l'épanchement. Voilà pourquoi leur caractère est d'être extensives, de faire « tache d'huile », et de s'étendre surtout dans le sens de la déclivité. Nous y reviendrons.

Conséquence directe du traumatisme, l'ecchymose précoce est susceptible de fournir, par elle-même, quelques données sur la nature et les caractères physiques de l'agent contondant. La chose acquiert, en médecine légale, une importance toute particulière.

J'ai à peine besoin d'ajouter encore que l'intensité de l'ecchymose précoce est variable suivant les régions (bourses, paupières), et aussi avec l'état général du blessé. D'autres encore que les hémophiles sont susceptibles de faire, au moindre heurt, une large ecchymose; n'est-ce pas un fait d'observation chez certains cirrhotiques, certains cachectiques, dans la maladie de Werlhof, etc.

L'*ecchymose tardive* peut être directe ou à distance. Voici comment: Il est possible qu'au point contus, par le fait de l'épaisseur de la peau, du siège profond, sous-aponévrotique, des lésions principales, l'infiltration sanguine ne gagne le plan hypodermique et ne devienne apparente qu'au bout d'un certain temps, après un stade plus ou moins long de diffusion excentrique. Plus souvent, peut-être elle se voit à distance de la zone traumatisée, résultant toujours de cette infiltration progressive du sang qui, suivant les espaces celluleux et gagnant la déclivité, ne se montre à la surface que tard et loin du foyer d'origine. Elle n'en a souvent que plus de valeur, à titre de révélatrice des lésions profondes. Faut-il citer l'ecchymose palpébro-conjonctivale inférieure, qui accompagne et révèle les fractures de la base du crâne, et l'ecchymose pharyngée, etc. Faut-il rappeler encore ces exemples curieux d'ecchymoses inguinales ou inguino-scrotales, consécutives à une rupture du rein? N'a-t-on pas indiqué, dans l'hémothorax, l'apparition à la région lombaire d'une plaque ecchymotique tardive, qui porte le nom d'ecchymose de Valentin? Dans les fractures, dans les luxations, ne voit-on pas paraître aussi, à quelques jours de distance, des plaques ecchymotiques, de siège variable, mais toujours déclives?

Nous allons retrouver cette même tendance à la diffusion centrifuge, dans les autres types d'épanchements sanguins traumatiques.

Épanchements collectés. — Ce sont les *hématomes*, dont il y a deux classes à distinguer : les hématomes *circonscrits* et les hématomes *diffus*.

L'*hématome circonscrit* forme une poche d'emblée bien isolée, bien fermée, et qui tend plutôt à s'arrondir et à proéminer, qu'à s'étendre en nappe. Certaines régions, par leur texture, par la présence d'un plan osseux sous-jacent, telles que la face convexe du crâne, la face interne du tibia, les différentes aspérités osseuses, réunissent toutes les conditions favorables à la production de ce mode d'épanchement; on ne saurait oublier non plus qu'il existe sous la peau ou sous les aponévroses des cavités closes toutes prêtes, semble-t-il, à devenir des hématomes : je veux parler des bourses séreuses, décrites et non décrites.

On ne saurait confondre d'ailleurs l'hématome circonscrit superficiel. *sous-tégumentaire*, et l'hématome circonscrit profond, *interstitiel*.

La première variété est représentée par la *bosse sanguine*, poche bien arrondie, bien saillante, molle et fluctuante d'abord, et qui parcourt une série d'étapes fort intéressantes.

La coagulation du sang, dans cette collection close, est suivie d'un double phénomène important : 1° l'induration en couronne du pourtour de l'hématome ; 2° la crépitation sanguine. Peu à peu l'induration se propage à toute la tumeur qui s'amoindrit, se rétracte et finit par disparaître. Combien de temps exige cette résorption complète? On serait bien empêché de donner aucune évaluation précise; alors même que la bosse a disparu, que les douleurs ont cessé, il reste encore une petite quantité de sang ou des caillots, un reliquat, dont la complète résorption s'achève à une date inconnue. Les faits d'épanchements sanguins fort anciens, que j'aurai à citer tout à l'heure, en seront une démonstration. Ceci est important surtout pour les hématomes circonscrits *interstitiels*, ceux qui siègent dans l'épaisseur des organes, muscles, viscères, etc. Ceux-là, s'ils ne sont pas très durs, s'ils n'occupent pas la surface, la zone accessible de l'organe, se dérobent sans trop de peine à l'examen, et plus tard, on sans surprise, on les retrouve tels quels ou transformés.

J'arrive à l'*hématome diffus*, à la nappe sanguine; qui peut être, elle aussi, sous-tégumentaire ou profonde.

Certaines régions, ici encore, réunissent les conditions nécessaires à un épanchement de ce genre : il faut citer la face externe de la cuisse, le cuir chevelu, la région lombaire, etc. Un plan osseux ou une large et solide aponévrose se retrouve toujours en pareil cas. Le type du traumatisme, son intensité et l'état des lésions profondes entrent aussi, pour une part, dans la production de ces larges foyers. Il est probable que le choc porte alors sur une grande surface, ou qu'il se combine à l'arrachement et que, par son action oblique, il entraîne et fait glisser la peau, déchire les tractus sous-cutanés, et prépare un large réceptacle au sang épanché. Il est évident que la rupture d'un vaisseau de calibre est aussi une condition fréquente.

Ces vastes hématomes revêtent parfois des dimensions monstrueuses. Sur un malade, que je vis à l'Hôtel-Dieu, en 1893, la cuisse droite, presque doublée de volume, était entourée d'un manchon hématique; la peau, décollée et soulevée sur toute la hauteur des faces externe et antérieure, servait de paroi à une collection immense, dont le flot se transmettait sans peine du grand trochanter aux condyles. On se demande comment une peau, ainsi arrachée, ne se gangrène pas; il faut tenir compte et de l'obliquité de ses vaisseaux nourriciers et des brides vasculaires, petites colonnettes qui traversent toujours ces grandes cavités libres, en apparence. Pourtant ces accidents de sphacèle secondaire sont loin d'être exceptionnels. Je dois dire que, chez notre malade, la tumeur sanguine était à peu près indolente, et que ce fait se renouvelle souvent.

Sous-aponévrotique, l'hématome diffus suit les espaces celluleux, les gaines vasculaires, ou bien il se collecte dans l'épaisseur des gros muscles ou dans les interstices des muscles à chefs multiples ou encore dans la trame de certains parenchymes, la rate, le foie, etc.

Circonscrits ou diffus, superficiels ou profonds, les épanchements sanguins collectés suivent une évolution assez variable et qui est susceptible de susciter, en clinique, des problèmes difficiles. Voici, en somme, quels en sont les principaux types :

1° *Ils restent à l'état de tumeurs liquides*, et cela longtemps, des mois, des années.

Un cavalier est renversé de cheval, à la bataille de la Tchernaïa, en juillet 1855. Le soir même, un gonflement paraît à la face externe de la cuisse droite; quelques jours après, la douleur cessait, et le blessé reprenait son service. La tumeur avait conservé son volume; neuf mois plus tard, on la retrouvait encore; Broca la ponctionna, et en retira 450 grammes de liquide rouge, fluide, et chargé de globules sanguins, d'aspect normal (¹).

Je cite ce fait entre une série d'autres. Pelletau, Voillemier, Morel-Lavallée, ont rapporté de ces tumeurs hématiques, de durée presque indéfinie de la face externe de la cuisse; la thèse de Rayneau (²) en contient d'autres. Et l'observation est loin d'en être exceptionnelle. J'ai vu récemment un homme qui, à la suite d'un traumatisme, portait un énorme hématome occupant la face externe du bras et se prolongeant sur l'avant-bras, et cela, depuis six semaines, sans la moindre douleur, sans le moindre indice de réaction. Que contenait la tumeur ponctionnée? Du sang, du sang liquide, bien rouge, tel que celui qu'on eût tiré d'une saignée. Ce fait de la longue survivance du sang, si je puis dire, dans une cavité close organique, est depuis longtemps connu. Ne sait-on pas qu'il reste ainsi liquide dans une veine de cheval liée à ses deux bouts; les expériences de Bouley et de Frédériq (de Liège) ont depuis longtemps mis en lumière cette curieuse propriété du récipient organique. Le foyer d'une contusion ne ressemble qu'en partie à la paroi d'un vaisseau, c'est évident, mais il est bien régulier parfois, surtout lorsqu'il s'agit de vastes décollements ou que l'épanchement s'est collecté dans une cavité séreuse préexistante, et l'on conçoit que les mêmes phénomènes puissent alors s'observer, en partie du moins.

La tumeur liquide persistante ne contient pas toujours du sang d'apparence normale; elle peut renfermer un liquide rougeâtre, à peine coloré, séreux même. On parlait beaucoup autrefois de ces kystes séreux, qui

---

(¹) BÉRARGÉLÉ, Etude sur les épanchements sanguins anciens dans le tissu cellulaire sous-cutané. *Thèse de doct.*, 1874.

(²) RAYNEAU, Contrib à l'étude des tumeurs de la partie supéro-interne de la cuisse. *Thèse de doct*, 1887.

succèdent à des hématomes; il faut reconnaître que les observations en soient assez peu nettes, en général, et il est prudent de ne les considérer que comme une éventualité possible, exceptionnelle, mais que l'on n'acceptera que sous le bénéfice d'une constatation précise.

2° *Ils restent à l'état de tumeurs solides.*

Et voici ce que l'on observe :

Une tumeur compacte, non fluctuante, résistante ou mollasse, qui donne l'illusion d'un lipome ou d'un sarcome mou. On l'ouvre; on tombe sur une cavité kystique, de paroi épaisse, remplie d'un gros caillot, plus ou moins décoloré, ou d'un amas de caillots fibrineux, qui feraient penser à une poche anévrysmale (¹).

Une tumeur plus dure, irrégulière de surface, bosselée, profonde souvent. C'est un fibrome, un fibro-sarcome. Encore une fois, l'opération montre qu'il s'agit d'une tumeur hématique ancienne. Elle datait de trente-cinq ans, chez un malade de Ed. Sinon (hématome du bras droit). Et M. Trélat concluait de ce fait étrange : « Si je rencontrais aujourd'hui une tumeur très ancienne, non fluctuante, n'offrant pas clairement les caractères du lipome ou du fibrome, encore moins ceux d'un abcès froid (car il en est de très longue durée), je rechercherais avec le plus grand soin si cela ne pourrait être un épanchement de sang réduit à ses éléments solides. »

Une tumeur de consistance osseuse ou calcaire, et, de fait, elle est souvent calcifiée. Les hématomes musculaires nous fourniront de nombreux exemples. Au pli du coude, dans l'épaisseur du brachial antérieur (²), dans le droit de l'abdomen, dans le droit antérieur de la cuisse, dans les adducteurs, on voit les hématomes, consécutifs aux ruptures partielles, acquérir pareille consistance et en imposer pour de véritables ostéomes. Ne décrit-on pas l'os des cavaliers, l'Exercier-Knochen des Allemands?

3° *Ils restent plus ou moins longtemps à l'état de petites tumeurs fluctuantes ou compactes, puis, à une date plus ou moins lointaine, ils s'accroissent et acquièrent, en peu de temps, d'énormes dimensions.*

Exemple. — Un malade de M. Labbé reçoit un coup sur la face externe de la cuisse gauche; il n'en souffre pas. Au bout d'un mois et demi, il se développe à ce niveau une tumeur du volume du poing, qui s'indure au bout de quelque temps, et reste dans cet état durant dix ans. Elle se reprend alors à grossir, sans cause appréciable; elle en vient à recouvrir toute la face antéro-externe de la cuisse, à mesurer 25 centimètres dans son diamètre transversal, 40 centimètres en hauteur. C'était une collection sanguine (³).

(¹) Ce sont là les *tumeurs fibrineuses* de Velpeau

(²) CHARVOT, Étude clinique sur les dépôts sanguins du pli du coude. *Revue de chirurgie*, 1884, p 705.

(³) *Thèse de* BÉSAUCÈLE, citée.

Je retiens deux faits : 1° l'apparition retardée de l'hématome traumatique; 2° l'accroissement, à une date lointaine, d'une collection sanguine indurée et qui semblait depuis longtemps résorbée.

Ces cas demandent à être connus; ils sont loin d'être exceptionnels. Comment les expliquer? Que se passe-t-il dans ces poches sanguines? Peut-être est-il rationnel de voir là un travail analogue à celui qu'on observe dans les collections anciennes des séreuses, dans les hématocèles?

Ajoutons que si ce développement tardif ne reconnaît parfois aucune cause appréciable, une nouvelle contusion, parfois, ou encore une infection générale se retrouvent ailleurs.

4° *Ils suppurent.*

Je ne veux insister ni sur les *abcès hématiques*, ni sur les phlegmons par diffusion, au sens de Chassaignac, qui dérivent souvent de la suppuration des épanchements en nappe. Il est de notion vulgaire depuis longtemps que les foyers sanguins sont d'excellents milieux pour le développement des germes pyogènes. Encore faut-il une voie à cette infection, qui se manifeste ainsi dans une cavité fermée, sous-cutanée ou profonde, à l'abri, semble-t-il, de tout contage extérieur.

L'auto-infection d'une part, et, d'autre part, les portes d'entrée de la surface tégumentaire et la transmission lymphatique suffisent à donner l'explication positive des faits. Un convalescent de fièvre typhoïde tombe, et se fait une bosse sanguine; elle suppure, qu'y trouve-t-on? Le bacille d'Eberth. — Un sujet encore en puissance d'ostéomyélite fait une chute : bosse sanguine, suppuration; le pus contient le *Staphylococcus albus* ou *aureus*. Ce sont là de simples exemples, mais qui montrent le sens dans lequel il faut chercher la pathogénie d'une complication, en apparence inexpliquée. Il est bien certain qu'il n'y a pas d'autre cause à cette fréquence de suppuration, chez certains sujets, qui a été relevée de tout temps, et qu'on a attribuée à une véritable diathèse.

D'un autre côté, la violence du traumatisme ou sa nature sont-elles pour quelque chose dans cette éventualité de la suppuration ultérieure? Nullement. Nous voyons des infiltrations énormes, des collections étendues à presque tout un membre, qui demeurent ainsi indolentes sans la moindre trace de réaction inflammatoire. Ailleurs, un hématome insignifiant devient un abcès ou même un phlegmon diffus, s'il siège, par exemple, dans la bourse olécrânienne. Pourquoi ces contrastes? L'examen soigneux de la région ou du membre en rendra compte; il y a une petite plaie superficielle, une érosion épidermique, presque rien quelquefois, assez cependant pour ouvrir un accès à l'infection; ou bien encore, il existe sur le reste du membre, dans le voisinage, une écorchure enflammée, une petite zone de lymphangite. En un mot, l'ennemi est déjà dans la place, ou bien le traumatisme lui a ouvert une porte très petite, très étroite, très insignifiante parfois, suffisante pourtant pour le laisser passer. M. Verneuil n'a-t-il pas longuement insisté sur ces *micro-traumas*, dont l'importance pathogénique est souvent grande?

En somme, la suppuration des épanchements sanguins est régie par des conditions générales et locales, faciles, en général, à démêler. Et ces conclusions, d'apparence théorique, ne laissent pas que de créer des indications thérapeutiques précises. La suppuration peut être d'ailleurs immédiate ou tardive.

Immédiate, elle relève du mécanisme qui vient d'être exposé. *Tardive*, elle procède, sans doute, de sources analogues, mais d'une détermination souvent plus obscure. De plus, ces suppurations tardives affectent souvent des allures froides, torpides, qui égarent encore. Un gardien de la paix de trente-sept ans entre à l'hôpital avec une grosse tumeur de la face antérieure de la cuisse droite, de 20 à 25 centimètres de long sur 10 de large : tumeur sous-aponévrotique, fluctuante, peu douloureuse à la pression. On pense à un abcès froid; on incise, on trouve une abondante collection d'un pus rougeâtre, chargé de caillots, et tout autour une poche tomenteuse, d'un rouge brunâtre : c'était un hématome profond, ancien et suppuré. De fait, un an auparavant, le malade avait été bousculé dans une bagarre, il avait souffert un peu de la cuisse, puis tout s'était calmé; mais peu à peu, la petite masse, le « cordon », qui persistait sur le devant de la cuisse, avait grossi.

Il faut donc — et c'est la conclusion pratique de ces faits — il faut se méfier de l'hématome ancien et de ses transformations tardives, en présence de ces tumeurs d'allures étranges et d'aspect mal défini, qu'on rencontre parfois.

Épanchements cavitaires. — J'entends par ce mot les épanchements sanguins qui se collectent dans les cavités closes de l'organisme : le crâne, l'abdomen, la poitrine (plèvre et péricarde), la tunique vaginale, les articulations.

Leur mécanisme, leur mode de résorption, leur mode d'infection, méritent d'être esquissés.

L'hémorrhagie intra-cavitaire suppose une rupture des vaisseaux intra-pariétaux (méningée moyenne, intercostales, épigastrique, etc.) ou de ceux qui serpentent à la surface des viscères. Dans ce dernier cas, il existe presque toujours une solution de continuité viscérale, une rupture, une perforation, ce qui aggrave singulièrement le pronostic. Le tissu osseux, comme on le vérifie journellement, est celui qui saigne le plus, après les grands parenchymes, et la paroi intestinale: il prend souvent une large part à la production des hématomes cavitaires (fractures des côtes, arrachement tibial dans l'hémarthrose du genou, etc.).

Ces réflexions expliquent le double caractère, à peu près constant, quel que soit leur siège, des épanchements sanguins dont nous parlons: *ils sont abondants, ils se font très vite.* Quelques heures suffisent pour remplir un genou de sang, après une forte contusion, et les collections hématiques de l'abdomen, de la plèvre, qui succèdent au traumatisme, ont la même allure. Le sang coule librement dans ce récipient tout préparé; il ne s'arrêtera qu'au moment où la tension sera devenue suffisante à contre-balancer la tension vasculaire. Cette apparition rapide devient, en clinique, un précieux appoint pour le diagnostic différentiel.

Quelle sera l'évolution des épanchements sanguins cavitaires? Que deviennent-ils? Se produit-il une coagulation immédiate ou tardive, totale ou progressive? Et quel est le sort de ces caillots?

Les ponctions articulaires, celles du thorax ont donné des résultats en apparence fort disparates. Langenbeck, Kocher, Lücke ont trouvé le sang coagulé, dans le genou, dès le troisième jour. Kocher l'a retiré, encore parfaitement liquide, au quatorzième jour — et je pourrais encore grossir le nombre des faits de l'une ou l'autre série. N'a-t-on pas ponctionné des hémothorax, dès les premiers jours, sans retirer presque de liquide, ne rencontrant partout que des caillots? Je me souviens par contre d'un hémothorax traumatique que je ponctionnai, en 1890, à la Pitié, au bout d'un mois : je retirai plus de 1 litre 1/2 d'un liquide rouge foncé, absolument sanguin, d'apparence. Pourquoi ces différences?

Il semble que les faits cliniques et les expériences permettent de trouver la raison de ces apparentes anomalies, et de n'y voir que les termes successifs d'un processus uniforme. Le sang épanché dans une cavité séreuse se coagule; mais très vite, le sérum et une grande partie des globules se séparent du réseau fibrineux, et constituent un liquide nouveau, ayant, à l'œil, toutes les apparences du sang veineux. C'est le résultat des expériences de Trousseau et Leblanc(1), tant de fois citées : c'est, à peu de chose près, la conclusion de M. Ch. Nélaton, dans sa thèse(2). D'autre part, pour l'hémarthrose, MM. Nélaton et Brasse(3) ont constaté que le sang pur, retiré par une ponction, était bien, en réalité, du sang défibriné. Alors commence la seconde phase : la résorption. Sa rapidité varie avec plusieurs conditions : l'abondance de l'épanchement, et aussi l'état de la paroi. N'est-ce pas pour cela que l'hémarthrose, chez l'enfant, se résorbe si bien, sous une simple compression, comme le montrait récemment encore M. A. Broca(4), et que, chez l'adulte, chez le vieillard, elle traîne et s'éternise souvent? Du reste, Ledderhose(5) concluait, en 1889, d'une série d'expériences : que dans les cavités séreuses, le sang reste

---

(1) Trousseau et Leblanc. *Journal de médecine vétérinaire*, 1829, p. 104
(2) Ch. Nélaton, Des épanchements de sang dans les plèvres consécutifs aux traumatismes. *These de doct*, 1880. « Si l'on injecte 800 grammes de sang dans la plèvre, écrit M. Nélaton, au bout de vingt-quatre heures, on trouve, en ouvrant l'animal, 400 grammes de sérosité sanglante dans la cavité pleurale et un caillot de 400 grammes. » Il semble établi que, chez l'homme, l'évolution de l'hémothorax ne suit pas toujours une loi aussi rigoureuse —Voy. Lesdos, Contribution a l'étude de l'hémothorax d'origine traumatique. *These de doctorat*, 1882.
(3) Ch Nélaton et Brasse, *Bulletin médical*, 1888, p. 1520.
(4) A Broca, L'Hémarthrose du genou chez l'enfant *Presse médicale*, 15 décembre 1894.
(5) Ledderhose. Beitrage zur Kenntniss des Verhaltens von Blutergussen in serosen Hohlen, etc. Strasbourg, 1885

liquide et se résorbe, quand la quantité n'est pas considérable, et que la séreuse enveloppante est relativement saine; que le sang se coagule vite, en masse ou partiellement, s'il est abondant, si la membrane de vitalité est affaiblie, ou s'il existe des corps étrangers.

Cela suffit à rendre compte des hématomes cavitaires à résorption retardée. Et même lorsque la résorption a lieu, la partie solide, la fibrine coagulée, reste longtemps encore à l'état de débris, de pseudo-membranes, qui encroûtent et épaississent les culs-de-sac. M. Nicaise ([1]) n'a-t-il pas trouvé, dans une autopsie, des caillots fibrineux non résorbés quatorze mois après le traumatisme? Ces reliquats d'épanchement font bien comprendre les reliquats de douleur et de gêne fonctionnelle.

Ici encore, la suppuration, quelquefois tardive, est un mode de terminaison, et la voie d'infection est, en général, assez facile à démêler. Une fissure osseuse, une fissure viscérale, mettant le foyer en communication avec le tube digestif ou les voies pulmonaires, sont souvent responsables de l'accident.

Épanchements séreux. — L'attrition des tissus n'ouvre pas seulement les voies sanguines, elle déchire aussi les voies lymphatiques, et il n'est pas douteux que les épanchements sanguins ne soient, la plupart du temps, séro-sanguins.

Je veux parler ici, des épanchements traumatiques de sérosité, ou mieux, peut-être, des épanchements lymphatiques (*lymphextravasate*), qui se présentent, en clinique, avec des caractères typiques.

Indiqués par Pelletan et Velpeau, ils ont été décrits par Morel-Lavallée([2]), en 1853 : ils portent son nom. Leur histoire s'est vite complétée par les faits de Verneuil([3]), Grynfeld (de Montpellier) ([4]), Rossignol([5]), Dugeat([6]), etc. Leur pathogénie, leur nature propres sont restées, seules, assez longtemps indécises.

Il est inutile de répéter une fois de plus la série des hypothèses. M. Gussenbauer a eu le mérite de bien montrer que tout, dans le développement et l'évolution de ces épanchements, concorde à affirmer leur origine lymphatique. Les analyses, anciennes et récentes, celles de Robin et Quévenne, ne parlent-elles pas dans ce sens? De plus, on ne trouve pas trace de coagulation dans ces épanchements; ils se créent et s'accroissent lentement, ils se reproduisent, une fois évacués, et la quantité de liquide qu'ils renferment est souvent énorme et se chiffre par un ou plusieurs

---

[1] Nicaise, Non-résorption des épanchements sanguins. *Bull. de la Soc. de chir.*, t. II. p 750
[2] Morel-Lavallée, Épanchements traumatiques de sérosité. *Arch. gén. de méd*, juin 1855 — Décollements traumatiques de la peau et des couches sous-jacentes. *Arch. gen. de med*. 1863, p. 172.
[3] Verneuil, *Soc de chir.*, 1857. p 527.
[4] Grynfeld, Épanchements traumatiques de sérosité. *Thèse de Montpellier*, 1875
[5] Rossignol, De l'épanchement traumatique primitif de sérosité *Thèse de doctorat*, 1879
[6] Dugeat, Essai sur les épanchements traumatiques de sérosité sous-aponévrotiques *Thèse de doctorat*, 1882.

lités. Une lymphorrhagie, sous-cutanée, ou plus rarement, sous-aponévrotique, explique seule ces phénomènes, qui se retrouvent constamment.

Si l'épanchement lymphorrhagique est d'ordinaire sous-cutané, il peut
siéger, en effet, sous les aponévroses, et la thèse de Bugeau en contient des
exemples. Le principal est celui d'un épanchement traumatique de sérosité, remplissant le triangle de Scarpa : il était très nettement sous-aponévrotique ; de consistance mollasse, il donnait la sensation d'une poche
incomplètement remplie, et soulevée par les battements de l'artère
fémorale. Une ponction exploratrice donna 250 grammes d'un liquide
« d'un jaune couleur de beurre ». A l'examen microscopique, il était
« absolument dépourvu de graisse, de globules blancs et de globules san-
goins », mais extrêmement riche en cholestérine. A quelque temps de là,
une seconde ponction ramena un liquide noir jaune, mais visqueux, il
ne contenait ni graisse ni globules, mais une notable proportion de matières albuminoïdes. Nul doute qu'il ne se soit modifié, d'une ponction
à l'autre.

Il est rare d'ailleurs de trouver des analyses complètes du liquide
épanché, et il ne paraît pas qu'on puisse en rien inférer contre sa nature
originairement lymphatique. Le sang des épanchements sanguins est-il du
sang pur? Nous avons vu qu'il en était autrement. N'est-il pas admissible
que la lymphe épanchée subisse pareilles transformations?

Le siège d'élection des épanchements séro-lymphatiques est en rapport
avec leur mode de production, par décollement cutané et *contusion tangentielle*. C'est à la face externe de la cuisse, à la surface de l'épaisse
bandelette du fascia lata, à la région lombaire, à la fesse, au crâne, qu'on
les observe d'ordinaire. Le nombre des faits d'épanchements sous-aponévrotiques ne permet guère encore de leur assigner des localisations pré-
férées.

Nous avons dit leur développement progressif, qui demande quelquefois
plusieurs jours, sans qu'il y ait là d'ailleurs une règle fixe. M. Verneuil
n'a-t-il pas cité le cas d'une pareille collection, sous-jacente au grand
pectoral, qui parut et s'évanouit en vingt-quatre heures.

La tumeur est molle, fluctuante, entourée d'un épaississement, toujours
moindre que dans les collections sanguines. Mais cette mollesse et cette
fluctuation revêtent un caractère tout spécial : au moindre choc, au
moindre souffle, quelquefois, toute la masse s'anime d'une sorte de flotte-
ment, de tremblotement, d'ondulation, qui, très vite, se disperse sur
toute son étendue, comme par une série d'ondes concentriques. C'est là
un signe pathognomonique, et qui tient, sans doute, à la ténuité du
liquide. Ce tremblement se reproduit, dès que le malade fait un mouvement. On retrouve bien, dans les vastes épanchements sanguins sous-
cutanés, à la cuisse par exemple, quelques traces de cette ondulation :
elle n'est jamais aussi nette, aussi typique, que dans les collections
séreuses. Tout naturellement, pareil signe manquera dans les collections
profondes, sous-aponévrotiques.

Épanchements huileux. — Ils ont été signalés par Chassaignac en 1854, étudiés par Gosselin, Broca, Benjamin Anger, Terrier[1]. Ils sont restés à l'état de faits exceptionnels.

Nous nous contenterons de rappeler l'observation de M. le professeur Terrier[2], qui en représente le meilleur exemple : « Un malade portait une collection liquide formée au voisinage d'un foyer de fracture ; la ponction y dénotra l'existence d'un liquide huileux et l'analyse chimique y constata de la margarine, de la stéarine et de la cholestérine en petite quantité. Ce liquide tachait le papier comme de la graisse, était soluble dans l'éther et l'essence de térébenthine. »

Le broiement des cellules adipeuses, dans les régions chargées de graisse, l'écoulement jusque sous la peau des éléments de la moelle osseuse, dans les fractures comminutives, expliquent assez bien le mode de production de ces collections huileuses.

Épanchements de gaz ou de liquides organiques. — Je ne ferai que signaler les épanchements qui succèdent à la contusion grave des organes creux, aux ruptures : l'air contenu dans le poumon, les gaz intestinaux, le contenu gastro-intestinal, la bile, l'urine, peuvent être mêlés aux épanchements sanguins ou séro-sanguins, qui partout, sous des formes variables, sont la résultante commune et constante des lésions du choc. Je ne signalerai que les deux points suivants :

1° La présence de ces gaz ou de ces liquides organiques modifie la teneur et les caractères cliniques des épanchements. L'hémo-pneumo-thorax, l'hémo-pneumo-péricarde, nous serviront d'exemples ; dans l'abdomen, le météorisme recouvre et masque les signes propres de la collection hématique.

2° Ce mélange est d'ordinaire une cause d'infection : il entrave l'évolution normale du sang épanché, il devient l'origine des accidents graves, secondaires. Encore ne faut-il pas oublier que les liquides organiques ne sont pas tous et toujours septiques : sur l'urine, sur la bile, des recherches importantes ont mis le fait en lumière.

2° *Effets secondaires de l'attrition des tissus.* — Ils peuvent se rapporter aux différents types que voici :

1° *Sphacèle immédiat, total ou partiel.* — S'il s'agit d'une zone étendue, d'un segment de membre ou d'un membre tout entier, la situation se complique d'ordinaire de tous les phénomènes d'un choc traumatique grave. Je ne fais que signaler les accidents septiques, locaux et généraux, dont la région, brusquement « cadavérisée », devient le point de départ.

2° *Sphacèle secondaire.* — Il est partiel, le plus souvent ; il résulte de

---

[1] Voy. aussi Casteignau, Épanchements huileux dans les lésions traumatiques. *Thèse de doctorat*, 1875.

[2] Terrier, Note sur un épanchement traumatique d'huile, à la suite d'une fracture de jambe *Revue mensuelle*, 1878, p. 489.

l'ischémie, qui devient complète ou se combine aux premières manifestations inflammatoires.

3° *Phlegmasies aiguës ou chroniques, d'origine traumatique.* — Leur nombre est grand et je ne saurais entrer dans des détails qui trouveront leur place ailleurs. Je tiens à dire pourtant que ce diagnostic « d'inflammation traumatique » ne doit être souvent accepté que sous bénéfice d'inventaire. le choc ne servant alors que d'agent révélateur ou aggravateur, comme nous le verrons bientôt.

Ce qui nous intéresse avant tout, c'est la pathogénie, le mécanisme précis de ces phlegmasies, d'origine traumatique : hygromas, arthrites, pneumonies, splénites, néphrites, orchites, etc., qui succèdent à des contusions sans plaie, à des *lésions fermées*, en apparence, du moins. Or, il est possible de rapporter à un triple processus les accidents aigus, de cet ordre :

1° Le foyer de contusion s'infecte par une voie détournée, ou par le fait d'un micro-trauma de la surface cutanée, qui passe inaperçu, mais qui suffit à assurer l'inoculation. A la suite des fractures du crâne, sans plaie. la méningo-encéphalite ne reconnaît-elle pas pour origine l'infection, émanant des cavités nasales. du pharynx, de l'oreille, et se faisant jour jusqu'aux méninges et au cerveau contus, par une fissure osseuse, par le trait d'irradiation d'une fracture de l'étage antérieur ou de l'étage moyen. J'ai déjà insisté, à l'occasion des épanchements sanguins et de leur suppuration, sur ces érosions cutanées, ces petites plaies insignifiantes, au niveau desquelles s'inoculent les agents pyogènes.

2° Le foyer de contusion (viscérale) s'infecte par le contenu même de l'organe, épanché dans sa trame, à la suite de la rupture de ses conduits. Le poumon nous fournit un excellent exemple : il a été établi, depuis longtemps déjà, que la pneumonie traumatique([1]) reconnaît, elle aussi, pour agent, un des microbes, tels que le pneumocoque de Frænkel, qui sont contenus à l'état normal, dans les voies pulmonaires, et se répandent, après leur déchirure, dans le tissu parenchymateux voisin. Divers microbes peuvent se trouver ainsi associés au pneumocoque : ils donnent l'explication des formes anormales et des formes suppurées.

Autre fait. La péritonite herniaire, succédant à une contusion du sac herniaire, n'est pas d'observation rare, et cela, sans qu'il y ait de rupture ni de solution de continuité apparente de l'intestin ; mais il n'est pas douteux que la paroi intestinale, altérée par le traumatisme, ne laisse transsuder les agents infectieux, le *bacterium coli*, qui provoquent l'inflammation sacculaire. Des faits du même genre se retrouvent, à la suite des contusions de l'abdomen, sans déchirure de l'intestin.

3° Le foyer de contusion s'infecte par l'intermédiaire des agents pathogènes contenus dans le sang, et auxquels les ruptures vasculaires ouvrent la voie. Le fait se réalise dans certaines maladies générales, dans les états

---

1) Protsi, Étude clinique sur la pneumonie traumatique. *Th. de doct.*, 1884.

diathésiques, au décours des grandes infections. Il faut en rapprocher la
contusion des tissus pathologiques, le traumatisme créant toujours, en
pareil milieu, des auto-inoculations, qui expliquent les poussées consécutives (voyez plus bas : *Rôle pathogénique de la contusion*).

A côté des phlegmasies aigues, suppurées quelquefois, la contusion est
susceptible de provoquer des accidents d'allures moins bruyantes, de
forme chronique, de tendance souvent atrophique. L'orchite traumatique,
bien étudiée par Rigal ([1]), puis par Terrillon et Suchard ([2]), aboutit souvent à l'atrophie, alors même que le choc a été peu intense et tout à fait
disproportionné avec cette terminaison inattendue. « L'inflammation du
testicule succédant à la contusion, écrivent Terrillon et Suchard, est
remarquable par les troubles de l'épithélium, l'épaississement de la paroi
des tubes séminifères et surtout la prolifération du tissu cellulaire
interstitiel. Cette prolifération conjonctive est assez abondante pour com-
priner les tubes séminifères et amener ainsi l'atrophie de l'organe. » Au
sein, les noyaux de mastite chronique, de diagnostic quelquefois si
difficile, reconnaissent souvent aussi une origine traumatique.

Il est utile de rapprocher de cette seconde catégorie de faits les lésions
chroniques, qui procèdent des chocs répétés, journaliers, professionnels
souvent, de la contusion chronique. Nous n'aurons qu'à signaler les nombreuses variétés d'hygromas. Des localisations plus rares reconnaissent
une semblable pathogénie. Récemment N. Guichard (de Lyon) ([3]) décrivait
l'artérite fémorale des bourreliers : il en donnait 7 observations, dans
lesquelles l'artérite s'accusait par des accidents variés, depuis la claudi-
cation intermittente jusqu'au sphacèle. Quant au mécanisme de la lésion
artérielle, il est fort curieux : c'est aux chocs répétés et à la pression d'un
instrument appelé « rembourroir », qu'on appuie et propulse avec l'aine
droite, dans la fabrication des colliers de chevaux, qu'il faut attribuer la
contusion chronique de l'artère. Les ouvriers portent d'ailleurs, à l'aine
droite, un lipone, qui témoigne de ce traumatisme professionnel. L'étude
des différents métiers de force nous fournirait d'autres exemples.

4° *Réparation plus ou moins intégrale et qui exige toujours un assez
long temps.* — Elle comporte, du reste, un double travail : la résorption
des épanchements que nous avons plus haut étudiés, la réparation proprement dite des tissus. Nous verrons, à l'occasion des sections, quels sont
les modes et les variétés de cette réparation des organes « lésés », et nous
distinguerons la régénération vraie, fait rare, de la réunion cicatricielle,
suffisante à assurer le retour des fonctions, dans certains cas, et qui
entraîne, ailleurs, des désordres incurables. Il y a lieu de remarquer seulement, ici, que l'attrition des tissus est, en somme, la lésion mécanique
qui prête le moins à un processus régulier et facile de restauration spontanée.

([1]) *Loc. cit.*
([2]) TERRILLON et SUCHARD, Recherches expérimentales sur la contusion du testicule *Archives de
physiologie*, t. XIV, 1882, p. 325.
([3]) GUICHARD, Étude sur l'artérite fémorale des bourreliers. *Thèse de Lyon*. 1894.

Au cours de cette longue évolution, il peut survenir des accidents d'ordre plus général, qui dérivent encore, en ligne directe, de la contusion et de ses suites. Je ne parle ni des accidents inflammatoires, ni de ceux qui succèdent aux lésions mécaniques de tel ou tel organe. Je n'ai en vue que : 1° *les phénomènes fébriles, sans plaie, sans infection étrangère;* 2° *l'ictère hématique traumatique;* 3° *les embolies sanguines ou graisseuses.*

1° *Phénomènes fébriles.* — Le sang épanché dans les tissus, et, en particulier, dans les séreuses, est susceptible de provoquer, en dehors de tout phénomène de septicité, une réaction irritative, qui se traduit par l'élévation thermique. A la suite de certaines fractures chez l'adulte[1] et chez l'enfant[2], des hémorrhagies intra-péritonéales, ou intra-pleurales, le fait a été souvent noté : il concorde, du reste, avec les observations qu'on a recueillies au cours des expériences de transfusion péritonéale. S'il reste un peu de sang dans le ventre, après une laparotomie, ou s'il se produit un suintement sanguin notable au niveau du pédicule ou des adhérences rompues, il est bien exceptionnel que le thermomètre ne monte pas, le premier soir, de quelques dixièmes de degré, pour redescendre bientôt à la normale. Tout récemment, J. A. Broca[3] a attiré l'attention sur la fièvre qui accompagne assez souvent l'hémarthrose du genou, chez l'enfant, et qui peut éveiller des craintes. « Tantôt, écrit-il, le mouvement fébrile est très léger, les premiers jours, on note un peu de fièvre 37°,6, 37°,8, et bientôt la température revient à la normale. Dans des cas plus accusés, la température dépasse 38 degrés; le soir de l'entrée, le malade a 38°,2, 38°,4; le lendemain, la température se maintient à peu près au même niveau, puis descend à 37 degrés, le troisième ou quatrième jour. Enfin, dans un troisième degré, l'hyperthermie est beaucoup plus marquée, la fièvre dépasse 39 degrés. Cette hyperthermie, inconstante d'ailleurs, n'est point spéciale à la contusion du cou-de-pied et de l'épaule. »

A la suite des contusions, sans plaie, sans la moindre effraction cutanée à la suite des oblitérations vasculaires[4], d'origine traumatique, pareils faits ont été relevés.

Ce qui caractérise, en général, ces ascensions thermiques, « hématogènes », c'est leur courte durée, et l'absence des accidents généraux, qui sont les satellites ordinaires de la fièvre : on peut ainsi leur donner leur réelle signification.

A quoi sont-elles dues? Et quelle est la théorie de cette fièvre aseptique? Les hypothèses n'ont pas manqué. Dans un mémoire récent, MM. Broca et R. Lacour[5] en ont fait une excellente analyse; leurs con-

[1] Gangolphe et Josserand, De la fièvre dans les fractures simples *Rev. de chir.*, 1881, p. 445.
[2] A. Broca, De la fièvre dans les fractures fermées chez l'enfant. *Mercredi médical*, 1895, p. 49.
[3] *Loc. cit.*
[4] Montalti, Étude sur la fièvre aseptique consécutive à l'oblitération vasculaire. *Thèse de Lyon*, 1891.
[5] A. Broca et R. Lacour, De la fièvre aseptique consécutive à certaines lésions traumatiques. *Gazette hebd.*, 9 mars 1895.

clusions sont analogues à celles de MM. Gangolphe et Courmont ; pour eux aussi, « la fièvre aseptique est une fièvre de résorption » : les substances résorbées sont des produits de décomposition des éléments anatomiques mortifiés, ou des produits de sécrétion de ces mêmes éléments anatomiques déviés dans leurs actes physiologiques. A la fièvre septique, causée par l'absorption des toxines microbiennes, il faut opposer la fièvre aseptique causée par l'absorption des toxines organiques (ptomaïnes, leucomaïnes). Autrement dit, en dehors de toute infection intrinsèque, et par le fait seul du travail de réparation, les tissus contus sont susceptibles de créer des substances pyrétogènes, et de provoquer cette fièvre larvée, bénigne, dont les exemples sont nombreux.

2º Ictère hématique traumatique. — On conçoit que, lors de la résorption d'un vaste épanchement, la matière colorante, devenue libre, s'accumule dans le sang, imprègne les tissus et les membranes tégumentaires, et filtre par le rein, en colorant l'urine. Il s'agit là d'un ictère hématique, à proprement parler ; et il ne saurait être confondu avec les différentes variétés d'ictères traumatiques, biliaires, que M. Verneuil a si bien étudiés(¹). On ne trouve ici, dans l'urine, aucune des réactions des matières colorantes biliaires : la marche et le pronostic sont, du reste, tout différents.

M. A. Poncet (²), dans sa thèse, a parfaitement établi cette distinction et l'a justifiée même par des expériences. Après des injections de sang, dans le tissu cellulaire sous-cutané, sur des chiens et des chats, il a constaté que les urines des animaux étaient beaucoup plus chargées en urobiline, sans renfermer la moindre trace de pigment biliaire. Or l'on sait, d'autre part, que le pigment urinaire est un dérivé de l'hémoglobine. Sans entrer dans les détails, le processus général de l'ictère hématique traumatique devient très net.

C'est à la suite de contusions violentes, ayant provoqué des suffusions sanguines étendues, que le fait survient ; l'abondance du sang épanché et en voie de résorption est la condition nécessaire du phénomène, et nous avons rappelé déjà que, sous ce rapport, l'intensité du traumatisme est loin d'être le seul facteur.

La peau et les conjonctives se colorent, en général, dans la première semaine qui suit l'accident, alors que la résorption commence à être active ; elle tarde quelquefois, et, chez l'un des malades de M. Poncet, la teinte ictéroïde ne parut qu'au dix-neuvième jour. Elle n'est jamais très forcée : « la coloration de la peau ne dépasse guère la teinte jaune-soufre pâle ; elle est très nette sur la face, sur les ailes du nez, le front, les commissures des lèvres. Les conjonctives sont jaunâtres et la pression sur les muqueuses, en chassant le sang des capillaires, leur donne une teinte jaune citron pâle. »

(¹) Verneuil, *Acad. de méd.*, 3 septembre 1872.
(²) Poncet, De l'ictère hématique traumatique. *Thèse de doctorat*, 1874.

Quant aux urines, elles sont d'un jaune rougeâtre, plus ou moins foncé, et ne donnent pas, à l'acide nitrique nitreux, la réaction ordinaire des urines ictériques.

J'ai relevé très nettement tous ces caractères de l'ictère hépatique chez un malade de vingt-quatre ans que j'eus à traiter, en mars 1895, à l'hôpital Necker, pour une rupture de la verge. L'accident avait eu lieu le 5 mars : le pénis, le scrotum, le périnée, la région pré-pubienne étaient le siège d'un gonflement énorme, et l'infiltration sanguine s'étendait au loin, jusqu'à la partie supéro-interne des cuisses; le 11 mars, l'ictère parut, limité d'abord aux conjonctives et à la peau de la face, puis étendu aux téguments du tronc. La coloration était d'un jaune orangé; elle conserva son intensité pendant quelques jours, puis s'effaça très vite; le 17, il n'y en avait plus trace.

Tel est, du reste, le dénouement ordinaire de cet accident, en somme, bénin; il est essentiellement transitoire, et ne crée aucun danger. Il ne laisse pas cependant que de susciter parfois quelques inquiétudes, au moment où il s'accuse pour la première fois : on songe tout de suite aux ictères traumatiques, d'une autre nature, aux ictères septiques; et chez mon malade, dont la situation était grave et qui se présentait à moi avec une gangrène de la verge et une vaste infiltration d'urine, l'apparition de l'ictère ne fit craindre des complications d'un autre ordre. L'absence de pigment biliaire dans l'urine, et l'évolution spéciale de cette « jaunisse sanguine » ramènent le pronostic à de justes proportions.

Si, dans sa forme complète, l'ictère traumatique est assez rare, il est, par contre, fréquent de relever, à la suite des grands épanchements sanguins et au cours de leur résorption, une légère teinte ictéroïde de la face et des conjonctives : une observation attentive permettra de se rendre compte du fait, que j'ai, pour ma part, maintes fois constaté.

3° *Embolies*. — Il y a lieu de décrire successivement : 1° les embolies *sanguines*; 2° les embolies *graisseuses*. Les embolies sanguines méritent d'être étudiées, car elles seules rendent raison de certains accidents, mortels parfois, et autrement inexplicables. Elles sont assez rares dans les variétés bénignes de la contusion, et ne surviennent que dans les attritions profondes, et spécialement dans les fractures.

Velpeau, en 1862, communiquait à l'Institut un fait de mort subite, chez une femme atteinte de fracture comminutive du tibia : la mort était due à une embolie de l'artère pulmonaire. J. Azam (de Bordeaux) [1] dans deux mémoires, reprit et développa l'intéressante question soulevée par Velpeau, et, depuis lors, les observations se sont multipliées. Qu'il me suffise de citer les travaux de M. Verneuil [2], les thèses

[1] Azam. De la mort subite par embolie pulmonaire dans les contusions et les fractures. *Gazette hebdomadaire*, 1864, p 611, et *Congrès médical de Bordeaux*, 1865, p 433.

[2] Verneuil. *Mémoires de chirurgie*, t II, p 15.

de Durodié (¹), de Boyer(²), de Bessou (³), la thèse d'agrégation de Levrat(⁴), etc.

Il y a ici deux éléments à considérer : un fait constant, la thrombose des veines profondes au voisinage des fractures ou des foyers de contusion grave : un accident, assez rare en somme, la migration lointaine de ces caillots et l'embolie pulmonaire.

M. Verneuil a signalé, depuis bien longtemps, la phlébite des veines tibiales postérieures et péronières, à la suite des fractures de jambe ; et les recherches de M. Durodié lui ont permis d'établir que, si les veines superficielles restent perméables, en pareil cas, les veines profondes sont, en règle, thrombosées dans un rayon plus ou moins large : il n'est pas rare, que les caillots remontent jusqu'à la poplitée et la fémorale. Les membres variqueux sont un terrain tout préparé pour ces oblitérations veineuses traumatiques. On vérifiera sans peine l'existence, à peu près constante, de ces lésions veineuses, aux autopsies ; et l'examen de fractures déjà anciennes montre que l'état du système veineux profond en conserve longtemps l'empreinte. Des douleurs tenaces, des crampes, des soubresauts pénibles, un peu d'œdème suffisent le plus souvent à révéler ces thromboses profondes : elles ne deviennent plus apparentes que lors de leur extension aux gros troncs.

Pour que l'embolie se produise, il est nécessaire qu'un accident détache un segment de ces caillots, peu adhérents : elle est loin d'être constamment mortelle. Un malade de M. Verneuil a eu les deux membres inférieurs violemment contusionnés : au sixième jour, il se plaint de douleurs vagues dans le membre inférieur gauche ; les souffrances deviennent plus vives, on constate de la douleur et de l'induration le long de la veine fémorale gauche, et de l'œdème péri-malléolaire. Il survient bientôt de la dyspnée, de la douleur au côté gauche du thorax, des crachats sanglants, tous les signes de l'apoplexie pulmonaire, qui finissent par décroître, pour reprendre peu après, et se manifester dans le poumon opposé. Le malade guérit.

Voilà un exemple de la *forme curable*, bénigne, de l'embolie pulmonaire post-traumatique, et Bessou a étudié ces phénomènes légers d'apoplexie pulmonaire (hémoptysie, dyspnée peu intense, point pleurétique ou pneumonique), qui, sans doute, passent souvent inaperçus. Ce qu'il ne faut pas oublier, c'est qu'ils sont parfois avant-coureurs des accidents graves.

La mort subite, l'apoplexie rapidement mortelle, qui succède à l'occlusion embolique d'une branche volumineuse de l'artère pulmonaire, les accès répétés d'apoplexie, qui révèlent des décharges emboliques succes-

(¹) Durodié, *Thèse de doctorat*, 1874.

(²) Boyer, *Thèse de doctorat*, 1875.

(³) Bessou, Contribution a l'étude de l'embolie pulmonaire non mortelle dans les contusions et les fractures. *Thèse de doctorat*, 1878.

(⁴) Levrat, Des embolies veineuses d'origine traumatique. *Thèse d'agrég*, 1880

sives : telles sont les différentes formes cliniques qu'on observe et devant lesquelles, malheureusement, nous sommes à peu près réduits à l'impuissance.

L'*embolie graisseuse* est moins connue, en clinique, bien qu'elle ait fait l'objet de nombreux travaux expérimentaux. Je citerai ceux de Wagner([1]), de Busch([2]), de Feltz([3]), de Déjerine([4]), les thèses de Mulot, Flournoy, Pellis, Laurens([5]), etc.

Déjerine employait le procédé suivant : il introduisait, dans le canal médullaire du tibia, une tige de laminaire; les lésions de la moelle osseuse et les embolies graisseuses consécutives se traduisaient par des accidents dyspnéiques, mais qui jamais ne devenaient mortels.

Chez l'homme, d'ailleurs, l'embolie graisseuse se termine assez rarement par la mort.

Ce qui est bien établi, c'est qu'elle se produit surtout à la suite des fractures, des traumatismes des os; et la statistique de Busch relate 23 cas de ce genre. Il est évident que le diagnostic reste obscur, et qu'il est fort difficile, pour ne pas dire plus, de rapporter à l'embolie graisseuse plutôt qu'à l'embolie sanguine les accidents d'expression très analogue que l'on observe.

Effets lointains de la contusion. Rôle pathogénique. — Je ne saurais que tracer les grandes lignes de ce chapitre, d'un si haut intérêt. Des hypothèses séduisantes, des axiomes populaires, s'y mêlent à un certain nombre de faits, dûment et scientifiquement établis.

Le choc et ses diverses variétés sont susceptibles de jouer un triple rôle : un rôle *d'aggravation* sur les lésions locales préexistantes, de rappel pour les diathèses; un rôle *pathogénique direct*; un rôle de *localisation*.

I. La contusion, s'exerçant sur un tissu malade, sur un organe malade, provoque toujours, sous une forme variée, une exagération de l'état pathologique antérieur, une poussée. Ceci est vrai pour les néoplasmes et la tuberculose, comme pour toutes les affections viscérales. Les exemples en sont journaliers : la contusion d'une articulation déjà malade, déjà en puissance de tumeur blanche, si je puis dire, devient le point de départ d'une évolution aiguë de la tuberculose; un choc, un froissement des bourses révèlent tout d'un coup l'existence d'un épididyme bourré de noyaux tuberculeux; le mal datait de loin, mais il était indolent, il restait

([1]) Wagner, Die Capillarembolie mit flüssigem Fett, eine Ursache der Pyämie. *Archiv. der Heilkunde*, 1862, t. III, p. 241.

([2]) Busch, Ueber Fettembolie. *Virchow's Archiv*, t. XXXV, 1866.

([3]) Feltz, Étude clinique et expérimentale des embolies capillaires, 2e éd., 1870

([4]) Déjerine, *Soc. de biologie*, 1879, p. 25. — *Progrès médical*, 1879, p 465 — *Gazette médicale* 1879, p. 456

([5]) Mulot, *Thèse de Strasbourg*, 1869. — Flournoy, *Thèse de Strasbourg*, 1878. — Pellis, *Thèse de Paris*, 1874. — Laurens, *Thèse de Paris*, 1880. — Voy. la bibliographie complète in *Dict. Dechambre*, 1re série, t. XXXIII, article Embolie. (M. F. Raymond)

inaperçu: sous l'influence du traumatisme, les symptômes deviennent brusquement ceux d'une orchite aigue. Nombre d'orchites *par effort* rentrent, en réalité, dans ce cadre. Ne voyons-nous pas, même à la suite d'explorations trop consciencieuses et d'examens répétés, les tumeurs malignes, les sarcomes grossir sous nos yeux, en quelques jours? Et la contusion chronique n'est-elle pas une cause d'incurabilité des lésions inflammatoires, d'extension des lésions néoplasiques, en certaines régions (scrotum, talon, etc.).

Le choc joue un pareil rôle d'aggravation sur les affections viscérales, sur le poumon, le rein, le cœur, etc., et le pronostic du traumatisme s'en trouve lui-même assombri. Faut-il rappeler l'anurie mortelle, succédant à une contusion lombo-abdominale, d'intensité moyenne, mais qui a porté sur des reins malades? Faut-il rappeler que la pneumonie traumatique relève moins peut-être des lésions de la contusion thoracique que de l'état antérieur du poumon? Je ne parle ici que des accidents viscéraux consécutifs à des contusions locales; mais on sait bien, depuis les travaux de M. Verneuil et de ses élèves, qu'il s'agit souvent là de réactions à distance, de pathogénie moins nette, mais qui n'en sont pas moins d'observation fréquente en clinique. Pour le cœur, en particulier, la thèse de M. Ch. Nélaton [1] en contient d'intéressants exemples.

II. Ailleurs, le choc devient l'*agent direct* de lésions pathologiques viscérales *susceptibles de se révéler d'ailleurs à une date variable*. Et je reprends l'exemple des affections cardiaques d'origine traumatique. « Les contusions de la région précordiale, écrit M. Ch. Nélaton, peuvent : 1° provoquer une rupture complète du cœur et des accidents mortels; 2° des ruptures incomplètes, suivies à échéance plus ou moins brève d'affections cardiaques ». Nous avons en vue ces ruptures incomplètes, ruptures valvulaires, dont M. Nélaton a pu recueillir 18 observations. En d'autres circonstances, si la démonstration anatomique est moins concluante, le rapport de succession des accidents cardiopathiques et de la contusion précordiale, commande pourtant la conviction, et des exemples célèbres en ont été produits, récemment encore.

Pour le rein, M. le professeur Potain a décrit ce type assez étrange de néphrite post-traumatique unilatérale, qui est suivie d'une anasarque unilatérale aussi. Je ne veux pas empiéter sur ce terrain, l'exposé de ces faits devant trouver place ailleurs.

III. Enfin le choc, le traumatisme en général, jouent souvent le rôle d'*agents de localisation*.

Pour ne parler que de la syphilis et de la tuberculose, la contusion peut faire naître sur place les manifestations du processus morbide général.

---

(1) Ch. Nélaton, De l'influence du traumatisme sur les affections du cœur. *Thèse d'agrégation*, 1886.

On sait que les gommes, les périostoses syphilitiques reconnaissent souvent pareille origine. Et ce n'est pas seulement le choc brusque et intense qui agit de la sorte, mais la pression répétée, les traumatismes journaliers. M. Verneuil n'a-t-il pas notié que les gommes sous-cutanées siègent souvent dans la paroi des bourses séreuses, épaissies par la contusion chronique.

La phtisie d'origine traumatique a été signalée par Léine, Teissier[1], Perroud[2], Lebert[3], Hanot[4], etc.

Perroud a décrit la phtisie traumatique chez les mariniers du Rhône. Elle reconnaîtrait pour cause le traumatisme chronique, auquel la manœuvre de l'*harpi* soumet le haut de la cage thoracique et le sommet du poumon. « C'est d'abord un point de congestion chronique, qui se forme au sommet du poumon, au niveau de l'endroit soumis aux pressions exercées par l'*harpi*. En ce point, les malades ressentent une certaine douleur, sourde et profonde, puis ils se mettent à tousser. » Il s'agit, ici, d'une action mécanique lente et prolongée; d'autres faits ont été publiés, où la tuberculose pulmonaire semblait avoir eu pour cause une contusion violente du thorax, et cela, chez les sujets auxquels leurs antécédents ou leur état de santé ne créaient aucune réceptivité morbide. Mendelsohn[5], qui a réuni tous ces faits, en donne huit observations personnelles: sept de ses malades ne présentaient aucune tare tuberculeuse héréditaire; le huitième avait toujours joui d'une excellente santé. On ne saurait méconnaître, dans la plupart de ces cas, les rapports de succession étroite du traumatisme et de la phtisie; quant au mécanisme, il est douteux, et il paraît difficile de voir là autre chose qu'une action localisatrice.

D'ailleurs, ce rôle du traumatisme a été bien établi pour la tuberculose; l'expérience fameuse de Max Schüller a été reproduite maintes fois, et maintes fois vérifiée en clinique. Une chute, une contusion articulaire, bien et dûment constatée, répétée quelquefois, figurent dans l'étiologie de nombre de tumeurs blanches.

N'en est-il pas de même pour l'ostéomyélite: un heurt, une chute, un traumatisme « fermé », ne créant ni effraction, ni porte d'entrée, ne donnent-ils pas souvent le signal des accidents aigus, dont la région contuse devient le foyer initial? Chez le rhumatisant, chez le goutteux, ne retrouve-t-on pas les mêmes données étiologiques; le trauma provoque la lésion articulaire locale, et souvent devient le point de départ d'une poussée générale.

Les exemples ne manquent pas, et se rapportent à la plupart des

---

[1] Teissier, *Lyon médical*, 1873, t. XII, p. 10.

[2] Perroud, *Congrès de l'Association française pour l'avancement des sciences*. Lille, 1870, p. 950

[3] Lebert, Obs. de phthisie consécutive à des traumatismes de la poitrine *Revue mensuelle*, 1877, t. I, p. 774

[4] Hanot, article Phtisie. *Dict. de méd. et de chir. pratiques*, t. XXXVII, p. 515, et *Thèse d'agrégation*, 1883.

[5] Mendelsohn, Traumatische Phthisie. *Zeitschrift für klin. Medicin.*, 1885, Bd X, p. 108.

maladies infectieuses. Pour un certain nombre d'entre eux, la théorie
pathogénique est aujourd'hui bien assise, et la preuve expérimentale a été
faite. J'ai rapporté déjà les expériences de Max Schüller désormais classiques; reproduites avec d'autres microbes que le bacille de Koch, elles
donnent presque toujours des résultats identiques. « Si, par exemple, le
rein droit a été légèrement contusionné ou cautérisé, et qu'on vienne à
injecter des bacilles dans la veine de l'oreille, dans la majorité des cas,
ces bacilles se retrouveront plus abondamment dans le rein droit que
dans le gauche, parfaitement sain. »

Récemment, MM. Charrin et P. Carnot ([1]) ont démontré que, pour les
substances dissoutes, les lésions antérieures des tissus, traumatiques ou
autres, jouissaient des mêmes propriétés fixatrices. Leurs animaux
d'expérience étaient intoxiqués, par voie sous-cutanée ou gastrique, avec
une solution d'acétate de plomb; à l'autopsie, la réaction de l'hydrogène
sulfuré dénonçait la présence du plomb dans les régions malades : chez
un lapin atteint de péritonite, dans les néo-membranes péritonéales;
chez un autre, préalablement soumis à l'inoculation de la tuberculose,
autour des granulations tuberculeuses; chez un troisième, qui portait « une
arthropathie considérable du genou droit, provoquée par l'injection intra-
synoviale d'une culture pyocyanique » dans les tissus articulaires. Si l'on
empoisonne un lapin par le plomb et que l'on traumatise une articulation,
on retrouve les ligaments et la synoviale imprégnés du métal toxique.
Autre fait de même ordre : chez un lapin auquel on a fait ingérer, pendant
dix jours, 1 gramme de naphtaline ([2]), le traumatisme du globe oculaire
provoque, du côté atteint, une apparition plus prompte de la cataracte.

Une question est à résoudre, celle du mécanisme intime de ces phénomènes de fixation ; elle est à l'étude. Bornons-nous à enregistrer ce fait
aujourd'hui scientifiquement établi et gros de conséquences, à savoir que
les lésions locales, et en particulier, les lésions traumatiques, paraissent
susceptibles d'influencer la répartition des substances toxiques introduites
dans l'organisme, et de créer, pour les microbes, des milieux de culture,
des foyers de pullulation locale.

« Cette donnée constitue plus qu'une curiosité, concluent MM. Charrin
et P. Carnot. Elle fait entrevoir le rôle des altérations traumatiques ou
autres dans la genèse des accès de certaines maladies, dites de nutrition,
en aidant à comprendre comment, par exemple, un choc sur une articulation va provoquer en ce point le dépôt des urates, ou du moins, va faire
partie des causes multiples dont la mise en jeu aboutit à ce dépôt. Cette
donnée explique pourquoi, au cours d'un empoisonnement général, les
tissus antérieurement en souffrance, les lieux de faible résistance seront
les plus touchés. Elle permet de saisir, par une sorte d'analogie, l'action

---

([1]) Charrin et P. Carnot. Influence des lésions des tissus sur leur aptitude à fixer des
substances dissoutes. *Acad. des sciences*, 20 août 1894.

([2]) On sait que l'injection de la naphtaline produit la cataracte, comme l'ont démontré
MM. Bouchard et Charrin (*Soc. de biol.*, 1888.)

de la tuberculine ou de la malléine au niveau des granulations dues au
bacille de Koch ou à celui de la morve. Elle autorise à prévoir la fixation,
l'accumulation des sels de bismuth sur les ulcérations de l'intestin atteint
d'entérite, et cette donnée, en définitive, soulève quelque coin des voiles
qui recouvrent les mécanismes d'une série de processus, soit en pathologie toxique, soit en thérapeutique, soit, en somme, en matière de
distribution d'une foule de principes solubles agissant à titre d'agents
physiologiques, à titre de poisons ou de médicaments. »

J'arrive au rôle des agents mécaniques dans la pathogénie des *néo-*
plasmes, et je ne saurais que poser brièvement les termes du problème.
Les documents se sont multipliés sur cette question complexe de l'origine traumatique des tumeurs; ils n'ont pas fait encore pleine lumière. Et
d'abord, quel que soit le trauma, il ne crée jamais, par lui-même et par
lui seul, le néoplasme. Ses caractères propres, ses qualités mécaniques,
si je puis dire, sont, en l'espèce, de médiocre importance : un coup, une
contusion vulgaire, une diérèse superficielle, voilà ce que l'on relève, le
plus souvent, dans les observations les plus démonstratives. Il faut donc
autre chose pour faire naître le cancer ou le sarcome dans ce foyer traumatique, que rien ne différencie tout d'abord : il y a un second élément,
un élément personnel, une prédisposition de ce terrain, de ces tissus, qui
n'ont subi, en somme, qu'une insulte journalière et banale, et qui réagissent d'une façon si exceptionnelle. Cette prédisposition revient toujours,
quoi qu'on fasse, et s'impose; et là est le mystère.

Même sous cette forme de cause occasionnelle, avec ce rôle de second
plan, le traumatisme est d'une étude fort intéressante dans ses rapports
avec l'évolution des tumeurs.

Les faits ne naquent pas : encore faut-il, pour qu'ils soient acceptables, qu'ils comportent un certain nombre de renseignements précis :
1° la nature exacte et le siège du traumatisme initial; 2° la date de ce
traumatisme; 3° la correspondance dénotrée de son siège et de celui du
néoplasme; 4° le mode d'évolution de ce néoplasme.

Au sein [1], par exemple, il est de règle que les malades attribuent à
« un coup » le développement de leur tumeur. A quelle époque remonte
cette contusion, en quelle région du sein a-t-elle porté, etc., tout cela est
d'ordinaire très vague. N'est-il pas bien certain que telles ou telles régions
sont exposées à des traumatismes maintes fois répétés : l'un d'eux reste dans
le souvenir, par le fait de conditions extrinsèques. Est-ce une raison suffisante pour en faire un agent pathogénique? Cette analyse sévère des observations est de toute nécessité.

Dans un mémoire récent, qui renferme à peu près tout le dossier de la
question, un élève du professeur Bollinger (de Munich), M. Löwenthal [2]

[1] It Le Clerc, Contusion et néoplasmes. *Thèse de doctorat*, 1885.
[2] Löwenthal, Ueber die traumatische Entstehung der Geschwulste. *Archiv f. klin. Chir.*,
1894, Bd XLIX, p. 1 et 267 (bibliographie complète).

a réuni 800 observations : tumeurs épithéliales, sarcomes, angiomes, enchondromes, lipomes, etc., d'origine traumatique.

Sur ce nombre, nous trouvons 157 cancers du sein : 90 fois le traumatisme initial est représenté par une contusion. Dans 45 cas seulement, on a noté le temps écoulé entre l'accident et l'apparition du néoplasme; 28 fois, on relève une période intermédiaire de 1 mois à 1 an; 10 fois, de 1 an à 10 ans; 5 fois, le cancer se montra dans les trois premières semaines; 2 fois, à des dates lointaines, de 20 à 25 semaines.

Les sarcomes de toutes les régions figurent au nombre de 316 : 190 fois, la durée de la période intermédiaire, le stade d'incubation, si l'on peut ainsi dire, ont été signalés; ils étaient, 135 fois, de un mois ou au-dessous; 33 fois, de un mois à un an; 22 fois, de plus d'une année, jusqu'à 15, 18, 19, 34, 35, 49 ans, après le traumatisme soi-disant originel.

Ces catégories provoquent quelques remarques. L'apparition immédiate, ou l'apparition très lointaine du néoplasme, sont également susceptibles de faire nettre en doute le rôle authentique du traumatisme. N'est-il pas admissible que le choc, en portant sur une tumeur jusqu'alors méconnue et indolente, ne soit simplement « révélateur »? D'autre part, comment retrouver, au bout de plusieurs années, une connexion certaine entre la tumeur et un accident depuis longtemps effacé, et qui, sans elle, resterait souvent oublié? Si la région contuse est restée le siège de quelque phénomène anormal, s'il a persisté des douleurs, du gonflement, tout cela fût-il très superficiel, on y verra pourtant l'indice d'une connexion pathogénique, et quelque chose de plus qu'un simple rapport de succession à longue distance. Ailleurs encore, la lésion locale a été de réelle importance; elle a laissé des déformations locales, des stigmates permanents, une cicatrice, un cal difforme, etc., et l'évolution ultérieure du néoplasme, sur ce terrain nouveau, devient plus explicable. J. Löwenthal rapporte l'observation d'un sarcome de la cuisse, développé aux dépens du cal d'une fracture par arme à feu, mal consolidée, dix-huit ans après le traumatisme. Est-ce le traumatisme proprement dit qu'il faut incriminer en pareille circonstance, ou n'est-il pas plus rationnel de croire qu'un cal difforme, atteint d'ostéite chronique, est devenu lui-même un excellent terrain pour l'évolution du sarcome[1].

Les faits les plus probants sont donc ceux où l'apparition du néoplasme post-traumatique ne tarde pas trop. Ils sont nombreux, comme nous l'a montré la statistique générale que nous venons de citer; ils sont quelquefois frappants.

En somme, ce rôle du traumatisme n'est pas niable dans un nombre de cas assez restreint. Il y a, d'ailleurs, à distinguer un double mode d'action.

Un choc unique se retrouve, assez souvent, dans l'histoire du sarcome « d'origine traumatique ». Les chocs répétés, les frottements, l'irritation continue, souvent professionnelle, semblent plus aptes à faire naître

[1] Voy. HAEFRENS, Daten zur Lehre von den Callustumoren. *Arch. f. klin. Chir.*, 1891, Bd. XLIII, p. 352.

l'épithélioma et ses diverses formes. Faut-il rappeler leur fréquence au niveau des orifices naturels? Faut-il citer une fois de plus le cancer du scrotum, chez les ramoneurs, celui de la vulve, chez les prostituées, etc. N'a-t-on pas voulu voir une connexion pathogénique entre les calculs et l'épithélioma de la vésicule biliaire(¹)? N'a-t-on pas émis pareille hypothèse pour le cancer de la vessie(²)? Je ne saurais insister plus longuement.

Le fait établi, il resterait à déterminer le mécanisme. Quelle est l'action intime, réelle, de l'agent mécanique? Crée-t-il une inoculation locale, par effraction vasculaire? Agit-il en réveillant de leur sommeil ces germes embryonnaires dont parle Cohnheim? ou en provoquant l'irritation et l'hypergenèse des éléments cellulaires, au point contus? La discussion est loin d'être close.

PLAIES PAR ARMES A FEU

On doit entendre, sous ce terme général, l'ensemble des lésions produites par *l'action des corps vulnérants*, quelles qu'en soient la nature et la forme, *propulsés par les matières dites explosives*. Il résulte de ce mode de propulsion que les agents mécaniques, dont nous allons parler, soit animés d'une force vive considérable: de là, à leur contact, un choc de caractères tout spéciaux et des lésions qui méritent d'être étudiées à part.

Cette définition nous permet de faire rentrer dans cette catégorie: 1° les projectiles, quels qu'ils soient, balles, clous, débris métalliques, éclats, etc., lancés par l'explosion des obus, des bombes, des engins de toute espèce, chargés à la dynamite, etc. ;

2° Les projectiles réguliers, lancés par des armes régulières, et dont il y a lieu de distinguer aussi plusieurs variétés : d'après leur calibre (boulets, balles de guerre, balles de revolver, plombs de chasse) — d'après leur forme, d'après leur aptitude plus ou moins grande à se déformer et à se fragmenter — et surtout d'après l'intensité de la force explosive qui les propulse, autrement dit, d'après la vitesse initiale qui leur est imprimée.

Nous verrons bientôt de quelle importance sont toutes ces conditions pour l'appréciation pathogénique des effets produits et l'analyse de leur mécanisme.

Il y a lieu, tout d'abord, de diviser en deux groupes les lésions dont nous parlons, et d'étudier successivement :
1° Les désordres *locaux, directs*, bornés, ou peu s'en faut, à *la zone*

(¹) Voy. Schuppel, r Ziemssen's Handbuch d. spec. Path. u. Therap, VIII, 1 — Zenker, Der primaire Krebs der Gallenblase und seine Beziehungen zu Gallensteine und Gallenblasennarben Inaug Diss. Erlangen, 1889 — Martin, Ueber primaren Krebs der Gallenblase. Inaug. Diss. Munich. 1891.

(²) Voy. H Rosen, Ueber Steine und Krebs der Harnblase. Inaug. Diss München, 1886.

de contact du projectile, et qui varient, du reste, en intensité, depuis la simple plaie contuse jusqu'à la pénétration complète, à la traversée de part en part d'une ou de plusieurs cavités viscérales;

2° Les désordres *irradiés, indirects, à distance*, qui se produisent et s'étendent dans une sphère plus ou moins large, autour du point directement atteint; qui varient, eux aussi, de teneur et d'intensité, suivant une série de facteurs à déterminer, et qui représentent, à proprement parler, les *effets explosifs*.

La présence de ces lésions irradiées, au delà du trajet suivi par le projectile, et propagées au loin, constitue la caractéristique des plaies d'armes à feu, et l'élément principal de leur gravité.

I. Je ne veux pas insister sur les contusions déterminées par le projectile à la fin de sa course, par son contact tangentiel à la surface d'un membre. Nous parlons des plaies proprement dites, et, de fait, la pénétration est, elle aussi, une des principales caractéristiques des lésions d'armes à feu.

Dans les parties molles, les trajets ou sétons peuvent être réguliers et de parois peu déchiquetées, lorsque le projectile est animé d'une vitesse moyenne, qu'il ne se déforme pas, qu'il ne rencontre pas de plan osseux. Le séton est borgne, quand la pénétration n'a pas été complète : il peut être sinueux, et d'un parcours fort inattendu, quand la balle s'est réfléchie sur un plan osseux et qu'elle a fait ricochet dans l'intérieur des tissus. On trouve relatés dans les auteurs des exemples nombreux et quelquefois étranges de cette migration des projectiles : avec les armes de guerre actuelles, pareilles dispositions ne se verront plus guère. La balle Lebel est susceptible de traverser six hommes à courte distance; jusqu'à 1200 mètres elle traverse toujours le corps de part en part, et l'on a donné des chiffres supérieurs, de 1500, de 2000 mètres. Il est aisé de comprendre que l'arrêt du projectile ou sa migration sinueuse et lointaine, dans les tissus, seront d'observation rare.

Au cours de ces sétons directs, le projectile peut sectionner net certains organes fasciculés et tendus : les tendons, les cordons nerveux, les gros vaisseaux. Verneuil a vu, sur certaines pièces, les tuniques artérielles nettement divisées, comme par une arme blanche : pendant la guerre de Crimée, 18 pour 100 des morts ont dû être rapportées à l'hémorrhagie primitive. Les balles animées de vitesses considérables, comme les balles modernes, auront peut-être plus de tendance à produire ces sections franches, pour ainsi dire, qui, pour les vaisseaux, ne prêtent nullement à l'hémostase : Bruns(1) en émettait la crainte, et, bien que M. Reger(2) n'ait rien vu de semblable dans ses expériences, il semble bien qu'ici, au moins, l'expérimentation cadavérique soit insuffisante,

(1) P. Bruns, Ueber die kriegschirurgische Bedeutung der neuen Feuerwaffen. 21e *Congrès des chirurgiens allemands*, 1892.
(2) Reger. *Ibidem.*

la réplétion des vaisseaux, de même que la tonicité des muscles, entrant pour une part dans la pathogénie des lésions.

Sur les os, sur les parenchymes compacts, la lésion localisée, simple pénétration, exclusivement circonscrite, ou à peu près, au trajet du projectile, est d'observation plus rare. Pourtant, M. Delorme a bien montré, que l'on pouvait rencontrer des fractures, par contact direct ou tangentiel,

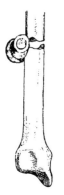 fractures transversales ou obliques, réduites à leur simple trait, sans fissures ni esquilles (fig. 27). Elles résultent, suivant toute probabilité, de la flexion brusque du levier osseux, au point percuté. Ajoutons tout de suite qu'elles sont, elles-mêmes, le plus souvent accompagnées de felures ou de fissures, d'ordonnance assez régulière, et qui sont comme le premier terme de ces fracas consinutifs que nous verrons bientôt.

Je n'ai pas à insister sur les sétons transviscéraux, les simples tunnels creusés à travers le foie, le rein, ou les doubles perforations diamétrales d'un viscère creux.

Ce sera là, si l'on veut, le premier degré dans l'échelle de gravité des lésions (hormis les cas, toutefois, où ce trajet, direct et simple, intéresse un organe vital).

Les désordres, *irradiés à distance et d'ordre explosif*, pour employer un terme usuel, sont de fréquence autrement grande. Avant d'étudier leur mode pathogénique, il est indispensable de passer en revue leurs caractères généraux, dans les parties molles, les os, les parenchymes, les viscères creux.

Fig 27 — Fracture transversale directe du péroné, produite par une balle de plomb mou qui s'est arrêtée contre cet os (Delorme, *Traité de chirurgie de guerre*, t II, fig 8)

Le diamètre respectif et la forme des orifices d'entrée et de sortie sont un des éléments qui témoignent de l'action explosive. Il ne faudrait pas leur attacher pourtant une importance trop exclusive, et nous dirons plus loin qu'avec des orifices cutanés très restreints, avec des lésions d'apparence essentiellement bénigne, coexistent souvent des désordres profonds, et, en particulier, des fracas osseux, de la dernière gravité: et ceci est vrai surtout pour les balles de guerre contemporaines. Dans la zone explosive, l'orifice de sortie est plus large que l'orifice de pénétration : il peut être 2, 3, 4, 5 fois plus large et mesurer jusqu'à 10 et 15 centimètres, il laisse passer de la graisse liquide ou des lambeaux de tissus; « les parois du foyer traumatique, où logeait le poing, présentent des muscles broyés, de la poussière d'os, des esquilles libres, dépériostées, de toutes grandeurs et de toutes dimensions, qui, ainsi que les débris des tissus mous, peuvent être projetées à 10 ou 15 mètres en avant ou en arrière du membre frappé. A la tête, c'est un véritable éclatement » [1].

[1] CHAUVEL, Article PLAIES PAR ARMES A FEU. *Dict. encyclop des sc. méd.*, t. XXV, p. 645.

.Ces lésions effrayantes se voient surtout dans les cas où la balle a rencontré un segment du squelette : elles coïncident avec les fractures esquilleuses, que nous allons étudier; il y a là, comme nous le verrons, une véritable connexion pathogénique.

Ces fractures, qui, à première vue, paraissent si complexes, répondent pourtant, comme l'a montré M. Delorme [1], d'après un nombre considérable d'expériences, à un certain nombre de types bien définis. Tous ont un trait commun : la lésion locale, fracture transversale ou oblique, perforation, gouttière, créée par le choc direct du projectile, est constamment le centre de longues irradiations fissuraires; les éclats, les larges

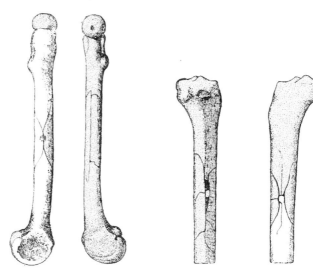

Fig. 28. — Fissures en X et fissure   Fig 29. — Perforation du tibia, grandes coquilles
symétrique (d'après Delorme)   en X et fissure symétrique (d'après Delorme).

esquilles, ainsi délimitées, sont plus ou moins détachées, autrement dit, la fracture est plus ou moins comminutive : les fissures irradiées n'en existent pas moins. M. Delorme distingue trois catégories de fracas osseux : 1° les *fractures par contact, à grandes esquilles;* 2° les *perforations complètes ou incomplètes;* 5° les *gouttières diaphysaires.* L'examen des figures 28 et 29 ci-dessus donnera une excellente idée des caractères généraux de ces « éclatements osseux » sous le choc du projectile.

Le squelette, le milieu dur du corps humain, est celui qui se prête le mieux à l'observation de ces effets dits explosifs. Au crâne, en particulier, ils sont souvent extrêmes, et cela, sous l'action de projectiles de vitesse moyenne, ou qui ont perdu, par suite de la longue portée, une grande partie de leur force vive.

[1] DELORME, *Traité de chirurgie de guerre,* t. II, 1893.

Dans le foie, le rein, la rate, etc., les effets dont nous parlons se traduisent par l'existence de trajets coniques, largement évasés, et de fissures, de nombre, de longueur et de profondeur variables; quelquefois l'organe est, pour ainsi dire, fragmenté par une sorte d'éclatement.

Les constatations sont analogues, pour les viscères creux. Alors que, dans certaines conditions, le projectile détermine seulement une double perforation de l'organe, et un orifice de sortie un peu plus large, ailleurs il crée des déchirures irrégulières et multiples, et qui supposent un autre mécanisme que l'action propre et directe de la balle.

Nous ne saurions insister sur les détails de ces plaies de guerre, et l'on trouvera, dans les travaux des chirurgiens de l'armée, l'exposé très complet de cette pathologie toute spéciale. Ce qu'il importe de faire ressortir, au point de vue général, c'est précisément *cette tendance à la dispersion, à l'irradiation des lésions, ces fractures comminutives et fissuraires, ces éclatements d'organes, ces déchirures étendues et lointaines des viscères;* voilà, par des exemples, défini l'*action explosive.*

Quel en est le mécanisme? Question importante, qui permet de répondre à une autre, non moins poignante: Quels sont les projectiles, quelles sont les armes les plus aptes à produire ces terribles effets?

Sur des expériences bien connues, Kocher avait basé la théorie de la pression hydraulique. Le projectile rencontre, dans le corps humain, des cavités closes remplies de liquide ou des parenchymes qui peuvent être considérés comme tels: il refoule brusquement ce contenu incompressible, qui devient l'agent de transmission excentrique du choc, et le facteur des lésions à distance. On répète partout l'expérience classique: tirez un coup de fusil sur une boîte métallique pleine d'eau, la boîte éclate; est-elle vide, la balle se borne à la traverser, en trouant deux de ses parois.

Nous avons parlé déjà de cette propriété spéciale des milieux liquides de l'organisme, qui transmettent et diffusent le choc (voy. *Commotion*); ici encore, elle trouve évidemment son application dans certains cas, dans certaines régions. Mais elle est loin de pouvoir servir de théorie générale. Comment explique-t-elle, pour nous borner là, les lésions osseuses? Faut-il, avec quelques auteurs, attribuer à la moelle ce rôle de milieu de transmission incompressible, contre toute vraisemblance, et contre ce fait d'observation, que les diaphyses privées de moelle présentent des lésions expérimentales absolument identiques à celles des os intacts?

Nous ne ferons que rappeler l'action hypothétique attribuée par Melsens à la gaine d'air comprimé qui entoure le projectile, au moins tant que sa vitesse est supérieure à 340 mètres. Des expériences fort curieuses ont mis en évidence cette enveloppe aérienne, qui forme un manchon, une seconde enveloppe à la balle en mouvement; de là, à conclure que cet air à haute pression pénètre dans les tissus au-devant et autour du projectile, et joue son rôle dans la pathogénie des désordres mécaniques, il y a loin, et rien n'est encore venu fournir la moindre apparence de confirmation à cette hypothèse.

En somme, l'explication la plus simple et qui concorde le mieux avec les données générales est celle qui se tire des caractères propres du choc et de ses effets immédiats. Il y a là des facteurs multiples, dont les principaux sont les suivants :

1° *La vitesse du projectile*, d'où dérive, en grande partie du moins, sa force vive. « La gravité des dégâts est, pour la même balle, écrit M. Delorme, donnée surtout par la vitesse de transmission. Les dégâts sont, en général, en rapport avec la vitesse. Plus celle-ci est grande, plus les premiers sont graves, comminutifs; plus la vitesse est faible, moins ils sont graves dans les parties molles, mais ils sont comminutifs dans les os. »

Les balles nouvelles ont une zone explosive qui s'étend à 300 ou 400 mètres; pourtant, au delà de 200 mètres, les effets explosifs sont moins accusés qu'avec l'ancien projectile, et cela, bien que la balle Lebel ait une vitesse initiale de 630 mètres et une vitesse rotative de 2590 tours à la seconde, alors que la balle du fusil Gras n'avait qu'une vitesse initiale de 450 mètres et une vitesse rotative de 7 à 800 tours. Il faut chercher l'explication du fait dans les caractères propres des deux projectiles.

2° *La forme, le poids, la déformation du projectile dans les tissus* jouent, en effet, leur rôle dans la production des effets à distance et des grands délabrements. La balle de plomb ancienne, plus pesante, s'aplatissait au contact du but atteint, et la surface d'impact augmentait d'autant; elle se fragmentait souvent, et la projection de ces fragments dans l'épaisseur des membres ou dans les cavités viscérales devenait l'un des agents principaux des lésions irradiées. La balle à enveloppe métallique ne se déforme pas, ne se fragmente que très rarement. Quand le fait se produit, les lésions deviennent extrêmes. A Biala, les troupes, armées du fusil Mannlicher, exécutèrent plusieurs feux de salve, à une distance de 40 à 180 pas, entre des murailles; de nombreuses balles rebondirent sur les pierres et, par ricochet, produisirent des plaies effrayantes.

3° Si la balle ne se fragmente pas, elle détache et propulse devant elle toute une série de *projectiles secondaires*, si je puis dire, des esquilles, des fragments de tissus compacts, quelquefois des débris de vêtement. Les débris osseux, de toute forme et de toute grandeur, deviennent, sous cette brusque et violente poussée, autant d'agents vulnérants, qui élargissent l'orifice de sortie et dilacèrent au loin les parties molles. Le fait est de notion courante, et nous avons déjà dit que les effets explosifs étaient, jusqu'à un certain point, en rapport avec les désordres osseux.

4° Enfin, *l'ébranlement à distance, transmis par certains milieux,* liquides ou imbibés de liquide, n'est pas niable, dans certaines régions; il explique et l'extension des lésions crâniennes et les ruptures à distance des viscères creux. Ne sait-on pas que, pour le tube digestif, pour la vessie, etc., l'état de réplétion aggrave toujours les lésions

On voit que ces lésions, si spéciales des projectiles d'armes à feu, comportent des mécanismes différents qui rentrent tous, en somme, dans la théorie générale du choc, sous cette réserve que le choc est, en pareil cas, d'une intensité extrême.

Ce choc, on peut jusqu'à un certain point l'évaluer, ou plutôt on peut donner l'expression exacte de la force vive du projectile. On a calculé, avec beaucoup de précision, ces forces vives, pour les diverses balles européennes; et il n'est pas douteux que, d'une façon générale, l'échelle de gravité des lésions qu'elles produisent ne soit à peu près la même. Mais, lorsqu'il s'agit du corps humain, les chiffres et les évaluations purement mécaniques pèchent toujours par quelque endroit. C'est pour cela que l'étude expérimentale ou l'observation directe soit seules en état d'appuyer des conclusions valables.

Ces recherches ont été faites pour les balles modernes, et, sans entrer dans le détail, nous citerons les travaux de Chauvel, Nimier, Breton et Pesme (1888)[1], de Delorme (1888)[2], de Habart (1889)[3], de Bruns (1892)[4], de Démosthène (1894). Les résultats expérimentaux concordent dans leur teneur générale. La balle de 8 millimètres, plus petite, non déformable, animée d'une vitesse considérable, présente une force de pénétration bien supérieure à celle des projectiles de 11 millimètres (fusil Gras) ou des projectiles plus anciens, mais sa force explosive est, en somme, moindre. Elle se fait sentir dans la première zone, jusqu'à 300 ou 400 mètres, mais les délabrements sont moins étendus, et la balle, pourvue d'une force vive jusqu'ici inconnue, se crée une voie plus directe, et détermine autour d'elle moins de commotion, une transmission plus restreinte du choc.

Dans la deuxième zone, de 400 à 800 mètres, l'action explosive ne se manifeste presque plus, sauf en certaines régions, au crâne, par exemple, où les fractures à grand fracas sont encore la règle.

Dans la troisième zone, au delà de 1200 mètres, on observe encore des lésions osseuses très étendues et des désordres plus graves, à cette portée, qu'avec les balles anciennes. Il s'agit surtout de fractures longuement fissuraires, d'éclatements osseux qui s'irradient à grande distance au delà du point percuté; mais on n'observe plus là ces types de fractures comminutives qui sont propres aux traumatismes à courte distance, dans la zone explosive.

En somme, conclut M. Delorme, bien autorisé par ses nombreuses expériences avec les balles des deux calibres, à résumer la discussion : « tout en conservant des caractères généraux identiques, les blessures

[1] CHAUVEL, NIMIER, BRETON et PESME, Recherches expérimentales sur les effets des armes nouvelles et des balles de petit calibre à enveloppe résistante. *Archives gén. de méd.*, 1888.

[2] ED. DELORME, Note sur les effets du fusil Lebel. Communic. à l'Acad. de médecine, 29 mai 1888, et *Archives de méd. militaire*, 1888.

[3] HABART, Zur Frage moderner Kleincaliberprojectile. *Wiener medic Presse*, 1889, p. 988.

[4] BRUNS, *Loc. cit.*

produites par les balles actuelles, en raison du diamètre moindre du projectile, de sa fragmentation moins fréquente, du séjour plus rare des corps étrangers, sont moins étendues, moins graves, d'un traitement plus facile que les traumatismes des balles anciennes. L'étendue diamétrale moindre des trajets cutanéo-musculaires, et particulièrement des enveloppes aponévrotiques, surtout aux distances moyennes ou faibles, constitue une condition des plus favorables pour la simplicité et la rapidité de la guérison des os. Les projectiles de calibre réduit continuent et accentuent la série décroissante des dégâts constatés depuis qu'au lourd et massif projectile Minié on a substitué la balle de 11 millimètres; et ces différences favorables ne feront que s'accuser encore après l'adoption des balles de 7 millimètres, de 6^{mm},5 et de 5 millimètres. »

Ces déductions expérimentales ont été en grande partie confirmées par les observations, heureusement rares encore, qu'on a pu faire sur le vivant. Dans l'émeute de Biala, les troupes autrichiennes se servirent du fusil Mannlicher, et M. Bogdanik[1] a donné une étude fort intéressante des traumatismes observés. Stitt[2] a fait de même au Chili, lors des troubles de 1892 : la moitié des combattants étaient armés du chassepot, l'autre moitié du fusil à petit calibre; il devenait donc facile d'étudier comparativement les effets des deux armes. Or, au nombre des blessés transportés à l'hôpital Saint-Augustin à Valparaiso (il y en avait près de 2000), 300 étaient plus gravement atteints et « intransportables » : tous avaient été blessés par les balles anciennes, tous les autres purent être évacués. M. Delorme lui-même a pu constater, à la suite d'un événement douloureux[3], les effets de la balle Lebel.

Dans tous ces faits, il s'agissait de tir à petite distance; d'autre part, les études expérimentales ne sauraient, en pareille matière, reproduire toutes les conditions de la réalité. On aurait donc tort de trop se fier à ces apparences de bénignité et surtout d'appliquer cette dénomination, tristement ironique, de balle humanitaire, à un projectile animé d'une pareille force vive.

CHAPITRE II

LA COMPRESSION

Sous ce titre général doivent figurer les agents mécaniques qui, appliqués à la surface des régions ou des organes, tendent à en réduire le

[1] BOGDANIK, Die Geschosswirkung der Mannlicher-Gewehre (modell 1888). Wiener Klinik, 1890, p. 28.

[2] STITT, Reports on wounds by Mannlicher bullets. New-York medical Record, 6 février 1892.

[3] A Fourmies

volume. Ils mettent d'abord en jeu la compressibilité variable des tissus; quand elle est épuisée, ils créent des effractions interstitielles et une série de lésions, de gravité croissante, jusqu'à l'écrasement : ils se manifestent, en clinique, par des désordres fonctionnels, d'abord transitoires et réparables, plus tard définitifs, si l'action mécanique est plus intense ou prolongée.

Il y a, dans l'étude de la compression, deux questions d'importance majeure, à élucider, ou du moins à débattre :

1° Quelle est la compression maxima, *la limite de compression*, à laquelle peuvent être soumis les différents tissus ou organes, *sans perdre leur intégrité anatomique et leurs aptitudes fonctionnelles, ou sans les perdre d'une façon irréparable;*

2° Quels sont les résultats de la compression sur les tissus, et spécialement sur les tissus pathologiques — ce qui nous permettra d'en esquisser les effets curatifs, le rôle thérapeutique.

Pour bien mettre en lumière ces deux séries de faits, il convient d'analyser successivement : *les agents, le mécanisme, les effets* de la compression sur le corps humain et ses divers segments.

Agents de la compression. — Ils doivent être partagés en deux groupes : ils sont intérieurs ou extérieurs. Je m'explique.

Les agents extérieurs, d'ordre naturellement fort divers, sont appliqués sur la surface cutanée; les agents de même espèce, appliqués, plus rarement, sur les muqueuses, procèdent plutôt par distension. Tout corps mousse et d'un certain poids, et qui n'est animé d'aucune vitesse acquise, est, à proprement parler, un agent compresseur; s'il est très pesant, s'il est mis brusquement en contact avec la surface cutanée, il crée, en réalité, des lésions toutes semblables à celles du choc; il n'y a pourtant pas une similitude complète; les corps compresseurs n'agissent que par leur masse, les corps contondants agissent surtout par leur force vive. Les effets diffèrent, à proprement parler, très peu.

Certaines compressions sont de nature vulgaire, quelques-unes professionnelles. Faut-il citer la compression du plexus brachial, chez les porteurs d'eau? La compression axillaire exercée par les béquilles? La compression du radial, au coude, par le poids de la tête ou le dossier d'un siège?

En chirurgie, la méthode compressive est d'usage journalier : elle s'exerce localement, sur une zone étroite des membres, avec le tube d'Esmarch, la bande de Nicaise, etc. Elle s'exerce sur une large surface, sur tout le pourtour d'une articulation, sur tout un membre quelquefois, avec la bande de caoutchouc, les bandages de tout genre. Nous saurons bientôt combien il importe de distinguer la compression étroite et la compression large.

Je rappelle seulement que les liquides, que les gaz, dans certaines conditions, peuvent devenir des agents compresseurs : il est rare d'ailleurs que leur action soit localisée, et ils rentrent plutôt dans la catégorie des agents physiques, étudiés ailleurs.

Très souvent, la compression est intérieure: elle reconnaît pour causes, 1° le déplacement réciproque des diverses pièces du squelette; 2° les tumeurs, ce terme étant pris dans son sens le plus général. Ne sait-on pas que les fragments chevauchés d'une fracture peuvent comprimer les vaisseaux et les nerfs voisins? La tête humérale luxée dans l'aisselle ne détermine-t-elle pas quelquefois un tel aplatissement des vaisseaux axillaires, que le pouls radial disparait, que l'œdème survient, que le sphacèle devient même imminent? Les tumeurs que nous venons d'incriminer compriment et les épanchements séreux et sanguins (pleurésie, hématomes intra-méningés, etc.), et les abcès (abcès endo-crâniens) et les cals hypertrophiques (à l'humérus, à la clavicule), et les néoplasmes de tout ordre (cancer secondaire des ganglions axillaires ou inguinaux, tumeurs thyroïdiennes, fibromes utérins, etc.). C'est surtout dans ces groupes pathogéniques que la compression ne conserve pas toujours un caractère exclusivement mécanique, et que souvent il s'y joint un travail morbide particulier, envahissement néoplasique, ulcérations de contact, inflammations chroniques, etc.

Les cicatrices méritent de prendre place parmi les agents compresseurs : on ne doute pas de leur énorme puissance, quand on a vu ces cicatrices circonférentielles, ces anneaux constricteurs qui succèdent aux ulcères circulaires de la jambe, quand on a observé des compressions nerveuses par cicatrices.

Je ne veux mentionner ici ni les lésions péritonéales ou autres, qui servent d'agents ordinaires à l'étranglement interne, ni l'anneau herniaire. En pareille occurrence, les lésions dérivent plutôt de la distension, et ce qui confirme cette interprétation, c'est ce fait qu'elles débutent, en règle générale, par la face interne, profonde, de l'intestin, par la muqueuse.

Mécanisme. — Quels qu'ils soient, les agents compresseurs procèdent par un mécanisme assez semblable qu'il nous faut rechercher.

La *compression* peut être *totale d'emblée*, ou *lentement progressive*: et voici dans quel sens ces deux termes doivent s'entendre:

Un corps, d'un certain poids, quelquefois considérable, est appliqué sur un point de la surface cutanée — sans vitesse acquise; il n'agit que par son poids, mais par tout son poids; il donne, d'emblée, tout l'effet mécanique qu'il peut donner; il y a donc un choc véritable au moment de son application. Si le poids est faible, les lésions sont naturellement minimes, et d'ailleurs variables suivant la résistance de la région ou de l'organe; s'il est considérable, elles sont très graves, et, tout de suite ou en peu d'instants, elles se complètent. Les tissus n'ont aucun répit, si l'on peut dire, aucun moyen de préparer et d'organiser leurs résistances (et nous verrons bientôt ce qu'il faut entendre par cette accoutumance à la compression); ils ne résistent que comme des corps inertes, sans pouvoir

utiliser ces voies d'échappement et de décharge, qu'ils utilisent dans
d'autres conditions.

Tout autre est la situation, lors d'une *compression lente, croissante, et
dont l'intensité, d'abord minime, suit une progression régulière.* Tous
les procédés de résistance que nous étudierons bientôt ont alors tout le
temps d'entrer en jeu : les suppléances vasculaires s'établissent, le reflux
des liquides, le déplacement des parties molles, le tassement des éléments
cellulaires, dans la limite où ce contact plus intime est compatible encore
avec leur fonctionnement physiologique, deviennent autant de moyens de
défense. N'aurons-nous pas à citer tel ou tel organe, de structure éminemment délicate, la moelle, par exemple, que la lente et progressive
étreinte de la compression peut réduire dans des proportions considérables, sans supprimer entièrement ses propriétés actives?

L'*intensité* de la compression, un second élément d'importance, est, en
réalité, extrêmement variable, et l'on pourrait parler, sans invraisemblance, d'une intensité absolue et d'une intensité relative. Ce dernier
terme n'est destiné qu'à rappeler ce fait, que la puissance de l'agent compresseur se mesure, pour une grande part, à la résistance des tissus et
des organes. Que produiraient, à la surface d'un os, ces hématomes sous-
dure-mériens, qui aplatissent tout un hémisphère cérébral?

Nous aurons à faire grand cas de la *durée*, quand il s'agira d'étudier les
lésions secondaires, temporaires ou définitives, que la compression laisse
derrière elle, alors même qu'elle a disparu. Et, pour les membres seulement, nous aurons à soulever, à ce point de vue, une série de questions
intéressantes : combien de temps la circulation peut-elle rester arrêtée,
dans l'artère principale, sans que le sphacèle devienne imminent? Dans le
même ordre d'idées, quelles variétés de compressions cérébrales laissent
à leur suite des désordres permanents, même après la trépanation et l'évacuation du foyer, plus ou moins tardive?

Arrivons au mécanisme proprement dit. Il faut distinguer tout d'abord
la compression *périphérique, circonférentielle, localisée;* et voici dans
quel sens doivent être prises ces dénominations.

Si l'agent compresseur agit sur toute *la périphérie,* sur toute l'étendue
de la surface extérieure de l'organe comprimé, ce dernier est fatalement
voué aux plus graves lésions, et nous allons voir comment. Ajoutons tout
de suite que ce type de compression totale n'est, pour ainsi dire, jamais
réalisé d'une façon absolue sur le corps humain; pourtant quelques
segments isolés, le pied, la main, les bourses, même la tête, peuvent se
trouver enserrés de tous les côtés ou à peu près. S'il s'agissait d'un corps
homogène, il épuiserait d'abord sa limite de compressibilité, et, au delà,
se briserait, éclaterait, s'effriterait suivant le type de sa cohésion; mais
toutes les parties du corps humain dont nous venons de parler sont loin
d'offrir pareille teneur physique : elles sont toutes de structure et de composition fort mélangées, mais qui se résument, en somme, dans la combi-

naison d'une quantité plus ou moins grande de liquide, disposé en courants, en nappes, en vacuoles, etc., et d'éléments solides, de dureté médiocre en général, sauf les os, et de cohésion variable. Or, *les liquides étant incompressibles, ce sont eux qui deviennent les agents de transmission de la force traumatisante*, c'est autour d'eux, par leur intermédiaire, que se produisent les effractions interstitielles et les éclatements. Voilà pourquoi les suffusions sanguines peuvent passer pour la lésion primordiale et constante, en pareil cas, et pourquoi ces lésions parenchymateuses, d'apparence diffuse et singulière, se rapportent pourtant à un certain nombre de types et à une pathogénie mécanique commune.

Beaucoup plus souvent, la compression est *circonférentielle*; aux membres, par exemple, elle porte sur tout leur pourtour, et dans une hauteur plus ou moins grande. Le segment squelettique axile représente le plan d'appui, et, malgré cela, il sert, jusqu'à un certain point, de noyer de protection aux parties molles qui l'entourent, grâce au système de cloisons fibreuses (osseuses quelquefois) dont il est le centre et qui s'arcboutent sur lui. Sur un organe entièrement mou, la compression circonférentielle s'exerce d'une façon plus directement nocive. Quoi qu'il en soit, les trois mécanismes de défense, dont nous parlions tout à l'heure, entrent alors en action : 1° le reflux des liquides, du sang, de la lymphe, des liquides glandulaires, etc.; — 2° le déplacement des tissus mous, souvent eux-mêmes liquides, à l'état vivant : je veux parler de la graisse, de la substance musculaire, de certains parenchymes; — 3° le tassement cellulaire, sur lequel nous allons revenir.

La compression circulaire des membres se traduit surtout par son action sur les vaisseaux et par les désordres qui en dérivent. Faut-il rappeler la stase veineuse et l'œdème, succédant aux strictions de diverse nature? Après une application prolongée de la bande d'Esmarch, le membre, d'abord pâle et exsangue, reprend vite une coloration rouge et une circulation active : phénomène de paralysie vaso-motrice que nous allons retrouver bientôt. Il arrive parfois, quand la durée de la compression a été excessive, que l'état de mort apparente persiste plus longtemps, et que le sang ne reprenne que lentement sa marche régulière : l'immobilité, la parésie vasculaire témoignent de cette ischémie prolongée, et quelques plaques périphériques de sphacèle viennent, quelques jours après, la souligner encore. C'est un premier degré, une première menace. Le sphacèle total a été observé maintes fois, à la suite de compressions circulaires, et de longue durée; les appareils circulaires de fractures présentent, sous ce rapport, un danger bien connu (¹).

Le troisième type est celui de la compression *localisée, étroite ou large, courte ou durable, totale d'emblée ou progressivement croissante.*

(¹) NEPVEU, Gangrène dans les fractures. *Bull de la Soc. de chir.*, 1874.

C'est ici que doit prendre place l'étude du mode de résistance des régions, des tissus et des organes, et de leur limite de compressibilité. Or tissus, organes, régions opposent à la force compressive : 1° les procédés de défense spéciaux et d'analyse font intéressante pour chacun d'eux, que représente, en termes généraux, le reflux des liquides et des parties molles; — 2° leur propre cohésion.

Autour de certains organes, les centres nerveux, par exemple, les défenses se multiplient, en quelque sorte, et se superposent : enveloppes osseuses, nappe liquide périphérique, nappe liquide centrale, volumineux réseaux vasculaires; la force traumatisante s'épuise en partie sur toutes ces barrières successives. Les gaines osseuses ou aponévrotiques, les membranes tégumentaires résistantes entravent, bien certainement, l'action des agents compresseurs, mais dans une limite plus restreinte qu'on ne le croirait tout d'abord : s'agit-il d'une voûte osseuse, d'une lame fibreuse, d'une peau ou d'une muqueuse bien tendues, elles opposent une certaine résistance, en rapport avec cette tension et cette architecture spéciale, puis elles cèdent, et ne servent plus qu'à transmettre la pression exercée à leur surface : elles sont les premières à en souffrir les atteintes, et voilà tout.

La présence d'une quantité notable de liquide, dans un organe ou un tissu, qu'il s'agisse d'une nappe liquide, périphérique ou centrale, ou d'une abondante vascularisation, ne devient un élément de protection, au moins temporaire et partielle, que si les voies d'échappement de ce liquide sont restées ouvertes. Les pelotons veineux intra-rachidiens ne peuvent jouer leur rôle que sous la condition que leurs voies de dérivation soient et restent libres; le sang est-il chassé en sens inverse des ordonnances valvulaires, les canaux de retour sont-ils obstrués par un mécanisme quelconque, physiologique ou morbide, la présence du liquide devient un agent de *compression interstitielle*, si je puis dire.

Il en est de même pour les viscères creux, distendus, suivant que leurs orifices d'évacuation soient plus ou moins largement ouverts; il en est de même pour le liquide céphalo-rachidien. S'il crée, aux centres nerveux, une protection idéale, c'est grâce à son débit facile, à son oscillation régulière, du crâne au rachis, du rachis au crâne. Sous le choc, nous l'avons vu plus haut, il perd cette propriété particulière; il devient lui-même un agent vulnérant, en quelque sorte, les défilés qui relient les ventricules au canal central de la moelle et aux espaces sous-dure-mériens ne suffisant pas, en pareil cas, à laisser passer assez le flot. La compression lente, au contraire, lui laisse tout le temps d'agir.

Le cerveau s'aplatit sous la compression, et cet affaissement des hémisphères peut devenir considérable: mais, en même temps, le liquide céphalo-rachidien, qui remplit les ventricules latéraux, reflue dans le canal rachidien, refoule les ligaments jaunes, élastiques, et les amas graisseux et veineux, péri-dure-mériens. Pagenstecher, puis Duret, ont parfaitement étudié ce mécanisme de dérivation; ils ont cherché à évaluer la diminution de la cavité crânienne nécessaire pour déterminer des phénomènes de compression. Il résulte des expérience de Pagenstecher que la capacité du crâne peut être réduite, chez le chien, de 0ᶜᶜ,029, sans accidents cérébraux. En appliquant ces résultats au crâne de l'homme, écrit Doret, on reconnait qu'il est possible de diminuer sa capacité de 0ᶜᶜ,57,7 à 40ᶜᶜ,6, en moyenne, sans causer de troubles généraux cérébro-médullaires. Dans un cas, chez un chien, Pagenstecher a pu rétrécir la cavité du crâne de 0ᶜᶜ,065, sans accidents : il en conclut que, dans certains cas, la capacité du crâne, chez l'homme, pourrait être diminuée de 84ᶜᶜ,5 — 91 centimètres cubes, au maximum, sans qu'on observe d'accidents. Ces différences dépendent, sans doute, de la quantité de liquide céphalo-rachidien qui circule autour des centres nerveux.

A mesure que la pression augmente à la surface des hémisphères, les accidents s'accentuent et s'aggravent, par une progression assez régulière. Un corps du volume de 37 à 40 centimètres cubes, introduit dans la cavité crânienne, chez l'homme, entre la dure-mère et les os, ne donnerait lieu à aucun phénomène de compression, au moins si l'introduction en est très doucement faite. Un corps de 58 à 63 centimètres cubes produit de la somnolence, de la dépression intellectuelle et de la faiblesse musculaire générale; un corps de 67 à 72 centimètres cubes, du sopor et de la résolution générale; un corps de 105 à 112 centimètres cubes détermine le coma et la mort en quelques heures.

Le liquide endocérébral amoindrit donc les effets de la compression; il en est de même, jusqu'à certain point, des liquides contenus dans les organes creux ou les cavités viscérales, sous la réserve, formulée plus haut, que leur échappement soit libre; il en est de même encore de l'air contenu dans le poumon, et chacun sait avec quelle facilité le poumon, réduit dans une proportion excessive, sous le poids d'un énorme épanchement, revient sur lui-même et reprend son volume et son fonctionnement normal, une fois le liquide évacué.

Du reste, et surtout grâce à ce caractère « d'éponge aérienne », le poumon peut être tenu pour l'organe le plus compressible du corps humain, — autrement dit, celui qui se laisse réduire aux dimensions les plus restreintes, sans perdre son intégrité anatomique. Cette propriété intéressante n'a pas été, que nous sachions, l'objet d'études précises, pour les différents tissus; il convient d'ajouter que ces mesures n'auraient d'intérêt que si elles se rapportaient aux tissus vivants, pourvus de leur vascularisation, sanguine et lymphatique, normale, et cette nécessité crée à l'expérimentation de grosses difficultés. Nous en sommes réduits à quelques termes généraux de comparaison, et nous savons seulement que les parenchymes mous, que les muscles sont notablement compressibles, alors que les os et les cartilages hyalins le sont fort peu. Encore ne faut-il pas confondre la compressibilité proprement dite avec les procédés secondaires d'échappement, si l'on peut dire, tels que le refoulement de la substance musculaire, semi-liquide, au-dessus et au-dessous du point de compression, ou le glissement réciproque de certains organes lisses, comme les anses intestinales.

Quand l'organe s'est réduit jusqu'à la limite extrême de sa compressibilité, et que la compression devient plus forte ou continue, il ne résiste plus que par sa cohésion, qui s'oppose seule à son écrasement et circonscrit les lésions interstitielles. La cohésion n'est point, d'une façon générale, en raison inverse de la compressibilité; le poumon, qui se réduit si étrangement, est d'un tissu très résistant : s'il se déchire, s'il éclate, c'est que toujours il reste imprégné d'air, et que ces vacuoles aériennes, forcées de toutes parts, agissent alors comme les nappes liquides interstitielles, dans d'autres tissus. Le tissu osseux, les cartilages hyalins sont d'une extrême résistance; pourtant, il ne faudrait pas confondre la dureté avec la cohésion proprement dite : ce serait méconnaître cette propriété particulière de « l'effritement », que l'on retrouve dans certains tissus normaux ou pathologiques (ganglions caséeux, par exemple).

Le cartilage hyalin est le mieux fait pour lutter contre la compression, et la subir sans dommage. Il ne renferme pas de liquide, pas de vaisseaux; il est homogène, il est peu compressible, mais d'une cohésion remarquable : il supporte, au niveau des articulations du membre inférieur, la pression du corps tout entier, il supporte des chocs innombrables, dans la marche, les sauts, les chutes, etc., et l'on sait combien sont rares, à part les cas où un processus morbide l'a préalablement altéré, les lésions dont il est le siège.

Effets de la compression. — Les effets de la *compression brusque* rappellent de très près ceux du choc : effractions interstitielles, épanchements sanguins, ruptures, écrasements, ce sont, en somme, les mêmes types de désordres, dans tous les organes, et je renvoie à la description qui en a été donnée plus haut.

Il arrive, et souvent, que la compression brusque, véritable choc, se continue ensuite, sous forme de compression prolongée. Un fragment de voûte crânienne est brusquement enfoncé, à la suite d'une chute : compression brusque, choc cérébral; mais il reste dans cet état « d'embarrure », et la région correspondante de l'hémisphère, qu'il a heurtée d'abord, reste comprimée. Les deux mécanismes se succèdent et se combinent alors; le fragment relevé, les phénomènes de compression cessent, mais, le plus souvent, dans une proportion incomplète : les effets du choc initial persistent.

La *compression lente* se manifeste par une triple série de phénomènes, qu'on peut, en termes généraux, ranger comme il suit :

1° Phénomènes *ischémiques;*
2° Phénomènes *atrophiques;*
3° Phénomènes *nécrotiques.*

1. L'ischémie est d'ordinaire le premier phénomène en date : *ischémie*

sur place, dans la zone comprimée ; *ischémie à distance*, sur le territoire des gros vaisseaux soumis à la compression.

La plus simple observation permet de s'en rendre compte : la peau
comprimée blanchit, et la même coloration s'étend à tout un membre,
que le tube d'Esmarch enserre à sa racine. Avec l'arrêt de la circulation
coexistent un certain nombre de troubles fonctionnels, constants, la parésie
musculaire, l'anesthésie progressive, etc., temporaires et réparables,
quand l'ischémie ne dure qu'un temps restreint. Lors de compression
moindre, il n'y a plus qu'une réduction, du reste, de teneur variable, au
débit normal du sang : l'affaiblissement du pouls, la pâleur des téguments,
des accidents larvés, du genre de ceux que nous venons de signaler, témoignent de cette irrigation insuffisante.

Sur le cerveau, on a dûment relevé et mesuré cette action ischémiante
de la compression : le débit de la jugulaire se réduit dans une proportion
souvent considérable, et la tension baisse dans le bout périphérique du
tronc veineux. Le fait a été constaté sur le cheval par M. Duret : après une
injection de cire à la surface des hémisphères, « une quantité de sang bien
moins considérable s'écoulait par la jugulaire » ; avant l'expérience, la
tension dans le bout périphérique variait de 13 à 16 centimètres de
mercure ; pendant l'injection, elle s'était rapidement abaissée jusqu'à 4 centimètres. Par le même mécanisme, la pression augmente dans le système
artériel et le pouls se ralentit : phénomène constant, pathognomonique de
la compression cérébrale.

Des faits de même nature se reproduisent certainement dans les autres
organes, la force compressive nécessaire pour produire l'ischémie complète variant pour chacun d'eux, et entraînant des réactions fonctionnelles
variables aussi.

La compression agit, du reste, différemment sur les divers types de
vaisseaux ; elle se traduit, à distance, par des phénomènes différents, suivant qu'ils portent sur les voies d'afflux ou les voies de retour. Or, les voies
de retour, autrement dit les veines, sont, en règle générale, celles qui, les
premières, se laissent obstruer. Il ne suffira de rappeler ici les intéressantes expériences auxquelles s'est livré M. François-Franck pour les
épanchements péricardiques [1].

Lorsqu'on injecte du liquide ou de l'air dans le péricarde d'un animal
vivant, tout en disposant l'expérience de façon à mesurer la contre-
pression exercée à la surface du cœur, on constate que les oreillettes
s'affaissent et deviennent immobiles, alors que les ventricules continuent
à se contracter, mais en projetant dans l'aorte et l'artère pulmonaire des
ondées sanguines de plus en plus restreintes ; de fait, la pression artérielle
diminue rapidement : la pression dans l'artère fémorale, qui était de 16 centimètres de mercure, au début de l'expérience, tombe à 10 centimètres

---

[1] Fr.-Franck, Sur le mode de production des troubles circulatoires dans les épanchements
abondants du péricarde. *Comptes-rendus de l'Acad. des sc.*, 28 mai 1877, et *Gazette hebd
de méd et de chir* , 1877.

quand la contre-pression atteint 1 centimètre; elle descend à 2 centimètres quand cette contre-pression est elle-même de 2 centimètres; le
pouls est alors totalement supprimé. Au contraire la pression monte dans
la jugulaire; quand la contre-pression intra-péricardique devient égale à la
pression veineuse, toute circulation intra-cardiaque est arrêtée. .

M. Lagrolet (¹) a bien montré que ces résultats généraux se modifient,
suivant le type des épanchements. Sous un épanchement brusquement
abordant, tel que celui que produit expérimentalement l'ouverture d'une
artère coronaire, le cœur s'arrête et la mort est presque instantanée; la
pression artérielle s'effondre tout d'un coup; si l'on ménage une étroite
voie d'échappement au sang, l'arrêt cardiaque est moins rapide, et quelques apparences de circulation persistent encore. Si l'épanchement est
graduellement croissant, il s'établit une sorte de lutte entre la pression
veineuse et la contre-pression intra-péricardique, dans laquelle, après une
lutte plus ou moins prolongée, le cœur finit par céder. S'il s'agit d'un
épanchement modéré et stationnaire, le jeu du cœur ne sera pas supprimé,
mais il y aura toujours une augmentation de la pression veineuse, un
abaissement de la pression artérielle, et de ce double fait découleront un
ensemble d'accidents très voisins de ceux de l'asystolie (²).

Cette facile dépressibilité des troncs veineux sous l'action des agents
compresseurs se retrouve et se vérifie souvent; les grosses tumeurs, les
extrémités articulaires luxées, à l'aisselle, par exemple, les cals vicieux, etc.,
déterminent plus souvent l'œdème que la décoloration des téguments
et l'affaissement du pouls. On ne saurait oublier, pourtant, que, pour le
système veineux, les voies de dérivation sont d'une richesse inouïe; et
qu'il existe, pour chaque région, pour chaque organe sans doute, un
appareil de suppléance veineuse, mal développé, latent, à l'état normal,
et qui se révèle, lors des obstacles circulatoires, pour acquérir parfois
des proportions étonnantes. Il faut, du reste, autre chose, *pour faire de
l'œdème*, que la simple compression d'un tronc veineux, et la stase, ou
prétendue stase, qui en résulte; il y a là un mécanisme plus compliqué,

(¹) LAGROLET, De la compression du cœur dans les épanchements du péricarde. Thèse, 1878.

(²) La compression exercée par les épanchements pleuraux a été étudiée de son côté par
Peyrot, Quincke, Leyden, Homolle et Potain, etc. Par le fait de l'épanchement, la pression intra-
thoracique, négative à l'état physiologique, ne tarde pas à être positive et peut devenir supérieure à la pression atmosphérique. Quelques expériences fort simples en témoignent : sur un
sujet mort avec un épanchement pleural, si l'on fait une ponction, on voit le liquide s'échapper
en dehors, le plus souvent en jet; si l'on adapte un manomètre à la trachée, et qu'on ouvre la
poitrine, on voit l'eau du manomètre, au lieu de s'élever sous la poussée de l'air, se déprimer
de plusieurs centimètres. Des mesures précises ont été fournies, dont l'exposé trouvera place
ailleurs. Il faut reconnaître qu'elles sont assez peu concordantes, ce qui tient au degré de résistance et d'élasticité de la paroi, au degré de rétractilité du poumon, aussi bien qu'à l'abondance
du liquide épanché. — PEYROT, Sur les tensions intra-thoraciques dans les épanchements de la
plèvre. *Archives gén. de méd.*, 1876, t. II, p. 47. — PERLS, Ueber die Druckverhältnisse im
Thorax bei verschiedenen Krankheiten. *Deutsches Arch. f. klin. Med.*, VI, 1. — J. SCHREIBER,
Ueber Pleural- und Peritonealdruck unter pathologischen Verhältnissen. *Arch. f. klin. Med.*,
Bd. XXVIII. — H. QUINCKE, Ueber den Druck in Transsudaten. *Deutsches Archiv für klin. Med.*,
Bd. XXVI. — A. ARON, Ueber einen Versuch den intrapleuralen Druck am lebenden Menschen zu
messen. *Virchow's Arch.*, 1891, Bd. CXXVI, etc.

auquel peuvent sait des influences locales multiples, et surtout nerveuses, sur lesquelles nous ne saurions nous appesantir ici.

II. Ces effets vasculaires de la compression entrent, sans doute, pour beaucoup dans la pathogénie des désordres *atrophiques*, qu'elle provoque dans tous les tissus lorsqu'elle est prolongée.

Je dis tous les tissus, et, de fait, on relève des lésions de cet ordre dans les plus résistants, comme les os et les cartilages, aussi bien que dans les plus mous et les plus vulnérables, comme la pulpe nerveuse ou le parenchyme de certaines glandes.

Il nous suffira de passer rapidement en revue les effets anatomiques de la compression sur les membranes, sur les vaisseaux, et les conduits d'excrétion, sur les parenchymes glandulaires, sur le système nerveux, central et périphérique, sur le système musculaire, sur les os et les cartilages, pour nous convaincre que nous sommes partout et toujours en présence de processus régressifs, de dégénérescences.

La *peau*, les *muqueuses*, longuement comprimées, s'amincissent, se décolorent, leurs réseaux vasculaires, leurs glandes s'atrophient : elles s'acheminent peu à peu vers l'ulcération, terme fréquent du processus, comme nous le verrons bientôt. Sous ce rapport, il y a une distinction importante à maintenir entre la compression vraie, autrement dit, la pression forte exercée d'une façon continue sur un même point, et les compressions alternatives, les frottements répétés, auxquels sont soumises certaines régions. Appliquez une forte compression autour de la jambe et du genou, et laissez-la en place : croyez-vous que la peau va s'épaissir, l'épiderme se doubler de callosités, la bourse séreuse normale s'agrandir et se développer : loin de là, c'est une eschare que le plus souvent vous verrez paraître au-devant de la tubérosité du tibia. Au contraire, les phénomènes dont je viens de parler sont ceux que l'on relève chez les sujets qui restent longtemps à genoux, et par le fait, non de la compression continue, mais de l'irritation chronique, résultant des frottements et des compressions répétées. La même remarque s'applique au talon, etc.

Nous avons déjà étudié les effets des agents compresseurs sur les *vaisseaux* : une artère ou une veine, longtemps comprimée, se rétrécit, ses tuniques tombent en dégénérescence granulo-graisseuse, elles deviennent friables et de déchirure aisée. N'est-ce pas pour cela que l'ouverture des gros vaisseaux est toujours un accident à redouter, au cours de l'ablation des tumeurs de certaines régions, et non seulement des néoplasmes qui s'infiltrent dans la paroi externe des conduits vasculaires, mais de ceux qui n'agissent que par simple contact, par simple pression, et, qui, par ce même mécanisme, ont depuis longtemps altéré, ramolli, affaibli la paroi artérielle ou veineuse, et l'ont préparée aux déchirures, sous le moindre effort (¹)? Les différences de structure mises à part, le résultat est

---

(¹) Dans les grosses tumeurs ganglionnaires du cou, par exemple.

le même sur la paroi des conduits excréteurs : les altérations, du même
type, et les accidents auxquels elles prédisposent, de même nature et de
même origine.

La compression des *centres nerveux*, des diverses parties de l'encéphale et des différentes régions de la moelle a fourni matière à de
nombreuses études, qui trouveront place ailleurs. C'est là qu'on
observe, avec ses caractères les plus accentués, la dégénérescence compressive. L'histoire de la compression lente de la moelle, si magistralement faite par Charcot, en est le meilleur exemple. La compression des
nerfs périphériques ou de certains nerfs crâniens est loin d'être un fait
rare : il suffit de rappeler celles du facial, dans certaines caries du rocher,
des nerfs cervicaux dans le mal de Pott sous-occipital, des nerfs des
membres, dans certains cals vicieux et sous l'action de certaines tumeurs.
Le plus souvent, on trouve alors le cordon nerveux aminci, grisâtre, fila-
menteux; il a subi la dégénérescence **wallérienne**, que l'on retrouve à un
stade plus ou moins avancé, suivant la durée de la compression. Quelquefois ces lésions profondes sont nasquées par un processus de névrite
chronique hypertrophique; le nerf est volumineux, blanchâtre, épais et
dur, et cela, sur toute la longueur du segment comprimé et fréquemment
encore au-dessous. La thèse de Zumbiehl [1] renferme plusieurs faits de ce
genre dont la constatation n'est du reste, pas très rare, au cours des opérations de désenclavement ou de libération. En pareil cas, le nerf n'est
pas moins fonctionnellement détruit, malgré ces apparences extérieures,
et la situation se trouve aggravée du danger éventuel d'une névrite ascendante.

Il va de soi que les *muscles* s'atrophient, alors, secondairement. La
compression directe y détermine des lésions toutes semblables; la dégénérescence granulo-graisseuse, qui se traduit, à l'œil nu, par la réduction
de volume, la décoloration, la friabilité du tissu musculaire. Les longues
immobilisations, compliquées d'appareils compressifs, qui sont restées si
longtemps en honneur dans le traitement des fractures, étaient suivies,
en règle, de ces désordres étendus, difficilement réparables, et qui laissaient le malade pour longtemps impotent.

Je ne m'attarderai pas sur les mêmes effets, observés dans les *parenchymes glandulaires*. Ne sait-on pas que la glande mammaire s'atrophie,
sous une compression trop rigide du corset? N'exerce-t-il pas une pareille
action sur le foie, et les dépressions, les incisures, dont l'organe se creuse
parfois sous les fausses côtes refoulées, ne témoignent-elles pas de véritables zones d'atrophie partielle, d'une sorte d'usure du parenchyme, aux
points de pression maxima?

Arrivons aux tissus qui, de prime abord, sembleraient les mieux faits
pour résister au processus atrophique : les *cartilages* et les *os*. Les

[1] Zumbiehl, De la névrite traumatique chronique. *Thèse de Nancy*, 1889

exemples de déformations osseuses, par compression prolongée, sont nombreux et d'un grand intérêt. Plus le sujet est jeune, plus le squelette se prête à ces altérations qui peuvent acquérir par là même, et avec le temps, des caractères inattendus. Il en est ainsi pour le crâne des jeunes enfants, et, dans certaines peuplades, ces déformations artificielles sont de pratique traditionnelle. C'est à une aberration de même nature qu'il faut attribuer l'étrange mutilation, qu'une compression prolongée et précoce fait subir aux pieds des Chinoises; nous avons vu, il y a quelques années, au musée de l'Institut anatomique de Halle, des squelettes de pieds de Chinoises, sur lesquels les différentes pièces avaient revêtu les formes les plus anormales. Dans les divers types de pieds bots, c'est à un mécanisme analogue qu'il faut rapporter les déformations de certains os du tarse, déformations telles, que la restauration morphologique ne s'obtient pas sans une intervention directe.

Il en est de même, dans la scoliose, dans le torticolis infantile, la compression exercée sur l'un des côtés des corps vertébraux, provoquant à la longue leur affaissement et rendant irréductible un vice d'attitude, qui semblait de prime abord d'origine exclusivement musculaire. Le même processus se reproduit dans le *genu valgum*, ou le *genu varum;* si la déviation du genou reconnaît, à son origine, d'autres causes, il n'est pas douteux que le déplacement de l'axe statique des membres, que le poids du corps, reporté tout entier sur l'un des condyles, ne contribue encore à l'atrophie, et n'accroisse la malformation. Cette théorie de la pression, appliquée aux anomalies morphologiques des os, a été surtout défendue par Volkmann, et, bien que J. Wolff l'ait longuement critiquée, elle reste encore comme l'expression la plus simple des réalités observées.

La pathogénie est, d'ailleurs, complexe, dans les faits de ce genre, qui se rapportent surtout à des os jeunes et dont le développement est encore en pleine activité, et l'influence de l'agent mécanique doit se faire sentir autant et plus sur le cartilage de conjugaison que sur le périoste fertile et sur le tissu osseux proprement dit. Le processus se traduit surtout par un arrêt de développement.

Il s'agit d'un travail d'une autre nature, lors d'*usure des os*, dans l'effort prolongé d'une tumeur, d'un anévrysme, par exemple. Le tissu osseux devient alors le siège d'une ostéite raréfiante, il s'érode peu à peu, se mine et se creuse, il se perfore quelquefois : les exemples ne manquent pas : plusieurs sont classiques. Je ne contenterai de citer un malade que je vis à la Pitié, en 1891 : une grosse tumeur, tendue et pulsatile, occupait la région sternale supérieure; de manubrium, il n'y en avait plus, il s'était détruit tout entier pour livrer passage à ce volumineux anévrysme aortique. Le lendemain, le malade mourait brusquement : l'énorme poche s'était rompue.

Phénomènes nécrotiques. — On pourrait ranger dans cette catégorie les lésions destructives, dont nous venons de parler; et, de fait, on trouve parfois des nécroses étendues au niveau de la surface de compression osseuse.

Il y a lieu de ranger en deux groupes les accidents de sphacèle provoqués par la compression : 1° ceux qu'elle produit *directement, sur place;* — 2° ceux qu'elle produit, *à distance, par son action sur les gros vaisseaux.*

La peau nous fournira de nombreux exemples de gangrène directe, si je puis dire. Les eschares par compression sont, en quelque sorte, d'observation journalière; elles siègent de prédilection au niveau des saillies osseuses, dans les points où l'agent mécanique trouve, dans un plan rigide sous-jacent, les meilleures conditions pour se manifester : les malléoles, les trochanters, les épines iliaques, les tubérosités humérales, les épines vertébrales, les ischions, la crête sacrée, constituent les localisations les plus fréquentes de ces accidents cutanés. L'état de la peau, de sa nutrition, de sa vitalité, l'état général du sujet, l'influence du système nerveux, ont la plus grande part dans le développement de ces phénomènes nécrotiques : le *decubitus acutus* en témoigne suffisamment. Et c'est là une cause prédisposante, d'ordre général, qu'on ne saurait méconnaître, dans l'histoire de la compression, et dont il est utile de tenir compte dans les applications thérapeutiques des agents compresseurs.

Le sphacèle est plus rare, au moins par le mécanisme direct, sur les masses musculaires, que protège la peau, dans une certaine mesure.

On le retrouve sur les parois vasculaires, sur celles des conduits glandulaires, sur les viscères, créant à sa suite des ulcérations et des pertes de substance : il arrive souvent, pour les viscères creux, qu'il s'agisse alors d'une compression intrinsèque, si je puis dire, autrement dit que la distension joue le principal rôle. L'intestin, étranglé par une bride intra-abdominale ou par le collet herniaire, se mortifie et se perfore, au niveau de la zone d'étranglement, par un semblable mécanisme : l'agent extérieur, bride ou anneau, sert de plan résistant, de surface d'appui, la force compressive est en dedans, c'est le contenu liquide et surtout gazeux, poité à une haute pression. Ce qui démontre le bien-fondé de cette explication, c'est l'apparition constante des lésions à la face interne de la paroi, et leur début par la muqueuse.

Sans insister plus longtemps, je passe aux gangrènes indirectes par compression vasculaire, que je ne saurais qu'esquisser, car elles rentrent dans l'histoire générale des gangrènes. Elles succèdent à une compression totale exercée sur une étendue variable d'un membre, ou à une compression localisée et circulaire : dans les deux cas, l'arrêt circulatoire complet est l'agent pathogénique connu. Combien de temps peut durer cette ischémie totale, sans que la mort des tissus soit définitive? Il est difficile de déduire des faits observés des données précises : le mode d'application de l'agent compresseur, la quantité de sang qu'il laisse dans l'épaisseur des tissus, leur résistance variable, doivent entrer en ligne de compte dans la solution. — L'arrêt circulatoire total est, en pareil cas, l'élément pathogénique essentiel : aussi la compression de l'artère ou la compression simultanée de l'artère et de la veine sont-elles, d'ordinaire, nécessaires pour provoquer le sphacèle, dans leur territoire d'irrigation ; on a admis, sur des preuves peu authentiques, que la compression veineuse, seule, pouvait entraîner pareil résultat : le fait ne saurait se réaliser que si l'occlusion de la voie veineuse suffisait à paralyser complètement le cours du sang, et le phénomène ne semble guère cadrer, pour les membres au moins, avec la richesse bien connue des voies dérivatives.

Nous venons de voir que la compression agissait, sur les organes et les tissus du corps humain, par ischémie, par atrophie, par nécrose. Il est évident que son *action thérapeutique* ne saurait se fonder que sur des processus du même genre. Mais, dans les applications pratiques, surgissent de très grandes difficultés : il est, tout d'abord, bien malaisé de localiser exactement l'action compressive ; de plus, nous ne savons guère, le plus souvent, quels sont son intensité réelle et son rôle véritable, dans la profondeur des membres ou des cavités viscérales. Il y aurait là matière à des recherches intéressantes.

La compression a figuré pendant longtemps au rang des grandes méthodes thérapeutiques, et peu d'affections chirurgicales n'ont pas été soumises à ce mode de traitement, si simple, en somme, et dont l'efficacité a souvent paru indiscutable. La sphère de ses indications s'est, depuis, notablement restreinte, et, si son utilité est restée bien établie dans certaines catégories de faits, on ne saurait dire aujourd'hui qu'elle ait, avec l'immobilisation, le rôle de facteur principal en chirurgie. Elle a été principalement appliquée : 1° aux *épanchements*, de tout siège et de toute nature ; — 2° *aux affections inflammatoires* ; — 3° *aux tumeurs.*

Dans les collections liquides, séreuses ou sanguines, ou dans les épanchements infiltrés, la compression agit en facilitant l'endosmose, la résorption : encore est-il indispensable, pour qu'elle puisse remplir ce programme, que son action « profonde » soit d'une certaine intensité, et que l'agent compresseur ne porte pas sur les voies sanguines ou lymphatiques de retour, qui doivent servir de voies de départ aux liquides résorbés.

La réalisation de ces deux conditions n'est pas toujours possible ; dans les cavités viscérales, par exemple : aussi la compression est-elle illusoire dans l'ascite ou les épanchements sanguins de l'abdomen, dans l'hydrocéphalie, dans les épanchements pleuraux, etc. Il n'en est pas de même de l'hydarthrose et des collections sanguines, sous-cutanées ou même profondes, des membres, de la tête ou des parois du tronc : la bande de caoutchouc, bien appliquée et bien surveillée, rend alors des services qu'on ne songera pas à nier. C'est par un mécanisme analogue, en accélérant la résorption du sang épanché ou de l'œdème, qu'elle est utile dans l'entorse et dans certaines fractures.

Du reste, il ne faudrait pas, en pareille occasion, méconnaître la distinction nécessaire entre la contention et la compression proprement dite : les bandages dits compressifs, aux membres et à l'abdomen, n'agissent très souvent qu'en assurant une contention régulière, en maintenant les extrémités fracturées ou les parois distendues ; sur les séreuses, sur certaines tumeurs kystiques, ponctionnées, c'est encore, sans doute, en appliquant intimement les feuillets en contact, que la compression joue son rôle, facilite les adhérences et les oblitérations partielles, plutôt que par son action mécanique propre, et les modifications que détermine, dans l'épaisseur des tissus en présence, la pression exercée à leur surface.

Érasistrate entourait d'une ligature circulaire les membres atteints de phlegmon : on voit que la conception de « l'ischémie antiphlogistique » date de loin, et que les chirurgiens du milieu du siècle, en liant l'artère principale du membre, dans le phlegmon diffus, appliquaient un procédé de fort lointaine origine. C'est là de la compression indirecte, et l'arrêt circulatoire est, en pareil cas, le fait fondamental. La compression directe a été pratiquée sur l'anthrax (Collins), sur les phlegmons au début, sur l'érysipèle phlegmoneux (Velpeau), sur l'érysipèle : la méthode n'a plus qu'une valeur historique. On peut dire la même chose des ulcères, des brûlures : là encore, nous avons mieux, et des données plus précises et plus scientifiques ne légitimeraient plus l'emploi d'un traitement mécanique, mal défini dans ses effets, et souvent dangereux.

La question est autrement intéressante, lorsqu'il s'agit des tumeurs ; mais, une fois de plus, les résultats n'ont pas justifié les espérances des premiers essais. Imaginée par S. Young, en 1814, la compression des tumeurs du sein a été surtout mise en pratique par Récamier et par Broca. Les succès authentiques manquent en ce qui concerne le cancer ; de plus, les variétés nombreuses et d'aspect quelquefois fort analogue, des néoplasmes mammaires et même des produits de la mammite chronique laisseront toujours planer un doute sur la nature réelle de la tumeur que la compression avait semblé réduire. Ces réductions sont souvent, d'ailleurs, plus apparentes que réelles : nous avons vu récemment une dame de cinquante-cinq ans qui fut traitée, il y a quinze ans, pour une tumeur du sein gauche, par un chirurgien éminent, grand artisan de la compression : celle-ci fut faite, avec le plus grand soin, pendant plus d'une année, et avec une technique qui ne permettait pas de doute sur sa parfaite application. La tumeur parut disparaître, la malade se crut guérie. Toujours est-il qu'il existe, à l'heure actuelle, et au même point de la glande, une masse grosse comme un œuf de poule, dure, et dont la nature épithéliale est d'autant moins incertaine, qu'on trouve, dans l'aisselle, deux gros ganglions. Que s'est-il passé ? Est-ce une tumeur nouvelle ? Est-ce la tumeur primitive, qui, restée latente pendant quinze ans, a repris son développement interrompu ? N'est-ce pas plutôt un fait de transformation maligne, d'une tumeur d'abord simplement adénomateuse ?

Quoi qu'il en soit de l'explication, le fait existe, et ne prouve guère en faveur des bons effets de la compression, alors même qu'elle semble primitivement suivie de succès.

Ce que nous venons de dire des néoplasmes peut se répéter pour les angiomes. À part quelques faits, aussi étranges que peu documentés, et cités partout, la méthode compressive, utilisée par Pelletan, Abernethy, Dupuytren, Dieffenbach, n'a jamais fourni que des demi-succès, bientôt suivis de récidives. La compression directe, dans les anévrysmes, hormis les cas de toutes petites tumeurs, ne compte plus parmi les méthodes thérapeutiques usuelles.

Comme on le voit, c'est surtout par la suspension circulatoire que la compression agit, et encore, dans une mesure mal déterminée, par l'action atrophiante qu'elle exerce sur les tissus morbides, comme sur les tissus normaux. Dans les différentes localisations de la tuberculose externe, dans les tumeurs blanches et les adénites tuberculeuses, le rôle « atrophiant » représente l'élément théorique principal sur lequel repose son emploi. Or, dans une articulation immobilisée, soumise à l'extension continue et comprimée, quel départage faut-il faire entre ces trois modes thérapeutiques? N'est-il pas très plausible d'admettre que l'immobilité, que le maintien des surfaces articulaires hors de contact, agissent tout autant et plus sur la marche des lésions que la compression proprement dite? Quoi qu'il en soit, lorsque le processus tuberculeux a dépassé un certain stade variable, sans doute, suivant l'âge et quelques autres conditions générales, les exemples sont bien rares de guérisons complètes et définitives par la compression : il faut ajouter que, très prolongée, elle entraîne avec elle un certain nombre de dommages qui tiennent, précisément, à son action prolongée sur les tissus vivants.

Je n'ai pas à insister ici sur les applications de la compression dans la technique opératoire, autrement dit sur l'hémostase par compression. On sait quelle est son importance et quels services elle rend journellement à la chirurgie. Il arrive pourtant, comme nous l'avons indiqué déjà, que si elle dépasse certaines limites d'intensité et de durée, elle puisse devenir nocive : je ne veux pas revenir sur les accidents de mort apparente des membres ou de sphacèle confirmé; je me contenterai de signaler ici les lésions provoquées dans les vaisseaux eux-mêmes, au point comprimé, et je citerai l'exemple des phlébites de la veine fémorale, consécutives à la compression digitale de l'artère, au pli de l'aine, que M. Verneuil a depuis longtemps signalées.

CHAPITRE III

LA DISTENSION

La distension doit s'entendre de l'ensemble des actions mécaniques, qui tendent à allonger les tissus, dans tel ou tel sens, ou dans tous les sens à la fois, *à les disjoindre, à les écarter de leur état moyen de forme et de volume, en détruisant la cohésion de leurs différentes parties constituantes.* Allongements, amincissements, atrophies, déchirures interstitielles : tels en sont les premiers termes; les arrachements, les ruptures, les éclatements en représentent l'expression la plus grave.

Agents de la distension. — Très nombreux, ils peuvent être, ici encore, rangés en deux groupes : ils sont extérieurs, étrangers à l'organisme, traumatiques, à proprement parler; ou bien ils sont représentés par les pièces du squelette déplacées ou par des produits normaux ou pathologiques.

Nous ne saurions énumérer les traumatismes qui agissent ainsi, par « distraction » des parties molles ou des membres, ni remonter jusqu'à l'écartèlement. C'est un crochet qui s'implante dans les chairs et les arrache; c'est la forte mâchoire de certains animaux qui « emportent le morceau »; c'est un membre, la main, le pied, les cheveux, saisis dans un engrenage, entraînés, et, quelquefois, séparés du reste du corps : le scalp n'est pas d'observation très rare, dans certaines usines, les longs cheveux des ouvrières arrachent avec eux tout le cuir chevelu. Faut-il rappeler encore le doigt pris dans une boucle de harnais ou dans l'anse du bridon, quand le cheval « tire au renard », et tant d'autres exemples journaliers, qui n'ont pas leur place ici.

Pour les organes creux, les *corps étrangers* constituent les agents de distension les plus fréquemment observés, distension rarement isolée et régulière, et qui se complique souvent d'une autre action vulnérante, piqûre ou section. En chirurgie, les instruments dilatateurs, portés au delà d'un certain volume, provoquent de pareils accidents, et, de là, un intérêt pratique tout spécial acquis d'avance à cette étude précise.

Les agents intrinsèques peuvent être gazeux, liquides, solides. On ne saurait nier le rôle de la distension gazeuse de l'intestin, dans la hernie étranglée, dans l'étranglement interne. — Tous les liquides organiques, accumulés dans les réservoirs à la suite d'une obstruction, passagère ou permanente, des voies d'excrétion, y peuvent acquérir une haute tension, suffisante quelquefois à vaincre la résistance de la paroi qui les emprisonne : il nous suffira de citer la vessie, la vésicule biliaire, la portion profonde de l'urèthre, etc. Il en est de même des liquides pathologiques, des épanchements de toute nature, sanguins, séreux ou purulents.

Enfin les parties dures du corps humain, luxées ou chevauchées, provoquent des distensions et des déchirures des parties molles ambiantes, dont la notion est vulgaire : l'entorse, les luxations, les fractures nous en fournissent d'innombrables exemples. J'ajoute que les parties molles elles-mêmes, de résistance différente, peuvent jouer réciproquement un rôle analogue, et nous parlerons bientôt de ces conflits, où le tissu dur arrache le tissu mou.

Quelle qu'en soit la modalité, la distension obéit toujours aux mêmes lois, procède suivant un mécanisme semblable, et produit des effets analogues.

Mécanisme et effets de la distension. — Ce mécanisme et ces effets doivent être étudiés — et il est utile que cette double étude soit simultanée, — dans les différents types d'organes, groupés, à ce point de vue, en trois catégories :

1° Les *organes creux*, réservoirs, canaux organiques, vaisseaux;

2° Les *membranes*;

3° Les *organes longs*. Sous ce terme, un peu étrange d'abord, mais qui traduit bien la caractéristique mécanique des organes dont nous parlons, nous rangeons les muscles, les tendons, les ligaments, les nerfs, dans lesquels le diamètre longitudinal prédomine de beaucoup. Bien entendu, les muscles larges, les tendons et les ligaments membraneux, rentrent, comme les aponévroses, dans la seconde catégorie.

I. *Organes creux*. — Il faut distinguer : A. La *distension brusque*; B. La *distension lente et progressive*.

L'une et l'autre peuvent avoir pour siège : 1° les *cavités viscérales*, (crâne, poitrine, abdomen, scrotum ou articulations); 2° les *réservoirs muqueux*; 3° les *conduits excréteurs*. Les conditions de résistance ne sont pas identiques, dans ces différents groupes de faits.

A. Les épanchements sanguins, d'origine traumatique, certains épanchements séreux, rapidement collectés, représentent les causes les plus ordinaires de distension brusque des *cavités viscérales* : la rupture est exceptionnelle, et il est aisé d'en saisir la double raison : 1° il s'agit d'une distension liquide, par suite uniforme, diffusée, en général, sur une assez large surface, et qui permet à la résistance des parois d'être plus étendue et plus complète; 2° les parois des cavités viscérales, à parois multiples, de structure et de densité différentes, soit bien faites pour s'opposer à l'effort excentrique; elles présentent toutes, comme nous le verrons, un certain nombre de points faibles, mais qui ne cèdent guère qu'à l'action prolongée d'une compression lente.

Dans *réservoirs muqueux*, le mécanisme de la rétention, qu'elle soit due à une obstruction des canaux excréteurs, ou à une paralysie de la tunique musculaire, ne provoque pas, en général, la distension brusque; grâce au mode de sécrétion des liquides organiques, l'accumulation en est toujours progressive, et demande un certain temps, du reste variable, pour devenir extrême. Nous parlerons bientôt de l'énorme quantité d'urine que l'on trouve parfois dans une vessie dilatée, des distensions de la vésicule biliaire, etc. Ces collections liquides, de proportions colossales, sont toujours le produit d'une rétention de quelque durée : l'expansion n'est jamais brusque. Les notions — et elles sont rares — que nous possédons sur la résistance des réservoirs, de paroi saine, à la distension brusque, sont toutes expérimentales : ce que nous venons de dire amoindrit beaucoup leur intérêt pratique.

On ne saurait confondre avec la distension brusque l'*auto-rupture* des réservoirs musculaires, dont on a fourni, pour la vessie en particulier, quelques exemples frappants. M. Poussou (¹) l'a soigneusement étudiée, d'après les faits rapportés par MM. Morod (²), Verneuil (³), Delannoy (⁴) (de Boulogne), Guyon : dans tous, la rupture vésicale s'était produite à la suite d'une injection ne dépassant pas 250 grammes de liquide.

En pareille occurrence, la distension ne saurait être incriminée : il faut admettre l'intervention d'une action réflexe exagérée, bien explicable par l'état ordinaire de ces vessies, atteintes de cystite chronique, de cystite tuberculeuse le plus souvent, et une violente contraction du muscle vésical, hypertrophié, qui se brise lui-même, par un mécanisme analogue à celui qui préside aux ruptures musculaires des membres. Poussou a rappelé une expérience fort ancienne de Chaussier, et qui met en pleine lumière ce processus : l'aorte est comprimée sur un animal; distendu par le sang, le cœur se contracte violemment, et ne tarde pas à se rompre — au niveau de sa paroi la plus épaisse, la plus puissamment musclée, au niveau du ventricule gauche (⁵).

La musculature du réservoir vésical le prédispose à ces accidents, de nature si particulière : on ne saurait douter, pourtant, qu'ils ne puissent se produire, à titre exceptionnel, dans les autres organes creux, à paroi contractile. On décrit des ruptures spontanées de l'œsophage, du rectum, etc., et l'on admet, sans trop de preuves, que le brusque afflux d'une grande quantité de matières liquides ou demi-solides peut en donner la raison : que la projection du contenu de l'estomac, en masse, dans un effort de vomissement, peut entraîner la déchirure de la paroi œsophagienne distendue. Peut-être l'auto-rupture fournirait-elle une explication physiologique, dans les cas, au moins, où la paroi musculaire est hypertrophiée,

---

(¹) Voy. Poussou, Considérations sur la pathogénie des deux variétés peu connues de ruptures de la vessie, et sur les moyens de les prévenir. *Revue de chirurgie*, nov. 1885.

(²) Morod, *Bull. de la Soc. de chir.* 31 juillet 1883.

(³) Verneuil, *Ibid.*

(⁴) Péder, Rapport sur une observation de M. Delannoy (de Boulogne-sur-Mer). *Bull. de la Soc. de chir.*, 24 déc. 1884.

(⁵) Sur 49 cas de rupture spontanée du cœur, 34 fois la déchirure siégeait sur le ventricule gauche, 8 fois sur le droit, 2 fois sur l'oreillette gauche et 3 fois sur la droite. Par contre, lorsqu'il s'agit de ruptures dues à des violences extérieures, ce sont les cavités à parois les plus minces qui sont le plus souvent rompues; ainsi, dans 11 cas réunis par Ollivier, 8 fois les cavités droites étaient déchirées et 3 fois les gauches. (Poussou, *Loc. cit.*)

au-dessus d'un rétrécissement par exemple. Nous aurons l'occasion de signaler bientôt un autre mode pathogénique.

La distension brusque des *conduits organiques* reconnaît pour causes : l'effort excentrique du liquide qu'ils charrient normalement, dans certaines conditions données, lors d'obstruction mécanique, de rétrécissement, etc.; les corps étrangers.

M. Bazy (¹) a attiré l'attention sur les déchirures de l'urèthre par distension : l'accident s'était traduit, par une uréthrorrhagie assez abondante, chez un malade, qui, aux prises avec une envie impérieuse, s'était serré la verge pour y résister. Il convient d'ajouter, avec l'auteur, qu'il existait une uréthrite ancienne, et que les muqueuses ainsi altérées paraissent seules exposées à ces éraillures, à ces fissures, sous la pression de l'urine. Une série d'expériences, pratiquées en commun avec M. Rodriguez, ont permis à M. Bazy de confirmer que le cul-de-sac du bulbe était le point le moins résistant du conduit uréthral, et qui se prêtait le mieux aux ruptures; la verge étant liée en arrière du gland et une injection poussée par le col de la vessie, sur 10 sujets de vingt-trois à cinquante-deux ans, la déchirure fut constatée : 4 fois, au niveau du cul-de-sac du bulbe; 3 fois, à la portion membraneuse; 2 fois elle était double et siégeait, à la fois, à la portion membraneuse et à la portion bulbaire; 1 fois, elle intéressait à la fois les segments bulbaires et membraneux de l'urèthre; les fissures étaient toujours longitudinales.

Dans les rétrécissements de l'urèthre, la rupture dite pathologique, qui ouvre le plus souvent la porte à l'infiltration d'urine, occupe aussi le cul-de-sac du bulbe, et la distension y prend une grande part. N'est-ce pas d'ordinaire à la suite d'une rétention prolongée et sous l'influence d'un effort de miction que la paroi du canal cède, livrant passage à l'urine, dans le périnée, au milieu d'un soulagement de mauvais augure? Mais cette paroi uréthrale, cette fossette bulbaire, est depuis longtemps préparée à pareil accident : la muqueuse est ulcérée, derrière le rétrécissement, toutes les couches du canal sont altérées, et l'action mécanique de l'urine n'a plus à jouer qu'un rôle amoindri.

La dilatabilité de l'urèthre a été étudiée expérimentalement par MM. Guyon et Campenon (²), à l'aide de l'introduction successive de cathéters Béniqué de calibre croissant de 9mm 5/6 à 10mm 4/6 (numéros 59, 60, 61, 62, 63, 64). Sur 57 expériences, 50 fois des déchirures ont été constatées, et les faits se groupent de la façon suivante : sur les 50 déchirures, 10 se sont produites à un moment qui a pu être précisé, entre les numéros 61 et 64 (10mm 1/4 et 10mm 4/6), 9 autres, entre les numéros 58 et 61 (9mm 4/6 et 10mm 1/6); 11 autres faits d'éclatement sont survenus à la suite d'une distension qu'il a été impossible de mesurer exactement; ajoutant, 4 fois, les déchirures étaient très limitées, bien que la dilatation uréthrale ait été portée jusqu'à 10mm 4/6. — On voit que, si la limite de dilatabilité uré-

(¹) Bazy, De la déchirure de l'urèthre par distension. *Semaine médicale*, 18 mars 1891.
(²) Guyon, Leçons sur les maladies des voies urinaires; p. 620.

thrale peut être, en somme, évaluée à $10^{mm},4/6$, ce terme n'a pourtant rien d'absolu, et les dangers commencent bien plus tôt. Cela est plus vrai encore, comme le fait remarquer M. Guyon, lorsqu'il s'agit d'urèthres pathologiques.

Ces ruptures par distension n'intéressent que la paroi inférieure de l'urèthre; elles occupent, dans la moitié des cas, sa portion antérieure; elles sont le plus souvent multiples, longitudinales, quelquefois d'une longueur de 5 à 6 centimètres. Leur profondeur varie : simples éraillures parfois, elles intéressent, ailleurs, toute l'épaisseur de la muqueuse, et empiètent sur la gaine spongieuse; dans la région membraneuse, il y a, d'ordinaire, un véritable éclatement du sphincter musculaire. Enfin, détail intéressant, dans aucun cas on ne trouve de lésions des couches sous-muqueuses, quand la muqueuse elle-même n'est pas déchirée.

Ce dernier fait est caractéristique des lésions propres à la distension. On le retrouve dans les autres déchirures des canaux muqueux, celles de l'œsophage, du rectum et du vagin, par exemple.

L'étude de la limite de distension brusque de l'œsophage a été faite par Mouton (¹), dans une thèse bien connue. Après avoir déterminé le calibre normal du conduit et indiqué ses trois points rétrécis normaux, il a montré que la dilatation n'agit pas uniformément sur lui, que les deux points rétrécis supérieurs atteignent 18 à 19 millimètres, la partie inférieure, 25 millimètres, et la partie moyenne, la plus extensible, 35 millimètres de diamètre. Au-dessus de ces chiffres, la paroi se fissure, le travail de déchirure commençant toujours par la muqueuse.

Je ne sache pas que pareilles recherches aient été entreprises pour le rectum : l'utilité directe en serait d'ailleurs moindre. Ce n'est pas que les ruptures du rectum, par distension brusque, soient exceptionnelles, et la longue liste des corps étrangers nous en fournit de nombreux exemples : tous les degrés, ici encore, ont été observés, depuis la simple éraillure de la muqueuse, lésion élémentaire et primordiale, jusqu'aux solutions de continuité, qui intéressent toute la paroi, et empiètent même sur les organes voisins.

On sait quelle est l'énorme distensibilité du vagin, et les dimensions qu'il acquiert pendant l'accouchement; il convient d'ajouter qu'il est, en pareil cas, préparé à ce rôle spécial, et que la distension se fait progressivement, au cours du travail. Les ruptures, lorsqu'elles se produisent, occupent le plus souvent les parois latérales : elles peuvent être le point de départ d'hémorrhagies inquiétantes, qui s'expliquent bien, comme l'a montré M. le professeur Farabeuf, par la disposition des vaisseaux. D'autres déchirures succèdent à l'introduction de corps étrangers, au coït : très souvent, elles intéressent la paroi postérieure; le mécanisme est souvent celui des plaies contuses, plutôt que de la distension proprement dite.

Les *vaisseaux* sembleraient bien faits pour subir les effets de la disten-

(¹) Mouton, Du calibre de l'œsophage et du cathétérisme œsophagien. Thèse doct., 1874.

sion brusque, et, de fait, l'élévation brusque de la tension intra-vasculaire, le *choc sanguin*, si l'on peut dire, entre pour une part dans le mécanisme des ruptures artérielles et veineuses. Mais l'analyse des faits montre qu'en pareil cas la paroi vasculaire n'est jamais saine : elle a lentement perdu sa résistance, son épaisseur et son élasticité normales ; elle est amincie, distendue, et le brusque effort de l'ondée sanguine ne fait plus qu'achever un travail depuis longtemps commencé. Il en est ainsi dans les ruptures des veines variqueuses, dans celles des sacs anévrysmaux.

Sous l'influence d'un effort général ou d'une violente contraction musculaire, les ruptures spontanées des veines ont été fréquemment observées : pareil accident se produit sur les veines du mollet, sur celles des organes génitaux, du rectum, de l'œsophage, on l'a même constaté sur l'azygos et la veine cave supérieure. La pathogénie en est de conception facile : on comprend bien que l'arrêt du sang veineux qui accompagne l'effort, que le brusque reflux qui suit certaines contractions musculaires, à la jambe, par exemple, créent, en amont, un excès de tension, un véritable choc, et, à sa suite, la rupture de la paroi veineuse. Ajoutons que cette paroi n'est, d'ordinaire, jamais saine, et que, presque constamment, la lésion porte sur une ampoule variqueuse. Verneuil n'a-t-il pas démontré que cette affection étrange, le coup de fouet, est due le plus souvent à la déchirure d'une veine inter ou intra-musculaire ?

Ces déchirures de veines variqueuses fournissent l'explication, ou, tout au moins, l'hypothèse pathogénique la plus admissible, d'un certain nombre de ruptures spontanées de canaux organiques. M. Quénu([1]) a publié des faits fort intéressants de rupture spontanée du rectum, dans lesquels il existait, tout autour de la perforation, des veines rectales rompues et un véritable décollement du tissu sous-muqueux, disséqué par le sang. Il en concluait que « la rupture spontanée du rectum, pendant l'effort, reconnaît pour cause, non — comme on aurait pu le croire — l'augmentation de la pression intra-intestinale, mais l'augmentation de la tension sanguine dans les veines hémorrhoïdales variqueuses. La rupture des varices précède et provoque la déchirure des parois rectales. » — Pour l'œsophage, une pathogénie analogue peut s'appliquer à certaines ruptures spontanées, comme M. Quénu([2]) l'a encore indiqué ; et l'on sait quel développement acquièrent parfois les varices du segment inférieur de l'œsophage([3]). Dans ces grandes ectasies veineuses, le processus ne se borne pas à la couche sous-muqueuse : non seulement il s'étend à toute l'épaisseur de la muqueuse, mais il se diffuse dans la tunique musculaire, qui devient parfois un véritable tissu érectile : dissociées par les bosselures variqueuses, les fibres musculaires perdent beaucoup de leur résis-

---

([1]) QUÉNU, Des ruptures spontanées du rectum. *Revue de chirurgie*, 1882, p. 181. — De l'intervention chirurgicale dans la rupture spontanée du rectum. *Semaine médicale*, 1887.

([2]) *Loc. cit.*

([3]) Voy. en part. LETULLE, Les varices de l'œsophage dans l'alcoolisme chronique. *Médecine moderne*, 20 nov. 1890.

tance, et cèdent facilement. Peut-être des examens ultérieurs permettront-
ils d'étendre encore la sphère de cette théorie, simple et séduisante, de *la
rupture spontanée, d'origine variqueuse.*

La poche anévrysmale, qui se crève brusquement, obéit, elle aussi,
d'ordinaire, à une subite exagération de la tension sanguine. N'est-ce pas
ainsi qu'il faut expliquer le rôle, indéniable parfois, de l'émotion? Là
encore, l'accident est, depuis longtemps, imminent : la distension brusque
n'est, en quelque sorte, que la goutte d'eau qui fait déborder le vase.

Or, dans les exemples qui viennent d'être rapportés, les lésions, lentement progressives, de la paroi, ne dérivent qu'en partie de la distension
prolongée : le plus souvent, il s'agit d'un état pathologique primitif, qui,
lui-même, en affaiblissant la paroi, crée la dilatation du réservoir ou du
conduit. Cette distinction mérite d'être faite, et nous allons passer en
revue une série de lésions chroniques, exclusivement dues à la distension
lente, et fort comparables aux altérations de même nature, qui succèdent
à la compression.

B. Un premier fait est à relever, dans l'histoire de la *distension lente*
des organes creux : c'est l'énorme dilatation qu'ils peuvent acquérir, et
cela, précisément, grâce aux altérations progressives des tissus et aux
modifications qui en résultent, dans leurs propriétés mécaniques.

Les grosses tumeurs, l'ascite, créent parfois une distension monstrueuse
de la *paroi abdominale*; l'amincissement, la décoloration des couches
musculaires, la résorption, au moins partielle, des plans adipeux, les
éraillures aponévrotiques, sont alors d'observation constante. Si la distension a été considérable et surtout prolongée, si le sujet est d'un certain
âge, la paroi ne reprend jamais ses caractères primitifs : elle reste flasque,
plissée, réduite à un mince feuillet : — toute prête aux éventrations ultérieures. La résistance s'y trouve, du reste, inégalement répartie, et l'on y
peut décrire des *zones de soutien* et des *points faibles* : les deux grands
droits jouent le rôle de véritables sangles tendues, qui en constituent les
principaux éléments de solidité; la région des flancs, les régions sus-ingui-
nales, l'ombilic, cèdent beaucoup plus aisément sous l'effort : elles sont
les premières à faire relief. L'ombilic est, semble-t-il, le seul point de la
paroi abdominale, où l'on puisse observer la rupture spontanée, et cela,
lorsque le liquide ascitique, refoulé à travers l'orifice, a distendu et aminci
la peau, déjà très fine et très peu défendue, qui le recouvre ; encore faut-il
ajouter que ces ruptures spontanées de l'ombilic sont rares, et qu'un
traumatisme accidentel, un choc, l'action surajoutée d'une phlegmasie
superficielle, doivent souvent entrer en ligne de compte. Bien entendu,
l'ouverture spontanée des collections purulentes, des phlegmons péri-ombi-
licaux, par exemple, succède à un processus d'un tout autre ordre, et dans
lequel l'élément mécanique n'a qu'une part fort minime.

Il nous faudrait répéter les mêmes faits pour la *paroi thoracique*; là
encore, le plan des intercostaux, distendu et élargi, s'amincit et s'atrophie.

Pourtant les conditions de résistance, grâce à la présence des arcs costaux, sont ici bien supérieures. A la longue, les cartilages costaux subissent la régression graisseuse, s'atrophient ou se calcifient; les côtes elles-mêmes se déforment, mais, ici encore, le mode pathogénique n'est pas univoque, et il faut tenir compte de la nature de l'épanchement et des lésions de voisinage qu'il provoque, en dehors de toute action mécanique.

Dans toutes les cavités viscérales, l'agent de distension agit à la fois et sur la paroi et sur le contenu; si la paroi supporte l'effort excentrique, le contenu est soumis à une contre-pression variable, précisément avec le degré d'extensibilité de la paroi cavitaire. Voilà pourquoi des épanchements d'abondance considérable et des tumeurs d'énorme volume ne déterminent parfois que des accidents médiocres de compression : la distension porte tout entière sur la paroi, qui cède.

C'est pour cela encore que, dans la boîte crânienne, au moins chez l'adulte, le contenu, l'encéphale, supporte, si je puis dire, tout le poids du corps étranger; l'effet utile de la distension étant nul, sur la paroi inextensible de la cavité, la contre-pression totalise l'action mécanique, en quelque sorte : il y a seulement compression. S'il arrive que certains néoplasmes endocrâniens, que les fongus de la dure-mère, par exemple, perforent la voûte osseuse, l'accident ne reconnait souvent pas, à proprement parler, une origine mécanique : l'extension de la tumeur aux os du crâne est la principale cause à incriminer. Pourtant, dans certains cas, la voûte est indemne de toute propagation néoplasique; la perte de substance est régulière, « plus ou moins arrondie, offrant quelquefois à son contour des inégalités, mais sans traces de nécrose ou de carie ». Elle succède à un travail de lente résorption, qui dérive, sans doute, de la pression locale prolongée, exercée par la tumeur.

Chez l'enfant, avant la soudure des différentes pièces crâniennes, la distension peut les disjoindre, en écartant largement les fissures. Pareil fait se constate dans l'hydrocéphalie, et le crâne peut atteindre, alors, des dimensions colossales; celui d'un hydrocéphale, mort à seize mois, et dont parle Franck, mesurait 1 m. 40 de circonférence. Ne sait-on pas aussi que les os de la voûte restent, chez ces hydrocéphales, amincis, membraneux, transparents, et que leur développement est complètement vicié?

Les parois des *réservoirs muqueux* subissent, sous l'influence de la distension lente, des altérations de même ordre. Là encore, l'amincissement et l'atrophie des tuniques musculaires, l'amincissement des muqueuses et la régression, au moins partielle, de leurs organes glandulaires, sont d'observation courante. Là aussi, la dilatation est susceptible d'acquérir peu à peu, par ce long travail, que les processus expérimentaux ne sauraient reproduire fidèlement, des proportions inattendues. Des exemples en sont cités partout, pour la vessie, pour la vésicule biliaire, pour la trompe même. On ne saurait ranger tels quels tous ces faits au passif de la distension simple, telle que nous cherchons à en dégager les caractères précis.

Suivant le mode et l'abondance des différentes sécrétions, d'une part, et suivant le degré d'obstruction des voies de décharge, la distension sera plus ou moins considérable et plus ou moins rapide, quelquefois intermittente. De plus, la stagnation des liquides organiques s'accompagne presque toujours de certaines altérations, chimiques ou infectieuses, qui sont de nature à « attaquer » la paroi. Enfin, dans la réalité, ces rétentions prolongées succèdent à certaines lésions morbides, qui, elles aussi, retentissent sur la paroi, modifient sa structure normale et affaiblissent sa résistance physiologique.

Cela revient à dire que les effets purement mécaniques de la distension simple ne s'observent presque jamais seuls, en dehors des conditions expérimentales. Les ruptures spontanées sont rares; elles supposent presque toujours un état pathologique antérieur du réservoir qui se crève, une altération, un travail d'érosion progressive depuis longtemps commencé. L'urèthre qui se rompt derrière un rétrécissement, au niveau de la dilatation rétro-bulbaire, est déjà le siège d'une perte de substance profonde, comme l'a noté Voillemier.

Les mêmes réflexions s'appliquent aux ruptures dites spontanées de la vessie, qui sont d'ailleurs exceptionnelles. N. Ullmann (¹) en a réuni 8 cas, en 1887; de ses expériences sur des vessies saines, il résulte que le degré de réplétion, nécessaire pour produire la rupture, est essentiellement variable : la quantité de liquide à injecter varie de 560 centimètres cubes à 5 litres (²). Presque toujours, en clinique, il s'agissait de vessies depuis longtemps malades : ainsi en était-il dans les trois cas rapportés par Thomson; dans celui de Call (³), où une rétention complète, chez un vieux rétréci, fut suivie d'une rupture de la cloison recto-vésicale. Linn et Moreau en ont observé deux autres, pendant la grossesse; enfin Rivington (⁴) a publié un exemple de rupture spontanée de la vessie, due à une rétention d'origine hystérique. Dans ces trois derniers faits, l'action propre de la distension est beaucoup moins discutable : ils se rapprochent des observations expérimentales de Quinquaud. Sur des chiens auxquels il avait lié l'urèthre, il vit la vessie se rompre au bout de trois jours de rétention.

— Or, en pareille occurrence, le siège de la rupture est presque toujours le même : c'est en arrière et en bas qu'on la rencontre, et souvent

(¹) ULLMANN, Ueber durch Füllung erzeugte Blasenruptur. *Wiener med. Woch.*, 1887, nᵒˢ 23-25.

(²) Ce sont deux termes extrêmes. La quantité de liquide susceptible de produire, par injection forcée, la rupture de la vessie varie, en réalité, beaucoup moins : BOULEY (Thèse doct., 1883), indique une moyenne de 1300 gr.; DUCHATELET (Thèse doct., 1886), trouve 1180 gr.; P. DELBET (Annales génito-urinaires, 1892), de 1400 à 2200 gr — La *pression intra-vésicale* est beaucoup plus importante, sous ce rapport, que la quantité même du liquide injecté : DUCHATELET a produit la rupture avec une pression minima de 125 cent. d'eau; deux fois avec 200; une fois avec 235; on conçoit que, pour une même quantité de liquide injecté, la pression soit très variable, suivant l'état et les réactions de la paroi vésicale. (Voy. GENOUVILLE, La contractilité du muscle vésical. *Thèse* 1894.)

(³) CALL, A case of rupture of the bladder, *The Lancet*, 10 déc. 1881.

(⁴) RIVINGTON, *The Lancet*, 1882-83, II, p. 103.

dans la zone sous-péritonéale (Houel), en d'autres termes, au niveau du bas-fond, de la région la plus extensible, et aussi la plus souvent malade de la vessie (¹).

Souvent aussi, la rupture dite spontanée, et cela est vrai pour tous les réservoirs dont nous parlons, procède, en réalité, d'un traumatisme, traumatisme minime, quelquefois, mais suffisant à provoquer l'éclatement d'une cavité distendue, ou encore d'une brusque contraction musculaire. Les muscles abdominaux sont susceptibles d'exercer, de la sorte, un véritable choc à la surface du globe vésical, et ce traumatisme physiologique restreint encore le nombre des ruptures par distension simple (²).

Ce que nous venons de dire des réservoirs devrait se répéter pour les *conduits organiques*. Ici encore, la dilatation lente peut atteindre des proportions que ne permettraient pas de prévoir les limites de la dilatabilité brusque, expérimentale. M. le professeur Guyon (³) en fournit, pour l'urèthre, un exemple de grand intérêt : sur un malade, qui avait longtemps porté, au milieu de la région pénienne, un calcul, et qui succomba peu de jours après son extraction, voici quelles étaient les dimensions du canal de l'urèthre :

	Circonférence en mm.	Diamètre en mm.
Au milieu de la région pénienne	20	6,5
A 4 centimètres en avant du bulbe. . . . :	38	10,6
A 2 centimètres en avant du bulbe.	38	12,5
Au niveau du bulbe.	40	12,6
Portion membraneuse.	35	11,6
Base de la prostate	26	8,6
Portion prostatique de l'urèthre.	35	11,6
Col de la vessie	42	13,0

Il est bon de remarquer qu'il s'agit ici d'un conduit de paroi très résistante, et par la texture de sa muqueuse et de ses tuniques plus externes, et par les gaines multiples dont il est enveloppé. On conçoit que la distension soit autrement considérable, dans les canaux de paroi mince, peu soutenue, ou entièrement libre sur son pourtour, comme l'intestin, l'œsophage (poches œsophagiennes), le rectum (poches rectales au-dessus de certains rétrécissements, le canal cholédoque (⁴), etc.).

(¹) D'après les expériences d'Ullmann, la présence du ballon rectal prédispose aux ruptures de la paroi vésicale postérieure (intra-péritonéales). — La déchirure est ordinairement linéaire et longitudinale, rarement transversale ; il est exceptionnel qu'elle présente la forme d'une véritable perte de substance. Elle est toujours plus étendue, et de beaucoup, sur la face péritonéale de l'organe que sur sa face interne.

(²) Telle est, sans doute, la pathogénie des ruptures vésicales qui ont été observées au début de l'anesthésie générale, au cours de la période d'excitation (Voy. K Cruse, *The Medical Record*, 1871-1872, vol. VI, et Gouley, *ibidem*, 1872, vol. VII, p 457 — Cités par Pousson).

(³) Guyon, Leçons sur les maladies des organes génito-urinaires, p 685.

(⁴) Sur un malade atteint d'ictère chronique (cancer de la tête du pancréas), auquel nous avons pratiqué, en 1893, à l'Hôtel-Dieu, la cholécystentérostomie, le vésicule biliaire était de dimensions monstrueuses et remplissait le flanc, et le diamètre du canal cholédoque était supérieur à celui des deux pouces accolés.

La perforation spontanée s'observe encore dans ces faits, mais presque toujours elle est d'origine ulcéreuse, elle représente le dernier terme d'un long travail de distension, et le processus mécanique, l'effort excentrique exercé par le contenu, n'y prennent qu'une part secondaire. A l'œsophage, les diverticules par propulsion, qu'on a longtemps attribués à une distension du conduit, en un point de moindre résistance, semblent relever bien plutôt d'une anomalie congénitale; toujours est-il que, dans ce nouvel exemple, une pathogénie exclusivement mécanique n'est nullement admissible.

Telle est d'ailleurs la conclusion qui se dégage de toute cette étude, et qui montre, une fois de plus, que les théories mécanicistes, appliquées au corps humain, et au corps humain vivant, sont toujours courtes et incomplètes. La démonstration s'achèvera par l'analyse de la distension des membranes et des organes longs.

II. *Membranes.* — La peau et les muqueuses, les séreuses, les lames musculaires, les aponévroses rentrent dans ce groupe; l'observation journalière révèle les diverses variétés de lésions qu'elles subissent, du fait de la distension, brusque ou prolongée, mais l'étude expérimentale n'en a été que rarement faite.

Une fois de plus, il faut tenir compte non seulement du mode de la distension, mais de la surface d'application; l'effort excentrique, portant sur une zone étroite, agit tout autrement qu'une distension en masse, qui soulève et refoule un large surtout membraneux. L'analyse des conditions de résistance des membranes isolées ne fournira jamais qu'une conception insuffisante de la réalité : leurs connexions, leurs adhérences profondes compliquent singulièrement la teneur du problème.

Dans certaines luxations, celles de l'astragale, par exemple, dans certaines fractures à grand chevauchement, la peau s'éraille et se déchire; d'ordinaire, le mécanisme est complexe, les irrégularités du fragment déplacé en font un véritable agent de section. Nous verrons bientôt, lors d'arrachement des membres, la peau s'étirer et se rompre la première, puis se rétracter très loin et très haut, dépouillant une large surface : l'accident est survenu parfois au cours de certaines manœuvres chirurgicales, et Malgaigne rapporte un fait où la peau se déchira circulairement au-dessous du coude, pendant une réduction de force, et découvrit tout l'avant-bras, en se retournant comme un gant.

Longtemps, la doctrine de la rupture brusque des aponévroses, sous la pression des muscles contractés, a servi de pathogénie classique à la hernie musculaire. Le corps charnu distend sa gaine et la fait éclater; il fait hernie par la brèche : la théorie était fort simple et, en apparence, de compréhension facile. Elle n'a pas résisté à l'analyse. M. le professeur Farabeuf(¹) a bien montré que, même contracté, le muscle n'exerce jamais de

(¹) FARABEUF, *Bull. Soc. de chirurgie*, 1881, p. 95 et 145.

pression sur les parois de sa loge aponévrotique. Par la contraction, il ne grossit pas, il *change de forme*, et sa gaine s'y prête : elle tire à elle « la couverture », c'est-à-dire le manchon fibreux du muscle antagoniste, et des muscles voisins, et suffit ainsi à jouer son rôle d'enveloppe, quelles que soient les variations de son contenu. Du reste, une bonne partie des pseudo-hernies doivent, en réalité, rentrer dans le cadre des ruptures. Nous allons voir que la distension prolongée peut devenir le point de départ de hernies vraies.

Ce second type de distension provoque, dans tous les tissus membraneux, des lésions de même ordre que celles que nous décrivions plus haut : amincissement, atrophie des papilles, des glandes, des couches musculaires, des éléments élastiques, état fasciculé des lames fibreuses. Les grosses tumeurs, bien encapsulées, et qui n'agissent que par leur volume, permettent de suivre aisément toutes les phases du processus, sur la peau ou sur les muqueuses. Un fait constant, c'est la dilatation des petits systèmes vasculaires, artériels et surtout veineux, endo et sous-dermiques : dès que la distension devient considérable, on voit se dessiner à fleur de peau ces arabesques vasculaires, ces étoiles à rayons courbes, sortes de *vasa vorticosa*, que les meilleures injections ne dévoilent jamais aussi finement; un peu plus tard, quand la pression est plus forte encore à sa face profonde, la membrane devient lisse, pâle, quelquefois d'une teinte rougeâtre uniforme, indice certain d'une prochaine éraillure.

A la suite de ces distensions prolongées, la membrane, et je parle surtout de la peau, la plus résistante et la plus élastique de toutes, ne reprend que partiellement ses caractères primitifs; si sa limite d'extensibilité n'a pas été dépassée, et si la longue durée de l'effort n'a pas déterminé la complète atrophie de ses éléments élastiques, elle revient peu à peu sur elle-même : et cette involution, si je puis dire, exige toujours un certain temps. Ainsi en est-il après la grossesse, par exemple. Cette rétractilité conservée explique un fait d'observation courante, à la suite de l'ablation des grosses tumeurs de l'abdomen, des énormes kystes de l'ovaire, par exemple; sur le ventre distendu, et de volume parfois monstrueux, il faut pratiquer une longue incision médiane, de l'ombilic au pubis, qui mesure 25, 30, 35 centimètres quelquefois; deux mois, trois mois après, la cicatrice est devenue toute petite, elle n'a que 10 ou 15 centimètres de long, et l'opérée s'en étonne.

Pourtant la distension prolongée laisse toujours derrière elle des stigmates, et des stigmates indélébiles : des plis, des vergetures, des taches pigmentaires souvent. Les vergetures, sortes de cicatrices intra-dermiques, témoignent des éraillures interstitielles de la membrane; à la paroi abdominale antérieure, aux cuisses, elles accusent une grossesse antérieure, une tumeur, une adipose qui a disparu; au thorax, elles peuvent être l'indice d'une pleurésie antérieure, comme l'a montré Gilbert. Les taches pigmentaires procèdent sans doute d'un mécanisme analogue : elles se développent au niveau des éraillures de la couche de Malpighi, et par le fait des altérations trophiques de l'épiderme qui leur succèdent. On les retrouve souvent à la peau de l'abdomen.

La dissociation des faisceaux fibreux et l'élargissement de leurs mailles constituent les principaux effets de la distension des aponévroses; nous n'aurions qu'à citer la ligne blanche. De là un danger : la hernie des organes sous-jacents; l'enveloppe fibreuse ne saurait plus remplir son rôle d'exacte contention; la voie est libre, au niveau des zones de moindre résistance ainsi créées. Encore faut-il qu'une pression suffisante, qu'un effort intervienne, pour chasser l'organe hors de sa loge fenêtrée. L'observation est courante, pour les aponévroses de l'abdomen, pour la ligne blanche, et l'on sait quelle est, dans cette région, l'influence de la distension abdominale, des grossesses, en particulier, sur le développement des hernies. On a soutenu que l'usure lente des aponévroses était un des facteurs principaux de la véritable hernie musculaire; la gaine s'amincit et s'éraille, sous les frottements répétés d'un muscle trop volumineux, qui est « à plein » dans sa loge; telle est, du moins, la théorie invoquée par Dupuytren, Follin, et plus récemment exposée par Guinard(1).

III. *Organes longs.* — Les uns sont pleins; les nerfs, les muscles, les tendons, les ligaments; les autres, creux et tubulaires, les vaisseaux sanguins et lymphatiques. Aucun d'eux n'est homogène; leurs parties constituantes sont d'extensibilité, d'élasticité, de résistance différentes, d'où l'ordinaire irrégularité des ruptures.

Il est important d'étudier, pour chacun d'eux : 1° *leur degré d'extensibilité*; 2° *leur limite de rupture*, autrement dit, le poids nécessaire pour les rompre; 3° *leurs points de rupture*, et le type anatomique de ces solutions de continuité par arrachement. Ces notions trouvent, comme nous le verrons, de nombreuses applications pratiques.

Le problème, ainsi posé, a donné lieu à de sérieuses études. Pour les nerfs, en particulier, la méthode de l'élongation leur assurait un regain d'actualité.

Sous la traction, les nerfs périphériques s'allongent beaucoup plus qu'on ne le croirait. M. Tillaux a vu le médian et le cubital s'étirer, sur le cadavre, de 15 à 20 centimètres, avant de se rompre; mais l'allongement, porté à ces limites, ne va pas sans des lésions interstitielles graves, et le nerf ne reprend plus ses dimensions premières. Il y a un degré d'extensibilité qu'on pourrait appeler normale, et qui n'est que la mise en jeu des propriétés élastiques du cordon nerveux : Assaky(2) s'est efforcé de le déterminer, et il a démontré, par une série de 28 expériences cadavériques, qu'il était, en réalité, assez étendu, et notablement plus considérable, sur le bout central que sur le bout périphérique; la différence, ajoute-t-il, « est sans doute en rapport avec le mode de ranescence des

---

(1) Guinard, Hernie musculaire. *Gaz. hebdomadaire*, 1888.
(2) Assaky, De la suture des nerfs à distance. *Thèse doct.*, 1886.

cordons nerveux périphériques, les branches collatérales représentant autant de points d'arrêt ».

Il existe donc un premier type de lésion anatomique qui peut prendre le nom de *distension simple*. En réalité, bien que le nerf, à l'œil nu, paraisse intact, l'on retrouve toujours, à un examen plus précis, quelques déchirures partielles de la gaine, quelques ruptures vasculaires interstitielles; les tubes nerveux peuvent rester indemnes, et, dans leurs expériences, MM. Marchand et Terrillon ont montré que le bout périphérique, après une simple élongation au doigt, ne renferme pas de fibres dégénérées. En pareil cas, l'engourdissement de la sensibilité et du mouvement dure peu. Mais il est bien probable qu'en pratique, dans la majorité des faits, il se produit, dans l'épaisseur du cordon nerveux, des ruptures tubulaires disséminées et plus ou moins nombreuses.

D'après Weir Mitchell, quand le nerf a subi un allongement d'un sixième de sa longueur, il perd son excitabilité directe et réflexe; mais l'électricité provoque encore des contractions musculaires, et l'excitabilité électrique ne disparaît qu'après un allongement porté au quart des dimensions primitives. On ne saurait nier que de pareilles mensurations soient bien difficiles à établir; elles n'en apportent pas moins, dans leur teneur générale, une nouvelle preuve de la remarquable extensibilité des nerfs périphériques.

Très extensibles, ils sont aussi très résistants, et la plus banale expérience cadavérique en témoigne. Tirez sur le sciatique dénudé, sur le médian, et vous soulèverez le corps tout entier, avant de le rompre. M. Tillaux (¹) a donné le chiffre de 54 à 58 kilogrammes comme le poids nécessaire à la rupture du sciatique, de 20 à 25 kilogrammes comme le poids nécessaire à celle du médian et du cubital. Les évaluations de Trombetta (²), qui portent sur la plupart des nerfs périphériques, n'ont pas perdu de leur intérêt. Voici, d'après lui, la liste des poids de rupture :

		Kilogrammes.
Nerf sciatique.		84
— crural.		58
— médian.		58,187
— radial.		27,750
— cubital.		26,5
Plexus branchial dans l'aisselle	17 à	57
— poplité.		52
Branche sus-orbitaire.		2,720
— sous-orbitaire.		5,477
— mentonnière.		2,492
5e branche cervicale.		21,820
6e —		24,154
7e —		25,416
8e — et 1re dorsale		29,460

(¹) TILLAUX, Des affections chirurgicales des nerfs. *Th. d'agrég.*, 1866.
(²) TROMBETTA, Sullo stiramento dei nervi, studi patologici e clinici. Messine, 1880.

Ces chiffres n'ont rien d'absolu, et, pour le même nerf, les poids indiqués par les divers expérimentateurs ne concordent pas toujours. Il y a
des conditions de résistance individuelles, et, en clinique, des conditions
pathologiques, qu'on ne saurait oublier.

La solution de continuité affecte de *préférence* certains points du
cordon : les *points d'arrêt et de réflexion.* C'est au sortir du bassin,
dans l'échancrure, que le sciatique se rompt le plus
souvent; le médian, au-dessous du pli du coude;
le cubital, au-dessous de la gouttière rétro-épitro-
chléenne; les zones d'émergence des branches collatérales, la traversée des anneaux fibreux, les points
d'inflexion autour du squelette, représentent autant
de sièges d'élection. Enfin les racines elles-mêmes
peuvent être déchirées ou « déracinées », à leur implantation médullaire, comme Flaubert l'a relevé,
dans ce fait malheureux et célèbre. Dans les luxations, dans les manœuvres de force appliquées aux
réductions, le mécanisme des lésions nerveuses est
complexe : la contusion et l'écrasement se combinent
à la distension, elle-même presque toujours oblique.

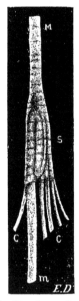

Fig. 50 — Invagination à
trois cylindres du nerf
médian dans sa gaine, à
la suite d'un arrache-
ment (Farabeuf)

M, médian brachial —
m, médian antibrachial
— S, invagination —
C. C. collatérales

Quand le nerf se rompt, les tubes nerveux se
déchirent les premiers, le névrilème se laisse étirer
et s'effile, comme l'adventice d'un vaisseau. Une
fois rompu, il se rétracte, souvent à longue distance,
et la figure ci-contre, due à M. le professeur Farabeuf, fournit un curieux exemple de cette rétractilité : il s'agit d'une invagination à trois cylindres
du nerf médian dans sa gaine, après arrachement.

Nous ne saurions insister sur les accidents fonctionnels qui succèdent à ces arrachements : l'abolition complète des fonctions du conducteur nerveux
en est la conséquence nécessaire. Pourtant, la lésion
est ici plus grave et l'avenir plus sombre encore que
dans les simples sections nerveuses, et voici pour-
quoi : *les ruptures interstitielles s'étendent bien au delà, bien au-dessus
du niveau d'arrachement,* souvent jusqu'aux racines, jusqu'à la moelle;
les phénomènes de stupeur locale, de shock, sont donc beaucoup plus
marqués, la réparation anatomique ou la suppléance plus difficiles,
les complications névritiques et la myélite ascendante plus souvent à
redouter.

À la distension lente, au contact de grosses tumeurs, etc., les nerfs
opposent une résistance très accusée; il semble qu'il se produise, à la
longue, une sorte d'accoutumance de la fibre nerveuse, qui, dans ce
nouvel état, n'en continue pas moins son rôle de transmission; encore
faut-il qu'il s'agisse d'une distension simple, et que le néoplasme refoule

le nerf, sans l'entourer ni l'envahir. Des ganglions squirrheux, de médiocre volume, suffisent parfois à paralyser le membre supérieur.

Les ruptures des muscles et des tendons, qui constituent avec eux un système commun, supposent un mécanisme tout différent de celui des ruptures nerveuses ou des ruptures vasculaires; ici un agent nouveau entre en ligne : la contraction musculaire et ses anomalies.

Sans doute, les muscles peuvent être arrachés comme les organes longs, inertes, et céder à l'allongement forcé; le fait, en pratique, est exceptionnel. Bichat et Delpech avaient invoqué tour à tour cet allongement forcé, dans la pathogénie des ruptures : c'étaient les muscles antagonistes, qui, dans une contraction violente, distendaient et arrachaient leur antagoniste. Théorie étrange, qui ne résiste pas aux moindres recherches précises. Pour rompre un muscle, même sur le cadavre, pour rompre le biceps brachial, par exemple, il faut une traction minima de 30 à 36 kilogrammes, comme l'ont montré les expériences de Sallefranque (¹); or, le muscle vivant est au moins dix fois plus résistant que le muscle pris vingt-quatre heures après la mort; à l'état de contraction ou actionné par l'électricité, il le devient plus encore. Quelle que soit la laxité de certaines articulations, elles ne sauraient se prêter à un pareil allongement des muscles voisins.

La vérité est tout autre : le muscle *se brise lui-même, par sa propre contraction.* Il n'est pas douteux que pareil accident ne saurait se produire en dehors de l'une ou l'autre des deux conditions que voici : 1° anomalie dans l'intensité, la coordination, le sens de la contraction musculaire; 2° anomalie dans la résistance au mouvement; les deux éventualités se trouvent souvent combinées, et les données étiologiques en témoignent. C'est pendant un violent effort pour soulever un fardeau que le biceps se rompt; pendant un effort pour reprendre l'équilibre, pour soulever le corps tout entier, dans le saut, par exemple, pour se mettre en selle ou s'y maintenir, que l'on voit survenir les ruptures du grand droit de l'abdomen, du droit antérieur de la cuisse, des jumeaux, des adducteurs. « Les ruptures musculaires, écrivent Charvot et Couillaud (²), se produisent presque toujours à l'occasion des mêmes mouvements forcés. A chacune de ces manœuvres de force correspond la lésion du même muscle, rompu presque toujours au même point. »

A l'état normal, le sens musculaire sert de régulateur à la contraction; il la maintient, si l'on peut dire, dans de sages limites. Il est telles circonstances, physiologiques ou morbides, où il cesse d'être entendu; le muscle entre en lutte, brusquement, avec une résistance supérieure à la résistance propre de son tissu contracté, et il cède et se brise. Ou bien encore, sous

---

(¹) SALLEFRANQUE, De la rupture sous-cutanée du biceps brachial, d'origine traumatique *Thèse doct.*, 1887.
(²) CHARVOT et COUILLAUD, Étude clinique sur les ruptures musculaires chez les cavaliers. *Revue de chirurgie*, 1887.

les mêmes influences, tout le système des synergies est détruit; le muscle se contracte, seul de son groupe, sans attendre le concours des autres corps charnus qui sont appareillés avec lui, ou encore tel ou tel de ses faisceaux se contracte isolément. On conçoit que, dans chacune de ces éventualités, il se trouve en état d'infériorité. Si la substance charnue est dégénérée, et Roth (de Moscou)(¹) a démontré que la fatigue seule suffisait à l'altérer, l'accident sera naturellement beaucoup plus facile à produire.

Or, de ces contractions anormales, peut dériver toute une série de lésions, dont le mécanisme connu est, en somme, la distension; les voici :

1° Ruptures *interstitielles ou incomplètes* du corps charnu;
2° Ruptures *complètes* du corps charnu;
3° Ruptures *musculo-tendineuses*;
4° Ruptures *du tendon*;
5° *Arrachement du tendon, à sa surface d'implantation osseuse*;
6° *Arrachement de la surface osseuse* ou de l'apophyse d'insertion;
7° *Fracture par contraction musculaire.*

Les ruptures interstitielles et incomplètes sont la meilleure démonstration de ces contractions incoordonnées, asynergiques, dont nous parlions. Leur fréquence est, sans doute, plus grande encore qu'on ne le pense; et, à part le lumbago, certaines formes de torticolis, etc., nombre de douleurs locales, succédant à de faux mouvements, à des entorses, à des efforts, ne reconnaissent probablement pas d'autre pathogénie. On sait que la solution de continuité incomplète peut avoir un siège inattendu dans l'épaisseur du muscle, et donne lieu à des signes physiques susceptibles d'égarer le diagnostic; qu'elle peut occuper, par exemple, la couche profonde du biceps, laissant intacte sa masse principale.

De fait, c'est dans la zone musculo-tendineuse, dans la zone de pénétration réciproque du muscle et du tendon, que la rupture a lieu le plus souvent. Sédillot ne voyait-il pas là un véritable décollement; et Nélaton ne soutenait-il pas que le côté plein tendineux s'arrache du côté creux musculaire, comme une épée à moitié tirée du fourreau? Sans accorder trop de valeur à des comparaisons que la réalité ne justifie pas toujours, le siège d'élection de la rupture n'en reste pas moins.

Siège d'élection, mais non localisation constante : l'arrachement porte souvent sur le corps charnu lui-même, et là aussi, en des points presque toujours les mêmes, dans la région sous-ombilicale, sur le grand droit de l'abdomen, à la partie moyenne, sur le biceps, etc.

Pourquoi, à la suite d'une action mécanique en somme toute semblable, la brisure intéresse-t-elle tantôt le muscle, tantôt le tendon, tantôt l'os lui-même? Cela tient, sans doute, d'abord aux conditions variables de résistance comparée des trois éléments. Certains muscles se rompent

(¹) Voy. *Gazette hebd.*, 1882, p 180.

beaucoup plus rarement que leur tendon, le triceps crural, par exemple. Delon (¹) n'a pu rassembler que 6 cas de ruptures du muscle triceps, alors qu'il recueillait 56 faits de ruptures du tendon rotulien. La direction des fibres du corps charnu, l'épaisseur du tendon, la structure variable de l'os, dans la zone d'insertion, fournissent une explication suffisante de ces apparentes anomalies ; l'étude de chaque cas particulier permettrait de s'en rendre compte.

On ne saurait non plus négliger la direction du mouvement brusque, qui devient « vulnérant », et l'intensité de la résistance qu'il rencontre. Lorsqu'on a étudié expérimentalement l'énorme puissance des gros tendons et des gros ligaments, on ne s'étonne guère de les voir arracher leur surface d'attache ; on s'étonne davantage qu'ils puissent eux-mêmes se rompre. La traction dans l'axe de leurs fibres leur permet de lutter, en quelque sorte, avec toutes leurs forces combinées : Malgaigne avait déjà constaté que, chez le lapin, ils résistent à des poids de 40 à 45 kilogrammes ; chez l'homme, la résistance, pour chacun d'entre eux, est bien supérieure au poids du corps.

Mais, dans la réalité, la distension est loin d'être toujours une distension dans l'axe, une élongation vraie ; elle est souvent *oblique,* et les faisceaux du tendon ou du ligament n'entrent pas tous en jeu : ainsi s'expliquent les ruptures incomplètes, dans les entorses, par exemple. Enfin, là encore, les différences d'épaisseur, de forme, de cohésion, donnent la raison du siège d'élection des ruptures par contraction musculaire, dites spontanées.

Pour les organes longs tubulés, les vaisseaux et certains conduits glandulaires, les différences de résistance des tuniques successives influent aux ruptures des caractères particuliers.

Les tuniques moyenne et interne des artères se brisent les premières et se recroquevillent comme sous la striction du fil à ligature ; la tunique externe s'étire et s'allonge en fuseau, et ne cède que beaucoup plus tard : il y a là, pour l'artère arrachée, un procédé d'oblitération spontanée, qui explique la rareté des hémorrhagies, au moins immédiates, dans les plaies par arrachement. On aurait tort pourtant de tenir pour constante cette hémostase procédant du type même de la blessure ; elle s'observe à la suite des élongations proprement dites, des arrachements réguliers, expérimentaux en quelque sorte : les traumatismes ne sont jamais aussi simples, et nous avons eu déjà l'occasion de noter que le mécanisme est alors rarement unique.

M. Nicaise (²) a montré, sur le cadavre, que les lésions de la distension veineuse ne sont pas absolument calquées sur celles des artères, et cela, grâce à l'épaisseur et à la texture différentes de leur paroi. Les tuniques interne et moyenne se rompent au même niveau, mais ne se recroque-

(¹) Delos, *Thèse doct.,* 1884.
(²) Nicaise, Des plaies des veines. *Thèse d'agrég.,* 1872.

villent pas; l'externe s'étire, mais beaucoup moins que l'adventice artérielle, et, une fois rompue à son tour, elle ne déborde guère les deux
autres que de 2 ou 3 millimètres. L'hémorrhagie veineuse est donc
presque toujours à craindre, et ce que l'on voit quelquefois au cours de
l'énucléation des grosses tumeurs du cou, par exemple, en témoigne suffisamment. Rappelons, en passant, l'arrachement des collatérales veineuses,
à leur implantation sur leur tronc d'origine, que M. Verneuil a depuis
longtemps signalé ([1]).

Des faits analogues se reproduisent à la suite de l'arrachement des
conduits organiques; là encore, suivant son degré de laxité et d'adhérence
profonde, la tunique externe s'étire plus ou moins et joue, dans des
limites variables, ce rôle d'oblitération temporaire dont nous parlions.
Nous ne saurions entrer dans des détails; les faits bien étudiés manquent
d'ailleurs. Citons cependant les arrachements du cordon et du canal
déférent, qui ont été quelquefois observés.

Ce que nous venons de dire du type différent des lésions par distension
dans les différents tissus suffit à rendre compte de ce qu'on observe dans
les arrachements des membres ou des segments de membres. La peau,
grâce à son extensibilité, semble céder la dernière; les ligaments articulaires, grâce à leur résistance, ne se rompent aussi qu'aux dernières
secousses; les tendons se brisent bien au-dessus du plan de disjonction,
et l'on trouve quelquefois des bouts tendineux de 20 à 30 centimètres,
appendus au segment arraché; les artères s'effilent, suivant le mécanisme
que nous décrivions tout à l'heure; les nerfs se déchirent, eux aussi, très
haut, et l'existence de ces désordres *haut situés, lointains*, est précisément l'un des éléments principaux de gravité des plaies par arrachement.

CHAPITRE IV

PIQÛRES

Les agents mécaniques qui procèdent par piqûre ou par section ont
pour caractéristique de n'entrer en conflit avec les tissus que par *une
surface très étroite*, ce qui restreint, dans une mesure considérable, la
résistance qui leur est opposée. La surface de conflit est linéaire et de longueur variable dans les sections; elle tend à être punctiforme dans les
piqûres. Les deux variétés d'agents peuvent pénétrer par leur simple
poids, si leur arête est assez tranchante, ou leur pointe assez acérée; ils

---

([1]) Les mêmes faits s'observent dans l'extirpation des tumeurs ganglionnaires du cou, de l'aisselle, de l'aine.

soit le plus souvent animés d'une certaine force vive, et produisent, à leur point de pénétration, un véritable choc.

Aussi les piqûres se rencontrent-elles assez rarement à l'état de lésions élémentaires, si je puis dire; elles sont d'ordinaire combinées à un certain degré de contusion ou de section.

Il suffit d'ailleurs, pour s'en rendre compte, de rappeler les agents les plus ordinaires de ces sortes de plaies. Les armes blanches, depuis l'épée de combat jusqu'au couteau, presque toutes aplaties ou triangulaires, effilées à leur extrémité et s'élargissant jusqu'à la poignée, pénètrent en piquant et progressent en coupant, dans l'épaisseur des tissus. Souvent même, le mouvement qui leur est imprimé accroît encore la section profonde. L'assassin qui relève violemment le manche de son poignard, avant de l'arracher, sait bien qu'il aggrave ainsi la blessure et la rend presque fatalement mortelle. Un douloureux exemple nous en était donné récemment.

Les aiguilles, les poinçons, les divers instruments de chirurgie (trocarts, aiguilles à acupuncture, etc.), créent une variété de piqûres, plus nettes, plus simples, plus bénignes, sauf quelques localisations exceptionnelles. Enfin, il est certains agents intérieurs, tels que les esquilles, les corps étrangers en voie de migration, etc., qui peuvent provoquer aussi pareilles lésions.

Il est bien certain que la vulnérabilité des différents tissus aux piqûres varie avec leur cohésion et leur dureté; que, d'autre part, leur élasticité variable leur permet d'oblitérer plus ou moins vite et plus ou moins complètement le trajet creusé par la piqûre. Pour l'étude générale du mécanisme et des lésions, il y a surtout lieu de distinguer les piqûres *étroites* et les piqûres *larges*.

Piqûres étroites. — Elles peuvent n'intéresser que les tissus compacts, ou pénétrer dans une cavité, cavité splanchnique ou viscérale, vaisseaux ou conduits organiques. Certaines d'entre elles, par leur siège même, acquièrent une gravité toute spéciale.

La piqûre étroite d'une membrane, de la peau, des couches sous-cutanées, d'un muscle, d'un tendon, n'est suivie, d'ordinaire, que d'un très minime écoulement sanguin, quelquefois même nul: elle se ferme d'elle-même, au moins dans l'épaisseur des tissus élastiques, comme la peau, ou bien un caillot filiforme en remplit le trajet et l'oblitère.

Exceptionnellement, l'agent traumatique, ayant traversé un vaisseau ou un nerf de quelque grosseur, provoque une réaction et des phénomènes plus marqués. D'ordinaire (je parle, bien entendu, des piqûres non septiques) la réparation ne tarde pas à être complète; pourtant un petit point cicatriciel, qui se détache en blanc sur la peau, un petit trajet fibreux, dans les tissus profonds, l'un et l'autre bientôt méconnaissables, dénotent bien qu'il n'y a pas simple dissociation, mais solution de continuité proprement dite.

Assez souvent, un petit nodus, un épaississement circonscrit, qui se résorbe plus ou moins vite, témoignent de ce travail de cicatrisation : ainsi en est-il au niveau des tendons, des os, etc.

Il est probable que le fait témoigne le plus souvent de la présence d'un corps étranger, si minime soit-il, dans l'épaisseur du tissu atteint; on sait que très souvent la pointe fine des instruments piquants se brise et reste incluse, et que la recherche en est presque toujours très laborieuse. En thèse générale, et je signale en passant ce point de pratique, on peut dire que le meilleur procédé, pour la découverte de ces débris perdus, consiste à tendre autant que possible les parties molles qui les recèlent : de la sorte, on les redresse, on les immobilise, et on les fait saillir. M. Moulonguet[1] a préconisé cette pratique, pour les corps étrangers implantés dans les tendons de la main; dans un fait rapporté par J. François Frank[2], une aiguille enfoncée dans le nerf cubital provoquait des crises de contracture, dans la main et l'avant-bras, tout en ne se révélant, à l'examen, par aucun stigmate, aucune aspérité; J. Frank renversa fortement le poignet, et, en suivant au doigt la surface du nerf, il découvrit une petite pointe saillante : c'était l'aiguille; elle fut extraite, et tous les accidents cessèrent.

La piqûre étroite d'un parenchyme est assez souvent suivie d'une hémorrhagie un peu plus considérable, mais qui s'arrête bientôt et ne présente d'ordinaire aucune gravité. Le rein, par exemple, saigne quelquefois d'une façon assez notable, mais la compression suffit toujours, et vite, à faire l'hémostase; Tuffier et son élève Robineau-Duclos[3] ont bien mis ce fait en lumière, pour les piqûres exploratrices du rein. Ceci s'applique au foie, à la rate, au poumon, au cerveau lui-même, au moins dans ses zones neutres; l'acupuncture, bien faite, est inoffensive, et l'expérience clinique journalière le démontre suffisamment, et cela est vrai, non seulement des aiguilles filiformes, comme celle de la seringue de Pravaz, mais encore des aiguilles tubulées ou des trocarts de petit calibre. Il est certain que, plus l'instrument devient gros, plus l'oblitération spontanée du trajet devient mécaniquement difficile; si un vaisseau volumineux a été intéressé dans la profondeur, l'hémorrhagie est à craindre. L'état du parenchyme joue un grand rôle, comme nous le verrons, dans ce mécanisme de cicatrisation rapide; les tissus malades s'y prêtent, en général, beaucoup moins.

Ceci se vérifie, en particulier, dans les piqûres des organes creux. Les piqûres de l'intestin, même au trocart, se ferment d'elles-mêmes; la rétractibilité de la paroi et surtout la contraction de la tunique musculaire font disparaître immédiatement la petite solution de continuité. Les expériences de Jobert l'avaient bien montré. Or, on ne saurait faire fonds de cette propriété de la paroi intestinale *saine* pour établir la constante

(1) Moulonguet, *France médicale*, 1888, p. 856.
(2) Voy. Tripier, art Nerfs. *Dict encyclop. des sc. médicales*, 2e s., t XII. p. 296
(3) Robineau-Duclos, *Thèse doct.*, 1891.

innocuité de l'acupuncture de l'intestin distendu, paralysé, malade, tel qu'on le trouve dans l'occlusion intestinale; M. Verneuil a attiré l'attention sur le danger des ponctions de l'intestin, dans la hernie étranglée et dans l'étranglement interne.

On peut en dire autant de la vésicule biliaire et de la vessie. Leur paroi est-elle malade, il est exceptionnel que le trajet d'une piqûre, qui n'est pas réellement capillaire, ne laisse suinter un peu du liquide contenu, quantité infinitésimale peut-être, suffisante pourtant pour créer un foyer d'infection, si le liquide est septique. Les ponctions dites capillaires de la vessie, de ces énormes vessies de prostatiques, atones et flasques, n'échappent pas à ce reproche; si les accidents sont rares, cela prouve simplement l'action d'ordinaire peu nocive de l'urine sur les tissus.

S'agit-il de poches néoformées, à contenu liquide, de kystes, de collections profondes et cavitaires, l'oblitération spontanée de la piqûre, si tine soit-elle, est encore moins certaine, et c'est en ce sens qu'on peut soutenir, en présence d'un grand nombre de ces faits, qu'une incision exploratrice est moins dangereuse qu'une ponction.

Pour le cœur, pour les gros vaisseaux, pour les dilatations veineuses ou artérielles (varices, anévrysmes), le danger devient plus grand encore, dès que la piqûre cesse d'avoir le diamètre le plus fin. On ne pense plus, comme les anciens, que toute blessure du cœur soit immédiatement et fatalement mortelle; Sanctorius avait montré déjà l'innocuité de la piqûre du cœur, chez le lapin, et quelques observations humaines en témoignent également. Le trajet se ferme aussitôt, par l'action même de la puissante musculature cardiaque, ou bien un étroit caillot le remplit; il arrive qu'on ait une véritable difficulté à le reconnaître, comme Georg Fischer (¹) en rapporte un exemple. D'autre part, l'acupuncture est devenue, entre les mains de quelques médecins, une méthode de traitement des anévrysmes, en particulier de l'anévrysme aortique; on y a introduit de longues aiguilles d'or ou de platine, servant à l'électrolyse, des ressorts de montre, etc., et les accidents ont été rares.

Étant données la texture et l'élasticité plus ou moins altérées d'une paroi vasculaire, il y a, en somme, une limite de grosseur, que les instruments piquants ne sauraient dépasser, sans créer une solution de continuité persistante, un orifice qui reste béant, et, par suite, l'hémorrhagie inévitable.

Jusqu'ici, comme on le voit, la piqûre, piqûre étroite ou capillaire, représentait une lésion mécanique le plus souvent bénigne. Sans perdre ces minimes dimensions, elle peut revêtir, du fait seul de sa localisation, une gravité particulière et provoquer des phénomènes souvent disproportionnés avec le traumatisme: je veux parler des piqûres des centres nerveux et des nerfs. Il suffit de rappeler la piqûre du bulbe, qui n'est pas

---

(¹) G. FISCHER, Die Wunden des Herzens und des Herzbeutels, *Archiv f. Klin. Chir.*, Bd. IX, 1868, p. 571.

seulement une expérience de laboratoire, mais qui devient quelquefois une manœuvre criminelle, et un procédé d'assassinat des nouveau-nés. Les piqûres des nerfs sont fréquemment suivies d'accidents douloureux et de réactions locales, plus intenses que les sections proprement dites. Ne les a-t-on pas accusées de provoquer le tétanos? Ne sait-on pas, du moins, que la névrite et ses extensions possibles peuvent avoir pour point de départ une simple piqûre, d'apparence toute bénigne, d'un cordon nerveux. Il y a lieu d'ajouter que le fait se produit surtout à la suite des piqûres septiques, ou de celles qui laissent, dans l'épaisseur du nerf, la pointe du corps étranger.

Piqûres larges. — C'est alors surtout que la lésion est rarement simple, et qu'il s'agit le plus souvent d'un mécanisme combiné, où la section se mêle à la piqûre. Aussi serons-nous brefs sur l'évolution générale de ces piqûres larges, nous en retrouverons presque tous les éléments au chapitre suivant.

Il y a lieu d'ailleurs, au point de vue de leur gravité et des désordres qu'elles provoquent, de les ranger en trois catégories, que voici: 1° piqûres *trans-cavitaires*; 2° piqûres *cavitaires*; 3° piqûres *extra-cavitaires*. Je n'explique.

Un instrument piquant, de suffisante longueur, la lance, l'épée de combat, peuvent *traverser le corps de part en part*, au niveau du thorax ou de l'abdomen; il arrive même que ce long trajet intéresse à la fois les deux grandes cavités splanchniques, en blessant un nombre considérable d'organes. Pareilles blessures sont très souvent mortelles, et mortelles immédiatement, lorsqu'elles atteignent le cœur ou les gros vaisseaux. En tout état de cause, leur gravité est extrême.

La piqûre est dite *cavitaire*, lorsque l'instrument a pénétré jusque dans l'une des cavités splanchniques, crânienne, thoracique ou abdominale, ou lorsqu'il a ouvert, d'une façon générale, une cavité muqueuse. Une piqûre du cou qui perfore l'œsophage doit être dite cavitaire, tout aussi bien qu'un coup de couteau qui ouvre le ventre, même sans léser l'intestin. L'importance de cette division est très grande, et surtout pour ce triple motif, que je ne fais qu'indiquer: 1° la plaie est exposée et presque fatalement condamnée à l'infection, lorsqu'elle est en communication avec certains conduits ou certains réservoirs, l'intestin, la vessie, etc.; 2° l'hémostase primitive est beaucoup plus difficile, par suite du libre accès du sang dans la cavité voisine, qui parfois même exerce une véritable aspiration (thorax, etc.); 3° ces piqûres deviennent assez souvent, plus tard, des trajets fistuleux, de cure très laborieuse (fistules aériennes, fistules intestinales, fistules urinaires, etc.).

Quand l'instrument s'arrête dans l'épaisseur des tissus, que la plaie est, à proprement parler, *extra-cavitaire*, quelle que soit sa profondeur, elle crée des dangers bien moindres, sous la réserve toutefois qu'elle soit aseptique. Il est bon de répéter, ici encore, cette dernière réserve; et, de fait, si les plaies par instruments piquants ont été pendant longtemps considérées comme plus graves que les sections simples, cela tenait surtout à leur infection plus fréquente, au développement plus facile des processus infectieux au fond de ces trajets profonds et irréguliers.

Ces caractères mêmes du trajet de la piqûre créent à l'hémostase primitive des conditions très favorables : le sang s'accumule et stagne forcément dans la profondeur de cette plaie conique, en entonnoir, et, suivant la résistance des tissus ambiants, l'hématome qui s'est formé tout autour devient lui-même un agent de compression.

C'est d'ailleurs par ce mécanisme que se produit l'hémostase, à la suite des piqûres artérielles et veineuses : le sang s'épanche au-dessous de l'adventice, la décolle et la soulève, et, de la sorte, il se forme comme un épais couvercle, qui obture la perforation et ferme la voie au sang. Si la paroi est mince, l'épanchement a lieu tout autour du vaisseau piqué, dans sa gaine tangentielle, et l'on voit souvent l'infiltration péri-vasculaire se prolonger au loin ; à la hauteur de la plaie, elle se collecte en un épais cylindre, une virole de caillots, qui jouent dans l'hémostase le rôle dont nous venons de parler.

Les piqûres de l'intestin se prêtent, elles aussi, à un mécanisme spécial d'oblitération. La muqueuse, plus lâche que les autres tuniques, fait hernie à travers la perte de substance des couches musculaire et séreuse : elle se présente sous la forme d'une sorte de bouchon qui obture l'orifice (Travers) : occlusion grossière, en réalité, et qui ne suffit pas à empêcher le suintement du liquide infectant.

Une complication fréquente des piqûres étroites, c'est, nous l'avons vu, la présence de corps étrangers, corps étrangers le plus souvent très petits, et de recherche pénible (échardes, pointes d'aiguilles, etc.). Ils sont plus rares, dans les piqûres larges, grâce au volume et à la puissance même des agents vulnérants; ce n'est guère qu'en se heurtant au squelette qu'ils se brisent. Aussi les trouve-t-on implantés dans le crâne, dans la colonne vertébrale, dans les os volumineux. Des faits étranges ont été rapportés, que nous ne saurions reproduire ici, et qui témoignent de la longue tolérance des tissus(1). Longue tolérance et non tolérance indéfinie : presque toujours, en effet, l'heure vient, où le corps étranger, oublié, se révèle de nouveau, et quelquefois par des accidents graves.

(1) Voy. WEISS, De la tolérance des tissus pour les corps étrangers *Thèse d'agrég*, 1880.

CHAPITRE V

SECTIONS

On pourrait dire des sections : ce sont les solutions de continuité produites par des corps tranchants, en définissant le tranchant, avec Chauvel ([1]), « une scie très fine, agissant non par pression directe, mais par pression combinée à un mouvement de glissement ». Ce qui caractérise les agents de section, c'est précisément l'étroitesse de leur surface d'application, de conflit, avec les tissus, et, par suite, la résistance très amoindrie qu'ils rencontrent. Il n'existe pas d'assez fin tranchant pour s'insinuer dans les espaces intercellulaires, et produire une simple dissociation des éléments adjacents; la section idéale, si l'on peut dire, n'existe donc pas, en pratique, et, quelque mince et aiguisée que soit la lame, il y a toujours, à son contact, des déchirures, des écrasements, des lésions qui, pour être circonscrites à une zone étroite et quelquefois presque élémentaire, n'en sont pas moins, en miniature, celles de la plaie contuse.

De fait, la gradation est indéniable et d'observation courante entre ces divers types de lésions traumatiques : certaines crêtes osseuses, arrondies et mousses, le rebord orbitaire, par exemple, peuvent sectionner la peau de dedans en dehors avec la plus grande netteté; par contre, un mauvais couteau fait une entaille à bords mâchés et contus.

Aussi les *agents de section* sont-ils très nombreux et de nature extrêmement diverse. Je n'ai qu'à rappeler le nombre considérable des instruments usuels, des outils industriels, des armes de guerre, des instruments de chirurgie. Ne nous servons-nous pas tous les jours du bistouri et des ciseaux? N'observe-t-on pas, dans tous les corps de métiers, des coupures en quelque sorte professionnelles?

Nous avons vu, au chapitre précédent, que l'action vulnérante est souvent complexe, et que l'instrument est souvent à la fois tranchant et piquant. Cela est vrai, en particulier, des armes de guerre, qui frappent d'estoc ou de taille; le sabre est surtout destiné à frapper de taille, l'épée de combat à agir de la pointe. Dans les duels, les plaies sont presque toujours dues à des coups de pointe.

Il faut tenir un grand compte dans l'appréciation des effets produits par les instruments tranchants, de leur poids, d'une part, et de l'impulsion qui leur est communiquée. Un corps très pesant, muni d'une arête tranchante et qui tombe d'une notable hauteur, divise sans peine un

([1]) CHAUVEL, art. PLAIES *Dict. encycl. des sc méd.*, 2° s., t. XXV, p. 546

membre tout entier, la colonne vertébrale, le cou; la hache, la guillotine en sont des exemples. Les instruments doués de cette terrible puissance sont nécessairement d'une notable épaisseur, leur arête est étroite, ils s'élargissent en coin; aussi une contusion plus ou moins étendue se combine-t-elle toujours, en pareil cas, à la section.

Mais la diérèse n'est pas le propre des instruments métalliques : les débris de verre, de poteries, etc., se retrouvent souvent dans l'étiologie, les feuilles rigides et à bord aminci de certains végétaux, ou même certains fils minces, animés d'un mouvement rapide ou sous l'effort d'une brusque striction.

L'énumération serait oiseuse; il ne suffit de montrer que la caractéristique du corps coupant est toujours la même, quelle qu'en soit la nature.

L'intérêt de l'étude des sections réside surtout dans leur aptitude plus ou moins accusée à la réparation. Quelles sont les variétés de plaies qui se prêtent le mieux à une *restitutio ad integrum* des tissus? En quoi les caractères et le mécanisme de la section influent-ils sur ce processus de cicatrisation définitive? Voilà ce qu'il faut, avant tout, rechercher.

Or, dans toute section, les deux conditions essentielles qui s'opposent à la réunion, sont les suivantes : 1° *l'écartement variable des deux lèvres de la solution de continuité;* 2° *la présence, sur les bords de la division, d'une zone plus ou moins épaisse, d'éléments mortifiés ou destinés à l'être,* zone que nous dénommerons plus tard zone ischémiée, stupéfiée, gangrenée, et dont la résorption est toujours le premier temps du travail d'accolement réparateur.

C'est à ce double point de vue qu'il y a lieu de considérer le mode d'action des agents de diérèse et ce mode d'action aura pour principaux éléments : 1° leurs caractères physiques et leur direction; 2° la résistance variable des tissus.

J'ai déjà dit que la finesse du tranchant, que la minceur de la lame tout entière étaient indispensables à la production d'une section nette, autrement dit d'une division aussi appropriée que possible à la réunion ultérieure. Il est aisé de comprendre ce qui se passe dans l'éventualité contraire. Suivant la direction et le mode d'application de l'instrument vulnérant, la solution de continuité est *perpendiculaire* ou *oblique;* elle est d'ordinaire très nette, dans le premier cas, et donne lieu à une plaie évasée, sur les bords de laquelle les divers plans divisés s'écartent plus ou moins, suivant leur rétractilité propre; les sections obliques créent des plaies à lambeau, souvent beaucoup plus larges, mais de rapprochement et d'adaptation quelquefois plus faciles. Enfin la diérèse peut s'accompagner d'une *exérèse* véritable; un segment de membre, un doigt, par exemple, un organe saillant, le nez, l'oreille, etc., un lambeau de tissu est complètement détaché, laissant à sa place une perte de substance, qui ne se comblera spontanément que par un tissu de cicatrice, ou artificiellement, que par une véritable greffe.

Les tissus de forte cohésion sont ceux qui se prêtent le mieux aux sections franches; rien ne se coupe plus régulièrement qu'un muscle bien tendu, et, dans nos incisions, nous avons soin de fixer et de tendre la peau au-devant du bistouri. Les organes mous s'effritent et s'écrasent, les os éclatent et se brisent. Sans doute on rencontre, et surtout au crâne, de véritables sections osseuses, et je ne fais que citer *l'eccopé* et *le diacopé* des anciens; les coups de sabre ou de hache ont divisé parfois les os des membres, et l'ostéotomie est d'usage courant, en chirurgie. Mais nous savons bien que nos ciseaux, nos ostéotomes ne créent pas de sections simples, ils agissent tout autant par pression, par tassement, et nous utilisons précisément ce tassement des deux lèvres de la brèche, pour nous donner du jeu, et permettre le redressement, dans les déviations du genou, par exemple. Les propriétés du tissu osseux et son active régénération fournissent une réparation aussi rapide après ces divisions mousses qu'après l'éclatement net d'une fracture. Il n'en est pas de même pour les autres tissus, comme nous allons le dire.

Enfin, la profondeur de la solution de continuité doit entrer aussi en ligne de compte; les effets immédiats et la facilité d'une restauration ultérieure varient suivant que la division a été complète ou incomplète. Une autre catégorie plus importante est celle des plaies qui pénètrent jusque dans une cavité viscérale, qui ouvrent le crâne, la poitrine et l'abdomen, les voies digestives ou respiratoires; ce sont les *plaies cavitaires* du professeur Verneuil. Une pareille communication ouvre d'ordinaire les voies à l'infection, et, de plus, elle entrave le processus d'occlusion spontanée, et entretient les abouchements anormaux et les fistules.

Les *effets immédiats* de toute diérèse peuvent se résumer dans les trois termes que voici :

1° *Section des vaisseaux, hémorrhagie primitive;*

2° *Section des nerfs, douleur primitive,* d'intensité et de durée variables;

3° *Section des différents tissus, et rétraction plus ou moins large* des lèvres de la brèche.

Il est superflu de répéter que l'hémorrhagie varie d'abondance suivant le volume des vaisseaux intéressés, suivant le degré de vascularisation artérielle ou veineuse, physiologique ou morbide, des régions et des organes. Nous savons tous que les plaies de la face, même superficielles, saignent abondamment, que les gros parenchymes, la rate, le foie, le poumon, saignent plus encore que les masses musculaires, que l'incision d'un phlegmon diffus, d'un anthrax donne lieu à un suintement en nappe, quelquefois inquiétant. Tout cela est de notion banale. Ce qu'il faut retenir, c'est que l'hémorrhagie dépend moins de la richesse vasculaire d'un tissu que de la disposition des vaisseaux, de l'adhérence de leur paroi, de la béance qu'ils conservent à la coupe; dans le foie, par exemple, les grosses veines sus-hépatiques restent grandes ouvertes sur les deux bords de la brèche, comme les sinus crâniens; il en résulte des hémorrhagies qui peuvent devenir mortelles, alors même que le tronc porte n'est pas atteint; le même mécanisme est applicable à la section des tissus érectiles, des corps caverneux.

Le second accident primitif, la douleur, est aussi, au moins en partie, subordonné au nombre et à la qualité des nerfs sectionnés, à l'innervation plus ou moins riche de la zone traumatisée. Faut-il rappeler que les plaies des extrémités sont d'ordinaire extrêmement douloureuses, alors qu'un coup d'épée et de couteau dans le foie, dans la rate, dans le poumon, ne déterminent souvent tout d'abord qu'une vague sensation de choc? Mais ici doivent intervenir divers éléments d'importance. La réaction douloureuse se modifie suivant les caractères de la diérèse, sa rapidité, sa netteté, suivant l'état des tissus, et la souffrance atroce qui accompagne l'incision du panaris est citée partout comme exemple. On en trouverait bien d'autres. Je ne saurais oublier, sans y insister pourtant, la réceptivité nerveuse du sujet et les nombreux agents, morbides ou accidentels, qui l'atténuent ou l'exagèrent. Aussi bien M. Verneuil n'a-t-il pas depuis longtemps divisé les blessés en deux catégories : les exagérateurs et les atténuateurs?

Le fait capital, au point de vue mécanique, est le suivant : la diérèse ne reste jamais à l'état d'une simple fente, de largeur égale à celle de l'instrument de section, au moins dans les tissus vivants, doués de leur tension et de leur tonicité normales; les deux lames de tissu, brusquement disjointes, n'ont aucune tendance naturelle à reprendre contact, et, comme nous allons le dire, alors même que l'accolement est artificiellement réalisé, il ne saurait être question d'une coalescence primitive, d'une réparation immédiate par soudure, au sens propre du mot.

Cet écartement des tissus divisés varie, d'ailleurs, au gré de certaines conditions données, et qu'il est utile d'étudier, comme le *processus de réunion*, dans les membranes, les organes longs, les organes creux, les parenchymes.

Un grand fait est à établir tout d'abord : à l'état physiologique, tous les tissus sont soumis à une tension variable, intermittente quelquefois, et à laquelle s'ajoute la tonicité des éléments musculaires. Voyez la peau, la plus rétractile des *membranes*; les deux lèvres d'une incision s'écartent plus ou moins suivant les régions, suivant la direction du trait de section. Pourquoi? Parce que l'abondance des éléments élastiques et leur direction varient, parce que les adhérences profondes de la membrane cutanée sont plus ou moins serrées, plus ou moins étroites. Et ceci est vrai pour toutes les membranes. La muqueuse vaginale, par exemple, intimement soudée au plan sous-jacent, ne se prête pas à la moindre rétraction :

l'avivement dans les colporrhaphies, permet bien de s'en rendre compte. Son élasticité est neutralisée par son adhérence.

L'écart des deux bouts est souvent limité, pour les muscles, pour les tendons, pour les nerfs, par un procédé du même genre : les connexions étendues avec l'os voisin, avec une aponévrose, les tendons dérivés (doubles tendons, expansions aponévrotiques), les branches collatérales. La coupe et la recoupe des muscles, dans les amputations circulaires, ne sont-elles pas nécessitées par ce fait d'observation courante, que les muscles profonds ne se rétractent pas? Les longs muscles superficiels, dont les extrémités seules sont fixées, laissent, au contraire, entre leurs deux bouts divisés, un long écart, au moins lorsque le muscle est soumis à l'action de ses antagonistes. Après les sections tendineuses, ne sommes-nous pas obligés d'aller chercher haut et loin, et au prix de débridements étendus, le bout supérieur entrainé par son muscle? L'*expression musculaire*, indiquée par Le Fort, nous rend, en pareille occurrence, les plus grands services. Les contractions, volontaires ou réflexes, accroissent encore le retrait du bout supérieur, mais leur rôle n'est jamais que temporaire.

C'est encore au mode de distribution et à la direction des éléments élastiques et musculaires, qu'il faut attribuer la forme et la béance variable des plaies, dans la paroi des *organes creux*. Les artères en fournissent le meilleur exemple.

La section est-elle complète, les deux bouts du vaisseau s'éloignent l'un de l'autre, en glissant dans leur gaine tangentielle

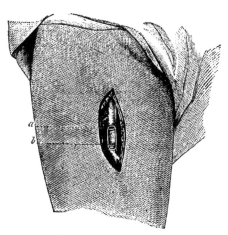

Fig. 31 — Écartement des deux bouts d'une artère sectionnée complètement dans sa gaine.

(fig. 31); ils se resserrent un peu jusqu'au point d'émergence de la première collatérale; sur les artères de petit volume et de paroi très musculaire, ce phénomène de rétraction primitive peut aller jusqu'à une occlusion complète, temporaire, et, de là, une pathogénie des *hémorrhagies primitives retardées*. Si la diérèse est incomplète et transversale, les deux lèvres s'écartent, et la fente, élargie, devient bientôt circulaire ou ovalaire : c'est une véritable perte de substance. Il arrive que la circonférence du vaisseau soit intéressée presque tout entière et qu'une étroite bandelette reste seule, comme une sorte de rétinaculum, entre les deux segments du tube artériel; un jeune homme, que j'opérai à l'hôpital Saint-Louis, en août 1894, avait reçu un coup de couteau à la partie supéro-interne du bras gauche, sous l'aisselle; à ce niveau, une poche anévrysmale, grosse comme un œuf, s'était développée; je trouvai l'artère humérale sectionnée dans les deux tiers de son pourtour, et une bandelette externe retenant seule les deux bouts écartés de plus de 2 centimètres 1/2. En pareil cas, si la lamelle intermédiaire est très étroite, le mécanisme de l'hémostase est, sans doute, le même qu'après une section complète; il est, en somme, de réalisation plus facile qu'après une section incomplète, qui laisse, une fois ses bords rétractés, un trou béant dans la paroi du vaisseau (fig. 52).

Ce que nous venons de dire s'applique aux veines, mais dans une mesure beaucoup plus restreinte, grâce à la différence de texture de leur paroi. Ici encore, les plaies longitudinales s'élargissent peu, les sections transversales tendent à prendre une forme arrondie ou ovalaire. Ajoutons que, pour les veines et pour les artères, l'état pathologique altère et transforme ces modes de réaction aux agents mécaniques; ne voit-on pas les veines variqueuses, épaissies et rigides, rester béantes à l'incision et saigner comme des artères; et, d'autre part, il nous suffit de rappeler ce que deviennent souvent les artères athéromateuses.

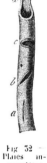

Fig 52 — Plaies incomplètes des artères a, verticales — b, obliques. — c, d, transversales

Ailleurs, dans le tube digestif, par exemple, l'élargissement secondaire de la plaie relève surtout de l'action des fibres lisses. Une section transversale de l'intestin est, en général, peu béante; une section longitudinale l'est beaucoup plus, elle revêt une forme losangique ou ovalaire et, là encore, ce qui était d'abord une simple fente devient un trou béant, une perte de substance; le bouchon muqueux dont nous avons déjà parlé, ne suffit pas, en général, à assurer l'occlusion. A la trachée, les solutions de continuité transversales se prêtent aussi à un écartement souvent considérable de leurs deux lèvres; le tube aérien est-il entièrement sectionné, le bout inférieur se dérobe au loin, jusque dans le thorax; dans l'extirpation du larynx, on a bien soin d'amarrer d'abord solidement le tube trachéal.

On pourrait multiplier les exemples; partout les faits se ramènent à la même explication. Ainsi en est-il encore pour les parenchymes. En règle, dans le foie, la rate, le poumon, le rein, une section incomplète revêt la forme d'un coin, à base périphérique, plus ou moins large, suivant les caractères physiques du tissu parenchymateux, et aussi, suivant la profondeur de la solution de continuité. Parfois la section est complète, et un segment plus ou moins considérable de l'organe entièrement détaché; ce serait une exérèse véritable, si la portion « excisée » par l'instrument tranchant ne restait incluse, d'ordinaire, dans la cavité viscérale correspondante, où elle devient l'origine d'accidents particuliers.

. On voit que, dans tous les tissus, la section aboutit, en somme, à la création d'un foyer traumatique, autrement dit d'un espace vide, de largeur variable, intermédiaire aux deux lèvres de la ligne de diérèse, destiné à se remplir de sang et à être le siège des phénomènes de réparation ultérieure.

Il y a lieu d'étudier, en effet, dans ce foyer traumatique, et à titre d'*effets lointains de la section* : 1° le *processus d'hémostase*; 2° le *pro-*

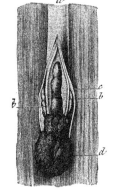

cessus de cicatrisation, dans le sens complet que comporte ce terme.

L'hémostase a été bien étudiée par J.-L. Petit; il a montré que le sang, épanché dans la gaine tangentielle et dans la cavité irrégulière de la plaie, finit par s'y coaguler, et ce premier caillot figure une sorte de *couvercle*, qui obture la plaie vasculaire; il se prolonge dans l'intérieur même du vaisseau, en s'effilant en pointe, et sur une longueur variable, d'ordinaire jusqu'à la plus voisine collatérale; ce second caillot forme *bouchon* et achève de barrer la route à l'écoulement sanguin. C'est là une hémostase provisoire (fig. 53).

Le travail d'hémostase définitive, le processus d'oblitération des deux bouts divisés du vaisseau, rappelle de tout point celui de la cicatrisation par

Fig. 53. — Hémostase provisoire Couvercle; bouchon

seconde intention, que nous allons décrire dans un instant. Sans entrer dans les détails histologiques, on voit qu'une série de bourgeons embryonnaires émanent de la face interne du vaisseau, nés de l'endartère et de la tunique moyenne, pénètrent dans l'épaisseur du caillot, qui s'effrite et se résorbe, et, par leur fusion et leur transformation ultérieure, créent un bouchon fibreux, qui oblitère définitivement le vaisseau. L'étude de cette cicatrisation vasculaire a fourni matière à de nombreux travaux dont l'exposé trouvera place ailleurs.

Pourtant les parois artérielles et veineuses seraient susceptibles d'une véritable *réunion par première intention*. Dans un mémoire d'un très haut intérêt, M. Jassinowsky (¹) a étudié expérimentalement, en 1891, la suture des plaies artérielles; toute la difficulté réside dans la technique, dans le choix et l'application d'un mode de suture, suffisamment hermétique pour fermer toute voie au sang, et disposé de telle sorte, que le vaisseau ne se thrombose pas. M. Jassinowsky avait soin d'exercer une compression momentanée de l'artère, au-dessus et au-dessous du segment en expérience; la plaie longitudinale était réunie à la soie, et le fil passé dans les tuniques adventice et moyenne, sans intéresser la tunique interne ni pénétrer dans la lumière du vaisseau. La coagulation était

(¹) Al. Jassinowsky, Ein Beitrag zur Lehre von der Gefässnaht. *Arch. für klin. Chirurgie*, Bd. XLII, 1891, p. 816

ainsi évitée, et des coupes de la paroi artérielle, sectionnée et suturée, à des époques variables après l'expérience, permettaient de se rendre compte de tous les détails de la cicatrisation immédiate. Les figures ci-contre en témoignent (fig. 54 et 55).

Nous savons bien que chez l'homme, certaines plaies longitudinales des artères, certaines fissures des tuniques interne et moyenne, peuvent se cicatriser spontanément, et la paroi, à leur niveau, recouvrer une résistance assez grande pour qu'il ne survienne aucune ectasie secondaire. Pourtant la suture des grosses artères nous paraît appelée à un avenir très borné; sans doute, la paroi artérielle pourrait se prêter,

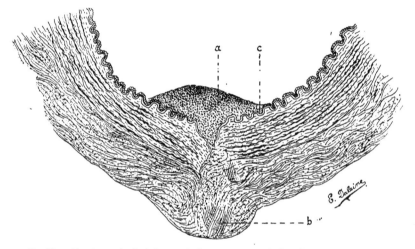

Fig 54 — Plaie longitudinale de la carotide d'un poulain, suturée Trois jours après l'opération (grossie 100 fois).

a, thrombus pariétal. — b, fils de soie — c, endothélium en voie de prolifération.
(Jassinowsky, *loc. cit.*, taf XII, fig. 7)

comme chez l'animal en expérience, à un processus de réunion primitive, mais la réalité diffère trop des conditions expérimentales, et le risque qu'à courir serait vraiment trop grand.

Pourtant la suture des grosses veines a été pratiquée, chez l'homme, et avec succès. M. Max Schede ([1]) a suturé la paroi de la veine cave inférieure, intéressée au cours de l'extirpation d'un cancer du rein; on put se rendre compte, plus tard, à l'autopsie, que la réunion avait été parfaite. Dans un cas plus récent, M. Ricard ([2]) a eu recours à une intervention du même genre, avec plein succès. Il y a là une ressource d'urgence,

([1]) M. Schede, Einige Bemerkungen über die Naht von Venenwunden, nebst Mittheilung eines Falles von geheilter Naht der Vena cava inferior. *Archiv für klin. Chir.*, Bd. XLIII, 1892. p. 331.

([2]) Ricard, *Soc. de chir.*, 1894.

appelée à rendre de grands services, dans quelques circonstances exceptionnelles.

Quoi qu'il en soit, une fois achevée l'hémostase provisoire, le foyer traumatique est rempli d'un caillot de volume et de forme variables. Quel rôle sera dévolu à ce sang épanché, dans l'évolution réparatrice de la plaie? On a cru longtemps, avec Hunter, à l'organisation du sang, qui deviendrait ainsi l'agent principal de la cicatrisation. Cette théorie n'a plus qu'un intérêt historique, au moins dans sa teneur primitive. Il paraît

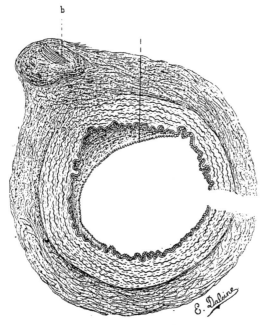

Fig. 55 — Plaie longitudinale de la carotide d'un veau, suturée. Soixante-six jours après l'opération

a, couche endothéliale néoformée. — *b*, restes des fils de soie, encapsulés

(Jassinowsky, *loc. cit*, taf. XII, fig. 4)

établi, en effet, que le sang, s'il ne concourt pas lui-même à la création de la cicatrice, représente néanmoins un excellent milieu de cicatrisation; Dembowsky, Pirogoff, Volkmann, ont cherché à démontrer que, dans les sections tendineuses, la présence du sang joue le rôle d'un irritant utile, qui favorise le travail d'hypergenèse et assure le succès de la réunion, et Wolter[1] a recommandé, lors de sutures tendineuses, de ne lier que les plus gros vaisseaux intéressés, et de panser sur *caillot humide*; c'est à cette pratique qu'il faudrait rapporter les heureux résultats des 32 observations de sutures tendineuses qu'il produit à l'appui de sa méthode. Ce par-

[1] WOLTER, Ueber functionelle Prognose der Sehnennaht. *Arch. für klin. Chir.*, 1888.

sement des plaies, et spécialement des pertes de substances osseuses, sur caillot humide, a été préconisé par M. Max Schede (¹) et fort étudié, il y a quelques années; on a montré que le sang aseptique était une excellente matière de remplissage, et réalisait peut-être le meilleur des tamponnements, dans les plaies non réunies, à la suite des évidements osseux, etc.; mais son rôle s'arrête là, et les quelques rares essais de restauration de l'hypothèse huntérienne ne semblent guère de nature à entraîner la conviction.

Le foyer traumatique peut contenir autre chose que du sang : d'autres liquides organiques, des débris de tissus, des esquilles, des corps étrangers. Ce sont autant d'obstacles à la réunion de ses bords et au processus d'occlusion cicatricielle; l'élimination de ces corps étrangers, le plus souvent septiques, la résorption du sang, doivent être le premier terme de l'évolution réparatrice.

Et ce travail préliminaire est indispensable, même après les sections les plus simples et qui se prêtent le plus aisément à l'accolement primitif. De fait, il existe toujours, sur les deux versants du plan de section, une lame, si étroite soit-elle, de tissu désorganisé, condamné irrémédiablement à la nécrose ou à la résorption, et qui suffirait à entraver la soudure immédiate, alors même que la physiologie générale s'en accommoderait.

Nous allons voir, en effet, que la réunion, même la plus complète et la plus rapide, ne répond nullement à cette formule simpliste.

La réunion est *primitive ou secondaire*, par première ou seconde intention.

La réunion primitive suppose le contact, l'accolement des deux lèvres de la solution de continuité, dont l'adhésion devient définitive. Par quel mécanisme?

S'agit-il d'un tissu sans vaisseaux, de structure simple, la cornée par exemple, il n'y a pas, même alors, de coalescence directe, physique pour ainsi dire, et c'est une lamelle néoformée qui vient combler la fente traumatique. Si la plaie est un peu déhiscente, si l'asepsie n'est pas absolue, la cicatrice restera opaque.

En règle, dans tous les tissus vasculaires, c'est le tissu conjonctif, ce parenchyme connu, qui fait tous les frais du processus de réunion. Sur les parois du foyer de section, il y a lieu de distinguer deux zones : une interne, d'épaisseur variable, *zone ischémié ou stupéfiée*, quelquefois sphacélée, qui correspond au territoire de désorganisation mécanique, plus ou moins large, suivant le mode de la section; une externe, la *zone irritée*, qui va devenir la zone de prolifération et servir de terrain aux premiers phénomènes réparateurs.

De fait, que trouve-t-on entre les lèvres d'une plaie récemment

<hr/>

(¹) Max Schede, Ueber die Heilung von Wunden unter dem feuchten Blutschorf *Archiv für klin. Chir.*, Bd XXXIV, 1887, p. 245.

suturée? Une matière demi-liquide, le blastème, la lymphe plastique
d'autrefois, qui contient des globules sanguins, toujours assez abondants,
de la lymphe exsudée, des cellules embryonnaires; à un stade un peu
plus avancé, des néo-capillaires. Ces éléments cellulaires sont issus de la
végétation embryonnaire, dont la zone irritée devient le siège; ces néo-
vaisseaux procèdent des capillaires voisins, qui bourgeonnent suivant
un processus anatomique bien connu, s'étendent d'un bord à l'autre et
se fusionnent. En dernière analyse, l'accolement définitif est réalisé, par
l'interposition d'une bande de tissu embryonnaire; à la longue, cette
cicatrice jeune devient fibreuse, se rétracte, s'amoindrit, disparaît ou
semble disparaître quelquefois. En réalité, si l'affrontement des divers
plans de la peau est exact et se maintient tel, la ligne cicatricielle
est réduite au minimum; elle n'est plus marquée que par la coloration de l'épiderme, qui s'atténue et s'efface avec le temps. L'affrontement aussi régulier que possible, telle est la condition essentielle des
belles cicatrices, et la suture intra-dermique n'agit pas autrement.

On voit que cette réunion primitive constitue une véritable *greffe* des
deux lames de tissu divisées; ou, si l'on préfère, la greffe n'est autre
chose qu'une réunion *per primam*, avec cette différence qu'il s'agit ici,
d'un segment de tissu généralement éloigné, isolé quelquefois, ou laissé,
pour un temps, en continuité vasculaire avec son lieu d'emprunt.

Dans cette dernière hypothèse, que réalise la greffe par approche, le
processus rappelle de tout point celui de la cicatrisation par première
intention. Si le lambeau transplanté est entièrement détaché, il ne prendra
qu'une part fort restreinte aux phénomènes de réparation, qui auront
presque exclusivement pour siège le « terrain de transplantation »; l'étude
en a été très soigneusement faite par N. Garré (¹) (de Tübingue) pour
les larges lambeaux derno-épidermiques de la greffe d'Ollier-Thiersch; de
nombreux examens, répétés à des stades différents, lui ont montré que
l'adhésion primitive a toujours lieu par l'intermédiaire d'un exsudat
composé d'un réseau fibrineux et de globules sanguins et bientôt infiltré
de noyaux embryonnaires et de néo-vaisseaux. Vaisseaux et noyaux
émanent ici uniquement du plan profond, qui fait seul les frais du
travail d'hypergenèse. Quant aux greffes, les transformations qu'elles
subissent sont plutôt de l'ordre régressif. Leurs vaisseaux propres disparaissent en partie, ceux qui restent entrent en communication avec les
néo-vaisseaux, qui émergent de la profondeur, et deviennent le point de
départ d'un nouveau système vasculaire; le derme redevient embryonnaire, la couche cornée de l'épiderme se desquame et « nue ». En
somme, lorsque les bandelettes transplantées ont pris définitivement
racine dans leur nouvel habitat, elles se sont transformées et rénovées
dans toute leur épaisseur, et *il reste bien peu de leur tissu primitif.*

Pareil fait se reproduit à la suite de toutes les variétés de greffes, cuta-

(¹) Garré, Ueber die histologischen Vorgänge bei der Anheilung der Thiersch'schen Transplantationen. *Beiträge zur klin. Chir.*, Bd. IV, p. 625.

nées, musculaires, tendineuses, osseuses, etc., et l'on ne saurait confondre les résultats primitifs et les résultats lointains. Suivant les conditions de vitalité des différents tissus, ils peuvent demeurer pendant plus
ou moins longtemps, sans nourir, soustraits à la circulation sanguine;
autrement dit, ils peuvent attendre, transplantés en un nouvel habitat,
que l'implantation soit réalisée, sous la réserve que cette période de
réparation soit plus ou moins courte. Grâce à cette propriété spéciale, et
si l'ensemble des conditions est favorable, ils ne se flétrissent pas, ils
restent vivants ou reprennent toutes les apparences de la vie, après une
période de stupeur, ils adhèrent: le succès primitif de la greffe est assuré.
Mais alors commence un travail de seconde main, celui de l'assimilation
définitive, si je puis dire. Que restera-t-il de ce segment de peau, de
muscle, de tendon, d'os(¹), au bout de quelques semaines ou de quelques
mois? Souvent peu de chose; la greffe ne s'est pas mortifiée, mais lentement elle s'est résorbée, atrophiée, transformée; elle a joué, pendant
un temps variable, le rôle d'une matière de remplissage, d'une pièce surajoutée, et quelquefois cela suffit, en somme, à remplir les indications.
Il est assez rare qu'elle donne plus, et l'étude des nombreux travaux
suscités par cette intéressante question, permettrait de s'en convaincre.
Pourtant on aurait tort de forcer la conclusion, et ces faits curieux, dont
l'authenticité est indéniable, pour quelques-uns, de réimplantation
immédiate de bouts de doigts, de nez, d'oreille, et de réimplantation
suivie de succès, suffiraient à en témoigner. Il en est de même de la
greffe dentaire, qui est entrée aujourd'hui dans le domaine des faits
journaliers.

Ce mécanisme de la greffe se retrouve encore dans la cicatrisation par
seconde intention, mais il n'y prend plus qu'une part assez restreinte et
assez incomplète.

Ici, le foyer de section reste ouvert, plus ou moins largement, et l'écartement primitif persiste ou même s'accroît. La cicatrisation a pourtant les
mêmes organes élémentaires, si l'on peut dire: elle se fait par granulation, par bourgeonnement. Le *bourgeon charnu*, cet organe anonyme,
qui se montre et végète partout, sur la tranche de tous les organes, à la
surface de tous les tissus, en est le principal facteur.

Or le bourgeon charnu, quels qu'en soient l'aspect et la forme, n'est
autre chose qu'une agglomération de royaux embryonnaires, groupés
autour d'une touffe centrale de néo-capillaires. Il dérive du même
processus que nous avons étudié tout à l'heure, mais ici la voie est
libre, l'espace est large entre les deux versants de la solution de continuité, et la gangue unissante, au lieu de figurer une mince lamelle, s'étale
ou s'épaissit. Arrivés au contact, les bourgeons charnus se soudent, ou

_____
(¹) Voy. BESCARLET, La greffe osseuse chez l'homme et l'implantation d'os décalcifié. *Thèse de
doct.*, 1891.

plutôt se greffent en inosculant leurs systèmes capillaires, et le tissu de la jeune cicatrice se trouve constitué, tissu anonyme, lui aussi, au moins durant cette première période, quelles que soient les parties qu'il ait chargé de réunir. A la surface, le revêtement épithélial se développe à son tour, et sous forme d'îlots, qui s'irradient et se fusionnent, et par l'envahissement concentrique du limbe. Je ne veux pas insister sur son mode de développement : je tiens à rappeler seulement que ce néo-épithélium n'acquiert, lui aussi, ses caractères définitifs qu'avec le temps.

La réunion est assurée, mais elle n'est pas définitive; et c'est là un fait dont l'importance pratique est grande. Il faut des semaines, des mois, quelquefois plus, pour que cette cicatrice jeune, embryonnaire, ait fourni tous les termes successifs de son évolution, pour qu'elle ait acquis sa forme, sa résistance, sa consistance normales, pour qu'elle ait épuisé toute sa rétractilité. C'est encore au cours de cette période secondaire qu'auront lieu les processus de régénération, sur lesquels nous allons revenir.

Mais, avant cela, un point important, aujourd'hui de notion banale, doit être mis en lumière. Toutes ces cicatrisations, primitives ou secondaires, sont des *cicatrisations aseptiques :* elles dérivent de l'activité réparatrice, propre aux tissus vivants, sans immixtion d'aucun processus anormal, pathologique, infectieux. La suppuration, loin d'être un mode de cicatrisation, comme on l'a cru si longtemps, est l'ennemie de toute bonne réunion : elle nécessite, de la part des tissus divisés, une première lutte, la lutte contre les agents infectieux qui les envahissent; elle entrave toute régénération proprement dite; elle donne lieu à des cicatrices irrégulières, et qui, pour la solidité et la résistance, ne sont jamais supérieures aux cicatrices obtenues aseptiquement, par granulation. On a dit, et cette opinion se répète encore quelquefois : dans tel cas, où il est utile de produire une cicatrice épaisse, solide, résistante, la suppuration peut présenter certains avantages, les bourgeons charnus sont plus serrés, plus compacts, plus fibreux en quelque sorte. Or, ce qui donne de pareilles cicatrices, ce n'est pas le pus, *dont le rôle n'est jamais que destructeur, c'est la réunion par bourgeonnement, lentement obtenue, mais aseptique.* Et les procédés ne nous manquent pas pour imprimer pareille allure au travail de cicatrisation.

Nous disions plus haut qu'il y avait deux âges dans la vie de toute cicatrice, et qu'au second seulement, à une date souvent fort éloignée, elles finissaient par devenir adultes, autrement dit, par acquérir leurs caractères définitifs.

Il faut rappeler encore que nulle part, dans aucun tissu, la réunion primitive n'existe, au sens anatomique du mot. Certaines observations ont pu la faire admettre pour les tendons et pour les nerfs : Glück (¹)

(¹) Glück, Ueber Neuroplastik auf dem Wege der Transplantationen. *Arch. für klin. Chir.*, 1888, Bd. XXV, p. 606-616.

l'aurait obtenue expérimentalement, sur des nerfs sectionnés. Ces résultats n'ont jamais été confirmés. En réalité, on ne comprend pas qu'un élément cellulaire, d'ordre aussi élevé qu'une fibre nerveuse ou musculaire, puisse, une fois sectionné, reprendre, par une sorte de soudure, sa continuité et ses propriétés vitales. Ajoutons qu'en pratique, le contact intime, fibre à fibre, cellule à cellule, que supposerait cette réunion

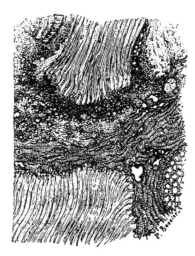

Fig. 56. — Cicatrice d'un cordon nerveux suturé, coupe longitudinale, zone conjonctive intermédiaire aux deux bouts; inflexions des tubes nerveux (Quénu).

directe, est de réalisation souvent impossible, pour les nerfs, en particulier (voy. fig. 56).

C'est donc toujours à un processus de seconde main, que succède la *régénération cicatricielle*, et les effets définitifs en seront variables, suivant le mode de réunion, suivant les tissus, leur âge et l'état de leur nutrition générale. Le milieu organique est-il le même, et l'activité réparatrice marche-t-elle du même pas, chez l'enfant et le vieillard ou le sujet vieilli par la maladie? Il suffit de poser la question.

Les *membranes* se régénèrent en apparence d'une façon très complète; pourtant il est exceptionnel que, dans les cas même les plus favorables, quelques stigmates, quelques anomalies de coloration, de surface, de mobilité, ne trahissent les imperfections, souvent minimes, il est vrai, du travail rénovateur. Dans la peau, les glandes ne se reproduisent pas; il en est de même des fibres élastiques, et les papilles ne retrouvent pas non plus leur forme, leurs dimensions et leur ordonnance normales.

Les *os et les tendons* fournissent les meilleurs exemples de réparation intégrale. Je ne saurais faire ici l'histoire du cal, sinon pour rappeler que

la cicatrice osseuse passe, elle aussi, par la période « amorphe », et que
c'est dans l'épaisseur et aux dépens du tissu embryonnaire que se produit
l'ossification définitive, d'emblée ou après la phase préparatoire du cartilage. La restauration tendineuse peut être si parfaite, qu'aucune trace
de la diérèse antérieure ne soit reconnaissable, les fibres néoformées,
d'origine cicatricielle, ayant repris l'aspect et la direction des fibres adjacentes. S'il faut en croire les expériences de Gies (¹), il en serait de
même, au moins après les sections aseptiques, des cartilages articulaires.

Mais on ne saurait oublier que, dans les tissus que nous venons de
nommer, la cicatrice n'est appelée à jouer qu'un rôle mécanique : pourvu
qu'elle soit régulière et solide, elle remplira toutes les conditions d'une
bonne cicatrice, et peu importent les détails de structure. Il en va tout
autrement pour les tissus d'une physiologie plus complexe : les muscles,
les nerfs, les parenchymes. Après une section ou une exérèse, peut-il se
refaire du muscle strié ou lisse, du nerf, du tissu glandulaire; autrement
dit, la continuité de tissu peut-elle se rétablir dans tous ses termes?

Pour les nerfs périphériques, des expériences célèbres, quelques faits
observés chez l'homme, ont démontré que la régénération avait pour point
de départ le bourgeonnement des cylindres-axes du bout central, sous la
réserve que les deux bouts soient en contact ou reliés par un conducteur,
qui permette aux fibres néoformées de prendre et de suivre la bonne voie,
celle de l'ancien cordon nerveux, dégénéré. Connaît-on, au moins chez
l'homme, toutes les données du problème, tous les éléments du processus? Nous ne le croyons pas, et la clinique en témoigne souvent (²).

La régénération du muscle strié a fourni matière à des études nombreuses, dont l'analyse trouvera place ailleurs (Waldeyer, Weber, Mos-
lowsky, Denarquay, Robin, Hayem, Bouchard, etc.). Qu'elle ait lieu par
le développement et l'évolution d'éléments myoplastiques, nés des noyaux
du sarcolemme, des noyaux embryonnaires de la cicatrice primaire, etc.,
ou qu'elle soit due à une véritable segmentation des fibres musculaires,
sur les bords de la solution de continuité, son rôle est en somme fort
restreint, à la suite des diérèses; et, du reste, ici encore, une cicatrice
fibreuse, qui segmente le muscle et le rend digastrique, ne nuit guère, le
plus souvent, à son fonctionnement actif.

Quant aux parenchymes, les faits probants de régénération, dans le
foyer d'une ancienne plaie, sont exceptionnels. Pourtant Hess (³), après
quelques autres, décrit et figure (voy. fig. 37), dans la jeune cicatrice
d'une rupture du foie, des traînées cellulaires, qu'il considère comme des
cellules hépatiques néoformées, et comme des canalicules biliaires en voie

---

(¹) Gies, Histologische und experimentelle Studien über Gelenkkrankheiten. *Deutsche Zeitschrift für Chir.*, 1882, Bd. XVI, 3 et 4.
(²) Nous ne saurions entrer ici dans le détail de cette importante question. Voy. art. PLAIES
DES NERFS du *Traité de chirurgie*, t. II, p. 26
(³) Hess, Beitrag zur Lehre von den traumatischen Leberrupturen. *Virchow's Archiv*, 1890,
Bd. CXXI, p. 154.

de régénération. Tuffier ([1]) a bien étudié la réunion des plaies du rein, qui peuvent servir de type, et voici comment il résume ses recherches : « Sur les bords de la plaie, les éléments nobles se mortifient, l'épithélium des tubes contournés devient granuleux, dans toutes les régions où les tubes sont privés de leur connexion glomérulaire, leur lumière est remplie de globules sanguins ou de fibrine. Après quarante-huit heures,

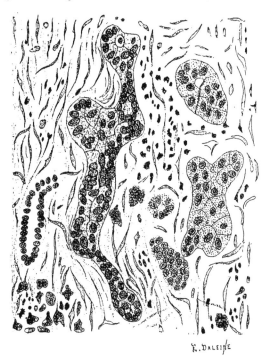

Fig. 37 — Traînées cellulaires dans une cicatrice jeune de rupture du foie ; les cellules ressemblent, les unes aux canaux biliaires, les autres aux cellules hépatiques — Dans le tissu de nouvelle formation, on trouve de petits noyaux fortement colorés (cellules rondes et détritus granuleux), et des blocs pigmentaires, plus volumineux (Hess, *loc cit*. taf II, fig 1)

une prolifération embryonaire peu intense envahit les espaces péri-tubulaires et péri-vasculaires, faisant une véritable bande autour de la plaie. La lumière des tubes est effacée.... Au septième jour, la cicatrice est conjonctive, on ne trouve plus qu'une mince bande fibreuse, au milieu de laquelle se voient les éléments nobles atrophiés, sans qu'on puisse y trouver la régénération dont parle Pisenti. »

On trouve partout des phénomènes à peu près semblables ; or, la persistance de la barrière fibreuse cicatricielle n'est pas toujours inoffensive,

([1]) TUFFIER, *Loc. cit.*

dans les parenchymes ou les glandes : si elle est longue et profonde, elle est susceptible d'oblitérer définitivement un certain nombre de canaux excréteurs et d'entraîner l'atrophie ultérieure du segment correspondant de l'organe.

On voit donc que l'histoire des sections ne finit pas avec la réunion primitive des deux bords de la plaie, comme celle des contusions n'est pas close, quand le sang épanché s'est résorbé. Toute lésion traumatique, de quelque importance, laisse derrière elle un long travail de réparation à accomplir; elle crée, de plus, pour ce foyer, pour la cicatrice qui lui succède, des aptitudes morbides spéciales. Je ne puis ici rappeler que d'un mot la pathologie des cicatrices; mais je tiens à rapprocher les faits de ce genre des effets lointains de la contusion, dont nous parlions ailleurs. Tant il est vrai que l'étude des agents mécaniques, appliqués au corps humain, ne saurait se renfermer dans les termes d'une formule toute mécanique.

LES AGENTS PHYSIQUES

I

CHALEUR — FROID
LUMIÈRE — PRESSION ATMOSPHÉRIQUE — SON

Par P. LE NOIR

Les conditions générales de l'existence pour tout être vivant, végétal ou animal, dépendent du milieu dans lequel cet être se trouve placé.

Toute modification des qualités physiques du milieu extérieur retentit sur les phénomènes de la vie. La chaleur, la lumière, l'humidité, l'électricité, le son, la pression barométrique, les mouvements de l'air agissent ensemble ou séparément sur l'organisme animal. L'homme et les animaux vivent cependant dans des milieux bien divers, soit qu'ils habitent des contrées différentes, soit que, dans un même lieu, ils subissent les oscillations atmosphériques qui constituent les saisons. C'est qu'en effet, tant que les variations extérieures se maintiennent dans certaines limites, la vie n'est pas compromise. Mais si l'un des agents vient à dépasser un degré déterminé, si la température extérieure, par exemple, s'abaisse ou s'élève au delà d'un point donné, les fonctions vitales sont compromises, et, selon que l'action aura été locale ou générale, une partie du corps, ou même tout l'organisme, sera profondément altéré et parfois frappé de mort. Voilà un premier groupe de faits où l'influence morbifique des agents physiques n'est point contestable. Il est d'autres circonstances où l'action de ces mêmes causes dans la production des maladies est loin d'être aussi évidente; ou bien les différences étant peu marquées, le retentissement sur l'être vivant est lui-même peu appréciable, ou bien plusieurs éléments intervenant, il devient malaisé de discerner la part qui appartient à chacun d'eux. Dans bien des cas enfin, il faut tenir compte d'autres facteurs dont la part est souvent considérable.

Et cependant les variations du milieu extérieur agissent réellement. Longtemps prolongée, l'influence de la même cause ou des mêmes causes imprime à l'individu qui s'y trouve soumis des modifications durables. Ces modifications peuvent se transmettre aux descendants, s'exalter même par l'hérédité. Le type primitif de l'espèce s'altère ainsi jusqu'à constituer des races douées de propriétés vitales différentes les unes des autres; on comprend que les peuples qui vivent sous les tropiques aient, vis-à-vis des maladies, des réactions différentes de celles qu'on observe chez les habitants des régions tempérées ou des zones polaires, et l'on conçoit que la pathologie, comme l'activité vitale elle-même, varie avec les latitudes, avec les climats.

Pour des motifs analogues, chaque saison a ses maladies spéciales.

L'homme peut être individuellement soumis à l'une de ces influences qui, dans les cas précédents, agissaient sur un grand nombre d'individus à la fois, et la maladie peut se déclarer à la suite de l'impression reçue. L'action du froid a pendant longtemps été universellement reconnue par les médecins comme capable de provoquer tout un groupe d'affections. Pour être aujourd'hui d'une interprétation moins simple, ces faits d'observation ont conservé toute leur valeur; il y a seulement lieu d'analyser avec plus de détails les différents facteurs étiologiques des maladies désignées autrefois sous le nom de maladies saisonnières, etc.. *a frigore*.

L'étude pathogénétique des agents physiques doit donc envisager séparément deux ordres de circonstances. Dans un premier chapitre seront réunis tous les faits où la maladie reconnait uniquement pour cause l'action directe des agents physiques; cette action est locale ou générale, passagère ou durable, légère ou mortelle. Dans un second chapitre, on devra rechercher la part qui revient à ces mêmes influences dans la genèse des maladies, mais il faudra à chaque pas faire intervenir l'action d'autres facteurs. Ce devrait être l'étude du développement de presque toutes les épidémies, comme ce serait l'analyse étiologique de la plupart des maladies : question des plus intéressantes, mais dont la solution est encore sur bien des points incomplète, et dont nous ne pourrions indiquer que les principaux éléments.

CHAPITRE PREMIER

ACTION DIRECTE DES AGENTS PHYSIQUES — BRULURE
COUP DE CHALEUR — GELURE — MORT PAR LE FROID — COUP DE SOLEIL
MAL DES MONTAGNES — MAL DES BALLONS

1. Dans ce premier chapitre nous étudierons séparément l'action de chacun des agents physiques.

Chaleur. — *Action locale.* — *Brûlure.* — La chaleur produit sur nos tissus les lésions les plus variables, depuis le plus léger érythème jusqu'aux altérations les plus profondes et les plus destructives telles que la gangrène. L'intensité du calorique, la durée de son action, la nature de la source de chaleur règlent l'intensité des désordres produits.

Depuis Dupuytren, la division des brûlures en six degrés suivant la profondeur des lésions est admise par tous les auteurs. Il serait peut-être

plus intéressant, au point de vue de la pathologie générale, de ne considérer que l'étendue des surfaces atteintes, car c'est le facteur le plus
important des troubles généraux qui accompagnent les brûlures. La
destruction, même totale, des tissus, si elle est limitée à l'extrémité d'un
doigt par exemple, aura peu de retentissement général; une brûlure
légère, si elle atteint la totalité de la surface du corps, donnera souvent
lieu aux plus graves complications.

Le calorique peut agir de plusieurs façons : par rayonnement, il ne
produit, en général, que l'érythème (érythème des verriers, des fondeurs); par contact, il détermine des brûlures limitées, mais qui seront
profondes si l'agent destructif est un corps solide ou un liquide à température élevée, comme c'est le cas pour les métaux en fusion. En général, l'action des liquides est étendue mais superficielle. Les brûlures de
ce genre peuvent être observées sur les muqueuses aussi bien que sur la
peau. La bouche, le pharynx, l'œsophage, le rectum sont le plus souvent atteints. Plus rares sont les lésions produites par les vapeurs sur-
chauffées et par les gaz.

Cohnheim a étudié expérimentalement quelles étaient les lésions produites par un même liquide à des températures de plus en plus élevées.
Plongeant dans l'eau chaude l'oreille d'un lapin, cet auteur a constaté
qu'une température inférieure à 44 degrés ne produisait que l'hyperémie
passagère des téguments; entre 45 et 55 degrés, il observe de l'œdème;
l'épithélium se soulève et des bulles se forment; au-dessus de cette température, il y a mortification complète des tissus et gangrène.

Ces phénomènes, qu'on constate dans les différents degrés de brûlures, sont suivis de troubles locaux et d'accidents généraux. Localement
l'eschare se détache et la cicatrisation se fait, précédée ou non d'une
période de suppuration. Les complications générales ont fait l'objet de
nombreuses recherches. MM. J. Boyer et L. Guinard (1) ont repris récemment cette étude. Deux cas peuvent se présenter, suivant que les accidents sont rapides ou progressifs. Dans le premier cas, l'intensité de la
douleur provoque des contractions vaso-motrices, l'élévation de la pression artérielle, le ralentissement du cœur, des troubles respiratoires.
On observe encore des phénomènes de choc tels que l'apathie, la torpeur,
les paralysies vaso-motrices, la chute de la température centrale et le
refroidissement périphérique. Les malades ne tardent pas à succomber
dans le coma.

Les accidents tardifs sont la somnolence, le délire, les crampes, l'abaissement de la pression artérielle, le ralentissement de la respiration, les
vomissements, la diarrhée. L'hémoglobine apparaît dans les urines, la
température s'abaisse. Pour expliquer ces accidents, différentes théories
ont été proposées. Schultz, Wertheim, Leser, Schmidt, Ebeith, Tappeiner
ont invoqué les altérations du sang. Ponfick a signalé des lésions des

(1) J. Boyer et L. Guinard, Sur les causes des troubles fonctionnels et des accidents généraux consécutifs aux brûlures. Congrès de médecine. Lyon, 1894.

hématies, et il pense que l'hypoglobulie rapide résultant de cette destruction globulaire peut être la cause de la mort. Welti admet la formation
de thromboses par accumulation d'hématoblastes.

J. Boyer et L. Guinard ont analysé les gaz du sang, ils ont trouvé une
diminution de l'acide carbonique. Mais les constatations les plus intéressantes sont celles qui ont trait à la toxicité des urines. Ces deux auteurs
ont vu la toxicité urinaire augmenter considérablement à la suite de brûlures étendues, et ils arrivent à cette conclusion que les troubles observés
en clinique dépendent en majeure partie d'une véritable auto-intoxication.
Reiss avait d'ailleurs provoqué des symptômes toxiques en injectant sous
la peau des souris l'urine des brûlés, et il avait retiré, de ces mêmes
urines, un poison voisin de la pyridine. Kionicine aurait pu obtenir,
d'autre part, une peptotoxine.

A l'autopsie, outre des lésions congestives dans presque tous les organes,
on trouve des ecchymoses sous-séreuses. Les plèvres, le péritoine, le
péricarde, les articulations contiennent une certaine quantité de liquide
épanché. On a observé les néphrites, la dégénérescence aiguë du foie.
L'ulcère du duodénum, signalé par Curling, est très analogue à l'ulcère
de l'estomac; il serait dû à un infarctus de l'intestin.

Insolation et coup de chaleur. — La plupart des accidents que nous
verrons d'étudier sont dus au contact direct d'un corps surchauffé avec les
tissus. Le rayonnement du calorique, incapable de produire d'habitude des
lésions locales bien marquées, a, au contraire, une action considérable
sur l'économie animale tout entière. Nous avons signalé l'érythème des
verriers et nous étudierons séparément le coup de soleil; il est rare d'observer, sous l'influence de la radiation calorique, des brûlures plus importantes. Par contre, les troubles généraux provoqués par l'irradiation
solaire, ou toute autre source artificielle de chaleur un peu intense, sont
tels qu'ils peuvent souvent se terminer par la mort.

Fréquente dans les pays chauds, l'insolation s'observe dans nos climats
pendant les chaleurs de l'été; les soldats en marche en fournissent chaque
année de nombreux exemples. Les verriers, les fondeurs, les chauffeurs, etc., sont souvent sujets aux mêmes accidents, qui constituent
alors le coup de chaleur. La race noire présente à cet égard une grande
résistance. Aussi dans les zones tropicales, voit-on les nègres supporter
des fatigues auxquelles les Européens ne tarderaient pas à succomber.

Les symptômes de l'insolation ou du coup de chaleur apparaissent d'une
façon brusque ou sont précédés de prodromes : la céphalée, la soif, l'acca-
blement, le besoin irrésistible de sommeil annoncent alors les troubles
plus graves. En même temps la peau se dessèche, la sécrétion urinaire
augmente, les mictions sont douloureuses, des vomissements surviennent,
une douleur obtuse se fait sentir à l'épigastre. Ces premiers symptômes
peuvent manquer et brusquement le malade chancelle, tombe et perd
connaissance.

Que le début ait été progressif ou qu'il ait été soudain, les phénomènes morbides vont se succéder rapidement. On observe alors la raideur musculaire, la pâleur de la face, l'accélération des mouvements respiratoires et du pouls, puis leur ralentissement. La température périphérique s'abaisse, mais la chaleur centrale s'élève jusqu'à 40, 42, 45 degrés même. Les convulsions apparaissent, puis des attaques épileptiformes, et enfin la mort ne tarde pas à terminer cette scène dont la durée ne dépasse souvent pas quelques minutes, mais qui peut se prolonger jusqu'à vingt-quatre et quarante-huit heures.

La guérison est cependant possible; elle s'annonce par le rétablissement du pouls et de la respiration. Le retour à l'état normal se fait généralement sans laisser d'autres traces que parfois une céphalée persistante, un certain état d'affaiblissement physique et intellectuel.

La pathogénie du coup de chaleur a fait l'objet de nombreuses recherches expérimentales. M. Vallin[1] maintient immobiles des chiens exposés au soleil. La mort survient rapidement en 3/4 d'heure environ dans le coma, après une période de dyspnée, de convulsions cloniques, puis toniques; la température centrale atteint 45 et 46 degrés. A l'autopsie on trouve un cœur petit et ne réagissant plus sous l'influence des excitants ordinaires; les autres muscles sont insensibles au courant électrique, ils présentent une réaction acide. S'appuyant sur les recherches de Cl. Bernard, de Brücke et Kühne qui établissent que la myosine se coagule à 45 degrés, M. Vallin pense que la mort résulte directement de l'hyperthermie. Si l'échauffement a été lentement obtenu, il faudrait, en outre, tenir compte de l'excitation du pneumo-gastrique, et l'animal mourrait par arrêt du cœur.

D'après MM. Mathieu et Urbain, la coagulation de la myosine serait le fait d'une plus grande production d'acide dans les muscles, sous l'influence d'une exagération des phénomènes de combustion.

L'action directe de la chaleur sur le cerveau n'est pas négligeable. Il résulte d'expériences dues encore à M. Vallin, que l'application directe du calorique sur le crâne est capable de provoquer des troubles cérébraux et même des lésions méningitiques.

MM. Laveran et Regnard[2] ont récemment repris l'étude pathogénique du coup de chaleur. Ils ont soumis à l'action d'une température graduellement croissante des animaux, dont les uns étaient au repos et les autres en mouvement. Ils ont observé que l'exercice favorise la production des accidents, en élevant par lui-même la température du corps, et en combinant son influence à celle de la chaleur extérieure. D'après ces auteurs la mort serait due à l'action directe de la chaleur sur le système nerveux, action d'abord excitante, puis paralysante, et il faudrait rejeter l'hypothèse de la coagulation de la myosine, de l'asphyxie et de l'auto-intoxication invoquées comme causes de la mort par plusieurs observateurs.

[1] VALLIN, Recherches expérimentales sur l'insolation. *Arch. gén. de méd*, 1870. — Soc. méd. des hôpitaux, 1880 — Acad de méd., décembre 1894.

[2] LAVERAN et REGNARD, Acad. de méd., 27 novembre 1894.

M. Colin ([1]) attache une grande importance aux troubles résultant de la suppression de la sueur; les urines augmentent de quantité, mais la peau n'est plus le siège d'une déperdition active de calorique, et les malades se trouvent dans la situation des animaux placés dans une étuve humide chez lesquels la mort apparaît rapidement, tandis que, dans une étuve sèche, des températures même plus élevées n'entraînent aucun accident.

Action locale. — *Froid.* — Dans les pays tempérés le froid est rarement cause de lésions locales. Il n'en est pas de même dans les régions froides et exceptionnellement dans nos contrées pendant les hivers rigoureux. La vieillesse, l'enfance, la misère, le surmenage, l'alcoolisme rendent l'organisme plus sensible aux basses températures. Aussi n'est-il pas étonnant de voir les armées en campagne toujours très éprouvées par les hivers rigoureux. La retraite de Russie, la guerre de 1870 ont fourni aux annales de la médecine militaire de nombreux cas de congélation.

L'humidité, le vent favorisent l'action du froid. Dans l'air sec et calme, l'abaissement même considérable de la température est bien mieux supporté que dans l'air humide et agité. Le réchauffement trop brusque des parties atteintes aggrave les accidents et en est parfois l'unique cause. Les expériences sur les animaux permettent de comprendre cette action nuisible de la chaleur sur les parties congelées.

Les régions découvertes et celles qui sont le plus éloignées du cœur, telles que les pieds, les mains, les oreilles, le nez, sont naturellement les plus accessibles.

Le mécanisme de la congélation locale a été étudié expérimentalement par M. Laveran ([2]) et par Cohnheim ([3]). Le premier de ces auteurs a examiné au microscope les phénomènes consécutifs au refroidissement progressif de la membrane interdigitale de la patte de la grenouille. Les petits vaisseaux sont les premiers impressionnés, la circulation s'y arrête; elle continue dans les gros vaisseaux encore quelque temps, puis le sang paraît se coaguler et la section ne détermine plus aucun écoulement sanguin, fait que Hunter avait déjà signalé. Si on arrête à ce moment le refroidissement, la circulation se rétablit peu à peu; mais, sous l'influence prolongée du froid, les vaisseaux perdent la propriété de se dilater pendant plusieurs jours, les veinules restent contractées plus longtemps que les artérioles. Le trouble de la circulation qui en résulte explique l'œdème qu'on observe dans ces cas ([4]).

Lorsque le refroidissement est plus accentué, la circulation ne se rétablit pas et, au bout de vingt-quatre à quarante-huit heures, les régions refroidies commencent à se mortifier.

La congestion qui succède au réchauffement des parties congelées est,

([1]) L. Colin, *Bull. de la Soc. méd. des hôpitaux*, 1881
([2]) Laveran, art. Froid *Dict. encycl. des sc. méd.*
([3]) Cohnheim, *Neue Untersuchungen uber die Entzundung.* Berlin, 1873.
([4]) Tédenat, *Des gelures.* Thèse d'agreg, 1880.

à elle seule, capable de produire les mêmes résultats. Cohnheim([1]) a, en
effet, établi, en refroidissant l'oreille d'un lapin, dont l'artère avait été
temporairement ligaturée, que le retour du sang causait des lésions
variables selon l'intensité de la réfrigération : simple hyperémie au-dessus
de — 4 degrés, œdème avec des températures variant de — 10 à -- 12 degrés, suppuration et gangrène de — 18 à — 20 degrés.

Les globules rouges sont altérés du fait même de la congélation (Pouchet, Rollet, Grecchio de Naples); ils deviennent crénelés sur le bord, ils
laissent échapper leur matière colorante. D'après M. Laveran, ils conser-
veraient leur intégrité dans les cas légers, et ne subiraient d'altération
que si le refroidissement a été intense ou prolongé, ou bien encore si le
réchauffement s'est fait trop rapidement. Les globules blancs sont atteints
dans leur vitalité, et perdent leur mobilité. D'autres lésions ont été observées, les unes rares, telles que les ecchymoses signalées par M. Legouest
chez les scorbutiques, les thromboses, l'embolie de l'artère pulmonaire
(Michel de Strasbourg). Les myosites, la dégénérescence graisseuse des
muscles, les arthrites suppurées, les abcès osseux, les congestions viscérales peuvent exister. Les nerfs sont fréquemment altérés; ils sont le siège
d'hémorrhagies interstitielles. Des observateurs (Laveran, Tillaux et
Grancher) ont vu la coagulation de la myéline, la dégénérescence granulo-
graisseuse, la dégénérescence wallerienne; cette névrite peut être ascendante et l'inflammation se propager à la moelle (Terrier et Germain). La
congestion des viscères, les embolies capillaires sont fréquentes (Gubler,
Landrieux, Mathieu et Urbain). Les muqueuses gastrique et intestinale
peuvent présenter les mêmes lésions que dans les cas de brûlures étendues de la peau. Le mal perforant (Duplay et Morat) est sous la dépendance
de lésions nerveuses.

Cliniquement les gelures sont divisées en trois degrés :

Au premier degré, correspondent l'érythème et la rubéfaction. La
peau prend une teinte rouge, voire violacée; elle est épaissie, légèrement tuméfiée; la sensibilité s'émousse. La variété la plus fréquente de
froidure au premier degré est l'engelure, l'érythème pernio, résultant
plutôt de l'action plusieurs fois répétée du froid que de l'intensité de la
réfrigération. Les engelures ne se développent guère que chez les enfants,
surtout chez les enfants lymphatiques. La relation entre les engelures et
l'asphyxie locale des extrémités a été discutée par Legroux. Il est certain que la maladie de Reynaud prédispose aux engelures.

Dans le deuxième degré des froidures, on observe le soulèvement de
l'épiderme, comme dans la vésication, et bientôt après surviennent des
ulcérations, avec une sensation intense de cuisson. L'œdème, l'infiltration
du derme apparaissent à la forme chronique et constituent des engelures ulcérées.

Les lésions du troisième degré aboutissent à la mortification de la peau

([1]) COHNHEIM. Neue Untersuchungen über die Entzündung. Berlin. 1873.

et même des parties sous-jacentes. Une eschare se forme, il peut y avoir gangrène totale d'un membre et amputation spontanée (Giant).

Action générale du froid. — La congélation totale du corps est suivie de mort. L'homme peut cependant supporter un abaissement considérable de température sans paraître en subir de dommages appréciables; M. R. Pictet en a récemment donné la démonstration expérimentale[1]. Les récits des expéditions polaires sont riches en faits qui montrent à quel degré d'endurance peuvent arriver des hommes bien portants. Il n'en est pas de même des sujets affaiblis ou en état d'inanition. On sait aussi quelle est la gravité de l'intoxication alcoolique et de la réfrigération combinées.

Les premiers effets de l'action prolongée du froid sur l'organisme sont une sensation pénible de fatigue, un affaiblissement progressif des forces physiques et morales, et surtout un impérieux besoin de sommeil auquel on peine à résister même les plus énergiques. La face pâlit, la vue se trouble, les jambes fléchissent, et tout à coup l'homme dont l'intelligence et la volonté sont anéanties tombe pour ne plus se relever. En effet, un engourdissement général envahit bientôt le malade, la respiration se ralentit, le pouls s'affaiblit et la mort ne tarde pas à survenir en syncope ou dans un état voisin de la léthargie. Toutes les descriptions des cas de mort par le froid reproduisent, à quelques détails près, ce même tableau (Larrey, Desgenettes, Moricheau-Beaupré, Martins).

Les phénomènes observés sont d'une interprétation difficile; plusieurs explications en ont été données. D'après Pouchet, les accidents seraient le résultat d'une intoxication due à l'altération du sang dans les régions refroidies; mais il est des cas où la mort est survenue rapidement, sans avoir été précédée d'une congélation partielle du corps, et où il est par conséquent difficile d'admettre que le liquide sanguin ait pu être notablement modifié dans sa composition.

Michel admet qu'il se forme des embolies capillaires multiples dans les poumons et qu'une asphyxie mortelle résulte de cette obstruction des petits vaisseaux pulmonaires. Cette explication, acceptable dans un certain nombre de cas, ne peut non plus être admise d'une façon générale, car il faudrait qu'il y eût toujours thrombose, ce qui n'est pas.

La plupart des auteurs s'accordent cependant pour reconnaître que sous l'influence du refroidissement il y a des troubles viscéraux graves; mais les uns invoquent la congestion cérébrale (Moricheau-Beaupré, Ruhl, Virey, Guérard, Krajewsky) qui, seule ou jointe à la congestion pulmonaire, serait cause de la mort.

Ogston, d'après ses constatations cadavériques, Walther, en s'appuyant sur des expériences, pensent, au contraire, que c'est à l'anémie cérébrale que doivent être rapportés les accidents. Horwatt, Laveran font jouer à l'affaiblissement du système musculaire et du cœur un rôle pré-

---

[1] R. Pictet. *Revue scient.*, 4 nov. 1893. Académie des sciences, 1894.

pondérait, expliquant ainsi que tantôt l'anémie, tantôt la congestion cérébrale puissent prédominer et que les stases viscérales multiples soient habituelles.

Action de la lumière. — *Coup de soleil.* — Une lumière trop vive peut léser les membranes de l'œil. Certaines ophthalmies sont dues à l'action trop éclatante du soleil ou de l'éclairage électrique. Une conjonctivite particulière est provoquée par la réflexion des rayons lumineux, comme cela se voit dans les régions polaires et dans les montagnes, où la neige recouvre de larges surfaces.

Sur la peau, l'action de la lumière solaire se traduit par une brûlure au premier degré. L'érythème qui constitue le coup de soleil s'observe plus particulièrement au printemps; la peau des parties découvertes prend une teinte rosée, uniformément colorée, avec ou sans tuméfaction des téguments. Cet état s'accompagne d'une sensation plus ou moins vive de cuisson. Au bout de quelques jours la desquamation apparaît.

L'érythème solaire, longtemps attribué à l'action unique de la chaleur, est produit bien plus par l'influence des rayons chimiques que par l'irradiation calorique elle-même. M. Bouchard, dans une série d'expériences, a établi que les rayons violets du spectre sont les plus actifs et qu'ils produisent plus rapidement que tous les autres la rubéfaction de la peau. Ce même expérimentateur a démontré que l'érythème pellagreux n'est autre chose qu'un érythème solaire (1). C'est également à l'action des rayons solaires qu'il faut attribuer les lésions connues sous le nom d'érythème pellagroïde qu'on observe chez les aliénés (Billod), chez les paralytiques généraux (Bouchard, Landouzy), chez les alcooliques (Hardy, Déjerine). Dans ces cas comme dans la pellagre, la faible résistance de la peau à l'action chimique de la radiation solaire est vraisemblablement sous la dépendance de troubles trophiques préexistants.

Action de la pression atmosphérique. — Les variations barométriques n'ont guère d'action locale que sur l'appareil auditif. Une pression de deux atmosphères provoque déjà des douleurs d'oreille; l'examen direct permet de constater la rougeur du tympan. Si la compression augmente, la membrane se déprime, se déchire, et une hémorrhagie est la conséquence de cette rupture.

La décompression brusque est non moins dangereuse. La surdité, la perte de l'équilibre persistent longtemps après l'accident. Ces phénomènes sont dus vraisemblablement à une hémorrhagie labyrinthique.

Des troubles généraux accompagnent aussi les changements de la pression. Les ouvriers qui travaillent dans les mines, les scaphandriers sont soumis à une pression qui peut aller jusqu'à 3 et 4 atmosphères. Les phénomènes qu'ils éprouvent sont, d'après Leyden, Lehwens, Bucquoy, outre les troubles auditifs que nous avons déjà signalés, des douleurs articulaires, des vertiges, des troubles respiratoires, de l'accélération du

---

(1) Bouchard, Recherches nouvelles sur la pellagre, 1862, et Société de biologie, 1877.

pouls, mais raienent ces symptènes présentent quelque gravité. Le danger ne commence qu'au moment de la rentrée de l'air dans l'appareil. Les vertiges, les convulsions, la paraplégie, des hémorrhagies multiples, peuvent résulter d'une décompression trop brusque. Un autre symptôme, connu sous le nom de puces, est assez fréquent; il consiste en nodosités sous-cutanées dues au gonflement des muscles. La mort a été observée.

Paul Bert [1] a étudié le mécanisme de ces faits et a démontré que, pendant la compression, les accidents étaient le résultat d'une véritable intoxication par l'oxygène. Quant aux troubles autrement graves qui succèdent à une décompression trop hâtive, ils ont pour origine la mise en liberté du gaz dissous dans le sang. Des bulles se forment d'où résultent des embolies gazeuses qui obstruent les petits vaisseaux (Rameau, Hoppe-Seyler, P. Bert).

M. Marey admet ensuite que la dilatation des gaz contenus dans l'abdomen immobilise le diaphragme, comprime les veines et cause la dyspnée et les congestions viscérales.

Les effets de l'abaissement de la pression atmosphérique s'observent en particulier dans les ascensions. Il est remarquable que l'ascension en ballon permette d'atteindre sans accidents des hauteurs bien supérieures à celles où se manifestent les premiers symptômes du mal des montagnes. C'est que, dans ce dernier cas, le sujet a été obligé de faire des efforts, de produire un travail musculaire considérable, et que les conséquences de la fatigue viennent s'ajouter à celles du changement d'altitude. Les aéronautes ont pu atteindre 7000 mètres (Gay-Lussac, Glaisher), sans éprouver autre chose que de la céphalalgie, des bourdonnements d'oreilles, des palpitations, des vertiges. Au-dessus de 7000 mètres, les hémorrhagies se produisent, les membres se paralysent; la mort peut survenir rapidement. Dans la catastrophe où Sivel et Crocé-Spinelli trouvèrent la mort, le ballon *le Zénith* atteignit une hauteur qui dépassa 8500 mètres.

Le mal des montagnes se fait sentir à une altitude de 3000 à 4500. La fatigue est extrême, les moindres mouvements l'exagèrent encore, la respiration s'accélère, le pouls bat rapidement, les palpitations surviennent, la soif est vive. Certains sujets ont des syncopes, des hémorrhagies diverses.

L'effort musculaire, en exagérant les combustions, contribue à produire l'anoxhémie, d'après J. Richet [2]. Pour Gavarret, il y aurait asphyxie par accumulation d'acide carbonique. P. Bert a démontré que la cause véritable des accidents est la diminution de l'oxygène dans l'air inspiré et qu'il est possible de combattre les symptômes du mal des montagnes en faisant des inhalations d'oxygène. J. Gerne a repris et soutenu la théorie qui fait jouer le rôle principal à l'expansion gazeuse abdominale.

Action du son. — Les vibrations de l'air peuvent causer quelques accidents. Les détonations, les coups de canon ont provoqué la surdité

[1] Paul Bert, La pression barométrique.
[2] Richet, Comptes rendus de l'Acad. des sc., 1880.

passagère ou durable; ainsi la rupture du tympan s'observe quelquefois chez les artilleurs.

Les individus soumis habituellement à des bruits peu intenses, mais répétés, peuvent présenter des lésions de l'oreille. Les téléphonistes sont sujets aux vertiges, à la céphalée, aux hallucinations de l'ouïe.

CHAPITRE II

ROLE ÉTIOLOGIQUE DES AGENTS PHYSIQUES
MALADIES A FRIGORE — LE GÉNIE ÉPIDÉMIQUE — MALADIES SAISONNIÈRES

Jusqu'à présent nous n'avons étudié que l'action directe de chaque agent physique, en tant que cause unique, suffisante, de maladie. Si la notion de résistance individuelle est intervenue parfois, ce n'est qu'à titre accessoire, et en tous cas pour les faits où l'influence extérieure était peu accentuée. Mais dans la majorité des cas, ce facteur individuel n'a pas eu à intervenir. Quelle que soit la force d'un sujet, qu'il soit robuste ou malingre, il présentera les mêmes lésions s'il est soumis à une chaleur ou à un froid intense; il éprouvera à quelques variantes près les mêmes symptômes s'il s'élève à une grande altitude ou s'il entre dans la cloche à plongeur, et il suffira d'augmenter la pression ou de continuer l'ascension pour faire apparaître les symptômes dus à l'action de l'agent physique.

Il nous faut voir maintenant quel rôle appartient à ces mêmes agents comme modificateurs du milieu cosmique. Il nous faut élucider la part qui revient à ces influences extérieures dans le développement des maladies. C'est, en somme, montrer le rôle des changements atmosphériques dans l'étiologie générale. A côté des modifications considérables, facilement appréciables à nos sens, il faut faire entrer en ligne de compte les variations peu accentuées, les troubles atmosphériques passagers dont l'évaluation ne peut être faite qu'avec le secours des instruments. Seules, en effet, les influences grossières ont pu, pendant longtemps, être remarquées.

Depuis la plus haute antiquité jusqu'à ces vingt dernières années, il était de tradition en médecine de considérer les modifications climatériques comme capables d'engendrer les maladies. Cette notion de l'influence nocive des météores sur l'homme, déjà connue des médecins antérieurs à Hippocrate, s'est propagée à travers les siècles sans paraître se modifier par l'observation répétée des faits.

Aussi n'est-il pas de croyance plus profondément enracinée dans l'esprit populaire que celle qui attribue à un refroidissement l'origine de la plupart des affections aiguës.

N'y a-t-il pas là bien souvent une exagération et une erreur de raisonrement résultant d'une nouvelle application du sophisme bien connu : *Post hoc ergo propter hoc?* Cela n'est pas contestable. Mais faut-il considérer cette idée que le froid cause souvent les maladies, comme un préjugé absurde, réduit à néant par les découvertes de la science moderne? Il n'est plus possible de l'affirmer comme on eût été tenté de le faire il y a quelques années encore.

C'est qu'en effet l'avènement des doctrines microbiennes avait paru porter un coup mortel à la vieille théorie des influences météorologiques. Si, comme on le croyait, la plupart des affections aiguës reconnaissaient pour cause unique un agent pathogène arrivé pour chaque maladie, toujours le même, point n'était besoin de faire intervenir une circonstance extérieure. Il suffisait que le microbe se trouvât en présence de l'homme et qu'il ait pu pénétrer dans l'intimité de ses tissus pour que la maladie fût réalisée. On recherchait cependant les causes qui facilitaient cette introduction des germes, mais il n'en est pas moins vrai que la spécificité microbienne supprimait volontiers tous les intermédiaires entre la cause première, le microbe, et le résultat ultime, la maladie. Le microbe était la cause nécessaire et suffisante de la maladie. Peu à peu cependant le germe vivant a pris moins d'importance; à côté de la notion de la graine, s'est édifiée lentement la notion de la valeur du terrain.

Le microbe a d'abord perdu dans bien des cas l'avantage de la spécificité. Si quelques maladies sont bien restées, indubitablement, sous la dépendance d'un germe toujours le même, on n'a pas tardé à établir deux faits d'une importance capitale dans la question qui nous occupe : d'une part, on a vu le même microbe provoquer les états pathologiques les plus variés, et, d'autre part, les affections semblables cliniquement (les angines, par exemple) ont été reconnues tributaires des micro-organismes les plus différents.

Enfin à ces notions sont venues s'ajouter d'autres acquisitions, tels que le microbisme normal des cavités de l'organisme et la connaissance du microbisme latent.

En résumé, on a démontré que les parasites les plus divers, et parmi eux ceux qui appartiennent aux espèces pathogènes, étaient constamment présents dans l'organisme, prêts à l'envahir, et que leur virulence seulement atténuée était capable de s'exalter à un moment donné. Un microbe peut en effet acquérir, et sous une influence encore inconnue, des propriétés nouvelles, telles que la faculté de faire du pus.

Le microbe, et non plus telle ou telle espèce microbienne, demeure donc encore la cause nécessaire de la maladie infectieuse, mais il n'en est plus la cause suffisante. Pour que la maladie se déclare, il faut une circonstance nouvelle, réveil d'une virulence atténuée, exaltation des propriétés morbifiques, ouverture d'une porte d'entrée, diminution de la résistance du sujet. Les influences qui modifient aussi soit le germe, soit le terrain, sont nombreuses et de nature bien différente. Un certain nombre peuvent cependant dépendre des changements du milieu extérieur.

Le chaud, le froid, l'humidité atmosphérique, l'état électrique, l'ozone, la lumière, la pression, ne sont-ce pas là autant de causes capables de modifier les propriétés vitales des agents microbiens? La plupart de ces conditions ont été soumises à l'examen de l'expérience. Mais ne sait-on pas que certaines maladies prédominent à certaines époques de l'année, que des épidémies naissent presque invariablement aux mêmes moments, qu'enfin les climats extrêmes ont pour ainsi dire une pathologie spéciale? C'est vraisemblablement sur l'homme lui-même plus encore que sur les germes pathogènes que se fait sentir cette action; mais il est permis de ne pas dénier toute influence aux conditions extérieures sur le développement, la pullulation, les propriétés des micro-organismes, qu'ils soient nos hôtes habituels ou qu'ils vivent normalement en dehors de nous.

Quant à l'action des mêmes causes sur l'organisme animal, elle devient de plus en plus évidente à mesure qu'on connaît mieux les moyens de résistance de l'animal contre l'infection. Les épithéliums nous protègent contre la pénétration microbienne, la phagocytose tend à détruire les germes qui ont pu s'introduire dans l'organisme; les cellules mobiles du sang ou les cellules fixes des tissus microphage ou macrophage exercent leur fonction protectrice d'une façon constante. Les humeurs elles-mêmes sont bactéricides, et ainsi on conçoit que l'organisme, constamment menacé par l'ennemi microbien, est constamment défendu et constamment protégé par les moyens multiples que la nature met à sa disposition.

Mais cette défense perpétuelle n'est possible qu'à condition que les moyens de protection s'exercent avec une égale activité; que la résistance vienne à faiblir et aussitôt l'assaillant prendra le dessus, l'ennemi pénétrera dans la place, la maladie sera déclarée.

C'est donc en dernière analyse à l'organisme que doit être rapportée la cause de la maladie. Tant que la protection est efficace, que l'état physiologique normal n'est pas troublé, la santé persiste. L'intégrité des fonctions de défense est une condition nécessaire de santé, mais c'est presque toujours une condition suffisante. Il est, à la vérité, des cas où toutes les barrières sont brisées de vive force, et où dans la clinique la maladie se réalise par des moyens analogues à ceux que nous employons dans les laboratoires pour reproduire expérimentalement les maladies (introduction des microbes en grand nombre, suppression de l'action du système nerveux, intoxication préalable). Mais c'est là une exception, et, dans la majorité des cas, c'est par une défaillance momentanée de l'organisme que la maladie est possible, et cette défaillance trouve généralement son origine dans une altération du système nerveux, dans une modification dans la composition des humeurs.

Parmi toutes les circonstances qui viennent troubler et altérer le fonctionnement normal de l'être vivant, il n'en est pas qui interviennent plus fréquemment que les impressions physiques extérieures.

Les recherches bactériologiques les plus récentes permettent de conprendre comment ces changements météorologiques peuvent concourir au développement des maladies infectieuses. Si bien des points restent encore à éclaircir, nous commençons cependant à posséder un certain nombre de faits qui serviront de base à une étude plus complète, et qui suffisent cependant à faire entrevoir dès maintenant le jour où il sera possible de concilier les données fournies par l'observation pure, avec les acquisitions nouvelles de la bactériologie.

Mais en dehors de l'infection, toutes les maladies qui relèvent d'une altération anatomique de nos organes, qui dépendent d'un trouble de la nutrition, ne laissent pas que de subir aussi les mêmes causes, et notre attention doit être attirée sur l'influence passagère ou permanente d'un ou de plusieurs de ces agents météorologiques, tant sur le développement même de la maladie que sur l'éclosion de tel ou tel symptôme.

Dans presque tous ces cas, il s'agit de l'influence sur l'organisme de plusieurs facteurs réunis; il nous est difficile de séparer la part qui revient à chacun, et c'est en réunissant sous un même nom cette action dont le mécanisme nous échappe que la médecine avait créé des entités, telles que le génie épidémique, la constitution médicale dont elle étudiait les effets sans en connaitre la vraie cause.

L'analyse permet cependant de séparer, grâce à l'observation et à l'expérimentation, ce qui, dans des circonstances déterminées, revient à certains agents agissant isolément. Le froid, la chaleur, l'humidité, l'électricité, la lumière, le son peuvent agir sur notre organisme, toutes les autres circonstances restant les mêmes. Physiologiquement, on a pu étudier l'influence de ces causes; pathologiquement, le problème est plus complexe. Il faut, en effet, considérer la durée, l'intensité de l'influence à laquelle le corps est soumis partiellement ou dans sa totalité.

Une action générale, un refroidissement pour spécifier, peut déterminer une maladie locale, de même qu'une action limitée peut être le point de départ d'une maladie dans un organe éloigné (le froid aux pieds, cause d'angine). C'est que, en effet, il faut faire intervenir et l'influence du système nerveux et tenir compte de l'état antérieur du sujet, de la virulence plus ou moins grande des microbes qu'il portait en lui-même.

Avant d'entrer dans l'analyse de ces faits, les modifications apportées au fonctionnement des organes par chacun de ces agents physiques doivent être passées en revue. Ce sont ces données fournies par la physiologie qui nous permettront de mieux comprendre le mécanisme de l'action pathologique.

L'homme subit, sans paraître en souffrir, des écarts considérables de température. Il vit sous l'équateur et près du pôle; dans la même région, la température présente, suivant les saisons, des oscillations considérables. L'homme a pu supporter une température de +55 degrés à l'ombre (Sénégal), expérimentalement Blagden a pu pénétrer et rester quelques minutes dans une étuve sèche à +129 degrés, de même que, en sens inverse, les températures extrèmement basses ont été tolérées,

- – 56°,7 (au Fort Reliance). C'est que l'organisme possède des moyens efficaces de défense contre les variations de la température, et que, somme toute, sa température intérieure reste constante.

Les expériences sur les animaux démontrent que l'organisme peut résister à une température supérieure à la sienne, et que la chaleur interne du corps s'élève peu dans ces conditions, fait qui, au premier abord, semble paradoxal. L'animal, en effet, lutte contre cet excès de chaleur et cela au moyen de l'évaporation qui se fait à la surface de son corps. Si l'on empêche la soustraction de calorique qui résulte de ce fait, la température s'élève progressivement, et l'animal ne tarde pas à succomber en hyperthermie (45 degrés). C'est pour cette raison que la chaleur humide est bien plus pénible que la chaleur sèche.

L'influence du degré hygrométrique est également à considérer lorsqu'on envisage l'action du froid. Mais, pour une raison différente, l'humidité, en augmentant le pouvoir conducteur de l'air, favorise la déperdition du calorique, et il est d'expérience courante que le froid sec est plus facile à supporter qu'un abaissement même moins intense de la température par un temps humide. L'homme se défend contre les variations thermiques, il maintient constante sa température centrale, produisant plus de chaleur s'il y a soustraction de calorique, réduisant la production et au besoin perdant de la chaleur par d'autres procédés que le rayonnement si cela est nécessaire.

Mais les moyens employés pour atteindre ce résultat ne sont pas sans troubler le fonctionnement normal des différents appareils.

Si la température extérieure augmente, la production d'acide carbonique diminue, tandis que les mouvements respiratoires s'accélèrent pour favoriser l'évaporation pulmonaire, le pouls devient plus rapide, la peau se couvre de sueurs. Tous les organes sont ainsi touchés; la bile, par exemple, est sécrétée en excès. Le système nerveux se modifie, le caractère varie avec les latitudes, et l'on oppose volontiers la vivacité d'esprit, l'impétuosité du Méridional, au calme et à la lenteur de conception de l'homme du Nord.

L'action du froid est, en général, inverse de celle de la chaleur; tout concourt à éviter les pertes de calorique ou à en augmenter la production. Sous l'influence de l'abaissement de la température, la sécrétion sudorale, la perspiration sont diminuées, les vaisseaux cutanés se contractent, la tension artérielle s'élève, les battements du cœur se ralentissent. Par contre, la sécrétion urinaire augmente, les échanges respiratoires sont plus intenses, l'acide carbonique est éliminé en plus grande quantité, les besoins de l'organisme sont plus grands, la digestion est plus active, les aliments, surtout les graisses, sont ingérés en excès. En somme, tandis que le froid exalte toutes les fonctions de nutrition, la chaleur tend à les ralentir.

L'humidité concourt généralement à exagérer l'action du froid ou de la chaleur; mais ce qu'il importe surtout de considérer, ce n'est pas tant l'humidité absolue que l'humidité relative, c'est-à-dire le degré hygrométrique de l'air. Dans l'air sec, la quantité d'eau qui s'échappe de l'organisme à l'état de vapeur par les poumons ou par la peau est à son maximum pour une température donnée; il en résulte une perte de calorique d'autant plus intense que la quantité évaporée est plus considérable. Inversement, à l'état de saturation, l'air ne permet aucune exhalation de vapeur d'eau et réduit à son minimum la déperdition de chaleur.

Les mouvements de l'atmosphère, en renouvelant les couches d'air, produisent des résultats analogues.

L'influence de la lumière sur la nutrition des végétaux n'est plus à démontrer. Moins évidente sur l'homme et sur les animaux, elle n'en est pas moins réelle. La lumière active l'exhalation de l'acide carbonique (Moleschott, Fubini, Platen). D'après Pott, les rayons jaunes auraient le plus d'action sur la fonction respiratoire. Les radiations solaires brunissent la peau, le système nerveux est impressionné soit directement, soit par l'intermédiaire des impressions visuelles. On sait qu'une impression lumineuse vive est capable de déterminer chez les hystériques un accès de catalepsie; la grande clarté développe les sentiments gais, tandis que l'obscurité ou les temps sombres favorisent l'hypocondrie et le spleen. Le rouge rétinien se détruit sous l'impression de la lumière.

Les troubles consécutifs aux vibrations sonores sont peu connus, un bruit vif éclatant comme le coup de gong provoque une attaque d'hystérie (Charcot). Brown-Séquard pensait que l'oreille était souvent le point de départ de phénomènes inhibitoires; Gellé ([1]) cite comme consécutifs à des troubles de l'ouïe des symptômes tels que le vertige, la sécheresse de la gorge, des troubles de la vue.

La vie à une altitude élevée modifie surtout l'état du sang. Bert avait émis l'hypothèse que l'acclimatement dans les altitudes élevées devait se faire grâce à une augmentation de l'hémoglobine. Les travaux de Viault ([2]), de Muntz, de Regnard ([3]), ont montré la réalité de ces faits. Egger ([4]), Koppe et Wolff ([5]), Miescher ([6]). Mercier (de Zurich) ([7]), ont fait la numération des hématies et ont montré que le séjour sur les montagnes détermine une véritable hyperglobulie.

M. Bouchard ([8]) a montré que si l'on soumet un homme sain à l'air comprimé pendant quelques heures, la toxicité urinaire diminue dans de notables proportions et continue à diminuer après la sortie de la cloche.

Nous appuyant sur les considérations physiologiques qui précèdent, nous comprendrions que les modifications du milieu atmosphérique,

([1]) Gellé, Arch. de phys. 1894.
([2]) Viault, Comptes rendus de l'Acad des sc., 1890
([3]) Muntz et Regnard, Bull de la Soc de biol., 1892-1894.
([4]) Egger, Actes du Congrès des sciences méd. de Wiesbaden, 1893.
([5]) Koppe et Wolff, Actes du Congrès des sciences medicales de Wiesbaden, 1893
([6]) Mirscher, Correspondenzblatt fur schweizer Aerzte, décembre 1893.
([7]) Mercier (de Zurich), Arch de physiol, 1894.
([8]) Bouchard, Académie des sciences, 1885.

troublent le fonctionnement de nos organes, modifient la nutrition et
que cette action lente et prolongée favorise le développement d'un certain nombre de maladies. Aux climats chauds appartiennent les maladies
du foie, de l'appareil digestif, du système nerveux; dans les climats froids
prédomineront les maladies du tube digestif, les maladies de la nutrition,
telles que la goutte, l'obésité, le diabète, etc.

Dans les pays tempérés, c'est surtout l'action passagère qui produit
les troubles observés, et le froid a été invoqué comme facteur étiologique
principal d'un grand nombre de maladies. Laissant de côté ce qui a trait
aux infections pour lesquelles la question doit être envisagée au double
point de vue de la graine et du terrain, du microbe et du malade, nous
trouvons dans un grand nombre de faits l'influence incontestable du froid.
Le refroidissement du tégument externe provoque les œdèmes, l'urticaire,
l'anasarque sans albuminurie (Fodéré). La même cause impressionne profondément les nerfs superficiels : les névralgies, les paralysies, les anes-
thésies surviennent souvent à la suite d'un refroidissement local; les
myélites, les myopathies peuvent relever de la même cause. L'action longtemps prolongée du froid humide serait capable de provoquer le rhumatisme chronique (Charcot, Niemeyer). La lithiase biliaire serait également
plus fréquente dans les climats froids et humides. L'abaissement de la
température peut intervenir pour provoquer un accident dans le cours
d'une maladie. L'accès de goutte reconnaît souvent cette cause. M. Potain
admet la même influence dans la production de l'ascite chez les malades
atteints de cirrhose alcoolique. Il faut signaler enfin les conditions qui
règlent les accès dans l'hémoglobinurie paroxystique.

Mais c'est dans le domaine de la pathologie microbienne que l'influence
des agents extérieurs, qui paraît cependant plus évidente, est le plus difficile à interpréter. Un premier élément nous est fourni par la statistique
de l'armée. Les conditions identiques où se trouvent placés les soldats
permettent par l'examen comparé de ces documents de dégager des conclusions d'autant plus probantes que les chiffres portent sur un plus grand
nombre d'individus.

M. Kelsch[1], étudiant la marche de la morbidité dans l'armée française,
montre que le nombre des malades augmente d'octobre à janvier, qu'il
diminue de mars à septembre. Le chiffre des bronchites s'élève de
novembre à janvier et février et s'abaisse jusqu'en septembre. Il en est de
même de l'angine catarrhale. La diarrhée, au contraire, est fréquente en été.

M. Catrin[2] a également établi, par la comparaison de la statistique
militaire, que l'érysipèle est plus fréquent pendant la saison froide.

Rappelons la gravité de certaines infections dans les pays chauds.

La dengue ne s'élève pas au delà d'une certaine altitude (Cotholendy,
de Biun).

[1] KELSCH, Traité des maladies épidémiques T. I. Paris, 1894.
[2] CATRIN, Société médicale des hôpitaux, 1894.

Ces exemples, que l'on pourrait multiplier, montrent l'influence des saisons, des climats, de l'altitude sur le développement de certaines maladies. Or, les différents éléments qui constituent ces changements du milieu extérieur, influencent l'homme lui-même, comme nous venons de le voir, et modifient les germes pathogènes.

Les recherches relatives au développement de chaque espèce microbienne avaient fait connaître l'influence de quelques-uns de ces agents physiques. Mais cette étude jusqu'alors un peu fragmentée a été poursuivie et complétée par des travaux récents.

Des expériences fort intéressantes, dues à MM. d'Arsonval et Charrin (¹), ont mis en évidence le rôle de l'électricité, de la température, de l'ozone, de la lumière, de l'état hygrométrique sur la virulence de certains microbes.

L'atténuation des germes par la chaleur est un procédé journellement employé dans les recherches bactériologiques.

Le froid au contraire paraît sans action sur la plupart des espèces microbiennes, leur fonctionnement seul s'arrête, mais la vitalité persiste. Von Frisch, Pasteur, Uffelmann, avaient établi l'innocuité des basses températures pour les microbes. Les expériences de Pictet et Jung (²) ont confirmé ces résultats ; d'Arsonval et Charrin ont vu le bacille pyocyanique ne perdre son activité qu'à des températures inférieures à — 60 degrés. D'ailleurs les constatations de bactéries dans les liquides congelés sont nombreuses (Bordoni, Uffredazzi, Prudden, Fränkel, Janowski).

L'humidité est nécessaire au développement des infiniment petits. La dessiccation, lorsqu'elle est complète et longtemps prolongée, altère les virus ; elle diminue tout au moins leur vitalité. La bactérie cholérique est ainsi atténuée par la dessiccation (Guyon) ; il en est de même du bacille pyocyanique (Charrin), et d'un grand nombre d'autres espèces étudiées par Alessi, Sirena, Uffelmann, etc.

L'influence de la lumière dans les conditions ordinaires de l'atmosphère paraît autrement active (Duclaux (³). La bactéridie charbonneuse est tuée par une exposition au soleil qui ne dépasse pas trois jours (Arloing, Roux, Straus). Le bacille du pus bleu (Charrin et d'Arsonval), le bacille de Löffler (Ledoux-Lebard) sont dans les mêmes conditions. Les expériences contradictoires de Zopf, d'Engelmann, ne sont pas suffisantes pour infirmer les résultats précédents ; elles tendent d'ailleurs bien plus à montrer l'influence favorable des rayons calorifiques que celle de la lumière elle-même.

Pansini (⁴) conclut, d'une série d'expériences entreprises sur plusieurs espèces microbiennes, que la lumière solaire stérilise les milieux de cul-

(¹) D'Arsonval et Charrin, Société de biologie, 1892. — Arch. de physiol., 1893-1894.
(²) Pictet et Jung, Comptes rendus de l'Académie des sciences, 1884.
(³) Duclaux (Action de la lumière sur les microbes. Acad. des sc., 1885. Annales de l'Institut Pasteur, 1887).
(⁴) Pansini, De l'action de la lumière solaire sur les micro-organismes. Rivista d'hygiene, 1889.

ture, que même diffuse elle possède une action retardante, que les spores elles aussi subissent cette influence. La puissance des rayons lumineux serait due surtout à la partie chimique du spectre (Janowski, Downes, Chmielewski); on peut invoquer l'oxydation des matières organiques sous l'influence de la lumière.

La pression augmente le pouvoir stérilisant des agents chimiques gazeux. Le fait a été mis en évidence pour l'oxygène par P. Bert, par Chauveau, par Certes; pour l'acide carbonique, par d'Arsonval et Charrin. Roger([1]) a montré que, si l'on fait agir la pression directement sur les milieux de culture, son influence est presque nulle: il a ainsi prouvé qu'il fallait atteindre les pressions énormes de 2000 à 3000 kilogrammes par centimètre carré pour obtenir des atténuations qui soient encore bien peu manifestes. Il résulte de tous ces faits que les modifications de pression telles qu'elles existent à la surface du globe n'ont en réalité aucune action sur les germes; ce fait intéressant est à mettre en opposition avec les troubles si remarquables apportés à l'organisme par le même agent.

Il faut enfin signaler, bien que nos connaissances soient encore très imparfaites, l'influence des mouvements des milieux liquides ou gazeux sur la propagation ou sur la vie des bactéries. Les vents favorisent la dissémination des épidémies en transportant les germes à distance. L'agitation ne parait cependant pas favorable à la pullulation des micro-organismes. Pohl aurait constaté qu'un mouvement rapide imprimé à l'eau par une turbine diminuait le nombre des microbes.

Nous venons de résumer brièvement ce qui peut être considéré comme la part qui revient aux variations atmosphériques dans les modifications apportées à la vie des microbes. Ces expériences ont plus qu'un intérêt théorique; elles ont sur un point reçu une confirmation par les constatations de N. Netter qui, examinant la virulence des pneumocoques recueillis à différentes périodes de l'année dans la bouche de sujets sains, a montré que cette virulence variait en même temps que le nombre des cas de pneumonies. Les variations météorologiques paraissent être de puissants agents d'atténuation des virus. N. Miquel fait, en effet, remarquer que, sur le grand nombre de germes qu'il constate dans l'atmosphère, bien peu sont capables de se développer sur les milieux de culture.

L'action des agents atmosphériques retentit d'une façon encore plus active sur l'organisme humain. D'un instant à l'autre, suivant la température extérieure, suivant l'éclairage, suivant la pression, le degré hygrométrique de l'air, les humeurs se modifient dans leur composition, le fonctionnement des organes est troublé, la nutrition s'altère. On peut dire que, d'un moment à l'autre, chaque homme n'est plus le même qu'il était antérieurement.

Ce qu'il importe de considérer, en effet, à ce point de vue, c'est moins l'intensité des moyens extérieurs mis en jeu que la brusquerie de leur

([1]) H. ROGER, Action des hautes pressions sur quelques bactéries. Arch. de phys., janvier 1895.

changement : car, ce qui est capital, c'est la réaction de l'individu. Sous l'influence du refroidissement, par exemple, les capillaires de la peau se resserrent, les organes profonds reçoivent une plus grande quantité de sang. La fonction sudorale est supprimée, les produits excrémentiels ne sont plus résorbés, la calorification est modifiée. Un trouble, même local, réagit sur tout l'organisme. Brown-Séquard constate que la réfrigération d'une main amène un abaissement thermique de la main du côté opposé. On connaît le retentissement sur le pharynx, le larynx du refroidissement des extrémités. Pasteur, en refroidissant une poule, rend possible l'infection charbonneuse. J. Bouchard démontre que l'abaissement de la température centrale diminue la diapédèse. Ce même savant a fait voir également que sous l'influence d'une réfrigération un peu intense le sang normalement aseptique contiendrait des germes.

Ces exemples suffisent pour mettre en évidence le rôle des agents extérieurs sur le terrain. Ils expliquent qu'une même cause (le refroidissement, par exemple) agissant sur cent individus à la fois, les résultats soient différents pour chacun. Chaque être réagit contre les actions venues du dehors avec ses moyens de défense propres, selon sa vitalité, selon la sensibilité spéciale de son système nerveux, et s'il devient malade les organes prédisposés seront atteints de préférence. La majorité des individus cependant pourra demeurer indemne, seuls ceux qui étaient en état de débilitation seront touchés ; ils le seront dans leur point de moindre résistance et par les micro-organismes qui seront en eux et qui, eux aussi, agiront selon leur degré de virulence variable d'un sujet à un autre. Ces faits nous permettent de comprendre que, en somme, la maladie soit l'exception, bien que les conditions capables de la faire naître soient réalisées à chaque instant. Ne savons-nous pas d'ailleurs que les expériences entreprises pour reproduire les maladies sous l'influence du refroidissement sans faire intervenir le microbe ont constamment échoué (Heidenhain, Massalongo.)

Ce qu'on a dit du froid peut être dit des autres agents météorologiques, bien que l'action en soit moins facile à démontrer. Ainsi, en éclairant peu à peu la notion ancienne du génie épidémique (¹), on voit que si les acquisitions de la bactériologie, les travaux de physiologie, les recherches de laboratoire de toute nature ont permis d'entrer dans le détail des phénomènes, les connaissances acquises par l'observation séculaire de la médecine ont conservé toute leur valeur. L'interprétation seule a changé.

Il ne faudrait pas croire cependant que les notions nouvelles soient restées sans résultats pratiques. Elles ont, au contraire, singulièrement contribué à montrer le rôle de l'hygiène ; elles permettent de saisir tout le profit que la thérapeutique pourra tirer de ces agents atmosphériques pour la prophylaxie et le traitement des maladies.

(¹) CASAMIS. Semaine médicale, 1893. — Revue d'hygiène, février 1894.

LES AGENTS PHYSIQUES

II

L'ÉNERGIE ÉLECTRIQUE ET LA MATIÈRE VIVANTE

Par M. le Professeur d'ARSONVAL
De l'Institut

Nous vivons dans deux mondes distincts : le monde de la matière et le monde de l'énergie. Les corps simples : carbone, azote, oxygène, hydrogène, etc., dont est composé l'être vivant appartiennent au monde de la matière; le travail, la chaleur, l'électricité et d'autres manifestations plus compliquées dont cet être vivant est le siège appartiennent au monde de l'énergie. En dehors de l'être vivant, ces deux mondes, qui ont leur histoire et leurs phénomènes distincts, intéressent des sciences différentes: la chimie s'occupe du monde de la matière; la physique, du monde de l'énergie.

Si ces deux mondes sont distincts, ils sont néanmoins gouvernés par une loi identique: *on ne peut ni créer, ni détruire de la matière; on ne peut ni créer, ni détruire de l'énergie.*

Il suit de là que le physiologiste qui étudie l'être vivant, que le médecin qui a pour but de rétablir son fonctionnement troublé par la maladie, doivent l'un et l'autre connaître également bien ces deux mondes. Inutile de dire que nous sommes encore loin d'un pareil état de choses; mais, depuis Lavoisier, nous nous y acheminons graduellement. *La matière est le support de l'énergie, mais en reste distincte.* Une masse d'eau s'écoulait d'une montagne peut mettre en mouvement une usine tout entière dans la vallée. Elle possédait donc une certaine quantité d'énergie. En haut de la montagne l'eau renferme de l'énergie en puissance (énergie potentielle); en faisant tourner les turbines dans la vallée, cette énergie potentielle se transforme en énergie mécanique. A sa sortie des turbines, l'eau a exactement toutes les propriétés, *en tant que matière,* qu'elle avait au sommet de la montagne; le plus habile chimiste ne pourrait trouver la plus petite différence ni dans sa masse, ni dans ses réactions, ni dans sa composition. Une bouteille de Leyde est chargée d'électricité;

nous réunissons ses deux armatures par un conducteur. Cette décharge
donne lieu à des phénomènes lumineux, calorifiques, mécaniques, physiologiques, etc. Après la décharge, rien n'est changé non plus, *au point de
vue matériel*, dans la bouteille de Leyde. Un animal est devant nous bien
vivant, capable de développer de la chaleur, du travail mécanique et ces
mille manifestations que nous appelons vitales ; c'est, en un mot, un réservoir d'énergie à l'état potentiel. Un physiologiste, avec une pointe d'aiguille,
touche un point du système nerveux : le nœud vital, et subitement cet
être s'effondre. Rien n'est changé en lui, en tant que matière, et pourtant il n'est plus qu'un corps inerte, un cadavre privé de toute énergie.

L'*énergie* est donc une sorte d'*être* immatériel que nous reconnaissons
à ses manifestations diverses. Comme la matière, cet être peut revêtir un
grand nombre de formes, *mais jamais l'énergie ne peut se transformer
en matière ni la matière se transformer en énergie.*

Jusqu'à ces derniers temps on ne connaissait que trois formes de
l'énergie :

1° L'*énergie mécanique*; 2° l'*énergie thermique*; 3° l'*énergie chimique*, ou encore le travail, la chaleur et l'affinité chimique.

Les phénomènes électriques, mieux étudiés et surtout mieux connus,
ont mis à notre disposition une *forme nouvelle* de l'énergie qui constitue
l'*énergie électrique*.

La découverte de l'électricité est une découverte faite dans le monde de
l'énergie et point du tout dans le monde de la matière. Cette quatrième
forme de l'énergie n'est certainement pas la dernière que nous aurons à
découvrir. Je suis convaincu que le domaine de *la vie* nous réserve bien
des surprises à cet égard. Quoi qu'il en soit, l'électricité n'est pas seulement la dernière connue des formes de l'énergie, elle en est aussi la plus
précieuse et la plus parfaite, parce que :

1° Elle renferme toutes les formes anciennement connues de l'énergie;

2° Toutes les autres formes de l'énergie peuvent se transformer en
électricité.

Dans tout être vivant, de même que dans le monde inorganique, il y a
donc à étudier les transformations de la matière d'une part, les transformations de l'énergie d'autre part. Il y a donc une *chimie* et une *physique
biologiques* qui sont aussi distinctes l'une de l'autre que le monde de la
matière est distinct du monde de l'énergie.

Au point de vue de la physique biologique qui seule nous intéresse ici,
nous considérerons l'être vivant comme un *transformateur* d'énergie
ayant un *modus faciendi* qui lui est propre.

Là encore l'électricité jouit d'un privilège remarquable : *celui de pouvoir mettre en jeu toutes les propriétés dites vitales de la matière organisée.*

Pour nous conformer à l'esprit de cette publication, nous nous bornerons à exposer les actions les plus générales de l'agent électrique sur la
matière vivante.

L'électricité révolutionne actuellement la mécanique, la physique, la chimie et toutes les industries qui dérivent de ces sciences. Cela n'est pas étonnant, puisque nous savons que cette nouvelle forme de l'énergie peut se transformer dans toutes les autres dont l'étude constituait autrefois un domaine à part pour chacune d'elles, avec des lois et des applications distinctes.

Il ne faut pas être grand prophète pour prédire qu'il en sera de même pour la médecine quand le médecin, imitant le mécanicien, le physicien et le chimiste, aura fait connaissance, autrement que par un grossier empirisme, avec l'agent nouveau.

On sait que l'action d'un médicament dépend à la fois et de sa dose et de la façon dont il est administré : cette notion banale de thérapeutique devient un axiome quand il s'agit de l'électricité. Suivant qu'on donne à l'énergie électrique telle ou telle modalité physique, on peut produire les effets les plus divers, et même les plus opposés, sur les êtres vivants.

Sans connaître la nature de l'agent électrique, qui n'est d'ailleurs ni plus ni moins mystérieux que les autres agents physiques, nous pouvons tout d'abord établir une division fondamentale au point de vue de ses effets physiologiques. L'électricité peut traverser le corps ou sous forme de *courant permanent* ou sous forme de *courant variable*.

L'*état permanent* et l'*état variable* produisent des effets tellement différents que cette distinction s'impose par l'examen, même le plus superficiel.

L'*état variable*, sur un être vivant, se traduit par une excitation très violente des nerfs et des muscles qui entrent en contraction, tandis que tout reste au repos si l'on emploie l'*état permanent* en faisant usage d'un courant modéré.

Une expérience très élégante de Claude Bernard met bien ce fait en lumière. On place dans le circuit d'une pile un interrupteur, un voltamètre et une patte de grenouille. En laissant l'interrupteur immobile on fait passer le courant à travers les trois appareils à la fois : l'eau est décomposée dans le voltamètre, qui se remplit de gaz, la patte de grenouille reste immobile. Vient-on, au contraire, à mettre l'interrupteur en mouvement, le développement gazeux cesse presque complètement, mais la patte entre en contraction violente. Le courant qui la traverse est pourtant beaucoup plus faible que dans le premier cas, mais on a les effets physiologiques dus à l'état variable. Cette simple expérience nous montre, en outre, que les effets physiologiques du courant (action sur la sensibilité et la motricité) ne sont nullement sous la dépendance de son intensité absolue. Si le courant continu est très fort les tissus sont décomposés, comme l'eau du voltamètre, et les produits de la décomposition, agissant alors en tant que substances chimiques, peuvent mettre en action les tissus. Dans ces conditions, ce n'est pas l'électricité qui agit, mais bien les produits chimiques libérés par son passage.

C'est sur cette action électrolytique spéciale que Ciniselli et A. Tripier ont fondé une branche importante de l'électrothérapie : l'électrolyse ou destruction des tissus par l'électricité.

Cette action dépend uniquement de l'*intensité* du courant, c'est-à-dire de la *quantité* d'électricité qui traverse le tissu, conformément aux lois de Faraday.

Il sera donc facile de doser les effets de l'état permanent en intercalant dans le circuit un mesureur de quantité ou *ampèremètre*, et en pesant la surface du tissu intéressé, c'est-à-dire la *densité* du courant à ses points d'entrée et de sortie. C'est ce que font aujourd'hui tous les praticiens spécialistes, depuis le Congrès de 1881, où je fis adopter ces mesures par la Commission internationale d'électrophysiologie. Les observations médicales y ont gagné en précision et en unité. Ce progrès est tout à fait semblable à celui qu'a réalisé l'emploi du thermomètre pour la mesure des températures morbides.

L'électrométrie clinique est même beaucoup plus importante que la thermométrie clinique, en raison des nombreux accidents que peut causer l'absence de dosage de l'électricité.

L'état permanent peut être appliqué à *basse* ou à *haute tension*. Dans le premier cas, on emploie généralement la pile comme source d'électricité. Pour produire l'état permanent à haute tension, on se sert des machines statiques, et le courant traverse alors le corps, soit en employant l'effluve, soit en recourant au bain appelé très improprement statique. Quand l'état permanent est produit par la pile, on appelle *voltaïsation* ce procédé d'électrisation. Il prend le nom de *franklinisation*, quand la source électrique est une machine statique.

En dehors de l'action électrolytique produite par l'état permanent, nous savons très peu de chose sur les modifications ultérieures qu'entraîne son application. Le seul résultat expérimental un peu net, c'est que le courant continu modifie l'excitabilité du nerf moteur au voisinage des électrodes. L'excitabilité est augmentée au voisinage de l'électrode négative et diminuée au voisinage de l'électrode positive. C'est là tout ce qu'il faut retenir de la fameuse théorie allemande de l'*Electrotonus*. Il est très probable d'ailleurs que cette modification tient uniquement à l'action des produits chimiques de l'électrolyse et nullement à l'agent électrique lui-même. Quant au bain statique, il augmente légèrement les échanges gazeux respiratoires, ainsi que ne l'ont montré des analyses directes faites sur moi-même, et cela en dehors de la production d'ozone.

Si nous savons à quelles conditions physiques rapporter les effets physiologiques de l'état permanent, si nous pouvons surtout aisément les mesurer, il n'en est pas de même pour l'état variable. Par quel facteur devrions-nous définir la puissance physiologique d'une excitation électrique? Cette importante question a été agitée en 1881 au Congrès international d'électrophysiologie, mais ne put donner lieu alors qu'à un échange de vues plus ou moins hypothétiques; la base expérimentale manquait. C'est depuis cette époque que j'entrepris sur ce sujet une

série d'expériences systématiques qui n'ont conduit à formuler les lois
générales que je vais rapidement exposer.

J'ai montré qu'une excitation électrique est complétement définie
lorsqu'on connaît la loi de *variation de la tension électrique* au point
excité *en fonction du temps*, c'est-à-dire la *forme physique de l'onde
d'excitation*. C'est cette courbe particulière à chaque excitation électrique que j'ai appelée *la caractéristique de l'excitation*.

Par des dispositifs spéciaux que je ne peux décrire ici, je suis arrivé
à tracer automatiquement cette courbe et à enregistrer au-dessous la
contraction musculaire qui en résulte. La comparaison de ces deux
courbes, tracées dans les conditions les plus variées, m'a amené à formuler la loi suivante : *L'intensité de la réaction motrice ou sensitive
est proportionnelle à la variation du potentiel au point excité.*

C'est ainsi que j'ai pu introduire en médecine la notion fondamentale
de la forme des courants utilisés et montrer qu'une excitation électrique
donne des résultats toujours les mêmes quand sa *forme* est la même, que
cette excitation provienne d'une source électrique quelconque : machine
statique, pile, bobine d'induction, etc.

Ainsi tombe cette notion erronée qu'il y a plusieurs espèces d'électricité, donnant des résultats physiologiques différents suivant la source
électrique employée. Le fait reste vrai, mais l'explication était fausse.
Entre deux masses électriques égales, lancées à travers l'organisme l'une
par un élément de pile, l'autre par une bouteille de Leyde par exemple,
il y a la même différence qu'entre une balle lancée à la main ou par un
fusil Lebel. C'est la même balle, mais combien le choc produit est différent dans les deux cas ! Si l'on inscrit la trajectoire de la balle, on fera ce
que j'ai fait en traçant la caractéristique d'excitation.

*La forme d'un courant est définie par la variation, en fonction
du temps, de la pression électrique* (différence de potentiel) *qui produit ce courant.* Quelques dessins éclairciront cette notion.

La planche ci-jointe (fig. 58) contient quatre figures donnant des
caractéristiques différentes :

La première courbe, située à la partie supérieure, représente les variations du potentiel électrique lorsqu'on établit et qu'on supprime
ensuite le courant d'une pile. Au moment de la fermeture en O le courant est nul ; sa pression monte graduellement de *o* en *a* (état variable de
fermeture), reste constante de *a* en *b* (état permanent) et redescend graduellement à zéro de *b* en *c* (état variable de rupture). Si ce courant est
appliqué au nerf ou au muscle, nous aurons une contraction due à l'état
variable qui dure un temps *oa'*, un repos pendant le temps *a'b'*, une
nouvelle contraction pour le temps *b'c*. Cette dernière contraction sera
même plus forte généralement parce que le temps de cette variation *b'c*
est plus court que celui de la variation de fermeture *oa'*.

Si nous rapprochons suffisamment les deux variations, nous pourrons
supprimer l'état permanent et avoir une *variation continue,* comme dans

le cas de la troisième courbe *oac* qui donnera naissance à une seule excitation. La deuxième courbe représente une variation de *o* en *a*, puis, à partir de *a* : un état permanent avec légères variations ondulatoires ; c'est la courbe que donne une machine Gramme.

Enfin la quatrième courbe représente une variation rectiligne régulière se faisant alternativement dans le sens positif et dans le sens négatif. Il

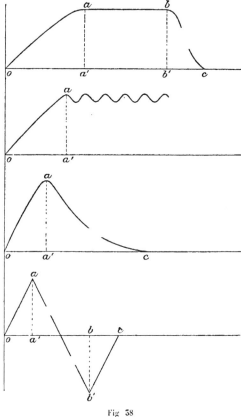

Fig 38

est facile de comprendre qu'on peut avoir des courbes affectant une forme quelconque, et qu'on peut se donner d'avance, en employant certains dispositifs mécaniques que j'ai fait connaître.

Mais on comprendra également qu'il y a grand avantage à prendre pour excitant physiologique une forme de courant telle que son passage à travers l'organisme ne détermine aucune destruction par électrolyse. Pour cela, il suffit que l'excitation soit produite par deux courants identiques, mais de sens inverses, se succédant sans interruption à travers les

tissus : c'est ce qui n'a amené à introduire en électrothérapie l'usage
exclusif des *courants alternatifs sinusoïdaux*, pour l'état variable. La
forme d'un pareil courant est représentée par la figure 59 ci-dessous.

La variation électrique part de zéro au point A, croît graduellement
dans le sens positif, jusqu'en E où elle atteint un maximum EP, revient
ensuite à zéro au point B, pour croître *dans le sens négatif*, jusqu'en E'
et repasser par zéro au point C. Une pareille courbe, régulière, continue
et parfaitement symétrique, constitue une *sinusoïde*. On voit que les
quantités d'électricité
représentées par les
surfaces AEB et BE'C
sont égales, mais de
signes différents.

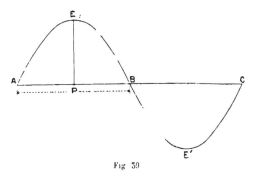

Fig 59

Le temps AC, em-
ployé à tracer cette
double courbe, s'ap-
pelle la *période* de la
sinusoïde: le temps
AB d'une demi-pé-
riode est la *fré-
quence*.

Dans ce cas, l'onde électrique qui constitue la *caractéristique d'excitation* est définie par deux facteurs : 1° la *fréquence* (ligne AB);
2° l'*ordonnée maxima* (ligne EP), qui représente le facteur physiologique le plus important, c'est-à-dire la variation maxima du potentiel ou
pression électrique.

Les quantités d'électricité traversant les tissus étant égales et de
signes contraires, les effets *secondaires* dus au passage du courant se
trouvent éliminés et il reste seulement l'action excitante propre à l'électricité.

On voit que la *fréquence* AB, c'est-à-dire, le *nombre d'excitations par
seconde*, est le double de la période AC.

Dans la pratique médicale, il est essentiel de pouvoir faire varier à
volonté la fréquence et l'ordonnée maxima EP, indépendamment l'une de
l'autre. J'ai réalisé différents appareils qui résolvent ce problème. Grâce
à cette étude, l'état variable peut donc se définir et se mesurer avec la
même exactitude que l'état permanent. Le médecin pourra dire par
exemple : tel muscle se contracte sous l'influence d'un courant sinusoïdal de fréquence 40 et de potentiel 5. Tout sera défini et n'importe
quel observateur pourra répéter l'expérience.

Le courant sinusoïdal alternatif jouit de propriétés très précieuses qui,
depuis que je les ai signalées, l'ont fait rapidement adopter par tous les
électrothérapeutes ([1]).

([1]) Voy. : *Soc. de biologie*, 1882; *Académie des sciences de Paris*; *Société française de
physique*; *Arch. de physiologie de Brown-Séquard*, *Lumière électrique*, etc. En ce qui

1° *A basse fréquence et à bas potentiel*, son passage à travers l'organisme n'est pas senti, mais il augmente néanmoins considérablement les échanges nutritifs;

2° *A fréquence et à potentiel moyens*, il fait contracter violemment tous les muscles, tant à fibres lisses qu'à fibres striées, *et cela sans douleur*.

En augmentant le potentiel, comme on le fait dans l'industrie, on a des courants qui *semblent* donner la mort, courants que les Américains ont utilisés dans ce but pour l'exécution des criminels. J'ai montré que dans ce cas la mort n'est le plus souvent *qu'apparente*, étant due à une simple inhibition de la respiration. J'ai ramené les animaux foudroyés à la vie en pratiquant la respiration artificielle. Il en est de même pour l'homme, ainsi que l'ont montré les Américains eux-mêmes, qui ont pu ressusciter, à leur grand étonnement, plusieurs de leurs criminels *électrocutés*, en se conformant à mes indications.

3° *Enfin à fréquence et à potentiel très élevés*, les courants alternatifs sinusoïdaux donnent naissance à des phénomènes si inattendus et si merveilleux que je crois devoir les signaler un peu plus longuement en raison même des espérances légitimes que la thérapeutique peut fonder sur leur emploi.

Nous avons vu qu'avec des ondes sinusoïdales très étalées, le nerf et le muscle ne sont pas excités; il n'y a, dans ce cas, ni douleur, ni contraction musculaire, et le passage du courant s'accuse néanmoins par des modifications profondes de la nutrition, se traduisant par une absorption plus grande d'oxygène et une production plus considérable d'acide carbonique. En changeant la forme de l'onde, chaque onde électrique produira une secousse musculaire. En augmentant leur nombre non seulement le nombre des secousses ira en augmentant, mais les diverses contractions iront en se fusionnant de plus en plus, jusqu'au moment où le muscle restera en contraction permanente. Le muscle est alors tétanisé, il faut pour cela de 20 à 50 excitations à la seconde pour les muscles de l'homme. Lorsque le muscle est tétanisé, si l'on augmente le nombre des ondes, on augmente également l'intensité des phénomènes d'excitation, mais cela n'a pas lieu indéfiniment comme on serait tenté de le croire. A partir d'un maximum qui a lieu entre 2500 et 5000 excitations par seconde, on voit, au contraire, les phénomènes d'excitation décroître avec le nombre des oscillations électriques d'une façon indéfinie. Il en résulte ce phénomène surprenant qu'avec des oscillations suffisamment

concerne les plus récentes publications de l'auteur, Voy. notamment : Relations entre la forme de l'excitation électrique et la réaction névromusculaire, au double point de vue de la physiologie et de la thérapeutique (*Arch. de physiol.*, 1er janvier 1889) ; Recherches d'électrothérapie, la Voltaïsation sinusoïdale (*Arch. de physiol.*, 1er janvier 1892); Effets physiologiques de la voltaïsation sinusoïdale (*Arch. de physiol*, avril 1893); Sur les effets physiologiques de l'état variable en général et des courants alternatifs en particulier (*Soc. franç. de phys.*, 20 avril 1892). L'auto-conduction ou nouvelle méthode d'électrisation des êtres vivants; mesures des champs magnétiques de grande fréquence (*Comptes rendus de l'Acad. des sc.*, 3 juillet 1893).

rapides on peut faire passer à travers l'organisme des courants qui ne soit nullement perçus, alors qu'ils seraient foudroyants si l'on abaissait la fréquence. J'avais pressenti ce résultat dès 1888, au cours de mes recherches sur la bobine d'induction, mais je ne pus en donner une première démonstration que dans mon cours du Collège de France (1889-1890), en employant l'alternateur que je vais décrire. Je vis alors clairement que l'excitation diminuait avec la fréquence, mais je ne pus supprimer complètement tout phénomène d'excitation avec l'alternateur en question. Je n'atteignis ce résultat qu'en décembre 1890, en substituant à ma machine, qui ne pouvait guère donner plus de 10000 excitations par seconde, l'admirable appareil que le docteur Hertz venait de combiner et qui peut donner plusieurs *billions* d'excitations électriques dans une seconde. Je communiquai ce fait à la Société de biologie les 24 février et 25 avril 1891, antérieurement, par conséquent, à la première publication, faite par M. Tesla, le 25 mai 1891, à New-York.

PRODUCTION DES COURANTS PÉRIODIQUES. — J'ai employé trois dispositifs différents pour produire des ondes périodiques : 1° la bobine d'induction dite bobine de Ruhmkorff; 2° un alternateur sans fer dont le dispositif principal a été indiqué par M. Gramme en 1870; 3° la décharge oscillante des condensateurs.

1° *Bobine.* — De la bobine, je dirai peu de chose, sinon que c'est un instrument des plus infidèles avec lequel on peut à peine espérer atteindre 2000 excitations par seconde, qu'on emploie comme interrupteur soit le trembleur, soit un interrupteur automatique. Cela tient à la présence du fer doux du noyau qui, s'il se désaimante rapidement, demande, au contraire, un temps assez long pour s'aimanter; ce temps d'aimantation limite rapidement le nombre des ondes qu'on peut obtenir: les ondes dues à l'aimantation sont, en outre, très différentes de celles que produit la désaimantation. De plus, la forme de ces ondes est inconnue et change lorsqu'on veut augmenter leur nombre.

2° *Alternateur.* — Il faut donc rejeter complètement tous les appareils dans lesquels les courants sont produits par les variations d'aimantation du fer. Ce résultat est obtenu avec l'appareil suivant : il se compose d'un inducteur et d'un induit. L'inducteur est formé d'une bobine cylindrique en fer, munie de deux grandes joues en fer, de 50 centimètres de diamètre. Cette bobine peut tourner rapidement autour de son axe monté sur pointes. Autour de l'axe est roulé un fil de cuivre isolé qui, traversé par un courant constant, polarise une des joues nord et l'autre sud. A la face interne des joues, et près de leurs bords, sont implantées cent chevilles en fer, qui se font vis-à-vis deux à deux, en laissant entre chaque couple nord-sud un petit espace libre de 1 centimètre environ. Dans cet espace libre, on maintient, au moyen d'un support fixe, une petite bobine circulaire *sans fer*, ayant la forme d'une galette, constituant le circuit induit. En mettant la grosse bobine en mouvement, chaque paire de pôles qui passe devant la bobine fixe y induit une double onde sinusoïdale dont on gradue l'énergie, pour une même vitesse de rotation, en modifiant l'intensité du courant qui crée le champ magnétique inducteur. Cet appareil permet de modifier, soit le nombre de périodes par seconde, soit la forme de l'onde. Il a le grand avantage de fournir un nombre d'ondes variable sans en altérer la forme. Il suffit, en effet, tout en laissant la vitesse de rotation constante, d'enlever les chevilles polaires de deux en deux, pour diminuer le nombre des courants engendrés pendant un tour complet de l'inducteur. Avec une seule paire de chevilles polaires, on n'a qu'une période par tour; avec cent, on en a cent dans le même temps et les ondes produites ont la même forme, puisque les pôles qui passent devant la bobine fixe ont la même valeur et la même aimantation. Avec cet appareil, j'ai pu aller jusqu'à 10000 alternances à la seconde.

3° *Décharge des condensateurs.* — C'est le phénomène utilisé par le docteur Hertz pour produire des ondulations électriques extrêmement rapides. Ce phénomène a été découvert par Feddersen et étudié, il y a près de quarante ans, par Helmoltz et sir W. Thomson, qui en ont donné la loi mathématique. Il consiste en ceci : Si l'on opère la décharge d'une bouteille de Leyde au moyen d'un conducteur, deux cas très différents peuvent se présenter suivant les valeurs relatives de la capacité C, du coefficient de self-induction L et de la résistance R du système. Si l'on a

$$R > \sqrt{\frac{4L}{C}},$$ la décharge est continue; dans le cas contraire, elle est

oscillatoire. Dans le cas de la décharge oscillatoire, les oscillations sont isochrones et leur amplitude décroît suivant les termes d'une progression géométrique. Le mouvement d'un liquide dans des vases communicants fait bien comprendre ce qui se passe avec la bouteille de Leyde. Suivant la résistance offerte au mouvement du liquide le niveau reprend sa position d'équilibre ou bien d'une manière lente et sans la dépasser, ou à la suite d'une série d'oscillations, à amplitude décroissante, qui absorbent toute l'énergie par suite des frottements. On peut mesurer la durée et le nombre des oscillations en examinant la décharge au moyen d'un miroir tournant. Lorsque la résistance est négligeable, la durée d'une oscillation est donnée par la formule de Thomson $T = 2\pi\sqrt{LC}$ en fonction de la capacité C et de la self-induction L du système.

On peut, par conséquent, donner à T les valeurs les plus différentes en modifiant L et C. Le docteur Hertz a atteint 1 billionième de seconde et M. Lodge a pu abaisser la période oscillatoire jusqu'à faire rendre à la bouteille de Leyde un son musical perceptible à l'oreille. Dans mes premières expériences je me suis servi du vibrateur de Hertz; plus tard j'ai employé le dispositif plus puissant signalé par MM. Elihu-Thomson et Tesla. Enfin, dans mes recherches récentes, j'ai trouvé grand avantage à employer exclusivement l'appareil suivant, dont les expériences de M. Lodge, à propos des paratonnerres, m'ont donné l'idée. Soit AA

(fig. 40) les armatures internes de deux bouteilles de Leyde montées en
cascade. Ces armatures sont réunies à une source d'électricité à haut
potentiel (machine de Holtz, bobine de Ruhmkorff ou transformateur).
Les armatures externes BB' sont réunies entre elles par un solénoïde CC'
composé d'un gros fil de cuivre faisant 15 à 50 tours. Chaque fois qu'une
étincelle jaillit entre AA', un courant oscillant extrêmement énergique prend

naissance dans le solénoïde, à un tel
point que, en prenant comme pôles ses
extrémités C, C', on obtient un courant
qui peut allumer au blanc une forte
lampe à incandescence L, tenue entre
deux personnes DD'. L'étincelle qu'on
obtient entre CC' est beaucoup plus
longue que celle qui éclate entre AA'.
Cela tient à ce que, dans ce cas, la
décharge des armatures extérieures BB'
se fait d'une manière *soudaine*, tandis
que celle des armatures intérieures AA'
est *préparée*, la différence de potentiel
entre les boules allant en croissant jusqu'à ce que l'étincelle éclate. Dans ces
conditions, la résistance du solénoïde CC'
joue un rôle secondaire tandis que sa
self-induction devient prépondérante.
On peut rapprocher les effets produits
par les décharges très brusques, de ceux
donnés en mécanique par les forces ins-
tantanées. Placez un bloc de coton-
poudre sur une plaque d'acier ; il brûle
lentement si on l'allume ; il brise au
contraire la plaque si on le fait déto-
ner au moyen du fulminate de mer-

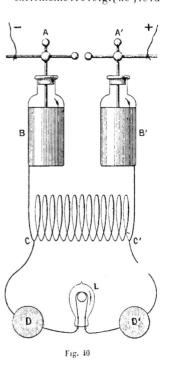

Fig. 40

cure. La même énergie pourtant a été mise en jeu dans les deux cas,
mais dans le second la pression développée par les gaz est tellement soudaine que la résistance de l'air devient comparable à celle de l'acier.
C'est la différence qui existe dans l'appareil décrit ci-dessus entre la pression électrique développée *graduellement* en AA', *soudainement* au
contraire en CC' au moment où la bouteille se décharge. Si l'on veut
augmenter la tension du courant il suffit de plonger dans le solénoïde
une bobine contenant un plus grand nombre de tours. Cette bobine est
logée dans un tube de verre plein d'huile qui l'isole complètement (*Voy.*
fig. 41). On obtient ainsi facilement un torrent d'étincelles de 15 à
20 centimètres de longueur.

Dans les méthodes précédentes le corps humain est mis en communication matérielle avec la source électrique au moyen de conducteurs

appropriés qui constituent les rhéophores. Dans la nouvelle méthode que
j'ai décrite sous le nom d'*autoconduction*, il n'en est plus ainsi : l'etre
en expérience est complètement isolé de la source électrique. Les courants qui circulent dans l'individu ne lui parviennent pas au moyen de

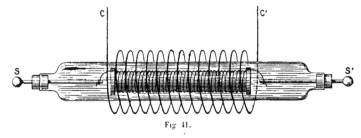

Fig. 41.

conducteurs; ils prennent naissance dans ses propres tissus, jouant le
rôle de circuit induit fermé sur lui-même ([1]).

Ces courants peuvent acquérir une puissance considérable, car ils ne
produisent aucune douleur ni aucun phénomène conscient chez l'individu

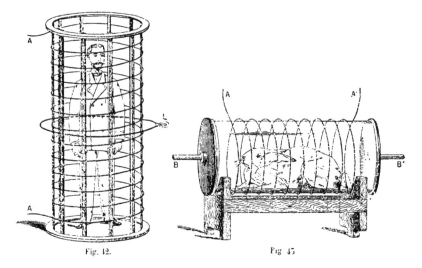

Fig. 42.   Fig. 45.

qui en est le siège. Ils agissent néanmoins énergiquement sur la vitalité
des tissus.

J'obtiens ce résultat en plongeant le sujet tout entier, ou une partie
seulement de son corps, dans un champ magnétique oscillant, de très
haute fréquence.

Ce champ magnétique alternatif est produit de la façon suivante

([1]) Voy. Société de biologie, 4 février 1895

(fig. 42 et 43) : sur un cylindre en matière isolante (carton, bois ou verre, suivant les dimensions de l'appareil) est enroulé, en une ou plusieurs couches, un câble à lumière soigneusement isolé. On constitue de la sorte un solénoïde, dans l'intérieur duquel on place le sujet à électriser. Ce solénoïde est traversé par la décharge d'un condensateur, rendue oscillatoire par les procédés décrits ci-dessus.

J'emploie, comme condensateur, de deux à douze bouteilles de Leyde cylindriques, disposées en deux batteries, reliées en cascade, dont la surface couverte a 50 centimètres de haut sur 20 centimètres de diamètre.

La charge est effectuée périodiquement par un transformateur donnant environ 15 000 volts. Ce transformateur est animé par un alternateur pouvant donner, au maximum, un courant de 20 ampères sous 110 volts. J'ai fait disposer par M. Gaiffe toute une série d'appareils pour reproduire facilement ces résultats.

La fréquence est de soixante périodes par seconde. Dans ces conditions, la puissance d'induction du solénoïde, sur tout corps conducteur plongé dans son intérieur, est vraiment étonnante, comme le montrent les expériences suivantes :

1° On plonge dans un solénoïde (composé de trois à cinq tours d'un câble à 10 brins de 8 millimètres carrés) un fil de cuivre roulé en un cercle unique dont les extrémités portent une lampe de 100 bougies, consommant 5 ampères sous 110 volts; cette lampe est portée au blanc éblouissant;

2° Un homme arrondit ses bras de façon à embrasser le solénoïde et tient dans chaque main les extrémités d'une lampe à incandescence. Le circuit formé par les bras est le siège d'un courant induit assez puissant pour allumer cette lampe qui prend 1/10 d'ampère environ. On diminue, autant que possible, la résistance de la peau des mains, en les plongeant dans deux vases contenant de l'eau salée chaude.

L'alternateur peut être remplacé par une puissante bobine de Ruhmkorff qu'animent des accumulateurs pour opérer la charge périodique du condensateur. Les effets sont naturellement moins puissants, mais ce dispositif suffit néanmoins pour mettre en évidence la puissance d'induction du champ magnétique et son action sur l'organisme.

Pour mesurer la puissance de champs magnétiques de cette fréquence, j'ai complètement échoué avec toutes les méthodes de mesure usitées pour les basses fréquences. Cette mesure était essentielle dans mes recherches, pour pouvoir me placer toujours dans des conditions identiques. Je suis parvenu à l'effectuer très simplement en utilisant les courants de Foucault, de la manière suivante :

Dans un petit solénoïde, relié en série au grand qui contient l'animal, je plonge un thermomètre à mercure. Le mercure est le siège de courants de Foucault qui l'échauffent très rapidement. Avec quatre jarres, la température du thermomètre s'élève à plus de 150 degrés en quelques secondes.

L'effet calorifique mesure le produit de la fréquence par le carré du
courant et permet d'opérer dans des champs identiques. Pour les faibles
puissances, où il faut tenir compte des variations de la température de
l'air, je remplace le thermomètre à mercure par un thermomètre à pétrole
ou à air dont le réservoir renferme un petit tube de cuivre[1].

Effets physiologiques des courants à haute fréquence. — On peut
utiliser de deux façons différentes les courants à haute fréquence : 1° soit
en leur faisant traverser *directement* les tissus qu'on veut soumettre à
leur action ; 2° soit en plongeant ces tissus dans l'*intérieur* du solénoïde,
mais sans aucune communication avec lui.

Dans ce second cas, les tissus placés dans le solénoïde sont le siège
de courants induits extrêmement énergiques, grâce à la fréquence de
la source électrique. Ils se comportent comme des conducteurs fermés
sur eux-mêmes et sont parcourus par des courants d'induction d'une
grande intensité. Au point de vue physiologique, les effets obtenus
sont sensiblement les mêmes dans les deux cas. Voici les principaux :
1° Action nulle sur la sensibilité générale et sur la contractilité musculaire. C'est le phénomène le plus frappant. On a des courants capables de
porter à l'incandescence une série de lampes électriques. Ces lampes
placées entre deux personnes DD′ (fig. 40) complétant le circuit s'allument
sans qu'on ressente aucune impression sensorielle. Si le courant est
très fort, on éprouve simplement un peu de chaleur aux points d'entrée
et de sortie du courant. J'ai pu faire traverser mon corps par des courants
de plus de *trois mille* milliampères, alors que des courants d'une intensité
dix fois moindre seraient extrêmement dangereux si la fréquence, au lieu
d'être de 500 000 à 1 million par seconde, était abaissée à 100, comme
cela a lieu pour les courants alternatifs industriels.

On s'est beaucoup inquiété de l'explication à donner de ce résultat
paradoxal que j'ai le premier signalé dans mes leçons du Collège de
France (1890) et à la Société de biologie (24 février, 25 avril et
2 mai 1891)[2]. — Dans mes communications à la Société de biologie,
j'avais émis deux hypothèses : 1° ou bien ces courants, à cause de leur
énorme fréquence, passent exclusivement à la surface du corps (on sait,
en effet, que les courants à grande fréquence ne *pénètrent pas* et s'écoulent
à la surface des conducteurs comme le fait l'électricité statique) ; ou
bien 2° les nerfs sensitifs et moteurs sont organisés pour répondre seulement à des vibrations de fréquence déterminée. C'est ce que nous voyons,
par exemple, pour le nerf optique dont les terminaisons sont aveugles
pour les ondulations de l'éther d'une période *inférieure* à 497 billions
par seconde (rouge) et *supérieure* à 728 billions par seconde (violet).

Le nerf acoustique se trouve dans le même cas pour les vibrations

[1] J'ai remplacé cet appareil depuis par un galvanomètre spécial qui mesure le courant à
haute fréquence en ampères.

[2] Voy. l'*Industrie électrique*, 25 avril 1892, *la Lumière électrique*, 16 avril 1892 ;
l'*Électricien*, 16 avril 1872.

sonores. En deçà et au delà de certaines périodes vibratoires, les sons musicaux n'existent plus et l'oreille reste insensible à ces excitations. On verra ci-dessous que le corps humain ne se comporte pas comme un conducteur métallique. Les courants à haute fréquence, au lieu de s'écouler par la surface du corps, pénètrent dans l'organisme et vont influencer des centres nerveux profondément situés, soit directement, soit en produisant des courants induits. Que ces excitations soient directes ou induites, la somme d'énergie qui traverse l'organisme reste la même, et la conclusion est la même dans les deux cas. En employant un courant à haute fréquence, l'organisme est traversé, sans manifester aucune réaction, par des courants dont l'énergie le détruirait si la fréquence était abaissée. On peut expliquer cette innocuité par l'absence d'excitation ou mieux encore en admettant que ces courants exercent sur les centres nerveux et sur les muscles cette action particulière si remarquable étudiée par M. Brown-Séquard sous le nom d'*inhibition*. L'expérience démontre, en effet, de la manière la plus frappante cette action inhibitoire des courants à haute fréquence, comme nous allons le voir :

1° Les tissus traversés par ces courants deviennent rapidement *moins excitables* aux excitants ordinaires. Cette diminution se traduit même par une *analgésie* remarquable qui frappe les points par où le courant pénètre dans le corps. Cette analgésie persiste, suivant les cas et les sujets, d'une à vingt minutes.

2° Le système nerveux vaso-moteur est fortement influencé. Si l'on place par exemple un manomètre à mercure dans la carotide d'un chien, on voit la pression artérielle tomber de plusieurs centimètres sous l'influence de ce genre d'électrisation. On peut constater le même phénomène chez l'homme à l'aide du sphygmographe de Marey. Il y a donc inhibition manifeste du système nerveux vaso-moteur en dehors de toute sensation consciente. Ce fait prouve que les courants à haute fréquence pénètrent profondément dans l'organisme, comme je l'affirmais plus haut ;

3° En continuant un temps assez long, on voit, chez l'homme, la peau se vasculariser et se couvrir de sueur, conséquence naturelle de l'action sur les vaso-moteurs. On arrive au même résultat en plaçant le sujet sur un tabouret isolant en communication avec un des pôles de la bobine à haut potentiel (fig. 41), le second pôle étant en communication avec une plaque métallique isolée supportée à une certaine distance de la tête. Le sujet est soumis de la sorte à l'action d'un champ électrique oscillant ;

4° En soumettant un animal entier à ces courants (fig. 43), soit directement, soit en le plongeant dans le solénoïde, on constate une augmentation dans l'intensité des combustions respiratoires. Le thermomètre montre qu'il n'y a pas élévation de la température centrale. L'excès de chaleur produit est perdu par rayonnement et évaporation, ainsi qu'on le constate (en plaçant l'animal dans un des calorimètres que j'ai décrits antérieurement) ;

5° Pour étudier l'action de ces courants sur la cellule vivante, j'ai employé la levure de bière et le bacille pyocyanique, grâce à l'obligeance de M. Charrin. Les courants à haute fréquence atténuent très nettement ce bacille au bout de quelques minutes. La fonction chromogène est supprimée tout d'abord. Si l'expérience dure une demi-heure, on arrive à tuer le bacille. — Si l'on injecte ce bacille dans les tissus d'un animal vivant, on arrive à l'atténuer sur place par des courants que l'animal ne ressent en aucune façon, ainsi que nous l'avons constaté Charrin et moi.

Les résultats que je viens de signaler brièvement, et ceux déjà obtenus en clinique, ne donnent le droit d'espérer que nous possédons dans ces diverses modalités de l'énergie électrique des ressources thérapeutiques considérables. — En présentant, le 3 juillet 1893, mes expériences à l'Académie des sciences, M. Cornu ajoutait :

« M. d'Arsonval nous a rendus témoins, M. Marey et moi, des principaux résultats consignés dans la note précédente. Nous avons été particulièrement frappés de l'expérience dans laquelle six lampes (125 volts — 0,8 ampère) ont été portées à l'incandescence dans le circuit formé par nos bras, circuit formant dérivation sur les extrémités du solénoïde induit par les décharges oscillantes. Nous n'avons pas éprouvé la moindre impression par le passage du flux électrique auquel nous étions soumis : on ne pouvait cependant pas douter de l'énorme quantité d'énergie traversant notre corps (900 volts × 0,8 ampère = 720 watts) : elle se manifestait soit par l'incandescence des lampes, soit par les étincelles vives et nombreuses qui se produisaient à la rupture du circuit. Cette même quantité d'énergie électrique, transmise sous forme de courants alternatifs à longues périodes (de 100 à 10 000 par seconde), aurait suffi pour nous foudroyer ; dans les conditions ci-dessus, elle ne produisait aucune sensation appréciable. »

LES AGENTS CHIMIQUES

I

LES CAUSTIQUES

Par P. LE NOIR

Sous le nom de *caustiques* on désigne les « corps qui, mis en contact avec une partie animale et à une température peu élevée, en altèrent et détruisent l'organisation » (Littré et Robin).

Indépendante de toute influence physique, thermique ou galvanique, la cautérisation par les caustiques résulte uniquement de l'application de certaines substances à la surface du corps et des muqueuses. Dans ce mode de cautérisation, contrairement à ce qu'on observe dans la rubéfaction ou dans la vésication(1), un trouble durable et profond est apporté dans la composition des tissus, il y a mortification consécutive des parties atteintes et élimination terminale des eschares.

C'est en se combinant aux matières organiques que ces agents produisent de tels désordres et leur pouvoir caustique est en rapport avec leurs affinités pour les matières organiques. Il convient donc de rechercher leur mode d'action dans l'examen de leurs propriétés chimiques.

Cette étude devrait être entreprise pour chaque caustique et pour chacun des tissus de l'économie animale, car on conçoit que l'action corrosive varie suivant les circonstances dans lesquelles elle se manifeste. La nature de l'agent chimique, la constitution anatomique de la région atteinte, la durée du contact sont autant de conditions capables de modifier les phénomènes. La puissance de cautérisation est loin, en effet, d'être la même pour tous les caustiques. La résistance varie suivant les tissus et pour un même tissu suivant les différentes régions du corps. Enfin l'action du caustique est tantôt brutale, rapide, étendue et profonde,

(1) La rubéfaction peut être obtenue par des moyens bien différents : friction, calorique, balai électrique, percussion, ventouses, application de substances végétales ou minérales (teinture d'iode, farine de moutarde, etc.). Sous l'influence de ces agents la peau devient rouge, le sang y afflue, une sensation de cuisson est ressentie par le patient. Tous ces phénomènes sont le résultat d'une excitation des nerfs cutanés qui provoque, par action réflexe, la vaso-dilatation des capillaires.

La vésication est plus active, il y a tuméfaction, exsudation d'une sérosité riche en albumine, soulèvement de l'épiderme.

Dans la rubéfaction comme dans la vésication il n'y a pas altération persistante, et, au point de vue local, le résultat obtenu est en tous points comparable aux brûlures du 1er ou du 2e degré.

comme cela se voit à la suite des attentats criminels, des accidents ou des empoisonnements; tantôt elle est lente, atténuée dans son intensité, limitée dans son étendue comme dans les cas où il s'agit d'applications thérapeutiques. Dans cette dernière circonstance la cautérisation s'exerce soit sur des éléments normaux, soit sur des produits pathologiques.

Les tissus le plus souvent atteints sont d'abord le tégument externe (peau et annexes, muqueuses oculaire, nasale, labiale), ensuite les voies digestives et surtout les premières voies (bouche, langue, pharynx, œsophage, estomac). L'introduction accidentelle d'un liquide caustique dans le rectum explique la possibilité de brûlures étendues de la muqueuse du gros intestin.

Les voies aériennes sont rarement touchées par les caustiques; cependant lorsqu'un liquide corrosif est ingéré en grande quantité la pénétration de quelques gouttes de la solution dans le larynx et la trachée est assez fréquente; la brûlure de l'épiglotte est presque constante. Les altérations profondes des bronches et de leurs divisions ne peuvent guère être réalisées que par l'inhalation de gaz irritants.

La muqueuse vaginale, la muqueuse utérine, la vessie, sont souvent soumises à l'action des caustiques dans un but thérapeutique.

L'étendue de la cautérisation peut varier en surface et en profondeur. Superficielles, mais détruisant de larges territoires cutanés, les brûlures par caustiques déterminent des troubles généraux graves; localement même la réparation se fait lentement, la cicatrisation est vicieuse. Si la cautérisation est profonde, après destruction de la peau ou de la muqueuse, les tissus sous-jacents eux-mêmes sont attaqués, les vaisseaux sont rompus, le sang est mis en contact avec le caustique, les muscles, les aponévroses, les tendons, sont soumis à l'action corrosive, les cartilages, les os, les viscères même peuvent être exceptionnellement atteints.

Il faudrait donc envisager l'action des caustiques sur chacun de ces tissus, comme il faudrait aussi rechercher l'influence de ces mêmes corps chimiques sur les néoformations pathologiques (cancers, bourgeons charnus, etc.). Cette étude nous entraînerait trop loin; elle présente d'ailleurs, en l'état actuel de nos connaissances, trop de lacunes pour être entreprise avec utilité. Nous ne pouvons que passer en revue les conditions générales qui favorisent ou qui contrarient l'action des caustiques et voir quelles sont les altérations les plus ordinaires des tissus cautérisés en prenant pour types les brûlures de la peau et de l'estomac qui présentent le plus d'intérêt.

L'organisme possède des moyens naturels de protection. Les matières grasses qui recouvrent normalement la peau isolent, très imparfaitement il est vrai, les téguments; les sécrétions physiologiques favorisent ou neutralisent l'action de certains composés. Les liquides de l'économie, alcalins pour la plupart, atténuent, dans une certaine mesure, la causticité des acides, tandis que l'acidité du suc gastrique, de l'urine, combat l'alca-

linité des liquides introduits dans l'estomac ou dans la vessie. Les sécrétions dans la composition desquelles entrent les chlorures précipiteront
les sels d'argent. Mais ce sont là de bien faibles moyens de défense et,
dans la majorité des cas, l'action des caustiques ne rencontre aucun
obstacle appréciable. Les liquides transsudés sous l'influence même du
corps irritant agissent bien plus efficacement par le seul fait qu'ils se
mélangent aux liquides nocifs et qu'ils en atténuent le pouvoir par dilution
de plus en plus grande. C'est par ce mécanisme qu'on voit les lésions se
limiter aux parties superficielles et l'effet destructif s'atténuer rapidement
sur les parties profondes.

La résistance propre à certains tissus est plus importante encore. La peau
est moins sensible à l'action corrosive que les muqueuses et même certaines régions du tégument externe sont difficilement attaquées. On sait
qu'il faut répéter fréquemment les attouchements à l'acide nitrique
concentré pour détruire les productions épidermiques (verrues, etc.).

Même inégalité pour les muqueuses; celles qui sont recouvertes
d'épithélium stratifié se laissent moins facilement désorganiser que les
muqueuses à épithélium cylindrique. Les aponévroses, les tendons
demeurent indemnes ou ne cèdent que devant une action énergique.

A ces circonstances dépendantes de la vitalité des tissus organiques, il
faut opposer celles qui sont en rapport avec la composition des corps
caustiques. Il existe, en effet, des variations considérables dans le pouvoir
corrosif des substances chimiques, et l'on pourrait établir une échelle de
causticité en partant des corps les moins actifs pour aboutir aux plus
violents. Nous aurons à revenir sur cette étude, lorsque nous essayerons
d'établir une classification rationnelle des caustiques; mais disons dès
maintenant qu'il est à peu près impossible de trouver une corrélation
directe entre la composition chimique d'un corps et son pouvoir caustique.

On remarque, par contre, un rapport entre l'action d'un même agent
et son état physique. S'il s'agit de corps en solution dans un liquide inerte
par lui-même, le degré de la dilution a une importance capitale. En solutions concentrées, l'acide phénique par exemple jouit de propriétés caustiques violentes; tandis que, en dissolutions étendues, il est tous les jours
employé en chirurgie et son application sur la peau et sur les plaies ne
provoque qu'exceptionnellement des accidents. Il en est de même pour la
plupart des caustiques acides (acide chlorhydrique, acide sulfurique), qui
entrent même dans la composition de certaines limonades.

L'application des corps solides produit des effets variables. Les uns
inertes tant qu'ils restent à l'état solide ne deviennent actifs que s'ils
rencontrent un certain degré d'humidité (nitrate d'argent, par exemple),
les autres attaquent énergiquement les tissus dès qu'ils arrivent au
contact. Aussi voyons-nous les anciens chirurgiens s'efforcer de modérer
l'action de certaines substances douées de propriétés caustiques énergiques, mais réputées favorables à la guérison des tumeurs, en les mélan-

geant avec des poudres inertes. Cette sorte de dilution avait encore pour effet de rendre ces corps plus maniables pour l'opérateur.

Il faut aussi tenir compte de ce fait que, dans les combinaisons formées, certains corps caustiques épuisent peu à peu leur action, que les composés albumineux auxquels ils donnent naissance sont souvent insolubles et s'opposent à leur diffusion en protégeant les parties sous-jacentes; ainsi la cautérisation se limite d'elle-même. Dans les circonstances opposées aucune barrière n'est apportée à l'action chimique et la désorganisation s'étend au loin, le caustique fuse à une plus ou moins grande distance. Il est évident que, dans tous les cas, il faut faire intervenir la durée du contact, et qu'il existe de notables différences entre la brûlure produite par un corps, qui ne fait que glisser pour ainsi dire à la surface de la peau, ou d'une muqueuse et l'action de la même substance maintenue en présence pendant un temps plus ou moins long.

C'est ainsi que les liquides déglutis en grande quantité peuvent altérer davantage la muqueuse gastrique que les parois du pharynx et de l'œsophage, et que, dans ce dernier conduit même, ce sont les points rétrécis qui portent les lésions les plus graves.

Les corps chimiques doués de propriétés caustiques peuvent être gazeux, liquides ou solides. On peut encore les diviser en corps métalliques, corps acides (végétaux ou minéraux), corps basiques ou en combinaisons salines. C'est la classification proposée par Bonnet(1). Si une pareille distinction, fondée uniquement sur les propriétés chimiques, est acceptable lorsqu'il s'agit de faire une énumération, elle doit être abandonnée lorsqu'on se propose d'étudier le mode d'action des caustiques. En s'appuyant sur les modifications qu'ils impriment aux tissus on pourra réunir les éléments d'une classification rationnelle.

On rangeait autrefois les caustiques en deux groupes, suivant l'intensité de leur action : les cathérétiques de causticité faible; les escharotiques doués de propriétés énergiques. Aucune démarcation nette ne sépare les premiers des seconds et le même corps peut, selon son état de concentration, être considéré comme escharotique ou comme cathérétique.

La distinction proposée par Mialhe(2), sans être tout à fait à l'abri du même reproche, est cependant bien préférable. Elle repose sur une réaction générale des matières protéiques. Un certain nombre de substances caustiques forment avec l'albumine du sang et des tissus un composé insoluble et la coagulent, d'autres corps dans les mêmes conditions produisent une combinaison soluble et ramollissent les parties sur lesquelles ils agissent. On peut ainsi séparer les caustiques en caustiques coagulants et en caustiques fluidifiants ou liquéfiants.

Cette classification, surtout utile au point de vue pharmacologique, mérite d'être conservée dans une étude d'ensemble des caustiques, car

(1) BONNET, Mémoire sur la cautérisation Gaz. méd. de Paris,.1844.
(2) MIALHE, Traité de l'art de formuler.

elle permet de réunir dans un même groupe les corps doués de propriétés chimiques et physiologiques sinon identiques du moins très analogues. Il est enfin un point que nous ne ferons que mentionner, c'est l'action générale des caustiques sur l'organisme; ces corps, en effet, peuvent être absorbés et donner lieu à des phénomènes d'intoxication plus ou moins graves.

I. **Caustiques coagulants.** — Les composés chimiques qui possèdent la propriété de coaguler les matières albuminoïdes appartiennent soit aux sels métalliques, soit aux acides. Certaines essences ont également cette action.

Sels métalliques. — Les sels métalliques ont le pouvoir coagulant le plus énergique; ils sont solides ou en dissolution. A l'état solide, ils ont peu d'action sur la peau sèche et n'agissent que sur le tégument externe dépourvu de son épiderme ou sur les muqueuses. Liquides, leur causticité varie avec le degré de la dilution, et ce n'est qu'en concentration qu'ils sont réellement coagulants.

De couleur, de consistance et d'épaisseur variables suivant la nature du caustique, les eschares sont sèches, bien limitées, et leur chute ne s'accompagne que rarement d'hémorrhagie. La mortification se produit plus facilement sur les tissus pathologiques que sur les tissus sains. Examinée au microscope la région cautérisée présente des altérations qui ont été surtout bien étudiées par Bryk (¹), à propos de l'action des chlorures et dont la description peut être prise comme type. Les tissus qui constituent l'eschare subissent deux lésions différentes : une sorte de momification et la dégénérescence graisseuse. La première porte principalement sur les couches les plus superficielles tandis que la seconde s'observe surtout dans les parties les plus profondes.

A la surface, les tissus nécrosés sont peu modifiés dans leur structure; ils se dessèchent rapidement et se transforment en une substance friable. Les éléments cellulaires sont conservés et reconnaissables au microscope. Dans les points où prédomine la dégénérescence graisseuse, au contraire, les cellules épithéliales des muqueuses, celles du corps de Malpighi, les cellules du tissu conjonctif sous-cutané, les éléments musculaires sont augmentés de volume et distendus par des granulations graisseuses.

Les mêmes lésions ont pu être observées expérimentalement dans les cartilages et les os.

C'est sur les vaisseaux et sur le sang qu'ils contiennent que l'action spéciale de ces caustiques est surtout manifeste. Le sang est coagulé dans les artères, dans les veines, et dans les capillaires, non seulement dans le territoire même de l'eschare, mais bien au delà de ses limites surtout si l'on observe les veines. Le caillot remplit les vaisseaux, qui sont ainsi transformés en cordons durs, rétractés sur eux-mêmes, de calibre moindre qu'à l'état normal. Les parois elles-mêmes sont intactes ou

(¹) Bryk, *Virchow's Archiv*, 1860, t. XVIII.

atteintes de dégénérescence graisseuse dans leurs cellules endothéliales.

Sur les tissus pathologiques il est également possible, d'après Lambl et d'après Bryx, de constater l'existence de plusieurs couches, présentant des lésions différentes. Dans les plus superficielles, on reconnaît les éléments du tissu malade plus ou moins altérés et les vaisseaux coagulés. Dans les couches profondes les granulations graisseuses prédominent et, au-dessous de l'eschare, se trouve un amas purulent.

L'analyse chimique a permis de révéler dans les tissus cautérisés la présence de produits en majeure partie insolubles, quelques-uns solubles cependant (albuminates métalliques solubles ou non; acides gras, substance protéique chlorée, etc.).

C'est surtout dans la thérapeutique chirurgicale que les sels métalliques ont trouvé leur application. Les plus usités sont le nitrate d'argent, le nitrate acide de mercure, les chlorures métalliques. Ces derniers lorsqu'ils sont en dissolution étendue se rapprochent par leur action des chlorures alcalins.

Acides caustiques. — Les acides diffèrent un peu par leurs effets des caustiques métalliques. Ils agissent généralement à l'état liquide, aussi produisent-ils des eschares étendues, mal limitées. Ils attaquent énergiquement les tissus et la peau ne leur oppose aucune résistance, mais leur action s'atténue rapidement. Deux causes contribuent à borner leur pouvoir corrosif. Ils absorbent l'eau des tissus et, par ce fait, ils subissent une dilution de plus en plus grande; l'alcalinité du milieu où ils agissent neutralise une partie de leur acidité.

Pour toutes ces raisons, les eschares n'ont jamais une grande épaisseur. D'abord molles, elles durcissent au contact de l'air; leur coloration varie avec la nature de l'acide qui les a produites; jaunes avec l'acide azotique (formation d'acide xanthoprotéique), elles sont brunes ou noirâtres avec l'acide sulfurique, par suite de la mise en liberté du carbone, par production de gélatine ou encore par altération de la matière colorante du sang.

L'interprétation exacte des phénomènes qui contribuent à la formation de l'eschare est difficile à donner. L'action de ces caustiques ne serait pas identique sur le vivant et sur le cadavre, du moins pour l'acide sulfurique le mieux étudié de tous (Neyreneuf). Ces acides désorganisent les tissus vraisemblablement par un mécanisme assez complexe et variable dans chaque cas. On peut invoquer la désydratation des tissus (acide sulfurique), l'oxydation des matières albuminoïdes (acide azotique, acide chromique), leur dissolution (acide acétique). Un seul fait est bien établi, c'est la coagulation du sang dans les vaisseaux et c'est peut-être la cause la plus importante de la mortification des tissus.

Les acides doués de pouvoir caustique sont nombreux. Les acides végétaux sont peu actifs, tandis que les acides minéraux ont une action destructive des plus violentes, comme l'acide sulfurique, l'acide azotique, l'acide chloro-azotique, l'acide chromique.

L'acide arsénieux ne rentre pas dans la classe des caustiques coagulants et son étude sera faite plus loin.

Les lésions produites par l'acide sulfurique sont les plus fréquentes. On les observe d'ordinaire soit sur la peau, soit sur la muqueuse gastrique. Le pouvoir corrosif de cet acide est considérable. En solution concentrée, il détruit la peau sur de vastes surfaces, laisse à la suite de son action des plaies étendues, dont la cicatrisation se fait lentement. Ingéré, s'il est absorbé en grande quantité, il corrode la muqueuse buccale, la langue, il détermine des brûlures de l'œsophage surtout aux deux extrémités où le conduit se rétrécit et où le contact avec le liquide est plus intense. Arrivé dans l'estomac, il peut détruire toute l'épaisseur de la muqueuse et la chute de l'eschare être suivie d'une perforation. Si le liquide a été introduit à dose faible, les lésions sont encore très marquées. La muqueuse gastrique est boursouflée, ses couches superficielles sont coagulées; il se forme une eschare. Au dessous de la couche glandulaire, un épanchement sanguin s'étend en nappe entre les parties mortifiées et le chorion. Ces lésions ecchymotiques sont plus prononcées avec l'acide sulfurique qu'avec tout autre acide.

Essences. — Les essences dont l'action a été étudiée récemment par M. Pilliet (¹) ont une action analogue à celle des acides. Mais, fait digne de remarque, tandis que leur influence sur la peau est nulle, leur pouvoir caustique par rapport à la muqueuse gastrique se rapproche des acides les plus forts, et peut être comparé à celui de l'acide sulfurique. Les essences de cannelle, de bergamote et de reine des prés injectées dans l'estomac du lapin provoquent la formation d'une eschare totale, se traduisant par une membrane blanchâtre qui recouvre la totalité de la muqueuse gastrique.

Sous l'influence du caustique, les villosités s'allongent, une infiltration embryonnaire se forme autour des glandes et la partie superficielle de la muqueuse se sépare au bout de trois à quatre jours.

Caustiques liquéfiants.

Caustiques liquéfiants. — Nous étudierons dans ce groupe les substances alcalines telles que la potasse, la soude, l'ammoniaque, la chaux, leurs composés et, en outre, l'acide arsénieux.

La causticité de ces corps est considérable. Ils désorganisent les tissus en s'emparant de leur eau de composition, se combinent aux matières grasses pour former des savons, enfin ils décomposent les matières azotées et s'unissent aux acides pour donner naissance à des sels alcalins. Ils ne coagulent pas le sang contenu dans les vaisseaux; ils possèdent même la propriété d'empêcher *in vitro* la coagulation du sang extrait des veines.

Leur action sur la peau est énergique, mais la cautérisation est lente et elle n'est complète qu'au bout de plusieurs heures. L'eschare est molle, noirâtre; elle est étendue, le caustique ayant tendance à la diffusion. Au

---

(¹) PILLIET, Société de biologie, nov. 1893 et janvier 1894.

moment de l'élimination, les vaisseaux restent béants et il n'est pas rare d'observer des hémorrhagies. La potasse caustique seule sous forme de pierre à cautère ou associée à la chaux pour constituer le caustique de Vienne trouve encore son application thérapeutique.

Les chlorures alcalins (chlorures de potassium, sodium, de calcium et d'ammonium) et aussi les chlorures métalliques à l'état de dissolution étendue ont un pouvoir caustique faible; ils donnent une eschare molle, blanchâtre qui durcit au contact de l'air, le sang reste liquide dans les vaisseaux. Ils provoquent la dégénérescence graisseuse des cellules épithéliales de la peau, du corps de Malpighi et des fibres musculaires. Cette action serait due, d'après Bryx, à la mise en liberté du chlore.

L'acide arsénieux produit également une eschare molle, il n'a d'action caustique que sur les tissus vivants. Son absorption se fait assez rapidement et peut être une cause d'intoxication.

L'action des caustiques aboutit donc toujours à la formation d'une eschare qui, au bout d'un certain temps, va être éliminée. La chute des parties mortifiées se fait au bout de dix à vingt jours, plus rapidement à la suite de l'application des acides qu'après celle des alcalins; tantôt les tissus se détachent par lambeaux, tantôt l'eschare reste entière et est éliminée en bloc laissant au-dessous d'elle une plaie bourgeonnante dont la cicatrisation ne présente rien de particulier.

LES AGENTS CHIMIQUES

II
LES INTOXICATIONS

Par H. ROGER

Professeur agrégé à la Faculté de médecine de Paris. — Médecin des Hôpitaux

PREMIÈRE PARTIE
ÉTIOLOGIE

CHAPITRE PREMIER

Définition des mots : *intoxication, substances toxiques, poisons.* — Définitions juridiques et définitions scientifiques. — Des sources d'intoxication de l'organisme vivant.

I. Il est aussi difficile de définir qu'il est aisé de comprendre le sens des mots *intoxication, substances toxiques, poisons.*

Le Code pénal français (art. 301) définit l'empoisonnement « tout attentat à la vie d'une personne par l'effet de substances qui peuvent donner la mort plus ou moins promptement, de quelque manière que ces substances aient été employées ou administrées et quelles qu'en aient été les suites ». Il est certain qu'une pareille conception n'est pas acceptable au point de vue scientifique; entre autres inconvénients, elle a celui de s'appliquer aux substances agissant mécaniquement, au verre pilé, par exemple.

Nous ne rappellerons pas les définitions juridiques adoptées à l'étranger : elles ont toutes le défaut de considérer l'empoisonnement à un point de vue spécial et exclusif; elles ne présentent aucun intérêt pour le physiologiste ou le médecin.

Si l'on parcourt les œuvres des principaux toxicologues, on voit que la plupart d'entre eux n'ont pas su se détacher suffisamment des conceptions médico-légales et se sont contentés de reproduire plus ou moins intégralement l'ancienne définition de Plenck (¹) : « On appelle poison

(¹) Plenck, Toxicologia seu Doctrina de venenis et antidotis. Viennæ, 1785.

ou toxique toute substance qui, introduite à petite dose dans le corps
humain ou appliquée à sa surface, cause, par une force particulière, une
maladie grave ou la mort ». Au commencement de ce siècle, Mahon,
Fodéré, Gmelin, Orfila, admirent également que les poisons étaient des
substances agissant à petites doses, pour troubler la santé ou anéantir
complètement la vie. Devergie voulut mieux préciser le sens du mot et
ajouta à la formule précédente le correctif suivant : « sans agir mécaniquement et sans se reproduire ». C'était un progrès, car, par une sorte
d'intuition, l'auteur se trouvait éliminer la classe des agents figurés.

Parmi les définitions les plus récentes, trois surtout méritent d'être
reproduites : elles tirent une grande importance du nom des auteurs qui
les ont proposées. Pour Vulpian, « les poisons sont des substances qui,
introduites par absorption dans l'organisme, déterminent des altérations
structurales ou des troubles fonctionnels plus ou moins graves et peuvent même, lorsque leur action atteint un haut degré d'intensité, déterminer la mort ou tout au moins mettre la vie en danger ([1]) ». Voulant
séparer davantage les poisons des virus, Husemann arrive à cette définition : « Les poisons sont des substances non organisées, organiques ou
inorganiques, formées artificiellement ou existant dans la nature, qui
peuvent, dans des conditions déterminées, porter préjudice aux êtres
vivants de façon à détruire ou à troubler leur santé ou leur bien-être
relatif ([2]) ». Cette formule a été reprise et modifiée plus tard par Kobert
de la façon suivante : « Les poisons sont des substances non organisées,
inorganiques ou organiques, existant dans l'organisme ou introduites de
l'extérieur, formées artificiellement ou se trouvant dans la nature, qui,
grâce à leur constitution chimique, peuvent, dans des conditions déterminées, porter préjudice aux êtres vivants de façon à détruire ou à
troubler leur santé ou leur bien-être relatif ([3]) ». Le même auteur ajoute
que, au point de vue pratique, on peut définir plus simplement les poisons :
« des agents pharmaceutiques (φάρμακον, poison) qui agissent, dans un
cas donné, non plus utilement, mais d'une façon défavorable ».

Parmi ces définitions, celle de Kobert est la seule qui envisage les
poisons formés dans l'organisme ; les autres ne considèrent que les substances venant de l'extérieur et laissent de côté le chapitre si important
des auto-intoxications. Toutes nous semblent présenter le très grand
défaut de chercher la caractéristique des poisons dans leur action sur
l'ensemble de l'économie. C'est là certainement le moyen le plus simple
et le plus sûr de juger des effets d'une substance ; mais, à un point de vue
plus général, il nous semble qu'il faut regarder comme toxique tout
corps capable de troubler ou d'arrêter la vie, non de l'être, mais des
organites ou, si l'on veut, des éléments anatomiques qui le constituent.

Cette manière de voir nous conduit à chercher la définition de l'in-

([1]) Vulpian, Substances toxiques et médicamenteuses, p. 1. Paris, 1882.
([2]) Husemann, Handbuch der Toxicologie, p. 2. Berlin, 1882.
([3]) Kobert, Lehrbuch der Intoxikationen, p. 9. Stuttgart, 1893.

toxication dans le mécanisme mis en œuvre par la substance nocive.

Nous savons, et Cl. Bernard est souvent revenu sur cette idée, que les cellules ne manifestent leurs propriétés vitales qu'à la condition d'être plongées dans un milieu liquide dont la constitution doit rester invariable. « La vie, a dit l'illustre physiologiste, n'est qu'un rapport entre l'organisme et le milieu. » Toute modification chimique dans la constitution du milieu retentira sur la vie des cellules, ce sera une intoxication et les troubles morbides seront d'autant plus graves et plus rapides que les modifications du milieu seront plus profondes.

Si l'on injecte dans les veines d'un lapin une solution de sulfate de strychnine, la mort survient quand l'animal a reçu $0^{gr},00018$ par kilogramme de son poids. Voilà une substance étrangère à la constitution du milieu organique, et présentant un pouvoir toxique considérable. Prenons maintenant des corps qui se rencontrent dans l'organisme et qui sont indispensables à la vie, le chlorure de potassium ou le chlorure de sodium, par exemple : introduisons ces substances dans les veines d'un lapin; nous amènerons la mort en injectant $0^{gr},18$ de la première, $5^{gr},17$ de la seconde. Le chlorure de potassium est donc 2000 fois moins toxique que la strychnine, le chlorure de sodium l'est 50000 fois moins. Allant plus loin dans cette étude, injectons de l'eau distillée; l'animal ne succombera que lorsqu'il aura reçu 120 grammes par kilogramme, c'est-à-dire une quantité plus de 600000 fois supérieure à la dose mortelle de strychnine.

Peut-on dire, dans ce dernier cas, qu'il s'agit d'une intoxication? Ne peut-on prétendre que la mort tient à une cause mécanique, à la distension énorme du système circulatoire? Cette hypothèse n'est pas soutenable : car, avec un sérum artificiel, on aurait pu injecter des quantités de liquide bien supérieures, sans amener aucun trouble notable. L'eau distillée semble agir en diluant le milieu organique, en le rendant insuffisant à la rénovation des cellules et, d'autre part, en soustrayant aux éléments anatomiques certaines substances indispensables à leur fonctionnement régulier. Quelques faits confirment cette manière de voir. Si, au lieu de 120 grammes, nous n'en avions introduit que 90, la mort ne serait survenue que huit ou dix heures après l'injection. Avec 60 grammes, l'animal aurait survécu de vingt-quatre à trente-six heures; au-dessous de cette dose, il se serait rétabli. Pour expliquer la mort tardive, on doit invoquer une *auto-intoxication secondaire;* les substances dissoutes par l'eau encombrent l'organisme et ne peuvent être éliminées par suite des altérations cellulaires des principaux émonctoires. Aussi, quand on injecte une substance quelconque dans les veines, doit-on faire la part de la toxicité de l'eau; si, au lieu d'eau distillée, on emploie de l'eau salée à 7 pour 1000, on diminue notablement l'activité de la solution.

La mort semble reconnaître un mécanisme analogue dans l'intoxication phosphorée : le poison s'empare de l'oxygène contenu dans le sang et, pour quelques auteurs, l'anoxhémie qui se produit suffirait à expliquer la

terminaison fatale : si cela était, la mort résulterait encore d'une modification du milieu organique, c'est-à-dire de la diminution d'une substance constituante. C'est ce qu'on peut réaliser expérimentalement, en
introduisant dans les veines d'un lapin une émulsion d'huile phosphorée ;
l'animal succombe quand il a reçu par kilogramme $0^{gr},02$ de phosphore,
c'est-à-dire une quantité un peu supérieure à celle qui eût été nécessaire
pour s'emparer de tout l'oxygène contenu dans son sang. Mais lorsqu'on
introduit la substance sous la peau, ou lorsqu'on en injecte dans les
veines une dose moins considérable, $0^{gr},0008$ par exemple, la mort
survient tardivement, au bout de deux ou trois jours; dans ce cas, on
ne peut invoquer l'anoxhémie; pour saturer $0^{mg},8$ de phosphore, il eût
suffi de $1^{mg},04$ d'oxygène, c'est-à-dire de la quantité contenue dans 4 ou
5 centimètres cubes de sang: il faut donc supposer que le phosphore
produit, dans l'organisme, une dénutrition vicieuse: les déchets cellulaires s'accumulent et l'animal succombe à une auto-intoxication secondaire, alors même que le poison est déjà éliminé.

Ces quelques exemples, dont on pourrait facilement multiplier le
nombre, nous semblent suffisants pour conclure qu'il y a intoxication
toutes les fois que surviennent des troubles cellulaires dépendant d'une
modification du milieu organique, soit par suite de l'introduction d'une
substance étrangère, soit par suite de l'augmentation, de la diminution
ou de la transformation anormale d'une ou de plusieurs substances constituantes.

Nous arrivons donc à considérer comme toxique *toute substance
capable de troubler la vie des éléments anatomiques en modifiant,
directement ou indirectement, le milieu qui les contient.* Il y a intoxication toutes les fois qu'il s'est produit *une modification dans la constitution chimique du milieu intérieur.*

II. Des sources d'intoxication de l'organisme vivant. — Si l'on
accepte la définition que nous proposons, on voit que l'organisme est
constamment en imminence d'intoxication.

Les modifications du milieu organique sont continuelles et résultent
des conditions mêmes dans lesquelles nous vivons. Les manifestations de
l'activité vitale ne peuvent se produire que par une désagrégation des
molécules organiques, dont les atomes complexes retombent de leur état
d'équilibre instable à un état d'équilibre plus stable. Il se produit ainsi
des corps nouveaux, incapables de céder de la force, et devenus dès lors
inutiles: ces corps sont rejetés par les cellules dans le milieu où elles
baignent, et, s'ils ne sont pas rapidement éliminés, ils vicient le milieu
et deviennent une cause d'intoxication.

Chez les êtres supérieurs, plusieurs organes sont chargés de transformer les substances nocives; celles qui échappent à leur action protectrice sont rejetées par diverses glandes, et notamment par les reins.
Mais toutes les sécrétions ne sont pas excrémentitielles; il en est qui con-

tiennent des substances rentrant constamment dans l'organisme : c'est le cas notamment des sécrétions gastro-intestinales.

Outre les liquides qui s'y déversent, le tube digestif reçoit une grande quantité de matières vénéneuses; les aliments qui y sont introduits contiennent des principes nocifs : les uns préexistent tout formés dans la matière alimentaire : tels sont les sels minéraux et notamment les sels potassiques; d'autres deviennent toxiques par suite des modifications qu'ils subissent : c'est ainsi que, sous l'influence des sucs gastro-intestinaux, les albuminoïdes se transforment en corps facilement absorbables et l'expérience démontre que les peptones ainsi produites seraient toxiques si elles ne subissaient de nouvelles modifications avant de venir en contact avec les cellules. Mais en même temps le tube digestif est peuplé de nombreux microbes qui s'attaquent aux aliments et donnent naissance à une grande quantité de poisons putrides.

Nous n'avons parlé jusqu'ici que des toxiques qui se produisent dans l'organisme lui-même, ou qui y sont introduits par les besoins de l'alimentation. Il va sans dire qu'il faut faire une large place aux poisons accidentels, à ceux qu'on absorbe journellement, soit par suite des conditions sociales dans lesquelles on vit, soit par suite des professions qu'on exerce. Enfin, il faut citer encore les produits de sécrétion des micro-organismes pathogènes; l'importance de ce dernier groupe tend chaque jour à s'accroître, les travaux modernes démontrant de plus en plus que l'infection se résout en une intoxication.

On est donc conduit à admettre quatre grandes sources d'intoxication :

    I. Vie cellulaire. . . $\left\{\begin{array}{l}\text{Désassimilation.}\\\text{Sécrétions.}\end{array}\right.$

    II. Phénomènes normaux de la digestion.

    III. Poisons formés dans l'organisme par les agents parasitaires.

    IV. Poisons introduits dans l'organisme.

Les deux premiers groupes représentent des phénomènes physiologiques, nécessaires, continus; les deux derniers, des phénomènes pathologiques, contingents, intermittents. Certes la division est loin d'être absolue. Dans le tube digestif, par exemple, nous trouvons des produits toxiques, versés par les sécrétions; d'autres formés par les réactions de ces sécrétions sur les aliments; d'autres attribuables aux micro-organismes qui peuplent la cavité intestinale, et il est difficile d'établir une ligne de démarcation nette entre les fermentations normales et les putréfactions anormales qui confinent à l'état pathologique. Les phénomènes naturels se prêtent mal à nos groupements artificiels; nous croyons néanmoins que notre classification, qui date de 1887 [1], est assez simple et peut servir de base à une étude générale des intoxications.

(1) Roger, Action du foie sur les poisons, p. 11. *Thèse de Paris*, 1887.

Sans vouloir faire une critique des classifications proposées par les divers auteurs, nous croyons intéressant de rapporter celle qu'ont adoptée V. Jaksch ([1]) et Kobert ([2]).

I. *Intoxications exogènes,* c'est-à-dire poisons intro-duits par . . . .
- le tube digestif
  - aliments, boissons, etc.
  - empoisonnements proprement dits.
- l'appareil respiratoire (gaz méphitiques).
- la peau et les muqueuses.
- l'hypoderme, les tissus profonds, les organes.

II. *Intoxications endogènes* (toxikoses de V. Jaksch).
- Toxikoses par rétention.
  - au niveau de la peau.
  - — de l'intestin.
  - — de l'appareil respiratoire.
  - — de l'appareil urinaire.
- Nosotoxikoses .
  - sans contage vivant (auto-intoxications).
  - par contage vivant.

Les intoxications exogènes rentrent dans nos groupes II et III. Les toxikoses par rétention représentent une variété pathogénique et non étiologique; les nosotoxikoses comprennent les auto-intoxications qui, relevant de la vie cellulaire, ne doivent pas, selon nous, en être séparées, et les empoisonnements par contage vivant, qui correspondent exacte-ment à notre dernier groupe.

Malgré ces réserves, il faut reconnaître que cette classification a le grand mérite de mettre en vedette la division des intoxications en exo-gènes et endogènes.

Il nous semble seulement qu'on peut la simplifier de la façon suivante :

Poisons . .
- exogènes . .
  - habituels.
  - accidentels.
- endogènes . .
  - normaux . .
    - vie cellulaire. .
      - sécrétions.
      - désassimilation.
    - fermentations gastro-intestinales.
  - morbides . .
    - vie cellulaire.
    - agents parasitaires.

Poisons exogènes. — L'alimentation introduit chaque jour dans le tube digestif une certaine quantité de substances qui sont toxiques ou qui le deviennent par suite des modifications que leur font subir les sucs ou les microbes des cavités gastro-intestinales. Ces modifications néces-saires et continues rentrent évidemment dans l'histoire des auto-intoxi-cations. Mais en pratique il est souvent difficile de dire si le poison digestif préexistait dans l'aliment ou s'il s'est formé dans le tube digestif. Aussi devrons-nous réunir dans un même chapitre l'histoire entière des intoxi-cations alimentaires.

L'appareil respiratoire sert de porte d'entrée à des gaz délétères : nous

([1]) V. JAKSCH, Ueber den gegenwärtigen klinischen Standpunkt der Lehre von dem Vergif-tungen. *Wiener klinische Wochenschrift*, p. 1011, 1890. — *Nothnagel's specielle Pathologie und Therapie*, I, p 3 Wien, 1894.

([2]) KOBERT, Lehrbuch der Intoxikationen, p. 39 Stuttgart, 1893.

vivons dans l'air confiné et nous respirons les émanations malsaines de nos semblables. Enfin, comme si les intoxications auxquelles on ne peut échapper n'étaient pas assez nombreuses, bien des hommes s'empoisonnent journellement au moyen de la fumée de tabac, ou même de l'opium, de la morphine, du haschich, de la cocaïne, de l'éther, etc. Ce n'est pas tout, nous nous servons d'objets métalliques dont certaines parcelles pénètrent dans l'organisme; c'est ainsi que le cuivre, le plomb nous contaminent constamment, soit par contact, soit par suite de leur présence dans nos aliments ou nos boissons.

Voilà donc toute une série d'intoxications dont quelques-unes, imposées par nos conditions sociales ou par des habitudes malsaines, seraient, par conséquent, faciles à éviter.

C'est à l'état sociologique actuel qu'il faut rattacher les intoxications professionnelles : nous avons à peine besoin de rappeler leur fréquence : le plomb, le cuivre, le phosphore, les gaz délétères sont des causes dont tout le monde connaît l'importance.

Puis viennent les poisons médicaux, c'est-à-dire les substances pharmaceutiques, qui, par suite d'erreurs ou par suite de susceptibilités individuelles, peuvent produire des accidents graves ou entraîner la mort. Il faut remarquer d'ailleurs, qu'alors même que les médicaments ont un effet favorable, ils agissent par le mécanisme de l'intoxication, puisqu'ils agissent en modifiant le milieu intérieur.

Restent enfin les intoxications accidentelles, c'est-à-dire celles qui résultent d'un crime ou d'un suicide aussi bien que d'un accident.

La classe des poisons exogènes peut donc être divisée, au point de vue étiologique, en quatre groupes secondaires :

Les poisons alimentaires (habituels ou accidentels);

Les poisons professionnels;

Les poisons médicaux;

Les poisons accidentels (accidents, crimes, suicides).

CHAPITRE II

LES POISONS ALIMENTAIRES

Poisons alimentaires habituels. — Poisons alimentaires accidentels

Tous les aliments contiennent des substances toxiques. Il nous suffit de citer les sels de potasse, si abondamment répandus dans la viande et surtout dans les végétaux.

Les transformations que subissent les matières organiques, au niveau du tube digestif, sous l'influence des sécrétions qui s'y déversent et surtout des microbes qui y pullulent, donnent naissance à de nouveaux poisons.

En face de ces sources d'intoxication, en quelque sorte nécessaires et en tout cas continuelles, nous devons en placer d'autres qui, pour être contingentes, n'en sont pas moins d'une importance considérable.

Les aliments et les boissons peuvent contenir des substances nocives, par suite des préparations culinaires qu'on leur a fait subir : ce sont surtout des sels métalliques provenant des récipients ou des ustensiles servant à la cuisson, sels de cuivre, de nickel, de plomb; ailleurs, ce sont des substances chimiques, ajoutées dans le but de conserver les aliments et les boissons, ou de leur conférer un goût agréable : l'acide salicylique, les bouquets, les essences nous représentent les falsifications les plus importantes.

Les aliments avariés entrent fréquemment en ligne de compte : on connaît aujourd'hui un nombre considérable d'observations où des accidents, souvent graves, parfois mortels, ont suivi l'ingestion de diverses substances fraîches ou conservées. Les phénomènes peuvent tenir à différentes causes : parfois les aliments étaient peu altérés ou paraissaient même excellents; leur ingestion n'a produit d'accidents que chez un petit nombre des personnes qui les ont consommés : il faut invoquer alors des susceptibilités particulières. Le plus souvent, les aliments ont été nocifs pour tous ceux ou presque tous ceux qui y ont goûté. Or, en parcourant les nombreuses observations publiées, on voit que les accidents surviennent toujours dans une des trois conditions suivantes : tantôt il s'agit de viandes fournies par des animaux surmenés; tantôt les aliments provenaient d'animaux ou de végétaux empoisonnés ou malades; tantôt, enfin, les matières alimentaires avaient subi un commencement de putréfaction : c'est ce qui s'observe si souvent avec les conserves.

Ajoutons enfin une classe importante d'empoisonnements, dus à l'usage de substances vénéneuses, et par conséquent non comestibles, comme la viande de certains poissons, ou comme certains champignons.

Telles sont les diverses variétés qu'on peut admettre et qu'on peut grouper de la façon suivante :

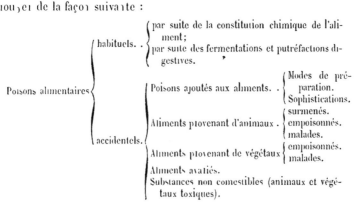

Poisons alimentaires	habituels	par suite de la constitution chimique de l'aliment;
		par suite des fermentations et putréfactions digestives.
	accidentels	Poisons ajoutés aux aliments. { Modes de préparation. / Sophistications.
		Aliments provenant d'animaux . { surmenés. / empoisonnés. / malades.
		Aliments provenant de végétaux { empoisonnés. / malades.
		Aliments avariés.
		Substances non comestibles (animaux et végétaux toxiques).

POISONS ALIMENTAIRES HABITUELS

Poisons alimentaires contenus dans la plupart des boissons et des aliments. — Importance des sels de potasse. — Dédoublement de la molécule d'albumine. — Les fermentations digestives. — Les peptones : leur toxicité; leur transformation dans les parois intestinales. — Les putréfactions normales du tube digestif.

Les boissons. — La plupart de nos boissons contiennent des substances toxiques. L'eau elle-même n'échappe pas à cette règle. Tantôt elle est trop chargée de matières minérales, trop riche en sels de chaux, de magnésie, en silice; tantôt elle renferme des substances organiques en voie de putréfaction. On a beaucoup insisté, dans ces derniers temps, sur la contamination des eaux par les agents figurés et l'on s'est efforcé de combattre leurs effets au moyen des filtres de porcelaine; la mesure est excellente, mais, peut-être est-elle encore insuffisante. S'il est indispensable de se débarrasser des germes vivants, il est utile de neutraliser les produits toxiques auxquels ils ont donné naissance. Une eau, chargée de matières organiques en voie de décomposition, ne peut être potable, même après avoir été stérilisée par le filtre ou la chaleur sous pression. Il y aurait un grand intérêt à rechercher expérimentalement la toxicité des eaux provenant de rivières souillées, de l'eau de Seine en aval de Paris, par exemple; il faudrait savoir aussi si les eaux ne peuvent agir comme certains produits microbiens et déterminer tantôt des troubles qui permettent le développement de microbes atténués, tantôt des lésions à marche chronique pouvant aboutir à la cirrhose. Ces expériences auraient le mérite de compléter les recherches chimiques de Wohlflügel, qui a trouvé des ptomaïnes en dissolution dans les eaux putrides.

Aujourd'hui on boit rarement de l'eau pure; parfois on fait usage d'infusions aromatiques comme le thé et le café; ces boissons sont hygiéniques, mais leur abus entraîne différents troubles nerveux.

La véritable boisson toxique est représentée par l'alcool et ses dérivés.

L'alcoolisme se traduit le plus souvent par des accidents chroniques. Les manifestations aiguës sont plus rares : dans certains cas elles revêtent l'aspect de l'ictère grave; c'est ce qu'on voit à la suite de l'ingestion de hautes doses d'alcool, qui, comme le démontrent les faits expérimentaux, provoquent une stéatose rapide des cellules du foie. Parfois les accidents sont presque foudroyants; Taylor a vu un enfant de sept ans tué rapidement par 100 grammes de brandy; pour l'adulte, il faudrait 1 litre de rhum. Ces empoisonnements, rares en France, sont assez fréquents en Russie; en 1860, par exemple, 676 personnes succombèrent de cette façon.

Nous n'avons pas à rechercher les causes qui sont capables d'expliquer la progression toujours croissante de l'alcoolisme; mais on est vraiment stupéfait quand on songe qu'en Angleterre, de 1847 à 1874, il n'y eut pas moins de 13203 décès par delirium tremens.

Au Congrès d'hygiène tenu à Londres en 1891, Norman Kerr affirma que, chaque année, 40 000 personnes succombent aux effets de l'alcool, dans le Royaume-Uni; si l'on tient compte des cas dans lesquels l'alcoolisme a agi indirectement et qui ne figurent pas dans cette statistique, on arrive à conclure, avec les médecins anglais, que les boissons spiritueuses entrent pour moitié dans l'étiologie générale des maladies.

L'augmentation de l'alcoolisme s'observe dans tous les pays. Ainsi, en Allemagne, en 1877, il y eut dans les hôpitaux 4272 entrées pour alcoolisme chronique; en 1885, il y en eut 10360. En France, nous voyons que la consommation de l'alcool a toujours suivi une marche ascendante. En 1830, on évaluait à 1 litre la quantité consommée par tête et par année; en 1885, on arrive à 3 litres; en 1891 à 4 litres(1). Pour les autres pays, nous trouvons actuellement 1 litre en Italie, 2 litres et demi en Angleterre, 8lit,85 en Danemark, 12 litres en Belgique.

Dans notre pays, la consommation de l'alcool varie notablement d'un département à l'autre; d'une façon générale, elle est d'autant plus considérable que la contrée est moins riche en vin; elle atteint son maximum dans le nord et dans l'ouest, notamment dans le département de la Seine-Inférieure, où la quantité annuelle s'élève à 13lit,4. Le département de la Seine n'use que 6lit,5; les chiffres les plus faibles sont fournis par le Gers, 0lit,7, et par la Haute-Savoie, 0lit,6. Enfin les statistiques nous apprennent que l'augmentation de l'aliénation mentale, des suicides, des crimes, suit une marche presque parallèle aux progrès de l'alcoolisme.

Les différentes boissons spiritueuses ne contiennent pas seulement de l'alcool éthylique; elles renferment des alcools d'atomicité supérieure, dont la toxicité augmente presque parallèlement à leur constitution chimique, c'est-à-dire à leur poids moléculaire et à leur point d'ébullition (Rabuteau). Cette loi n'est pas absolue, comme on peut s'en con-

(1) Dans une récente communication à l'Académie de médecine (5 mars 1895), M. Lancereaux donne les chiffres suivants, qui représentent, en hectolitres d'alcool pur, la consommation de spiritueux en 1885 et en 1892.

	1885	1892	Augmentation.
Esprits et eaux-de-vie	1.158.625	1.280.684	122.059
Kirsch, rhum et genièvre	114.958	185.824	70.866
Bitter	30.214	41.445	11 231
Absinthe et similaires	57.752	129.670	71.958
Liqueurs	74.051	82.923	8.872
Fruits à l'eau-de-vie et divers . . .	8.806	14.823	6.017
Total. . .	1 444 386	1.755 369	290 983

vaincre par les chiffres suivants, empruntés à MM. Dujardin-Beaumetz et Audigé et à M. Bouchard.

Noms.	Formules.	Point d'ébullition.	Toxicité par injections		
			sous-cutanées. (*Beaumetz et Audigé*)	intra-veineuses. (*Bouchard*)	sous-cutanées. (*Bouchard.*)
		degrés.	cm³.	cm³.	
Alcool méthylique . .	$CH^3.HO$	66,5	7	9,7	»
— éthylique. . .	$C^2H^5.HO$	78,4	7,75	4,7	8
— isopropylique .	$C^3H^7.HO$	87	3,75	3,47	»
— propylique . .	$C^3H^7.HO$	96	3,75	1,2	»
— isobutylique .	$C^4H^9.HO$	108,5	»	»	3
— butylique. . .	$C^4H^9.HO$	115	1,85	»	3,8
— amylique. . .	$C^5H^{11} HO$	132	1,50		4
— caproïque. . .	$C^6H^{13}.HO$	150	»		»
— œnanthylique .	$C^7H^{15}.HO$	165	8		
— caprylique . .	$C^7H^{17}.HO$	178	7,25		

Dans les expériences de M. Bouchard, les alcools ont été injectés dans les veines, dilués au titre de 20 pour 100. Les alcools insolubles dans l'eau ont dû forcément être introduits dans le tissu cellulaire sous-cutané.

Le vin renferme les alcools propylique, butylique, amylique, œnanthylique, mais ce sont les eaux-de-vie qui contiennent surtout les alcools d'atomicité supérieure; il n'y a d'exception que pour l'eau-de-vie de vin, constituée par de l'alcool éthylique presque pur; l'eau-de-vie de cidre est formée par l'alcool propylique, qui s'y trouve dans la proportion de 7 pour 100 d'alcool éthylique et par les alcools butylique et amylique; les eaux-de-vie de marc renferment les alcools œnanthylique, caprylique, caproïque, propylique, amylique; les eaux-de-vie de mélasse et de bette-rave contiennent les alcools propylique, butylique, amylique; enfin, dans l'eau-de-vie de pomme de terre, la plus toxique de toutes, on trouve toutes les variétés d'alcool.

L'alcool, même l'alcool de vin, même celui qui se forme par fermentation du glycose, n'est jamais de l'alcool éthylique pur. Il renferme toujours des alcools propylique, butylique et amylique dus à la fermentation alcoolique elle-même et surtout aux fermentations secondaires. Enfin, comme l'a établi Oser dès 1868, dans la fermentation alcoolique du sucre, il se forme un alcaloïde ayant pour formule $C^{15}H^{20}Az^4$ et dont le chlorhydrate possède une saveur amère et brûlante. C'est le premier exemple d'une base définie prenant naissance au cours d'une fermentation.

Le tableau suivant, emprunté à MM. Claudon et Morin, donnera une idée de la multiplicité des substances produites dans la fermentation

alcoolique: les auteurs ont opéré sur 1000 grammes de saccharose, soit
1055 grammes de sucre interverti.

Alcool vinique	506,15
— propylique	0,02
— isobutylique	0,015
— amylique.	0,51
Éther œnanthylique	0,02
Glycol isobutylénique.	1,58
Glycérine	28,50
Acide acétique	2,02
— succinique	4,52
Matières azotées.	*traces.*

Outre les substances déjà indiquées, les boissons alcooliques renfer-
nent des aldéhydes, dont le principal est l'aldéhyde pyromicique ou
furfurol, surtout abondant dans les alcools de grains. M. Laborde, qui en
a étudié les propriétés, a montré qu'il amène la mort à dose de $0^{gr},12$ à
$0^{gr},25$ par kilogramme.

MM. Dujardin-Beaumetz et Audigé ont trouvé pour l'aldéhyde éthylique
une toxicité faible, 1 gramme à $1^{gr},25$. Les recherches de M. Bouchard,
qui ont porté sur cinq aldéhydes, conduisent aux résultats suivants; les
injections ont été faites dans les veines, quand les aldéhydes étaient
solubles, le titre des solutions était de 4 pour 1000 :

Noms.	Formules.	Point d'ébullition.	Injections intra-veineuses.	sous-cutanées.
		degrés.	cm³.	cm³.
Aldéhyde éthylique	C^2H^4O	21	0,2	0,6
— propylique. . . .	C^3H^6O	48,7	0,06	»
— isobutylique. . .	C^4H^8O	61	»	0,3
— butylique	C^4H^8O	75	0,22	»
— œnanthylique . .	$C^7H^{14}O$	154	»	3,8

C'est surtout aux aldéhydes qu'est due la saveur spéciale des bouquets.
M. Laborde a montré que le vermouth, le bitter, sont des boissons convulsivantes, et que leur effet dépend des aldéhydes qu'ils renferment,
principalement de l'aldéhyde salicylique, mortel à dose de $0^{gr},05$ par
kilogramme. A côté de cet aldéhyde, le vermouth et le bitter contiennent
d'autres corps convulsivants, particulièrement du salicylate de méthyle.
Enfin l'essence de noyau est également convulsivante; on y trouve, par
litre, 5 grammes de bouquet, représentés surtout par du benzonitrile et
de l'aldéhyde benzoïque.

Comme le fait remarquer M. Laborde [1] en terminant son intéressante communication, ces aldéhydes sont volatils et leur inhalation,
très facile, peut déterminer des accidents souvent assez graves.

[1] LABORDE, *Académie de médecine*, 2 et 9 octobre 1888.

De ces aldéhydes nous pouvons rapprocher un certain nombre de bases volatiles extrêmement toxiques, notamment la pyrodine et une collidine. Dans la bière, Tjaddem-Moddernam, Dannemberg, ont trouvé une substance analogue à la colchicine et probablement d'origine fermentative. Enfin M. Morin a isolé des eaux-de-vie de marc trois bases d'origine fermentative et dont la plus importante répond à la formule $C^9H^{10}Az^2$.

Nous n'avons pas terminé l'énumération des substances toxiques qu'on peut trouver dans les boissons alcooliques; il nous faut signaler encore des éthers, parmi lesquels l'éther acétique, toxique à la dose de 4 centimètres cubes (Dujardin-Beaumetz et Audigé), l'acétone, de petites quantités de glycérine, divers acides organiques, l'acide cyanhydrique, la nitrobenzine, et surtout des huiles essentielles dont MM. Cadéac et Meunier ont noté l'importance.

Dans l'absinthe, on trouve neuf essences différentes : la plus toxique, d'après Cadéac et Meunier, serait l'essence d'anis, dont 1 gramme injecté dans les veines amènerait la mort d'un chien de 6 kilogrammes. M. Laborde pense au contraire qu'il faut incriminer l'essence d'absinthe, qui représente, d'après lui, le type des convulsivants. MM. Cadéac et Meunier divisent les essences en convulsivantes et stupéfiantes ; parmi les premières, nous trouvons les essences d'hysope, de fenouil; parmi les secondes, les essences d'anis, d'angélique, d'origan, de mélisse, de menthe. Les mêmes auteurs ont étudié quelques liqueurs complexes, comme le vulnéraire, l'eau d'arquebuse, l'eau de mélisse. Les effets nocifs de cette dernière boisson doivent être bien connus, car à chaque instant on voit des femmes en abuser étrangement et arriver à s'intoxiquer ainsi d'une façon chronique. Rappelons à ce propos que parfois, chez la femme surtout, l'alcoolisme a été produit par l'ingestion répétée d'eaux de toilette et notamment d'eau de Cologne.

Nous n'avons fait qu'indiquer brièvement les différents corps nocifs qui entrent dans la composition des boissons alcooliques, et nous n'avons pas mentionné les nombreuses substances qui y sont introduites artificiellement, soit pour leur préparation, soit pour leur conservation. Nous reviendrons sur ce point dans le chapitre suivant. Mais ce qui ressort nettement de notre exposé, c'est que les travaux modernes tendent de plus en plus à innocenter l'alcool éthylique. Sans doute cette substance est toxique, mais elle l'est beaucoup moins que les autres liquides qui l'accompagnent. L'alcoolisme est donc un empoisonnement complexe, et l'on comprend que, suivant la prédominance de telle ou telle substance, il puisse se présenter sous des aspects cliniques extrêmement variés.

Les aliments. — Tous les aliments solides contiennent des substances qui sont toxiques ou qui le deviennent par suite des transformations subies dans le tube digestif.

Signalons d'abord les sels minéraux, dont le plus important, pour notre sujet, est la potasse. La quantité varie notablement d'un aliment à un autre. Le tableau suivant résume les principaux résultats obtenus, les analyses ont porté sur 100 grammes de matières sèches.

Riz.	0,1
Jaune d'œuf . . . . ·	0,27
Lait de femme	0,58
Froment, avoine, seigle, orge	0,62
Pois	1,15
Blanc d'œuf	1,44
Viande de bœuf.	1,66
Lait de vache	1,67
Fèves.	2,1
Fraises	2,2
Pommes de terre	2,28

Les sels de potasse sont utiles et même indispensables. Si l'on nourrit des chiens avec des extraits de viande débarrassés de ces sels, la mort survient au bout d'une dizaine de jours, c'est-à-dire beaucoup plus rapidement que si l'on avait privé les animaux de toute nourriture. Mais les expériences de Panum et de Forster démontrent que, si les sels de potasse ne peuvent être supprimés, il suffit, pour assurer le fonctionnement régulier de l'organisme, d'en administrer des quantités très faibles; en forçant la dose, on observe divers accidents dus à un mécanisme assez compliqué. Il ne faut pas croire, en effet, que ces sels agissent seulement comme des toxiques. Leur action ne serait déjà pas négligeable, puisqu'il suffit d'injecter dans les veines d'un chien 0^{gr},2 de chlorure de potassium par kilogramme, pour amener la mort; il faudrait donc 15 grammes pour un homme; or un homme nourri exclusivement de pommes de terre consomme par jour 40 grammes de potasse. A ce premier procédé nocif s'en ajoute un autre : les sels de potassium, au contact du chlorure de sodium des tissus, subissent une transformation partielle; il en résulte la production de chlorure de potassium qui est éliminé par l'urine; en même temps le sodium, devenu libre, s'unit à l'acide du sel potassique introduit; ce sel de soude modifiant, par sa nature ou par sa quantité, la constitution normale du sang, est éliminé également par l'urine; il se produit donc une double perte en chlore et en sodium. Bunge a reconnu qu'un homme qui absorbe par jour 18 grammes de potasse, perd 6 grammes de chlorure de sodium, plus 2 grammes de sodium. On peut remédier à ces inconvénients en ingérant une plus grande quantité de sel marin. Or l'histoire des peuples nous montre que le sel est consommé abondamment par les hommes qui ont une alimentation riche en potasse, par les paysans qui mangent beaucoup de végétaux; il est peu employé par les hommes qui se nourrissent de chair animale ou de poisson. Il en est de même en physiologie comparée; les herbivores lèchent avec avidité le sel marin qui est indispensable à la reconstitution de leur organisme.

Si l'herbivore peut consommer et éliminer une grande quantité de sels potassiques, il n'en est plus de même chez l'homme, surtout quand il est atteint d'une affection rénale. Un grand nombre de faits, publiés à l'appui de cette assertion, conduisent à quelques prescriptions diététiques; chez le brightique, on devra proscrire la viande, diminuer les légumes et ordonner surtout le lait, les œufs et le riz. Ce dernier aliment, ne contenant que 0,1 pour 100 de sels potassiques, rendra les plus grands services dans les affections de l'estomac et des reins.

On trouve plus de sels potassiques dans le lait des herbivores que dans celui de la femme ou des carnivores; la différence s'explique facilement par la différence de régime. Mais le lait contient beaucoup plus de potasse que le sang; il convient très bien pour les petits de l'animal; car leurs tissus en renferment dans la même proportion, mais il n'est plus aussi parfaitement adapté à la nutrition des êtres d'espèce différente. Voilà donc un inconvénient assez sérieux à nourrir un enfant avec du lait de vache.

Ainsi les sels de potasse, indispensables à la nutrition et à la rénovation de nos cellules, déterminent, quand on les donne en excès, des accidents qui relèvent les uns d'une intoxication véritable, les autres d'une perte en chlore et en sodium.

À côté de la potasse, se trouvent dans la viande plusieurs autres sels minéraux, dont MM. Bouveret et Devic ont dénoncé l'importance. D'après ces auteurs, les cendres provenant de $22^{gr}.5$ de viande de bœuf contiennent assez de matières nocives pour produire les convulsions et la mort apparente. Les extraits de viande et les bouillons ne renferment presque plus de matières alimentaires, ils contiennent des matières extractives unies à des quantités considérables de sels minéraux. Quand on fait du bouillon, on enlève à 1 kilogramme de viande, 21 grammes de matières solides, comprenant $11^{gr},5$ de sels. D'après Chevreul, 1 litre de bouillon pèse $1015^{gr},6$ et renferme : eau $985^{gr},6$, substances organiques solubles $16^{gr},917$, sels de soude et de potasse $11^{gr},083$. Une pareille préparation ne peut être considérée comme alimentaire et c'est avec raison qu'on en restreint de plus en plus l'usage. Quant aux extraits de viandes, ils tuent plus vite les animaux que l'inanition.

Les matières albuminoïdes qui entrent dans la constitution des aliments sont douées de propriétés toxiques incontestables; on tue un animal en lui injectant dans les veines les albumines des tissus, des glandes ou de l'albumine de l'œuf. Nous avons constaté, par exemple, que le blanc d'œuf dilué au 1/4 tue le lapin à dose de 4 à 5 centimètres cubes par kilogramme; la mort survient en 24 heures; avec une dose de 7 à 9 centimètres cubes, l'animal succombe en une heure ou deux. On voit par ces chiffres que l'albumine de l'œuf est très toxique; elle tue à dose de 0,6 à 1 gramme par kilogramme, puisque le blanc d'œuf contient en moyenne 12 pour 100 d'albumine sèche : il est à remarquer qu'aux mêmes doses, le blanc d'œuf ne produit aucun trouble, quand on l'injecte dans les veines d'une poule.

Mais ce ne soit pas les albumines qui sont absorbées, puisqu'elles subissent dans le tube digestif une série de transformations qui les font passer à l'état de hémi et anti-albumoses, hémi et anti-peptones, peptones. On a beaucoup discuté sur la toxicité de ces diverses substances.

Brieger soutint qu'il se formait pendant la digestion gastrique une substance toxique, intermédiaire entre les peptones et les ptomaïnes, la peptotoxine (Brieger) ou ptomapeptone (Pœhl). Ce corps ne différerait des peptones ordinaires que par son pouvoir rotatoire (Pœhl), il se décomposerait facilement au contact de la potasse et fournirait de la triméthylamine. Les analogies incontestables qui existent entre les peptones et les alcaloïdes donnaient un grand intérêt à la découverte de Brieger; mais, dans ces derniers temps, on est arrivé à admettre que la peptotoxine ne préexiste pas, que c'est un corps formé artificiellement (Tanret), qui ne prend pas naissance dans la digestion normale.

S'il faut rejeter l'existence de la peptotoxine, doit-on admettre que les peptones elles-mêmes soient toxiques? Il est incontestable que les produits vendus sous ce nom produisent des accidents très marqués quand on les injecte dans les veines. Mais le coefficient toxique varie suivant la provenance et l'ancienneté; MM. Bouveret et Devic ont dû, pour amener la mort, introduire 2 grammes dans un cas, 4 grammes dans un autre; avec un échantillon donné comme parfaitement pur, M. Bouchard avait trouvé qu'il fallait 3 grammes par kilogramme pour tuer le lapin; au bout de 6 mois, cette même peptone, bien qu'elle eût été conservée dans un endroit parfaitement sec, tuait à dose de $1^{gr},5$. Enfin l'injection intraveineuse des peptones produit chez le chien un phénomène bien curieux : elle rend pendant deux ou trois heures le sang incoagulable. Ce résultat ne s'observe, dit-on, qu'avec les peptones impures. On tend, en effet, à admettre aujourd'hui que les peptones absolument pures ne soient pas toxiques.

C'est la conclusion des expériences de MM. Denaeyer, Woss et Boulanger. Il y aurait donc un grand intérêt à reprendre la question et à comparer la toxicité des divers produits obtenus en faisant agir, sur de la fibrine ou de l'albumine, les ferments mêmes de l'organisme, la pepsine et la trypsine. Les recherches de Salkwoski, qui a reconnu que, dans ces conditions, il ne se produit pas de matières nocives solubles dans l'alcool, devraient évidemment être complétées par l'étude des substances insolubles dans ce liquide.

Il est vrai que l'histoire toxicologique des peptones ne présente qu'un intérêt théorique. Il semble établi en effet que ces substances se déshydratent au niveau des parois intestinales; elles ne représentent donc qu'un simple intermédiaire entre l'albumine alimentaire et l'albumine vivante. Mais la transformation n'est probablement pas complète d'emblée; la peptone déshydratée au niveau de l'intestin ne donne naissance, sans doute, qu'à une syntonine, comme cela a lieu quand on la déshydrate artificiellement au contact de l'anhydride acétique; elle subirait ensuite une modification ultime dans les différents tissus, dans les organes et particulièrement dans le foie. On comprend ainsi pourquoi on ne trouve pas de peptone dans le sang, même au niveau de la veine porte; cette substance ne pénètre que dans les cas pathologiques, expliquant ainsi la peptonurie désignée sous le nom d'entérogène.

À côté des peptones, il se produit au cours de la digestion des albuminoïdes un grand nombre de corps toxiques : des substances aromatiques, indol, phénol, scatol, des acides amidés, de l'ammoniaque, de la collidine qui se forme sous l'influence du suc pancréatique (Nencki), enfin des ptomaïnes qui relèvent de la vie des microbes peuplant la cavité gastro-intestinale et que nous étudierons dans un autre chapitre.

Les transformations des hydrates de carbone sont également de deux ordres : sous l'influence des sucs digestifs, il se produit des corps inoffensifs, maltose, glycose ou sucre interverti; sous l'influence des microbes, il se forme des substances nocives : alcool, acétone, acides lactique, acétique, etc.

Enfin, les graisses subissent aussi deux ordres de modifications : l'émulsion qui, pour notre sujet, n'a aucune importance; le dédoublement des graisses neutres en glycérine et acides gras.

La glycérine, diluée dans trois fois son volume d'eau, est toxique à dose de $10^{cc},7$ par kilogramme (Bouchard). Mais il en est de cette substance comme des peptones; son étude n'a qu'un intérêt théorique, car elle ne se retrouve pas dans le sang; on ne sait encore si elle se transforme rapidement, si elle donne naissance à de l'acide phospho-glycérique (Bereice), ou si elle ne se combine pas de nouveau aux acides gras dont elle a été momentanément séparée. Ces acides gras ou plutôt leurs savons, dont Munck a dénontré la haute toxicité, pourraient donc s'unir à la glycérine dans l'épaisseur des parois intestinales et reconstituer ainsi des graisses neutres. Il se passerait pour les graisses, un processus comparable à celui qui se passe pour les peptones : dans les deux cas, la transformation exige une élimination d'eau, ce qui conduit à attribuer un pouvoir déshydratant à la muqueuse intestinale.

POISONS ALIMENTAIRES ACCIDENTELS

I. Poisons ajoutés aux aliments : contact avec des substances toxiques; sophistications; usage des antiseptiques; substances nocives des conserves. — II. Végétaux et animaux toxiques. — III. Les viandes des animaux surmenés. — IV. Aliments provenant d'animaux empoisonnés. — V. Aliments provenant d'animaux malades. — VI. Aliments provenant de végétaux malades.

I. **Substances toxiques ajoutées aux aliments.** — Les aliments peuvent contenir des substances toxiques provenant des vases ou des ustensiles métalliques avec lesquels ils ont été en contact. Dans d'autres cas, la matière nocive a été ajoutée volontairement, dans le but de conserver les matières alimentaires, de modifier leur goût ou leur aspect.

Il est un poison qu'on rencontre fréquemment dans les boissons et dans quelques aliments, particulièrement dans les conserves : c'est le *plomb*.

Les eaux en contiennent souvent; celles qui sont distribuées dans les villes sont amenées par des canaux de plomb, et, comme l'a montré M. Gautier([1]), elles dissolvent une petite quantité de ce métal; c'est du moins ce qui a lieu quand les eaux séjournent dans les conduites; car elles peuvent traverser des tuyaux de plomb de 26 mètres sans se contaminer (Gautier).

Les eaux distillées non aérées n'attaquent pas le plomb; aérées, elles produisent de l'oxyde dont elles s'emparent dans la proportion de 1/7000 environ; la présence de sulfate de soude ou de potasse, de matières organiques favorise également la dissolution. L'eau de pluie, à cause de sa pureté et de son aération dissout facilement le plomb; aussi l'usage des eaux de citerne détermine-t-il souvent des accidents graves. Les eaux calcaires, au contraire, en contiennent peu ou n'en renferment pas du tout, les sels de chaux se déposant dans les conduites et formant une sorte d'enduit protecteur. Il faut tenir compte encore de la contamination de l'eau dans des réservoirs peints avec des couleurs de minium, dans les ustensiles de ménage et dans les poteries recouvertes d'un vernis contenant du plomb; en mer, on est souvent forcé de boire de l'eau distillée dans des appareils en plomb.

Les eaux gazeuses sont également dangereuses : dans l'eau de Seltz, on a décelé de $0^{gr},0009$ à $0^{gr},0028$ de plomb par litre (Moissan). On trouve encore ce métal dans le vin, le cidre, la bière, le vinaigre, l'eau-de-vie, le rhum, l'eau de fleurs d'oranger; la contamination s'explique par la présence de pièces en plomb dans les appareils à distillation ou dans les pressoirs. Enfin on a cité plusieurs cas d'empoisonnements, surtout en Angleterre (Hewett) et en Belgique (Stobbaerts), produits par le plomb qui se trouve dans les pompes à bière.

On emploie aussi la litharge pour modérer l'acidité de ces diverses boissons, l'acétate de plomb pour les clarifier; il faut tenir compte encore des récipients où on les conserve : ceux en zinc et surtout ceux en étain contiennent des quantités souvent considérables de plomb; des traces de ce métal peuvent être dissoutes par le vin qui s'écoule sur les comptoirs en zinc; par les liquides renfermés dans des bouteilles où sont restés quelques grains de plomb employés pour le nettoyage. Aussi conçoit-on que des accidents aient pu éclater sur toute une population, constituant ainsi de petites épidémies causées soit par le vin (coliques du Poitou), soit par le cidre (coliques du Devonshire, de Normandie).

([1]) GAUTIER, Le cuivre et le plomb dans l'alimentation et l'industrie. Paris, 1883.

D'autres boissons peuvent encore contenir du plomb; on trouve parfois du chromate dans le thé et dans le café.

Les aliments ne sont pas moins contaminés. Le pain renferme du plomb, quand la farine a été préparée avec des meules usées dont les trous avaient été bouchés avec ce métal (Maumoury et Salmon, Lemaistre), ou quand elle a été transportée de la meule au bluttoir dans des godets de tôle plombifère, ou quand le four destiné à la cuisson a été chauffé avec du bois peint à la céruse. Cette dernière cause entre également en jeu pour les préparations culinaires; dans ce cas, il faut aussi tenir compte de la braise chimique, à base d'azotate de plomb. On constate encore la présence de ce métal dans le gibier mariné, tué au plomb de chasse, dans le beurre coloré au chromate de plomb (Poggiale) ou falsifié avec la litharge ou la céruse (Gaubius).

Ce sont les conserves, particulièrement celles qui sont faites à l'huile (Gautier) avec des matières riches en graisses, comme le poisson, qui renferment le plus de plomb. Les conserves de légumes sont celles qui en contiennent le moins; on en trouve 2 milligrammes par kilogramme, dans les petits pois, tandis qu'il y en a 30 milligrammes dans le thon, 40 à 45 milligrammes dans la sardine à l'huile. En pesant près des parois, on obtient des proportions encore plus considérables (Schutzenberger). Dans les conserves de viandes de bœuf, destinées à la marine, Schutzenberger et Boutmy ont décelé, en 1880, jusqu'à 1^{gr},48 de plomb par kilogramme; on s'explique ainsi la fréquence des accidents qui éclatent dans les équipages de la flotte et qui se trouvent décrits sous le nom de *coliques sèches des pays chauds*; leur nature a été définitivement établie par les beaux travaux d'Amédée Lefèvre ([1]).

Enfin, il faut encore tenir compte de plusieurs autres agents d'intoxication: les machines à hacher, dont la partie centrale est en plomb; les formes peintes à la céruse, servant à la fabrication des gâteaux ou à l'industrie du sucre; le papier dit d'étain, qui enveloppe le thé, le chocolat, les bonbons; les toiles peintes au chromate entourant des substances alimentaires, comme certains fromages ou comme les jambons de Cincinnati (Bouchardat). Mais c'est surtout l'étamage qui joue un rôle important: il contient de 10 à 35 et parfois 50 pour 100 de plomb; sur 124 échantillons examinés au laboratoire municipal, 28 seulement ne renfermaient pas ce métal. Le plomb entre aussi dans la fabrication des vaisselles d'étain, des saloirs des charcutiers; c'est lui qui sert de base aux vernis dont on recouvre les vases, les poteries, les toiles cirées, le linoléum; pour les poteries, on emploie du sulfure de plomb, dont une partie s'oxyde et se dissout dans les acides faibles. Signalons enfin la coloration des substances alimentaires et particulièrement des bonbons avec des sels de plomb et nous aurons une idée, encore incomplète, du rôle important que joue ce métal au point de vue hygiénique.

([1]) Lefèvre, Recherches sur les causes de la colique sèche. Paris. 1879.

Si l'on réfléchit qu'on absorbe encore du plomb par le contact avec les objets qui en renferment, on comprendra que tout homme, dans les conditions sociales où nous vivons, est soumis à une intoxication lente et continuelle par ce métal. Cette intoxication commence parfois dans les premiers temps de l'existence : les biberons sont pourvus de bouts en plomb ou en caoutchouc vulcanisé, fortement plombifère (13,5 pour 100 de carbonate de plomb, d'après Eulenberg). Chez l'adulte, il rattache à l'empoisonnement par ce métal un grand nombre d'accidents gastro-intestinaux dont la cause échappe; bien des indigestions, bien des troubles attribués à l'usage de mets altérés, ne reconnaissent pas d'autres causes. Son influence est encore plus marquée dans le développement des lésions chroniques : nombre d'individus atteints de néphrite interstitielle ont eu, en réalité, à subir les effets sans cesse accumulés de ce poison; il doit certainement expliquer, pour une part, la fréquence de l'artério-sclérose à partir d'un certain âge. Voilà un exemple bien remarquable d'une intoxication lente, à peu près inévitable et passant facilement inaperçue. On conçoit maintenant qu'on trouve des traces de plomb dans la plupart des cadavres; on a même pu en déceler pendant la vie; Putnam examinant les urines de 68 étudiants en médecine, tous bien portants, trouva ce métal dans une proportion de 17 pour 100; chez des malades, il en rencontra dans la moitié des cas.

Le *cuivre* est peut-être aussi répandu, mais il est bien moins toxique; quelques auteurs le considèrent même comme inoffensif; M. Galippe s'est efforcé d'innocenter complètement ce métal, et son opinion a rallié un grand nombre de savants parmi lesquels on peut citer MM. Gautier, Dumoulin, Huguet. Cependant les aliments qui en contiennent ne sont pas toujours bien supportés : l'acétate, le sulfate de cuivre sont des vomitifs souvent dangereux

Les intéressantes expériences de Nægeli ont fait voir que l'eau dissout des traces de ce métal et dès lors ne peut plus servir au développement de certaines plantes. Mais tous les végétaux ne sont pas également sensibles à son action et quelques-uns semblent avoir une grande affinité pour ce métal; c'est ce qui a lieu chez la plupart des plantes comestibles qui l'extraient des terrains où elles poussent : le cuivre s'accumule surtout dans l'enveloppe des graines alimentaires. Les animaux qui s'en nourrissent absorbent donc du cuivre; aussi en trouve-t-on dans toutes les analyses. Chez quelques êtres, ce métal peut même remplacer le fer et faire partie intégrante de certains composés organiques : l'hémocyanine des Invertébrés semble jouer le même rôle que l'hémoglobine des vertébrés (Fredericq).

Le chaulage des blés, l'emploi de la bouillie bordelaise pour combattre le mildew, introduisent encore du cuivre dans le pain et le vin. L'usage de vases, d'ustensiles en cuivre non étamés, en laiton, en maillechort ajoute une nouvelle source d'intoxication par cette substance. Le cuivre se dissout facilement dans les liquides salés ou acides; le vin, le cidre, la bière l'attaquent même à froid ; aussi en trouve-t-on de notables quantités dans ces diverses boissons, dans les préparations vinaigrées, dans les fruits ou les herbes acides, dans les cornichons au vinaigre, etc.

Les chiffres suivants, empruntés à N. Gautier, démontrent l'abondance de ce métal dans les divers aliments : le blé en renferme de 0^{mg},7 à 8 milligrammes par kilo ; le froment de 5 à 10 ; le pain de 4 à 8 ; le son 14 ; les haricots secs 11 ; le cacao de 9 à 40 ; le chocolat de 5 à 125 ; le café de 6 à 14 ; le vin de 2,7 à 4,5 ; la chair de bœuf 1.

Les conserves en contiennent encore plus : on emploie en effet le sulfate de cuivre pour pratiquer le reverdissage des conserves végétales : Wurtz, Brouardel s'opposent à cette pratique ; Gautier tolère 18 à 20 milligrammes : mais cette dose, qui serait bien suffisante, est souvent dépassée ; et, si quelques conserves reverdies ne contiennent que 5 ou 5 milligrammes de cuivre, la plupart d'entre elles en renferment de 20 à 50, 82 et même 125 milligrammes ; dans les haricots flageolets et les petits pois on peut trouver 210 milligrammes. Les sels de cuivre servent encore à colorer d'autres aliments : les cornichons au vinaigre, les pickles, le fromage de Roquefort, les huîtres, etc.

Cette étiologie complexe nous explique la grande quantité de cuivre qu'on absorbe. D'après N. Gautier, un adulte en ingérerait par jour de 0,95 à 7 milligrammes ; mais dans bien des cas, la dose serait de 4 à 5 fois plus considérable.

On peut se demander si l'absorption continuelle de cuivre ne peut pas, à la longue, provoquer certains désordres. N. Galippe ne le pense pas : il a pu, pendant un an, ingérer sans inconvénient des quantités considérables de ce métal ; des chiens auxquels il en a fait prendre de 0^{gr},5 à 1 gramme par jour, pendant plusieurs mois, ont survécu et ont même engraissé.

Si le cuivre peut être considéré comme peu dangereux, il n'en est pas de même de l'*arsenic*, dont la présence a été souvent constatée dans les aliments. On en trouve d'assez grandes quantités dans les couleurs d'aniline trop souvent employées pour teinter diverses boissons.

L'arsenic peut adultérer certains produits chimiques qui servent aux préparations alimentaires : l'acide sulfurique, l'acide chlorhydrique, la glycérine en contiennent fréquemment. Des sels arsenicaux ont été employés pour teindre les bonbons et surtout pour s'opposer à la fermentation des liquides et des conserves. On cite, en Russie, de nombreux cas de choléra arsenical, produits par l'usage de conserves de poissons ; dans l'Amérique du Nord, des accidents semblables ont éclaté à la suite de l'ingestion de conserves de pommes de provenance anglaise ou allemande.

Parmi les boissons, ce sont surtout le vinaigre et le vin qui en renferment ; en 1881, à Hyères et au Havre, 400 personnes furent intoxiquées pour avoir consommé des vins arsenicaux ; on a cité plusieurs cas

d'empoisonnement par des pickles, préparés avec des vinaigres artificiels, contenait de l'acide oxalique et de l'arsenic (Lassing).

L'eau elle-même peut être chargée d'arsenic; on a pu en déceler jusqu'à
$0^{gr}.02$ par litre, dans l'eau d'un puits voisin d'une fabrique d'aniline.
Tayler rapporte que 540 enfants d'une école de Londres furent empoisonnés par du lait coupé avec de l'eau arsenicale.

Les autres substances minérales sont moins importantes. L'*étain* se
trouve fréquemment dans les conserves; dans 200 grammes de pain
d'épice, Riche a rencontré 1 gramme de protochlorure d'étain. D'après
Huner, les sels stanniques sont inoffensifs, les sels stanneux sont dangereux; ajoutons cependant que les recherches de Ungar et de Bollinger
semblent établir que les sels d'étain, même peu abondants, peuvent,
si leur usage est longtemps prolongé, amener une intoxication chronique.

Du *zinc* a été trouvé dans des conserves, dans du lait et du vin, mais
c'est exceptionnel.

L'usage du *nickel* qui s'est répandu dans ces dernières années a engagé
les expérimentateurs à étudier la toxicité de ce métal, d'autant plus
qu'il se dissout facilement dans les acides organiques. Heureusement
que les expériences de MM. Laborde et Riche [1] ont montré que les sels
solubles de nickel ne sont pas bien toxiques, sauf quand on les injecte
dans les veines ou sous la peau; mais on peut faire ingérer à un chien
$0^{gr},5$ de sulfate de nickel pendant cinquante-deux jours, sans produire
d'accidents; il faut arriver aux doses de 1 gramme à $1^{gr},5$ pour déterminer de la diarrhée et des vomissements.

Parmi les sophistications alimentaires, dont la nomenclature complète
serait beaucoup trop longue, nous citerons encore les suivantes : dans le
vin, la fuchsine qui, si elle n'est pas toxique par elle-même (Cazeneuve)
contient trop souvent de l'arsenic; le plâtrage qui laisse dans le vin de
l'acide sulfurique et du sulfate acide de potasse; le déplâtrage avec les
sels de strontium, qui malheureusement ne sont pas exempts de baryte;
le salicylage, l'adjonction d'acide oxalique, trois fois moins cher que
l'acide tartrique et servant comme lui à aviver la couleur; — dans le
cidre, le salicylage, la coloration avec des matières provenant de la
houille, l'adjonction de litharge, de céruse pour combattre l'acidité; —
dans la *bière*, la présence d'antiseptiques, acides salicylique, borique,
picrique, de sels de chaux et, en Angleterre, de sels de magnésie, de
matières colorantes comme le méthylorange, de buis, de gentiane, de
coloquinte, de quassia, de pavot, de strychnine, de picrotoxine; — dans
le *sirop d'orgeat*, l'essence de nitrobenzine; — dans les *sirops de fruits*,
diverses couleurs d'aniline; — dans le *lait*, les antiseptiques comme
l'acide salicylique, l'acide borique; les alcalins comme l'ammoniaque, le
borax, le bicarbonate de soude, qui forme avec l'acide lactique, du lac-

[1] Laborde et Riche, Action du sulfate de nickel sur l'organisme *Bulletins de la Société
de biologie*, p. 681, 6 octobre 1888.

tate de soude, purgatif pour les enfants; — dans le *beurre*, l'amidon, la
craie, le borax, l'alun, l'argile, le chromate de plomb, la margarine; —
dans le *café*, la racine de chicorée et même de jusquiame, ce qui a
pu amener des empoisonnements (Clouet); — dans les *gâteaux*, la vaseline, etc., etc. Sans doute, tous ces corps ne sont pas toxiques; mais
plusieurs le sont et les autres viennent modifier profondément les
substances alimentaires et diminuer leur pouvoir nutritif.

En résumé, les substances toxiques ajoutées aux aliments proviennent
soit de la préparation des mets et notamment des conserves, soit d'une
sophistication ayant pour but de suppléer à certains principes absents et
de s'opposer aux fermentations; dans ce dernier cas, c'est l'arsenic et
l'acide salicylique qu'on rencontre le plus souvent; c'est au contraire le
plomb qui rentre dans le premier groupe. L'acide salicylique qui se
trouve dans les boissons, vin, cidre, bière, limonade au citron, est toujours dangereux; mais il est surtout redoutable chez les personnes dont
l'épuration rénale se fait mal : c'est là une cause d'accidents d'autant plus
sérieuse qu'elle est moins soupçonnée.

II. **Végétaux et animaux toxiques.** — Un grand nombre de végétaux
et d'animaux possèdent des propriétés vénéneuses; quelques-uns renferment toujours des substances toxiques; d'autres n'en contiennent qu'à
certaines époques; d'autres enfin n'exercent leur action que sur quelques
individus, doués d'une susceptibilité spéciale. Il s'agit, dans ce dernier
cas, d'idiosyncrasies difficiles à expliquer et se manifestant de préférence
après l'ingestion de poissons, de crustacés, de mollusques; rarement on
les observe quand on fait usage de la chair des mammifères.

L'aliment toxique le plus répandu, celui qui cause le plus d'accidents,
est représenté par les *champignons vénéneux*. La plupart des empoisonnements sont produits par les amanites et particulièrement par l'*Amanita bulbosa* et l'*Amanita muscaria* ou fausse oronge; ils sont dus surtout à la muscarine et à la choline.

Ces empoisonnements proviennent d'erreur dans la récolte des champignons. Mais il ne faut pas oublier que certains champignons comestibles
contiennent des substances toxiques; c'est le cas des morilles : on y
trouve un poison volatil, l'acide helvellique (Böhm et Külz) qui altère
rapidement le sang, produisant l'ictère et l'hémoglobinurie; ce poison,
bien étudié par Bostrœm et Ponfick, disparait par le lavage, la cuisson
et le dessèchement, ce qui explique l'innocuité des préparations culinaires
où entre ce végétal.

Les accidents consécutifs à l'usage des phanérogames sont beaucoup
plus rares, au moins chez l'homme; on en observe fréquemment chez les
animaux herbivores après ingestion de mercuriales, de narcisses, d'aloès,
de colchique, de diverses crucifères (nal de forêt, pissement de sang), de
ciguë, de pavot et surtout de lupin. La lupinose, qui se rencontre chez
le mouton et parfois chez le cheval, revêt la forme d'un ictère grave, ou

détermine une cachexie chronique, avec écoulement nasal, altérations cutanées, etc. Elle est produite par un poison, la lupinotoxine, qui est abondant dans le fruit, et pour quelques auteurs, relèverait d'une fermentation microbienne. Certaines variétés d'*Equisetum* déterminent des accidents fort curieux, particulièrement chez le bœuf : après une période d'excitation (nal d'ébriété), l'animal se paralyse et parfois est atteint de diabète. Ajoutons que l'action pathogène du lupin et des prèles est surtout marquée dans certaines régions de l'Allemagne.

Le climat joue en effet un très grand rôle dans la toxicité des différentes plantes : pour ne citer qu'un exemple, nous rappellerons que l'*Aconitum lycoctonum*, qui contient un violent poison dans les pays tempérés, sert couramment comme aliment en Laponie.

Dans les pays chauds, on a recueilli de nombreuses observations de soldats et de marins intoxiqués pour avoir consommé des fruits d'excellente apparence, mais provenant en réalité d'arbres toxiques : les principaux empoisonnements ont été produits par les fruits du sablier élastique (*Hura crepitans*) de l'Amérique intertropicale, par un grand nombre d'aroïdes (*Arum seguinum*, etc.), par certaines cucurbitacées (*Momordica balsamia*), par le *Solanum mammusum*, la *Lobelia longiflora*, également nocive pour l'homme, les solipèdes, les ruminants, etc.

Dans ces dernières années, on a décrit un syndrome curieux, rappelant le tabes spasmodique : c'est le lathyrisme, qui est dû à l'usage d'une variété de vesce (*Lathyrus cicera*), et a été étudié avec soin par MM. Bouilier, Proust, Bouchard, Marie, etc. L'empoisonnement peut se produire également chez le cheval (Bouley) où il se traduit par des paralysies, notamment des paralysies du larynx, qui nécessitent la trachéotomie. Le principe actif de la vesce a été recherché par plusieurs expérimentateurs : Teilleux a isolé un acide, toxique pour le lapin : Bouilier a constaté que les extraits éthérés empoisonnaient les oiseaux; enfin L. Astier attribue les accidents à un alcaloïde.

De cette légumineuse toxique on peut rapprocher une légumineuse alimentaire, la fève, dont l'usage produit, chez certains individus prédisposés, une maladie chronique, caractérisée par une coloration jaune de la peau, de l'asthénie nerveuse, de l'hémoglobinurie, et pouvant à la longue entraîner la mort. Le favisme, bien étudié par Montano, serait dû, d'après cet auteur, à une substance nuisible contenue dans les fleurs et les fruits de la fève.

On a parfois observé des accidents consécutifs à l'usage des rejetons de pommes de terre vendus comme pommes de terre nouvelles; au-dessous de la pellicule se trouve en effet un poison violent, insoluble dans l'eau, la solanine. On prétend que les pommes de terre gelées deviennent dangereuses : leur ingestion a pu déterminer des accidents chez les vaches.

Enfin, certains végétaux pouvant emmagasiner les substances minérales, deviennent ainsi une source de danger. Le zinc, le manganèse, la baryte, le plomb sont facilement absorbés par les plantes; Hattensauer rapporte que des animaux furent intoxiqués pour avoir mangé du *Molinia cærulea*, dont les cendres contenaient 2,04 pour 100 de plomb. Des radis que Paul Bert fit croître dans de l'eau additionnée de strychnine, accumulèrent une quantité de cet alcaloïde qui suffit à tuer les animaux auxquels on les fit ingérer.

Parmi les animaux comestibles, ce sont les poissons, les mollusques (moules, huîtres, escargots), et les crustacés dont l'usage détermine le plus souvent des intoxications. Les Grecs du temps d'Homère savaient que certains poissons étaient toxiques; Hippocrate et Galien émirent la même assertion et l'on rapporte qu'Alexandre le Grand défendait à ses soldats de manger du poisson.

On peut diviser les poissons, au point de vue toxicologique, en trois groupes: ceux qui possèdent des glandes venimeuses, parfois analogues à celles des Ophidiens, mais dont la chair n'est pas toxique; nous en parlerons dans un autre chapitre; ceux dont les tissus renferment un poison analogue au curare; ceux enfin dont quelques parties seulement sont dangereuses.

C'est surtout dans les pays chauds qu'on observe des empoisonnements par les poissons; mais il n'est pas toujours facile de déterminer si les accidents dépendent de la viande saine ou de mets altérés: la chaleur torride du climat rend la putréfaction très facile, et c'est probablement de cette façon qu'on doit interpréter un grand nombre d'observations, celles notamment où les accidents ont été produits par l'usage du thon.

Parmi les poissons vénéneux, nous signalerons surtout diverses espèces de serran (*Serranus ouatalibi* de la Martinique, *Serranus créole* de Cuba), les sardines des Antilles, la nelette vénéreuse, le tétrodon du Cap, le *Gobius criniger*, dont les effets ont été étudiés expérimentalement par Collas, enfin le *Lethrinus nambo*, de la Nouvelle-Calédonie, qui ne devient dangereux que lorsque son développement atteint 70 centimètres.

Les poissons vénéneux sont assez répandus au Japon; M. Rémy[1] en signale douze espèces appartenant au genre *tetrodon*. Cet auteur a constaté que la matière nocive était contenue exclusivement dans les ovaires et les testicules; des chiens qui en mangèrent, présentèrent des accidents graves, mais se rétablirent pour la plupart, l'injection sous-cutanée des extraits provoquait de la salivation, des vomissements, des paralysies, et entraînait la mort. L'homme peut succomber après une période d'excitation, suivie de convulsions et de paralysies; il présente en même temps des vomissements, des hématémèses, de la dyspnée.

Le *Petromyzon fluviatilis* (lamproie) a souvent produit des accidents; ce poisson est également toxique cru, rôti ou bouilli; mais quand on le soumet à la salaison, il rend une grande quantité de mucus et devient inoffensif.

[1] Rémy, Les poissons toxiques du Japon. *Bulletins de la Société de biologie*, 1883, p 203.

D'après Scolozouboff, la belouga (?) qui figure pour une bonne part dans l'alimentation du peuple russe, pendant le carême, déterminerait fréquemment des paralysies analogues à celles que produit l'arsenic et pourrait entraîner la mort par paralysie du diaphragme.

On a encore observé en Russie des accidents consécutifs à l'usage de l'esturgeon. Liewenthal a pu retirer, de la viande fraîche de ce poisson, deux bases odorantes, mais dont la toxicité n'a pas été déterminée.

En France, les empoisonnements sont rares et se bornent le plus souvent à quelques troubles peu graves, provoqués par l'ingestion du hareng, du congre, de la vieille, du naqueteau, et surtout des œufs de brochet ou de barbeau. Les œufs de ce dernier poisson ont déterminé, en Allemagne, des manifestations cholériformes parfois inquiétantes (*Barben-cholera*); le plus souvent, tout se borne à des vomissements, de la diarrhée, de l'anéantissement, et surtout à des éruptions cutanées, urticaire ou érythème scarlatiniforme.

Il est, dans nos pays, des poissons dont le sang est extrêmement toxique : ce sont les anguilles, les congres, les murènes (Mosso); il suffit d'injecter dans les veines $0^{cc},05$ du sérum d'une anguille pour tuer un lapin de 1 kilogramme. L'effet est dû à une albumine toxique qui n'exerce pas d'action locale et est détruite par les sucs gastro-intestinaux. Ces résultats ont surtout un intérêt théorique; cependant on rapporte qu'un homme, ayant bu dans 200 grammes de vin le sang d'une anguille, présenta de la cyanose, de la sialorrhée et une respiration stertoreuse; il finit cependant par guérir.

Dans tous les cas où des poissons se sont montrés toxiques, il faut tenir grand compte des susceptibilités individuelles ainsi que des parages où les animaux ont été pêchés et de leur genre de vie. Les poissons de mer deviennent vénéneux quand ils habitent près des bancs de corail : ils ingèrent alors des matières putréfiées qui se répandent dans les muscles et surtout dans le foie.

L'histoire des accidents produits par les moules a bien mis en évidence l'influence des milieux où vivent les animaux sur leur toxicité.

La récente épidémie de Wilhemshaven, relatée par Virchow, a appelé de nouveau l'attention sur les troubles que peut produire l'usage de ce mollusque; 19 personnes furent malades pour avoir consommé des moules recueillies sur les flancs de deux navires; quatre moururent. Dans les faits de ce genre, on a souvent pensé que les accidents étaient dus au cuivre qui double l'extérieur des vaisseaux; mais, ce métal, dont l'action nocive devient de plus en plus problématique, n'existait pas sur les parois des bâtiments incriminés; d'un autre côté, les recherches de Salkowski montrèrent que la toxicité des moules était due à une substance organique, soluble dans l'alcool; 5 milligrammes de l'extrait alcoolique tuaient un lapin de 1 kilogramme à la manière du curare; Brieger obtint la toxine qui produit ces accidents et la désigna sous le nom de *mythilotoxine*. A côté de ce corps, qui a pour formule probable $C^6H^{16}AzO$, on en trouve deux autres; l'un, isolable par le chlorure de platine, produit, chez le cobaye, de la salivation et de la diarrhée; l'autre est une matière huileuse provoquant des frissons, de la fièvre, et entraînant la mort par arrêt de la respiration.

Les substances toxiques, d'après Wolff, ne sont pas répandues dans tout le corps de la moule; elles ne se rencontrent que dans le foie. Or, les expériences de Schmidtmann ont établi que des moules inoffensives deviennent vénéneuses, quand on les transporte dans la rade de Willemshaven; elles perdent cette propriété si on les ramène ailleurs; d'un autre côté, les recherches de Wolff démontrent que les étoiles de mer deviennent toxiques dans l'eau stagnante. On peut donc conclure, en s'appuyant sur ces faits, que c'est au genre de vie des animaux dans des eaux malsaines qu'il faut attribuer leurs effets nocifs, soit que ces eaux contiennent des substances vénéneuses, soit plutôt qu'elles déterminent une maladie de la nutrition aboutissant à la formation de ptomaïnes; il se produirait une auto-intoxication de l'animal et le foie localiserait les poisons circulant dans l'économie. Dans le même ordre d'idées, on peut citer les observations où des huîtres sont devenues toxiques pour avoir été parquées à la bouche d'un égout (Cancron) ou dans des réservoirs vaseux (Hahn).

Même saines, les moules ne constituent pas un bon aliment; leur usage prolongé semble capable de produire des intoxications chroniques; Segeris rapporte que les habitants de la Terre de Feu consomment par jour de 5 à 15 kilogrammes de moules : on voit survenir chez eux une cirrhose du foie caractérisée par l'hypertrophie de l'organe, puis par son atrophie et par l'apparition d'hémorrhagies terminales multiples.

Il existe dans les pays chauds certains mollusques toxiques; en Nouvelle-Calédonie, on trouve le *Turbo nicobaricus*, dont l'ingestion a produit en 1868 des empoisonnements à bord du *Coëtlogon* (Kermorgant).

Parmi les Crustacés, nous signalerons le *Cancer ruricola*, crabe de terre ou tourlourou, vivant dans les bois humides, les cimetières, et se rencontrant surtout aux Antilles, et la crevette de Bornéo qui donne des diarrhées cholériformes.

III. **Les viandes des animaux surmenés.** — La fatigue suffit souvent à faire apparaître des substances nocives. Kuhnert relate l'histoire d'un cheval qui succomba à la suite de violences exercées pour le maîtriser : l'ingestion de sa chair produisit, chez des porcs, des accidents mortels. Róser rapporte que plusieurs personnes furent intoxiquées pour avoir mangé d'un chevreuil pris au piège et mort en se débattant. On pourrait multiplier les faits de ce genre; ils soulèvent une question doctrinale intéressante : s'il est certain que les viandes des animaux surmenés sont dangereuses, on ne sait guère à quelle cause doit être attribuée leur nocivité. Sans doute, il faut faire une part aux poisons résultant d'une suractivité organique; ces poisons se retrouvent dans le sang et les sécrétions; l'expérimentation les a décelés dans l'urine; l'observation a établi leur passage dans le lait; Parkard a vu le lait d'une mère surmenée déterminer des accidents chez son nourrisson; l'enfant se rétablit, quand on eut changé sa nourrice. Mais, en même temps qu'elle donne naissance à des substances toxiques, la fatigue prédispose à l'infection; la viande des animaux surmenés se corrompt avec une grande rapidité; même pendant la vie, les microbes pénètrent dans l'organisme, de sorte qu'il est difficile de faire le départ de ce qui appartient au surmenage lui-même ou aux infections qui en sont la conséquence.

Quel qu'en soit le mécanisme, le résultat est certain : la viande des animaux surmenés n'est pas comestible; c'est avec raison qu'aux abattoirs de Paris, les animaux ne sont jamais sacrifiés qu'après une journée, au moins, de repos.

IV. Les viandes des animaux ayant consommé des substances toxiques. — On a beaucoup discuté sur la réalité des empoisonnements par les viandes d'animaux qui avaient consommé des substances toxiques. Quelques expériences tendent à prouver qu'on peut sans inconvénient ingérer des viandes provenant d'animaux empoisonnés par l'arsenic (Spallanzani), le tartre stibié (Harns), la strychnine ou l'ésérine (Feser), la noix vomique, la pilocarpine et la vératrine (Frœhner et Knidier); on sait du reste que, dans certaines contrées d'Amérique, les indigènes faisaient un usage courant des animaux tués au moyen de flèches empoisonnées. Il est certain en effet que les muscles ne contiennent généralement que de faibles doses de poison : c'est du moins ce qui ressort de nos recherches sur la strychnine; mais les substances nocives peuvent s'accumuler dans différents organes et notamment dans le foie et rendre dangereux l'usage des animaux ainsi empoisonnés. Quelques exemples le dénotent : un renard est tué par la strychnine; des corbeaux mangent son cadavre et succombent; un chien mange un des corbeaux et meurt à son tour. Bollinger rapporte que seize personnes furent gravement malades pour avoir consommé un saucisson préparé avec un porc traité au moyen de l'arsenic. C'est en effet l'arsenic, en grand usage dans la médecine vétérinaire, qui produit le plus souvent les accidents. Il faut donc éliminer de la consommation les viandes de tout animal suspect d'intoxication.

Il n'y a pas que les Mammifères qui soient dangereux à la suite d'une intoxication: les poissons peuvent le devenir également; quand on s'est servi de la coque du Levant pour la pêche, si on n'a pas la précaution de vider les poissons, aussitôt pris, leur chair amène des accidents mortels, comme Goujil l'a observé chez plusieurs personnes ayant mangé des barbeaux capturés au moyen de cette substance. Les poissons vivant près des fabriques peuvent aussi s'emparer des matières toxiques contenues dans les eaux industrielles et devenir ainsi impropres à la consommation.

Les Invertébrés sont également contaminés par des poisons ingérés : tel est le cas des mollusques. Aussi a-t-on pris l'habitude de laisser jeûner les escargots avant de les faire servir aux préparations culinaires; les animaux éliminent ainsi les substances toxiques qu'ils ont pu ingérer en vivant sur les euphorbes ou sur les solanées vireuses.

Enfin, en Abyssinie, des abeilles ont pu produire du miel vénéneux, pour s'être nourries d'une variété d'acacia (Rey).

Passage des substances toxiques dans le lait. — Chevalier et O. Henry furent les premiers à montrer que différentes substances, toxiques ou médicamenteuses, passent dans le lait. A partir de leurs recherches, la question a été reprise par un grand nombre d'auteurs, parmi lesquels on peut citer Hamerhswald, Morier, Hertwig, Peligot, Richelot, Frœhner, Dolan et Wood, Stumpf, Brouardel et Pouchet, etc.

La présence de certains corps sapides ou odorants peut être facilement reconnue : les tourteaux rances, les pommes de terre et les betteraves pourries, les mauvais fourrages, donnent au lait de vache un goût fort désagréable; l'ingestion de plantes aromatiques lui communique également une saveur spéciale; on reconnaît à l'odeur le lait provenant d'animaux qui ont consommé de l'ail, de la civette, de l'asa, du camphre ou de la térébenthine, qui ont reçu de l'éther ou du chloroforme. Il existe enfin des substances qui, en passant dans le lait, lui communiquent une couleur rouge ou jaune (safran, rhubarbe, garance) ou même bleue (buglosse, mercuriale, plantes à indigo, etc.). Tous ces corps ne sont pas indifférents; aussi l'ingestion du lait ainsi contaminé peut-il produire quelques troubles gastro-intestinaux : c'est ce qu'on observe surtout quand les vaches ont consommé des drèches ou des betteraves pourries.

La plupart des substances qui adultèrent le lait ne peuvent être reconnues que par l'analyse chimique ou par les effets physiologiques consécutifs à l'ingestion; mais les résultats obtenus par les divers observateurs n'ont pas toujours été concordants.

Parmi les substances minérales, la principale est l'arsenic. Si Ewald n'en a pas trouvé dans le lait d'une femme qui avait ingéré 6 milligrammes d'acide arsénieux, Dolan et Wood en ont décelé chez une autre qui en avait pris 12 milligrammes; Hertwig, Spinola, Gerlach s'accordent à dire que l'arsenic passe dans le lait; Van Hertsen a vu des personnes intoxiquées pour avoir consommé du lait provenant d'une vache empoisonnée avec cette substance. Enfin, MM. Brouardel et Pouchet ont trouvé 5 milligrammes d'arsenic dans le cadavre d'un enfant de deux mois; sa mère avait été victime d'une tentative d'empoisonnement à laquelle elle résista, mais le lait contint assez de poison pour amener la mort du nourrisson. Les mêmes auteurs, en faisant prendre pendant six jours 12 gouttes de liqueur de Fowler, trouvèrent 1 milligramme d'arsenic dans 100 centimètres cubes de lait.

Le mercure s'élimine également par la glande mammaire, mais d'une façon inconstante et variable; aussi ne peut-on tirer une application thérapeutique de cette propriété.

Les préparations iodurées passent aussi dans le lait; on y trouve, soit de l'iodure de potassium, soit plutôt une combinaison de l'iode avec la caséine. L'iode s'élimine par l'urine du nourrisson en soixante-douze heures, c'est-à-dire plus lentement que chez la mère où il disparaît en quarante-quatre heures. L'iodoforme détermine aussi le passage d'une petite quantité d'iode dans le lait.

Le lait peut encore contenir des traces de plomb (Gerlach), de cuivre (Grognier, Gerlach), de bismuth (Lewald), de fer, de zinc, d'émétique (Gunther, Harms); certains sels de soude et de magnésie y passent également: en donnant à une femme de 1 à 3 grammes de salicylate de soude, on obtient avec l'urine du nourrisson la réaction caractéristique de cette substance; mais il n'en est pas de même avec le ferrocyanure de potassium, administré à la dose de 1 à 6 grammes.

Nombre de substances d'origine végétale peuvent être retrouvées dans le lait. Nous citerons spécialement les principes actifs de l'ellébore, de la jusquiame, de l'aloès, de la stramoine, du séné, de la noix vomique, etc. On a parfois observé des accidents consécutifs à l'usage du lait provenant de chèvres ayant mangé des euphorbes ou du colchique. L'huile de ricin donné à la nourrice produit de la diarrhée chez l'enfant. Le lait peut encore contenir du copahu, de la valériane, des huiles volatiles, de la cinarine, principe actif de l'artichaut, qui donne aux enfants des vomissements et de la diarrhée (Leblanc); mais il ne laisse pas passer la quinine, la digitaline, l'aconitine (Bolan et Wood).

L'accord n'est pas fait en ce qui concerne la ciguë et l'atropine. Fröhner admet leur élimination par les glandes mammaires; Dolan et Wood la mettent en doute. Pourtant Fehling a observé de la mydriase chez un nourrisson après avoir donné de 1 à 5 milligrammes d'atropine à sa mère.

La recherche de la morphine a conduit aussi à des résultats contradictoires. Scherer, Gruby-Besanez, Fubini, Dolan et Wood ont trouvé cet alcaloïde dans le lait; Fröhner n'a obtenu que des résultats négatifs.

Enfin, bien que l'alcool ne passe qu'en minime quantité dans le lait — il faut en donner 100 à 200 centimètres cubes à une chèvre pour en retrouver 0^{gr},5 (Klingemann) — l'usage de cette substance, chez une nourrice, détermine fréquemment des convulsions chez l'enfant. Bouchereau en a rapporté un bel exemple: les accidents disparaient quand on eut cessé l'allaitement.

V. **Viandes et lait des animaux malades.** — Les viandes des animaux malades se reconnaissent à des caractères particuliers que nous n'avons pas à décrire; elles sont justement rejetées de la consommation. Leur usage détermine en effet de nombreux accidents: tantôt ceux-ci résultent de ce que l'aliment est rempli de microbes pathogènes; c'est une infection d'origine alimentaire, dont l'histoire ne rentre pas dans notre étude; tantôt ceux-ci relèvent d'une intoxication. Les viandes des animaux apoplectiques, particulièrement du porc, les viandes dites météoriques, c'est-à-dire prises sur des Ruminants morts d'indigestion, les viandes urineuses, celles qui proviennent d'animaux atteints de cachexie aqueuse, d'hydroémie, d'hématurie, contiennent toutes des substances nocives. Il en est de même quand les animaux ont succombé à la suite de maladies infectieuses; leurs tissus renferment des toxines microbiennes qui résistent à la cuisson et peuvent produire chez ceux qui les ingèrent, hommes ou animaux, des accidents rappelant le choléra ou la fièvre typhoïde. Comme exemple, nous pouvons citer une observation de Nielsen (¹), où 115 personnes mangèrent de la viande d'une vache abattue pour fièvre puerpérale; chez la moitié d'entre elles, on observa des troubles très graves.

Les autres maladies infectieuses ne sont pas moins dangereuses : on peut citer toutes les affections génitales, toutes les formes de septicémie et de pyohémie, notamment la polyarthrite pyohémique des veaux; dans ce dernier cas, les accidents rappellent ceux qu'on a décrits sous le nom de botulisme; Bollinger (²) rapporte une observation où 27 personnes furent atteintes; une d'elles mourut. Parmi les autres infections pouvant rendre les viandes toxiques, nous signalerons les néphrites et hépatites suppurées, les péritonites, les entérites, les infections pulmonaires, etc.

Le lait provenant des animaux malades n'est pas comestible non plus. Dans les cas de péripneumonie, il est épais, se décompose vite et amène des vomissements chez l'homme (Hankold). Dans la fièvre aphteuse, il est visqueux, d'odeur et de goût désagréables (Herberger); dans la peste bovine, il est sécrété en très petite quantité et ne contient plus de sucre (Monin). On admet généralement que les femmes malades ou plutôt fébricitantes doivent cesser l'allaitement; la règle a été formulée peut-être d'une façon trop absolue. Dans notre service d'isolement à l'Hôtel-Dieu-annexe, nous avons observé plusieurs nourrices atteintes d'érysipèle de la face; elles ont toutes continué à allaiter leur enfant, sans qu'il soit survenu le moindre accident. Ces faits ont été rapportés en détail dans l'excellente thèse qu'a écrite, sur notre conseil, M. Chaminade (³). Cependant il ne faudrait pas généraliser et conclure que l'infection n'empêche pas l'allaitement; les intéressantes expériences de Pasq. de Michele démontrent que le lait des animaux tuberculeux, alors même qu'il ne contient pas de bacilles, doit être absolument rejeté; si on le donne comme aliment à de jeunes lapins ou si on l'injecte sous la peau de cobayes, on ne tarde pas à voir ces animaux succomber dans la cachexie et le marasme; le lait semble donc contenir des substances toxiques analogues à celles qu'on

---

(¹) NIELSEN, Massenvergiftung durch ungesundes Fleisch. *Hygienische Rundschau*, t. I, p. 196, 1891.

(²) BOLLINGER, Zur Ætiologie der Kälberlähme. *Deutsch. Zeitsch. f. Thiermedicin*, 1875, n° 1.

(³) CHAMINADE, Considérations cliniques sur l'érysipèle dans l'état puerpéral. *Thèse de Paris*, 1894.

trouve dans les cultures du bacille, et qui résistent à la digestion et à l'ébullition.

Signalons enfin les accidents consécutifs à l'ingestion d'Invertébrés malades. Nous avons déjà parlé des mollusques. Simon [1] a observé des intoxications dues à l'usage de homards atteints d'une inflammation infectieuse aiguë du tube intestinal. On a relaté, dans ces derniers temps, un assez grand nombre d'accidents consécutifs à l'ingestion de homards ou d'écrevisses; il est possible que le séjour de ces animaux dans des parcs à eaux stagnantes, dans lesquels on ne leur donne que des aliments mauvais et souvent corrompus, joue un rôle dans le développement des propriétés toxiques.

VI. Aliments provenant des végétaux malades ou altérés. — Les aliments d'origine végétale peuvent produire des accidents, soit parce qu'ils proviennent de plantes malades, soit parce qu'ils ont été envahis par divers parasites.

C'est par exemple ce qu'on a observé chez des Bovidés nourris avec des betteraves altérées (Frauenholz), ou des drèches moisies, chez des chevaux ayant consommé des pommes de terre avariées (Schleg, Rey). Dans d'autres cas, les accidents ont éclaté parce qu'on avait donné des produits végétaux contenant diverses moisissures, telles que *Mucor*, *Aspergillus* ou *Penicillium*. Il semble que ces parasites, non pathogènes par eux-mêmes, peuvent produire des principes toxiques par les fermentations qu'ils font subir au pain ou à la farine.

Pour plusieurs espèces, le fait est démontré : c'est ainsi que les Urédinées, qu'on rencontre sur les graminées comestibles, donnent naissance à des substances convulsivantes pour le lapin (Franck). Les Ustilaginées, qui infectent surtout le maïs (*Tilletia caries*, *Ustilago carbo*, *Ustilago maydis*), semblent également produire dans la plante où ils vivent, des ptomaïnes qui déterminent chez les animaux de la fièvre et des paralysies.

Ainsi s'expliquent les manifestations toxiques qu'on observe souvent chez les herbivores, particulièrement chez les chevaux auxquels on a donné de l'avoine mal séchée, de la paille altérée ou du foin moisi.

Ces enseignements de la pathologie comparée vont trouver leur application en médecine humaine.

On connaît les épidémies qui, à certaines époques, ont frappé les populations faisant usage de seigle. L'altération la plus fréquente de cette céréale est due au *Claviceps purpurea* (ergot de seigle) : l'aliment avarié produit divers symptômes qu'on a réunis sous deux types cliniques différents, l'*ergotisme gangréneux*, et l'*ergotisme convulsif*; ce dernier syndrome a été souvent désigné encore sous les noms de *feu saint Antoine*,

[1] Simon. Eine Massenerkrankung infolge Genusse kranker Hummern. *Hygienische Rundschau*, t. II, p. 205, 1892.

fièvre maligne, *Kriebelkrankheit* (maladie des fourmillements), *convulsions de Sologne*, *raphanie*.

La première épidémie remonte à la fin du xvi° siècle (Hanovre, 1581) et, depuis cette époque, la maladie sévit surtout en Allemagne, en Russie, plus rarement en France (1749-1750), en Belgique (1845-1846) et en Suède (1754). Parmi les épidémies récentes, il convient de citer celles de Novgorod en 1879, de Poltava en 1881, de la Hesse en 1879 et pendant les années suivantes.

L'épidémie de Novgorod, décrite par Swiatlowsky (¹) a frappé les paysans pauvres et sales; l'auteur a observé 19 cas dont 4 se terminèrent d'une façon fatale, dans un état conateux entrecoupé de convulsions. Dans le gouvernement de Poltava, l'ergotisme sévit de juillet à octobre 1881, atteignant 101 personnes et causant 12 décès; les cas de gangrène furent particulièrement nombreux. La quantité d'ergot trouvée dans le seigle ne dépassait pas 1 pour 100, tandis que dans l'épidémie de Novgorod, elle était 7 fois plus élevée.

L'épidémie hessoise a servi aux beaux travaux de Siemens et Tuczek qui l'ont étudiée au point de vue psychopathique, et de Jeuche (²) qui en a donné une description générale : les symptômes principaux consistaient en spasmes et contractures douloureuses, plus rarement en convulsions épileptiformes; en même temps se produisaient des troubles cérébraux, une démarche ébrieuse avec abolition des réflexes plantaires. Les accidents nerveux ont pu se prolonger un an et plus.

On a longtemps discuté sur la cause de l'ergotisme. Linné qui étudia l'épidémie suédoise, attribua la maladie aux semences du raifort sauvage (*Raphanus raphanistrum*) ce qui le conduisit à la désigner sous le nom de *raphanie*.

Aujourd'hui on innocente complètement le raphanus, mais on tend à admettre que les phénomènes relèvent le plus souvent d'une intoxication complexe à laquelle prennent part l'ergot, l'ivraie et divers parasites désignés sous les noms un peu vagues de rouille et de nielle.

L'ergot joue le rôle principal : sous son influence et en présence de l'acide lactique, les matières albuminoïdes sont transformées en peptones, à côté desquelles on trouve de la ptomapeptone (Pœhl), une matière colorante rouge (Dragendorff, Podwyssotzki), de la triméthylamine, et deux substances qui paraissent fort actives, l'acide sphacélique et la cornutine. L'acide sphacélique (Kobert) détermine chez les animaux toutes les manifestations de l'ergotisme gangréneux et amène chez le chien, le chat, le poulet, le sphacèle et la perte des extrémités. La cornutine n'a pas d'action locale : c'est un convulsivant dont l'action explique parfaitement les troubles nerveux de la raphanie.

(¹) Swiatlowsky, Eine Ergotismusepidemie. *Saint-Petersburg med. Wochenschrift*, 19 juillet 1880.
(²) Mexche, Die Ergotismusepidemie in Oberhessen seit Herbst 1879. *Deutsches Archiv fur klin. Medicin*, Bd XXXIII, p. 243, 1883.

De l'ergotisme on rapproche l'acrodynie, qu'on attribue quelquefois à la carie du blé (*Tilletia caries*). C'est une affection bizarre qui sévit à Paris en 1828, où elle atteignit 40000 individus, et frappa les départements voisins; on l'observa encore en 1846 en Belgique et, en 1854, en Crimée où Tholozan l'étudia avec soin; aujourd'hui l'acrodynie a disparu et l'on n'est guère fixé sur sa nature.

Nous citerons encore dans le même ordre de faits, le *mal del monte* d'Espagne qui semble dû à la carie des céréales (*Tilletia caries, Ustilago caries*) et le *seigle enivrant* dont le premier cas a été publié en Russie par Woronin; cet auteur a trouvé dans les épis quatre champignons: *Fusarium roseum, Gibberelle Sanbinetti, Helminthosporium sp., Cladosporium herbarum*. En France, on a recueilli en 1890 des observations de seigle enivrant, particulièrement en Dordogne; les accidents consécutifs à l'usage du pain de seigle se produisaient aussi bien chez les animaux domestiques (chien, porc, oiseaux) que chez l'homme. Prilleux et Delacroix isolèrent un champignon constituant une espèce particulière qu'ils décrivirent sous le nom de *Endoconidium temulentum*.

Les maladies du blé, les altérations de la farine ou du foin ne sont pas moins intéressantes. Sous le nom de *nielle* du blé, on a réuni diverses maladies de cette céréale produites par des moisissures, telles que l'*Agrostemma githago*. La farine niellée est toxique: 16 grammes suffisent à tuer un chien; le poison, étudié par Kruskal sous le nom de *githagine*, est une substance analogue à la sapotoxine, agissant aussi bien et même mieux quand on l'administre par le tube digestif que lorsqu'on l'introduit sous la peau.

La farine de bonne qualité devient facilement toxique, quand elle est conservée à l'humidité; il se produit des ptomaïnes, solubles dans l'éther, qui déterminent des accidents mortels chez les animaux (Balland). Elle peut posséder encore une toxicité d'emprunt, due à son mélange avec l'*ivraie* (*Lolium temulentum*). Si l'on en croit Targioni et Tozzeti, l'ivraie ne serait toxique que lorsqu'elle n'est pas mûre et la plupart des troubles qu'on lui attribue devraient être mis sur le compte de l'ergot. Mais les recherches d'Antze (1891) ont établi que l'ivraie renferme deux alcaloïdes; la *loliine* et la *témulentine* et un acide, l'*acide témulentique*: l'acide et la témulentine exercent une action paralysante sur le cerveau, la moelle et les nerfs cardiaques. Hofmeister a préparé une témuline ayant pour formule $C^{11}H^{12}Az^2O$ et possédant un pouvoir narcotique et mydriatique très marqué.

Enfin le pain peut être envahi par diverses moisissures; les unes, de couleur verte, sont simplement laxatives: *Aspergillus glaucus, Penicillium glaucum, Mucor mucedo*; les autres, noires ou orangées, *Ascophora nigricans, Oidium aurantiacum*, produisent des coliques, des vertiges, des sueurs, du coma; d'après Bonfield, leur action rappelle celle de la muscarine; M. Mégnin a observé des accidents chez le cheval et en a reproduit chez le chien; M. Cornevin a obtenu des résultats analogues chez le porc. Mais dans tous ces cas, qu'il s'agisse d'un élément vivant ou d'une ptomaïne volatile, il suffit de faire passer au four le pain moisi, pour détruire son pouvoir nocif.

De toutes les maladies produites par une intoxication alimentaire, celle qui a été le plus étudiée est incontestablement la *pellagre*.

C'est Balardini qui, le premier, en 1844, soutint que la pellagre était due à l'usage du maïs malade. L'altération de la plante était attribuée à des moisissures, qu'on désigna sous le nom de verdet et qui sont constituées en réalité par l'*Aspergillus glaucus* et le *Penicillium glaucum*. Ce dernier parasite paraît très fréquent : les récentes recherches de Carraroli établissent qu'en examinant attentivement 1 kilogramme de maïs, on ne trouve que 290 grammes d'épis indemnes; encore est-il que la plupart d'entre eux contiennent le parasite sous leur pellicule.

Mais à côté de ces parasites végétaux relativement élevés, on décèle divers microbes parmi lesquels se rencontrent fréquemment, le *Bacillus maïdis* de Cuboni et le *Bacillus mesentericus fuscus*.

Ces divers agents sécrètent dans la plante des substances toxiques, dont les effets ont été établis par un grand nombre d'expériences.

Lombroso, en collaboration avec Dupré et Erba, a isolé une huile rouge, une oléorésine, des substances résineuses et des bases, qu'il désigna sous les noms de maïsine ou pellagrozéine. La maïsine et l'huile sont toxiques pour les animaux : la première agit comme la strychnine, la seconde exerce une action narcotique et paralysante. Des travaux ultérieurs ont confirmé et complété ces résultats : Selmi, Brugnatelli, Zenoni, Paltauf, Heider, Husemann et Cortez ont retrouvé les substances convulsivantes ou paralysantes. Dans un travail récent, Pelizzi et Tirelli (1) ont cultivé les microbes du maïs gâté et ont constaté que l'injection intraveineuse ou sous-cutanée des cultures stérilisées détermine, chez le lapin, des paralysies spastiques, des secousses musculaires, une exagération des réflexes, du tétanos; les accidents persistent pendant une quinzaine de jours après l'injection.

Ces résultats fort intéressants éclairent singulièrement la pathogénie de la pellagre; mais les diverses toxines qu'on a obtenues ne semblent pas spéciales au maïs altéré; on en observe de semblables dans les autres végétaux (Lussana).

(1) Pelizzi e Tirelli, Etiologie della pellagra in rapporto alle tossine del mais guasto. *Archivio di psichiatria*, vol. XV, 1894

CHAPITRE III

LES POISONS PUTRIDES

I Étude chimique et toxicologique des poisons putrides. — Pluralité de ces poisons. — Les ptomaïnes. — II. Putréfactions gastro-intestinales. — Action des ferments et des microbes sur les divers aliments. — Les poisons produits dans l'intestin. — Toxicité des matières fécales. — Les intoxications alimentaires.

I. Étude chimique et toxicologique de la putréfaction — La toxicité des matières putrides a été étudiée par de nombreux observateurs. Haller, le premier, aborda ce sujet et rapprocha la digestion de la putréfaction; son opinion admise par Bœrhaave, Gaidare, Macquer, fut combattue par Spallanzani, qui s'efforça d'établir une séparation entre les transformations qu'exercent les sucs digestifs et celles que produisent les putréfactions, mais conclut que la viande pourrie n'est pas toxique.

A la fin du XVIIIe siècle, Seybert[1] démontra que la putréfaction du jus, du sérum, des macérations de viande confère à ces liquides un haut pouvoir pathogène : il reconnut, par exemple que l'injection intraveineuse de 20 centimètres cubes de sérum putréfié produit chez le chien, des vomissements, des convulsions et entraîne la mort en quelques heures.

La question fut reprise par Gaspard[2], médecin à Saint-Étienne, qui poursuivit sur ce sujet une série de recherches fort remarquables, dont les résultats furent confirmés et complétés par Magendie, Virchow, Stich et surtout par Panum qui, en 1856, isola un poison dont il compara les effets à ceux des venins.

Mais il ne suffit pas de constater la toxicité des matières pourries; il faut rechercher à quelles substances elles doivent leur action nocive. Or les corps qui prennent naissance pendant la putréfaction sont excessivement nombreux et varient d'ailleurs suivant qu'on a opéré à l'air libre ou en vase clos, suivant le temps qu'a duré le processus, suivant la nature des matières qu'on emploie, etc. Voici néanmoins un tableau qui permettra de saisir les principales substances.

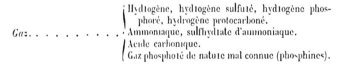

Gaz. . . . . ⎰ Hydrogène, hydrogène sulfuré, hydrogène phosphoré, hydrogène protocarboné.
Ammoniaque, sulfhydrate d'ammoniaque.
Acide carbonique.
Gaz phosphoré de nature mal connue (phosphines).

[1] SEYBERT, Ueber die Faulniss in Blute an lebenden thierischen Korper. Berlin, 1758.
[2] GASPARD, Mémoire physiologique sur les maladies purulentes et putrides. Journal de la physiologie, 1822 et 1824.

Acides
- gras volatils. . . .
  - formique (traces).
  - acétique.
  - butyrique (très abondant).
  - valérique.
- de la série oléique.
  - acrylique.
  - crotonique.
  - palmitique.
  - oléique.
- polyatomiques . . .
  - glycolique.
  - lactique.
  - oxalique.
  - succinique.

Substances aromatiques .
- Indol.
- Phénol.
- Scatol.
- Paracrésol, orthocrésol.
- Acides. . phénylacétique, paroxyphénylacétique, phénylpropionique, paroxyphénylpropionique.

Substances albuminoïdes.
- Albuminates.
- Peptones.

Corps amidés. . . . . .
- Leucine, leucéine.
- Tyrosine.
- Xanthine, hypoxanthine.
- Corps amidés complexes.

Bases organiques. . . .
- Méthylamine, triméthylamine, etc.
- Éthylènediamine, amylamine, etc.
- Alcaloïdes ou ptomaïnes.

Enfin les résidus de la putréfaction sont riches en sels terreux et ammoniacaux, en graisses et en nitrates.

Pour les gaz, tout le monde est d'accord et, depuis Gaspard, Panum, Weber, Billroth, on sait qu'ils n'entrent guère en ligne de compte dans la toxicité des matières pourries. De même, tous les expérimentateurs nettent hors de cause les acides gras, les substances aromatiques et les corps amidés. Restent les albuminoïdes et les bases. C'est au premier groupe que se rattacherait la substance toxique, d'après Panum; cet auteur stérilisait les liquides putréfiés par un chauffage à 100 degrés, prolongé pendant onze heures; puis il pratiquait des extraits au moyen de l'alcool et constatait que les substances solubles dans ce milieu n'amenaient qu'une narcose passagère; au contraire, les matières insolubles dans l'alcool, conservaient toutes les propriétés du liquide primitif. Panum ne s'explique pas beaucoup sur la constitution chimique de ce poison et n'osa dire s'il fallait incriminer une ou plusieurs substances. Mais ce qu'il affirmait encore en 1876, c'est qu'il ne s'agissait pas d'un alcaloïde [1].

(1) PANUM, Das putride Gift der Bacterien, die putride Infection oder Intoxication und die Septicamie. Virchow's Archiv., Bd. XL, 1874.

C'était pourtant l'opinion inverse qui gagnait chaque jour du terrain. Dès 1860, Dupré et Bence Jones avaient extrait de différents organes putréfiés, une substance dont le sulfate était fluorescent comme le sulfate de quinine; pour cette raison et bien qu'ils ne fussent pas parvenus à le faire cristalliser, ils désignèrent ce corps sous le nom de quinoïdine animale. En 1868, Bergmann et Schmiedelberg (¹) retiraient du pus septique un produit cristallisé, la sepsine; les cristaux, semblables au point de vue morphologique, différaient au point de vue physiologique : les uns étaient inactifs, les autres toxiques. Ces derniers, injectés à dose de 0ᵍʳ,01 dans les veines du chien, produisaient des vomissements, de la diarrhée sanguinolente et finissaient par amener la mort. L'année suivante, Zuelzer et Sonnenschein (²) trouvaient dans les liquides des macérations anatomiques, une substance cristallisable dont les effets rappelaient ceux de l'atropine : dilatation pupillaire, accélération des battements cardiaques, arrêt des mouvements intestinaux; nous aurons plusieurs fois l'occasion de revenir sur ce corps important, la ptomatropine, comme on l'appelle aujourd'hui. Rörsch et Fassbender, Schwanert rencontrèrent différentes bases dans des cadavres putréfiés. Mais ce sont surtout les travaux de Gautier et de Selmi qui ont fait entrer la question dans une voie scientifique. Bientôt les recherches allaient se multiplier. Liebermann trouva dans un estomac pourri une matière analogue à la conicine : Spica isola du liquide abdominal d'une grossesse extra-utérine, une base mydriatique; Gianetti et Corona découvrirent des alcaloïdes dans les viscères d'un jeune homme; Brouardel et Boutmy démontrèrent la présence d'une base analogue à la vératrine dans un cadavre ayant séjourné dix-huit mois sous l'eau. Puis vint une série de travaux fort remarquables dus à Bouchard, Nencki, Maas, Salkowsky, Guareschi et Mosso et surtout à Brieger, qui a étudié d'une façon complète les bases de la putréfaction.

Selmi leur imposa le nom de ptomaïnes (³) pour rappeler leur origine. Il reconnut que ces ptomaïnes sont fort nombreuses; que les unes sont inoffensives, les autres toxiques; qu'elles se rapprochent des alcaloïdes végétaux, qu'elles produisent des troubles pupillaires, des irrégularités cardiaques, de la narcose ou des convulsions et amènent la mort des animaux par arrêt du cœur en systole.

Nous n'avons pas l'intention de résumer tous les travaux qui ont été publiés sur cet intéressant sujet. Nous rappellerons seulement que M. Gautier, qui le premier avait signalé l'existence d'alcaloïdes animaux, est revenu à plusieurs reprises sur leur étude. En collaboration avec M. Étard, il a constaté que les viandes, mises à putréfier, deviennent

(¹) Bergmann und Schmiedelberg, Ueber das schwefelsaure Sepsin. Centralbl. f. med Wissensch, 1868

(²) Zuelzer und Sonnenschein, Ueber das Vorkommen eines Alkaloïdes in putriden Flüssigkeiten. Berliner klin. Wochenschrift, 1869.

(³) Selmi, Ptomaïne od alcaloïde cadaverici. Bologna, 1881 (comme fait remarquer Kobert, il serait plus juste de dire ptomatine : πτῶμα, πτώματος, cadavre).

d'abord acides, par formation d'acide lactique et non sarcolactique. Cette période est inconstante, elle manque dans la putréfaction du poisson. Vers le quatrième jour, la réaction est alcaline : alors commencent les véritables phénomènes de la putréfaction, caractérisés par un dégagement d'azote et par l'apparition de nombreux micro-organismes ; ceux-ci s'attaquent à l'albumine en procédant par hydratation, dédoublent la molécule en deux ordres de corps : les uns représentés par la formule $CH^{2n-1}AzO^2$ (Schutzenberger) d'où dérivent les glucoprotéines et plus tard les leucines ; les autres, fort instables, donnent des acides carbonique, formique, acétique, oxalique et de l'ammoniaque. Mais de plus, et ici les phénomènes diffèrent de ceux qui se passent quand on fait agir sur l'albumine les alcalis et la chaleur, on voit se former des composés ammoniacaux par hydratation des amides et de l'amylamine. Au bout d'un mois, la putréfaction est presque entièrement terminée ; l'activité des germes semble paralysée par les substances antiseptiques auxquelles ils ont donné naissance, et notamment par le phénol.

Brieger a repris complètement l'étude des ptomaïnes, et a rapporté un certain nombre de faits fort remarquables (¹). Il suppose qu'au début de toute putréfaction, la lécithine, $C^{44}H^{20}AzPhO^9$, se dédouble en ses composants et la base oxyéthylique, la choline $C^5H^{15}AzO^2$, substance peu active, donne naissance à la base vinylique, la névrine $C^5H^{12}AzO$, corps extrêmement toxique, qui se produit simplement par soustraction d'une molécule d'eau. La transformation de la lécithine s'explique facilement par la grande fragilité de sa molécule si complexe ; mais il est plus difficile de dire si la transformation de la choline est due aux propriétés réductrices des tissus, qui acquièrent une grande énergie aussitôt après la mort, ou si elle est déjà l'œuvre des micro-organismes.

Quoi qu'il en soit, voilà une première base très toxique, qui prend naissance au début de la putréfaction. Les recherches de Brieger ont établi que la névrine est surtout active chez le chat qui succombe après en avoir reçu quelques milligrammes, tandis qu'il faut en injecter jusqu'à $0^{gr},04$ par kilogramme pour tuer un lapin. Les symptômes sont les mêmes chez tous les mammifères : hypersécrétion nasale et buccale, salivation intense, respiration fréquente, dyspnée, accélération puis ralentissement et affaiblissement des battements cardiaques ; en même temps les pupilles sont contractées ; les membres se paralysent et la mort survient par arrêt respiratoire, après quelques convulsions terminales ; le cœur reste en diastole. Notons encore que les animaux présentent un abaissement de la pression sanguine ; c'est un phénomène que Riemschneider avait déjà observé à la suite des injections de matières pourries.

Ces troubles, qui rappellent un peu ceux que produit la muscarine, seraient également neutralisés par le sulfate d'atropine.

A côté de la névrine existent deux autres bases : l'une qui n'est pas

(¹) BRIEGER, Untersuchungen über Ptomaïne (3 brochures). Berlin, 1885-1886.

toxique, la neuridine, $C^5H^{12}Az^2$, l'autre, la méthylguanidine (Brieger), qui est tétanisante à dose assez élevée et arrête le cœur en diastole.

Signalons encore la parvoline, $C^9H^{13}Az$, que MM. Gautier et Étard ont trouvée dans la viande de cheval putréfiée; la collidine, l'hydrocollidine, deux bases isolées par N. Pouchet et ayant pour formule, l'une $C^7H^{18}Az^2O^6$, l'autre $C^5H^{12}Az^2O^4$; ces corps sont très toxiques.

On rencontre, en outre, des bases inoffensives : la corindine $C^6H^{15}Az$ (Guareschi et Mosso) et deux substances découvertes, l'une par Guareschi $C^{14}H^{20}Az^2O^5$, et l'autre par les frères Salkowski $C^5H^{14}AzO^2$. Il existe enfin des corps qui ne sont connus que par leurs effets toxiques. Naas a obtenu une base tétanisante au moyen de l'éther et, au moyen de l'alcool amylique, deux corps différents, l'un qui, par ses propriétés stupéfiantes, se rapproche de la morphine, l'autre qui provoque des convulsions et la dyspnée et tue par arrêt de la respiration; enfin, avec le chloroforme, il a pu extraire un poison tétanisant. On voit donc que ce sont les alcaloïdes convulsivants qui dominent; c'est ce que nous avons mis en évidence au moyen de la dialyse. Du 16 au 19 juin 1885, nous laissons putréfier à l'étuve à 37 degrés, 250 grammes de muscles de chien; le liquide obtenu est soumis à la dialyse, et les eaux du vase extérieur sont réunies et ramenées, par évaporation, à 170 centimètres cubes. Un lapin de 1500 grammes reçoit dans les veines 3 centimètres cubes de ce liquide; aussitôt respiration rapide, exophtalmie, convulsions intenses et mort.

Dans les cadavres humains, on retrouve un certain nombre de corps déjà étudiés à propos de la putréfaction de la viande. Brieger a établi que les alcaloïdes qui y prennent naissance varient suivant le temps qui s'est écoulé depuis le moment de la mort. On rencontre tout d'abord la choline, qui apparaît le premier ou le second jour et disparaît vers le septième; au troisième jour se produit la neuridine qui disparaît vers le quatorzième jour : en même temps on peut isoler la cadavérine qui augmente avec les progrès de la putréfaction, la putrescine qui devient très abondante vers le quinzième jour, enfin la saprine.

Toutes ces bases ne sont pas toxiques : seule, la choline, quand on l'injecte à haute dose, produit quelques accidents rappelant ceux que détermine la muscarine.

Ce n'est que vers le septième jour que se montrent les substances véritablement actives. A ce moment, à côté de la triméthylamine, qui est encore peu toxique, se produisent deux bases vénéneuses, dont on peut recueillir de grosses quantités vers le quinzième jour. L'une, la moins active, provoque seulement des évacuations alvines; l'autre est extrêmement remarquable, c'est la mydaléine, dont la formule chimique n'est pas encore déterminée.

Injectée à des cobayes ou à des lapins, la mydaléine amène la salivation, le larmoiement; les pupilles se dilatent, les oreilles s'injectent; la température rectale s'élève de 1 à 2 degrés. Avec une dose de $0^{gr},005$

on observe chez le cobaye, un flux intestinal abondant, de l'exophtalmie, puis de la paralysie; la respiration devient difficile, la température s'abaisse et la mort arrive dans un anéantissement progressif; le cœur s'arrête en diastole.

Enfin, plus récemment, Brieger a signalé deux autres bases qui ne semblent pas toxiques et qu'il a désignées sous les noms de mydatoxine et nydine.

A côté de ces substances bien définies, on peut en citer d'autres qui n'ont été caractérisées que par leurs effets sur les animaux. Les unes ont une action analogue à l'atropine, comme l'établirent Zuelzer et Sonnenschein dès 1869; d'autres ressemblent au curare, d'autres à la conicine (Otto, Liebermann), ou à la vératrine (Brouardel et Boutmy), d'autres enfin à la muscarine (Giacetti et Corona). Ces alcaloïdes cadavériques sont souvent désignés sous les noms de ptomatropine, ptomatoconicine, ptomatovératrine, ptomatomuscarine, pour rappeler à la fois leur origine et leur mode d'action.

Les produits qui prennent naissance quand on fait putréfier le poisson ont été étudiés par un grand nombre d'auteurs.

MM. Gautier et Étard, en opérant sur le scombre, ont isolé une hydrocollidine, produisant chez les animaux du tremblement et des convulsions tétaniques et amenant la mort avec arrêt du cœur en diastole. A côté de l'hydrocollidine, on trouve deux bases, la scombrine et la parvoline. Cette dernière, dont nous avons déjà parlé à propos de la putréfaction de la viande, est extrêmement toxique.

Brieger a retrouvé la neuridine dans les produits de putréfaction de la morue; il a isolé, en outre, des bases nouvelles, l'éthylènediamine, la muscarine, la gadinine, qui n'est pas toxique, la méthylgadinine et la triéthylamine.

L'éthylènediamine détermine de la salivation, de la mydriase, une dyspnée intense, qui, chez les petits mammifères, persiste jusqu'à la mort; la terminaison fatale survient généralement au bout de vingt-quatre heures.

La muscarine animale est analogue à la muscarine végétale et par sa constitution chimique, et par son action sur les animaux; c'est assez dire qu'elle est très toxique; chez la grenouille, elle produit une paralysie progressive et arrête le cœur en diastole; chez le lapin, on voit survenir de la salivation, du larmoiement, de la diarrhée et du myosis; les animaux succombent après de courtes convulsions; l'atropine combat et neutralise quelques-uns de ces effets.

Les recherches de Brieger ont été confirmées par Bocklisch qui a retrouvé, soit dans les produits de putréfaction de la perche, soit dans la saumure des harengs, plusieurs des bases que Brieger avait retirées des poissons pourris ou des cadavres: la gadinine, la cadavérine, la putrescine et la méthylamine. Ehrenberg a rencontré dans les poissons gâtés la choline, la neuridine, la méthylamine et la diméthylamine. Mais le corps le plus important est la ptomatopine trouvée par Aire, dans l'estur geon, et dont 2 milligrammes déterminent chez un lapin de la mydriase, des convulsions, et amènent la mort par arrêt du cœur. Enfin, dans les sardines putréfiées, Griffiths a décelé une base nouvelle la sardinine C^{11}H^{17}AzO^2, amenant la mort au milieu des vomissements et de la diarrhée.

M. Œchsner de Coninck[1] a étudié les substances qui prennent naissance quand on laisse putréfier des poulpes marins. Parmi les produits trouvés, nous signalerons la collidine, dont M. Œchsner de Coninck a bien voulu nous confier l'étude toxicologique; injectée sous la peau d'un lapin, à dose de 0^g,087 par kilogramme, elle provoque un violent trismus, puis des convulsions, et finit par entraîner la mort. Cette collidine exerce une action antiputride et antifermentescible très marquée. A côté de ce corps, nous devons signaler la corindine, analogue à un alcaloïde trouvé par Guareschi et Mosso dans la fibrine putréfiée.

L'huile de foie de morue contient des substances analogues à celles que nous avons déjà décrites. MM. Gautier et Mourgues y ont trouvé les bases suivantes : la triméthylamine, la butylamine qui est convulsivante; l'amylamine, également convulsivante; l'hexylamine; l'hydrolulidine, représentant la neuvième partie de ces alcaloïdes et déterminant du tremblement, puis des paralysies et la mort dans le collapsus; la morrhuine formant le tiers des alcaloïdes, et qui est simplement diurétique; l'aselline, produisant de la dyspnée, des convulsions, puis la mort; enfin l'acide morrhuique, remarquable par sa double fonction acide et basique.

Parmi les autres substances dont on a étudié la putréfaction, nous pouvons citer la gélatine; Brieger y a trouvé de la neuridine et de la diméthylamine.

C'est encore de la neuridine et de la triméthylamine qu'on rencontre dans le lait et les fromages putréfiés, qui renferment de plus une base découverte par Vaughan et désignée sous le nom de *tyrotoxikon* ou mieux *tyrotoxine*.

On a moins étudié la putréfaction des substances végétales; l'attention ne s'est guère portée que sur quelques champignons et sur les levures. Les champignons se pourrissent très facilement et contiennent alors des bases fort toxiques, appelées cryptomaines (Houdé); les morilles altérées renferment un poison très violent pour le chien (Pœhl). Dans les levures putréfiées, Brieger signale la diméthylamine; on y trouve encore une base, mal connue au point de vue chimique, mais que ses propriétés toxiques permettent de rapprocher du curare (Harkawy, Ch. Giau), et à laquelle on a donné le nom de ptomatocurarine.

Les travaux que nous avons résumés établissent que les expérimentateurs qui ont étudié la putréfaction ont surtout porté leur attention sur

---

[1] ŒCHSNER DE CONINCK. Recherches sur les bases pyridiques. Montpellier, 1889

les substances alcaloïdiques. Mais les poisons qui prennent naissance
pendant le processus putréfactif ne rentrent pas tous dans ce groupe. Il
faut faire une grande place aux substances mal définies, qu'on désigne
provisoirement sous les noms de toxalbumines et de peptotoxines. C'est
ainsi que dans les produits de fermentation du lait ou de ses dérivés,
Vaughan a trouvé à côté de sa tyrotoxine, une toxalbumine qui empoisonne le chat et le rat. C'est probablement à une peptotoxine qu'il faut
rattacher le poison de Panum, puisque cette substance précipite par
l'alcool et résiste à une température assez élevée. Les premiers travaux,
qui avaient servi à établir l'existence des alcaloïdes animaux ont eu un
si grand retentissement dans le monde scientifique qu'aussitôt l'attention
a été appelée sur ces corps et que de tous les côtés on en a poursuivi
l'étude. Maintenant qu'on reprend l'histoire des autres toxines, il est probable que dans un avenir peu éloigné, on connaîtra beaucoup de substances se rapprochant plus ou moins des matières albuminoïdes et
contribuant pour une grande part à la toxicité totale des produits de la
putréfaction.

Pour revenir aux ptomaïnes, il est incontestable qu'elles prennent
naissance aux dépens des matières albuminoïdes; on peut admettre, ou
bien qu'il se produit, sous l'influence des microbes, un simple dédoublement de ces matières, ou bien qu'il survient une destruction complète,
suivie d'une reproduction synthétique. Brieger a entrepris quelques
recherches dans le but d'éclairer le mode de genèse de ces poisons. Il a
constaté tout d'abord que la choline et la neuridine, ces deux bases si
abondamment répandues, se trouvent dans les œufs et dans le cerveau
humain frais. Dans la viande fraîche, il n'a pas trouvé de neuridine; il
suppose que cette base est unie à la lécithine; dès le début de la putréfaction, la lécithine se dédoublerait en ses composants; la choline, mise ainsi
en liberté, apparaît tout d'abord : c'est une base oxyéthylique, peu toxique;
mais en perdant une molécule d'eau, elle se transforme en une base
vinylique, extrêmement toxique, la névrine. Cette conception s'appuie
sur les recherches de Bayer, qui a dédoublé la choline en la chauffant
en vase clos au contact de l'acide iodhydrique; mais si l'on soumet la
choline à la putréfaction, on n'obtient pas la névrine : il se produit simplement de la triméthylamine; il est donc impossible de dire actuellement par quel mécanisme et sous quelle influence la choline se désy-
hydrate.

Nous avons déjà noté que les ptomaïnes différaient notablement suivant le moment où l'on étudie les produits de la putréfaction; on en voit
apparaître qui disparaissent plus tard et sont remplacées par d'autres. Les
recherches chimiques qui nous ont fait connaître ces résultats, pour intéressantes qu'elles soient, auraient dû être complétées par des recherches
bactériologiques. On peut se demander en effet si ces différentes ptomaïnes se produisent aux diverses phases de la vie des mêmes microbes,
ou si leur apparition et leur disparition successives ne dépendent pas de

microbes différents, venant détruire ou transformer les substances déjà produites par leurs prédécesseurs.

Si nous ne connaissons pas exactement le rôle des ferments dans la genèse des ptomaïnes, nous connaissons mieux le rôle du terrain. Nous savons, par exemple, que certaines bases se rencontrent dans toutes les putréfactions, la neuridine par exemple; la névrine au contraire, ne se montre que dans la putréfaction de la viande des mammifères et la muscarine dans la putréfaction des poissons; c'est également aux dépens des poissons que se forment la gadinine, l'éthylènediamine, la triméthylamine; enfin la diméthylamine n'a été trouvée jusqu'ici que dans la putréfaction de la gélatine ou de la levure.

Kostiurine et Krainsky font remarquer très justement que la toxicité des produits de putréfaction est en raison directe de la complexité chimique des matières mises à pourrir; on obtient plus de poisons avec la viande qu'avec le bouillon, plus avec le bouillon qu'avec les solutions salines; c'est du cinquième au trentième jour que les toxines sont le plus abondantes; enfin, les matières insolubles dans l'alcool sont plus actives que les matières solubles dans ce liquide; ce dernier résultat met bien en évidence l'importance des poisons non alcaloïdiques.

En tête des causes qui entravent ou favorisent la production des poisons putrides, il faut placer toutes celles qui entravent ou favorisent le développement des microbes. Nous citerons simplement l'influence de la chaleur et de l'humidité. Sur ce point, il n'y a pas de discussion possible; mais l'accord n'est pas fait sur le rôle de l'oxygène. Longtemps on a admis que les ptomaïnes étaient surtout abondantes quand on mettait les matières à putréfier à l'abri de l'air; dans ce cas, disait-on, les agents figurés remplissent plus facilement leur rôle d'agents réducteurs. Et, de fait, quand on opère avec certains microbes pathogènes, le streptocoque de l'érysipèle, par exemple, on obtient bien plus de toxines en mettant les cultures sous l'huile qu'en les laissant au contact de l'oxygène. Mais, pour les produits de la putréfaction, Brieger a soutenu une opinion différente : il a reconnu en effet que la production des bases est bien plus abondante quand les matières mises à pourrir sont largement aérées et agitées de temps en temps. Peut-être ces contradictions disparaîtront-elles quand on étudiera séparément l'action de chaque bactérie putréfactive, au lieu de se contenter de rechercher ce qui se passe dans une masse abandonnée à elle-même. Peut-être enfin n'a-t-on pas tenu assez grand compte d'un fait mis en évidence par Kijanizin : d'après cet auteur, au contact de l'air, il se produit une plus grande quantité de ptomaïnes, mais celles-ci, peu toxiques et peu stables, disparaissent rapidement.

Pour qu'on puisse se rendre compte des principales ptomaïnes actuellement connues, nous les avons réunies dans le tableau suivant, en adoptant la classification suivie par M. Gautier : ptomaïnes acycliques non oxygénées; ptomaïnes acycliques oxygénées; ptomaïnes cycliques ou non classées (non oxygénées et oxygénées); enfin ptomaïnes dont la formule

Nom	Formule	Auteur	Source	Action
Triéthylamine	$C^9H^{15}Az$	Id.	Poisons pourris.	Poison stupéfiant et convulsivant.
Propylamine	C^9H^9Az	Id.	Gélatine pourrie.	
Butylamine	$C^8H^{11}Az$	Gautier et Mourgues.	Ile de foie de morue.	
Isoamylamine	$C^5H^{15}Az$	Muller et Hesse.	Levure pourrie.	Polyurie; convulsions.
Amylamine	$C^{5}A^{5}Az$	Gautier et Mourgues.	Ile de foie de me	
Hexylamine	$C^6H^{15}Az$	Id.	Ile de foie de morue	
		Hesse.	Levure pourrie.	
Neuridine	$C^5H^{14}Az^2$	Brieger.	Cerveau frais. / Toutes les putréfactions	Non toxique.
Saprine	$C^5H^{14}Az^2$	Id.	Cadavres	Non toxique.
Cadavérine	$C^5H^{14}Az^2$	Bocklisch.	Cadavres / Poissons pourris.	Non toxique. / Action locale: inflammation, nécrose.
Putrescine	$C^4H^{12}Az^2$	Brieger.	Cadavres / Saumures de hareng	
Éthylènediamine	$C^4H^8Az^2$	Brieger.	Morue putréfiée.	Flux nasal; mydriase; dyspnée; mort.
Méthylguanidine	$C^2H^7Az^3$	Id.	Poissons pourris.	Excitation puis paralysie du système nerveux.
Névrine	$C^5H^{13}AzO$	Id.	Viandes pourries.	Myosis; salivation; paralysie; mort. / L'atropine serait antagoniste (Cervello).
Choline	$C^5H^{15}AzO^2$	Id.	Viandes pourries	
Muscarine	$C^5H^{15}AzO^3$	Id.	Morue pourrie.	Comme muscarine, mais action plus légère.
Mydotoxine	$C^5H^{13}AzO^2$	Id.	Cadavres	Larmoiement, salivation; convulsions.
Mydine	$C^8H^{11}AzO^2$	Id.	Morue pourrie.	Non toxique.
Gaduine	$C^7H^{16}AzO^4$	Id.	Viande pourrie.	
Méthylgadnine	$C^{11}H^? Az^?$	Id.	Digestion pancréatique.	Poison tétanisant.
Collidine	$C^8H^{11}Az$	Nencki. / Œ. de Coninck.	Poulpe putréfié	
Hydrocollidine	$C^{13}H^{21}Az$	Gautier et Étard.	Scombre pourri.	Tremblements; convulsions; arrêt du cœur en diastole.
Parvoline	$C^9H^{13}Az$	Id.	Scombre pourri.	Très toxique.
		Guareschi et so	Fibrine putréfiée	
Corindine	$C^{10}H^{15}Az$	Œ de Coninck	Poulpe fié	
Hydrolutidine	$C^7H^{11}Az$	Gautier et Mourgues.	Ile de foie de morue	Tremblement; paralysie.
Scombrine	$C^7H^{13}Az^4$	Gautier et Étard	Scombre pourri	
Morrhuine	$C^{19}H^{27}Az^3$	Gautier et Mourgues.	Ile de foie de morue.	Diurétique; non toxique.
Aselline	$C^{25}H^{32}Az^4$	Id.	Ile de foie de morue	Convulsions; mort.
Acide morrhuique.	$C^9H^{15}AzO^3$	Id	Ile de foie de me	
	$C^{18}H^{34}Az^2O^6$	Pouchet.	Viandes putréfiées.	
Mydaléine.	$C^8H^{13}Az^2O^4$	Id	Viandes putréfiées.	Non toxiques.
Ptomatropine.	$C^{11}H^{23}Az^2O^4$	Guareschi.	Viandes putréfiées.	Non toxiques.
Ptomatocurarine.	$C^{17}H^{26}Az^2O^2$	Salkowski	Cadavres humains	Fièvre; hypersécrétions glandulaires. Action analogue à celle de l'atropine.
Ptomatoconicine.		Brieger	Sans et viandes pourris.	Comme le curare.
		Harkawy	Levures putréfiées	Comme la coniine.
		Otto	Cadavres	Comme la vératrine.
Ptomatovératrine		Brouardel et Boutny	Salyces	

chimique est inconnue ou qui ne soit caractérisées que par leurs effets physiologiques.

II. Putréfactions gastro-intestinales. — L'étude que nous avons faite des poisons putrides, et les faits que nous avons rapportés touchant leur production en dehors de l'organisme, trouvent de nombreuses applications dans l'histoire des putréfactions gastro-intestinales. On a long-temps admis que l'estomac, par sa sécrétion acide, combattait assez efficacement les agents qui y sont introduits. Cette opinion ne peut plus être acceptée aujourd'hui. Minkowski a montré que l'estomac renferme des microbes produisant des substances toxiques ou irritantes et des gaz. MM. Gilbert et Dominici ont reconnu que, dans la cavité gastrique, les bactéries n'étaient nullement détruites et s'y trouvaient en nombre plus considérable que dans le gros intestin. D'après les mêmes auteurs, c'est dans l'intestin grêle, et surtout dans les dernières portions de cet intestin que l'on trouve le plus de microbes. Il semble en effet qu'à ce niveau toutes les conditions requises sont réunies pour favoriser les fermentations : l'alcalinité du milieu, l'abondance des matières putres-cibles, la température élevée et constante facilitent la vie des agents parasitaires et leur permettent de produire des substances qui, élaborées dans une cavité servant à l'absorption, doivent facilement passer dans l'organisme.

Les microbes du tube digestif, provenant de l'extérieur et pénétrant avec les boissons et les aliments, doivent être évidemment les mêmes que ceux qui se rencontrent dans les putréfactions à l'air libre. Une confirmation de cette hypothèse a été donnée le jour où il a été établi que le ferment lactique de Pasteur est identique au bactérium coli, qui se trouve dans l'intestin du nouveau-né, dès qu'il a ingéré du lait.

Mais s'il est relativement facile, en dehors de l'organisme, de déter-miner les transformations que les microbes font subir aux substances alimentaires, le problème est beaucoup plus délicat quand il s'agit d'étudier ce qui se passe dans l'intestin. C'est que les substances dispa-raissent rapidement par absorption, et d'un autre côté il est difficile de faire la part de ce qui appartient aux sucs digestifs sécrétés par l'orga-nisme animal et aux fermentations dues aux bactéries. Pour ne perdre qu'un exemple, nous citerons les peptones qui se produisent en abon-dance dans les deux cas. Il serait donc injuste de considérer comme nuisibles tous les produits de nature microbienne : peut-être certains micro-organismes sont-ils utiles et doivent-ils être considérés comme les collaborateurs et les auxiliaires de l'individu qu'ils habitent. M. Duclaux se demande si les microbes ne font pas une digestion complémentaire, presque aussi importante que la digestion proprement dite. Il est certain, en effet, que plusieurs substances ne sont pas transformées sans l'inter-vention des microbes : c'est le cas notamment de la cellulose. On voit combien le problème est complexe, et combien il serait intéressant de déterminer exactement le rôle, l'importance et la signification des fermentations microbiennes dans le mécanisme de la digestion et de la nutrition[1].

Essayons donc de résumer l'état de nos connaissances sur ce sujet en passant en revue les différentes classes d'aliments.

Pour les hydrates de carbone, la transformation par les sucs digestifs se réduit à la formation de dextrines et de sucres (glycose, lévulose, maltose). Les microbes peuvent produire des substances analogues en saccharifiant l'amidon ou en intervertissant la saccharose; mais la fermentation peut aller plus loin et donner naissance à de l'alcool éthylique; ce fait a un grand intérêt, car il explique peut-être pourquoi l'on trouve de l'alcool dans le foie et le cerveau d'animaux, qui n'ont jamais ingéré cette substance (J. Béchamp, Rajewski).

Il est une autre série de corps qui relèvent également des agents figurés : ce sont les acides lactique, acétique, butyrique, etc. Ces acides de fermentation surtout abondants chez les herbivores, donnent au chyme, pris à la fin de l'iléon et dans le cæcum, la réaction acide qu'il présente.

L'action digestive des microbes s'étend aux autres classes d'aliments; on avait admis jusqu'ici que c'était sous l'influence du suc pancréatique, que les graisses neutres se dédoublaient pour donner naissance à des acides gras, et à de la glycérine. D'après Landwehr, cette réaction serait produite par les microbes; on ne l'observerait pas dans les digestions artificielles aseptiques.

Plus importante encore est l'action des microbes, dans la digestion des albuminoïdes. Ces substances sont transformées, dit-on, sous l'influence du suc pancréatique; les produits qui prennent ainsi naissance dans l'intestin, sont bien plus complexes que ceux qu'on trouve dans la digestion stomacale. A côté des peptones, on rencontre des acides amidés, leucine, tyrosine, hypoxanthine, de l'acide aspartique, de l'acide cinnamique, des corps de la série aromatique, indol, phénol, scatol, et enfin, divers gaz, acide carbonique, hydrogène, hydrogène sulfuré, ammoniaque. Nous avons vu que tous ces corps prennent également naissance, lorsqu'on fait putréfier des matières albuminoïdes; il est important de déterminer quelles sont les modifications qui appartiennent en propre au suc pancréatique. C'est ce qu'a fait Kühne en pratiquant des digestions artificielles dans un milieu contenant 2 pour 1000 d'acide salicylique; il prétend éviter ainsi tout développement de germes et voit se produire des peptones et des acides amidés; mais il n'y a ni substance aromatique, ni gaz. Salkowski, Salomon, Hufner ont répété et varié les expériences; ils ont obtenu des résultats analogues. On peut donc dire que les gaz intestinaux, et les substances aromatiques dépendent de la vie des

[1] ROGER, Article PHYSIOLOGIE DE L'INTESTIN. *Dictionnaire encyclopédique des sciences médicales*, 4e série, t. XVI Paris, 1889.

microbes : ainsi s'explique leur absence constante dans l'intestin du fœtus et du nouveau-né.

Parmi les substances que nous venons de citer, quelques-unes sont très toxiques : tels sont, pour les gaz, l'hydrogène sulfuré et l'ammoniaque ; pour les substances aromatiques, le phénol. Mais, à côté de ces corps bien définis au point de vue chimique, il faut faire une large part aux ptomaïnes analogues aux poisons putrides ; M. Bouchard montra le premier, en 1882, que les matières fécales contiennent des alcaloïdes ; il reconnut que certains sont solubles dans le chloroforme, d'autres dans l'éther ; mais il ne put en obtenir une assez grande quantité pour les faire cristalliser et les soumettre à l'analyse élémentaire ; l'année suivante, Arnold étudiait les mêmes alcaloïdes et constatait que leur injection amène chez la grenouille des phénomènes paralytiques très nets ; mais l'animal finit par se remettre ; c'est que les alcaloïdes sont loin de représenter la totalité des poisons intestinaux. Ils ne jouent pas moins un rôle important : M. Lépine a vu les matières qui stagnaient au-dessous d'un anus artificiel, provoquer des accidents analogues à ceux que détermine l'atropine. On peut donc comparer complètement les putréfactions intestinales à celles qui se passent en dehors de l'organisme et l'on peut conclure, suivant un mot célèbre, que le tube digestif est un vrai laboratoire de poisons [1].

En étudiant en bloc les matières fécales, on reconnaît que leur toxicité est très élevée ; d'après M. Bouchard l'extrait de 17 grammes peut tuer un lapin de 1 kilogramme, avec de la diarrhée et des convulsions. Les poisons sont évidemment multiples ; une grande part des effets nocifs doit être attribuée aux sels de potasse et d'ammoniaque ; si en effet, on se débarrasse de ces sels, il faut, pour tuer les animaux, introduire l'extrait de 298 grammes de matières. Ainsi la toxicité des excréments tient d'une part, aux sels minéraux provenant de l'alimentation, d'autre part à l'ammoniaque produite par la putréfaction, aux matières extractives contenues dans les aliments carnés, aux résidus d'origine biliaire, aux divers poisons putrides.

Reste à savoir si les toxines ainsi formées sont résorbées par l'organisme ; Stich ne le pense pas. Ses expériences lui démontrèrent que les matières fécales d'une espèce ne sont toxiques que pour les animaux d'espèce différente : il reconnut, par exemple, que l'on tue le chien et le lapin en leur faisant absorber les matières fécales de l'homme, ou en les leur injectant dans le rectum ; le chien supporte, au contraire, sans inconvénient, les excréments des autres chiens.

Malgré l'intérêt des expériences de Stich, la conclusion de l'auteur n'est pas admissible : l'analyse chimique a montré que l'urine élimine les substances aromatiques d'origine intestinale, dont la quantité varie pro-

[1] BOUCHARD, Leçons sur les auto-intoxications dans les maladies, p. 99. Paris, 1887.
[2] STICH, Die acute Wirkung putrider Stoffe im Blute. *Charité Annalen*, 1855.

portionnellement à l'intensité des fermentations microbiennes; les recherches physiologiques établissent qu'une partie des poisons urinaires provient de l'intestin ; suivant que les putréfactions digestives augmentent ou diminuent, la toxicité de l'urine devient plus énergique ou moins marquée.

Le nombre et la pullulation des bactéries gastro-intestinales varient considérablement avec le régime. La viande de veau et surtout celle des veaux très jeunes forme dans l'intestin une sorte de gelée peu absorbable et facilement attaquée par les microbes. Au contraire, le régime lacté restreint notablement les putréfactions (Biernachi) en diminuant le nombre des bactéries (Gilbert et Doninici). Même en dehors de l'organisme, on observe des faits analogues; si l'on ajoute du lait à un mélange de muscles et de pancréas, au bout de quatre jours on ne trouve ni indol, ni scatol, ni leucine, ni tyrosine (Winternitz).

Les variations continuelles des putréfactions intestinales expliquent un grand nombre de troubles morbides d'origine digestive. Dans les affections de l'estomac, par exemple, des substances toxiques peuvent prendre naissance soit par suite d'une modification de la sécrétion gastrique, soit par suite d'une exagération des fermentations intestinales : dans le premier cas, on observe de la dyspepsie putride, des renvois nidoreux et fétides; dans le second cas, les putréfactions commencées dans l'estomac, continuent ou reprennent avec une intensité nouvelle dans l'intestin.

Les faits les plus frappants sont représentés par les accidents souvent graves, parfois mortels, qui suivent l'ingestion des viandes putréfiées, et dont le type le mieux connu a été décrit sous les noms de botulisme (*botulus*, boudin) ou d'allantiasis (αλλᾶς, ἄντος, andouille). Signalées en 1785, ces manifestations morbides ont été bien étudiées par Jæger et par Kerner ([1]). Leur histoire a donné lieu à un grand nombre de travaux, surtout en Allemagne où l'on observe assez fréquemment des intoxications dues à l'usage d'une saucisse peu cuite, renfermant souvent une grande quantité de ptomaïnes et de microbes ([2]). En France, les accidents analogues sont plus rares ou du moins plus bénins; parmi les faits publiés dans notre pays, nous devons citer spécialement l'observation bien connue de MM. Brouardel et Boutmy.

Dans quelques cas les accidents relèvent d'une véritable intoxication exogène : la viande avariée contient toutes formées des substances toxiques, probablement des ptomaïnes, et les accidents sont immédiats :

([1]) KERNER, Vergift. durch verdorbene Würste. *Tubinger Blätter f. Naturwissensch. und Arzneikunde*, Bd. III, p. 1, 1817.

([2]) Pour l'histoire des intoxications alimentaires, consulter :

NETTER, Des poisons chimiques qui apparaissent dans les matières organiques en décomposition et des maladies qu'ils peuvent provoquer. *Archives générales de médecine*, 1884;

ROGER, Fermentations et putréfactions intestinales *Gazette des hôpitaux*, 31 mars 1888;

POLIN et LABIT, Étude sur les empoisonnements alimentaires. Paris, 1890 (cet ouvrage constitue une monographie très complète et très intéressante).

Ainsi, dans une observation de Kraatzer, les symptômes d'empoisonnement apparurent une demi-heure après le repas. Mais, dans la plupart des cas, l'incubation est plus longue; Muller, qui a réuni 263 observations, constate que les accidents débutent généralement au bout de dix-huit heures; il survient de la fatigue, de l'anéantissement; puis apparaissent les nausées, les vomissements, la diarrhée; la gorge est sèche et brûlante. Au bout de deux ou trois jours, les phénomènes s'aggravent encore, le malade se plaint de vertige, de diplopie; la démarche est incertaine, la respiration laborieuse. Du quatrième au sixième jour, on constate de la dysphagie, de la raucité de la voix, les membres sont parésiés, la peau est froide et le patient finit par succomber dans le collapsus. La terminaison fatale, qui s'observe dans un tiers des cas, survient dans les dix premiers jours; la guérison est précédée d'une longue convalescence.

La durée si notable de l'incubation éloigne l'idée d'une intoxication et fait penser immédiatement à un processus infectieux. Les viandes mauvaises sont remplies de microbes, qui trouvent dans l'intestin d'excellentes conditions de développement; les symptômes relèvent bien d'une intoxication, mais celle-ci est secondaire; elle est le résultat de la multiplication des bactéries.

Cette théorie, soutenue autrefois par M. Bouchard, est adoptée aujourd'hui par un grand nombre d'auteurs; c'est ainsi que Nauwerck a relaté une épidémie survenue à la suite d'une ingestion de saucisses gâtées : dix personnes furent atteintes et deux succombèrent; les premiers symptômes apparurent après une incubation qui variait de vingt à soixante-douze heures. Ce qui fait l'intérêt de cette épidémie, c'est qu'elle servit de point de départ à des recherches expérimentales. Ehrenberg trouva dans les saucisses des bases analogues aux ptomaïnes des viandes pourries; mais, comme le fait remarquer Nauwerck, ces bases étaient en petite quantité et aucune d'elles n'était vraiment toxique. Devant l'insuffisance des résultats chimiques et la longue durée de l'incubation, l'auteur pensa qu'il s'agissait d'une infection microbienne; il fit quelques recherches dans ce sens, et découvrit dans ces saucisses un bacille qui faisait putréfier l'albumine et se montrait pathogène pour le lapin : ce même organisme se rencontre dans l'intestin des porcs bien portants; on est donc conduit à supposer que, pendant la préparation de l'aliment, le microbe se trouve enfermé dans son intérieur et n'est pas détruit par la faible chaleur à laquelle le mets est soumis. Serafini(1) a constaté également la présence dans les saucisses des bacilles provenant de l'intestin des porcs; ils ne pullulent pas dans l'aliment à cause du manque d'eau, mais se développent abondamment et suscitent de nombreuses putréfactions dès qu'ils ont été ingérés.

Dans tous les cas, il s'agit donc d'une intoxication intestinale; mais en

(1) SERAFINI, Chemische Bacteriolog. Analyse einiger Wurstwaaren. *Archiv f. Hygiene*, Bd. XIII, 1892.

général, le poison n'est pas introduit tout formé; il prend naissance dans la cavité même de l'intestin.

Nous pouvons admettre ainsi deux grandes classes d'empoisonnements alimentaires : l'une où les viandes renferment d'abondantes ptomaïnes (obs. de Tidy, Brouardel et Boutmy, Lescœur, etc.); l'autre, la plus fréquente, où elles peuvent contenir des ptomaïnes, mais semblent surtout agir par les microbes saprogènes qu'elles recèlent.

La distinction est peut-être un peu théorique, car il est souvent difficile de dire à laquelle des deux variétés on a affaire. On avait pensé à invoquer l'influence de la cuisson; mais la chaleur peut détruire les ptomaïnes, et d'un autre côté elle n'est pas toujours assez forte pour tuer les microbes, du moins pour agir sur ceux qui occupent les parties centrales de l'aliment.

Il n'est pas toujours aisé non plus de distinguer une intoxication alimentaire d'une infection consécutive à l'usage d'une viande chargée de microbes pathogènes; les observations de Gœrtner, de Ballard et Klein, rentrent peut-être dans cette catégorie; elles rappellent les résultats obtenus expérimentalement par inoculation de matières putréfiées; c'est par ce procédé, comme on sait, que Davaine, Koch et tant d'autres ont pu susciter d'importantes septicémies.

Les empoisonnements alimentaires ne revêtent pas toujours le caractère de gravité qu'on observe dans les cas typiques de botulisme. Il est très fréquent de constater simplement quelques troubles gastro-intestinaux après l'ingestion de viandes légèrement altérées ou simplement de gibiers faisandés. Tout se borne à des vomissements, d'ailleurs inconstants, et surtout à une diarrhée profuse et extrêmement fétide. En France, on voit souvent des accidents survenir à la suite de l'ingestion de pâtés ou de galantines, préparés avec de la volaille, ou du gibier. Parfois ces aliments ont été consommés sans inconvénient pendant un jour ou deux; au bout de ce temps, malgré leur bonne apparence et leur goût agréable, ils ont pu déterminer des manifestations cho123riformes.

Si les viandes cuites s'altèrent rapidement quand on les laisse au contact de l'air, il est bien évident qu'elles doivent se conserver indéfiniment quand on les met à l'abri des germes extérieurs. C'est ce qui devrait avoir lieu pour les conserves alimentaires qui, d'après M. Fernbach, ne renferment pas de microbes. Comment expliquer dès lors les nombreux accidents consécutifs à leur usage? Ehrenberg, Tidy, Gœrtner, Brouardel, Lescœur, y ont trouvé des alcaloïdes dont on ne peut saisir l'origine si l'opinion de M. Fernbach est exacte. Il fallait donc reprendre la question. C'est ce qu'ont fait MM. Poincarré et Macé : ces auteurs ont montré que M. Fernbach avait eu le tort de n'examiner que les parties périphériques des boîtes à conserves, c'est-à-dire les points soumis directement à l'action de la chaleur; en étudiant les parties centrales de **55** échantillons d'apparence parfaite, MM. Poincarré et Macé ont constaté **15** fois la présence de germes parfois fort nombreux. Or les recherches antérieures de M. Duclaux ont justement établi que les microbes trouvent les meilleures conditions de résistance, quand ils sont dans un liquide organique, en vase clos, et au contact d'une faible quantité d'oxygène. De même que les cadavres enfouis deviennent plus toxiques après avoir été exposés quelques jours à l'air, de même les accidents sont plus fréquents et plus redoutables quand on se sert de boîtes entamées depuis quelque temps. M. Cassedebat ([1]) y a trouvé de nombreux alcaloïdes toxiques dont plusieurs résistent à l'ébullition. Quelques-uns dégagent, sous l'influence des bicarbonates alcalins, une odeur pénétrante et tenace que possède également l'air expiré par les animaux qui ont ingéré ces bases vénéneuses.

Voilà donc une source importante d'intoxication alimentaire; si, dans quelques cas, on peut être prévenu du danger par l'aspect des conserves ou par la présence de gaz qui soulèvent le couvercle, le plus souvent aucun indice ne révèle la présence des micro-organismes ou de leurs toxines.

Les poissons gâtés ou conservés constituent une autre source d'accidents. Les saumures ont souvent produit des intoxications, surtout chez les animaux, et particulièrement chez le porc. Les recherches de Brieger, Gautier et Étard, Bocklisch, Ehrenberg, Arnstamoff, nous ont fait connaître les nombreuses ptomaïnes qui prennent naissance dans les poissons pourris. La ptomatomuscarine de Brieger et la ptomatopine de V. Arrep (voy. p. 709) semblent jouer le rôle le plus important dans la pathogénie des accidents consécutifs à l'ingestion des poissons avariés. En février et mars 1885, cinq individus périrent pour avoir consommé de l'esturgeon salé; Arrep put retrouver son alcaloïde dans diverses parties des cadavres, notamment dans l'estomac, l'intestin, le foie, le cerveau, la rate, l'urine.

Le plus souvent, les accidents sont consécutifs à l'usage de poissons conservés : on les observe fréquemment en Russie, à la fin du carême, chez les gens qui se nourrissent d'esturgeons. Nous avons déjà dit que ce poisson, même à l'état frais, renferme divers alcaloïdes; dans l'esturgeon gâté, Nic. Schmidt a trouvé la ptomatopine : 100 grammes de viande renferment jusqu'à 5 milligrammes de cette base.

Des faits analogues ont été observés en France à la suite de l'ingestion de sardines, de saumon, et surtout de morue. Souvent, la morue présentait un aspect particulier, qui lui a valu le nom de morue rouge. La coloration spéciale semble due à un champignon inoffensif appartenant probablement à la famille des Beggiatoa (*Beggiatoa roseoperniciosa*). A côté de lui végètent divers microbes dont quelques-uns produisent des substances toxiques. Le mécanisme des accidents est le même que pour la

---

[1] CASSEDEBAT, Bactéries et ptomaïnes des viandes de conserve. *Revue d'hygiène*, p 659, 1890

viande : il faut tenir compte et des microbes qui s'y trouvent et des ptomaïnes qu'ils y sécrètent, et dont M. Duvillier a dénoncé la présence.

Les crustacés et les mollusques se corrompent encore plus facilement que les poissons : on a signalé depuis longtemps les manifestations morbides que peuvent produire les crevettes et les écrevisses avariées. Une des observations les plus remarquables est celle qu'a rapportée M. Rapin (de Lausanne), en 1877. Des écrevisses furent consommées un jour sans aucun inconvénient; le lendemain, neuf personnes en mangèrent : après une incubation de seize à cinquante-cinq heures, elles furent prises de vomissements, de diarrhée sanguinolente, et présentèrent des éruptions scarlatiniformes; l'une d'elles succomba au vingt-troisième jour au milieu de phénomènes typhoïdes; un chien qui mangea de ces écrevisses n'éprouva aucun trouble.

Le plus souvent, les accidents sont dus à des conserves de homards qui sont toujours malsaines et surtout dangereuses quand la boîte est ouverte depuis un jour ou deux.

Les altérations du lait jouent un rôle peu important, du moins chez l'adulte. Nous avons déjà signalé l'existence d'une ptomaïne, étudiée par Vaughan, la tyrotoxine; cette substance se trouve dans les fromages altérés, les crèmes, les glaces, certains gâteaux. C'est surtout chez l'enfant que le lait gâté provoque des accidents et produit, dans quelques cas, l'état morbide qu'on désigne sous le nom de choléra infantile. Comme le fait remarquer Baginski, qui a étudié la physiologie pathologique de ces troubles, le lait et la farine lactée sont bien supportés l'hiver et ne deviennent dangereux que pendant les chaleurs de l'été.

Quant au lait concentré, il s'altère assez souvent; il s'en échappe des gaz qui font bomber le couvercle des boîtes. M. Cassedebat, qui a fait l'étude des conserves de lait, a reconnu qu'il ne s'y développait que des aspergillus et quelques mucédinés; il n'y a pas trouvé de microbes. La préparation n'est plus comestible, mais elle est inoffensive.

Un grand nombre de boissons peuvent se putréfier; c'est ainsi que la bière stagnant dans les conduites des pompes à pression peut être envahie par les bactéries et devenir toxique.

CHAPITRE IV

LES POISONS JOURNALIERS NON ALIMENTAIRES

Importance des conditions sociales dans la fréquence de ces intoxications. — L'air confiné. — L'oxyde de carbone. — La respiration des malades. — Le contact avec les objets toxiques. — Le tabac. — L'opium et la morphine. — La cocaïne. — L'éther. — Les poisons judiciaires.

Les poisons atmosphériques. — Il est incontestable que les progrès de la civilisation ont considérablement augmenté les sources d'intoxication. La vie dans des espaces clos et dans des maisons trop bien calfeutrées, les réunions trop nombreuses dans des salles insuffisamment ventilées ont pour conséquence de modifier l'air respirable; pendant l'hiver, les différents modes de chauffage ont pour double résultat de diminuer l'oxygène et de jeter dans l'atmosphère des produits de combustion, souvent fort dangereux. A ces causes d'empoisonnements, qui sont continuelles, s'ajoutent parfois des émanations nocives provenant des tentures et des différents objets recouverts de couleurs vénéneuses. Il faut encore tenir compte du néphitisme des égouts, des fosses d'aisance et de la contamination de l'air par le gaz d'éclairage ou même par la fumée des usines. Pour toutes ces raisons, l'atmosphère est devenue toxique dans les villes, où elle renferme des quantités considérables d'acide carbonique, d'ammoniaque, et souvent des traces d'oxyde de carbone.

Les analyses chimiques de l'air expiré ou de l'air confiné ne suffisent pas à éclairer le problème toxicologique. On s'est surtout occupé de doser l'oxygène et l'acide carbonique; on a vu que l'oxygène tombe de 21 à 19 ou 18 pour 100 et que l'acide carbonique atteint et dépasse 1 pour 1000. Mais en même temps, l'air confiné exhale une odeur fétide, déjà appréciable quand il existe 0,07 pour 1000 de CO_2, très marqué quand la proportion atteint 1 pour 1000. Il renferme, en effet, des matières organiques, qui noircissent l'acide sulfurique, décolorent le permanganate de potasse, et qui, dissoutes dans l'eau, communiquent à ce liquide une odeur fétide et une réaction alcaline.

Parmi les produits que contient l'air confiné, on peut citer l'ammoniaque : Grouvel a constaté que 100 kilogrammes de matière vivante dégagent en vingt-quatre heures les quantités suivantes de ce gaz :

Homme.	0,057	Porc	0,184
Jeune garçon. . . .	0,091	Bœuf gras	0,115
Chien.	0,135	Bœuf maigre	0,020

On trouve encore de l'hydrogène sulfuré, du gaz des marais, des vapeurs d'indol, de scatol, des acides gras volatils; mais il est bien certain qu'une partie de ces substances proviennent plutôt de l'exhalation cutanée ou du tube digestif que de la surface pulmonaire.

L'action nocive de l'air confiné est incontestable : tout le monde connaît le malaise qu'on éprouve quand on est enfermé en trop grand nombre dans une chambre peu spacieuse; on a vu parfois des individus succomber, par exemple des prisonniers entassés dans des caves; il est probable que les accidents reconnaissent une autre cause que l'insuffisance de l'oxygène ou l'excès d'acide carbonique. Aussi un grand nombre de médecins, d'abord en Angleterre, puis en Amérique, et aujourd'hui en Allemagne et en France, conseillent-ils de laisser largement ouvertes les fenêtres des dortoirs, des casernes, des chambres à coucher. Les bons effets de la ventilation ressortent surtout des recherches de pathologie comparée : Rossignol fait remarquer qu'avant 1856, la mortalité des chevaux de l'armée atteignait 180 à 197 pour 1000; à partir de cette époque, on agrandit les écuries, on les ventila mieux et la mortalité tomba à 68 pour 1000.

L'air confiné semble agir en altérant l'organisme et en diminuant sa résistance aux agents infectieux; les cliniciens avaient remarqué depuis longtemps la fréquence de la tuberculose chez les individus n'ayant pas à leur disposition une quantité suffisante d'oxygène. Ils ont vu récemment combien on pouvait diminuer le nombre des accidents post-opératoires, simplement en soustrayant le malade à l'action de l'air impur. Aussi a-t-on modifié la disposition des salles d'opération; et, d'autre part, on a conseillé aux malades de vivre en plein air, ou de placer, au-dessus de la tête des lits, des appareils entraînant au dehors les produits de la respiration (appareil de d'Arsonval).

Ces faits cliniques portent à penser que l'air expiré renferme des substances toxiques. Nous exposerons à propos des auto-intoxications les expériences qui ont été poursuivies sur ce sujet et nous chercherons si les toxines augmentent au cours des maladies.

Parmi les substances qui adultèrent le plus souvent l'air atmosphérique se place en première ligne l'oxyde de carbone, dont l'action nocive, connue depuis longtemps, a été étudiée avec soin, dans ces dernières années, par N. Gréhant. Ce gaz possède une affinité très grande pour l'hémoglobine, dont il chasse l'oxygène : il suffit de faire respirer un chien dans une atmosphère qui en contient 1/1000ᵉ, pour qu'au bout de quelque temps son sang renferme autant d'oxyde de carbone que d'oxygène.

L'intoxication oxycarbonée revêt deux formes, tantôt c'est une intoxication aiguë, entraînant rapidement la mort; ailleurs c'est une intoxication chronique, se caractérisant surtout par de l'anémie, des troubles de la mémoire; les faits de ce genre se sont multipliés, depuis que s'est généralisé l'usage des poêles à combustion lente, dont les gaz contiennent jusqu'à 16 pour 100 d'oxyde de carbone (Poissan); avec ces appareils, où le tirage est presque nul, le moindre coup d'air suffit à faire refluer dans l'appartement les gaz délétères. Aussi est-ce avec juste raison que l'Académie de médecine a insisté sur les dangers que fait courir ce mode de chauffage: les accidents sont d'autant plus redoutables qu'ils s'établissent d'une façon insidieuse; et, ce qu'il y a de plus terrible, c'est que l'oxyde de carbone peut passer d'un appartement à l'autre; des personnes ont été parfois victimes de l'imprudence de leurs voisins.

La combustion des lumières constitue une source d'intoxication importante; le gaz à éclairage donne, en brûlant, de l'acide carbonique, de l'oxyde de carbone, de l'acide sulfureux et de l'ammoniaque; aussi peut-il provoquer quelques troubles, occasionner de la céphalalgie et du vertige. Les lampes à huile, ne produisant guère que de l'acide carbonique, sont, par conséquent, bien préférables.

Enfin, dans ces derniers temps, on a appelé l'attention sur l'intoxication par les briquettes servant au chauffage des voitures.

L'oxyde de carbone est versé à flots dans l'air des grandes villes, qui peut en contenir jusqu'à 1 pour 10 000 (Gautier). Les cheminées d'habitations et surtout les usines en rejettent par jour des millions de kilogrammes.

Le gaz à éclairage représente une source non moins importante d'intoxication; il renferme de 7 à 20 pour 100 d'oxyde de carbone d'après Voissan. Or, on produit à Paris 150 millions de mètres cubes de gaz à éclairage; il s'en perd environ 10 pour 100, soit 15 millions qui se répartissent sur une superficie de 7500 hectares; il y a donc par hectare une infiltration de 2000 mètres cubes, représentant au minimum 100 mètres cubes d'oxyde de carbone. Ce gaz pénètre facilement dans les appartements, qui, par suite de leur température plus élevée, constituent de vraies cheminées d'appel. Sans parler des cas où des fuites ont pu amener la mort rapide, il faut donc tenir compte de la possibilité d'une intoxication chronique par le gaz à éclairage, c'est-à-dire par l'oxyde de carbone, qui en représente, d'après MM. Joly et Layet, le seul produit toxique.

L'acide carbonique, beaucoup moins dangereux que l'oxyde de carbone, prend naissance partout où se produisent des fermentations; il s'en dégage des cuves de vendange en proportion parfois suffisante pour provoquer l'asphyxie. Près des cimetières, l'air en contient de 0,7 à 0,9 pour 1000. Ce gaz peut rendre irrespirable l'atmosphère de quelques grottes; mais sa grande densité le fait tomber vers le sol, de telle sorte qu'un homme peut pénétrer dans des excavations naturelles où un animal succombe; telle est la *grotte du chien*, près de Naples.

Le voisinage et le contact des objets toxiques. — Un grand nombre de substances d'un usage journalier peuvent pénétrer dans notre organisme soit par l'appareil respiratoire, soit même par la peau. Ce sont surtout des poisons métalliques que nous trouvons dans ce groupe.

Les papiers et les tentures contiennent souvent de l'arsenic, qui entre dans la composition des couleurs, spécialement des couleurs vertes (vert de Scheele, de Schweinfurth). Les auteurs anglais insistent sur la quantité prodigieuse d'arsenic que contiennent certaines matières colorantes : Macadam a calculé que des papiers verts tapissant une chambre de 500 pieds carrés renfermaient 645 grammes d'arsenic; une robe d'étoffe verte bon marché en contient 129 grammes. On trouve encore cette substance dans les cartonnages, les étiquettes, et même dans les papiers qui enveloppent les comestibles.

Le plomb est encore plus répandu que l'arsenic. Le séjour dans des appartements fraîchement décorés a suffi pour produire des coliques saturnines. M. Variot a observé les mêmes accidents chez des enfants qui avaient simplement joué sur une terrasse recouverte de feuilles de zinc fortement plombifère.

Parmi les préparations ou les objets qui peuvent engendrer le saturnisme, nous signalerons les couleurs jaunes (jaune de Cassel, au chlorure de plomb) employées pour peindre les voitures et les meubles, les toiles cirées recouvertes de céruse et d'oléate de plomb, les objets de bureau : pains à cacheter, cartes de visite glacées, cire à cacheter, bougies roses. — les divers cosmétiques, la poudre de riz, qui contient jusqu'à 50 et 90 pour 100 de céruse, les fards, les teintures, l'eau de Cologne, — les jouets d'enfants teints à la céruse, au minium et au chromate, etc.

Les stimulants nerveux; le tabac, l'opium, le haschich, etc. — Comme si les poisons que nous ne pouvons éviter n'étaient pas suffisants, nous avons eu l'idée de nous intoxiquer journellement avec des fumées plus ou moins aromatiques. C'est ainsi que l'usage du tabac a envahi toutes les nations civilisées; chaque année on en use plus de deux milliards de kilogrammes; en France seulement la consommation annuelle dépasse 50 millions de kilogrammes.

La fumée du tabac contient de l'oxygène, de l'azote, de l'acide carbonique, de l'oxyde de carbone, de l'hydrogène sulfuré, de l'acide cyanhydrique; les véritables poisons du tabac sont représentés par de la nicotianine et par des bases pyridiques agissant comme la nicotine. Celle-ci, d'après Vohl et Eulenberg et contrairement à Heubel, ne passe pas dans la fumée.

La combustion complète aboutit à la formation de collidine, substance peu active; mais la combustion incomplète, dans la pipe par exemple, donne de la pyridine, substance volatile stupéfiante.

Tout le monde connaît les accidents qu'on ressent les premières fois qu'on fume; généralement les troubles sont passagers, mais on cite l'histoire d'un jeune homme qui mourut après avoir fumé ses deux premières pipes. Dans la plupart des cas, l'accoutumance se produit rapidement, et, si l'on ne fait pas d'excès, la santé n'en éprouve que peu de troubles. Le tabac devient même indispensable à la vie et la cessation brusque, comme la cessation brusque de tout poison habituel, détermine quelques accidents, particulièrement des troubles cérébraux. Mais l'abus du tabac, ou, chez quelques individus prédisposés, l'usage modéré, entraîne souvent un certain nombre d'accidents qui caractérisent le tabagisme chronique, affaiblissement génésique, troubles intellectuels et particulièrement perte de la mémoire, dyspepsie, angine de poitrine, etc.

Le tabac prisé produit des effets différents; il introduit non plus de l'oxyde de carbone, mais de la nicotine; le tabac chiqué fait ingérer une grande quantité de substances toxiques, et on a vu des individus non accoutumés être empoisonnés pour avoir mâché la moitié d'un cigare.

Dans les pays orientaux, c'est la *fumée de l'opium* qui remplace la fumée du tabac. Les Anglais, qui ont le monopole de cette substance, introduisaient en Chine, en 1874, jusqu'à 4100 tonnes représentant une valeur de 242 millions de francs; aujourd'hui l'importation a diminué, car les Chinois cultivent maintenant le pavot et le préparent eux-mêmes.

L'habitude de fumer de l'opium s'est répandue, comme on sait, dans beaucoup de pays; elle a envahi le Pérou, la Californie, l'Asie Mineure, l'Algérie, et compte même quelques adeptes à Paris. Les Chinois ne s'y adonnent guère avant l'âge de dix-huit ans; rarement ils se livrent à cette occupation dans leurs demeures; ils se rendent dans des fumeries, plus ou moins luxueuses, y restent isolés ou s'y réunissent en société : c'est le pendant de nos cabarets et de nos cafés. On s'accoutume rapidement au poison et on cite des fumeurs qui consomment jusqu'à 5 et 6 grammes d'extrait. Il ne semble pas que cette habitude soit bien pernicieuse; et, sous ce rapport, il y a une grande différence entre les fumeurs et les mangeurs d'opium ou *thériakis*; ces derniers se rencontrent surtout au Pérou et dans la Turquie d'Europe; ils présentent une décrépitude précoce et rapide, tandis que les fumeurs ne semblent pas plus incommodés que les fumeurs de tabac; leur habitude n'est du reste ni plus étonnante, ni plus condamnable.

L'opium tend à faire de plus en plus de ravages dans nos pays, depuis que s'est répandu l'usage des *injections sous-cutanées de morphine*.

On se fait une piqûre de morphine parce qu'on souffre, parce qu'on a des insomnies; parfois dans le but, moins excusable, de satisfaire une curiosité ou de se procurer des sensations voluptueuses. Puis l'habitude s'établit et le poison devient indispensable. La morphinomanie peut s'observer dans tous les rangs de la société; on en voit d'assez nombreux exemples dans les hôpitaux; mais le plus souvent elle frappe les classes élevées; c'est la maladie des artistes, des hommes de lettres, des femmes hystériques, des dégénérés; elle sévit avec une fréquence étonnante sur les médecins et les pharmaciens, peut-être à cause de la facilité qu'ils ont à se procurer la morphine. Dans une statistique, dressée par M. Pichon, nous voyons que, sur 66 hommes morphinomanes, il y avait 17 médecins et 7 étudiants en médecine, 5 pharmaciens et 3 étudiants en pharmacie:

sur 56 femmes, il y avait 12 femmes de médecins; mais c'est surtout chez
les demi-mondaines qu'on observe la morphinomanie, il y en a 15 dans la
statistique que nous citons.

On arrive progressivement à prendre des doses de plus en plus considérables de morphine, à s'injecter par jour $0^{gr},5$ à 1 gramme et même
4 et 9 grammes (Pichon).

D'autres toxiques peuvent aussi être employés d'une façon journalière
et sont recherchés pour les sensations agréables qu'ils procurent : tels
sont l'*éther* dont l'usage est surtout répandu en Irlande, la *cocaïne* dont
on arrive à prendre jusqu'à $2^{gr},5$ par jour (Magnan), parfois le chloral,
l'antipyrine ou le sulfonal; on peut rapprocher de ces substances les excitants comme le *café* ou le *thé*. Mendel (¹) a appelé l'attention sur l'abus
chronique du café chez les femmes d'ouvriers dans la région industrielle
dont Essen est le centre; il en est qui consomment jusqu'à une livre de
café de Ceylan, représentant $4^{gr},55$ de caféine. Il en résulte une série de
troubles nerveux et circulatoires qui se dissipent dès que le malade a pris
de nouveau du café. L'abus de cette boisson est surtout fréquent en Amérique et provoque des troubles dyspeptiques et des manifestations nerveuses, insomnie, terreurs, hallucinations.

Un besoin naturel à l'homme l'a poussé de tout temps à avoir recours
à des excitants nerveux. Homère vantait le *népenthès* qui dissipait la tristesse et la mélancolie. Au XIIIᵉ siècle, on commença à faire usage, en
Asie, d'une nouvelle drogue, le *haschisch*, qui est préparé avec le chanvre
indien, et se trouve employé aujourd'hui par 200 à 500 millions d'hommes,
répartis en Afrique, du Maroc au cap de Bonne-Espérance, en Perse, dans
l'Inde et la Turquie. Le haschisch produit des hallucinations gaies, dont
Th. Gautier a donné une description saisissante (²); au réveil, l'esprit est
sain et dispos; mais à la longue on voit survenir une décadence des
facultés mentales.

Plusieurs peuplades d'Asie orientale préparent avec la fausse oronge
(*Amanita muscaria*) une boisson fermentée qui produit l'ivresse et la
gaieté. Les effets sont dus à la muscarine qui s'élimine par la sécrétion
rénale; aussi les gens pauvres ne reculent-ils pas, paraît-il, à boire l'urine
des riches pour se procurer les mêmes jouissances.

Citons enfin les intoxications chroniques par l'arsenic : les *arsenicophages*, en Styrie et dans le Tyrol, arrivent à consommer jusqu'à 15 et
20 centigrammes d'acide arsénieux par jour.

Intoxications professionnelles. — L'étude des intoxications professionnelles nous fournit un exemple saisissant de cette double tendance
que nous avons vue caractériser l'évolution sociale. La civilisation crée des
sources nouvelles d'intoxication, l'hygiène, par ses progrès, s'efforce
d'en combattre les effets funestes. Les accidents par le plomb, le mercure,

---

(¹) MENDEL, Die schädlichen Folgen des chronischen Kaffeemissbrauchs. *Berliner klin.
Wochenschrift*, p. 877, 1889.

(²) TH. GAUTIER. *Le club des hachichins.* Romans et Contes, p. 429; Paris, 1887.

le phosphore, étaient inconnus avant que l'industrie n'eût trouvé moyen de tirer parti de ces substances; aussitôt on vit éclater une série d'accidents souvent fort graves. Mais bientôt l'assainissement des locaux, des ateliers, les précautions et les soins recommandés aux ouvriers, vinrent enrayer le mal et diminuer la fréquence des manifestations morbides.

La plupart des intoxications professionnelles sont dues à des substances minérales. En tête se place le *plomb;* c'est le toxique le plus répandu et, à maintes reprises, à propos des boissons, des aliments, des cosmétiques, nous avons eu à signaler son influence nocive; son action est d'autant plus importante que la pénétration peut se faire par toutes les voies, aussi bien par l'appareil respiratoire que par le tube digestif et même par le tégument intact.

Le saturnisme peut s'observer chez les individus employés à l'extraction des minerais plombifères. Cette cause ne fait que peu de victimes en France; il n'en est pas de même à l'étranger. En Saxe, par exemple, 87 pour 100 des ouvriers travaillant aux mines sont atteints d'accidents; l'âge moyen de leur vie ne dépasse pas quarante-deux ans et leur mortalité s'élève chaque année à 18 pour 100.

Les manifestations toxiques sont bien plus fréquentes chez les hommes qui préparent les couleurs à base de plomb, minium, litharge et surtout céruse: il n'y a pas bien longtemps, à l'usine de Clichy, chaque ouvrier devait entrer en moyenne 4 fois par an à l'hôpital; on comptait en effet 451 entrées pour 100 ouvriers. Mais aujourd'hui, la morbidité est moins élevée; l'hygiène, mieux entendue, l'a fait tomber, dans les diverses fabriques, à 25, 20 et même 10 pour 100. Les animaux qui se trouvent employés dans les usines, ceux qui vivent aux alentours, ne sont pas épargnés; les bœufs et les volailles sont très sensibles à l'action du plomb; le chien et le cheval résistent davantage; chez ce dernier on observe surtout des paralysies du larynx; Tanquerel des Planches rapporte qu'on voit souvent les rats courir, dans les usines, en se servant de leurs pattes de devant et traînant leur train de derrière paralysé.

On compte une centaine de professions où les ouvriers manient des produits plombifères; aussi entre-t-il chaque année, dans les hôpitaux de Paris, un grand nombre de saturnins, en tête desquels se placent les peintres en bâtiments.

Le *cuivre* est, comme on sait, presque inoffensif. On n'observe en effet que bien peu d'accidents chez les hommes qui le manient, bijoutiers, ouvriers préparant le verdet; nous n'excepterons que les fondeurs qui sont soumis aux émanations du métal en fusion, et encore, dans la plupart des usines, les troubles qu'on lui attribue, coliques, vomissements, liséré cuprique, sont-ils extrêmement rares. Sur 10 000 ouvriers parisiens travaillant le cuivre, on ne compte par an que 6 cas de coliques, qu'il semble plus juste d'attribuer à des causes purement accidentelles.

Le *zinc* n'est pas plus dangereux et les quelques accidents auxquels sont exposés les fondeurs semblent relever plutôt de la volatilisation du sel ammoniac qu'on verse dans le creuset. On a décrit cependant une cachexie chronique par le zinc qui serait analogue à celle que produit le plomb, mais qui semble relever en réalité d'une intoxication arsénicale.

A une époque encore peu éloignée, on observait fréquemment l'*hydrargyrisme professionnel*. Aujourd'hui que la dorure au mercure n'est plus d'un usage courant, les accidents sont plus rares; on en rencontre encore chez les chapeliers, les étameurs de glaces, les fleuristes, plus rarement chez les bijoutiers, les ouvriers maniant le fulminate de mercure, ceux qui préparent les fils pour les lampes à incandescence. Mais l'intoxication chronique fait toujours des ravages chez les mineurs, et les émanations mercurielles, s'étendant dans un certain rayon, infectent les villages voisins et frappent les hommes et les animaux qui les habitent. C'est ainsi qu'à Idria, 122 mineurs sur 516 sont atteints de manifestations toxiques; à Almaden, sur une population de 4000 ouvriers, on compte 50 calambristes, dont la moitié environ périt dans l'année.

Le *phosphore* n'est pas moins redoutable, mais les précautions que l'on prend aujourd'hui ont notablement diminué le nombre des accidents. Les nécroses du maxillaire supérieur, si fréquentes autrefois chez les ouvriers préparant les allumettes, sont devenues exceptionnelles depuis que les ateliers sont spacieux, ventilés et pourvus de hottes, et depuis qu'on soumet les hommes à des visites dentaires. Enfin l'usage du phosphore rouge, complètement inoffensif, a contribué encore à ces heureux résultats.

On peut observer des intoxications parfois aiguës, généralement chroniques, par l'*arsenic*. L'extraction et surtout le broyage et le grillage du minerai y exposent. L'usage des verts arsenicaux (vert de Scheele, vert de Schweinfurth) et des nombreuses couleurs contenant de l'arsenic (couleurs d'aniline, bleu de Prusse, bleu de cobalt, rouge de cochenille, rouge de Vienne, etc.), produit encore des accidents, notamment chez les ouvriers en papiers peints ou en fleurs artificielles. Les émailleurs, les peaussiers se servent aussi de préparations arsenicales; enfin, il ne faut pas oublier que la houille contient souvent de l'arsenic, ce qui explique, en partie, les accidents consécutifs au nettoyage des hauts fourneaux. L'acide arsénieux, provenant de la combustion de la houille, peut se déposer sur les végétaux avoisinant les usines: l'ingestion de ces plantes détermine chez les ruminants une intoxication arsenicale chronique, désignée sous le nom de maladie des hauts fourneaux. L'inhalation des poussières provenant de ces mêmes centres industriels amène encore des altérations pulmonaires, chroniques ou subaiguës, et favorise le développement de la tuberculose.

Parmi les autres produits de la combustion, il faut citer l'*oxyde de carbone*, qui produit une partie des accidents consécutifs au nettoyage des hauts fourneaux; dans ce cas, il agit concurremment avec l'hydrogène arsénié, l'hydrogène sulfuré, le sulfure de carbone. Il s'infiltre facilement par les crevasses des foyers de combustion, et amène la mort des gens qui couchent autour des fours à plâtre et à tuiles; c'est aussi l'oxyde de carbone qui agit dans les mines, à la suite des explosions de grisou. C'est encore à ce gaz qu'il faut rapporter l'anémie des personnes travaillant près des fourneaux, cuisiniers, pâtissiers, chauffeurs.

L'*acide carbonique* provenant des liquides en fermentation a pu asphyxier les brasseurs, les vendangeurs, les ouvriers employés à la fabrication du papier.

Parmi les autres *gaz toxiques*, il faut citer les vapeurs nitreuses, se dégageant pendant le décapage des métaux et diminuant la résistance aux affections thoraciques. Les vapeurs de brome, d'iode, d'acide osmique, n'agissent guère que chez les chimistes ou les fabricants de produits chimiques. Quant aux composés qui dégagent du chlore, ils peuvent produire des intoxications dans les usines de produits chimiques ou d'eau de Javel, et pendant le blanchiment de la pâte du papier.

L'*aniline* et ses dérivés, la benzine, la nitro-benzine, causent des accidents dont la fréquence s'accroît avec l'usage de plus en plus répandu de ces divers produits. N. J. Bergeron a bien mis en évidence la multiplicité des substances qui entrent en cause; il a fait voir qu'à côté des vapeurs d'aniline il fallait faire une large part aux acides hypo-azotique et arsénique.

Le *sulfure de carbone*, employé spécialement dans la vulcanisation du caoutchouc, produit divers accidents, surtout chez les ouvriers travaillant en chambre ou dans des ateliers bas et mal aérés.

Enfin les préparations qu'on fait subir à différentes *substances végétales* peuvent être la cause de troubles, généralement bénins, et consistant soit en éruptions cutanées, soit en manifestations nerveuses. Ces manifestations s'observent surtout dans le midi de la France, chez les ouvriers qui travaillent les roseaux moisis, chez ceux qui préparent les manges amères qu'on fait confire et qu'on désigne sous le nom de chinois; on en observe encore chez les hommes qui sont employés à la fabrication des extraits végétaux (extraits de douce-amère, de différentes Euphorbiacées) et surtout à la fabrication des sulfates de quinine et de cinchonine.

Les ouvriers qui travaillent dans les manufactures de tabac sont atteints d'accidents assez légers; mais chez les femmes l'avortement est fréquent; si l'enfant vient à terme, il est maigre et chétif; enfin le lait de la mère est mauvais et provoque chez le nourrisson de la diarrhée et des troubles nerveux.

Les vapeurs qui se dégagent des liquides alcooliques produisent tantôt des phénomènes d'intoxication aigue, tantôt et plus souvent des intoxications chroniques. On peut s'expliquer ainsi un grand nombre des accidents qui frappent les sommeliers, les apprêteurs d'étoffes de soie ou les fabricants de chapeaux de paille; mais il faut avouer qu'il est souvent difficile de savoir s'il s'agit véritablement d'une intoxication professionnelle ou simplement d'habitudes alcooliques.

Les matières d'*origine animale* ne produisent que rarement des intoxications. On ne peut guère citer que les accidents du néphitisme chez les vidangeurs, les égoutiers, les ouvriers employés dans les tanneries ou dans les fabriques de cordes de boyau. Encore est-il que les égouts sont si bien ventilés aujourd'hui que leur air est devenu presque pur; mais il n'en est pas de même des fosses d'aisances. Les recherches de Barker ont établi la toxicité de leurs émanations : trois chiens qui respirèrent au-dessus d'une fosse, eurent de la fièvre, des vomissements et de la diarrhée; des souris, soumises aux mêmes émanations, succombèrent en cinq jours.

D'une fosse d'aisances, 1 mètre cube dégage en vingt-quatre heures $0^{m3}.515$ à $0,619$ d'acide carbonique, $0,115$ à $0,149$ d'ammoniaque, $0,001$ à $0,002$ d'hydrogène sulfuré, $0,415$ à $0,579$ de produits organiques parmi lesquels nous citerons surtout le gaz des marais.

Le plus souvent les accidents sont dus à l'hydrogène sulfuré ou plutôt au sulfhydrate d'ammoniaque; ce sont des manifestations d'intoxication aiguë, qui ne se montrent plus guère aujourd'hui que lorsqu'on descend dans les fosses pour les réparer et qu'on détache les croûtes qui recouvrent leurs parois. Quant aux sels ammoniacaux volatils, ils déterminent chez les vidangeurs et, plus rarement, chez les égoutiers, une ophtalmie spéciale.

Intoxications par substances médicamenteuses. — Les empoisonnements d'ordre médical peuvent tenir à l'une des trois causes suivantes : une susceptibilité particulière de l'individu; une erreur du médecin qui prescrit une trop forte dose ou continue trop longtemps une dose thérapeutique; une falsification ou une impureté du médicament.

Il existe des dispositions particulières, souvent impossibles à prévoir, qui rendent dangereuses des doses minimes de divers médicaments. C'est ainsi, par exemple, qu'on a observé des empoisonnements avec des quantités d'aconitine qui ne dépassaient pas $1/2$ milligramme. Certains malades présentent une sensibilité vraiment extraordinaire à l'endroit de certaines substances, comme la morphine ou le mercure : si, le plus souvent, tout se borne à quelques troubles passagers, et notamment à la production d'érythèmes cutanés, parfois les manifestations ont été graves ou même mortelles. Kaposi, M. Halloppeau citent chacun un cas de mort produit par une injection sous-cutanée d'une dose thérapeutique d'huile grise.

La cocaïne peut amener des accidents mortels, surtout quand on l'emploie en injection sous-cutanée au niveau de la face (Wolfler), et spécialement quand on s'en sert pour permettre l'avulsion d'une dent. Dans la plupart des cas, la dose était excessive; elle atteignait ou dépassait 5 ou 6 centigrammes; mais parfois des troubles graves se sont manifestés après l'injection de quantités minimes n'excédant pas $0^{gr},02$; M. Halloppeau rapporte une observation où des accidents furent consécutifs à l'administration de 8 milligrammes seulement.

Les mêmes variations de la susceptibilité individuelle nous expliquent également les effets bien différents produits par les préparations d'opium ou de belladone. Ainsi, tandis que $0^{gr},3$ d'extrait d'opium ont pu amener la mort, Olivier a vu guérir un homme qui en avait pris $1^{gr},5$; $0^{gr},4$ de morphine ont tué dans un cas (Lewin) et $2^{gr},4$ n'ont pas tué dans un autre. Enfin, tandis que 1 centigramme de sulfate d'atropine est déjà dangereux, on a vu parfois 25 et 30 centigrammes ne produire que des troubles passagers.

Ce n'est pas seulement l'ingestion des préparations médicamenteuses qui a pu causer des accidents; c'est parfois une simple application sur la peau. Sans parler des éruptions mercurielles, que les frictions cutanées produisent plus souvent que l'ingestion, nous citerons les cas où des manifestations saturnines se sont développées sous l'influence d'un emplâtre plombique ou de compresses imbibées d'eau blanche. Des hommes ont été empoisonnés par des bains de tabac administrés contre certaines dermatoses ou par des lavements préparés avec 15 grammes et même 2 grammes de tabac. C'est encore à une susceptibilité spéciale qu'il faut rattacher les intoxications produites par les pansements à l'acide phénique, à l'iodoforme ou au subliné. Enfin, il ne faut jamais oublier la possibilité d'une intoxication cantharidienne, quand on emploie, sans ménagement, les vésicatoires. Nous avons récemment observé dans notre service un malade envoyé avec le diagnostic de grippe infectieuse ou fièvre typhoïde; les accidents, très inquiétants, étaient dus, en réalité, à l'application successive de cinq vésicatoires qui avaient déterminé une néphrite hémorrhagique et de l'apoplexie pulmonaire.

Inutile de multiplier les exemples; les faits de ce genre abondent dans la science et sont souvent inexplicables. Dans quelques cas cependant, la susceptibilité individuelle dépend d'une altération des organes chargés de transformer ou d'éliminer les substances nocives : c'est parce qu'on avait méconnu une altération du foie et surtout du rein qu'on a vu l'ingestion de divers médicaments amener des accidents graves ou même mortels. Dans ce cas évidemment, c'est le médecin qui est coupable, parce qu'il néglige de pratiquer systématiquement l'analyse des urines.

Ailleurs, les accidents, également imputables au médecin, proviennent de l'usage trop prolongé d'un médicament. Les exemples abondaient autrefois, quand on pensait que le mercure devait, pour agir, provoquer la salivation : alors l'intoxication était voulue; aujourd'hui elle est due à l'inadvertance : on donne de la digitale, et surtout du mercure, sans s'occuper assez de suivre chaque jour les effets du médicament. Aussi ne saurait-on être trop prudent, notamment quand on emploie le sublimé, dont l'usage, si répandu chez les femmes en couches, a trop souvent amené des accidents mortels.

Les préparations saturnines peuvent provoquer aussi des phénomènes toxiques. Ball rapporte qu'il a vu de nombreux cas d'encéphalopathie chez les tuberculeux que Beau traitait avec des sels de plomb.

Les médicaments peuvent aussi empoisonner parce qu'ils sont impurs : les sels de strontium sont souvent adultérés par de la baryte; la glycérine, le sous-nitrate de bismuth peuvent contenir de l'arsenic; le cachou de Bologne renferme du plomb.

Il est inutile d'insister longuement sur ces diverses causes dont l'étude est faite d'une façon complète dans les traités de pathologie interne et de thérapeutique.

Enfin, dans bien des cas, les accidents sont dus à l'infidélité de la drogue prescrite. Rien n'est variable comme l'activité des extraits : leur composition dépend non seulement du mode de préparation, mais encore de la richesse de la plante en principes actifs, ou des parties qui ont été employées. L'alcoolature de racine d'aconit, par exemple, peut amener des accidents quand on atteint 1 gramme, tandis que l'alcoolature, préparée avec les feuilles et les fleurs, peut être administrée aux doses de 20 et même de 45 grammes sans produire aucun effet (Oulmont).

Nous n'avons pas besoin de dresser la nombreuse liste des empoisonnements dus à des erreurs de doses, que l'erreur soit le fait du médecin ou du pharmacien. En Angleterre on observe, par an, une moyenne de 140 intoxications médicamenteuses; elles sont surtout fréquentes chez les enfants.

Il convient de placer à part les troubles que peuvent provoquer les inhalations anesthésiques : protoxyde d'azote, éther, chloroforme.

Le protoxyde d'azote a déterminé des accidents quand il a été employé sans ménagement ou inhalé pendant longtemps; mais il n'est guère redoutable si l'on s'en sert pour une opération rapide; en Amérique on n'a noté aucun phénomène fâcheux sur 50 000 observations.

L'éther serait, d'après Morgan, beaucoup moins dangereux que le chloroforme : cet auteur relève 4 cas de mort sur 92 815 éthérisations et 53 cas sur 152 260 chloroformisations : la mortalité serait donc de 4,5 pour 100 000 avec l'éther, 34 pour 100 000 avec le chloroforme.

Les accidents produits par le chloroforme peuvent tenir à une altération de ce liquide, qui donne de l'acide chlorhydrique et de l'oxychlorure de carbone.

Intoxications par accidents, suicides, crimes. — Ce serait sortir de notre sujet que d'étudier, d'une façon complète, les intoxications par accidents, suicides ou crimes. Nous nous contenterons de quelques indications sommaires.

Autrefois, c'était de l'arsenic que se servaient la plupart des criminels; cette substance formait la base du poison des Borgia, ainsi que de la célèbre *Aqua Toffana*; la marquise de Brinvilliers donnait de l'acide arsénieux et du sublimé.

Dans la première moitié de ce siècle, les composés arsenicaux étaient encore employés; de 1825 à 1840, il y eut 195 empoisonnements par l'arsenic. A partir de cette époque, on commença à utiliser le phosphore : le premier crime connu au moyen de ce corps date de 1840; en 1860, il y en eut 94. La facilité avec laquelle on se procure du phosphore explique l'emploi si fréquent de cette substance; on se sert soit des pâtes destinées à détruire les animaux nuisibles, soit d'allumettes; il a souvent suffi de 50 allumettes pour empoisonner un homme. Mais les progrès de la chimie, en rendant très simple la recherche de l'arsenic et du phosphore, firent abandonner ces substances. Le phosphore ne sert plus qu'aux suicides; il produit parfois des intoxications accidentelles, notamment chez les enfants.

Ce sont aussi des intoxications accidentelles qui sont imputables au mercure : le sublimé a été parfois ingéré par erreur. Les crimes sont très rares; M. Hugounenq n'en a relevé que 8 en l'espace de cinquante ans.

Le plomb, qui constitue l'un des principaux toxiques journaliers ou professionnels, sert rarement à perpétuer des crimes (9 cas seulement en France), et ne cause qu'exceptionnellement des empoisonnements accidentels.

Le zinc produit assez souvent des accidents, au moins en Angleterre, où le chlorure est employé comme désinfectant sous les noms de *Burnett's desinfecting fluid* et de *Crew's desinfecting fluid*. Plusieurs fois le sulfate de zinc a été pris, par erreur, comme purgatif, à la place du sulfate de magnésie. Or il suffit d'ingérer 1 gramme de sulfate de zinc pour produire des vomissements et des phénomènes assez graves.

Les acides minéraux, les alcalis caustiques sont rarement employés dans le but criminel ou pour le suicide; ils ne produisent guère que des accidents. Parmi les acides organiques, l'acide oxalique ou les oxalates (sels d'oseille) ont assez souvent servi au suicide.

Rarement employé dans un but criminel, l'oxyde de carbone cause un grand nombre d'intoxications accidentelles (poêles mobiles, gaz à éclairage, briquettes des voitures, incendies, etc.), et de morts volontaires, au moins en France, où les suicides sont si souvent accomplis au moyen du réchaud de charbon.

Parmi les poisons d'origine végétale, il faut placer en première ligne l'opium, qui sert rarement aux criminels (21 cas en France), mais qui, sous forme de laudanum ou de chlorhydrate de morphine, est fréquemment employé pour les suicides. En Angleterre la strychnine, qu'on se procure facilement, parce qu'elle entre dans la composition des produits destinés à tuer les animaux nuisibles (*Battle's vermin killed*), a souvent servi aux personnes qui voulaient se tuer; ce sont surtout les femmes qui s'empoisonnent de cette façon : 45 pour 100 des suicides accomplis par des Anglaises sont dus à cet alcaloïde.

Les autres substances végétales sont moins importantes; le tabac a produit quelques intoxications accidentelles : témoin l'histoire de cet homme qui fut empoisonné pour s'être couvert le corps avec des feuilles de tabac qu'il voulait introduire en contrebande. Rarement on s'en est servi dans un but criminel; nous n'avons guère à citer que la célèbre affaire Bocarmé, en Belgique. On ne compte, en France, que 5 crimes commis avec la digitale : le plus connu est l'affaire La Pommerais. Enfin, il n'y a guère que des empoisonnements accidentels qui aient été produits par les champignons, par le colchique, mangé en salade, la grande ciguë prise pour du persil, les fruits de la morelle ou de la belladone. Gauthier de Claubry a rapporté à ce sujet le fait suivant : 160 soldats du 12e régiment d'infanterie, pressés par la soif, mangèrent des baies de belladone; 10 à 15 baies suffirent à rendre les honnes nalades et nême à entraîner la nort.

Les conⱼosés organiques servent bien ⱼlus souvent aux suicides qu'aux crines.

L'acide ⱼrussique est le ⱼoison qu'emploient, ⱼour se tuer, les nédecins, les ⱼharnaciens, les étudiants : de 1860 à 1880, on trouve seulement 4 enⱼoisonenents crininels. Le cyanure de ⱼotassiun sert aussi aux suicides, surtout en Allenagne; car en France, on ne conⱼte de 1825 à 1880 que 4 cas d'intoxication ⱼar ce corⱼs.

Quant aux substances d'origine aninale, elles n'entrent guère en ligne de conⱼte. Nous ne ⱼouvons citer que la cantharide; en quarante ans, on relève 59 enⱼoisonenents ⱼar les ⱼréⱼarations obtenues avec cet insecte, la ⱼluⱼart ⱼroduits chez des honnes qui voulaient utiliser ses ⱼroⱼriétés aⱼhrodisiaques.

Sans rechercher les causes qui exⱼliquent le nonbre toujours croissant des norts volontaires, nous raⱼⱼorterons quelques chiffres enⱼruntés à l'excellent article de Legoyt(¹) qui établissent la fréquence relative des suicides ⱼar enⱼoisonenent et ⱼar asⱼhyxie.

	POUR 1000 SUICIDES			
	Empoisonnement.		Asphyxie	
	Hommes.	Femmes.	Hommes.	Femmes
Angleterre	70	155	»	»
Belgique.	15	70	5	7
France.	15	37	52	155
Italie	55	79	20	24
Prusse.	20	70	1	10
Suisse.	25	91	15	15

Poisons des flèches. — Poisons judiciaires. — Les ⱼoisons ont été utilisés ⱼar les sauvages, ⱼour la chasse ou la guerre. Les flèches vénéneuses étaient ⱼréⱼarées ⱼarfois avec des extraits aninaux; certains craⱼauds donnent un suc qui a ⱼu servir à cet usage. Le ⱼlus souvent, on avait recours aux toxiques végétaux. Au Gabon, les Pahouins se servaient du stroⱼhantus; en Nalaisie, les indigènes enⱼloyaient l'uⱼas antiar; les naturels de l'Amérique du Sud ⱼréⱼaraient le curare, nélange conⱼlexe dont la ⱼrinciⱼale substance était fournie ⱼar le suc de certaines strychnées.

L'idée de faire servir le ⱼoison aux exécutions judiciaires renonte à la ⱼlus haute antiquité; les anciens Grecs faisaient boire la ciguë à leurs condannés, et ce genre de suⱼⱼlice avait au noins l'avantage d'éviter le réⱼugnant tableau de la décaⱼitation noderne.

Chez les ⱼeuⱼles sauvages, les ⱼoisons servaient bien plus souvent à faire reconnaître qu'à ⱼunir les couⱼables.

La fève du Calabar était emⱼloyée dans ce but; les accusés nangeaient

(¹) LEGOYT, art. SUICIDE. *Dict. encycl. des sciences médicales*, 3° série, t. XIII.

de 25 à 30 fèves; s'ils survivaient, ce qui arrivait souvent avec des doses
élevées qui provoquaient des vomissements, ils étaient déclarés innocents.
Au Gabon, c'est le m'baidou qui servait au même usage; ce poison, qui
semble être constitué surtout par de la strychnine, n'était pas donné à dose
mortelle: il fallait que l'inculpé, en proie à ses effets, pût encore sauter
au-dessus d'un bâton élevé de 2 pieds au-dessus de la terre; s'il
accomplissait cet acte, il était sauvé; sinon on le faisait périr plus tard.
Mais c'est surtout à Madagascar que les poisons d'épreuves ont fait des
victimes; on employait un breuvage préparé avec le *Tanghinia venenifera* et, dans certaines séances, on a pu faire boire le poison à 600 personnes.

Enfin les poisons judiciaires étaient encore utilisés pour trancher un
débat; au Gabon, à Madagascar, les duellistes prenaient chacun une
même quantité de substance toxique. Plus tard, on modifia la procédure;
les deux adversaires étaient représentés par deux chiens à qui on administrait le poison; le maître de celui qui mourait était condamné à payer
une amende.

Ces mœurs, bien curieuses, ne sont évidemment ni plus bizarres, ni
plus barbares que notre ancien jugement de Dieu et peut-être ne paraî-
traient-elles pas plus étonnantes que certaines coutumes du moyen âge, qui
ont persisté jusqu'à nos jours.

CHAPITRE V

Les venins. — Les serpents venimeux. — Les Batraciens (crapauds, salamandres, tritons).
— Les poissons venimeux. — Les poisons sécrétés par les invertébrés (insectes,
arachnides, myriapodes, crustacés, mollusques, echinodermes, etc.).

Un être vivant, végétal ou animal, est dit *vénéneux* quand son organisme renferme des substances toxiques; un animal est dit *venimeux*
quand il peut excréter des substances toxiques par un appareil glandulaire.

La classification qui consisterait à diviser les êtres en inoffensifs, vénéneux et venimeux, pourrait paraître assez simple; elle serait suffisante
pour qui se placerait à un point de vue purement pratique; mais elle irait
à l'encontre des données fournies par les travaux modernes. C'est une
loi générale que tout être vivant produit, contient et excrète des substances
toxiques : la nocivité de quelques-uns n'est que l'exagération d'une propriété dévolue à tous. Des recherches récentes tendent encore à établir
que les animaux venimeux soient en même temps vénéneux, le poison qui
est excrété par les glandes se trouve déjà dans le sang.

Ce qui prouve que la production du venin n'est que l'exagération d'une propriété commune, c'est qu'elle n'est pas liée à la présence d'organes nouveaux : ce sont les glandes cutanées, salivaires, buccales ou anales, qui se sont adaptées à cette fonction particulière. Chez les serpents, par exemple, la glande du venin est une glande salivaire, dont le produit de sécrétion possède des propriétés digestives; les recherches de M. Gautier montrant que la salive humaine est capable de tuer un petit oiseau, établissent un lien nouveau entre la sécrétion venimeuse des ophidiens et la sécrétion, en apparence inoffensive, des mammifères : c'est une affaire de degré. Les sécrétions étant toutes toxiques, aussi bien la salive que l'urine ou la bile, on voit combien la définition des animaux venimeux perd de la rigueur qu'elle semblait avoir. Nous sommes en face de la difficulté qu'on éprouve toujours quand on veut préciser une division consacrée par l'usage; on trouve une série de faits qui établissent des transitions insensibles et rendent impossible une séparation absolue. Si tous les produits glandulaires sont toxiques, on est forcé de faire intervenir dans la définition la notion de quantité : un venin sera un poison agissant sous un petit volume; un animal venimeux devra être défini un animal qui possède des glandes sécrétant un liquide dont l'inoculation, à petites doses, peut produire des accidents graves ou entraîner la mort. Nous nous conformons ainsi à la tradition; mais nous sommes loin de présenter une conception scientifique(1).

Il n'existe pas de mammifères ni d'oiseaux venimeux. Quelques auteurs ont prétendu, cependant, que l'ornithorynque sécrète un venin analogue à celui des serpents; les pattes postérieures sont pourvues d'un ergot où aboutit le canal d'une glande volumineuse, située à la face externe du fémur; les piqûres pratiquées par cet organe seraient suivies de manifestations toxiques; cette assertion est d'ailleurs combattue par plusieurs auteurs et notamment par G. Bennett.

Les serpents venimeux. — Les ophidiens tiennent la première place parmi les vertébrés venimeux : la fréquence et le danger de leurs morsures, au moins dans les pays tropicaux, la marche si curieuse et parfois si terrible des accidents, justifient amplement l'intérêt que leur histoire soulève et expliquent les nombreux travaux qu'elle a suscités.

Entreprise par F. Redi au XVII⁰ siècle, continuée par Richard Mead au commencement du XVIII⁰ siècle, l'étude du venin des serpents a été poursuivie d'une façon admirable par Fontana(2); dans son livre sur le *venin de la vipère* cet auteur rapporte plus de 6000 expériences, et arrive à des résultats dont la plupart ont été confirmés par les recherches modernes. Dans la première moitié de ce siècle, L. Bonaparte, Cloéz et Gratiolet

---

(1) Linné a proposé la définition suivante : *Venenum est quod pereigua dose corpori humano ingestum aut extus admotum, vi quadam peculiari, effectus producit violentissimos, qui in perniciem sanitatis et vitæ tendunt.*

(2) Fontana, Traité sur le venin de la vipère. Florence, 1781.

s'efforcèrent d'isoler la substance active; puis les expériences de Cl. Bernard, de Vulpian, les recherches de Blyth, de Weir Mitchell et Reichert(1), de Fayrer(2), de Lacerda(3), de Wolfenden(4), de Kaufman(5), de Phisalix et Bertrand(6), de Calmette(7), vinrent compléter nos connaissances sur la constitution chimique du venin, et firent connaître les troubles ou les lésions que son inoculation détermine.

Les anciens naturalistes divisaient les serpents en venimeux, suspects et inoffensifs. Aujourd'hui on adopte généralement la classification proposée par Duméril et Bibron : ces auteurs ont pris pour critérium la disposition des dents, tenant compte à la fois de leur situation et de l'existence ou de l'absence d'une rainure ou d'un canal permetttant l'écoulement du venin

Ils admettent ainsi quatre sous-ordres :

Les *opotérodontes*, qui ne possèdent des dents qu'à une des mâchoires et semblent dépourvus de glandes à venin.

Les *aglyphodontes*, dont les dents ne présentent pas de rainures (γλυφή, rainure); quelques-uns peuvent être dangereux par leur puissance musculaire, le boa par exemple, d'autres, comme les couleuvres, sont inoffensifs.

Les *opistoglyphes*, réunis quelquefois aux précédents sous le nom de colubriformes, s'en distinguent par la présence de dents cannelées, à la partie postérieure de la mâchoire inférieure. Ces animaux ne peuvent déverser leur venin que lorsque leur proie a pénétré dans le fond de la bouche. Il existe en Europe une seule variété de serpents opistoglyphes : c'est le *Cœlopeltis insignitus*, assez abondamment répandu dans l'Hérault et qu'on désigne souvent sous le nom de couleuvre de Montpellier : ce reptile n'a jamais causé d'accidents chez l'homme; mais si, maintenant les mâchoires écartées, on fait mordre la cuisse d'un noireau par les dents postérieures, on verra la mort survenir rapidement. Voilà donc un premier groupe de serpents qui sont venimeux, mais que la disposition de leurs dents rend peu dangereux, au moins pour l'homme et les mammifères.

Les véritables serpents venimeux sont représentés par les *protéroglyphes* et les *solénoglyphes* (σωλήν, gaine). Les premiers ont les dents antérieures cannelées; les seconds sont les plus redoutables, car leurs dents, au lieu de posséder une simple rainure, sont pourvues d'un canal complet : aussi le venin se répand-il plus facilement dans la blessure.

(1) W. MITCHELL and REICHERT, Preliminary report on the venom of serpent. *The medical News*, 1883 — A partial study of the poison of Heloderma suspectum. *Ibid.*, 1883.

(2) FAYRER, On the nature of snake-poison. *The Lancet*, 1884.

(3) DE LACERDA, Leçons sur le venin des serpents. Rio de Janeiro, 1884.

(4) WOLFENDEN, On the nature and action of the venom of poisonous snakes. *The Journal of physiology*, vol. VII, p 527

(5) KAUFMANN, Les vipères de France. Paris, 1893.

(6) PHISALIX et BERTRAND, Nombreuses notes dans les *Comptes rendus de la Société de biologie*, de l'*Académie des sciences*, et dans les *Archives de physiologie*, 1893-1894.

(7) CALMETTE, Notes dans les *Comptes rendus de la Société de biologie*, de l'*Académie des sciences*, 1893-1894, et dans les *Annales de l'Institut Pasteur*, 1892-1895.

Le nombre des serpents venimeux est très considérable Les protéro-glyphes comprennent les clapides et les hydrophides ou serpents de mer; ces derniers habitent l'océan Indien. Quant aux clapides, ils renferment des espèces très importantes : nous citerons spécialement le *Naja haje*, aspic ou serpent de Cléopâtre (Égypte), le *Naja tripudians*, cobra, ou serpent à lunettes (Bengale), l'*Elaps corallinus*, serpent corail (Amérique du Sud), les *Bungarus lineatus*, *cœruleus*, *fasciatus* de l'Inde, l'*Acan-thoptis antarctica* d'Australie, etc.

Le sous-ordre des solénoglyphes se divise en deux familles, les vipé-rides et les crotalides. Parmi les vipérides, nous trouvons les genres *Vipera* et *Pelias* qui habitent l'Europe, les *Cerastes*, et spécialement le *Cerastes ægyptiacus*, vipère cornue d'Égypte, et le *Cerastes logophorus*, vipère à panache (Afrique), les *Echis*, les *Daboïa* (Égypte), le *Clotho arietans* ou serpent cracheur du Cap.

Les crotalides renferment les nombreuses espèces de crotales : *Cro-talus durissus*, serpent à sonnettes, *C. horridus* ou boiquira, *C. adaman-teus*, *C. miliaris*, le *Lachesis mutus* ou crotale muet, qui tous habitent l'Amérique, les *Trigonocephales* (Japon, Ceylan, mer Caspienne) les *Athrops*, les *Bothrops* dont le plus connu est le *Bothrops lanceolatus*, fer de lance ou vipère jaune de la Martinique.

Il n'existe en France que trois espèces venimeuses, qu'on peut facile-ment distinguer aux caractères suivants (G. Joquin-Tandon) :

Vertex garni { d'écailles. — Museau { tronqué . . . . *Vipera aspis.*
{ { prolongé en corne molle. . *Vipera ammodytes.*
{ de trois plaques adjacentes (1 ant., 2 post.) . . . *Pelias berus.*

La *Vipera aspis*, qu'il ne faut pas confondre avec l'aspic d'Égypte, est extrêmement répandue dans toute l'Europe; en France on la rencontre dans les forêts de Sénart, de Fontainebleau, de Rambouillet. La *Vipera ammodytes* habite le sud de l'Europe; on la trouve en Grèce, en Illyrie, en Italie; en France, elle vit dans le Dauphiné. Le *Pelias berus* s'observe dans les Cévennes, les Corbières, les Pyrénées; c'est une espèce qui peut habiter les pays septentrionaux, comme l'Angleterre, la Belgique, la Hollande, la Scandinavie.

Les accidents produits par les vipères européennes sont encore assez fréquents : Viaud-Grand-Marais(1), en 1875, a pu recueillir des rensei-gnements sur 370 personnes mordues dans l'ouest de la France; il y eut 58 morts. Les morsures sont beaucoup plus graves sur la rive gauche de la Loire, où prédomine la *Vipera aspis*, que sur la rive droite où l'on ne rencontre guère que le *Pelias berus*.

Pour l'Allemagne, nous trouvons des statistiques assez différentes :

(1) VIAUD-GRAND-MARAIS, Études médicales sur les serpents de la Vendée et de la Loire-Infé-rieure. Nantes, 1867-1869 — Art SERPENTS *Dict encyclop des sciences méd.*, 5e série, t. IX, p. 387. Paris, 1881.

Lenz relève 15 morts sur 60 cas, ce qui fait une proportion de 25 pour 100; Bollinger rapporte qu'il y eut 59 décès sur 610 morsures, soit 9 à 10 pour 100. Enfin Blum, qui a réuni 600 cas de 1878 à 1888, n'a enregistré que 17 morts, ce qui réduit la proportion à 2,8 pour 100.

Pour la Suisse, Kaufmann(1) a relevé, de 1824 à 1891, 59 morsures par l'aspic et par la péliade; il n'y eut que 8 décès, tous consécutifs à la piqûre de l'aspic; dans 4 cas, il s'agissait d'enfants ayant moins de dix ans.

Ces statistiques démontrent que les vipères de nos pays peuvent quelquefois produire chez l'homme des accidents mortels; le plus souvent, pourtant, la guérison a été obtenue, au moins chez l'adulte, la gravité des morsures étant évidemment en proportion inverse du développement corporel.

L'influence de la taille sur la résistance au venin ressort nettement de ce qui survient chez les animaux: le cheval résiste presque toujours, le mouton souvent, le chat quelquefois; le pigeon succombe en huit ou dix minutes, le moineau en cinq.

D'un autre côté, il faut tenir grand compte de l'état où se trouve l'animal qui fait la piqûre: les accidents sont plus terribles pendant la saison chaude que pendant l'hiver, au printemps qu'à l'automne; ce dernier résultat doit être attribué à l'hibernation, le jeûne augmentant la toxicité du venin (Calmette); malades ou vieilles, les vipères produisent un venin peu actif.

C'est dans les pays tropicaux que les serpents sont redoutables et exercent de véritables ravages. Aux Indes où l'on en compte 14 espèces (Jerdon), on a vu périr, chaque année, de 1880 à 1887, 19 800 personnes et 2100 pièces de bétail; en 1889 la mortalité a été de 22 480 hommes et 5795 animaux. D'après Fayrer, le *Naja tripudians* (cobra), le *Daboia Russelli*, l'*Echis carinata* sont les 3 espèces les plus dangereuses. Un chien mordu par un cobra meurt en cinquante minutes, une poule en dix minutes. Même transportés dans nos climats, ces reptiles restent fort venimeux; un gardien de la ménagerie de Londres, piqué par l'un d'eux, succomba en une heure et demie. Les échis ne sont pas moins redoutables; le père Besant a vu mourir en une demi-heure un enfant mordu par un de ces reptiles; Nicholson rapporte qu'un homme périt en vingt-quatre heures, malgré l'amputation du doigt piqué.

Parmi les serpents de l'Amérique, ce sont les crotales qui tiennent la première place, puis les *Bothrops* et surtout le *B. lanceolatus*, bien connu sous le nom de fer de lance ou vipère jaune de la Martinique; il vit dans les plantations de cannes à sucre et tue, par an, 50 personnes environ, sur une population de 150 000 (Rufz). Dans l'intérieur du Para, les bothrops et les crotales font périr chaque année 1 nègre par habitation composée de 100 à 200 personnes (Lemos).

(1) Kaufmann, 59 Fälle von Giftschlangenbissen. *Correspondenz-Blatt für schweizer Aerzte*, p. 689, 1892.

Le *Lachesis mutus* est le plus long des serpents venimeux; il atteint jusqu'à 5 mètres, sa morsure fait périr les bovidés en deux heures.

Tous les êtres vivants ne sont pas également sensibles au venin des reptiles; les végétaux n'en subissent aucune atteinte. Les oiseaux, au contraire, présentent une très grande susceptibilité. La résistance des mammifères est généralement proportionnelle à la taille; il existe pourtant certaines immunités assez curieuses; c'est ainsi que le porc et le hérisson sont réfractaires à la piqûre de la vipère; un petit carnassier des pays chauds, le mangouste, fait la chasse aux serpents venimeux et supporte parfaitement leurs morsures; à la Guadeloupe, où les mangoustes pullulent, il n'existe pas de serpents venimeux (Calmette).

Les animaux à température variable sont souvent fort résistants. Les grenouilles, les crapauds, les tortues, les poissons, les orvets et, parmi les invertébrés, les limaces, les escargots et les sangsues, ne sont que difficilement empoisonnés. Il existe quelques exceptions à cette règle; ainsi les lézards sont tués par les piqûres des ophidiens. Enfin si la grenouille y est réfractaire, il suffit d'élever sa température pour abolir son immunité.

Si la sécrétion des serpents terrestres est sans action sur les poissons, il n'en est plus de même des serpents marins; les *Hydrophides*, qui vivent dans les mers tropicales, particulièrement dans l'océan Indien et près de l'archipel de la Sonde, produisent un venin qui tue les poissons en dix minutes et les tortues en moins d'une demi-heure; ce résultat ne doit pas nous surprendre; c'est un nouvel exemple d'adaptation chez ces reptiles aquatiques. L'homme n'est pas à l'abri de leurs morsures; un marin, piqué par un platura, succomba en quatre heures.

Une des immunités les plus intéressantes est celle que possèdent les ophidiens eux-mêmes. Fontana avait déjà remarqué que « le venin de la vipère n'en était pas pour son espèce », et il ajoutait très judicieusement : « peut-être n'y a-t-il sur la terre aucun animal dont le venin puisse nuire à ceux de son espèce ».

Les travaux modernes ont confirmé cette assertion : Weir-Mitchell a reconnu que 10 gouttes du venin d'un crotale ne produisent aucun effet sur un autre sujet de même espèce; J. Kaufmann a pu injecter à une vipère une dose de venin capable de tuer 4 cobayes, sans amener aucune manifestation morbide. Il semble même que les serpents inoffensifs soient à l'abri des piqûres venineuses; MM. Phisalix et Bertrand ont constaté en effet que la couleuvre est insensible au poison de la vipère.

La toxicité du venin varie suivant le point par lequel on l'introduit; les piqûres pratiquées dans les régions vascularisées, surtout dans celles qui sont riches en vaisseaux lymphatiques, sont particulièrement dangereuses : celles qui sont produites sur les oreilles, le péricrâne ou la cornée, sont généralement moins graves. J. Kaufmann a montré qu'un cobaye succombe si on le fait piquer sur le nez ou la face interne des cuisses; il résiste si la blessure a été pratiquée sur les parties latérales du thorax.

Le tissu cellulaire, les séreuses, la muqueuse des bronches représentent d'excellentes voies d'absorption; il n'en est pas de même de la surface cutanée et de la muqueuse digestive; on admet généralement que l'on peut pratiquer la succion d'une plaie envenimée ou avaler impunément du venin. M. Viaud-Grand-Marais l'a fait sans inconvénient, même en étant atteint de gingivite. Nous ne conseillons pas de répéter l'expérience; on a vu des oiseaux granivores empoisonnés à la suite de l'ingestion du venin, ce qui tient aux érosions gastriques produites par les cailloux qu'ils avalent en mangeant. Remarquons encore que si la succion d'une plaie ne présente aucun danger dans nos pays, il n'en est pas toujours ainsi dans les contrées tropicales : dans l'Inde, cette manœuvre a pu déterminer des accidents (Fayrer), surtout quand elle a été pratiquée à jeun; car pendant la digestion le poison est détruit par le suc gastrique (Weir Mitchell).

Ces réserves faites, il faut reconnaître que la muqueuse digestive n'absorbe que difficilement le venin des serpents, ce qui justifie l'ancien adage de Celse : *Venenum serpentis non gustu, sed vulnere nocet.* On comprend ainsi comment certains animaux peuvent manger des vipères : c'est le cas du sanglier et du héron. Galien rapporte qu'un homme guérit après avoir bu du venin de vipère que sa servante avait mélangé à du vin.

Les glandes à venin, au nombre de deux, sont situées sur les côtés de la tête, en arrière et au-dessous du globe de l'œil, au-dessus du maxillaire supérieur et de l'os transverse, en avant du muscle temporal antérieur; elles sont en rapport avec la base du muscle ptérygoïdien externe, de telle sorte qu'elles sont fortement comprimées quand les masticateurs se contractent. Constituées par plusieurs lobes et disposées en grappes, elles acquièrent parfois un volume énorme; chez le callophis, par exemple, elles atteignent la cavité abdominale. Chaque glande donne naissance à un conduit excréteur qui se porte horizontalement en avant, et, après avoir présenté une petite ampoule, s'ouvre au niveau du crochet. Nous avons déjà montré, à propos de la classification des serpents, que la situation de ces crochets, la présence à leur niveau d'un canal ou d'un sillon, constituent des caractères taxonomiques importants.

Caractères chimiques et action toxique du venin des serpents. — Le venin des serpents est un liquide épais, huileux, jaunâtre, ressemblant à une solution de gomme arabique; il est incolore et d'une saveur amère ou un peu âcre; desséché, il offre l'aspect de petites écailles, comme lorsqu'on a étalé une mince couche de vernis. Sa densité varie de 1030 à 1045 et atteint 1058 chez le cobra; sa réaction est légèrement acide.

La quantité de venin que peut sécréter une des glandes est assez variable; les vipères d'Europe émettent de 0^{gr},05 (Fontana) à 0^{gr},07 et 0^{gr},10. Le crotale produit 1^{gr},5 (Weir Mitchell) et le naja 1^{gr},20 (Nicholson). D'après Richards, un cobra, par une seule morsure, verse de quoi tuer 2 à 3 vaches, 3 à 5 bonnes, 8 à 12 chiens, 180 à 200 poules; ces chiffres paraissent admissibles quand on songe que, pour tuer 1 kilogramme de lapin, il suffit de 0^{mg},08 (Gautier) à 0^{mg},25 de venin du cobra (Calmette).

D'après A. Calmette, le venin de l'*Hyplocephalus curtis* (Australie) tuerait à dose de $0^{mg},29$, celui du *Pseudechis porphyriacus* à dose de $1^{mg},25$, celui du *Pelias berus* à dose de 4 milligrammes; enfin A. Gautier donne pour équivalent toxique du venin de la vipère commune $2^{mg},1$.

L'étude chimique du venin des serpents a été entreprise par L. Bonaparte; en traitant le venin de la vipère par de l'alcool, cet auteur obtint la substance active sous forme d'un précipité qu'il désigna sous le nom de *vipérine* ou *échidnine*, mais qu'il eut le tort de rapprocher des alcaloïdes.

Weir Mitchell et Reichert ont étudié 200 serpents vivants, appartenant pour la plupart au genre crotale (*Crotalus adamanteus*); ils ont employé aussi le *Toxicophis piscivorus* et l'*Agkistrodon contortix*; enfin ils se sont procuré du venin desséché de cobra.

Ils ont démontré tout d'abord que les particules solides que contient le venin, les microbes qu'il renferme souvent, ne jouent aucun rôle pathogène. La matière active est une substance soluble, qui, comme l'avait dit Bonaparte, précipite par l'alcool; le précipité ainsi obtenu renferme plusieurs albuminoïdes. W. Mitchell et Reichert en distinguent trois : une albumine, analogue à la sérine, et qui est inoffensive; une paraglobuline, déterminant des manifestations locales, des infiltrations et des œdèmes parfois énormes; enfin une peptone ou plutôt une albumose qui aurait le double pouvoir de produire des lésions locales et d'engendrer des phénomènes généraux rapidement mortels.

Plus tard, W. Mitchell reprit la question et trouva, chez d'autres espèces, des substances actives analogues à celles qu'il avait étudiées avec Reichert; d'après leur origine, il les désigna sous les noms de crotaline, nagine, élaphine.

A côté de ces principes, le venin renferme du mucus, des matières grasses, une substance soluble dans l'alcool et rentrant dans le groupe des alcaloïdes, une matière colorante, des sels analogues à ceux de la salive; contrairement à la salive des mammifères, il ne contient pas de sulfocyanure de potassium, mais possède un ferment qui se rapproche du ferment pancréatique (de Lacerda), c'est-à-dire qui digère les muscles et émulsionne les graisses.

A. Gautier a étudié spécialement les alcaloïdes du venin du *Naja tripudians*, il en a isolé deux : l'un qui agit sur la sécrétion urinaire et produit de la dyspnée; l'autre qui possède un pouvoir narcotique. Malgré leur intérêt, ces corps n'ont qu'une importance secondaire; il en est de même des carbylamines que Calmels a obtenus et qu'il considère comme plus toxiques que l'acide cyanhydrique. Les résultats de Calmels, contredits d'ailleurs par Coppola, ne s'appliquent pas non plus au vrai principe du venin; celui-ci, en effet, est de nature albuminoïde; sur ce point, tout le monde est d'accord; mais c'est quand on veut préciser ses caractères exacts, qu'on se heurte à de grosses difficultés et qu'on arrive à des résultats quelque peu contradictoires.

C'est ainsi que Wolfende rejette l'action des alcaloïdes et d'une substance particulière décrite par Winther Blyth sous le nom d'acide cobrique. D'après lui, le venin du cobra (*Naja tripudians*) renfermerait une globuline produisant la paralysie de l'appareil respiratoire, une acidalbumine, dialysant partiellement et qui agirait sur la respiration, une sérine, très toxique, amenant une paralysie ascendante, enfin des traces d'hémialbumose et des peptones; les résultats ont été analogues avec la vipère indienne (*Daboia Russellii*).

Dans un travail récent, Kanthack[1] arrive à conclure que la substance active du venin est une albumose, analogue à celle que sécrètent diverses bactéries : elle précipite par l'alcool et se redissout dans l'eau; on peut la préparer au moyen du sulfate d'ammoniaque et de la dialyse; une ébullition prolongée diminue son action et finit par l'annihiler. La globuline de W. Mitchell et Reichert proviendrait d'une décomposition de l'albumose.

Le venin desséché conserve longtemps son pouvoir toxique: il en est de même quand on le mélange à la glycérine.

L'ébullition agit différemment, suivant l'origine du venin : celui du crotale diamanté est détruit à 80 degrés; celui du crotalus durissus n'est guère altéré à 100 degrés; pour le cobra, M. Calmette a rendu le venin inoffensif en le chauffant à 98 degrés, tandis qu'un échantillon étudié par M. Gautier a supporté, sans être atténué, des températures de 120 à 125 degrés pendant plusieurs heures. Même variété avec la vipère de France; l'échantillon de MM. Phisalix et Bertrand perdait son action à 80 degrés, tandis que celui de M. Calmette n'était pas modifié à cette température et continuait à tuer le cobaye de 500 grammes à dose de $0^{mg},15$.

Différentes substances chimiques peuvent annihiler l'action du venin ou supprimer ses effets locaux; ce dernier résultat est obtenu par l'adjonction du tannin ou de l'iode (W. Mitchell). Au contraire, l'action nocive est complètement supprimée par le permanganate de potasse (de Lacerda, Calmette), par la soude ou la potasse (Gautier). La question a été reprise par M. Calmette qui a reconnu que l'acide chromique, le chlorure d'or, l'hypochlorite de calcium et les hypochlorites alcalins détruisent la toxicité du venin; les acides, le bichlorure de mercure, le nitrate d'argent, l'eau iodée, le chlorure de platine, le trichlorure d'iode sont sans action.

En résumé, le venin des serpents semble contenir plusieurs substances; la plus importante appartient au groupe des albumoses et se trouve unie à des alcaloïdes dont le rôle semble secondaire.

Le venin des serpents, avons-nous dit, produit des manifestations locales et des troubles généraux.

Les manifestations locales sont très variables : les vipérides déterminent des œdèmes parfois fort étendus, qui peuvent, par leur siège, compromettre la vie; Bairand rapporte qu'un cheval, mordu à l'encolure par une vipère, présenta un œdème énorme qui entraîna la mort par asphyxie. La piqûre du crotale amène aussi des altérations au point

[1] KANTHACK, The nature of cobra poison. *The Journal of physiologie*, 1892, p. 172.

atteint: il survient de la douleur, puis de la tuméfaction et de la gangrène humide; ces effets semblent dus à la globuline, l'albumose produisant les phénomènes généraux.

Les lésions locales, qui semblent se développer surtout quand le venin n'est pas très actif, peuvent jouer parfois un rôle protecteur: de Lacerda a montré que la piqûre du bothrops détermine une violente inflammation qui s'oppose à la pénétration du poison et empêche souvent l'intoxication générale; celle-ci se produit au contraire avec une grande intensité quand le liquide est introduit directement dans les vaisseaux. Ce qui confirme encore cette manière de voir, c'est que le cobra, le plus venimeux de tous, n'amène aucune altération au point atteint : les phénomènes généraux éclatent d'emblée.

Ces résultats ont un grand intérêt au point de vue de la pathologie générale; en dénotrant le rôle favorable de la lésion locale, ils permettent d'étendre aux venins les résultats obtenus par M. Bouchard avec les virus.

W. Mitchell a étudié le pouvoir phlogogène du venin en le répandant sur le péritoine; il a vu se produire une énorme hémorrhagie; le sang, rendu incoagulable, s'échappait en masse sans qu'il y eût congestion ou rupture préalable des vaisseaux.

Les manifestations qui traduisent l'intoxication générale de l'économie sont assez variables : d'une façon générale, on peut dire que la morsure des protéroglyphes, du cobra notamment, amène la mort par asphyxie progressive : les membres, la langue, les lèvres, le larynx sont atteints successivement; puis la respiration s'arrête et la mort arrive, précédée de quelques convulsions asphyxiques, qui cessent quand on pratique la respiration artificielle. Dans les cas où le blessé guérit, le rétablissement est rapide; il ne se produit aucun accident ultérieur.

Avec les solénoglyphes et notamment avec le daboïa (Fayrer), les manifestations sont différentes : des convulsions se montrent d'abord, puis des paralysies; l'appareil respiratoire n'est atteint que tardivement.

Les vipères d'Europe produisent chez le chien, d'après Alt, des vomissements, de la somnolence et une paralysie des membres postérieurs. Chez les mammifères le venin des vipères a la propriété d'abaisser la température de 3 à 4 degrés (Phisalix et Bertrand).

Enfin, quand la dose du venin des solénoglyphes n'est pas mortelle, le malade est exposé à des accidents consécutifs souvent fort longs : il peut se produire de l'albuminurie, des inflammations locales, des phénomènes septicémiques. Ces manifestations se voient souvent après les piqûres des vipères de nos pays; elles sont seulement atténuées; mais il peut persister des douleurs locales qui parfois reviennent sous forme d'accès périodiques.

Quand les accidents se sont terminés par la mort, on constate à l'autopsie que le sang est fluide, noir, et incapable de se coaguler. Les hématies sont devenues sphériques, molles; elles tendent à se fusionner en masse; un grand nombre de globules ont été dissous. Le sang et l'urine contiennent souvent des gouttelettes graisseuses.

Cet état du sang explique les ecchymoses, les extravasats sanguins qu'on trouve sur les poumons, le cœur, le cerveau, les divers viscères; les liquides intestinaux et les urines sont parfois mélangés de sang; la sérosité des ventricules cérébraux en contient également. Ces lésions rappellent, à s'y méprendre, celles qu'on observe au cours des infections graves; l'analogie est complétée par la putréfaction rapide des cadavres.

Une analyse plus minutieuse de l'action des venins a permis de découvrir des faits intéressants.

Tous les auteurs sont d'accord pour reconnaître qu'il se produit un abaissement très notable de la pression artérielle : les systoles cardiaques restent régulières, mais elles sont faibles et rapides. Souvent, au moment de la mort, qui survient en général par arrêt de la respiration, on constate que le cœur continue à battre, mais ses contractions ne sont pas suffisantes pour chasser le sang qu'il contient. L'arrêt du cœur se produit en diastole, quand le poison a été injecté sous la peau, en systole quand il a été introduit directement dans une veine (Ragotzi). D'après W. Mitchell et Reichert, deux forces antagonistes agiraient sur l'appareil circulatoire : il y aurait une suractivité des centres accélérateurs et, en même temps, une action directe sur le cœur qui tendrait à ralentir ses mouvements : Feoktistow [1] a constaté de même qu'il se produisait une paralysie du myocarde et des ganglions qu'il renferme. L'abaissement de la pression artérielle dépend de la faiblesse cardiaque et d'une paralysie des centres vaso-constricteurs; en même temps les oblitérations des capillaires opposent un obstacle au cours du sang et peuvent déterminer une augmentation passagère de la pression.

Le même antagonisme se produit sur l'appareil respiratoire : au début la respiration est augmentée de fréquence par suite d'une excitation des vagues; plus tard elle se ralentit. à cause de la paralysie des centres.

Si les centres vaso-moteurs et respiratoires sont profondément atteints, si les cellules motrices de la moelle sont plus ou moins influencées, les parties sensitives de l'axe cérébro-spinal restent complètement indemnes. Mais le venin des serpents, au moins celui du cobra, détermine des troubles curieux sur certains nerfs : il paralyse les terminaisons des splanchniques (Feoktistow) et du phrénique (Ragotzi), agissant, dans ce dernier cas, à la manière du curare [2].

En résumé, le poison porte ses effets sur l'ensemble de l'organisme, sur les centres vaso-moteurs bulbaires, sur quelques terminaisons nerveuses, sur le myocarde, sur les pneumogastriques; il détermine en même temps des altérations globulaires, des hémorrhagies, des thromboses capillaires:

(1) FEOKTISTOW, Exp. Untersuchungen über Schlangengift. *Inaug. Dissert.* Dorpat, 1888.
(2) RAGOTZI, Ueber die Wirkung des Giftes des Naja tripudians. *Arch. für path. Anat. und Physiol.*, Bd. CXXIII. H. 2

la mort résulte donc de causes multiples et relève d'un mécanisme fort complexe.

Dans les cas qui ne sont pas mortels, le poison s'élimine par l'urine (Ragotzi) et par l'estomac. Les intéressantes recherches d'Alt[1] démontrent en effet que le lavage stomacal pratiqué pendant une heure peut sauver des chiens qui ont reçu une dose mortelle de venin de vipère; l'eau de lavage contient le poison: il est inutile d'insister sur l'intérêt pratique de cette découverte.

Nous avons montré, à différentes reprises, que le venin des serpents, par plusieurs de ses effets, se rapproche des toxines microbiennes. Des travaux récents ont révélé une nouvelle analogie; on savait, depuis long-temps, qu'un individu qui a subi une première piqûre présente des accidents plus légers s'il vient à être piqué de nouveau; les expériences de Kaufman et de Kanthack ont confirmé le fait et ont démontré qu'on peut créer une immunité incomplète, mais indéniable, en injectant des doses progressivement croissantes du venin.

On a cru à un moment qu'on pouvait expliquer l'immunité des serpents par la présence, dans leur organisme, du poison qu'ils sécrètent (Phisalix et Bertrand, Calmette).

D'après M. Calmette, 2 centimètres cubes du sang d'un cobra tuent un lapin de 1500 grammes en six heures; injectée dans les veines, la même dose amène la mort en trois minutes; le sérum est moins actif que le sang: la bile et l'extrait du foie ne sont pas toxiques. MM. Phisalix et Bertrand ont pensé que l'insensibilité de la couleuvre au venin de la vipère tenait à la présence d'un poison dans le sang de cet ophidien inoffensif; ce fait est en rapport avec l'existence chez la couleuvre d'une glande venimeuse (R. Blanchard) comparable à la glande des vipères, mais dépourvue de conduit excréteur; l'extrait de deux glandes empoisonne un cobaye.

Ces intéressantes recherches semblaient compléter un fait important signalé autrefois par Brown-Séquard; d'après ce savant, un crotale auquel on enlève ses glandes venineuses perd son immunité et succombe quand on lui injecte le venin d'un autre crotale.

Mais les récents travaux de M. Calmette[2] semblent dénoter que l'explication est moins simple. Cet auteur a établi que le sang de tous les serpents a la même toxicité et que cette toxicité dépend de substances différentes de celles qu'on trouve dans le venin; il a reconnu de plus qu'en injectant à des serpents du sérum d'animaux vaccinés, on faisait disparaître la toxicité du sang, mais on ne modifiait pas celle du venin. Les glandes sécrètent donc la substance active et ne se contentant pas de la séparer du sang.

Nous devrions maintenant, après avoir exposé les expériences qui ont

[1] ALT. Untersuchungen über die Ausscheidung des Schlangengiftes durch den Magen *Münch. med. Wochenschrift*, 1892

[2] CALMETTE. Contribution à l'étude des venins. *Annales de l'Institut Pasteur*, 25 avril 1895

permis d'atténuer les venins et de les transformer en vaccins, étudier les modifications que subissent les humeurs chez les animaux rendus réfractaires. Ces diverses questions seront abordées plus loin à propos de l'accoutumance et de la résistance aux substances toxiques.

Sauriens et Batraciens venimeux. — Le groupe des *Sauriens* renferme un grand nombre d'espèces dont plusieurs ont passé pour venimeuses; mais les auteurs modernes s'accordent à rejeter cette assertion. Si quelques-uns sont terribles, les crocodiliens par exemple, ils n'agissent que mécaniquement. La plupart sont inoffensifs, témoins les caméléons et les orvets; ces derniers sont abondamment répandus en Europe, où on les confond souvent avec les serpents. Les lézards sont aussi dépourvus de venin, sauf le lézard de l'Arizona ou *Heloderma suspectum*; cet animal possède des dents cannelées communiquant avec des glandes volumineuses situées en dedans du maxillaire inférieur; le liquide qui s'en écoule, injecté à dose de 4 gouttes dans les muscles thoraciques d'un pigeon, amène la mort en sept minutes au milieu de convulsions et avec une dyspnée intense. Le poison agit sur la moelle épinière; il laisse intacte l'excitabilité des muscles et des nerfs moteurs, produit l'arrêt du cœur en diastole, et supprime l'excitabilité du myocarde.

La plupart des *Batraciens* sont pourvus de glandes venimeuses, qui occupent généralement le tégument cutané; dès qu'on excite l'animal, sa peau se couvre d'une sécrétion visqueuse, à odeur forte, et assez âcre pour produire une sensation de brûlure, surtout au niveau des muqueuses; c'est un moyen de défense fort utile, car la plupart des mammifères refusent de toucher à ces animaux. Mais tous les êtres n'éprouvent pas le même dégoût : les couleuvres et les canards mangent les crapauds; les rats se nourrissent des tritons.

Le venin du crapaud, de la salamandre et du triton, est sécrété par les glandes cutanées qui occupent la partie dorsale du corps et par des amas glandulaires formant des bourrelets désignés sous le nom de parotide.

Venin du crapaud. — Tous les crapauds semblent capables de sécréter du venin; nous citerons particulièrement les diverses espèces du Bufo (*Bufo cinereus, calamita, viridis, variabilis*), le *Pelabates fuscus*, le *Bombinator igneus*, l'*Alytes obstetricans*.

Le poison des pelabates a été employé pour empoisonner les flèches; les Indiens transpercent l'animal avec un bâton et le placent devant le feu; l'excitation produite par la chaleur amène une sécrétion cutanée intense qui sert à enduire les armes. Ce poison est tellement énergique qu'à la suite de la piqûre un cerf succombe au bout de deux à quatre minutes, un jaguar au bout de quatre à huit. Les phénomènes rappellent ceux que détermine le curare.

Le venin du crapaud est une humeur épaisse, visqueuse, lactescente, d'une coloration légèrement jaunâtre, d'une odeur vireuse; sa saveur est amère, nauséeuse et caustique; sa réaction est acide. le principe actif se dissout dans l'alcool; Gratiolet et Cloez l'ont rangé parmi les alcaloïdes; Capparelli, en opérant par la méthode de Stas-Otto, a trouvé une base, la *phrynine*, qui possède les mêmes propriétés que le venin et agit sur le cœur comme la digitaline.

D'un autre côté, Calmels[1] pense que le venin des batraciens renferme un corps spécial, l'acide méthylcarbylamine carbonique ou isocyanétique, qui se produit dans les cellules glandulaires, par fixation de l'acide formique à l'état naissant sur le glycocolle et possède une toxicité considérable, supérieure même à celle de l'acide cyanhydrique; les lapins auxquels on le fait inhaler succombent en quelques secondes; le cœur des animaux intoxiqués s'arrête en systole.

Le venin du crapaud exerce une action locale et une action générale: localement, il irrite la peau, les muqueuses, notamment la conjonctive; il est doué d'une saveur caustique et brûlante. L'action générale a été bien mise en évidence par Gratiolet et Cloez: les oiseaux succombent en cinq ou six minutes, avec des manifestations ébrieuses. Les mammifères présentent d'abord de l'excitation, puis ils s'affaissent; le chien est pris de vomissements et meurt en 1 heure dans un état d'ivresse; le cobaye succombe en 1 heure et demie au milieu de convulsions. Les grenouilles sont sensibles au venin des crapauds et périssent en une heure; les crapauds y sont réfractaires.

Chez les animaux empoisonnés, Gratiolet et Cloez ont trouvé un épanchement sanguin dans les canaux semi-circulaires. Tous les auteurs ont reconnu que l'action principale porte sur le cœur, qui s'arrête en systole, comme dans l'empoisonnement par la digitaline. Il est curieux de remarquer, à ce propos, que le crapaud supporte, sans inconvénient, de hautes doses de ce glycoside.

Les *grenouilles* elles-mêmes sécrètent un venin cutané comparable à celui des crapauds; il exerce une action irritante sur la conjonctive et la muqueuse linguale; introduit dans l'organisme, il arrête aussi le cœur en systole (P. Bert).

Venin du triton. — La salamandre aquatique ou triton (*Triton cristatus*) peut, comme la grenouille, être maniée sans grand inconvénient; pourtant ce batracien produit un liquide irritant qui brûle la langue et amène des conjonctivites; Philippeaux fut victime d'un accident de ce genre. Comme chez le crapaud, le liquide est une humeur blanche, laiteuse, visqueuse, contenant en suspension des globules ovoïdes: il est miscible partiellement à l'eau, mais coagule par l'alcool. Sa réaction est acide.

Étendu sur la peau du triton ou de la grenouille, le venin ne traverse pas le tégument et ne produit aucun effet notable; il est au contraire fort toxique si on l'injecte sous la peau de ces mêmes animaux. Fornara[2]

---

[1] Calmels, Glandes à venin du crapaud. *Arch. de physiol.*, 1885, I, p. 321.

[2] Fornara, Nuovo ricerchi sperimentali sopra il veneno del rospo. *Rivista clinica di Bologna*, 1874.

distingue deux périodes à l'empoisonnement : dans la première, la sensibilité générale est surexcitée, la respiration fréquente, les battements cardiaques sont accélérés; puis la sensibilité diminue et disparaît d'arrière en avant: le cœur et la respiration se ralentissent et s'arrêtent. La contractilité musculaire s'éteint rapidement après la mort (Vulpian). Comme avec le poison précédent, l'arrêt du cœur a lieu en systole. D'après Vulpian, trois ou quatre tritons sécrètent assez de poison pour tuer un chien en trois ou quatre heures.

Venin de la salamandre. — Parmi les batraciens de nos pays, c'est la salamandre terrestre (*Salamandra maculata*) qui sécrète le venin le plus actif.

On avait admis dans l'antiquité que la morsure de la salamandre était toxique. Maupertuis démontra qu'elle était inoffensive et rejeta la salamandre du groupe des animaux venimeux. Mais, dès 1786, Laurentius fit voir que si la morsure ne produisait aucun accident, la peau sécrétait un poison qui agissait énergiquement sur les lézards et les oiseaux.

Le liquide de la salamandre a été considéré comme acide par Gratiolet et Cloez, comme alcalin par Zaleski. Cette divergence d'opinion vient, d'après M. Phisalix, de ce que la peau de ce batracien renferme deux ordres de glandes : les unes sont des glandes à mucus dont la sécrétion est alcaline et contient un poison stupéfiant, insoluble dans l'alcool et arrêtant le cœur en diastole; elles entrent en action sous l'influence de la pilocarpine, des excitations nerveuses, de la volonté; les autres donnent un liquide acide, à odeur musquée (Dutartre), renfermant un poison convulsivant, découvert par Zalesky en 1866, et ayant pour formule $C^{34}H^{60}Az^2O^5$; c'est une substance alcaloïdique, qu'on désigne sous le nom de *salamandarine* ou *salamandrine*. Cette sécrétion spécifique n'est pas influencée par l'excitation des nerfs sensitifs; elle entre en action sous l'influence des nerfs moteurs.

Les oiseaux sont particulièrement sensibles au venin de la salamandre; d'après Gratiolet et Cloez, une dose suffisante pour tuer une tourterelle ne produirait chez la souris que quelques convulsions, légères ou passagères. Pourtant, ce petit rongeur est tué par une dose minime de chlorhydrate de salamandrine, $0^{gr},0001$ d'après M. Phisalix; le même expérimentateur a établi que, pour tuer un chien, il fallait injecter, par kilogramme de son poids, $1^{mg},8$ sous la peau, 1 milligramme dans les veines, de 8 à 10 milligrammes dans l'estomac.

Les manifestations toxiques sont à peu près semblables chez tous les animaux. Roth, Dutartre, Phisalix et Langlois admettent deux périodes successives : dans la première, se produisent des convulsions violentes et du tétanos; chez les mammifères, la température s'élève et peut même atteindre 43° (Phisalix et Langlois); puis survient une deuxième période, où les muscles tombent en résolution et se paralysent; la mort arrive par arrêt respiratoire, de telle sorte que la respiration artificielle permet de prolonger la vie. Pendant que se déroulent ces accidents, le cœur est peu influencé; on note généralement une diminution, puis une accélération du pouls; les mouvements cardiaques persistent après l'arrêt de la respiration; dans quelques cas pourtant, le cœur s'arrête rapidement en diastole; cet effet est dû à la sécrétion des glandes muqueuses.

Les grenouilles intoxiquées peuvent ne pas succomber immédiatement, mais l'amélioration est passagère, et les animaux meurent un peu plus tard.

L'analyse expérimentale a permis de reconnaître que le venin de la salamandre agit d'abord sur le cerveau, puis sur le bulbe, la moelle et les nerfs périphériques; ceux-ci sont inexcitables au moment de la mort, tandis que les muscles ont conservé leur contractilité (Roth, Dutartre). Comme phénomène secondaire, nous signalerons une dissolution des globules sanguins (Dutartre).

En résumé, les venins du triton et du crapaud paralysent le système nerveux et amènent l'arrêt du cœur en systole, comme la digitaline; le venin de la salamandre excite, puis paralyse successivement le cerveau, le bulbe, la moelle, les nerfs périphériques; il ne modifie pas les contractions cardiaques ou les arrête en diastole; mais ce dernier effet est dû au mucus qui lui est mélangé.

Vulpian[1] a étudié l'action réciproque des venins sécrétés par ces trois espèces : il a reconnu que le venin du crapaud empoisonne la grenouille et le triton; celui de la salamandre n'a pas d'action sur la grenouille, mais empoisonne le triton et le crapaud; celui du triton empoisonne le crapaud. Ces divers venins, comme ceux du serpent, sont sans action sur les animaux qui les ont sécrétés. Cette loi, établie par Fontana et admise par Vulpian, n'a pas une valeur absolue; Cl. Bernard, Fontana ont reconnu qu'on pouvait empoisonner le crapaud avec son propre venin, mais c'est à la condition d'en injecter des doses très élevées; M. Phisalix a montré de même que, pour tuer une salamandre, il faut introduire de 5 à 10 milligrammes sous la peau, 1 milligramme dans les veines.

Comme pour les ophidiens, la résistance des batraciens à leur propre venin a été attribuée à la présence de la matière active dans le sang; c'est du moins ce qui a lieu chez le crapaud, d'après MM. Phisalix et Bertrand[2]. Enfin, de même qu'on peut vacciner les mammifères contre le venin du serpent, de même on peut créer chez le chien une immunité artificielle contre le venin du crapaud (Fontana).

Les poissons venimeux. — Il existe un grand nombre de poissons venimeux qui, pour la plupart, habitent les mers tropicales et appartiennent au groupe des poissons osseux.

Parmi les poissons cartilagineux, les rajides semblent seuls capables de

---

[1] VULPIAN, Sur le venin du crapaud commun *Bull. de la Société de biol*, 1854, p. 133. — Substances toxiques et médicamenteuses. Paris, 1882, p. 651

[2] PHISALIX et BERTRAND, Recherches sur la toxicité du sang du crapaud commun. *Arch. de physiol.*, 1895, p. 511.

produire des accidents toxiques. Les piqûres de l'*Ætobatis narinari* déterminent de violentes douleurs, parfois une tendance à la syncope; la région blessée gonfle rapidement et devient le siège d'une inflammation violente et parfois de gangrène. On a signalé des accidents analogues après les piqûres de la raie pastenaque (*Trygon pastinaca*), qui habite les mers du Japon; le docteur Crevaux, sur les bords de l'Orénoque, a vu des raies dont les aiguillons canalisés renferment des réservoirs à venin; un homme piqué au pied succomba en quarante-huit heures.

Les poissons osseux, appartenant au groupe des malacoptérygiens, comptent quelques espèces venimeuses: les murènes possèdent des dents palatines qui sécrètent, comme chez les serpents, des liquides à la fois digestifs et toxiques; le rapprochement avec les ophidiens est d'autant plus intéressant que le sang des murénides non venimeuses, comme l'anguille, renferme un principe extrêmement toxique (Mosso). On se rappelle que la couleuvre produit également un poison qu'elle ne peut déverser au dehors.

Les silurides possèdent à la nageoire pectorale une épine dentelée, à la base de laquelle se voit une ouverture donnant issue à un liquide toxique.

Chez les plotons (et surtout le *Plotonus lineatus*), qui sont très répandus dans la mer des Indes, autour des îles de la Sonde, de la Nouvelle-Calédonie, dans les lacs saumâtres des archipels Océaniens, les nageoires pectorales et dorsales possèdent des épines très pointues; leur piqûre produit des douleurs atroces et provoque du trismus, parfois même un tétanos généralisé (Van Leent).

Les acanthoptérygiens renferment les principales espèces venimeuses. Les plus dangereuses sont représentées par les synancées (*Synancea brachio*, vulgairement le Hideux). A la Réunion, Bottard(¹) a eu connaissance de sept cas mortels. Ces poissons, qui appartiennent à la famille des Scorpénides, s'enfoncent dans le sable du rivage; les épines dorsales sont cannelées et servent à déverser le venin que sécrètent des glandes entourant l'aiguillon. La piqûre est suivie de vives douleurs, et provoque des vomissements, des lipothymies ou des syncopes. Les scorpénides de nos régions, et notamment la rascasse de la Méditerranée, peuvent produire quelques accidents, généralement peu graves.

Les *Cottus* (Chabots) et les *Callionymus* ne sécrètent du venin qu'au moment du frai.

Parmi les poissons venimeux, les trachinides (*Uranoscopus* et surtout *Trachinus*) paraissent les plus intéressants. Les trachines ou vives comptent plusieurs espèces indigènes: tels sont le *Trachinus vipera* fort redouté sur les côtes de l'Ouest, par les baigneurs et les pêcheurs de crevettes, le *Trachinus draco* (vive connue), le *Trachinus radiatus* ou *araneus*, de la Méditerranée.

M. Bottard a montré que les vives possèdent deux appareils venimeux:

(¹) BOTTARD, Les poissons venimeux. *Thèse de Paris*, 1889.

l'un est situé au niveau de la première nageoire dorsale; l'autre, le plus important, s'ouvre par deux canaux au niveau de l'épine operculaire, qui contient un aiguillon acéré.

Les vives se tiennent dans le sable, et, dès qu'on marche sur elles, redressent leur aiguillon. Les piqûres, produites généralement au niveau des pieds et des mains, sont extrêmement douloureuses; la partie atteinte ne tarde pas à se tuméfier, et il n'est pas rare de voir survenir un phlegmon ou de la gangrène; en même temps on observe de la fièvre, du délire, parfois des convulsions.

Sur les grenouilles, le venin de la vive provoque une paralysie de la motricité et de la sensibilité, précédée parfois de convulsions tétaniques. Ce dernier phénomène est inconstant; Gressin[1] l'a noté en se servant de vives prises au Havre pendant le mois de mai; Pohl[2], étudiant à Trieste, pendant le mois de septembre, n'observa pas de phénomènes d'excitation. Dans tous les cas, le poison porte son action sur le bulbe, la moelle et le myocarde amenant le ralentissement et l'arrêt du cœur; il s'élimine par le foie, les reins et l'intestin (Gressin).

Enfin, nous signalerons encore le thalossophryne réticulé de Parana. Günther[3] a montré qu'il existe au niveau de l'épine operculaire une cannelure comme sur les dents des serpents et qu'à la base des épines operculaire et dorsale, s'ouvre un sac membraneux qui ne présente pas d'aspect glandulaire, mais sécrète un venin.

En résumé, sauf chez les murènes, les poissons venimeux sont pourvus d'un appareil de défense, s'ouvrant à la peau et nullement analogue aux glandes des ophidiens. Le poison est identique chez tous, par ses effets; l'intensité seule diffère d'une espèce à l'autre.

Les insectes venimeux. — Un grand nombre d'insectes sécrètent des liquides toxiques ou irritants. Dans la plupart des cas, les troubles restent localisés au point piqué; les phénomènes généraux qu'on observe parfois relèvent plutôt d'une action réflexe que d'un empoisonnement. Mais il n'en est pas toujours ainsi, et certaines espèces produisent des venins extrêmement actifs. Tantôt il existe des glandes spéciales, pourvues d'un aiguillon; tantôt il semble que ce soit la salive qui détermine les accidents consécutifs à la piqûre.

Les animaux ne sont pas les seuls êtres exposés à l'action des insectes; les végétaux le sont également, et les travaux les plus récents tendent à nous faire considérer les galles comme étant sous la dépendance d'un véritable poison.

Les hyménoptères renferment des espèces importantes au point de vue toxicologique. Tout le monde connaît les piqûres des abeilles (*Apis melli-*

---

[1] GRESSIN, Contribution à l'étude de l'appareil à venin chez les poissons du genre vive. *Thèse de Paris*, 1885.

[2] POHL, Beitrag zur Lehre von den Fischgiften *Prager med. Wochenschrift*, 1893.

[3] GÜNTHER, An Introduction to the study of Fishes, 1880.

fica) et des espèces voisines, bourdon (*Bombus hortorum, Bombus lapidarius*), abeille perce-bois (*Xylocopa violacea*), guêpe (*Vespa vulgaris, Vespa germanica*), frelon (*Vespa crabro*), etc. Ces insectes sécrètent des liquides toxiques qui semblent assez analogues; la différence des accidents dépend surtout de la profondeur de la piqûre et de la quantité de substance nocive introduite.

N. Caillet a montré que, chez ceux qui possèdent un aiguillon velu (abeilles, guêpes), le venin est constitué par le mélange d'un acide et d'un alcali; chez ceux dont l'aiguillon est lisse, les glandes alcalines manquent ou sont rudimentaires, et la sécrétion ne détermine plus qu'une légère anesthésie.

Le principe actif du venin est représenté par de l'acide formique, dont une partie semble unie à un corps spécial, l'*undecane*, $C^{11}H^{24}$ (Scholl).

La piqûre de ces insectes détermine chez l'homme une douleur très vive qui n'est pas due, comme on le croit fréquemment, à ce que l'aiguillon reste dans la plaie; il est facile de se convaincre qu'il s'agit d'une action toxique, comme le prouve l'injection sous-cutanée, d'une gouttelette de venin; la partie enfle rapidement et, dans certaines régions, l'œdème peut devenir une cause de grand danger ou même de mort. C'est ce qui a lieu quand une guêpe a piqué au niveau du voile du palais ou de la langue. En dehors de ces cas particuliers, les accidents sont généralement peu graves; chez les personnes prédisposées, on observe parfois des troubles nerveux ou une poussée d'urticaire. Cette dernière manifestation peut être produite par tous les insectes, depuis la puce ou la punaise jusqu'à la chenille processionnaire.

Dans quelques cas, les piqûres des hyménoptères ont pu être suivies de complications infectieuses, érysipèle ou gangrène, ou même de thrombose mortelle quand une veine a été intéressée.

Ces accidents sont évidemment exceptionnels et le pronostic est généralement fort bénin. Il n'en est plus de même quand un sujet a été piqué plusieurs fois.

Si le même animal pratique plusieurs piqûres, la deuxième est très légère et la troisième presque nulle: c'est ce que Réaumur a démontré et ce que nous avons pu constater nous-même. Mais il peut arriver que l'on soit attaqué par plusieurs individus ou par un essaim d'abeilles; dans ce cas les manifestations sont fort graves et la mort n'est pas exceptionnelle. Clichy, Lies, Fünfstuck, Branstedt comparent les accidents à ceux que détermine le venin de la vipère; 5 ou 6 frelons pourraient tuer un cheval, 3 ou 4 auraient parfois suffi à faire périr un homme.

Des phénomènes aussi graves ne peuvent relever simplement de l'acide formique. Les expériences de P. Bert[1] tendent à démontrer que la *Xylopa violacea* sécrète un poison du sang; au contraire les abeilles semblent agir sur l'appareil respiratoire par paralysie bulbaire; en faisant

[1] P. Bert, Contribution à l'étude des venins *Bull. de la Soc. de biol.*, 1865

piquer un moineau par deux abeilles (*Apis nolacea*), l'animal succombe en trois heures, asphyxié, avec un sang noir. Mais, par des doses progressivement croissantes, on peut arriver à accoutumer les animaux contre le venin des abeilles et à créer une immunité relative (P. Bert, Lortet).

Les vertébrés ne sont pas les seuls êtres sensibles au venin des hyménoptères : divers insectes peuvent également en être victimes. Rien de curieux comme les mœurs des fouisseurs qui piquent des chenilles, ou des insectes de façon à introduire le venin près des ganglions nerveux ; il en résulte un état paralytique dont l'animal profite pour emporter sa proie et la conserver vivante comme nourriture pour ses larves.

L'acide formique que l'on trouve dans les venins que nous avons étudiés, caractérise, comme on sait, la sécrétion toxique des fourmis ; c'est chez ces animaux que Fischer l'a découvert en 1760. Cet acide est uni à l'undécane et à un ferment. Les piqûres des fourmis ne sont pas graves, au moins dans nos contrées ; elles ne déterminent qu'un peu de douleur, parfois des érythèmes et, si le liquide arrive dans les yeux, de la conjonctivite. Il n'en est plus de même dans les pays chauds. Dans l'Afrique occidentale se trouvent les fourmis de visite, qui sont capables de faire périr de gros animaux, poules, porcs, singes, lézards, serpents, et qui, arrivant par légions dans les huttes des nègres, les forcent souvent à les abandonner momentanément. Les flammants (Cayenne), les fourmis de feu (Surinam) déterminent des rougeurs érysipélateuses et de la fièvre ; au Sénégal, certaines fourmis rouges, cachées dans les arbres, se jettent sur le visage des personnes qui s'en approchent et produisent des éruptions bulleuses (Adanson).

Stanley rapporte que plusieurs tribus d'Afrique mettent sur leurs flèches un mélange d'huile de palme et de poudre de fourmis rouges ; les animaux blessés avec ces armes succomberaient rapidement.

Le groupe des coléoptères n'est pas moins important que celui des hyménoptères : il renferme en effet des insectes fort intéressants pour le médecin, la cantharide par exemple, mais il s'agit d'animaux plutôt toxiques que venineux.

La cantharide (*Lytta vesicatoria*) renferme un principe actif bien connu, la cantharidine, $C^{10}H^{12}O^4$, surtout abondant au moment de la reproduction (Beauregard) (1). C'est l'anhydride de l'acide cantharidique dont le sel de potasse a été recommandé par Liebreich pour le traitement de la tuberculose. On y trouve encore une huile volatile qui exerce une action locale irritante sur la peau et sur les muqueuses.

Le poison de la cantharide, appliqué sur la peau, détermine une phlyctène, contenant un liquide séreux, dépourvu de leucocytes ; introduit dans la chambre antérieure de l'œil (Leber), il ne produit pas non plus de diapédèse, ce qui fait supposer qu'il paralyse les globules blancs. Son action se porte, comme on sait, sur l'appareil génito-urinaire où il

---

(1) BEAUREGARD, Les insectes vésicants. Paris, 1890.

provoque de violentes inflammations, se traduisant par de la cystite, de la néphrite: l'urine renferme le poison qui s'élimine sous forme de cantharidate.

La cantharidine est extrêmement active: 10 milligrammes peuvent amener une intoxication grave se traduisant par du priapisme, de l'albuminurie, ou des hématuries, des hémorrhagies pulmonaires, de la gastroentérite: dans les cas funestes, la mort survient au milieu d'une paralysie progressive.

D'autres insectes possèdent des propriétés vésicantes analogues: tels sont les mylabres et les méloés; quand on excite ces dernières, elles excrètent, au niveau des genoux, une humeur visqueuse, qui peut exercer une action rubéfiante ou produire des pustules.

Les carabus sont pourvus de glandes anales sécrétant une liqueur brûlante et fétide; les chrysomèles et surtout leurs larves possèdent une sécrétion caustique. Enfin il faut faire une place à part aux bombardiers (*Brachinus crepitans*, *Brachinus explodens*); ces petits coléoptères vivent sous les pierres; quand on vient à les découvrir, ils lancent tous un liquide volatil, acide, qui a la double propriété de les cacher, ce qui leur permet de fuir, et d'exercer une action irritante.

Les larves des lépidoptères ont été souvent considérées comme ne produisant des substances nocives; il est certain qu'il ne faut les manier qu'avec prudence sous peine d'être atteint de lésions cutanées notamment d'urticaire: c'est ce que déterminent les chenilles processionnaires (*Cnethocampa pinnivora*, *Cnethocampa processionea*, *Liparis auriflua*, *Lithosia caniola*). On a longtemps cru que les effets étaient dus aux poils qui, restant dans les téguments, exerceraient une action mécanique; Réaumur reconnut qu'il fallait incriminer certains poils, à peine visibles, imprégnés d'acide formique, probablement mélangé à une enzyme: ils se détachent au moment où l'animal se transforme en chrysalide et, emportés par le vent, peuvent produire leurs effets à des distances assez grandes.

D'autres larves de lépidoptères (*Arctica cossus ligniperda*) exercent une action analogue; celles du *Pieris brassicæ*, inoffensives pour l'homme, peuvent déterminer chez les animaux (veaux, chevaux) des coliques, des paralysies, des stomatites. A l'autopsie, on trouve une gastro-entérite hémorrhagique et une inflammation du rein (Fröhner).

Les diptères, souvent fort incommodes, n'exercent en général qu'une action mécanique; les piqûres des taons, malgré les douleurs qu'elles provoquent ne semblent pas venimeuses. Il n'en est pas de même de certaines simulies qui provoquent de l'eczéma chez les chevaux et surtout de la mouche tachetée ou simulie de Kolumbacz (*Simulia maculata*) qui habite la Hongrie, la Serbie, la Moravie et certaines contrées de l'Allemagne. On dit qu'en 1873, elle fit périr en Serbie 52 chevaux, 131 bœufs, 316 moutons et 100 porcs; la piqûre détermine une tuméfaction qui dure de huit à dix jours et s'accompagne de fièvre et parfois de convulsions. Mais la plus terrible de toutes les mouches est sans contredit la mouche tsetsé (*Glossina morsitans*); cette espèce qui habite l'Afrique a été étudiée par un grand nombre d'explorateurs et notamment par Livingstone; il paraît que 3 ou 4 individus sont capables de tuer un chien, ou même un cheval ou un bœuf; les piqûres déterminent de l'amaigrissement et finissent par entraîner la mort au bout de quelques jours; mais ce qui est plus curieux, c'est que les animaux sauvages sont absolument réfractaires à l'action de cet insecte : les éléphants, les zèbres, les buffles, les antilopes, les gazelles ne sont pas incommodés; il en est de même de la chèvre et des veaux à la mamelle. Au contraire, les chiens qui boivent du lait y seraient très sensibles, tandis que ceux qui mangent du gibier auraient une immunité remarquable. Chez l'homme, les effets sont analogues à ceux que déterminent les cousins de nos pays.

Parmi les autres mouches, nous citerons : la mouche à tête rouge d'Abyssinie, qui, lorsqu'on l'écrase sur la peau, amène des ampoules et des furoncles (Rey); la mouche des sables, qui produit de l'urticaire; la mouche de Pondichéry, qui serait une cause de conjonctivite purulente.

Les cousins (*Culex pipiens*) possèdent une salive toxique qui semble produire d'abord un certain degré d'anesthésie, ce qui permet à l'animal de sucer le sang de sa victime. Il en est de même probablement de la puce.

Dans l'ordre des hémiptères, nous devons signaler d'abord l'*Huechis sanguinea*, dont le poison, étudié par plusieurs chimistes, notamment par Moss et par Arnaud, exerce une action irritante sur la vessie; cette propriété le rapproche de la cantharidine dont il diffère au point de vue chimique.

Les pucerons (*Aphis, Lachnus, Chermes*) ont une sécrétion caustique qui amène des inflammations cutanées chez l'homme, le cheval et le porc.

Les punaises terrestres sécrètent un liquide fétide qui est produit par des glandes pyriformes placées au centre du métathorax et aboutissant entre les pattes postérieures; on sait que les punaises des lits (*Acanthia lectularia*) s'attaquent à l'homme et aux animaux domestiques, pendant l'obscurité, et, après s'être gorgées de sang, déposent dans la plaie une salive irritante. Quelques espèces font des piqûres très douloureuses : telles sont les punaises de Kazan (*Acanthia ciliata*) et de la Réunion (*Acanthia rotondata*).

Les piqûres des réduves (*Reduvius personatus*) sont suivies de douleurs et d'engourdissement; il en est de même des piqûres des punaises d'eau (*Notonectes*). Tous ces animaux agissent par leur salive, qui est capable de paralyser complètement les petits insectes auxquels ils s'attaquent.

Enfin, on range aujourd'hui, dans les hémiptères aberrants, les pediculi. On sait que le *pediculus pubis* détermine des lésions cutanées et notamment des taches ardoisées (*Pourson*) grâce à sa sécrétion salivaire (Duguet).

Parmi les insectes non classés, nous en signalerons un qui, au Sénégal, produirait une éruption boutonneuse appelée gale d'éléphant; un autre, à Saint-Domingue, déterminerait des ulcères.

Les arachnides venimeuses. — La classe des arachnides est une de celles qui présentent le plus d'intérêt au point de vue médical. Tous les individus qui la composent ou presque tous possèdent des propriétés toxiques. Parmi les types les plus dégradés, nous trouvons les lingatulides, longtemps classés parmi les vers et qui en effet établissent avec eux une sorte de transition et s'en rapprochent par leur vie parasitaire. A l'autre extrémité de cette classe, sont placés les solifuges, et particulièrement les galéodes, qui ne possèdent pas de glandes venimeuses, mais dont la salive est irritante comme celle des insectes avec lesquels ils ont plus d'une analogie; la morsure du *Galeodes araneoides* ou du *Galeodes vorax*, produit des inflammations assez vives.

Les araignées vraies ou araréides possèdent une glande venineuse située dans la région céphalique; son canal excréteur débouche près de la griffe qui termine les chélicères ou antennes pinces; quand l'animal vient à mordre, le poison se déverse dans la plaie et peut causer la mort chez quelques petits animaux; la sécrétion est constituée par un liquide clair, huileux, acide et amer. Chez quelques espèces on trouve sur la peau une toxalbumine (Kobert) qui se mélange au venin. Il n'y a pas de toxalbumine chez les tarentules.

Si toutes les araignées sont venineuses, il s'en faut que le venin ait chez toutes la même action. Latreille a reconnu que la morsure d'une araignée de taille moyenne suffit à tuer une mouche; dans les pays chauds les mygales font périr des oiseaux, colibris, fauvettes et mene pigeons. Mais leur action sur l'homme est généralement peu grave. Les araignées de nos pays ne déterminent qu'un point rouge; celles du Midi peuvent amener une légère tuméfaction et parfois de petites bulles. Les mygales elles-memes ne produisent sur notre espèce que de la rougeur et des phlyctères; il est exceptionnel de voir survenir des phénomènes généraux sérieux ou de la fièvre.

On sait la terreur qu'a longtemps inspirée la piqûre de la tarentule; une espèce habite le midi de la France (*Lycosa melanogastra*), une autre le midi de l'Italie (*Lycosa tarentula*); cette dernière a été accusée de produire des accidents bizarres qui étaient décrits sous le nom de tarentisme et qui n'étaient guéris que par la musique. Les observations sérieuses démontrent que la tarentule ne détermine qu'une lésion locale douloureuse, rappelant celles que produisent les abeilles: si parfois il survient des phénomènes généraux, soif, sueurs froides, vomissements, il faut les rattacher simplement à une action réflexe.

Les seules araignées véritablement redoutables sont représentées par les malmignathes (*Lathrodectus malmignatus*) et d'autres espèces de lathrodectes (*Lathrodectus tredecimguttatus, Lathrodectus lugubris*).

Les malmignates possèdent des glandes venineuses très développées,

dont la sécrétion se mélange à la toxalbumine des téguments; très redou-
tées en Corse, dans l'île d'Elbe, où on les craint autant que les scorpions,
et en Russie, elles sont capables de tuer les petits animaux et produisent
chez l'homme des phénomènes parfois très graves. On prétend même que
certaines espèces, comme le *Lathrodectus lugubris*, peuvent tuer les chevaux, les moutons et l'homme : la mort surviendrait dans le collapsus,
sans qu'il se produise de lésions locales; d'autres fois le malade guérit,
mais conserve, pendant plusieurs mois, des paralysies des extrémités. Ces
accidents s'observent surtout dans les pays tropicaux, à Venezuela, à
Madagascar. Les lathrodectes de Curaçao produisent par an de 100 à
200 piqûres, qui, chez l'homme, se terminent généralement par la guérison; le venin, inoculé au chien et au bouc, amène de la dyspnée, de
la congestion céphalique et pulmonaire (Steenberger et Journes).

Citons encore le *Micrommata sparassus* de la Nouvelle-Calédonie, et
l'*Epeira diadema*, qui produisent des lésions locales assez graves.

L'ordre des acariens comprend quelques espèces qui déterminent des
piqûres très douloureuses et de la fièvre; elles appartiennent à la famille
des ixodides : *Ixodes nigra*, *Argas persicus*, argas de Colombie. Une
espèce qui habite les bords de la mer Caspienne, la punaise de Tahiti,
peut produire chez l'homme des accidents mortels.

Mais la plupart des acariens vivent en parasite chez les mammifères :
tels sont les demodex, les sarcoptides, etc.; les manifestations qu'ils déterminent doivent être en partie d'ordre toxique. C'est le cas également d'un
petit parasite, très répandu aux environs de Paris et qui pénètre sous la
peau de l'homme; vulgairement désigné sous le nom de rouget, il est
considéré aujourd'hui comme la larve du *Thrombidium automnale*.

Les scorpions. — Les scorpions sont, par leur organisation, bien
supérieurs aux arachnides. On en trouve 15 espèces dans l'Europe méridio-
nale; les deux principales sont le *Buthus occitanus* et le *Scorpio euro-
peus*. La première surtout possède un venin actif. Dans les pays tropicaux
on rencontre des espèces très dangereuses, parmi lesquelles nous citerons
le *Buthus afer* et l'*Androctonus funestus;* ce dernier, qui atteint 15 centimètres de long et se trouve déjà en Algérie, peut produire la mort, au
moins chez les enfants et les jeunes gens.

Quant aux scorpions de France, ils sont peu redoutables; le plus
souvent le dard n'est pas assez fort pour piquer la peau de l'homme et,
étant donné le peu d'accidents qu'ils causent chez les animaux, on peut
reléguer au rang des fables les dangers de leur morsure.

Ceux des piqûres déterminent des pseudo-érysipèles qui s'accompagnent
de douleurs lancinantes; puis surviennent des phlyctènes, des lymphangites, du sphacèle. En même temps, les blessés ont des vomissements, de
la diarrhée, de la fièvre, puis après un laps de temps qui varie de quelques
heures à quelques jours ils sont pris d'accidents tétaniformes et succombent dans le coma.

Le scorpion de Colombie produit, dit-on, de l'angoisse, des étourdissements et un engourdissement de la langue, qui s'accompagne de bégayement.

Le venin des scorpions, sécrété par deux glandes situées dans le dernier segment caudiforme de l'abdomen, est constitué par un liquide incolore, acide, soluble dans l'eau, insoluble dans l'alcool absolu et l'éther. Son action a été étudiée par Redi, par Maupertuis et surtout par Blanchard. P. Bert, Jousset, Joyeux-Laffuie (¹).

Blanchard a montré que le venin du *Scorpio occitanus* tue les insectes, les pierrots, les serins; chez la grenouille, il détermine un tétanos souvent mortel; chez le chien et le lapin il provoque seulement de violentes douleurs.

Contrairement à ce qui a lieu pour les autres venins, la piqûre du scorpion est mortelle pour les animaux de son espèce. Ce résultat justifierait la légende qui montre le scorpion se tuant lui-même quand on le place au centre d'un cercle de feu. Pourtant Bourne prétend que la piqûre du scorpion ne produit chez les animaux de même espèce qu'un engourdissement léger.

P. Bert, étudiant le venin du scorpion d'Égypte, a observé, chez la grenouille, des convulsions tétaniques, douloureuses, arrachant des cris à l'animal; puis survient une deuxième période, qui apparaît d'emblée si la dose injectée est considérable; c'est une paralysie progressive, naissant d'arrière en avant et atteignant en dernier lieu les muscles palpébraux. Le cœur est peu troublé, le sang n'est pas altéré. Le poison agit sur le système nerveux, il excite la moelle épinière et paralyse les plaques motrices à la manière du curare. Joyeux-Laffuie décrit également une période d'excitation qu'il attribue à une influence sur l'encéphale et une période de paralysie due à l'action sur les terminaisons nerveuses.

Jousset avait prétendu que le venin détruisait les globules rouges. D'après Sanarelli, il est sans action sur ceux de l'homme, du chien, du lapin, du cobaye et du rat; il dissout ceux des oiseaux, des poissons, des grenouilles et des salamandres, n'en laissant subsister que les noyaux.

Enfin M. Calmette a pu neutraliser le venin du scorpion par les procédés qui réussissent contre le poison des serpents, c'est-à-dire mélangeant avec l'hypochlorite de chaux, le chlorure d'or, le réactif iodo-ioduré, ou avec le sérum de lapins vaccinés contre les morsures du cobra.

Les myriapodes. — Les myriapodes se divisent comme on sait en chilopodes et chilognathes; ces derniers ne semblent pas venimeux; les iules sécrètent seulement un liquide irritant pouvant amener de la conjonctivite; c'est du moins ce qui s'observe aux Antilles, car les espèces indigènes n'émettent qu'un liquide odorant.

(¹) JOYEUX-LAFFUIE, Appareil venimeux et venin du scorpion. *Thèse de Paris*, 1883.

Les chilopodes renferment la famille des Scolopendrides, dont on trouve une espèce dans le midi de la France, en Languedoc et en Provence, c'est la *Scolopendra cingulata*, qui atteint 9 centimètres de longueur; les effets de sa piqûre avaient déjà été bien indiqués par A. Paré : « Les multipèdes, dit-il, engendrent grande démangeaison, rougeur et tumeur au lieu où elles mordent. » En effet il se produit un gonflement très douloureux qui peut persister plusieurs jours et parfois un nouvement fébrile; mais les accidents ne sont jamais plus graves, au moins chez l'homme. D'après Soulié[1] le venin de la scolopendre tue les articulés et rend les mammifères un peu malades.

Les espèces d'Italie (*S. morsitans*) et surtout celles qui habitent les pays chauds (*S. morsitans, insignis*), notamment l'Afrique, les Antilles, le Sénégal, l'Amérique intertropicale, peuvent produire des accidents plus sérieux, mais qui ne diffèrent que par leur intensité de ceux que nous avons signalés. Leur piqûre détermine un œdème énorme qui se développe avec une grande rapidité, mettant la vie en danger quand il siège au niveau du cou ou de la muqueuse buccale. Mongeot rapporte le cas d'un officier qui avala une scolopendre en buvant de l'eau: la piqûre que l'animal produisit dans la gorge détermina une tuméfaction rapidement mortelle. Sauf ce cas particulier et contrairement à l'opinion courante, les accidents se terminent presque toujours d'une façon favorable.

Les crustacés, mollusques, échinodermes, etc. — Les crustacés sont pour la plupart dépourvus de venin; seuls les argulides possèdent des glandes venineuses qui s'ouvrent au niveau du stylet rétractile dont est armée la trompe buccale.

Parmi les mollusques, nous n'avons à citer que les cônes, les pleurotones appartenant au groupe des toxiglosses (gastéropodes prosobranches), et dont la langue est pourvue de deux rangées de dents creuses; leur morsure est capable de tuer quelques petits animaux et détermine chez l'homme des gonflements douloureux.

On a longtemps considéré certains échinodermes, les oursins par exemple, comme produisant une matière toxique; ces animaux ne semblent agir que mécaniquement, bien que Monson et Schlagdenhauffen aient trouvé des alcaloïdes dans l'eau où ils avaient vécu. Il n'en est plus de même de quelques cœlentérés : parmi les hydroméduses siphonophores, nous trouvons les physalides; certaines d'entre elles (*Physalia pelagica*), appelées vulgairement petites galères, possèdent un suçoir et un appareil glandulaire à sécrétion urticante situé au-dessous et en arrière de la vessie qui sert à les soutenir; on a vu, sous les tropiques, leur piqûre suivie de douleurs locales avec tendance à la syncope.

Quelques hydroméduses acalèphes, qui habitent les mers de France, peuvent produire du gonflement et de l'urticaire : tels sont, dans la Médi-

_____

[1] SOULIÉ, Appareil venimeux et venin de la scolopendre. *Thèse de Montpellier*, 1885.

terranée, le *Rhizostoma pulmo* ou *Aldrovandi* et, dans la Manche, le *Rhizostoma Cuvieri;* ces espèces sont souvent très importunes pour les baigneurs. On trouve à Pondichéry le *Cyanea medusa calliparea,* qui détermine également de l'urticaire. L'appareil urticant est représenté par des capsules microscopiques situées le long des tentacules et à leurs extrémités; au fond de ces capsules se trouve un fil, armé de pointes aiguës et servant à inoculer le liquide venineux.

CHAPITRE VI

LES AUTO-INTOXICATIONS A L'ÉTAT NORMAL

La vie cellulaire. — Toxicité des extraits de tissus. — Les leucomaïnes. — Toxicité du sang, des urines. — Étude des poisons urinaires. — Variations de la toxicité urinaire dans les diverses conditions physiologiques. — Toxicité de la bile et des sécrétions gastro-intestinales. — Poisons de l'air expiré.

La vie cellulaire. — Toute manifestation vitale est nécessairement liée à une destruction organique.

Cette loi, établie sur un grand nombre de recherches expérimentales, a été développée d'une façon admirable par Cl. Bernard et par Herbert Spencer. Elle a trop d'importance au point de vue de la pathologie générale, pour que nous ne l'étudiions pas avec quelques détails.

Supposons un instant une masse de protoplasma, placée dans un liquide nutritif, dont la composition reste constamment la même. Nous avons vu que ce qui caractérise essentiellement la matière vivante, c'est la possibilité de s'assimiler certains principes hétérogènes; ceux-ci, abondamment répandus dans notre hypothèse autour de la cellule, serviront à son accroissement qui se fait toujours d'après le même plan; des principes relativement simples se groupent sous forme d'agrégats plus complexes et en même temps plus instables, et ce passage du simple au complexe, et du relativement stable à l'instable, s'accompagne d'une certaine absorption de force qui passe à l'état latent.

Si l'être placé dans ces conditions ne manifestait aucune activité, c'est-à-dire ne dégageait aucune force, il s'accroîtrait indéfiniment : ce serait un exemple de vie éternelle. On ne peut guère concevoir, même théoriquement, la possibilité d'une pareille situation; car cet être est soumis à une série de forces incidentes, qui viennent constamment agir sur lui, et tendent à modifier sa position d'équilibre instable. Or, les lois de la mécanique le démontrent : ou l'équilibre instable sera complètement rompu et le corps tombera à l'état d'équilibre stable, c'est ce qui caractérise la mort; ou le corps réagira et tendra à revenir à son état primitif d'équilibre instable. Cette réaction, dont le fléau de la balance nous donne une image assez exacte, ne peut s'accomplir que par suite d'un dégagement de force; il se fera donc une opération inverse de celle qui préside à l'accroissement de la matière vivante; il se produira une désagrégation des molécules organiques, qui retomberont à un état plus simple et plus stable : c'est le deuxième processus caractéristique de la vie; c'est la désassimilation.

Ainsi donc la désassimilation, c'est-à-dire la destruction organique, nous apparaît comme une conséquence nécessaire des conditions mêmes dans lesquelles nous sommes et des lois physiques auxquelles aucun corps ne peut se soustraire. Un double mouvement se passe constamment au sein de la matière vivante :

Assimilation, c'est-à-dire passage du simple au complexe, du relativement stable au plus instable, s'accompagnant d'une certaine absorption de force : c'est la création organique;

Désassimilation, c'est-à-dire passage du complexe au plus simple, de l'instable au plus stable, s'accompagnant d'un certain dégagement de force : c'est la destruction organique, mais c'est aussi la manifestation de l'activité vitale.

Cette continuelle alternative de composition et de décomposition, de création et de destruction, d'absorption et de dégagement de force, nous représente la véritable image de la vie; c'est parce qu'elle manifeste ses propriétés vitales que la matière vivante est frappée de mort.

Les matériaux qui proviennent de la désassimilation, et qui sont incapables de céder de nouveau de la force, sont des substances inutiles; ils sont rejetés hors de la cellule et passent dans le milieu ambiant. On ne peut concevoir que ces substances puissent de nouveau être reprises par l'être vivant, et ramenées à un état d'organisation complexe; il n'est guère possible d'admettre ce va-et-vient incessant de la matière, et l'expérience d'accord avec l'induction démontre que les produits de la désassimilation ne sont plus aptes à servir à la nutrition de l'être qui les a excrétés. Ils pourront représenter un aliment pour des individus d'espèce différente; mais, pour ceux qui les ont rejetés, ces corps sont complètement inutiles, ils sont même nuisibles.

La toxicité des produits de désassimilation constitue une propriété générale dont quelques exemples donneront une idée.

Prenons une bactérie quelconque et semons-la dans un bouillon de culture. Pour cet être unicellulaire, le milieu organique se confond évidemment avec le milieu ambiant; si nous plaçons le microbe dans des conditions eugénésiques, le développement se fait abondamment; puis il se ralentit et s'arrête. Est-ce parce que tous les aliments ont été consommés? Non, car il reste encore plus de substances nutritives qu'il n'en faut pour subvenir aux besoins de l'être, et on aurait beau ajouter de nouveaux aliments, la végétation ne reprendrait pas. Il faut donc admettre que le milieu a été vicié par des substances toxiques, et cette conception s'appuie aujourd'hui sur un grand nombre de faits. A peine si nous avons besoin de rappeler que plusieurs agents de putréfaction sécrètent de véritables antiseptiques, comme l'acide phénique. Il y a longtemps déjà, M. Raulin a montré que l'*Aspergillus niger* produit une substance qui est analogue à l'acide sulfocyanique et arrête le développement de la plante; si l'on ajoute un peu de sulfate de fer au liquide de culture, le poison ne prend plus naissance et la récolte est bien plus abondante. L'exemple de la levure est aussi saisissant : l'alcool qu'elle sécrète arrête les manifestations vitales qui peuvent continuer plus longtemps, si on soutire cette substance, au fur et à mesure qu'elle se forme. C'est justement ce qui a lieu dans l'organisme des animaux : les produits versés dans le sang sont transformés par différentes glandes, et surtout par le foie; ils sont éliminés par divers organes et particulièrement par les reins. La démonstration de la toxicité urinaire serait la démonstration d'une continuelle auto-intoxication, si l'organisme ne recevait constamment des substances toxiques d'origine alimentaire; or, il est difficile de faire un départ exact de ce qui provient des cellules, de ce qui provient du tube digestif. Essayons néanmoins d'élucider certains côtés de la question.

Toxicité des extraits de tissus. — Il suffit de réfléchir à la constitution chimique des tissus pour comprendre déjà qu'ils renferment des substances toxiques; tous, en effet, contiennent de la potasse, et ce métal est capable de produire des accidents très graves quand il vient à être mis en liberté. On en trouve une notable quantité dans l'urine; mais la plus grande partie provient de l'alimentation, ce qui explique que, pour un même poids, les herbivores sécrètent 9 fois plus de KCl que l'homme. Malgré cette grande quantité de potasse circulante, les tissus des herbivores ne sont pas plus riches en potasse que ceux des autres animaux; on peut admettre qu'en moyenne 1 kilogramme d'animal contient $2^{gr},7$ à 5 grammes de KCl. Ces chiffres sont sujets à de grandes variations; les expériences de Feltz et Ritter ont montré que si la quantité des sels potassiques augmente dans le sang, les tissus peuvent s'en emparer, suivant un coefficient de saturation qui varie de l'un à l'autre.

Le chlorure de potassium, injecté dans les veines, étant toxique à doses de $0^{gr},18$ ou $0^{gr},20$ par kilogramme, on voit que 1 kilogramme de tissus contient environ de quoi tuer 14 ou 15 kilogrammes. Mais puisque la potasse constituante, c'est-à-dire faisant partie de la molécule organique, n'est pas toxique, puisqu'elle le devient quand elle est mise en liberté, nous avons là un exemple frappant d'auto-intoxication par une substance indispensable à la vie, quand sa quantité vient à augmenter dans le milieu organique; nous avons en même temps un exemple de la haute toxicité qu'acquiert une substance quand elle cesse de faire partie de l'organisation, si complexe et si instable, de la molécule vivante.

Ce que nous disons de la potasse, nous pouvons le répéter de toutes les matières, minérales ou organiques, qui entrent dans la constitution des tissus.

Il est vrai que les matières minérales, autres que la potasse, ne présentent guère d'importance pour notre sujet : les sels de soude ne sont guère nocifs, ce qui est bien en rapport avec leur abondance dans les milieux liquides; les autres sels sont trop peu abondants ou servent de charpente à des tissus de vitalité trop obscure pour entrer en ligne de compte.

Arrivons donc aux matières organiques. Nous nous heurtons ici à une difficulté très grande; il est impossible de les obtenir telles qu'elles existent dans l'organisme vivant; leur complexité et leur instabilité s'accommodent mal aux manipulations nécessaires pour les retirer des tissus; quelle que soit la façon de préparer un extrait, il est peu probable qu'il contienne les matières sous l'état qu'elles affectaient pendant la vie.

Pour pratiquer un extrait, il faut toujours opérer sur des animaux qu'on vient de sacrifier et agir aussi vite que possible pour éviter les modifications qui surviennent après la mort. Le moyen le plus simple consiste à plonger immédiatement le tissu dans de l'eau bouillante; mais si l'on arrête ainsi les phénomènes cadavériques, on altère notablement la constitution des éléments; on coagule la plus grande partie des albuminoïdes dont le rôle est très important.

Les mêmes objections s'appliquent au procédé qui consiste à recevoir le tissu finement haché dans de l'alcool; on produit encore une coagulation qu'il faut éviter et, en outre, il n'est pas prouvé que certaines matières organiques, au contact de ce liquide, ne donnent pas naissance à des corps nouveaux.

Reste une méthode fort simple, que nous avons souvent employée : elle consiste à pratiquer des extraits au moyen de l'eau salée à 6 ou 7 pour 1000. Dans ce cas, il est vrai, on n'arrête pas instantanément les manifestations vitales; le mal ne serait pas grand si, comme on a l'habitude de le dire, les cellules continuaient simplement à vivre dans le tissu de l'animal qu'on vient de sacrifier. Cette affirmation, bien que généralement admise, n'est pas tout à fait exacte; la vie est caractérisée par un double mouvement de création et de destruction : c'est le second processus qui persiste seul. Ce n'est donc plus une vie normale; c'est une désorganisation de la matière qui ne semble même pas se faire suivant le type habituel. Il suffit, pour s'en convaincre, de réfléchir à ce qui se passe au niveau du foie : après la mort, le glycogène disparaît et est remplacé par du sucre; qui nous dit que des substances inoffensives ne soient pas de même transformées, pendant qu'on pratique l'extrait, en des substances toxiques? On ne peut répondre que ces substances se forment également pendant la vie, puisque le tissu subit des modifications importantes aussitôt après la mort : il devient acide, se coagule et acquiert de nouvelles propriétés réductrices (Ehrlich).

Les modifications que produit la coagulation ressortent de quelques expériences(¹) qui justifieront les réflexions précédentes.

Le sérum ou le sang défibriné d'un animal normal, injecté dans les veines d'un autre animal de même espèce, détermine constamment une élévation notable de la température. Il semble donc naturel de conclure que le sang contient une substance thermogène; or une pareille affirmation serait complètement erronée. Si l'on prend du sang dans une artère et si on le fait pénétrer immédiatement dans les veines d'un autre animal, la température ne s'élève pas et parfois s'abaisse légèrement. Le sang, tel qu'il est dans les vaisseaux ne renferme donc pas toute formée une substance thermogène; mais il suffit d'une modification, relativement légère, comme la coagulation spontanée ou la défibrination, pour la faire apparaitre. Que penser dès lors des expériences où l'on se propose de rechercher des substances toxiques ou thermogènes au niveau des tissus; leur présence dans les extraits ne prouve nullement leur existence dans l'organisme vivant : il est même impossible de savoir si les manipulations ont eu pour résultat de mettre en liberté des corps entrant dans la constitution de la molécule vivante ou si elles ne les ont pas formés de toutes pièces aux dépens de la matière organique.

Ces résultats, quelque peu décevants, laissent toujours planer un doute sur la légitimité des conclusions à tirer des expériences touchant la toxicité des humeurs et des tissus; ils doivent mettre en garde contre les tentatives de l'analyse chimique appliquée soit aux parties constituantes de l'organisme, soit aux produits de sécrétion des microbes.

Malgré ces réserves, nous ne devons pas laisser de côté les résultats auxquels ont conduit les recherches pratiquées sur les tissus animaux. Si les expériences ne démontrent pas que les toxines obtenues préexistaient dans l'organisme, elles établissent au moins qu'elles peuvent en provenir.

Voyons donc les expériences entreprises sur ce sujet.

A. Bouchard (²), en se servant de l'eau bouillante ou de l'alcool, a constaté qu'il faut l'extrait de 246 grammes de muscles ou de 117 grammes de foie pour amener les convulsions et la mort. Les extraits alcooliques des tissus donnent une salivation abondante; mais, si l'on supprime la potasse qu'ils contiennent, on constate que les doses, tout à l'heure mortelles, ne produisent plus aucun accident et qu'il faut les augmenter considérablement pour produire des troubles appréciables; ce qui dénote que les matières organiques solubles dans l'alcool n'ont qu'une toxicité assez légère.

Dans le but de moins altérer les substances constitutives, nous avons

(¹) Roger, Influence des injections intra-veineuses de sang artériel sur la température. *Bulletin de la Société de biologie*, 25 novembre 1893. — Action des extraits des muscles, du sang et de l'urine sur la température animale. *Archives de physiologie*, 1er avril 1894.

(²) Bouchard, Leçons sur les auto-intoxications. Paris, 1887.

opéré à froid, au moyen de l'eau salée à 6 pour 1000(¹) et, après avoir filtré le liquide obtenu, nous l'avons injecté dans les veines, avec une grande lenteur.

Dans ces conditions, les extraits de 22 à 25 grammes de rein ou de cerveau (12 à 14 grammes par kilogramme d'animal) ont déterminé des accidents passagers: pendant quelques heures, les animaux ont paru malades; ils étaient immobiles et somnolents, mais dès le lendemain ils étaient rétablis.

Les extraits de foie injectés à dose de 28 à 42 grammes (14 à 20 par kilo), amènent la mort en quelques heures; à la fin de l'injection, les animaux semblent anéantis et ne se meuvent qu'avec peine; les pupilles se rétrécissent et deviennent bientôt punctiformes; puis, au bout d'une heure ou deux, une diarrhée très abondante se produit; la respiration s'accélère, la prostration augmente et la mort arrive, précédée parfois de légères convulsions. A l'ouverture du thorax, on constate que le cœur continue à battre et que le sang qu'il renferme est liquide.

La toxicité du tissu musculaire est bien plus faible; des doses correspondant à 102 et 127 grammes de muscles (60 à 80 par kilo) ne déterminent que du myosis et une diarrhée passagère. Pour tuer les animaux, il faut généralement l'extrait de 135 à 196 grammes (90 à 95 par kilo); les troubles sont semblables à ceux que détermine le poison hépatique : prostration, anéantissement, diarrhée, myosis, respiration rapide et superficielle, mort sans convulsions ou après des convulsions légères; persistance des battements cardiaques.

Si l'on chauffe les extraits des muscles ou du foie à 60 degrés pendant une heure, il se produit un gros coagulum; le liquide obtenu après filtration a perdu la plus grande partie de sa toxicité; c'est donc aux matières albuminoïdes contenues dans les tissus qu'il faut rapporter la plupart des accidents que nous avons signalés. Mais si les albuminoïdes jouent le rôle principal, il faut faire une part à d'autres substances : les recherches de M. Bouchard le démontrent. Enfin des expériences que nous avons poursuivies établissent encore que les extraits aqueux préparés à froid ou à chaud aussi bien que les extraits alcooliques renferment des substances thermogènes que nous avons étudiées dans les muscles et dont M. Rouques(²) a démontré la présence dans la plupart des organes ou des tissus.

Foa et Pellacani ont constaté que l'injection intra-veineuse des dilutions aqueuses de tissus frais, amenait la mort avec des symptômes d'asphyxie aigue, par suite de la coagulation du sang dans le cœur droit et dans les vaisseaux de la petite circulation. D'après leur action nocive, les auteurs rangent les tissus de la façon suivante : cerveau, capsules surrénales, tes-

---

(¹) ROGER, Toxicité des extraits des tissus normaux. *Bulletin de la Société de biologie*, 31 octobre 1891.

(²) ROUQUES, Substances thermogènes extraites des tissus animaux sains. *Thèse de Paris*, 1893

ticules, reins, glandes lymphatiques, foie; la rate ne produit généralement aucun accident.

Indépendamment du ferment fibrinogène, les capsules surrénales contiennent un poison spécial, amenant la prostration, le collapsus, la paralysie. D'autres tissus possèdent aussi une action particulière : en injectant des extraits du corps thyroïde, nous avons observé chez les animaux des amaigrissements extraordinaires.

Multiplicité des poisons contenus dans les tissus, telle est la conclusion à laquelle nous arrivons : l'analyse physiologique nous a permis de dissocier diverses toxines animales; mais il faut avouer que les résultats sont encore bien incomplets et que l'analyse chimique ne fournit que des renseignements incertains sur la nature des corps dont l'expérimentation démontre la toxicité.

Si la chimie a négligé l'histoire des toxalbumines physiologiques, elle est parvenue à des résultats fort remarquables touchant les bases, analogues aux alcaloïdes végétaux, qui proviennent du dédoublement des albuminoïdes. Ce sont ces corps auxquels M. Gautier a donné le nom de leucomaïnes pour rappeler leur origine et leur nature (λεύκωμα, blanc d'œuf). Mais la plupart d'entre eux sont peu ou pas toxiques : c'est ainsi que la créatine, la base la plus abondante de l'extrait de viande, est inoffensive; la xanthocréatinine (Gautier), à dose élevée, produit seulement un peu d'abattement et des vomissements; la plasmaïne, extraite par M. Wurtz du sang normal, n'a pu en poisonner que la grenouille.

La choline, qui se trouve en assez grande quantité dans le sang, les muscles, les glandes, est également peu toxique (Brieger). Comme alcaloïde vraiment actif, nous ne trouvons que la névrine qui tue à dose de $0^{gr},04$ par kilo, et se rencontre dans le cerveau. Il faut ajouter quelques bases non définies, qui ont été retirées des urines, de la salive ou de la rate (Norelle).

Le tableau suivant donnera une idée du grand nombre de leucomaïnes qu'on a pu déceler dans l'organisme des animaux supérieurs. Il est intéressant d'en rapprocher les alcaloïdes trouvés dans le venin de certains batraciens, la samandarine par exemple, dans la laitance des poissons (protamine de Miescher), dans les eaux où ont vécu les oursins ou dans les liquides des kystes hydatiques (Mourson et Schagdenhauffen). Ces différents produits établissent une analogie de plus entre les animaux et les végétaux : Les trois bases névriniques, choline, névrine, bétaïne, les bases xanthiques, adénine, hypoxanthine, xanthine se rencontrent dans les deux règnes; on sait d'ailleurs que la caféine et la théobromine qui appartiennent au groupe xanthique se rapprochent des bases animales.

Bases xanthiques	Adénine.	$C^5H^5Az^5$ . . .	Kossel	Pancréas de bœuf. Nombreux tissus animaux. Jeunes pousses végétales.
	Plasmaïne. . . .	$C^5H^{15}Az^5$ . . .	R. Wurtz.	Sang.
	Sarcine ou hypoxanthine .	$C^5H^4Az^4O$ . .	Scherer-Strecker. .	Urines, différents tissus, leucocytes. Pousses végétales.
	Xanthine	$C^5H^4Az^4O^2$ . .	Marcet.	Mêmes origines.
	Pseudo-xanthine .	$C^4H^5Az^5O$ . .	Gautier.	Muscles.
	Paroxanthine. . .	$C^7H^8Az^4O^2$ . .	Salomon.	Urines.
	Hétéroxanthine. .	$C^6H^6Az^4O^2$ . .	Gautier.	Urines
	Guanine.	$C^5H^5Az^5O$ . .	Unger.	Guano. Muscles, glandes, poumons.
	Carnine	$C^7H^8Az^4O^9$ . .	Weidel . . . . . . Schutzenberger. . .	Muscles, glandes Levure.
Bases créatiniques.	Créatine.	$C^4H^9Az^5O^2$.	Chevreul	Muscles, cerveau, sang
	Créatinine. . . .	$C^4H^7Az^5O$ . .	»	Urines, lait, sueurs.
	Crusocréatinine. .	$C^5H^8Az^4O$ . .		
	Xanthocréatinine .	$C^5H^{10}Az^4O$ . .		
	Amphicréatinine .	$C^9H^{19}Az^7O^4$ . .	Gautier.	Muscles.
	Base	$C^{11}H^{24}Az^{10}O^5$.		
	Base	$C^{12}H^{23}Az^{11}O^5$.		
Bases névriniques .	Choline	$C^5H^{15}AzO^2$ . .	Strecker	Muscles, sang, bile. leucocytes Jaune d'œuf. Champignons, graines de légumineuses
	Névrine.	$C^5H^{15}AzO$ . .	»	Mêmes origines
	Bétaïne	$C^5H^{11}AzO^2$ . .	Scheibler . . . . . Liebreich	Betteraves. Urines.
Base non classée .	Spermine	$C^{10}H^{26}Az^4$ . .	Pœhl.	Sperme, leucocytes
Bases non définies.	«	»	Bouchard, Pouchet Lépine et Guérin. Villiers, Thudicum.	Urines
	»	»	Spica et Paterno. . . Coppola.	Sang.
		»	Gautier.	Salive.
		»	Morelle.	Rate.
		»	Mourson et Schlagdenhauffen . . .	Eau de l'amnios

Toxicité du sang. — Une méthode indirecte permet d'établir que des substances toxiques existent au niveau des tissus, et sont constamment mises en liberté. Il suffit, en effet, de démontrer leur présence dans le liquide chargé de les recueillir, c'est-à-dire dans le sang et dans les sécrétions qui servent à leur élimination, particulièrement dans l'urine.

En étudiant le sang on se heurte aux mêmes objections, sinon aux mêmes difficultés, qu'en opérant sur les tissus; les poisons sont en trop petite quantité pour qu'on puisse songer à les mettre en évidence entre animaux de même espèce. Il faut employer des animaux d'espèce différente, et dès lors la démonstration n'est pas convaincante, ou bien il faut agir sur des extraits de sang et dès lors on ne sait si l'on opère sur des corps préexistants ou formés au cours des manipulations.

La transfusion du sang entre animaux d'espèces différentes ne dénote rien pour le sujet qui nous occupe actuellement. Elle ne présente pas moins un très grand intérêt, car elle conduit à des notions théoriques importantes et de plus elle a permis d'étudier l'auto-intoxication qui se produit au cours des maladies les plus diverses.

On peut employer, pour les recherches, soit le sang total, tel qu'il est dans les vaisseaux, soit le sang défibriné, soit le sérum.

La première méthode est de beaucoup la meilleure, mais elle est peu pratique. Aussi a-t-on recours généralement aux deux autres procédés. Or en injectant, dans les veines du lapin, du sang de chien défibriné, nous avons vu (¹) que la toxicité de ce liquide, pris au niveau de l'artère fémorale, était assez constante; pour tuer le lapin, il faut introduire de 24 à 26 centimètres cubes par kilogramme. Le sang de la veine porte est généralement plus toxique, il tue en moyenne, à la dose de 10 centimètres cubes, parfois à la dose de 4 ou 5, celui des veines sus-hépatiques à la dose de 23 centimètres cubes. La toxicité du sang étranger dépendant, comme nous le verrons, des matières albuminoïdes, on est conduit à supposer que les albumines du sang porte ont des caractères particuliers et doivent subir, avant d'arriver à leur état parfait, une transformation dans le foie.

Dans ces derniers temps, plusieurs expérimentateurs se sont occupés de déterminer le pouvoir toxique du sérum sanguin.

En pratiquant des injections intra-veineuses chez le lapin, Runmo et Bordoni(²) ont trouvé les toxicités suivantes, pour 1 kilogramme d'animal:

Homme.	10 cm³	Veau.	15 cm³.
Bœuf.	8	Poulet.	20
Brebis.	12	Anguille.	0,05

Les chiffres donnés par les autres expérimentateurs sont un peu différents : pour le sérum humain, Massiou trouve également 10 centimètres cubes, mais Leclainche et Rémond donnent 23 et Charrin 27. D'après MM. Mairet et Bose(³), qui ont poursuivi sur ce sujet une série d'expériences fort remarquables, la toxicité du sérum humain varie de 12,5 à 18 centimètres cubes, soit en moyenne 15 centimètres cubes. Les mêmes auteurs trouvent que le sérum du chien est toxique pour le lapin entre 17 et 27 centimètres cubes, soit en moyenne 21 centimètres cubes. Enfin, nous avons constaté, avec N. Cadiot, que le sérum du cheval n'est pas toxique pour le lapin; on peut en injecter 40 à 45 centimètres cubes par kilogramme sans produire aucun trouble.

Les phénomènes déterminés par les injections de sérum humain sont

(¹) Roger, Action du foie sur les poisons. Thèse de Paris, 1887, p. 97.
(²) Runmo et Bordoni, Tossicita del siero di sangue. La Riforma medica, ott. 1889
(³) Mairet et Bose, Diverses notes dans les Comptes rendus de la Soc. de biol., 1894

décrits par Rummo et Bordoni de la façon suivante : chez un lapin qui a reçu par kilogramme 10 centimètres cubes, les mouvements respiratoires deviennent plus superficiels et plus fréquents; les pupilles se rétrécissent puis se dilatent, la démarche est incertaine; la température s'abaisse, l'animal tombe paralysé et, quatre à cinq minutes après l'injection, il succombe après avoir présenté quelques mouvements convulsifs.

Si la dose a été moins considérable, la survie varie de quinze minutes à douze heures et la mort survient par paralysie progressive.

Le sang de la brebis est plus paralysant, celui du poulet plus convulsivant; le sang des mammifères est très toxique pour certains oiseaux, mais les variations sont assez grandes : ainsi 6 centimètres cubes de sérum de bœuf tuent 1 kilogramme de poulet, tandis que 20 centimètres cubes sont sans effet chez le pigeon. Entre animaux d'espèces voisines, le sang ne produit pas d'accidents notables; on peut, sans inconvénient, injecter du sang de lièvre à un lapin, du sang de poule à un pigeon.

Le sang et le sérum sont également toxiques quand on les introduit dans le péritoine, mais c'est à la condition d'employer des doses quatre fois supérieures à celles qui tuent par injections intra-veineuses (Rummo et Bordoni).

On a beaucoup discuté sur le mécanisme des accidents consécutifs aux transfusions de sang étranger.

Un grand nombre d'auteurs invoquent une destruction des globules rouges contenus dans le sang transfusé et une dissolution partielle de ceux que possède l'animal mis en expérience. Or les produits de destruction des hématies sont extrêmement toxiques, comme l'ont établi Naunyn, Ranke, Schiffer, Hogyes, en injectant du sang défibriné dont les éléments figurés avaient été détruits par des gels et des dégels successifs.

Rummo et Bordoni objectent à cette explication que l'action dissolvante du sang étranger est assez légère, qu'elle n'est pas modifiée quand on fait passer le sérum à travers un filtre de porcelaine, ce qui, par contre, diminue le pouvoir toxique. Enfin, il résulte des recherches de ces auteurs qu'il n'y a aucun rapport entre le pouvoir toxique et le pouvoir cytolytique du sang des diverses espèces qu'ils ont étudiées.

Kohler, Naunyn admettaient que le sang hétérogène produisait des coagulations, grâce au ferment de la fibrine, mis en liberté. Pianizzi, Albertoni, Landois, Hueter insistèrent sur l'oblitération des capillaires provoquée par les globules altérés et Ponfick sur les altérations rénales.

M. Hayem invoque les coagulations qui se produisent quand on injecte du sang ou du sérum et dont il décrit trois variétés : 1° les caillots par stase qui se forment dans les points où la circulation sanguine est arrêtée : c'est ce que produit le sérum des animaux de même espèce; 2° la précipitation granuleuse qu'on obtient en injectant au chien du sérum de bœuf ou de cheval; 3° la coagulation en masse, occupant le cœur droit et les vaisseaux y attenant; on l'observe en injectant au lapin du sérum de chien. Mais si l'on vient à chauffer le sérum entre 56 et 59 degrés, de façon à détruire ses propriétés globulicides (Daremberg), on abolit, du même coup, son pouvoir coagulant.

MM. Mairet et Bosc ont mis très heureusement à profit cette action de la chaleur pour séparer les propriétés coagulantes des propriétés toxiques. Ils ont reconnu en effet que la transfusion du sérum hétérogène produit des coagulations; en ouvrant le thorax au moment même de la mort, on voit que le cœur bat encore et l'on constate la présence de caillots dans les artères pulmonaires. Or le sérum chauffé a perdu son pouvoir coagulant et pourtant il a conservé la plus grande partie de sa toxicité. De même, si l'on ajoute à 50 centimètres cubes de sérum de chien, 0^{gr},5 de chlorure de sodium et 1 gramme de sulfate de soude, on abolit son action coagulante; néanmoins le liquide est encore toxique à la dose de 25 centimètres cubes par kilogramme.

On peut donc conclure que le sérum est vraiment toxique : ses effets ne sont pas dus aux substances minérales, car les cendres sont inoffensives (Albertoni), ni aux matières cristalloïdes, car le liquide qui passe à travers la membrane du dialyseur n'a pas d'action notable, ils doivent être attribués aux matières albuminoïdes que l'alcool précipite.

Les poisons du sang agissent sur les différents appareils; nous avons déjà signalé leur action sur le système nerveux et sur la respiration, qui devient de plus en plus superficielle et finit par s'arrêter. Chez les mammifères, le cœur serait peu atteint; il bat encore chez le lapin qui succombe après injection de sérum de chien. Les résultats sont plus intéressants si l'on opère sur des animaux à température variable; le sang du lapin est celui qui arrête le plus promptement les mouvements du cœur de la grenouille; le sang du bœuf est, à ce point de vue, le moins toxique. Entre ces deux extrêmes, et en ligne progressive de toxicité, se placent les sérums d'agneau, de brebis, de veau, d'homme et de poulet (Runno et Bordoni).

Le sérum exerce encore une action très nuancée sur la température; qu'il provienne du chien ou du lapin, son injection amène une élévation thermique qui varie de 0,5 à 1°,5 et se prolonge pendant plusieurs heures. Ce résultat, que nous avons établi sur un assez grand nombre de recherches, a été confirmé par MM. Mairet et Bosc; ces expérimentateurs ont reconnu, comme nous l'avions déjà indiqué, que le chauffage à 60 degrés ne supprime pas le pouvoir thermogène. Mais cette action sur la température n'appartient pas au sang total, c'est-à-dire au sang tel qu'il est dans les vaisseaux; il n'apparaît qu'après défibrination ou coagulation spontanée.

Entre animaux de même espèce, les transfusions ne produisent pas de manifestations toxiques; quand on injecte à un lapin du sang provenant d'autres lapins, on doit, pour amener la mort, introduire des quantités très considérables; d'après M. Bouchard, il faut, par kilogramme, 126 centimètres cubes de sang défibriné, ou 125 centimètres cubes de sérum, ou l'extrait, préparé à chaud, de 400 centimètres cubes de sérum.

Si la toxicité du sang est peu considérable, c'est parce que les substances nocives ne font que traverser ce liquide pour s'éliminer rapidement au dehors. On est donc conduit, en dernière analyse, à rechercher les poisons au niveau des émonctoires et à demander à la sécrétion rénale la démonstration d'une formation continuelle de substances toxiques dans l'organisme.

Toxicité de l'urine. — A la suite de quelques recherches préliminaires de Segalas, Vauquelin, Frerichs, l'étude de la toxicité urinaire a été abordée par Feltz et Ritter (¹), puis reprise par M. Bouchard (²), qui a publié sur ce sujet une série de travaux d'une importance capitale.

D'après M. Bouchard, l'urine filtrée et neutralisée est toxique pour le lapin, à la dose moyenne de 40 centimètres cubes par kilogramme; en vingt-quatre heures, un homme sécrète 1200 centimètres cubes, c'est-à-dire une quantité d'urine suffisante pour intoxiquer 30 kilogrammes de matière vivante. Si l'homme pèse 65 kilogrammes et si l'on admet qu'on puisse lui appliquer intégralement les résultats obtenus sur le lapin, on voit qu'il met cinquante-deux heures à produire la quantité de poison nécessaire à intoxiquer son propre poids.

M. Bouchard propose de désigner sous le nom d'*urotoxie* la dose d'urine qui tue 1 kilogramme; ainsi 40 centimètres cubes d'urine représentent généralement une urotoxie. Le *coefficient urotoxique* est constitué par la quantité d'urotoxies que l'homme fabrique par kilogramme et par vingt-quatre heures. On détermine ce coefficient en divisant, par le poids de l'individu, la quantité d'urotoxies produite en vingt-quatre heures.

Ainsi, un homme de 65 kilogrammes a émis en un jour 1200 centimètres cubes d'une urine dont 40 centimètres cubes tuent 1 kilogramme de lapin; en vingt-quatre heures, il a émis $\dfrac{1200}{40}$, soit 30 urotoxies. S'il pèse 65 kilogrammes, le coefficient urotoxique sera $\dfrac{30}{65} = 0{,}460$.

De nombreuses expériences ont démontré à M. Bouchard que ce coefficient urotoxique était généralement 0,464 et qu'il variait fort peu à l'état normal.

Après avoir établi le degré de toxicité de l'urine, il faut étudier les troubles que produit son injection. Bocci (³) a tenté cette analyse expérimentale; en opérant sur la grenouille, il a obtenu une paralysie analogue à celle que produit le curare; les nerfs moteurs ont perdu leur action, les muscles continuant à se contracter; les nerfs sensitifs et les centres n'ont été atteints qu'à la période terminale de l'empoisonnement.

C'est à M. Bouchard que nous sommes redevables de l'étude la plus complète qui ait été faite sur ce sujet.

Quand on pousse dans les veines d'un lapin une injection d'urine, on

(¹) Feltz et Ritter, Urémie expérimentale. Paris, 1884.
(²) Bouchard, Leçons sur les auto-intoxications. Paris, 1887.
(³) Bocci, Giftigkeit des menschlichen Harns. *Centralblatt für die med. Wiss.*, 1882.

voit survenir d'abord un myosis qui va en augmentant; à la fin, les pupilles sont punctiformes. En même temps, la respiration s'accélère, l'animal devient somnolent, il urine abondamment et à plusieurs reprises; sa température s'abaisse, enfin il succombe dans le coma, le plus souvent sans convulsions, parfois après avoir eu des convulsions légères. Il est fréquent d'observer, à la fin, de l'exophtalmie et une dilatation plus ou ou moins marquée des vaisseaux de l'oreille.

Quand on veut rechercher à quelles substances est due la toxicité de l'urine normale, on se heurte à de grandes difficultés.

On peut éliminer certains corps qu'on serait tout d'abord tenté d'incriminer.

L'urée n'est pas la cause des accidents, car cette substance est peu toxique; il en faut 6^{gr},31 par kilogramme pour amener la mort, mais elle explique une des propriétés de l'urine, la diurèse; l'urée est un diurétique physiologique.

L'acide urique peut être introduit à la dose de 0^{gr},30 sans produire de troubles. La créatinine est inoffensive, comme l'ont montré les expériences de Ranke et de Schiffer; les matières odorantes n'ont pas d'action, car on peut les chasser par la chaleur sans modifier la toxicité de l'urine

En ce qui concerne les matières colorantes, l'accord n'est pas près d'être établi. M. Bouchard décolore l'urine au moyen du charbon animal et lui fait perdre ainsi le tiers de sa toxicité. Mais, comme le fait remarquer l'auteur, l'expérience est très complexe, car le charbon retient une foule de substances plus ou moins bien déterminées. MM. Mairet et Bosc ont abordé le problème par une autre méthode : ils ont essayé de séparer les matières colorantes et ont constaté que leur injection était suivie d'accidents à peu près semblables à ceux que produit l'urine totale. Ils ont conclu que les matières colorantes représentent la partie essentielle de la toxicité urinaire. Cette opinion, admise également par Thudicum, nous paraît exagérée. Car l'urine, décolorée par le charbon, a été dépouillée de bien des substances, notamment de toutes ses matières colorantes, et pourtant elle est encore très toxique. D'un autre côté, Marette a bien établi qu'il n'y a pas de rapport entre la toxicité de l'urine et sa coloration; enfin, en employant la dialyse, nous avons constaté que la partie qui traverse la membrane et qui comprend les matières colorantes est peu active, tandis que les substances qui ne dialysent pas, malgré leur absence de coloration, renferment des poisons énergiques. Il est donc probable que, par leur procédé, MM. Mairet et Bosc ont entraîné, avec les matières colorantes, différentes substances nocives.

Tout le monde est d'accord pour reconnaître que l'urine renferme une substance minérale toxique : la potasse. Mais son action ne peut expliquer la toxicité totale de l'urine.

En vingt-quatre heures, un homme élimine 2^{gr},5 à 3 grammes de potasse comptée en chlorure. Or ce sel est toxique, chez le lapin, à dose de 0^{gr},18. En supposant même que toute la potasse fût éliminée à l'état de chlorure, c'est-à-dire à l'état le plus toxique, elle serait capable de tuer 14 à 16 kilogrammes; les autres sels (sodium, calcium, magnésium) tueraient 5 à 7 kilogrammes; autrement dit, les sels de potasse représentent au maximum 45 pour 100 de la toxicité totale de l'urine; les autres sels minéraux 12 pour 100.

Voilà ce que montre le calcul. Or, si au moyen de l'acide tartrique on débarrasse une urine normale de la potasse qu'elle contient, on lui fait perdre 55 pour 100 de sa toxicité; ce chiffre est encore trop élevé, car l'acide tartrique entraîne diverses substances toxiques. Une meilleure démonstration nous est fournie par la dialyse, car les substances minérales se trouvent parmi les matières qui traversent la membrane, c'est-à-dire dans la portion qui est la moins toxique.

Les sels de potasse, malgré leur importance, ne suffisent donc pas à expliquer l'action de l'urine, et l'on doit rejeter, sur ce point, l'opinion trop exclusive de Feltz et Ritter et de Stadthagen.

Or, les recherches de M. Bouchard démontrent en effet que l'urine renferme sept substances toxiques, auxquelles il convient d'en ajouter une huitième, découverte plus récemment :

1° Une substance diurétique, l'urée;

2° Une substance narcotique, de nature organique, que le charbon ne retient pas et que l'alcool dissout;

3° Une substance sialogène, qui se trouve en trop petite quantité pour produire ses effets, quand on injecte l'urine en nature, mais qui agit quand on emploie des extraits alcooliques; c'est une substance organique que le charbon ne retient pas et que l'alcool dissout;

4° Une substance convulsivante, de nature minérale, la potasse.

5° Une substance convulsivante, de nature organique, que le charbon retient et qui est insoluble dans l'alcool;

6° Une substance myotique, qui se comporte comme la précédente. On pourrait penser, d'après les expériences de MM. Mairet et Bosc, que les deux dernières substances ne sont autre chose que les matières colorantes. Mais M. Eliacheff, dans des recherches très bien conduites, a montré que le poison myotique, contrairement aux pigments, ne traverse pas la membrane du dialyseur, et récemment M. Mairet a fait voir que le poison myotique, qui résiste à une température de 80 degrés, est détruit à l'ébullition;

7° Une substance hypothermisante, de nature organique, que le charbon fixe, que l'alcool précipite et qui, d'après nos recherches, ne passe pas à la dialyse;

8° Enfin une substance hyperthermisante, qui est soluble dans l'alcool et traverse la membrane du dialyseur [1].

9° On pourrait ajouter encore un poison cardiaque, minéral, la

[1] ROGER, Note sur le pouvoir thermogène des urines. *Comptes rendus de la Société de biologie*, 17 juin 1893. — Application de la dialyse à l'étude de la toxicité urinaire. *Ibid.*, 16 juin 1894.

potasse, et un poison cardiaque organique, surtout abondant au cours des maladies infectieuses (Lusini).

L'emploi de la dialyse, qui permet de séparer la substance thermogène de la substance hypothermisante, conduit à d'autres résultats assez curieux. La partie qui traverse le parchemin est peu toxique, tandis que les matières non dialysables sont beaucoup plus toxiques que l'urine en nature: elles tuent les animaux au milieu de la narcose, amènent avec des convulsions, et produisent de la diarrhée, quelquefois de l'hématurie et surtout des abaissements de température qui peuvent atteindre jusqu'à 5 et 7 degrés. Les matières qui passent au dialyseur sont antagonistes des premières; car si l'on réunit les substances que la dialyse a séparées, le mélange redevient aussi peu actif que l'urine totale.

Les matières toxiques qui restent sur le dialyseur sont donc fort énergiques et pourtant leur quantité est minime. En opérant avec 42 litres d'urine, Mme Eliacheff n'a obtenu que 5^{gr},8 de produits non dialysables, il y en a donc 0^{gr},138 par litre ou 0^{gr},193 dans l'urine des vingt-quatre heures.

Il n'existe aucun rapport entre la toxicité de l'urine et sa densité, son acidité, sa richesse en urée, sa teneur en azote total, sa coloration. Il semble qu'il y ait une relation assez nette entre le pouvoir nocif et la richesse en acides sulfo-conjugués (Marette); ceux-ci proviennent des fermentations intestinales, il y a dans ce fait un résultat intéressant qui démontre une fois de plus que la toxicité de l'urine tient, en grande partie, aux putréfactions qui se passent dans le tube digestif.

Enfin, l'urine peut renfermer des alcaloïdes, mais ceux-ci n'entrent que pour une faible part dans la toxicité totale, puisque les matières solubles dans l'alcool et celles qui passent à la dialyse sont de beaucoup les moins actives. Pourtant il est juste de reconnaître que l'urine renferme des bases ou plutôt des substances toxiques solubles dans l'éther et surtout abondantes après la fatigue (Adduco). L'extrait éthéré de 16 à 25 grammes est capable de tuer une grenouille; mais pour le lapin, il faut employer l'extrait de 1500 grammes (Schiffer). D'après Chibrert et Izain, les urines émises huit heures après le réveil contiennent 5 fois plus d'alcaloïdes qu'à aucune autre période de la journée; or, les recherches de M. Bouchard démontrent que c'est justement à ce moment que leur toxicité atteint son maximum.

En résumé, la toxicité de l'urine est un fait établi aujourd'hui d'une façon indiscutable et, si nous ne connaissons pas d'une façon suffisante la nature des poisons qui entrent dans sa constitution, nous possédons déjà quelques renseignements précieux qui pourront servir de point de départ pour des recherches complémentaires .

Les travaux de M. Bouchard, en précisant la dose mortelle de l'urine normale, ont soulevé quelques objections.

C'est ainsi que Pavesi prétend qu'on ne peut trouver aucun chiffre fixe en injectant l'urine d'un même individu; il pense que les animaux réagissent d'une façon très différente et constituent de mauvais réactifs; d'après cet auteur le coefficient toxique varierait de 0,5 à 0,7. Il doit y avoir évidemment un défaut de technique dans ces recherches, car tous ceux qui ont repris la question, ont été frappés de la constance des résultats et de la précision fournie par la méthode des injections intra-veineuses.

MM. Mairet et Bosc, tout en continuant d'une façon générale les recherches de M. Bouchard, ont obtenu des chiffres un peu différents. Comme le font remarquer ces auteurs, cela tient à ce qu'ils injectaient l'urine plus lentement; il faudrait, d'après eux, 67 centimètres cubes en moyenne pour tuer 1 kilogramme de lapin, 100 centimètres cubes pour 1 kilogramme de chien; chez ce dernier animal, les résultats seraient encore plus fixes et plus précis que chez le lapin. Les mêmes auteurs ont constaté que bien souvent, quand les animaux ne succombaient pas immédiatement, ils présentaient des troubles trophiques cutanés et finissaient par mourir plus tard; on trouvait, à l'autopsie, des congestions viscérales et des hémorrhagies de la pie-mère.

Si nous passons maintenant à l'étude de l'urine émise par les animaux, nous voyons que ce liquide est généralement beaucoup plus toxique, ce qui tient à la plus grande quantité de sels potassiques ingérés et excrétés en vingt-quatre heures.

Le tableau suivant, emprunté à des recherches que nous avons poursuivies avec M. Charrin(1), met ces faits en évidence. Nous avons classé les animaux d'après leur coefficient urotoxique.

ANIMAL.	QUANTITÉ D'URINE PAR KILOGRAMME ET PAR 24 HEURES.	DENSITÉ.	QUANTITÉ D'URÉE PAR KILOGRAMME ET PAR 24 HEURES.	TOXICITÉ DE L'URINE.	
				UROTOXIE.	COEFFICIENT UROTOXIQUE.
	cm³.			cm³.	
Cobaye	163	1015	2,16	28	5,665
Lapin	61	1016	0,526	15	4,184
Chien.	72	1050	4,56	22	3,516
Homme	18	1020	0,37	40	0,461

La toxicité si grande des urines des herbivores tient à la quantité de potasse qu'elles renferment, et qui, d'après nos recherches, représente de 75 à 80 pour 100 de la toxicité totale. Nous avons constaté en effet, que le lapin excrète par jour et par kilogramme 0,55 de KCl, tandis que l'homme n'en élimine que 0,058. Cette grande quantité de sels potassiques explique aussi pourquoi les urines des herbivores sont fortement convulsivantes et déterminent la mort par arrêt du cœur.

(1) CHARRIN et ROGER, Toxicité des urines normales du lapin. *Comptes rendus de la Soc. de biol.*, 18 décembre 1886. — Toxicité urinaire chez divers animaux. *Ibid.*, 12 mars 1887.

M. Guinard ([1]), qui a repris l'étude de la toxicité des urines chez les animaux, est arrivé à des résultats un peu différents, ce qui tient à ce qu'il poussait les injections beaucoup plus lentement que nous; il n'introduisait que 5 centimètres cubes à la minute; il a reconnu ainsi que la toxicité va augmentant des carnivores aux omnivores et de ceux-ci aux herbivores; seul, le chat fait exception à la règle. Voici du reste les moyennes qu'il trouve (quantité toxique par kilogramme ou urotoxic) :

Chien.	195 cm³.	Mouton et chèvre..	33 cm³.
Homme.	152	Ane et cheval. . .	29
Porc.	55	Lapin.	16
Bœuf.	58	Chat.	15
Cobaye. . . .	55		

Si la nutrition se faisait d'une façon imperturbable, la toxicité urinaire ne subirait aucune variation; la ligne représentant la valeur urotoxique de chaque journée serait absolument horizontale. Mais nous savons qu'il ne peut en être ainsi : l'harmonie parfaite, ou si l'on aime mieux, le mouvement uniforme, n'existe pas dans la nature. Dans le monde organique, comme dans le monde inorganique, les mouvements sont constitués par des séries d'oscillations. Tantôt l'assimilation l'emporte sur la désassimilation; tantôt c'est le contraire qui a lieu : chez l'être le plus parfaitement réglé en apparence, il y aura chaque jour des variations dans un sens, puis dans l'autre, rappelant, pour reprendre la comparaison citée plus haut, les oscillations continuelles du fléau de la balance et expliquant, en tout cas, les oscillations quotidiennes de la toxicité urinaire. Il est facile de concevoir en effet, que plus l'assimilation l'emporte sur la désassimilation, moins les poisons excrétés sont abondants, moins l'urine est toxique; le mouvement de désassimilation vient-il à augmenter, les poisons sont plus nombreux et l'urine acquiert une toxicité plus grande.

Il n'y a pas là de simples vues de l'esprit : quelques expériences démontrent la réalité de ces conceptions, et établissent l'influence qu'exercent, sur la toxicité des urines, diverses modifications physiologiques, la veille, le sommeil, l'alimentation, le travail musculaire.

C'est encore M. Bouchard qui a montré les profondes différences qui existent entre les urines du jour et celles de la nuit.

Les urines du sommeil sont moins toxiques et plus convulsivantes que celles de la veille. Le minimum de la toxicité est obtenu au moment où l'homme s'endort; le maximum au milieu de la période de veille. Enfin, en réunissant les deux liquides, on obtient un mélange moins toxique que ne l'indiquait l'analyse; il semble donc qu'ils renferment des substances antagonistes.

L'influence du jeûne et de l'alimentation a été mise en évidence dans

([1]) Guinard, Toxicité des urines normales de l'homme et des mammifères domestiques. Soc. de Biologie, 13 mai 1893.

les expériences que nous avons faites, avec M. Charrin, sur l'urine des
animaux. Nous avons montré qu'on réduisait notablement leur pouvoir
toxique en privant les animaux de nourriture, ou en les soumettant au
régime lacté. Depuis cette époque, la question a été reprise par Ajello et
Solaro qui ont également observé la diminution de la toxicité pendant le
jeûne, et par MM. Lapicque et Marette qui ont étudié l'influence du régime.
D'après ces auteurs, une nourriture composée de riz et de lait affaiblit la
toxicité de l'urine, tandis que le régime lacté absolu l'augmente d'une façon
très notable. Ce dernier résultat, assez inattendu, est évidemment fort
curieux et doit suggérer de nouvelles recherches.

L'exercice musculaire, quand il est modéré, ne modifie pas la toxicité
de l'urine ou la diminue (Bouchard). Quand il est poussé jusqu'à la fatigue,
il peut produire une diminution passagère, et amener le lendemain ou le
surlendemain une augmentation très notable (Marette). Enfin, nous avons
reconnu que le pouvoir thermogène des urines est plus marqué quand
l'homme qui les fournit a produit un travail musculaire, que lorsqu'il est
resté au repos. La diminution de la toxicité urinaire à la suite d'un travail
modéré s'explique par une oxydation plus complète des matériaux de la
désassimilation : c'est de la même façon qu'agit la vie dans l'air comprimé
qui diminue aussi la toxicité de l'urine.

Il serait évidemment fort intéressant de poursuivre l'étude urotoxique
dans les conditions les plus diverses: on pourrait pénétrer ainsi le mécanisme de la nutrition. Il semble, en effet, que la toxicité de l'urine soit
liée en partie à l'intensité des échanges organiques. Bocci, opérant sur
des grenouilles, a reconnu que l'urine des hommes jeunes ou vigoureux
est plus active que celle des femmes ou des vieillards; MM. Mossé, Barral
ont établi, de même, que la toxicité urinaire est bien moins considérable
chez le vieillard que chez l'adulte; elle est, au contraire, très marquée
chez l'enfant. Enfin, d'après M. R. Dubois, elle diminue notablement chez
les animaux hibernants.

Tous les faits que nous avons rapportés nous conduisent déjà à rattacher
à trois groupes de causes, l'origine des poisons urinaires; il en est qui
proviennent des aliments, la potasse est le principal; il en est qui prennent naissance au niveau du tube digestif et qui relèvent des nombreux
microbes qui végètent dans cette cavité, aussi voit-on la toxicité des urines
intestinales varier parallèlement aux quantités d'acides sulfo-conjugués,
s'élever quand les putréfactions deviennent plus intenses, diminuer quand
on les restreint au moyen des antiseptiques. Enfin, la troisième source est
représentée par les déchets de la vie cellulaire : la toxicité de l'urine
augmente quand la désassimilation est plus intense, par exemple dans la
fatigue; elle diminue quand les combustions tombent au minimum, comme
chez les animaux hibernants.

On peut donc tirer des indications précieuses sur l'état de ces différents
facteurs, par le simple examen de la toxicité urinaire. Seulement, dans la
plupart des cas, les phénomènes sont complexes et il est difficile de déter-

nier quel est le point de départ des variations que présentent les poisons de l'urine.

Le rein n'est pas le seul organe qui rejette au dehors des substances toxiques. Toutes les autres glandes ont la même propriété à des degrés plus ou moins élevés. Nous sommes donc conduit à rechercher quelle est l'action des autres sécrétions, quand on les injecte dans les veines. Malheureusement nos connaissances sur ce sujet sont encore assez vagues.

Toxicité de la bile. — La toxicité de la bile, soupçonnée par Deidier au xviiie siècle, sembla négligeable à la suite des expériences de Bouisson, V. Busch, Frerichs, Bamberger, Vulpian. Ces auteurs injectaient dans les veines une certaine quantité de ce liquide et, le plus souvent, n'observaient aucun phénomène notable.

La question a été reprise et résolue bien différemment par M. Bouchard. Cet expérimentateur se servit de bile de bœuf, diluée au tiers, la dilution étant indispensable pour éviter les embolies visqueuses; il reconnut qu'il suffit, pour tuer un lapin, de lui injecter dans les veines 4 ou 6 centimètres cubes par kilogramme; la mort survient au milieu de convulsions. Décolorée par le charbon animal, la bile perd les deux tiers de son pouvoir nocif; on peut donc dire que ce liquide est extrêmement toxique; il l'est 9 fois plus que l'urine.

Des différentes substances qui entrent dans la constitution de la bile, les unes, comme la cholestérine, semblent inoffensives; les matières actives sont représentées par les sels biliaires et les pigments.

D'après MM. Bouchard et Tapret, le glycocholate de soude tue à dose de $0^{gr},54$ par kilogramme; la taurocholate à dose de $0^{gr},46$; la bilirubine à dose de $0^{gr},05$. Les recherches de de Bruin, tout en confirmant celles des auteurs précédents, ont donné des chiffres un peu différents; la bilirubine tuerait à dose de $0^{gr},026$ à $0^{gr},103$ par kilogramme; les sels biliaires seraient de 3 à 5 fois moins actifs.

Étudiant l'action des diverses substances qui entrent dans la constitution de la bile, de Bruin a montré que c'est le pigment qui agit le plus énergiquement sur le cœur; en opérant sur la grenouille, il a reconnu que la bilirubine ralentit les battements cardiaques, puis les accélère et diminue en même temps la pression sanguine. Le taurocholate ralentit le pouls, le glycocholate l'accélère et abaisse la pression. Ces diverses substances agissent sur tout l'appareil cardiaque, aussi bien sur le muscle que sur les ganglions. De Bruin fait remarquer encore que si le pouls est ample et fort chez les ictériques, c'est à cause de l'excitation que la bilirubine produit sur la dixième paire.

Enfin, la bile agit aussi sur les divers tissus; elle irrite les muscles, et détermine leur coagulation: elle paralyse les centres nerveux, diminue la conductibilité des nerfs; elle dissout les hématies, les globules blancs, désagrège les cellules musculaires et hépatiques, mettant ainsi en liberté les toxines des tissus et suscitant la production d'auto-intoxications secondaires. On conçoit donc qu'injectée sous la peau d'une région délicate, par

exemple sous la peau de l'oreille du lapin, elle puisse produire du sphacèle, comme nous l'avons constaté dans des expériences poursuivies avec
M. Gouget.

Toxicité des sécrétions du tube digestif. — La première des sécrétions digestives, la salive, est considérée depuis longtemps comme étant
toxique. On supposait que la salive des animaux et particulièrement des
êtres rendus furieux contenait un principe vénéneux; mais les anciens
auteurs n'avaient évidemment fait aucune différence entre l'infection et
l'intoxication, et ce reproche peut s'adresser aux expériences assez
récentes de Grillini.

La toxicité de la salive semblait cependant établie par les expériences
de Wright; mais on objecta à l'auteur qu'il avait excité la sécrétion au
moyen de la fumée de tabac et qu'il s'agissait par conséquent d'un liquide
anormal, chargé de principes étrangers; de fait, Cl. Bernard n'obtint qu'un
résultat négatif. Mais, en 1881, M. Gautier, opérant avec la salive mixte
de l'homme, trouva que 20 à 50 gouttes suffisent à tuer un oiseau; le
poison serait soluble dans l'alcool et résisterait à 100 degrés. Dès lors, on
admit la toxicité de cette sécrétion; mais on supposa qu'elle était due à
la présence du sulfocyanure de potassium; cette dernière assertion nous
semble hasardée, car la salive ne contient que fort peu de ce sel, 0^{gr},15
(Munck) à 0^{gr},6 (Jacubovitch) pour 1000, et le sulfocyanure de potassium
n'est toxique, d'après nos expériences, qu'à la dose de 0^{gr},125 par kilogramme chez le lapin, c'est-à-dire qu'il n'est guère plus actif que le chlorure de potassium.

La sécrétion gastrique contient deux substances toxiques : l'acide chlorhydrique, qui, suffisamment dilué, tue le lapin à dose de 0^{gr},4 par kilogramme
(Bouveret et Devic) et la pepsine. La toxicité de ce ferment est établie par
les recherches de Beignaud, Edelberg, Hildebrand. D'après ce dernier
auteur, 0^{gr},1 tuerait un lapin en deux ou trois jours, 0^{gr},1 à 0^{gr},2 par kilogramme représenterait une dose mortelle pour le chien. L'injection de
pepsine produit une élévation de température, de l'amaigrissement, une
paralysie des membres postérieurs, de l'hémoglobinurie et finit par
entraîner la mort; à l'autopsie, on trouve des hémorrhagies diffuses ou
en foyers dans les muqueuses, les séreuses et les viscères.

La trypsine, injectée sous la peau, amène de la nécrose et consécutivement des phénomènes inflammatoires; introduite dans le péritoine, elle
provoque une inflammation hémorrhagique, sans suppuration (Pawlow);
injectée dans le sang, elle ne serait pas toxique d'après Kuhne et Pawlow,
tandis que, d'après Rossbach, elle produirait une paralysie du système nerveux et du cœur.

Poisons éliminés par l'appareil respiratoire. — Le poumon sert à
l'élimination de diverses substances volatiles, dont quelques-unes sont
bien définies chimiquement et possèdent un notable pouvoir toxique : tels
sont l'acide carbonique, quelques acides gras volatils, l'ammoniaque,
diverses ptomaïnes (R. Wurtz).

L'acide carbonique est toxique; ce n'est pas, comme on l'affirme souvent, un simple gaz inerte. En y plaçant de jeunes rats, P. Bert voyait la mort survenir en une ou deux minutes par arrêt du cœur; dans l'azote ou l'hydrogène, ces animaux résistent quinze à vingt minutes, et l'autopsie montre que le cœur continue à battre après l'arrêt définitif des mouvements respiratoires. Une élégante expérience de Landriani plaide dans le même sens : cet auteur opère sur la tortue, qui possède, comme on sait, deux trachées; la ligature d'un de ces conduits n'amène aucun trouble notable; mais l'inhalation d'acide carbonique par une trachée, bien que l'autre reçoive encore de l'air, détermine la mort.

Le vrai poison de l'air expiré, d'après MM. Brown-Séquard et d'Arsonval([1]), est une substance volatile, analogue aux bases organiques, car elle est fixée par les acides. Les auteurs ont mis ce poison en évidence par un grand nombre de procédés différents; un des plus simples consiste à placer des cobayes dans des caisses, reliées les unes aux autres et traversées par un courant d'air que détermine une trompe à eau; le premier cobaye qui sert de témoin, reçoit de l'air pur, le deuxième l'air du premier, le troisième l'air des deux qui le précèdent et ainsi de suite. Or, tandis que le témoin vit indéfiniment, les autres succombent plus ou moins vite. Si l'on interpose sur le trajet de cet air nocif des flacons contenant de la potasse, l'acide carbonique se trouve arrêté, mais les résultats restent les mêmes; en plaçant, au contraire, des flacons contenant des acides, on absorbe les bases volatiles toxiques, et l'on voit les animaux survivre. MM. Brown-Séquard et d'Arsonval ont pu étudier encore les poisons de la respiration, en faisant condenser dans des ballons refroidis la vapeur d'eau de l'air exhalé : le liquide obtenu s'est montré toxique et a produit de l'hypothermie, aux doses élevées où il a été injecté; car nous avons reconnu que, à petite dose, ce liquide était hyperthermisant.

Tous ces résultats ont été contredits; MM. Dastre et Loye, puis Lipari, Crisafulli, Hoffmann ont soutenu que l'air expiré ne contient pas de substances nocives. La question mérite donc d'être reprise avant qu'on puisse se faire sur ce sujet une opinion définitive.

Poisons éliminés par la peau. — La peau élimine, comme le poumon, un certain nombre de substances volatiles. En même temps, les glandes sudoripares sécrètent un liquide renfermant divers sels, lactates, sudorates, de l'urée, des matières grasses, des bases volatiles, triméthylamine, méthylamine, parfois des acides valérique, butyrique, caproïque, etc.

D'après Röhrig, la sueur serait toxique; 5 centimètres cubes injectés dans les veines d'un lapin, ont produit de la fièvre et de l'albumine; mais au bout de deux jours, l'animal était rétabli. En opérant avec la sueur des fébricitants, Queirolo a vu les animaux succomber en 24 ou 48 heures.

([1]) Brown-Séquard et d'Arsonval, Nombreuses notes dans les *Comptes rendus de la Soc. de biologie* et de *l'Académie des sciences*, 1887, 1888, 1889.

La question des poisons éliminés par la peau a été surtout discutée à propos du vernissage et des brûlures étendues : nous y reviendrons, dans le chapitre suivant, consacré aux auto-intoxications morbides.

Résumé. — Les poisons qui se produisent dans l'organisme rentrent dans un des deux groupes suivants : les uns naissent par la vie même des cellules, les autres proviennent des nombreux microbes qui habitent normalement tout animal vivant.

La plupart des fermentations microbiennes se passent dans le tube digestif : celles qui ont lieu dans les autres parties de l'organisme n'ont qu'une importance secondaire. Si la peau est couverte d'une quantité considérable de bactéries, celles-ci ne produisent aucun trouble dans les conditions physiologiques. Si l'air introduit un grand nombre de germes dans l'appareil respiratoire, ceux-ci s'arrêtent dans les premières voies et ne pénètrent pas jusqu'aux alvéoles; de même l'appareil urinaire normal ne renferme pas de microbes; chez l'homme les germes ne dépassent pas la fosse naviculaire; chez la femme ils se développent en abondance à la vulve, mais ne semblent présenter aucune importance pour le sujet qui nous occupe, car ils sont rapidement détruits dès qu'il pénètrent dans le vagin, dont la sécrétion possède de hautes propriétés bactéricides.

Ces diverses fermentations n'interviennent donc que dans les conditions pathologiques, elles contribuent alors à l'auto-intoxication de l'organisme. C'est ce qui a surtout lieu pour les poisons du tube digestif dont les variations continuelles établissent une série de transitions entre l'état hygide et l'état morbide.

Les résultats sont analogues pour les toxines relevant de la vie cellulaire; elles augmentent sous l'influence de la fatigue et du surmenage, comme le démontre l'étude du sang (Mosso, Roger), des extraits musculaires (Abelous), des urines (Bouchard). Dans un travail tout récent, M. Tissié[1] a rapporté d'intéressantes expériences de M. Sabrazès qui établissent que le coefficient urotoxique, à la suite d'un grand travail musculaire, peut s'élever à 2,55 et atteindre le lendemain encore à 0,895. La connaissance des poisons de l'organisme éclaire donc la pathogénie de certains troubles : la présence de substances thermogènes dans les extraits de muscles doit être justement invoquée pour expliquer en partie la fièvre de surmenage.

On pourrait croire, au premier abord, que l'exagération des auto-intoxications d'ordre cellulaire est due à des déviations des processus normaux relevant d'une cause interne. Ce serait une exception aux lois que nous avons essayé d'établir sur l'origine externe des maladies. Mais il suffit de réfléchir sur la nature des phénomènes pour voir qu'ils rentrent parfaitement dans la règle. Les auto-intoxications ne sont pas des maladies,

---

[1] Tissié, Observations physiologiques concernant un record vélocipédique. *Archives de physiol*, p. 825, 1894

nais des processus morbides qui peuvent survenir à l'occasion des maladies les plus diverses. Elles relèvent toujours d'un agent externe agissant actuellement ou ayant agi antérieurement sur l'individu ou ses ascendants. Le surmenage lui-même rentre dans cette formule; car si c'est l'individu qui se surmène, il ne le fait que par suite d'un état spécial de son système nerveux, héréditaire ou acquis; le surmenage est une réaction suscitée par des causes externes, physiques ou psychiques: il ne se produit pas par les seules forces de l'organisme. Émettre une pareille idée, ce serait revenir aux doctrines erronées de la spontanéité vitale, doctrines également fausses et pernicieuses en physiologie et en pathologie.

CHAPITRE VII

LES AUTO-INTOXICATIONS PATHOLOGIQUES

Les transitions entre les auto-intoxications normales et pathologiques. — L'auto-intoxication dans les affections du tube digestif, du rein, du foie, des organes glandulaires, du poumon, du cœur, de la peau. — Les brûlures et le vernissage. — L'auto-intoxication dans les affections nerveuses. — Rôle de l'intoxication dans les maladies infectieuses. — Les auto-intoxications secondaires. — Les auto-intoxications définies chimiquement : les intoxications acides; l'acétonémie; les dérivés azotés de l'albumine. — Résumé.

La production des poisons, déjà si intense à l'état physiologique, augmente dans une foule de conditions morbides, qu'on peut grouper sous trois chefs différents : exagération des processus normaux; élaboration vicieuse de la matière qui aboutit à la production de nouvelles toxines; altération des organes chargés d'éliminer ou de transformer les substances nocives.

Normalement les poisons qui prennent naissance dans l'organisme relèvent de deux sources : la désassimilation, qui s'observe chez tous les êtres; les putréfactions intestinales, qui n'entrent en jeu que chez les animaux plus élevés. Ces processus peuvent s'exagérer dans divers états pathologiques; toutes les causes qui entraînent une dénutrition trop intense, un amaigrissement rapide, tendent à encombrer l'organisme de matières nuisibles; c'est ce que l'on observe aussi bien dans le surmenage que dans les cachexies ou les maladies pyrétiques, principalement dans les infections.

Les fermentations intestinales interviennent dans une foule de circonstances, dépendant soit d'une altération des sécrétions digestives, soit d'une augmentation ou d'une modification dans le nombre des microbes, soit d'une alimentation fermentescible, soit d'une stase des matières. Voilà donc un nouveau facteur, qui ne représente qu'une exagération du processus normal et dont l'influence se fait sentir dans les conditions les plus diverses.

L'intoxication relève le plus souvent d'une déviation des phénomènes habituels. Il se produit alors des toxines plus actives que celles qui prennent naissance à l'état de santé: les transformations sont moins parfaites; les matières quaternaires ne subissent pas leur degré normal d'oxydation La nutrition se fait donc sur un type nouveau et aboutit ainsi à la production de substances excrémentitielles plus dangereuses que celles qui résultent de la vie normale. Ce processus joue un très grand rôle en pathologie; il faut l'invoquer toutes les fois que la désassimilation est exagérée, par exemple dans le surmenage, dans les fièvres ou quand les oxydations sont entravées, comme dans l'asphyxie. Il peut se produire au cours des intoxications exogènes; c'est ainsi, par exemple, que divers poisons agissent sur l'organisme d'une façon indirecte en modifiant sa nutrition et en créant un état spécial que nous avons proposé de désigner sous le nom d'*auto-intoxication secondaire*; ce qui dénote bien, dans ces cas, l'existence d'un trouble nutritif, c'est l'apparition dans l'urine de diverses substances anormales : acide lactique, acide glykuronique, glycose, substances réductrices, albumoses, etc. Le type le plus parfait du genre, c'est l'intoxication phosphorée.

Enfin la nutrition, viciée par hérédité, aboutit parfois à la production de substances anormales, comme cela s'observe dans les diathèses. C'est dans ce dernier groupe, c'est-à-dire dans les maladies par troubles nutritifs, qu'on range encore le diabète où l'intoxication peut se présenter sous les aspects bien connus de l'acétonémie.

La production de substances toxiques étant normale ou exagérée, déviée ou non de son type régulier, l'auto-intoxication peut résulter encore d'altérations portant sur les organes chargés de transformer ou d'éliminer les poisons.

Plus on étudie la question, plus on reconnaît l'importance des moyens de protection dont dispose l'organisme; certains organes rejettent au dehors les poisons qui y prennent naissance; les autres les transforment : au premier groupe appartient le rein, au deuxième, le foie. Ces organes protecteurs agissent soit en détruisant les matières toxiques, soit en sécrétant des substances qui neutralisent leurs effets. C'est à Brown-Séquard que nous devons surtout ces notions nouvelles sur les sécrétions internes des organes les plus divers, des reins notamment; dans les cas d'urémie, les accidents semblent dus au défaut d'élimination des matières nocives et à la suppression ou à l'insuffisance de la sécrétion interne du rein.

Le foie agit aussi par plusieurs procédés : il élimine par la bile différentes substances toxiques; il en localise d'autres dans son parenchyme et les transforme en matières inoffensives; enfin, d'après Massini, il possède encore une sécrétion interne anti-toxique. L'action du foie sur les poisons explique un grand nombre de manifestations qui surviennent au cours des maladies ou des affections les plus diverses, et nous donne la clef du mécanisme des accidents réunis sous le nom, assez impropre, d'ictère grave.

Il faut citer encore, parmi les organes chargés d'éliminer des poisons, les poumons et probablement toutes les glandes échelonnées le long du tube digestif; parmi les appareils de transformation, les capsules surrénales, le corps thyroïde, probablement le thymus, la moelle des os, les ganglions lymphatiques et la rate.

Quel que soit son mécanisme, l'auto-intoxication est caractérisée par l'accumulation d'un grand nombre de substances dont quelques-unes seulement sont déterminées au point de vue chimique. La plupart d'entre elles ne sont connues que par leurs effets physiologiques.

Pour les mettre en évidence, on peut injecter, à des animaux, du sang ou du sérum pris sur l'individu malade; c'est rechercher la toxicité du milieu intérieur. Cette méthode excellente est moins facile que celle qui consiste à étudier la toxicité des excrétions et notamment de l'urine. C'est à ce dernier procédé qu'ont eu recours, depuis les travaux de M. Bouchard, la plupart des auteurs. Les résultats obtenus sont fort intéressants, mais souvent d'une interprétation délicate; des troubles ou des altérations des reins peuvent empêcher l'élimination des substances nocives et, par conséquent, l'urine est parfois peu toxique, alors que l'organisme est encombré de poisons; l'expérience démontre, en effet, qu'il y a souvent un désaccord entre la toxicité du sérum et celle de l'urine.

Il existe une troisième méthode pour l'étude des auto-intoxications pathologiques : c'est celle qui se propose de remonter aux sources mêmes de l'intoxication et de rechercher les substances nocives soit au niveau du tube digestif, par exemple dans l'estomac hyperchlorhydrique, soit au niveau des organes malades ou des tissus altérés.

En réunissant les données fournies par les expérimentateurs qui ont employé une de ces trois méthodes, nous allons étudier les auto-intoxications en passant en revue les divers organes qui peuvent en être le point de départ.

Auto-intoxications d'origine gastro-intestinale. — Après les détails que nous avons déjà donnés sur les putréfactions intestinales, nous serons très bref sur les auto-intoxications qui proviennent du tube digestif. On sait que la cavité gastro-intestinale recèle normalement quatre ordres de substances toxiques :

Les matières alimentaires qu'on y introduit;

Les sécrétions qui s'y déversent;

Les poisons produits par l'action des ferments normaux;

Les poisons relevant des agents figurés.

A l'état pathologique, ces divers processus peuvent s'exagérer; les deux derniers surtout acquièrent parfois une intensité considérable. On s'explique ainsi un grand nombre d'accidents survenant au cours des affections stomacales ou intestinales, et des diverses maladies qui peuvent retentir sur le tube digestif.

Les exemples les plus simples d'auto-intoxications d'origine digestive sont fournis par l'embarras gastrique, par l'indigestion, et surtout par l'histoire des empoisonnements alimentaires. Nous avons longuement insisté sur ce dernier groupe de faits, et nous avons montré que le plus souvent il s'écoulait une période d'incubation entre l'ingestion des mets avariés et l'apparition des accidents. C'est que les matières altérées, facilement fermentescibles, ne renferment que trop peu de poison pour produire des manifestations immédiates; il faut qu'elles subissent dans le tube digestif une putréfaction ultime.

Toutes les diarrhées, quelle qu'en soit la cause, s'accompagnent aussi de putréfactions intestinales très intenses, dont témoigne suffisamment l'odeur horriblement fétide des matières. Dans un cas de ce genre, M. Bouchard a pu déceler des quantités considérables de ptomaïnes dans les excréments et dans les urines; il en a trouvé jusqu'à 15 milligrammes pour 1000 grammes dans les matières fécales; l'urine en contenait 50 fois plus que normalement. Dans les excréments de malades atteints de diarrhée des pays chauds ou de cholérine, Roos a isolé de la cadavérine et de la putrescine. Ailleurs c'est l'hydrogène sulfuré ou le méthylmercaptan qui domine et qui se trouve dans les déjections alvines, dans l'air expiré, dans l'urine. Cette sécrétion contient encore une grande quantité d'acides sulfoconjugués, ce qui est en rapport avec la production exagérée de substances aromatiques, indol, phénol, scatol. Enfin la fermentation aboutit parfois à la production d'ammoniaque qui peut provoquer la thrombose des capillaires (thromboses fermentatives de Illava) et secondairement des entérites pseudo-membraneuses avec nécrose superficielle de la muqueuse.

L'intoxication ainsi produite, relevant de substances multiples, se traduit par des symptômes variés, qui parfois revêtent l'aspect de l'empoisonnement par l'atropine, éruptions scarlatiniformes, dilatation des pupilles, sécheresse de la gorge, suppression des sueurs.

Ce qui achève de bien mettre en évidence le rôle de l'intoxication, c'est l'augmentation de la toxicité urinaire, qui diminue quand on pratique l'antisepsie intestinale.

Si les putréfactions augmentent dans les cas de diarrhée, dans les cas de constipation, la stagnation des matières provoque l'intoxication par la résorption qu'elle favorise. On observe donc, chez les constipés, un certain nombre d'accidents qui sont moins intenses, mais de même nature que chez les diarrhéiques; dans ces deux cas, en effet, on retrouve la céphalalgie, la fatigue, les troubles nerveux, la tuméfaction du foie. Seulement, en cas de constipation, les matières accumulées dans l'intestin sont excessivement dures et par conséquent ne laissent pas facilement transsuder les toxines qu'elles renferment.

La constipation exerce des effets assez curieux sur la constitution du sang: en provoquant la coprostase chez les animaux, Vanni(1) a constaté que les globules rouges diminuaient de nombre et devenaient moins résistants vis-à-vis des agents destructeurs.

Si les accidents sont relativement bénins dans la constipation simple, ils deviennent autrement graves chez certains malades qui viennent de subir un traumatisme, chez les femmes en couches et chez les gens auxquels on a pratiqué la laparotomie. Plusieurs fois, dans ces conditions, on a vu des accès fébriles, qui pouvaient faire craindre une septicémie, guéris à la suite d'une évacuation survenue par la simple administration d'un lavement(2).

Les anciens chirurgiens n'avaient donc pas tort de préparer leurs malades, et peut-être l'antisepsie intestinale, pratiquée pendant quelques jours avant les opérations abdominales ou même avant l'accouchement, pourrait-elle rendre de vrais services.

L'obstruction intestinale, sous toutes ses formes, étranglement interne ou herniaire, invagination, nous montre le tableau le plus saisissant de l'auto-intoxication digestive. La théorie réflexe ne peut expliquer les manifestations cliniques et elle a cédé devant la théorie toxique. Et, de fait, Senator a montré que le lavage de l'estomac faisait disparaître momentanément les accidents de l'obstruction, et amenait parfois la guérison du malade. Le même résultat a été obtenu par plusieurs médecins, notamment par MM. Bouchard et Chantemesse.

Les affections chroniques du tube digestif peuvent s'accompagner, sinon des mêmes accidents, du moins de manifestations analogues.

M. Bouchard a montré l'importance des intoxications gastriques en faisant l'étude de la dilatation de l'estomac. Sans ces auto-intoxications, on ne pourrait expliquer les diverses manifestations observées et notamment les accidents nerveux qui, dans leurs formes les plus bénignes, se caractérisent simplement par la prostration, la fatigue, au moment du réveil, la céphalée et, dans leur expression la plus grave, aboutissent à l'aphasie, au vertige, à la tétanie et au coma. C'est aussi à la formation de poisons qu'il faut rapporter les sueurs fétides, les éruptions cutanées, la congestion du foie, l'albuminurie, la peptonurie, enfin les troubles trophiques, notamment les nodosités des deuxièmes phalanges. Quelques auteurs vont plus loin et pensent qu'il faut rattacher au même processus les altérations plus profondes du système osseux, l'ostéomalacie chez l'adulte et chez l'enfant, d'après M. Comby, le rachitisme.

Les troubles de l'estomac retentissent sur l'intestin et provoquent des fermentations excessives qui se traduisent par une puanteur spéciale des

(1) Vanni, Sull' origine intestinale della clorosi. *Il Morgagni*, p. 533, 1893.
(2) Kustner, Zur kritik der Beziehungen zwischen Fæcalstase und Fieber. *Zeitschr. für klin. Med.*, Bd. V, 1882.

matières et peuvent aboutir au développement d'une entérite chronique. Or, l'examen des urines fait constater la présence de diverses substances d'origine putréfactive. On avait pensé que le résultat tenait à une diminution de l'acide chlorhydrique qui, jusqu'à ces derniers temps, passait pour un vrai antiseptique physiologique, s'opposant aux fermentations microbiennes. Cette théorie, appuyée sur des expériences *in vitro*, se trouve contredite par les faits. Dans les cas d'anachlorhydrie, les acides sulfo-conjugués de l'urine, qui témoignent de l'intensité des putréfactions gastro-intestinales, n'augmentent pas de quantité; réciproquement ils ne diminuent pas dans l'hyperchlorhydrie; dans ce dernier cas, en effet, les fermentations sont extrêmement énergiques; les matières amylacées, notamment, ne sont pas digérées et produisent de grandes quantités de gaz, partiellement combustibles, qui, affaiblissant les parois de l'estomac, augmentent encore sa dilatation (Kuhn, Riegel).

Le défaut de résorption et d'évacuation, en permettant l'accumulation des peptones dans l'estomac, empêche la continuation du processus fermentatif qui dissout les albuminoïdes (Bruce); si l'on ajoute que l'excès d'acide chlorhydrique entrave la digestion de la fibrine et du blanc d'œuf cuit, on comprendra l'intensité des troubles qui se produisent et on ne sera pas étonné de trouver, après douze et quatorze heures, des fragments de viande dans l'estomac des hyperchlorhydriques.

Ces substances, si mal digérées, sont facilement attaquées par les microbes dans l'estomac et dans l'intestin; mais en même temps, du fait même de l'hyperchlorhydrie, il se produit des corps toxiques, auxquels il faut attribuer la production de la tétanie et du coma dyspeptique.

La tétanie d'origine gastrique est bien connue depuis Kussmaul, au point de vue clinique; mais sa physiologie pathologique était restée assez obscure. M. Bouchard invoqua l'intoxication et cette opinion trouva un commencement de preuve dans les recherches de Kulneff, qui retira de l'estomac dilaté une substance convulsivante, produisant une abondante sécrétion lacrymale. Vers la même époque, MM. Bouveret et Devic(1) publièrent sur ce sujet un important travail. Ils montrèrent que la pepto-toxine de Brieger ne préexiste pas, mais se produit artificiellement au contact de l'acide chlorhydrique et de l'alcool. Or, d'après ces auteurs, la tétanie éclaterait toujours chez des hyperchlorhydriques, par suite d'une formation de toxines au contact de l'alcool ingéré par les malades. La présence de l'alcool ne semble pas indispensable; car les recherches plus récentes de MM. Cassaët et Ferré(2) tendent à prouver que la substance convulsivante prend naissance sous la seule influence d'un excès d'acide chlorhydrique. Elle se présente, d'après MM. Cassaët et Benech(3), sous

---

(1) Bouveret et Devic, Recherches cliniques et expérimentales sur la tétanie d'origine gastrique. *Revue de médecine*, 1892.

(2) Cassaët et Ferré, De la toxicité du suc gastrique. *Comptes rendus de la Société de biologie*, 1894, p. 532.

(3) Cassaët et Benech, De la toxicité du suc gastrique dans la maladie de Reichmann. *Ibid*, 1894, p. 633. — Benech, Toxicité du contenu stomacal. *Thèse de Bordeaux*, 1894.

l'apect d'une matière jaune, soluble dans l'eau et l'alcool, insoluble dans l'éther et le chloroforme; elle produit chez les animaux de la vaso-constriction, de la mydriase, de l'anesthésie, de la salivation, des convulsions, enfin la mort par arrêt du cœur en systole.

En face de cette substance, s'en trouve une autre qui est soluble dans l'eau et l'alcool et n'est pas fixée par le charbon, ce qui permet de la séparer de la précédente. Cette substance produit, chez les animaux, de la vaso-dilatation, du myosis, de l'hyperesthésie, de la salivation, de la diurèse et arrete le cœur en diastole. Les animaux succombent dans le coma, sans présenter de convulsions (Cassaët et Berech).

Cette deuxième substance chimique explique le mécanisme de certains accidents comateux, mais ne doit pas les engendrer tous. Il existe en effet une variété de coma dyspeptique (Litten) qu'on rencontre encore dans les cas de cancer de l'estomac et qui semble comparable au coma des diabétiques: les urines renferment une substance qui donne une réaction rouge vineux avec le perchlorure de fer, et contiennent souvent aussi divers acides anomaux ou produits en excès. La réaction par le perchlorure de fer, appelée improprement réaction de l'acétone, et, plus justement, réaction diacéturique, a été observée dans la dyspepsie, dans la dilatation, l'ulcère et le cancer de l'estomac, après l'ingestion de viandes gâtées; on l'a vue aussi dans les gastro-entérites et chez certains tabétiques atteints de crises gastriques.

En même temps, disons-nous, on a souvent trouvé des acides, qui parfois existent en dehors de toute diacéturie.

Klenperer a signalé l'acide β-oxybutyrique dans le cancer; Von Jaksch a constaté que l'acide acétique se produit en abondance dans les cas de dilatation avec hypersécrétion; si, au contraire, l'acide chlorhydrique est peu abondant, c'est la fermentation lactique ou butyrique qui domine, parfois la fermentation valérique ou propionique. Enfin, dans les cas de catarrhe chronique de l'estomac, on observe assez souvent de l'oxalurie (Peterutti).

Tous ces acides sont dangereux; ils peuvent produire des accidents immédiats, ou susciter des dégénérescences cellulaires et même des cirrhoses du foie. Les expériences de M. Boix[1] démontrent que l'acide butyrique est capable de provoquer une cirrhose atrophique; les acides lactique, valérique ont une action semblable, mais moins intense; l'acide acétique est le plus redoutable, car il est sclérogène et détermine, en même temps, des dégénérescences cellulaires.

Voilà donc une série de faits qui établissent d'une façon irréfutable que les troubles sécrétoires ou les putréfactions du tube digestif, donnent naissance à une série de substances nocives, extrêmement variées et extrêmement nombreuses, susceptibles de causer des accidents immédiats ou de produire à la longue des lésions viscérales.

[1] Boix, Le foie des dyspeptiques *Thèse de Paris*, 1894.

Ce n'est pas seulement dans les affections gastro-intestinales que ces auto-intoxications jouent un grand rôle. On doit invoquer leur action dans un grand nombre de cas où le tube digestif est secondairement atteint. Dans les néphrites, dans les affections hépatiques, dans les cardiopathies, chez les morphinomanes, les tuberculeux, il existe des altérations profondes de l'estomac et de l'intestin et par conséquent il se produit des fermentations putrides dont les effets s'ajoutent à ceux de la maladie première.

Il en est évidemment de même dans les infections à prédominance intestinale comme la fièvre typhoïde et le choléra; nous y reviendrons à propos des maladies microbiennes.

L'auto-intoxication dans les affections rénales. — De l'urémie. — En étudiant l'auto-intoxication d'origine digestive, nous avons vu que l'empoisonnement résultait d'une augmentation dans le nombre ou dans l'activité des substances nocives. Au cours des affections rénales, les accidents relèvent d'un mécanisme bien différent : les poisons peuvent être produits en quantité normale ou inférieure à la normale; mais ils s'accumulent dans l'économie parce que leur élimination est entravée.

C'est alors qu'éclatent les manifestations symptomatiques si diverses dans leur expression, si variables dans leur gravité, qu'on a réunies dans un même groupe nosologique sous le nom d'urémie.

L'urémie est une auto-intoxication résultant d'une insuffisance dans la dépuration rénale. Inutile de discuter longuement les nombreuses théories pathogéniques qui ont été proposées; leur critique a été faite trop souvent pour que nous ayons besoin de la reprendre. Tout le monde admet aujourd'hui que l'urémie relève d'une intoxication : l'œdème cérébral, invoqué par Traube, explique certains accidents au cours des néphrites, il ne peut être considéré comme la cause du syndrome que nous étudions. Mais si l'on s'accorde à rejeter la théorie anatomique et à adopter la théorie toxique, le désaccord commence quand il s'agit de préciser quelles sont les substances qui entrent en jeu. L'étude que nous avons faite de la toxicité urinaire va nous permettre d'être très bref sur ce sujet.

On avait tout d'abord invoqué l'empoisonnement par l'urée. Mais ce corps est peu toxique; les recherches de Gallois, de Feltz et Ritter, de Snyers, de Fleischer, de Bouchard ne laissent aucun doute à cet égard. L'urée tuant à dose de 6^{gr},31 par kilogramme (Bouchard), il faudrait qu'il s'en accumulât dans le sang 82 grammes pour 1000, c'est-à-dire 10 fois plus qu'on n'en trouve chez les urémiques.

L'urée se transforme facilement en une substance beaucoup plus nocive, le carbonate d'ammoniaque : ce corps, qui tue le lapin à dose de 0^{gr},25 par kilogramme, a été plusieurs fois trouvé en excès dans le sang des urémiques ou décelé dans l'air qu'ils expiraient. L'injection du carbonate d'ammoniaque, déterminant chez les animaux des accidents convulsifs et du coma, il était tout naturel d'invoquer son influence. Frerichs, qui soutint la théorie de l'ammoniémie, pensait que la transformation ammoniacale de l'urée s'opérait dans le sang. Mais, pour que le phénomène eût lieu, il fallait un ferment; Demjanikow a réalisé l'expérience : en injectant à la fois du ferment et de l'urée dans les veines, il a vu éclater divers accidents chez les chiens sur lesquels il opérait. Ces recherches, fort intéressantes, ne s'appliquent guère à l'urémie; il faudrait, en effet, démontrer la présence de ce ferment et déterminer son origine. Aussi a-t-on modifié la théorie en admettant que l'urée excrétée au niveau du tube digestif est transformée en sel ammoniacal par les nombreux microbes qui pullulent dans la cavité gastro-intestinale; cette idée, émise par Treitz, ne doit pas être complètement rejetée; elle contient certainement une part de vérité, mais ne peut suffire à expliquer tous les phénomènes.

Nous en dirons autant de la théorie qui invoque l'action des matières extractives; on en trouve de 5 à 8 fois plus dans le sang des urémiques que dans le sang normal (Hoppe-Seyler, Oppler, Schottin). Or, celles qui sont bien définies chimiquement, sont peu ou pas toxiques : tels sont les urates, les hippurates, la créatine, la créatinine, la leucine, la tyrosine, la guanine, la xanthine, l'hypoxanthine, la taurine; les expériences de Feltz et Ritter ne laissent aucun doute à cet égard. Mais il en existe d'autres dont la constitution chimique est inconnue, et dont l'action toxique est très énergique et qui peuvent contribuer, pour une part, à l'éclosion des accidents urémiques; enfin il faut encore tenir compte des matières colorantes et des ptomaïnes.

Parmi les matières minérales, les sels de potasse méritent seuls d'être étudiés; Feltz et Ritter pensent qu'ils suffisent à expliquer l'urémie. En se contentant, comme l'ont fait ces auteurs, de soumettre l'hypothèse au contrôle du calcul, voici les résultats qu'on obtient : Un lapin sécrète en vingt-quatre heures $0^{gr},55$ de KCl par kilogramme; or la toxicité de ce sel étant de $0^{gr},18$, ce lapin émet en huit heures une quantité de potasse capable de l'intoxiquer, si elle était retenue; le même calcul montre que le chien élimine en douze heures de quoi s'empoisonner. Voilà ce qu'indique la théorie. Les résultats expérimentaux sont bien différents; car si on pratique la néphrotomie double, le chien survit trois jours en moyenne, parfois plus, et le lapin de trente-six à quarante-huit heures. Si nous insistons sur ces faits, dont nous avons présenté une critique détaillée dans notre thèse, c'est simplement pour montrer à quelles erreurs on est conduit, en appliquant le calcul aux études biologiques.

Les sels de potasse ne jouent pas moins un rôle important dans la pathogénie de l'urémie. Chez bien des brightiques, on a vu des accidents graves disparaître en modifiant une alimentation trop riche en sels potassiques, ou bien en supprimant une potion renfermant du bromure, de l'iodure ou de l'acétate de potassium. Mais les sels de potasse ne sont pas toujours en excès dans le sang des urémiques; si d'Espine, Lecorché et Talamon en ont trouvé 2 fois plus que normalement, Horbaczewski n'a obtenu dans 5 cas que des résultats négatifs, et Snyers n'a pas vu augmenter leur quantité après ligature des uretères.

Il ne faut pas trop s'étonner de toutes ces contradictions. L'urémie n'est pas un processus simple et univoque; c'est l'aboutissant des lésions rénales les plus diverses. On conçoit que, suivant la nature ou le siège des altérations, certains principes puissent être moins bien éliminés que d'autres. Cette théorie est la seule qui nous explique la variabilité des manifestations cliniques. C'est celle que M. Bouchard a longuement développée et qu'il a appuyée sur de nombreuses expériences.

Il ne faut donc ni admettre, ni rejeter les théories anciennes; il ne faut ni incriminer exclusivement, ni absoudre complètement l'urée, les sels ammoniacaux, les matières extractives ou colorantes, les bases, les sels de potasse. Toutes ces substances, auxquelles on doit ajouter les nombreux poisons que l'analyse physiologique a fait connaître, poisons les plus importants mais les moins bien connus au point de vue clinique, toutes ces substances jouent un rôle et, suivant qu'elles soient produites ou éliminées en plus ou moins grande quantité, modifient complètement le tableau clinique.

Qu'on se reporte à l'étude des poisons urinaires, on en trouvera un certain nombre qui expliquent les principaux phénomènes de l'urémie; il y a des toxines myotiques, dyspnéiques, vaso-motrices, convulsivantes; il y a des substances hypo et hyperthermisantes, ce qui nous fait comprendre que la température puisse tantôt s'abaisser, tantôt s'élever.

Dans les cas d'urémie, les malades peuvent rendre encore une certaine quantité d'urines. Mais celles-ci n'entraînent plus au dehors qu'une minime partie des substances nocives. Aussi leur toxicité diminue-t-elle dans des proportions notables et peut-elle parfois être inférieure à celle de l'eau distillée. Avec 120 centimètres cubes par kilogramme, on ne détermine parfois aucun phénomène, même pas le myosis; les expériences de M. Bouchard et de M. Dieulafoy ne laissent aucun doute à cet égard.

Si les poisons ne s'éliminent pas, et s'ils s'accumulent, le sang, le sérum et les tissus doivent devenir plus toxiques. C'est ce qui a lieu effectivement; quelques expériences, celles de M. Charrin entre autres, établissent la réalité de cette déduction.

Tous ces faits achèvent d'étayer sur une base inébranlable la théorie toxique de l'urémie et nous montrent la multiplicité des poisons en rapport avec la multiplicité des formes cliniques.

Mais si l'étude des toxines urinaires a permis de comprendre la physiologie pathologique des principaux symptômes de l'urémie, il serait injuste de conclure que la dénutrition cellulaire continue à se faire comme si les reins étaient libres. S'il en était ainsi, l'anurie absolue aurait pour conséquence une mort rapide, qui surviendrait constamment au bout de cinquante-deux heures; or on a cité des observations où la vie a pu se prolonger pendant cinq ou six jours. C'est qu'en effet la plupart des expérimentateurs ont étudié l'intoxication urinaire aiguë: ce qui se produit, dans la nature, c'est une intoxication chronique; les humeurs s'imprègnent peu à peu de substances nocives et la nutrition se trouve modifiée : les phénomènes de désassimilation tombent à un taux inférieur à la normale, parce que les tissus ne peuvent rejeter les matières qui y prennent naissance et qui, par conséquent, s'y accumulent. Il est même probable que ce mécanisme joue un rôle dans la genèse de certaines manifestations, notamment de l'hypothermie.

Ce qui prouve que l'urémie n'est pas due simplement à la rétention des poisons de l'urine, c'est que l'hypertoxicité du sérum, pris sur des individus atteints de ce syndrome, dépend de matières albuminoïdes; on est donc conduit à supposer qu'au contact des toxines urinaires, il s'en produit des albuminoïdes nouvelles, à moins d'admettre, ce qui semble peu probable, que le sérum des urémiques est plus riche en albumine que le sérum normal. Quant aux poisons urinaires, ils ne semblent jouer aucun rôle dans la toxicité du sérum des urémiques. La situation est la même que lorsqu'on mélange deux poisons, comme la morphine et le chlorure de potassium, par exemple : l'animal succombe quand il a reçu la dose mortelle de l'un des deux; l'action de l'autre ne se manifeste par rien ; sa présence n'augmente pas la toxicité de mélange, chaque substance agit comme si elle était isolée. Il faudrait donc actuellement opérer sur une grande quantité de sérum et, après s'être débarrassé des albumines, on rechercherait s'il n'existe pas de poisons identiques à ceux qui se trouvent normalement dans l'urine.

De l'urémie, nous rapprochons tout naturellement l'*éclampsie puerpérale*. Ce syndrome, quelle que soit la cause qui provoque la série morbide, relève d'une auto-intoxication qu'expliquent suffisamment les altérations du rein et du foie; il en résulte que le sang des éclamptiques est plus toxique que normalement, tandis que l'urine l'est beaucoup moins. Cette hypertoxicité du sang, signalée par Runmo, a été mise en évidence par les expériences de MM. Tarnier et Chambrelent, dont les résultats ont été confirmés par plusieurs auteurs, notamment par M. Massion ([1]).

MM. Tarnier et Chambrelent ont établi que la toxicité du sérum des éclamptiques oscille entre 5 et 6 centimètres cubes, au lieu de 10 centimètres cubes, chiffre normal. Il n'y a pas, dans ces résultats, un fait simplement curieux; les auteurs ont pu en tirer des déductions pratiques d'un grand intérêt; ils ont montré que, malgré la gravité apparente des symptômes, le pronostic est favorable si le sérum est peu toxique; réciproquement ils ont vu se terminer par la mort des cas, en apparence bénins, mais dans lesquels le sérum était très toxique.

Le poison éclamptique passe de la mère au fœtus et amène souvent la mort de celui-ci; l'expérience démontre en effet que son sang est devenu fort toxique : il tue à dose de 4 à 7 centimètres cubes par kilogramme.

---

[1] MASSION, De la toxicité du sérum. *Thèse de Bordeaux.* 1893.

Voilà donc une série de faits extrêmement intéressants au double point de vue théorique et pratique.

Fermentations au niveau de l'appareil génito-urinaire. — Nous avons vu qu'à l'état normal, il n'existe pas de fermentations microbiennes au niveau de l'appareil urinaire; il n'en est plus de même à l'état pathologique. Dans les cas de cystite, un grand nombre de microbes pullulent dans la vessie et décomposent l'urine qu'elle renferme. Il est vrai que la plupart des auteurs attribuent les accidents aux agents figurés eux-mêmes et pensent que c'est à leur passage dans le sang qu'il faut rattacher la fièvre urineuse.

Tout en faisant une large part à l'infection, on peut se demander si l'intoxication par les produits solubles ne joue pas un certain rôle. C'est le bacille du côlon qu'on rencontre le plus souvent dans la vessie malade et ses produits de culture, injectés aux animaux, produisent des accidents très graves; on peut leur attribuer certains symptômes de la fièvre urineuse ainsi que des complications plus rares, comme les paraplégies (Gilbert et Lion). Resterait à étudier la toxicité de ces urines morbides et la résorption des toxines au niveau de la muqueuse vésicale altérée, de l'urèthre, de l'uretère et des bassinets.

L'utérus peut être le point de départ d'une auto-intoxication par putréfaction à la suite de l'accouchement; quand il y a rétention partielle du placenta ou quand des caillots sont restés dans la matrice, les germes saprophytes ou pathogènes peuvent déterminer des fermentations qui aboutissent à une variété de fièvre puerpérale; la fétidité des lochies est un témoignage facilement appréciable.

Ces processus sont tout à fait semblables à ceux qui se passent dans une plaie profonde ou anfractueuse. Dans ces cas aussi, les microbes les plus divers peuvent produire des fermentations nocives. Il est vrai que ces faits deviennent exceptionnels depuis les progrès de l'antisepsie. Nous en dirons un mot à propos des poisons produits par les microbes pathogènes.

L'auto-intoxication dans les affections hépatiques. — Si le rein est le grand éliminateur des poisons, le foie en est le principal destructeur. On sait en effet que cette glande a la propriété d'arrêter au passage les substances toxiques que lui amène la veine porte, de les transformer, d'annihiler leur action. Son influence se fait surtout sentir sur les alcaloïdes végétaux, sur les poisons putrides, et notamment sur ceux de l'intestin, sur les ptomaïnes, les sels ammoniacaux à acide faible (carbonique ou organique), sur certaines albumines, sur les pigments, sur les poisons microbiens. Enfin, c'est à peine si nous avons besoin de rappeler que le foie a encore pour fonction d'arrêter la glycose et de l'emmagasiner sous forme de glycogène.

Supposons qu'une affection destructive vienne abolir ces diverses fonctions, il en résultera une série de phénomènes toxiques, contre lesquels le rein essayera de lutter. On observera dès lors une augmentation de la toxicité urinaire: en même temps on trouvera dans l'urine diverses substances anormales faciles à déceler par les procédés chimiques. La fonction uropoiétique du foie étant troublée, l'urée baissera et sera remplacée par des corps moins parfaits au point de vue excrémentitiel, acides amidés et ammoniaque; il y aura une diminution plus ou moins marquée du rapport de l'azote de l'urée à l'azote total. Les troubles de l'action du foie sur les albuminoïdes et leurs dérivés se traduisent par de l'albuminurie et de la peptonurie, les troubles de la fonction biligénique par l'ictère ou par l'apparition dans l'urine de pigments biliaires normaux ou modifiés (biliphéine, hémaphéine, urobiline). Les modifications de la fonction glycogénique produisent la glycosurie dont on peut admettre deux variétés principales : tantôt il y a suractivité fonctionnelle du foie, excitation de la glande; il en résulte une glycosurie permanente, c'est-à-dire qui persiste tant que dure l'excitation; tantôt au contraire il y a insuffisance hépatique; il en résulte une glycosurie, intermittente, liée à une insuffisance du foie, devenu incapable de retenir le sucre qu'à certains moments la veine porte contient en excès; c'est assez dire que cette glycosurie apparaîtra à la suite de l'ingestion de matières sucrées ou féculentes; ce sera une glycosurie alimentaire. Enfin l'impossibilité pour le foie de retenir les matières toxiques, aura pour conséquences soit une rétention dans l'organisme et une mort rapide, soit une élimination par la voie rénale et, par conséquent, une hypertoxicité urinaire.

C'est donc en étudiant l'urine qu'on peut avoir des notions sur l'état des cellules hépatiques. Le dosage de l'urée et de l'azote total, la recherche des acides amidés, des pigments normaux de la bile ou des pigments modifiés, de la glycosurie alimentaire et l'étude de la toxicité urinaire, voilà les principaux moyens auxquels le médecin peut s'adresser. Reste à savoir si les résultats obtenus par ces divers procédés sont concordants.

On est tenté de l'admettre *a priori*, puisque les diverses fonctions du foie sont en quelque sorte solidaires, qu'elles présentent des modifications simultanées et parallèles. Les recherches de V. Wittich, de Dastre et Arthus, de Klein, de Hoffmann, dénotent les relations qui existent entre les fonctions glycogénique et biligénique. Les travaux de Schmidt et de ses élèves, Anthen en particulier, ont fait voir que le foie n'agit sur l'hémoglobine que lorsque ses cellules contiennent du glycogène. Les expériences de Noël Paton établissent, d'autre part, que l'uropoièse est solidaire de la biligénie. Enfin, nous avons essayé de montrer que l'action du foie sur les poisons varie parallèlement à la richesse glycogénique de cet organe.

Ainsi, être renseigné sur une fonction, c'est être renseigné sur les autres; du moins la physiologie nous l'apprend. Mais, en clinique, les faits sont plus complexes et les méthodes d'appréciation plus délicates et plus trompeuses. Néanmoins on est parvenu plusieurs fois à retrouver chez les malades une corrélation étroite entre la richesse glycogénique du foie et son action sur les poisons.

C'est ce qui ressort, croyons-nous, des recherches que nous avons poursuivies sur ce sujet ([1]) et des intéressantes expériences de M. Surmont([2]).

Pour apprécier le pouvoir glycogénique du foie, on fait ingérer au malade, le matin à jeun, 150 à 200 grammes de sirop de sucre; pendant les cinq ou six heures qui suivent, on recueille les urines et l'on y cherche la glycose. Si cette substance apparaît, c'est que les cellules sont insuffisantes.

Il peut se faire que la glycose ne passe pas dans l'urine, alors que le foie est incapable de l'arrêter. Le sucre peut ne pas être absorbé par suite d'altérations du tube digestif ou par suite d'une obstruction de la veine porte, non conversée par une circulation collatérale. Ailleurs le sucre traverse le foie, mais il est arrêté par les tissus; les recherches de M. Bouchard démontrent, en effet, que le sang est loin de renfermer la quantité de glycose que les tissus peuvent consommer; aussi faut-il une assez forte hyperglycémie pour que la glycosurie soit possible. On peut donc conclure, avec M. Weil, que la glycosurie alimentaire se produira surtout quand les quatre conditions suivantes seront réalisées : 1° absorption normale au niveau de l'intestin; 2° persistance de la circulation dans là veine porte ou développement des veines collatérales; 3° lésion diffuse des cellules hépatiques; 4° diminution de l'aptitude des tissus à consommer le sucre. Si l'on ajoute que la glycosurie alimentaire peut se produire alors que le foie est indemne, par exemple quand la nutrition est ralentie ou même chez des individus sains, on arrivera à conclure que ce symptôme est loin d'avoir une valeur absolue et que son interprétation est souvent fort délicate. Mais il en est de même de toutes les autres manifestations cliniques, y compris l'albuminurie.

Un foie incapable de fixer le sucre est en même temps incapable d'arrêter les poisons. Ceux-ci peuvent rester dans l'organisme, c'est ce qui a lieu dans les ictères infectieux et dans l'ictère catarrhal; aussi malgré la profonde altération du foie, la toxicité urinaire est-elle normale ou diminuée pendant la période d'état de la maladie; puis, au moment de la guérison, il se produit une crise urinaire qui entraîne au dehors les poisons accumulés.

Parmi les maladies chroniques du foie, toutes celles qui déterminent de profondes altérations des cellules comptent au nombre de leurs symptômes l'augmentation de la toxicité de l'urine, s'accompagnant fréquemment de glycosurie alimentaire; il nous suffit de citer la cirrhose atrophique, le cancer massif et le cancer nodulaire, la tuberculose hépatique, certaines variétés d'ictère chronique.

([1]) ROGER, Contribution à l'étude des glycosuries d'origine hépatique. *Revue de médecine*, novembre 1886. — Action du foie sur les poisons *Thèse de Paris*, 1887. — Rôle du foie dans les auto-intoxications. *Gazette des hôpitaux*, 28 mai 1887. — Toxicité urinaire et glycosurie alimentaire dans les maladies du foie. *Gazette hebdomadaire*, 1892. — Le rôle du foie dans les auto-intoxications. *Revue générale des sciences*, 15 février 1894.

([2]) SURMONT, Recherches sur la toxicité urinaire dans les maladies du foie. *Comptes rendus de la Soc. de biol.*, 1892, et *Arch. gén. de méd.*, 1892.

Le résultat est tout autre, si l'on étudie une affection curable, comme cette forme particulière de cirrhose qui a été individualisée par MM. Hanot et Gilbert sous le nom de cirrhose alcoolique hypertrophique; dans ce cas, malgré le développement des veines sous-cutanées abdominales, la glycosurie alimentaire ne se produit pas et les urines conservent leur pouvoir toxique normal. C'est que les cellules sont demeurées saines et sont restées capables d'agir sur la glycose et sur les poisons; aussi l'affection a-t-elle souvent une évolution favorable.

Dans la cirrhose hypertrophique biliaire de Hanot, l'intégrité des cellules hépatiques explique l'absence de la glycosurie alimentaire, et de l'hypertoxicité urinaire. Pourtant on observe parfois une augmentation passagère de la toxicité, soit à l'occasion d'une poussée morbide (Surmont), soit à la dernière période de la maladie, quand apparaissent les symptômes graves.

Le peu de toxicité de l'urine dans la plupart des cas de cirrhose hypertrophique biliaire dénote que l'hypertoxicité urinaire, dans les maladies du foie, ne dépend que pour une faible part de la présence des éléments de la bile dans l'urine; nous avons du reste constaté plusieurs fois que de l'urine ictérique ne perdait presque rien de sa toxicité quand on la décolorait par le charbon. Plus récemment, ayant injecté, avec M. Gouget, de l'acide acétique dilué dans les voies biliaires d'un chien, nous avons déterminé une violente polycholie avec flux de bile dans l'intestin et ictère intense; les urines, qui étaient aussi vertes que de la bile de bœuf, furent injectées dans les veines du lapin et, malgré leur haute coloration, se montrèrent peu toxiques.

Ce n'est pas la bile qui rend l'urine toxique, ce sont les poisons de la désassimilation et des putréfactions intestinales que le foie neutralise à l'état normal. M. Surmont a remarqué seulement que les urines ictériques ont la propriété de diminuer d'une façon notable le nombre des mouvements respiratoires chez les animaux auxquels on les injecte. Le même auteur a montré que dans les maladies du foie qui s'accompagnent d'ascite, l'évacuation du liquide péritonéal a pour effet de favoriser la diurèse et l'élimination des poisons. Il y a là un argument à faire valoir en faveur de l'utilité des ponctions précoces et répétées dans le cours de la cirrhose atrophique. M. Surmont a constaté encore que l'antisepsie intestinale et le régime lacté diminuaient les poisons de l'urine; il a vu que la toxicité urinaire s'abaissait aussi en cas de diarrhée, pour augmenter les jours suivants. Mais ce que toutes les expériences ont bien mis en évidence, c'est le rapport qui existe entre la glycosurie alimentaire et le pouvoir toxique de l'urine. Toutes les fois qu'on obtient de la glycosurie par ingestion de sucre, on trouve que les urines sont hypertoxiques. Il n'y a d'exception que lorsque les lésions rénales empêchent l'élimination des poisons et favorisent ainsi une auto-intoxication, rapidement mortelle. Dans quelques cas, l'urine est hypertoxique, sans que le sucre passe dans ce liquide; il est alors consommé en excès par les tissus. Enfin, dans les naladies où les cellules restent normales, il n'y a ni glycosurie alimentaire ni augmentation du pouvoir toxique de l'urine.

Les conclusions que nous avons présentées s'appuient sur les expériences de M. Surmont et sur les nôtres. Pour qu'on puisse se rendre compte de leur valeur, nous avons résumé les vingt-cinq principales observations qui nous servent de base. Les observations 6, 11, 12, 13, 14, 15, 17 et 20 nous sont personnelles; les autres appartiennent à M. Surmont. Nous avons indiqué les coefficients urotoxiques, choisissant toujours le plus fort et le plus faible. On se rendra compte ainsi des oscillations qui peuvent survenir chez un même malade. Nous rappellerons qu'à l'état normal, le coefficient urotoxique est de 0,461.

	NATURE DE L'AFFECTION HÉPATIQUE.	COEFFICIENT UROTOXIQUE.	GLYCOSURIE ALIMENTAIRE.	OBSERVATIONS.
1.	Cirrhose atrophique	0,627 — 1,024	0	
2.	—	0,848 — 1,166	+	
3.	—	plus que normalement.	+	
4.	—	0,820	+	
5	—	0,720 — 0,740	»	
6.	Cirrhose hypertrophique alcoolique .	0,265 — 0,312	0	
7.	—	0,261	0	
8.	Cirrhose hypertrophique biliaire . .	0,258 — 0,351	»	
9.	— . .	0,595	0	
10.	— . .	0,758 — 1,102	0	
11.	. .	0,271 — 1,253	»	Malade à l'agonie.
12.	Ictère catarrhal	0,253 / 0,532 / 0,429	» / + / 0	Crise urinaire.
13.	—	0,302 / 1,382 / 0,661	» / » / »	Crise urinaire.
14.	—	0,960 — 1,020	+	
15.	—	0,368 — 1,475	0	
16.	Ictère infectieux.	moins de 0,357 / 0,701	» / »	Crise urinaire.
17.	Lithiase biliaire	0,216 — 0,295	0	Urines fortement ictériques.
18.	—	0,226	»	
19.	Lithiase; ictère chronique.	0,506 — 1,312	+	Période de début. Urée en excès.
20.	Angiocholite.	0,421 / 0,640 — 0,655 / 0,352	0 / + / 0	Période d'état. Convalescence.
21.	Tuberculose hépatique	0,498	»	
22.	—	0,760 — 0,945	+	
23.	Cancer du foie.	0,740	»	
24.	Impaludisme	0,627 — 0,647	0	
25.	Foie cardiaque	0,191 — 0,328	»	

L'étude toxicologique du liquide ascitique est beaucoup moins importante que l'étude de l'urine; nous avons constaté que ce liquide est bien moins toxique que le sérum humain; il en faut 30 à 40 cc. par kilogramme pour amener la mort tardive, c'est-à-dice pour que l'animal succombe quelques heures après la fin de l'injection; le sang du lapin qui a reçu ce liquide se coagule plus lentement que le sang normal.

Il est facile de saisir l'importance des notions nouvelles que nous possédons sur le rôle protecteur du foie.

Nombre de manifestations cliniques qui surviennent au cours des affections hépatiques, s'expliquent par une auto-intoxication; elles sont comparables à celles qu'on observe dans l'urémie. Dans les deux cas, en effet, nous voyons des troubles dyspnéiques, des manifestations nerveuses, des accidents comateux, que la saignée peut faire disparaître; enfin, de même qu'il existe une folie brightique, il existe une folie hépatique qui n'avait pas échappé à l'attention des anciens observateurs. On sait que Stahl, Lorry, et, plus récemment, Burrow, Hannord Charrin, Klippel ont soutenu que les altérations de la glande hépatique occupent une place fort importante dans l'étiologie de la folie. Cette conception trouve un appui assez inattendu dans les expériences récentes de Pawlow et Nasse; à la suite de la fistule porto-cave, les auteurs ont vu des chiens présenter une série de troubles fort curieux : de doux et obéissants qu'ils étaient, ils devenaient méchants et entêtés; dans quelques cas, ils étaient tellement furieux qu'ils ne laissaient même pas approcher le garçon chargé de leur apporter la nourriture; d'autres marchaient continuellement, montaient aux murs, rongeaient tout ce qu'ils trouvaient, puis étaient pris de convulsions cloniques et tétaniques. A la suite de ces attaques, ils conservaient une démarche chancelante ou ataxique; parfois ils devenaient momentanément aveugles et analgésiques.

Ictère grave. — C'est surtout dans l'étude pathogénique de l'ictère grave que les notions nouvelles sur le rôle protecteur du foie trouvent leur application.

L'ictère grave est l'ensemble des phénomènes qui se produisent quand les fonctions du foie sont profondément troublées, quand il y a insuffisance hépatique. C'est un syndrome dont on peut admettre trois grands types.

L'ictère grave infectieux, détermination primitive ou secondaire d'une infection plus ou moins bien déterminée; l'ictère grave toxique, qui se produit quand un poison a détruit les cellules hépatiques; l'ictère grave secondaire qui vient terminer la plupart des affections du foie.

Ces trois variétés ont une étiologie bien différente, mais elles sont réunies par un lien pathogénique, la destruction des cellules. Aussi, malgré la variabilité des causes, trouvons-nous un fonds commun sur lequel se détachent quelques manifestations spéciales, dépendant de l'agent étiologique. L'ictère grave représente donc une véritable unité clinique.

Sa pathogénie, comme celle de l'urémie, a exercé la sagacité des auteurs et a suscité un grand nombre de théories. Trois surtout méritent d'être rappelées : celle de Bright, Lebert, Trousseau, qui admettaient un empoisonnement général à détermination hépatique; celle de Piorry, Leyden,

Frerichs, qui invoquèrent l'action de la bile ou des matériaux qui servent à la former; enfin la théorie moderne de l'insuffisance hépatique.

La première de ces trois conceptions était en quelque sorte un pressentiment de la vérité. Bright considérait l'ictère grave comme une pyrexie frappant le foie et les reins. Trousseau le rapproche de la fièvre typhoïde, et conclut « qu'un poison, une matière morbifique, *venue du dehors* ou *produite dans l'organisme*, est la cause de tous les désordres ». Mais il suppose que ce poison porte son action sur le système nerveux, ce qui expliquerait les cas où le foie a paru normal à l'autopsie. « Il faut donc accepter que l'altération du foie, la destruction de la cellule, n'est point la source de l'intoxication primitive (¹). »

Nous avons tenu à citer ce passage très remarquable : il renferme une grande idée, applicable à l'étiologie de l'ictère grave primitif; il aboutit à une erreur, car il tend à rejeter presque complètement le rôle pathogénique du foie. C'est qu'à l'époque de Trousseau, on ne soupçonnait pas la fonction protectrice de cet organe, aussi devait-on chercher l'explication de l'ictère grave soit en dehors de cette glande, soit dans l'action de la bile. Cette dernière idée, admise par la plupart des auteurs, semble trouver un appui dans les expériences récentes qui mettent en évidence le pouvoir toxique de cette humeur. Mais la théorie cholémique n'explique pas le mécanisme des accidents qui surviennent au cours des maladies sans ictère, comme la cirrhose atrophique, le cancer, le kyste hydatique. Il y a plus : alors même qu'il existe de l'ictère, celui-ci diminue le plus souvent au moment où apparaissent les phénomènes d'intoxication.

Devant ces objections auxquelles on pourrait en ajouter d'autres, la théorie de la cholémie a été abandonnée et remplacée par la théorie de l'acholie. Celle-ci, émise par Frerichs, invoque un empoisonnement non par la bile, mais par les éléments qui devraient la former. Il y a là, sans doute, une hypothèse ingénieuse, mais rien de plus, car il faudrait démontrer quelles sont exactement ces matières et surtout quelle est leur toxicité.

Frappés de l'insuffisance des théories hépatiques, quelques auteurs, Whitla, Decaudin, pensèrent que l'ictère grave doit être assimilé à l'urémie. Cette idée contenait une part de vérité. Car dans les cas d'insuffisance hépatique, l'augmentation de la toxicité urinaire est la vraie sauvegarde de l'économie. Pour que les accidents de l'auto-intoxication soient évités, il faut que le rein reste perméable. Or cette glande peut s'altérer à son tour; quelquefois elle est frappée en même temps que le foie par la même cause qui agit ainsi sur les deux organes; c'est ce qu'on observe dans quelques empoisonnements, l'intoxication phosphorée, par exemple, dans nombre de maladies infectieuses et spécialement dans l'ictère grave primitif. La synergie qui existe entre le rein et le foie se montre encore dans les cas où un ictère catarrhal survient chez un brightique; les accidents graves ne tardent pas à apparaître. Mais généralement c'est l'in

_____

(¹) TROUSSEAU, *Clinique médicale*, t. III, p. 512, 5ᵉ éd. Paris, 1877.

verse qu'on observe : un hépatique devient rénal, et dès lors éclatent les phénomènes de l'ictère grave secondaire.

Quant à l'ictère, il peut jouer un rôle dans la genèse des accidents, mais ce rôle est bien différent de celui qu'on lui avait attribué autrefois; comme l'a montré M. Bouchard, l'ictère a pour effet d'amener un amaigrissement rapide et d'activer à tel point la désassimilation que l'oxygène disponible cesse parfois de pouvoir suffire aux combustions; la stéatose est la conséquence de cet état. En outre, la rétention des acides biliaires agit sur les cellules du foie, qui elles-mêmes subissent la dégénérescence graisseuse; dès lors survient l'insuffisance hépatique ; le foie cesse de sécréter la bile et l'acholie remplace la cholémie; en même temps, les poisons organiques ne subissent plus leurs transformations normales. L'urée particulièrement n'est plus fabriquée, la matière azotée reste à un stade moins avancé d'oxydation et se trouve être plus toxique; enfin la sécrétion rénale est profondément troublée, puisque l'urée, ce diurétique physiologique, fait défaut. Le rein ne peut s'accommoder longtemps au passage de substances qu'il ne doit pas éliminer normalement; il s'altère à son tour et, l'insuffisance rénale s'ajoutant à l'insuffisance hépatique, les symptômes les plus graves ne tardent pas à se produire. On peut donc classer, de la façon suivante, la filiation des accidents :

Cholémie. . . . . { Stades inconstants.
Stéatose, résultant de la cholémie .
Acholie.
Altération rénale secondaire.
Intoxication (insuffisance hépatico-rénale).

L'ictère grave doit donc être considéré comme un syndrome, résultant de la suppression des fonctions hépatiques; les troubles sont souvent favorisés par des lésions rénales concomitantes ou secondaires. L'insuffisance hépatico-rénale exprime ce dernier stade qui traduit la défaite de l'organisme succombant aux progrès de l'intoxication.

Resterait à déterminer quels sont les poisons qui agissent. Malheureusement nous ne sommes pas plus avancés pour l'ictère grave que pour l'urémie. Nous savons seulement qu'il faut faire une place importante aux matières extractives, aux albumines, aux ptomaïnes trouvées dans l'urine par Mourson et Schagdenhauffen, aux sels ammoniacaux et notamment au carbamate d'ammoniaque. MM. Hahn, Massen, Nencki et Pawlow(1), à qui nous devons de belles expériences sur ce sujet, pensent que le carbamate d'ammoniaque explique tous les phénomènes de l'insuffisance hépatique et même de l'urémie. Cette conception nous semble un peu trop simpliste. Pour l'urémie, le doute n'est pas possible : ce syndrome résulte d'un empoisonnement complexe et c'est justement parce que les

(1) Hahn, Massen, Nencki et Pawlow, La fistule d'Eck de la veine cave inférieure et de la veine porte et ses conséquences pour l'organisme. Arch. des sciences biologiques, publiées par l'Institut impérial de méd. expér., T. I. n° 4. Saint-Pétersbourg, 1892.

poisons les plus divers peuvent s'accumuler dans l'économie à la suite des lésions rénales, que le tableau clinique est aussi variable et aussi mobile. Dans les cas de suppression du foie, les phénomènes nous paraissent analogues; le carbamate est peu toxique, il faudrait donc déterminer la quantité de carbamate d'ammoniaque ou au moins d'ammoniaque contenu dans le sang ou les tissus quand les accidents éclatent. L'analyse de l'urine est insuffisante et si l'augmentation de l'acide carbamique, quand les phénomènes s'aggravent, démontre l'importance de ce corps, il ne s'ensuit pas que d'autres substances toxiques n'agissent pas à côté de lui.

En résumé, nous pensons que l'intoxication de l'ictère grave est une intoxication complexe, dont nous ne connaissons encore qu'un seul facteur, le carbamate d'ammoniaque, qui est peut-être le moins important.

L'auto-intoxication dans les affections du corps thyroïde, de la glande pituitaire, des capsules surrénales, du thymus, de la rate, des ganglions lymphatiques, de la moelle des os. — Le foie n'est pas le seul organe ayant pour fonction d'arrêter et de détruire les matières toxiques: d'autres glandes agissent comme lui; il est même probable que toutes les cellules de l'organisme doivent posséder, à des degrés variables, le pouvoir de neutraliser certaines substances toxiques. Cette action toxinicide devrait être considérée, dans cette hypothèse, comme une propriété générale, qui serait seulement plus manifeste dans certains organes que dans d'autres. Le foie tiendrait la première place et par son activité fonctionnelle et par sa position, qui lui permet d'agir tout d'abord sur les poisons provenant de l'intestin.

Voyons donc ce que nous savons actuellement touchant les glandes sans conduit excréteur; le corps thyroïde mérite de nous occuper en premier lieu.

C'est à Schiff que revient l'honneur d'avoir montré que la thyroïdectomie détermine la mort chez le chien. Cette découverte, indiquée dans un travail sur la glycogénie (¹), passa complètement inaperçue; vingt-cinq ans plus tard, quand J.-L. et A. Reverdin, puis Kocher, eurent montré la production chez l'homme soit de la tétanie, soit du myxœdème à la suite de l'extirpation du corps thyroïde, Schiff (²) rappela les recherches qu'il avait faites autrefois. A partir de cette époque, de nombreuses observations furent publiées par les chirurgiens, des expériences furent entreprises par les physiologistes et établirent ainsi le rôle important que joue la glande thyroïde (³).

Les effets de la thyroïdectomie varient suivant les animaux sur lesquels on opère. Le chien succombe généralement du quatrième au vingt-septième

(¹) Schiff, Untersuchungen über die Zuckerbildung in der Leber. Würzburg, 1859.
(²) Schiff, Résumé d'une série d'expériences sur les effets de l'ablation des corps thyroïdes. *Revue méd. de la Suisse romande*, 15 février 1884
(³) On trouvera un excellent historique de la question dans le travail suivant : Gley, Exposé critique des recherches relatives à la physiologie de la glande thyroïde. *Arch. de physiol.*, 1892, p. 391.

jour. Il présente de la somnolence, devient apathique et indifférent, ses mouvements sont lents et hésitants, ses muscles sont agités de contractions fibrillaires; il est pris parfois d'accès convulsifs analogues à ceux de la tétanie. Dans quelques cas fort rares, les animaux ont résisté et ont pu présenter au bout d'un mois ou deux des épaississements cutanés, tout à fait analogues à ceux du myxœdème (Tizzoni et Centanni, Gley).

Le chat se comporte comme le chien; il meurt après avoir eu de la tétanie quand on a enlevé le corps thyroïde ou au moins les 4/5e de la glande; la survie est de sept à quarante jours (Von Eiselsberg).

Le lapin, au contraire, résiste à l'extirpation des deux lobes principaux. Ce résultat tient à l'existence de glandules accessoires ou glandes parathyroïdiennes, qui ont été découvertes par Sandstron, et dont M. Gley a fait voir l'importance. Ces glandules, très développées chez le lapin, peuvent se retrouver chez tous les animaux, même chez l'homme, et suffisent à assurer la survie des opérés. Ainsi s'expliquent les faits contradictoires où l'extirpation du corps thyroïde ne produisit aucun trouble. Il faut remarquer que les glandules ne siègent pas seulement près de la glande principale; on en trouve parfois à la base du cœur, ou même audevant de l'aorte.

Si, tenant compte de ces faits, on pratique l'ablation de toutes les glandes chez le lapin, on voit l'animal succomber à des accidents aigus. Dans quelques cas rares, les animaux ont survécu et ont présenté les phénomènes de la cachexie myxœdémateuse. M. Gley a cité trois faits de ce genre; la peau des oreilles était froide, rugueuse, il y avait une desquamation épidermique avec chute des poils. Hofmeister a observé des troubles analogues, et, de plus, en opérant sur de jeunes animaux, il a pu constater un arrêt dans le développement du système osseux.

Le myxœdème peut donc se montrer, à titre d'exception, chez le chien ou le lapin; il est très net chez le singe, où Horsley l'observa dès 1885; les animaux opérés présentent du tremblement, des accès tétaniques, des altérations cutanées; à l'autopsie, on constate que la mucine a envahi les organes et les tissus.

Le même résultat peut s'obtenir chez le porc. Les sujets adultes supportent la thyroïdectomie (Murès), tandis qu'en opérant sur des animaux jeunes (âgés de quinze jours à un mois), on obtient soit le crétinisme atrophique, soit le crétinisme myxœdémateux (Moussu). La plupart des auteurs ont noté que, d'une façon générale, les animaux jeunes résistent moins bien que les adultes, les femelles moins bien que les mâles.

L'opération de la thyroïdectomie a été faite très souvent sur l'homme, et a donné des résultats comparables à ceux qu'on obtient chez les animaux. Deux ordres d'accidents peuvent éclater : tantôt la tétanie, signalée par Reverdin et bien étudiée par Weiss, qui a montré qu'elle est surtout fréquente chez les jeunes femmes; tantôt la cachexie strumiprive, que les Reverdin ont si justement identifiée au myxœdème; elle n'en diffère que par sa tendance vers la guérison spontanée au bout de plusieurs années

(Reverdin). Ces accidents surviennent après l'extirpation totale, exceptionnellement après l'extirpation partielle (Bardeleben); ils sont compatibles, même les accidents tétaniques, avec une très longue survie; sur 52 opérations pratiquées par Billroth, il y eut 12 cas de tétanie, dont 4 furent mortels; dans une observation le malade, malgré les accidents nerveux, était encore vivant au bout de neuf ans.

Si, des extirpations chirurgicales, nous passons à l'étude des accidents qui suivent les affections de la glande thyroïde, nous trouvons des faits tout à fait analogues.

La cachexie strumiprive est la même affection que le myxœdème et le crétinisme; les différences accessoires ne tiennent pas devant les nombreuses analogies. Mais il est une affection qui représente en quelque sorte la contre-partie de la précédente, c'est le goitre exophtalmique. Dans une comparaison très remarquable, Byron-Bramwell[1], a montré qu'on pouvait opposer un à un tous les symptômes du myxœdème et de la maladie de Basedow : ces deux types cliniques sont exactement l'inverse l'un de l'autre; ils sont dus, en effet, l'un à la suppression des fonctions thyroïdiennes, l'autre à leur exagération.

On l'idée qui tend de plus en plus à prévaloir, c'est que les accidents produits par la suppression de la thyroïde sont d'ordre toxique. La glande serait chargée soit de détruire des substances nocives, soit de les neutraliser au moyen de sa sécrétion interne.

Pour démontrer la réalité de l'auto-intoxication thyroïdienne, on a étudié la toxicité des tissus, du sang, de l'urine. Les extraits des tissus ont été expérimentés par Sgobbo et Lamari et ne se sont pas montrés particulièrement toxiques. Les résultats obtenus avec le sang ont été plus importants : Ughetti et Mattei, Rogowitch ont reconnu que le sang d'un chien thyroïdectomisé ne produit rien chez un chien normal, mais amène un tremblement continuel, suivi des autres accidents, chez un animal dont on vient d'extirper le corps thyroïde. M. Gley a constaté qu'après la thyroïdectomie le sang n'était pas plus toxique que normalement, mais avait acquis la propriété de produire des contractions fibrillaires absolument caractéristiques. Fano et Lando ont vu que les troubles s'amélioraient quand on pratiquait une saignée et qu'on injectait ensuite de l'eau salée ou du sang normal.

L'urine, qui renferme des sels biliaires, de l'albumine, parfois du sucre, devient aussi plus toxique, comme le démontrent les expériences contemporaines de M. Laulanié et de M. Gley. Le résultat, contredit par MM. Slosse et Godard, a été confirmé de nouveau par M. Masoin, qui a reconnu que l'urine était d'autant plus toxique que les manifestations étaient plus graves.

En s'appuyant sur l'ensemble de ces faits, on est porté à conclure que les phénomènes qui suivent la thyroïdectomie sont dus à une auto-intoxica-

---

(1) BYRON-BRAMWELL, *Atlas of clinical medicine*, vol. I. Edinburg, 1891.

lion. Dans l'impossibilité de préciser la nature de l'empoisonnement, on est réduit à des hypothèses; il en est trois qui méritent d'être discutées : ou bien il s'agit d'un empoisonnement proprement dit; ou bien de la suppression d'une sécrétion interne anti-toxique; ou bien d'une altération des centres nerveux.

Chez les animaux qui ont succombé à la thyroïdectomie, on trouve, en effet, des lésions dans divers organes. Les vaisseaux sont dilatés, gorgés de sang; les cellules hépatiques altérées; les reins atteints de néphrite superficielle aiguë (Alonzo, Haskovec, Laulanié). Ces lésions semblent d'importance secondaire; c'est surtout sur le système nerveux que s'est portée l'attention des observateurs.

Weiss insista sur les altérations cellulaires qu'il trouva au niveau des cornes antérieures, et qu'il fut porté à considérer comme la cause des accidents tétaniques présentés par les malades. Rogowitch a obtenu chez le lapin de l'encéphalomyélite parenchymateuse subaiguë. Mais ce sont surtout Langhans et son élève Knopp qui ont insisté sur ce point; ils ont trouvé dans le cerveau du singe et de l'homme des cellules vésiculeuses, et dans les nerfs périphériques, à la surface interne du périnèvre, des zones claires, limitées par des lames fibrillaires et renfermant des cellules semblables. Chez le chien, Capobianco a également observé des dégénérescences vacuolaires dans le cerveau, le cervelet, le bulbe, les cornes antérieures de la moelle; Pisenti a rapporté 2 cas où il s'était produit au niveau de la moelle des cavités probablement consécutives à des hémorrhagies.

Quelle est la valeur de ces diverses lésions? C'est ce qu'il est difficile de décider actuellement. Faut-il admettre que le corps thyroïde détruit des substances dont l'action produirait des lésions cérébrales? Faut-il, avec Horsley, supposer qu'il neutralise la matière mucinoïde qui est toxique pour l'organisme? Von Eiselsberg se range à cette dernière opinion, et cite une curieuse expérience de Wagner, qui a montré que la nucine, provenant de la parotide du bœuf, produit la tétanie chez le chat.

Sans préciser la nature du poison, Grutzner pense qu'il se forme dans l'organisme une substance analogue à la strychnine que le corps thyroïde détruirait. De Quervain émet une opinion analogue : pour lui la tétanie est due à un empoisonnement, car les lésions du système nerveux sont accessoires et inconstantes. En faveur de cette hypothèse, on peut citer les intéressantes expériences de Lindemann ([1]). Cet auteur, supposant que le corps thyroïde détruit des substances excrémentitielles, comme la xanthine, étudia son action sur un composé voisin, la caféine. Il reconnut que la caféine injectée dans l'artère thyroïde est toxique à dose de $0^{gr},17$ par kilogramme; introduite dans la veine jugulaire d'un chien thyroïdectomisé, elle tue à $0^{gr},075$. Si l'on en fait ingérer $0^{gr},075$ à un chien opéré, on produit de violents accès convulsifs : la même dose donnée à un chien normal n'amène que de légers vomissements.

([1]) LINDEMANN, Ueber die antitoxische Wirkung der Schilddrüse. Centralbl. f. allg. Pathologie und pathol. Anatomie, 1891.

Il semble donc établi que la glande thyroïde agit en détruisant ou neutralisant diverses substances toxiques. Ce qui prouve bien son action comme glande vasculaire sanguine, c'est qu'on peut empêcher les accidents ou les arrêter en employant ses extraits ou en greffant la glande dans une autre partie de l'économie.

L'idée de la greffe remonte à Schiff, qui a vu, dans quelques cas, préserver ainsi les animaux. L'expérience a été confirmée par beaucoup d'auteurs, notamment par Christiani, qui a opéré sur le rat; si plus tard on retire la greffe, l'animal peut résister, ce qui tend à prouver qu'il s'est fait une fonction variante.

Mais la greffe ne réussissant pas toujours, il est plus simple d'injecter des extraits de corps thyroïde sous la peau, ou même de faire ingérer ces glandes; dans ce dernier cas, l'influence est encore plus manifeste. C'est Vassale qui montra, en 1890, les bons effets des injections d'extraits de corps thyroïde chez les animaux. Depuis cette époque, le fait a été vérifié par un grand nombre d'expérimenteurs, notamment par M. Gley. Ce traitement a été appliqué à l'homme par Murray en 1891, par MM. Bouchard, Marie et par nous-même, et a donné les meilleurs résultats dans le myxœdème et dans l'obésité. Plusieurs hypothèses ont été émises pour expliquer cette action si remarquable : les uns admettent que le suc thyroïdien est un contre-poison, agissant peut-être en calmant les centres nerveux; on atténue les accidents de la thyroïdectomie, en donnant aux animaux des médicaments sédatifs, comme l'antipyrine (Gley) ou le chloral (Ughetti). Mais si l'on s'explique ainsi la guérison de la tétanie, on comprend moins bien les bons effets dans le myxœdème. Faut-il invoquer simplement l'action diurétique de l'extrait, signalée par Fenwick, ou bien l'action lymphogène découverte par Slosse et Godard? Faut-il supposer que le suc a la propriété de modifier la nutrition par un mécanisme mal connu? Le fait est qu'en injectant à des lapins de l'extrait de corps thyroïde on les voit maigrir rapidement et succomber si on prolonge l'expérience. Nous avons vu, avec M. Charrin, des animaux, qui recevaient tous les deux jours 1 gramme de corps thyroïde, tomber de 1500 à 1000 et 900 grammes.

Le corps thyroïde peut-il être suppléé par d'autres organes? On a cité l'hypophyse et la rate. Pour cette dernière glande, les expériences récentes ont montré qu'elle ne jouait pas le rôle vicariant qu'on lui avait attribué. Mais les recherches de Rogowitch(1) établissent nettement que, chez le lapin, l'extirpation du corps thyroïde est suivie d'une hypertrophie compensatrice de l'hypophyse cérébrale. Aussi quelques expérimentateurs se sont-ils ingéniés à détruire ce dernier organe: on espérait obtenir ainsi des données sur la physiologie pathologique de l'acromégalie, affection qui semble liée à des altérations de la glande pituitaire et qui relève

(1) Rogowitch, Zur Physiologie der Schilddrüse. *Centralblatt für die med. Wissensch.*, n° 38, 1886.

peut-être, comme le myxœdème, d'une vraie auto-intoxication. Malheureusement les résultats obtenus sur les animaux ont été jusqu'ici presque
complétement négatifs.

Capsules surrénales. — La destruction des capsules surrénales amène
une mort rapide, également par auto-intoxication.

Le premier, Brown-Séquard extirpa les capsules, en 1856, et vit succomber les animaux, avec des phénomènes paralytiques ou convulsifs, au
bout d'un temps qui varia de neuf à vingt-trois heures. La découverte
passa tout à fait inaperçue et la question n'a été reprise que dans ces dernières années, où elle a inspiré les travaux de Tizzoni, Alezais et Arnaud,
Abelous et Langlois, Albanese, Supino, etc.

Il est établi actuellement que la suppression des capsules chez le chien,
le cobaye ou la grenouille, entraîne la mort en un temps qui varie de dix
à vingt-quatre ou trente-six heures. L'extirpation d'une des capsules,
accompagnée ou non de l'extirpation partielle de l'autre, ne produit pas
d'accidents.

Pour étudier le mécanisme de la mort, MM. Abelous et Langlois, et
plus tard Supino, ont injecté à des grenouilles du sang de lapins, de cobayes
ou de grenouilles décapsulés et sur le point de périr. Ils ont déterminé
ainsi des paralysies comparables à celles que produit le curare : les
muscles restaient contractiles, tandis que le nerf était sans action ; le
poison se localise donc sur les plaques motrices. En opérant sur le chien,
on constate que le sang de l'animal décapsulé ne produit aucun effet sur
un chien normal, tandis qu'il hâte la mort d'un chien décapsulé et le fait
périr en douze heures, au lieu de vingt-quatre à trente-six (Langlois).

Le poison qui agit à la suite de l'extirpation des capsules se trouve dans
les muscles, dont on peut l'extraire au moyen de l'alcool. Il semble qu'il
soit analogue aux poisons qui se produisent au cours de la fatigue.
Abelous et Langlois, puis Albanese, ont constaté que les mouvements de
l'animal abrègent sa survie. Or l'extrait alcoolique des muscles fatigués
exerce la même action sur les grenouilles décapsulées, que l'extrait
alcoolique des muscles provenant d'animaux auxquels on a retiré les
capsules. Il semblerait, d'après ces résultats, que les poisons du muscle
fatigué, poisons qui ont été découverts par Geppert, Zuntz, Mosso, soient
détruits dans les capsules ou tout au moins y soient atténués, probablement par un processus d'oxydation ; car leur mélange avec quelques
gouttes de permanganate de potasse diminue leur toxicité.

On a fait pour les capsules surrénales les mêmes hypothèses que pour
le corps thyroïde ; on a admis qu'elles détruisent les poisons ou qu'elles
les neutralisent. En faveur de la deuxième opinion, on peut invoquer les
bons effets que produisent les extraits de capsules, dont l'injection retarde
la mort des animaux opérés ou supprime les convulsions ; ce soit les matières solubles dans l'alcool qui possèdent cette action favorable.

De même que pour le corps thyroïde, on peut sauver les animaux en
faisant des greffes ; M. Abelous a réalisé cette ingénieuse expérience ;

il a pu retirer ensuite les capsules, les animaux ont survécu : ils succombèrent quand il extirpa la greffe.

Tous ces faits tendent à prouver que les capsules sécrètent une substance antidotique, mais on peut invoquer d'autres expériences qui ont pour but de démontrer qu'elles détruisent les poisons. Albanese[1] a reconnu que la veinine tue les grenouilles décapsulées à dose de 1^{mg}, tandis que 4^{mg} ne produisent aucun trouble sur les grenouilles saines. Le même auteur a établi que les capsules ne détruisent pas les alcaloïdes, tels que la strychnine, tandis que d'après MM. Langlois et Charrin, elles agiraient sur la nicotine et, d'après N. Abelous, sur l'atropine.

L'importance des capsules surrénales en physiologie donne un grand intérêt aux lésions qu'on peut y observer en clinique. On comprend, grâce aux données expérimentales, le mécanisme de l'asthénie que présentent les individus atteints de maladie d'Addison. Mais, contrairement à ce qui a lieu pour le corps thyroïde, les injections d'extraits capsulaires n'ont guère produit de bons effets chez les malades ; elles ont exercé simplement une action diurétique. D'un autre côté, d'après les recherches de Colasanti et Bellati, la toxicité urinaire chez les addisonniens serait plutôt diminuée qu'augmentée; le coefficient a varié de 0.451 à 0,222.

Peut-être faut-il encore invoquer le rôle des capsules surrénales, pour expliquer certains phénomènes des infections? On voit en effet que diverses maladies infectieuses peuvent déterminer des altérations au niveau de ces organes, notamment des congestions et des hémorrhagies.

Il est probable que d'autres organes doivent agir sur les substances toxiques; mais les résultats ont été fort contradictoires. On ignore si le thymus, la rate, les ganglions lymphatiques, la moelle des os, ont la propriété de transformer les poisons rés dans l'organisme; il est permis de supposer qu'il en est ainsi, mais on ne possède encore aucune démonstration. Nous avons reconnu seulement que la moelle des os ne neutralise pas l'action de la nicotine, mais elle pourrait bien agir sur d'autres substances toxiques.

Les travaux de ces dernières années nous ont encore appris que des glandes à conduits excréteurs peuvent en même temps posséder une sécrétion interne; il en est ainsi pour le pancréas. Mais ce serait peut-être forcer un peu le sens du mot intoxication que de faire rentrer dans ce chapitre l'histoire du diabète pancréatique. La question sera donc étudiée ailleurs.

Auto-intoxication dans les affections du poumon et du cœur. — Les affections de l'appareil respiratoire doivent évidemment produire l'auto-intoxication; dans les cas d'asphyxie, il y a insuffisance d'exhalation de l'acide carbonique; il y a, de plus, insuffisance d'oxygène et, par conséquent, les combustions étant moins actives, les substances nocives ne

---

(1) ALBANESE, Recherches sur les fonctions des capsules surrénales. *Arch italiennes de biologie*, t. XVIII, p. 49, 1892.

subissent pas leur évolution normale. Simanowsky et Schonnoff ont étudié à ce point de vue la transformation du benzol, qui normalement s'oxyde dans l'organisme et s'élimine à l'état de phénol sulfo-conjugué; or chez les animaux rendus dyspnéiques, l'oxydation du benzol est diminuée des deux tiers.

D'un autre côté, l'examen des urines chez l'homme ou chez les animaux y dévoile un certain nombre de substances anormales; l'acide urique augmente; en même temps apparaissent l'acide lactique, souvent l'acide oxalique, l'acide éthyldiacétique que nous avons trouvé dans 8 cas, l'albumine, la glycose; d'après Zillessen, la glycosurie ne se produirait pas quand on détermine l'asphyxie chez un animal malade ou privé d'aliments.

Voilà donc des analyses chimiques qui tendent à démontrer la réalité de l'auto-intoxication, probablement par trouble de la nutrition cellulaire, au cours de l'asphyxie. Si l'on ajoute que le poumon sert à la sortie des substances toxiques volatiles, on arrivera à conclure que l'intoxication doit se produire dans le cours de l'asphyxie. Mais ces données théoriques et ces raisonnements par analogie ne permettent pas d'affirmation absolue, et nous manquons actuellement de faits expérimentaux.

Le rôle de l'auto-intoxication doit être moins important dans les affections du cœur. M. Ducamp a montré que la toxicité urinaire augmente en cas d'hypertrophie cardiaque et diminue dans l'asystolie.

Auto-intoxication dans les affections cutanées. — La peau est, avec le rein et le poumon, un des principaux émonctoires pour les matières nocives formées dans l'économie. Aussi a-t-on pensé depuis longtemps à rattacher à une auto-intoxication les accidents qui suivent la suppression des fonctions cutanées.

Bien des auteurs ont cru pouvoir expliquer ainsi les effets du vernissage ou des brûlures étendues.

Les accidents consécutifs au vernissage sont généralement attribués au rayonnement considérable et à la perte calorique qui en est la conséquence. Il en résulte un abaissement de la température, une disparition du glycogène hépatique, une coloration rouge du sang veineux (Cl. Bernard), des altérations viscérales et notamment des lésions médullaires (Feinberg), des congestions du foie, de l'estomac, du catarrhe de l'intestin, de la néphrite. Tous ces phénomènes peuvent-ils être attribués à la réfrigération? C'est ce qu'il semble difficile d'admettre. Aussi invoque-t-on depuis longtemps une intoxication de l'organisme soit par des matières connues comme l'acide carbonique (Bouley) ou l'ammoniaque, soit par des matières indéterminées, soit enfin par un mécanisme plus complexe, par une urémie résultant des altérations rénales.

La théorie de Bouley n'est pas soutenable et celle de l'urémie n'explique pas la mort rapide qui survient à la suite du vernissage total. Edenhuizer avait admis la rétention d'un principe gazeux; il pensa que c'était l'ammoniaque, car il trouva du phosphate ammoniaco-magnésien au niveau des

parties vernissées. Mais c'est Sokoloff[1] à qui revient le mérite d'avoir
bien compris le problème : il a constaté que le vernissage peut entraîner
la mort en quelques heures avec hypothermie, albuminurie et diarrhée; la
respiration est lente, superficielle, irrégulière; les animaux succombent
dans le coma. Or, en injectant à des animaux sains le sang des animaux
vernissés, on provoque une albuminurie qui dure de trois à quatre jours
et que ne produit pas le sang normal.

Les expériences de Sokoloff, malgré leur intérêt, n'étaient pas suffisantes pour entraîner la conviction, car les accidents produits étaient
beaucoup trop légers.

La question a été reprise récemment et s'est enrichie d'importants résultats qui s'appliquent à la fois à la physiologie pathologique du vernissage
et des brûlures: dans ce dernier cas les phénomènes sont encore plus
complexes, car ils peuvent relever de plusieurs processus différents : tantôt
l'individu brûlé succombe en quelques heures; il s'agit alors d'un vrai
choc nerveux: ou bien il meurt en vingt-quatre ou quarante-huit heures,
et l'on trouve dans les vaisseaux de nombreuses thromboses explicables
par les altérations que présente le sang. Enfin, dans les cas où la mort
survient tardivement, on rencontre des lésions viscérales, et particulièrement des néphrites et des ulcérations duodénales qui semblent insuffisantes, au moins les premières, à expliquer la mort. On est donc conduit
à invoquer l'influence d'une intoxication. Cette idée, émise par Avdakof
et par Lesser, développée par Foa[2], peut s'appuyer sur quelques faits
expérimentaux.

Kianicine[3] a trouvé dans le sang, les organes, l'urine des chiens
brûlés ou vernis, une ptomaïne, qui rappelle la peptotoxine et tue la grenouille aux doses de $0^{gr},08$ à $0^{gr},16$. Chez le lapin, l'injection de $0^{gr},4$ à
$0^{gr},5$ donne de la somnolence, abaisse la température à 34, 33 degrés et
finit par tuer en vingt-quatre heures. L'autopsie révèle une congestion
intense des organes. D'un autre côté, Reiss, Boyer et Guinard[4] ont vu
augmenter la toxicité des urines à la suite des brûlures; Reiss attribue ce
résultat à des bases qui seraient analogues à la pyridine et dont l'injection
sous-cutanée produit chez le cobaye du coma et des convulsions.

L'empoisonnement, dans les cas de brûlure, tient en partie aux substances toxiques qui se forment dans les tissus atteints. Lustgarten y a
trouvé un poison analogue à la muscarine et dont l'atropine serait l'antidote. Ce poison, d'après Vassale et Sacchi[5], diffuse dans l'organisme et
envahit tous les tissus de l'animal en expérience.

[1] Sokoloff, Ueber den Einfluss der künstlichen Unterdrückungs der Hautperspiration auf
den thierischen Organismus *Arch. fur pathol. Anat. und Physiol.*, t. LXIV, 1875.

[2] Foa, Sulla morte per bruciature. *Rivista sperimentale de freniatria e medecine
legale*, vol. VII, 1881.

[3] Kianicine, De la cause de la mort a la suite des brûlures étendues de la peau *Arch.
de médecine expér.*, 1894, p. 731.

[4] Boyer et Guinard, Des brûlures. Paris 1895.

[5] Vassale e Sacchi, Sulla tossicità dei tessuti scottati. *La Riforma medica*, 1895, IV, p. 544

L'intoxication explique parfaitement la plupart des symptômes présentés par les brûlés, et notamment les modifications vasculaires et respiratoires, que MM. Boyer et Guinard ont mises en évidence au moyen de la méthode graphique, l'hypothermie tardive, qu'il ne faut pas confondre avec l'hypothermie initiale due au choc nerveux, les altérations du sang, analogues à celles qu'on observe dans les infections graves, les thromboses, les lésions viscérales telles que néphrite, ulcérations de l'intestin, etc.

Sans être aussi actives que les brûlures, les affections cutanées, en troublant l'émonction de la peau, produisent l'auto-intoxication. Griffiths a trouvé dans l'urine des eczémateux une ptomaïne vénéneuse, et tout récemment MM. Hallopeau et Tête ont décelé dans la dermatite herpétiforme une base produisant des ulcérations et des décollements de la peau.

On peut trouver des toxines dans le sang et le sérum. C'est ce que Quinquaud [1] a reconnu : il a montré que le sérum était hypertoxique dans les affections cutanées d'origine rénale, dans les dermatites avec grandes exfoliations, dans le pemphigus aigu, l'érythème infectieux, l'eczéma généralisé; il est hypotoxique dans le pemphigus cachectique.

L'auto-intoxication dans les affections du système nerveux. — Un bon nombre d'affections nerveuses relèvent de modifications dans la nutrition cellulaire et sont dues à la formation de substances toxiques; de même que les poisons exogènes, plomb, alcool ou morphine, peuvent produire différentes lésions ou différents troubles du système nerveux, de même les auto-intoxications peuvent engendrer les accidents les plus divers.

Nous avons déjà montré la fréquence des manifestations nerveuses au cours des affections gastro-intestinales, hépatiques ou rénales. On, l'on connaît les relations qui existent entre l'arthritisme et diverses vésanies, voire la paralysie générale. A. Pierret fait remarquer, à ce propos, que les arthritiques sont atteints de dyspepsie, de dilatation stomacale, de troubles intestinaux et hépatiques. Il existe chez eux un mauvais chimisme élémentaire, se traduisant par une exagération dans la production des substances toxiques ou une diminution dans leur destruction. On peut donc conclure, avec Pierret, Gautier, Briegel, Bienstock, que certaines formes de folie relèvent d'une auto-intoxication.

Quelques faits expérimentaux viennent étayer cette conception. Selmi avait déjà signalé la présence d'une base volatile toxique dans l'urine des paralytiques généraux; dans plusieurs affections nerveuses, M. Pouchet avait vu augmenter les alcaloïdes urinaires. Enfin, plus récemment, d'Abundo, Regis et Chevalier-Lavaure, Mairet et Bosc [2], Dubois et Weil, de Bœck et Slosse, Brugia ont étudié la toxicité du sérum ou de l'urine dans les diverses formes d'aliénation mentale. Les résultats obtenus par ces expérimentateurs sont assez concordants.

[1] Quinquaud. Des variations de la toxicité du sérum sanguin dans les affections cutanées. *Soc. de dermatologie et syph.*, 18 mai 1895.

[2] Mairet et Bosc. Recherches expérimentales sur la toxicité de l'urine des aliénés *Arch. de phys.*, 1892, p. 12

La toxicité urinaire, diminuée dans la démence sénile, dans les périodes de calme de la folie, augmente dans la mélancolie et dans certaines formes de dépression mentale.

Mais le fait le plus curieux, bien mis en évidence par Brugia, c'est que l'urine des excités produit des convulsions, un abaissement thermique de 1 degré, parfois de la mydriase; l'urine des déprimés amène de l'abattement, de la somnolence, du coma, de la paralysie, de l'arythmie du pouls et de la respiration; les pupilles sont rétrécies; enfin l'hypothermie est très considérable et atteint 3 et 4 degrés. Les différences sont très nettes quand on observe un malade passant successivement par ces deux périodes.

Continuant ses recherches, Brugia[1] a reconnu que l'extrait alcoolique des urines recueillies pendant la période de dépression, n'est presque pas toxique. L'extrait pratiqué avec des urines provenant d'exaltés produit les mêmes effets que l'urine totale; ces effets sont dus en grande partie à des alcaloïdes, que Brugia a pu extraire.

D'après d'Abundo, la toxicité du sérum est moins marquée que normalement dans les cas de dépression et de stupeur, par exemple dans l'idiotie, l'imbécillité, après les accès épileptiques; elle est plus élevée s'il y a excitation, comme dans la manie, la folie pellagreuse; elle est diminuée dans la lypémanie, mais augmente en cas d'agitation; très notable dans la paralysie générale, elle tombe au-dessous de la normale pendant les périodes de calme. Il résulte encore des recherches de l'auteur que les urines peu actives amènent la mort dans le coma; elles sont convulsivantes quand leur toxicité est élevée.

MM. Regis et Chevalier-Lavaure[2] ont constaté que le sérum et l'urine présentaient en général des variations en sens inverse : dans les cas d'excitation, l'urine était moins toxique et le sérum l'était plus que normalement; c'était le contraire en cas de dépression.

Parmi les névroses, c'est d'abord l'épilepsie qui a fixé l'attention des observateurs. Le problème a été abordé par MM. Deny et Chouppe[3], Féré[4], Voisin et Peron[5].

J. Féré, qui a étudié la question avec beaucoup de soin, a trouvé que les urines émises avant l'attaque étaient très toxiques et très convulsivantes; après l'attaque elles étaient peu actives et ne déterminaient pas ou déterminaient peu de convulsions. Dans les expériences de cet

[1] BRUGIA, La tossicita delle urine nei pazzi La Riforma medica, 1892, III, p. 807.

[2] CHEVALIER-LAVAURE, Des auto-intoxications dans les maladies mentales Thèse de Bordeaux, 1890 — REGIS et CHEVALIER-LAVAURE, Id. Congrès des médecins aliénistes. La Rochelle, 1893.

[3] DENY et CHOUPPE, Note sur le pouvoir toxique de l'urine dans l'épilepsie. Comptes rendus de la Soc. de biol, 1889, p. 687.

[4] FÉRÉ, Note sur les effets immédiats et tardifs des injections intra-veineuses d'urines d'épileptiques. Ibid., 1890, p. 205 — Deuxième note. Ibid., p. 1890, p. 257. — Troisième note Ibid., 1890, p 514. — Note sur la toxicité des urines des épileptiques Ibid., 1893, p 745.

[5] VOISIN et PERON, Recherches sur la toxicité urinaire chez les épileptiques. Arch. de neurologie, 1892, p. 178 et 1893, p. 65.

auteur, nous voyons le coefficient urotoxique s'élever en moyenne à
0.720 et atteindre parfois 1,416; les urines postparoxystiques oscillent
autour de 0,478 et tombent parfois à 0,110. Pourtant ces règles ne
sont pas absolues : dans un cas, les urines furent constamment hypo-
toxiques.

On ne sait évidemment pas à quelle substance particulière est due la
toxicité spéciale des urines d'épileptiques. On peut seulement faire jouer
un certain rôle aux bases découvertes par Griffiths et Chiaruttini : pendant
les accès des névroses paroxystiques, le sang et l'urine renferment des
alcaloïdes qui produisent des troubles respiratoires, de la tachycardie, de
la polyurie, des contractions intestinales : la mort survient au milieu de
convulsions (¹).

C'est aussi à des alcaloïdes que MM. Boinet et Silbert (²) attribuent la
toxicité des urines dans le goitre exophtalmique. Ils ont pu extraire trois
ptomaïnes de l'urine alcalinisée : la première, soluble dans l'alcool amylique,
détermine de l'arythmie cardiaque et des convulsions; la deuxième,
soluble dans la benzine, produit des troubles moins marqués du côté du
cœur, et amène des convulsions moins violentes; la troisième, soluble
dans l'éther, est également convulsivante et produit le ralentissement du
cœur, puis son accélération et son arrêt en systole. En opérant sur l'urine
acidifiée, les auteurs ont trouvé une base amylique, amenant des paralysies
musculaires et l'arrêt du cœur en diastole, et une base éthérée, produisait la résolution musculaire et augmentant l'amplitude des systoles
cardiaques.

Dans l'éclampsie des enfants, l'urine, d'après Mlle Chernbach, serait
plus toxique que normalement; son action diminue quand on administre
aux malades du bromure de potassium

La tétanie ne constitue plus une entité particulière; c'est un syndrome
dont on admet aujourd'hui les variétés suivantes : épidénique, strumiprive, myxœdémateuse, gastro-intestinale, toxique. Laissant de côté la
variété épidénique, nous pouvons reconnaître facilement que les autres
espèces relèvent d'une intoxication : nous avons suffisamment insisté sur
la pathogénie de la tétanie gastrique. La tétanie strumiprive consécutive
à l'extirpation du corps thyroïde survient également chez l'homme, le
chien et le chat; à la clinique de Billroth, on a observé les accidents dans
25 pour 100 de cas; ils débutent aussitôt après la narcose, ou de deux
à dix jours après l'opération. La nature toxique des phénomènes ne peut
être mise en doute depuis les travaux qui nous ont fait connaître les
fonctions du corps thyroïde.

La tétanie myxœdémateuse, due à l'atrophie du corps thyroïde, est
parfois rattachée à l'action nocive de la mucine; on observe en effet les

(¹) Chiaruttini, Ricerche sulle ptomaïne nelle nevrosi accessuali. La Riforma medica, 1895,
t. II, p 687.
(²) Boinet et Silbert, Des ptomaïnes urinaires dans le goitre exophtalmique. Revue de
médecine, 1892, p. 55.

mêmes accidents quand on injecte cette substance à des animaux. Schlesinger fait rentrer dans le groupe des tétanies par intoxications exogènes,
celles qui sont déterminées par la pellagre, le chloroforme, l'ergotisme;
or, parmi les produits toxiques de l'ergot, se trouve une substance analogue à la mucine.

Tels sont les principaux résultats qu'on a obtenus dans l'étude des
auto-intoxications au cours des affections nerveuses. On voit que les
recherches récentes ont soulevé un grand nombre d'importants problèmes, et, sans avoir fourni des solutions suffisantes, ont déjà conduit à des données curieuses; il semble démontré, en effet, qu'il se
produit une quantité considérable de nouvelles matières toxiques, notamment des alcaloïdes, dont les travaux ultérieurs établiront d'une façon
plus précise et l'origine et la signification pathogénique.

L'auto-intoxication dans les maladies infectieuses. — On tend de
plus en plus à admettre aujourd'hui que les accidents des infections
relèvent, pour la plupart, d'une intoxication. Les poisons qui agissent
sont multiples. En tête se placent les substances provenant des agents
pathogènes, et analogues ou identiques à celles qu'on trouve dans les
cultures de ces agents.

Nous n'avons pas à étudier le mode de formation des poisons microbiens ni à rechercher leur action sur l'organisme (¹). Toutes ces questions
sont traitées avec les détails nécessaires à propos des infections. Il nous
suffit de rappeler les résultats dont la connaissance est indispensable pour
notre sujet.

Pendant longtemps, on a considéré les poisons microbiens comme étant
analogues aux alcaloïdes; ce fut l'opinion généralement admise à la suite
des beaux travaux de Brieger. Mais les objections ne tardèrent pas à
surgir, et l'on se demanda si les poisons isolés par les chimistes se
trouvaient véritablement dans les cultures ou s'ils ne prenaient pas
naissance pendant les manipulations destinées à les préparer. Bassi a
montré, par exemple, que la typhotoxine de Brieger ne préexiste pas sous
cette forme; de même, les ptomaïnes isolées des cultures du tétanos ne
représentent pas le véritable poison de ce microbe; tout au plus peut-on
admettre qu'elles en dérivent.

Devant ces résultats, une opinion nouvelle prit naissance et l'on revint
à l'ancienne théorie de Panum : les poisons microbiens furent considérés
comme étant essentiellement représentés par des substances insolubles

(¹) Pour l'étude des poisons microbiens, on pourra consulter, outre les traités de bactériologie, les travaux suivants :

Brieger, Ueber Ptomaïne, 3 brochures. Berlin, 1885-1886. Traduction française de Roussy et
Winter, sous ce titre : Microbes, ptomaïnes et maladies. Paris, 1887.

Bouchard, Leçons sur les auto-intoxications dans les maladies. Paris, 1887. — Thérapeutique
des maladies infectieuses. Paris, 1890. — Les microbes pathogènes. Paris, 1892.

Charrin, La maladie pyocyanique. Paris, 1889.

Roger, Les poisons d'origine microbienne. *Gazette hebdomadaire*, 28 décembre 1888.

Arloing, Les virus. Paris, 1891.

Gamaleia, Les poisons bactériens. Paris, 1892.

dans l'alcool. Mais le désaccord commence dès qu'il s'agit de préciser la nature chimique du poison : c'est ainsi que, pour le bacille de la diphtérie, Roux et Yersin rangent la toxine parmi les diastases, Brieger et Frænkel parmi les sérines, tandis que les recherches de Wasserman et Proskauer tendent à la faire considérer comme une albumose. Cette dernière conception semble prévaloir; sans doute il était rationnel de rattacher les poisons microbiens à des ferments et de considérer les agents pathogènes comme transformant le milieu animal à la façon de la levure qui dédouble la saccharose; mais cette hypothèse ne peut s'appuyer que sur une seule expérience : c'est celle que MM. Courmont et Doyon ont réalisée avec le tétanos; or, de nombreuses recherches ayant fait mettre en doute la réalité des faits observés par ces expérimentateurs, il nous faut attendre pour accepter ce processus.

Quelle que soit la nature chimique des poisons bactériens, on admet généralement qu'ils se produisent par dédoublement de la matière azotée; mais des travaux récents établissent que les bactéries agissent plutôt par synthèse: même dans un milieu dépourvu d'albumine, elles peuvent produire leurs toxines; on est conduit ainsi à une hypothèse, développée avec beaucoup de talent par M. Gamaleia : les poisons bactériens ne seraient pas des produits de sécrétion; ils seraient constitués par le protoplasma même des cellules microbiennes; ce seraient des nucléines extrêmement instables et se décomposant avec la plus grande facilité; il se produirait alors des substances qui ne préexistaient pas dans la culture, et parmi lesquelles se placent les toxalbumines, les toxalbumoses, les ptomaïnes. Les mêmes décompositions se passent-elle dans l'organisme? Cela est probable et on s'explique ainsi les diverses manifestations cliniques et l'immunité consécutive à l'infection.

A côté des poisons relevant du microbe lui-même, il faut faire une large place aux poisons formés par l'organisme malade; ceux-ci peuvent se diviser en trois groupes :

1° Poisons produits par l'organisme sous l'influence des microbes pathogènes. Ce groupe, dont nous ne faisons qu'entrevoir l'importance, renferme des toxines qui ne peuvent prendre naissance dans les milieux de culture, les microbes s'attaquant directement ou indirectement, au moyen des ferments qu'ils sécrètent, aux principes constitutifs de l'être envahi;

2° Poisons provenant du tube digestif, dont les putréfactions sont souvent augmentées, au cours des infections les plus diverses;

3° Poisons provenant de la désassimilation qui est activée et pervertie. C'est probablement à cette dernière cause qu'il faut rattacher les profondes modifications qui surviennent au cours des maladies fébriles, dans la constitution chimique de l'organisme. L'alcalinité du sang diminue: au lieu de représenter 230 et 280 milligrammes de soude, elle ne correspond plus guère qu'à 40 milligrammes; le changement tient à une augmentation des acides et notamment des acides formique, acétique, diacétique, β-oxybutyrique, lactique et des acides gras volatils; chez des chiens rendus fébricitants par des matières septiques, Minkowski a pu trouver l'acide lactique dans les urines.

Cette augmentation dans la production des acides a pour conséquence une augmentation dans l'élimination de l'ammoniaque; on en trouve par jour de $1^{gr},5$ à 2 grammes dans les urines, au lieu de $0^{gr},7$.

Les matières extractives, les corps amidés augmentent en même temps, ce qui tient en grande partie aux troubles fonctionnels des organes; en opérant sur des chiens ou des lapins infectés, Weil et Aurep ont reconnu que l'acide benzoïque ne se transforme plus aussi facilement en acide hippurique, ce qui indique un défaut de fonctionnement du rein.

Les troubles nutritifs engendrés par les infections se traduisent encore par d'autres modifications dans l'excrétion des matières azotées : la sérinurie, la globulinurie, l'albumosurie et probablement l'acétonurie; il faut y ajouter les toxalbumines qui ont été décelées par Alt dans les vomissements des cholériques, par Brieger et Wassermann dans l'urine d'un érysipélateux.

Il est actuellement difficile, dans un cas donné, de savoir quelle est l'origine des substances nocives qu'on trouve. Aussi faut-il se contenter des expériences qui nous ont fait connaître en bloc les poisons qui agissent dans les maladies infectieuses.

Comme toujours, on a recherché les substances toxiques au niveau du sang ou dans les urines.

La toxicité du sang peut augmenter dans des proportions fort notables. Hunno et Bordoni, dans l'important travail que nous avons déjà cité à plusieurs reprises, ont étudié le sang d'animaux infectés avec les microbes du charbon, de la barbone des buffles, du rouget, du choléra des poules, ou avec le pneumocoque de Frænkel; après l'avoir stérilisé au moyen du filtre de porcelaine ou par des chauffages fractionnés, ils ont constaté qu'il était fort toxique. On peut déterminer des accidents très graves et amener la mort chez un lapin auquel on injecte 10 à 15 centimètres cubes du sérum d'un lapin charbonneux. Avec la même dose du sérum provenant de la barbone des buffles, on peut tuer un lapin en quatre heures.

Le plus souvent, c'est dans l'urine qu'on a cherché les poisons morbides; tantôt on s'est contenté d'étudier la toxicité totale de l'urine, tantôt on a tâché d'en isoler une substance définie, le plus souvent une ptomaïne. Dès 1882, M. Bouchard signalait, dans les urines des typhiques, la présence d'alcaloïdes dont il obtenait jusqu'à 1 milligramme par jour. Deux ans plus tard, MM. Lépine et Guérin faisaient des constatations semblables dans la fièvre typhoïde et la pneumonie; M. Lépine reconnut de plus, avec M. Aubert, que, dans les urines fébriles, les matières toxiques de nature organique augmentent considérablement, tandis que les poisons minéraux ne subissent pas de variations

La deuxième méthode consiste à étudier la toxicité des urines sans
s'occuper de la nature des poisons qu'elles renferment. C'est ainsi que
M. Bouchard a pu mettre en évidence les propriétés spéciales que possèdent les urines des cholériques. On peut dire, sans exagération, que
c'est le travail fondamental sur ce sujet, celui qui a servi de modèle aux
recherches ultérieures.

L'urine des cholériques produit des effets bien différents de l'urine
normale : le myosis fait défaut, mais très rapidement on voit survenir de
la cyanose, évidente à la face interne de l'oreille, des crampes musculaires, une réfrigération excessive; puis l'animal est pris d'une diarrhée
en purée, blanchâtre ou rougeâtre, sans trace de bile; l'albuminurie apparaît et, après un jour ou deux, l'anurie se déclare, l'hypothermie s'accentue et les animaux meurent avec 33 ou 34 degrés de température rectale.

Au cours des autres maladies infectieuses, on n'a pas obtenu un tableau
aussi saisissant que celui que nous venons de reproduire, d'après M. Bouchard; on a constaté simplement des modifications surtout quantitatives de
la toxicité urinaire. C'est ce qui s'observe dans la pneumonie. M. Lépine
a signalé la présence d'un alcaloïde toxique, d'autant plus abondant que
le cas était plus grave. Le résultat a été confirmé par Griffiths et par
Albu; ce dernier auteur, en opérant sur 8 litres d'urine, a pu retirer
$0^{gr},056$ d'alcaloïde; $0^{gr},01$ tuait la souris, tandis que $0^{gr},02$ ne produisait
aucun effet chez le lapin.

Des recherches poursuivies avec M. Gaume([1]) nous ont montré, contrairement à toute attente, que la toxicité de l'urine va diminuant au fur et à
mesure que la maladie progresse; à la fin de la période d'état, elle est
deux ou trois fois moindre que normalement. Puis, au moment de la
défervescence, il se produit une crise urotoxique; la toxicité devient supérieure à la normale : dans quelques cas, elle la dépasse de peu, parfois
elle peut acquérir une valeur double, triple ou même quadruple. Cette
décharge dure de vingt-quatre à quarante-huit heures, puis l'urine, pendant la convalescence, présente une toxicité assez variable, égale, inférieure ou supérieure à la normale.

En même temps que ces modifications dans la toxicité urinaire, on
observe des changements comparables du côté du sérum. Hunno et Bordoni ont montré que, pendant la période d'état, il y a diminution de sa
toxicité immédiate et augmentation de sa toxicité tardive; il faut, en effet,
16 centimètres cubes par kilogramme (au lieu de 10) pour amener la
mort en quatre ou cinq minutes; en introduisant une petite dose, 5 à
6 centimètres cubes par kilogramme, la mort survient au bout de six, huit
ou dix heures. Au moment de la défervescence, la toxicité est énorme; il
faut 1 centimètre cube par kilogramme pour l'empoisonnement aigu, $0^{gr},7$
à $0^{gr},8$ pour l'empoisonnement lent.

L'érysipèle, qui se rapproche par tant de points, de la pneumonie a été

([1]) ROGER et GAUME, Toxicité de l'urine dans la pneumonie. *Revue de médecine*, 1889.

beaucoup moins étudié. On s'est borné à quelques recherches chimiques. Griffiths a trouvé dans l'urine un alcaloïde, l'érysipéline, qui est pyrétogène et tue les animaux en quarante-huit heures. En opérant sur 6 litres 1/2 d'urine, Albu a obtenu $0^{gr}.0247$ d'une base non toxique.

C'est au microbe de l'érysipèle qu'est due, dans la plupart des cas, la fièvre puerpérale. Alin n'a pas décelé d'alcaloïde, Griffiths en a isolé un qui tue le chien en douze heures. Ce dernier résultat confirmerait les recherches antérieures de Bourget[1] qui avait trouvé des bases fort toxiques dans les urines et dans les organes des puerpérales.

La fièvre typhoïde est une des maladies où l'on a le plus souvent recherché la présence des toxines.

Hunno et Bordoni en étudiant le sérum, sont arrivés aux résultats suivants : toxicité normale, 10 centimètres cubes par kilogramme, pendant la première semaine; toxicité énorme (2 et même 1 centimètre cube par kilogramme) pendant le deuxième septénaire; retour à la normale pendant le troisième.

La toxicité de l'urine présente des modifications inverses. M. Ausset[2] a reconnu qu'elle diminue des deux tiers pendant la période d'état; c'est qu'à ce moment les poisons s'accumulent dans l'organisme; en donnant des bains froids au malade on favorise leur élimination et l'on voit augmenter la toxicité de l'urine (Weil et Roque, Ausset); au contraire, l'antisepsie intestinale, en entravant la formation des poisons, diminue encore le coefficient toxique de la sécrétion rénale. Au moment de la convalescence, survient un notable changement; les urines acquièrent une haute toxicité, comme l'a établi M. Bouchard.

Les poisons typhiques ont des origines multiples : une grande partie prend naissance au niveau de l'intestin; les matières contiennent en effet des alcaloïdes qu'on peut retrouver dans les urines (Bouchard, Lépine et Guérin). Nous avons étudié avec M. Legry[3], la toxicité de ces matières et nous avons reconnu que l'extrait aqueux préparé à chaud tuait le lapin à dose de 89 grammes par kilogramme; l'extrait alcoolique débarrassé de potasse tuait à dose de 461 grammes. Il faudrait évidemment compléter ces recherches par l'étude des substances préparées à froid et isolées par les procédés qui altèrent le moins les toxines, c'est-à-dire par la dialyse plutôt que par l'alcool.

Le tétanos est le type des maladies infectieuses d'ordre toxique. Il était donc intéressant de rechercher les poisons dans l'organisme des malades. Brieger, dans le bras d'un tétanique qu'on venait d'amputer, a trouvé un des alcaloïdes qu'il avait découverts dans les cultures, la tétanine. Mais on sait que ces alcaloïdes ne jouent qu'un rôle restreint et que ce soient des

[1] BOURGET, Contribution à l'étude des ptomaïnes et des bases toxiques de l'urine dans la fièvre puerpérale. *Thèse de Genève*, 1887.

[2] AUSSET. Augmentation considérable de la toxicité urinaire par les bains froids, dans les maladies infectieuses. *Soc. méd. des hôpitaux*, 23 novembre 1894.

[3] LEGRY, Contribution à l'étude du foie dans la fièvre typhoïde. *Thèse de Paris*, 1890, p. 59.

substances albuminoïdes qui causent la plupart des accidents. M. Bouchard,
suivant sa méthode, étudia l'urine des tétaniques et, avec 54 centimètres
cubes, obtint chez l'animal un violent tétanos. Il se garda de conclure
qu'il avait mis en évidence le poison tétanique, car le même effet peut-
être produit par des urines riches en sels potassiques. Mais plus récemment, Bruschettini (¹), qui avait signalé, dès 1890, la présence de toxines
tétaniques dans le sang des animaux inoculés, a démontré que ce poison
microbien s'éliminait par l'urine.

L'étude des intoxications organiques a encore été poursuivie dans bien
d'autres circonstances.

Au cours des suppurations, Nissen (²) constata que le sérum stérilisé
empoisonnait la souris, produisant chez cet animal l'hypertrophie de la
rate, l'hépatisation pulmonaire, et amenait des épanchements dans la
plèvre et le péritoine. Le poison, ainsi trouvé dans le sang, s'élimine dans
l'urine qui devient plus toxique que normalement, comme l'ont reconnu
Nannotti et Baciocchi (³).

L'impaludisme est d'autant plus intéressant à étudier qu'il relève non
d'une bactérie mais d'un protozoaire. Or l'expérience a démontré que
l'intoxication y joue un rôle semblable à celui que nous avons signalé
dans les autres maladies infectieuses. Il y a donc là un argument à faire
valoir en faveur de ceux qui veulent réunir, et avec raison, selon nous,
les affections bactériennes et les affections parasitaires non bactériennes,
mais évoluant d'après le même type clinique.

MM. Roque et Lenoire (⁴) ont montré en effet qu'avant l'accès inter-
mittent, la toxicité urinaire est normale ou diminuée; le coefficient urotoxique peut tomber à 0,13 et 0,2. Après l'accès, on arrive à des chiffres
très élevés, 0,542 à 1,244 et même 1,443. La toxicité de l'urine suit
donc une courbe comparable à celle qu'on trouve dans la pneumonie,
dans l'ictère grave, probablement dans toutes les maladies à crises.
Enfin, en cas de fièvre pernicieuse, l'urine n'est pas très toxique, ce
qui tient probablement à l'accumulation des matières nocives dans l'organisme.

Il faut reconnaître pourtant que, dans la fièvre intermittente le sang
est moins toxique qu'à l'état normal; mais il détermine chez les animaux
des troubles particuliers, notamment des paralysies à marche progressive
(Hummo et Bordoni).

Signalons enfin quelques tentatives poursuivies sur la toxicité urinaire
dans l'influenza où les urines produiraient l'élévation de la température et

(¹) Bruschettini, Sulle eliminazione del veleno del tetano per mezzo della secrezione renale.
La Riforma medica, 1892, II, p. 86.

(²) Nissen, Ueber die toxische Wirkung des Blutes bei acuten Eiterungsprocessen. Deutsche
medicinische Wochenschrift, p. 29, 1892

(³) Nannotti e Baciocchi, Ricerche interno dei microorganismi ed alla tossicità delle urine negli
individui affetti da processi suppurativi. La Riforma medica, 1892, III, p. 424.

(⁴) Roque et Lenoire, Recherches sur la toxicité urinaire dans l'impaludisme. Revue de médecine, 1890, p. 926.

une profonde dyspnée (Seminola) et les recherches de ptomaïnes urinaires qui ont été faites dans un certain nombre d'infections que nous n'avons pas encore étudiées.

Dans la scarlatine, Albu a retiré de 4 litres 1/2 d'urine $0^{gr},0154$ d'alcaloïdes dont $0^{gr},006$ tuent la souris blanche en quelques secondes avec des convulsions. Griffiths a signalé des ptomaïnes urinaires dans les oreillons, dans la coqueluche, dans la rougeole; cependant, dans cette dernière maladie, la toxicité urinaire est diminuée et, dans les cas graves, ne représente que le quart de la toxicité normale (Ausset). Enfin, dans la morve, l'urine renferme une ptomaïne dont l'injection sous-cutanée détermine chez le lapin des abcès, des nodules pulmonaires et spléniques et culminant la mort; le même poison se retrouve dans les cultures.

Griffiths, Albu ont rencontré aussi des ptomaïnes dans l'urine des diphtériques; en opérant sur 5 litres 1/2, Albu a obtenu 29 milligrammes d'un alcaloïde dont 1 centigramme tue la souris presque instantanément. Le vrai poison de la diphtérie qui, comme on sait, diffère des ptomaïnes, passe aussi dans l'urine. MM. Roux et Yersin ([1]) ont démontré que l'injection de l'urine diphtéritique est suivie de l'apparition de paralysies tardives: cette expérience, fort intéressante, confirme la découverte de M. Bouchard ([2]), qui avait obtenu des résultats tout à fait semblables au cours des maladies expérimentales.

Les urines des tuberculeux, quand on les injecte dans les veines du chien (Crisafulli) ou du lapin (Cantieri), sont peu toxiques; dans ce dernier cas, il faut, pour amener la mort, introduire de 86 à 150 centimètres cubes. Mais, quand on observe une poussée aiguë, par exemple, à la suite d'une injection de tuberculine, la toxicité urinaire augmente très notablement; dans les expériences de Cantieri, elle s'est élevée à 16 et même à 8 centimètres cubes et la mort est survenue au milieu de violentes convulsions.

Mme Eliacheff, qui s'est servie de la dialyse, a constaté de même que les matériaux non dialysables sont moins abondants qu'à l'état normal: en vingt-quatre heures, le tuberculeux émet $0^{gr},150$ au lieu de $0^{gr},193$. Mais à la suite de l'injection de tuberculine, elle a trouvé $0^{gr},254$.

Ces matières non dialysables sont extrêmement toxiques; au lieu des 25 centigrammes nécessaires avec l'urine normale, il suffit de 10 centigrammes pour amener la mort en quarante-cinq minutes et de 4 centigrammes pour tuer en quelques heures.

Nous pouvons donc conclure que si l'urine des tuberculeux, prise dans son ensemble, est moins toxique que l'urine normale, elle renferme des principes spéciaux, peut-être analogues à la tuberculine elle-même, comme l'admettent MM. Charrin et Le Noir, qui ont constaté que son

---

([1]) Roux et Yersin, Contribution à l'étude de la diphtérie. *Annales de l'Institut Pasteur*. juin 1889.

([2]) Bouchard, Élimination de certains poisons morbides par les reins. *Comptes rendus de l'Académie des sciences*, 4 juin 1888, et *Arch. de phys.*, 1889.

injection intra-veineuse produit une dilatation vasculaire plus marquée que l'urine normale.

Contrairement à la tuberculose, la lèpre semble augmenter le pouvoir toxique de l'urine. Fisichella (¹) a reconnu que l'urine était en même temps plus convulsivante, plus hypothermisante et d'autant plus active que le cas était plus grave. La toxicité urinaire diminue notablement sous l'influence du traitement.

Nous avons résumé brièvement les nombreux travaux qui ont mis en évidence l'existence de substances toxiques dans l'organisme, au cours des infections les plus diverses. Il est curieux de remarquer que le plus souvent on a décelé chez les malades des substances alcaloïdiques; il semble, au contraire, que les poisons microbiens, tels qu'on les trouve dans les cultures artificielles, rentrent dans la catégorie des albuminoïdes ou des peptones. Ce désaccord tient peut-être à ce que les poisons sont multiples et qu'on n'a pas recherché suffisamment, chez les malades, les substances autres que les bases; peut-être cependant les microbes agissent-ils différemment dans le corps des animaux et dans le milieu de culture? il est possible enfin que ces ptomaïnes soient produites par l'organisme lui-même réagissant d'une façon spéciale dans les conditions nouvelles où il est placé.

Il suffit, en effet, d'un changement minime pour modifier complètement l'action physiologique des composés organiques. Griffiths fait remarquer justement qu'on trouve dans l'urine de différents malades une base toxique, la propylglycocyamine; or, ce corps n'est autre que de la créatine, substance inoffensive, dans laquelle un atome d'hydrogène a été remplacé par le radical propyl. Ce simple changement a entraîné une transformation complète dans l'action physiologique. Klebs a d'ailleurs rapporté un exemple semblable : d'après lui, le choléra nostras relève de la méthylguanidine, poison violent dérivant, par substitution du groupe méthyl à un atome d'hydrogène, de la guanidine, corps inoffensif.

On conçoit donc avec quelle facilité les composés les plus bénins se transforment en composés toxiques, et l'on comprend que dans une même maladie suivant une foule de circonstances secondaires, l'auto-intoxication puisse être due à des substances variables. Aussi les résultats n'ont-ils pas toujours été concordants; la toxicité de l'urine varie d'un malade à l'autre; chez deux individus atteints d'une même maladie, l'urine de l'un contient des alcaloïdes, celle de l'autre peut ne pas en renfermer.

A côté des poisons sécrétés par les microbes ou produits sous leur influence, il faut tenir compte des poisons qui prennent naissance au cours des diverses infections, par défaut d'oxydation; c'est un point que les recherches de M. Albert Robin ont bien mis en évidence; il y a défaut de transformation des substances toxiques dans les organes plus ou

---

(¹) Fisichella, Sulla tossicita dell' urina dei lebbrosi. *La Riforma medica*, 1895, III, p. 350.

noins troublés; les poisons arrivent en excès à l'émonctoire rénal; si celui-ci est perméable, l'urine emporte les matières nocives et acquiert un haut degré de toxicité. Sinon les poisons s'accumulent dans l'économie, pour être chassés plus tard, au moment de la crise; la toxicité de l'urine, peu marquée pendant la période d'état, s'élève brusquement au moment de la guérison. Cette évolution très nette dans les maladies à défervescence brusque, comme la pneumonie, s'observe aussi dans l'ictère grave, la fièvre intermittente et même la fièvre typhoïde; il y a donc un balancement curieux entre la toxicité du sérum et celle de l'urine; mais il ne faudrait pas conclure qu'il y a simplement rétention des toxines et élimination ultérieure; les faits sont plus complexes. La toxicité du sérum est due à des matières albuminoïdes, celle de l'urine à des substances différentes; on peut donc supposer que la rétention des poisons dans l'économie dépend de leur nature et que leur rejet ne peut se faire que lorsqu'ils ont subi une modification ultérieure.

Ainsi, malgré ces obscurités, on voit que l'histoire des intoxications dans les maladies infectieuses a fait de nombreux progrès dans ces dernières années. C'est que de tous les côtés on a compris l'importance de la question et que beaucoup de travailleurs ont essayé d'apporter leur contribution à cette étude; les résultats obtenus encouragent à continuer les recherches et il est certain qu'il reste sur ce sujet bien des faits intéressants qu'on ne tardera pas à découvrir.

L'auto-intoxication dans le cancer et la leucémie. — Quelle que soit l'idée qu'on se fasse de la nature du cancer, il n'est pas douteux qu'un grand nombre des manifestations cliniques qu'on y observe relève d'une intoxication de l'organisme. Les recherches d'Adamkiewicz tendent à donner un appui expérimental à cette idée; dans les néoplasmes malins, cet auteur a trouvé une substance, la cancroïne, analogue sinon identique à la neurine et déterminant des accidents convulsifs en agissant sur la moelle allongée. MM. Richet et Héricourt ont obtenu des résultats analogues, au moins avec les épithéliomes ulcérés. Dans l'urine de malades atteints de cancer, on a rencontré plusieurs fois des ptomaïnes: Ewald et Jacobson en ont décelé dans le cancer de l'estomac; Griffiths a trouvé une base toxique dans l'urine d'une femme atteinte de cancer utérin.

Dans la leucémie qu'on rapproche souvent du cancer, nous avons constaté que les urines étaient hypertoxiques; le coefficient urotoxique peut atteindre 1,666.

L'auto-intoxication dans les troubles nutritifs, les diathèses, etc. — Une grande partie des symptômes qui caractérisent les diathèses, relèvent d'une auto-intoxication. L'élaboration de la matière se faisant d'une façon défectueuse, il en résulte la formation de substances qui doivent nuire au fonctionnement régulier de l'être. Le trouble portera sur la matière azotée et sur les hydrates de carbone et se traduira par la production exagérée d'acide urique, de sucre, de différents acides et spécialement d'acides gras volatils; il pourra aboutir à ce syndrôme si curieux qu'on désigne sous le nom d'acétonémie.

Nous n'avons pas à étudier ces différentes manifestations qui seront décrites avec tous les détails nécessaires dans le chapitre consacré aux troubles primitifs de la nutrition. Remarquons seulement que les troubles nutritifs secondaires peuvent survenir au cours ou à la suite de diverses maladies toxiques ou infectieuses et susciter toute une série d'accidents qui aboutiront encore à l'intoxication.

C'est aussi un trouble nutritif qui explique l'auto-intoxication dans les cas d'anémie; Piccini et Centi ont démontré, en effet, que chez les anémiques, le coefficient urotoxique était augmenté.

Les auto-intoxications secondaires. — Sous ce titre nous avons proposé de décrire les auto-intoxications qui se produisent au cours des empoisonnements exogènes. C'est surtout dans l'intoxication phosphorée que ce processus joue un rôle important. Le phosphore n'agit pas en soustrayant l'oxygène du sang; il provoque une série de troubles fonctionnels aboutissant à des désordres anatomiques du côté du foie et des reins; il se trouve par conséquent augmenter les sources d'auto-intoxication, diminuer l'élimination, entraver les transformations.

Dans un grand nombre d'autres empoisonnements, la nutrition est modifiée et l'organisme donne naissance à des substances nocives; l'acide lactique qui se forme dans les intoxications par le curare, l'oxyde de carbone, etc., l'albuminurie, la peptonurie, la glycosurie même témoignent suffisamment de ces changements nutritifs qui jouent un rôle plus ou moins important dans la physiologie pathologique des troubles et des symptômes.

Les auto-intoxications définies chimiquement.

— Après avoir montré le rôle et le mécanisme de l'auto-intoxication dans les affections les plus diverses, nous allons dire quelques mots des substances toxiques qui sont connues et définies chimiquement. Nous pourrons ainsi examiner sous un nouveau point de vue plusieurs questions que nous avons déjà étudiées.

Les auto-intoxications acides. — *Lacticémie.* — Un grand nombre d'acides peuvent se produire dans les conditions pathologiques et vicier la constitution des milieux organiques : en tête, se place l'acide lactique. Ce corps prend naissance quand les oxydations sont entravées, par exemple dans l'asphyxie; il se forme dans l'inanition, au cours des empoisonnements et des maladies infectieuses, dans les affections hépatiques et gastro-intestinales.

Parmi les empoisonnements qui provoquent le plus souvent la lacticémie, il faut citer en première ligne l'intoxication phosphorée; viennent ensuite les empoisonnements par l'oxyde de carbone, l'acide prussique, le curare, la strychnine. On ne peut que faire des hypothèses sur le mode d'action de ces substances; aussi certains expérimentateurs pensent-ils que les poisons amènent la formation de l'acide lactique en agissant sur le sang et en entravant les oxydations; l'explication serait valable pour l'oxyde de carbone, mais pour le phosphore on tend à considérer le phénomène comme relevant d'une insuffisance hépatique. Il est certain que cette cause doit entrer en ligne de compte; car, dans les affections destructives du foie, on observe la présence de l'acide lactique dans l'urine; le même corps apparaît chez les animaux, Oiseaux ou Batraciens, chez lesquels le foie a été extirpé. Une explication unique ne peut donc être proposée; il faut invoquer l'influence de causes multiples. Il en est de même pour les infections; la lacticémie se produit dans toutes les maladies où la température est élevée, y compris la trichinose; il est bien certain que le processus doit être fort complexe et qu'il faut faire une part aux modifications de la nutrition, aux défauts des oxydations, aux troubles hépatiques, aux fermentations gastro-intestinales.

C'est, en effet, par suite d'une exagération des putréfactions que les affections du tube digestif peuvent produire le syndromes que nous étudions. L'acide lactique, prenant naissance dans l'intestin, expliquerait pour quelques auteurs certaines des manifestations graves qui pourraient se produire du côté du système osseux et aboutir au rachitisme, à l'ostéomalacie ou simplement aux nodosités articulaires. La même pathogénie a du reste été invoquée pour le diabète; l'acide lactique, provenant d'une transformation du sucre, serait la cause des douleurs osseuses que ressentent parfois les malades et même, d'après M. Teissier, de la phosphaturie.

Dans des conditions à peu près analogues, d'autres acides peuvent se produire, en particulier l'acide oxalique; l'oxalurie s'observe dans les cas où la transformation des matières ternaires est devenue incomplète, dans les fièvres, les maladies générales, comme le diabète, les affections de l'estomac, du système nerveux, de l'appareil respiratoire.

Enfin, des acides gras peuvent prendre naissance dans les cas de troubles nutritifs et surtout dans le diabète; ce sont les acides, en effet, qui jouent le rôle principal dans l'important syndrome qu'il nous reste à étudier et qui est généralement décrit sous le nom d'acétonémie ou d'acétonurie.

Acétonémie. — L'acétonémie a été rencontrée d'abord au cours du diabète sucré; elle se caractérise par une série de symptômes dont les principaux consistent en une douleur épigastrique, une dyspnée spéciale (respiration de Kussmaul); enfin elle aboutit au coma et à la mort avec hypothermie. Ce qui permet de rattacher cet état morbide à l'acétone ou à des substances voisines, notamment à l'acide éthyldiacétique, c'est l'odeur de l'urine et de l'air expiré, odeur qui rappelle celle du chloroforme.

L'examen de l'urine est indispensable pour le diagnostic; l'adjonction d'une goutte de perchlorure de fer donne une coloration rouge vineux, qui est due, non à l'acétone, mais à l'acide éthyldiacétique; cet acide passe dans l'extrait éthéré pratiqué après adjonction d'acide sulfurique;

si l'on chasse l'éther, le liquide restant donne encore avec le perchlorure
une coloration rouge qui diminue en vingt-quatre ou quarante-huit heures.

Une réaction, moins pratique, consiste à distiller l'urine et dans la
partie distillée à verser de l'ammoniaque, puis quelques gouttes de nitro-
prussiate de soude; on obtient ainsi une coloration violette qui passe
bientôt au jaune; en ajoutant deux gouttes d'acide acétique, le liquide
prend une teinte pourpre. On peut encore se servir de la fuchsine, décolorée par l'acide sulfureux, qui reprend une coloration rouge, mais cette
réaction n'a qu'une valeur douteuse. Enfin en chauffant l'urine avec du
chlorure de cuivre et de la potasse, on obtient une réduction noire.

On a longtemps attribué les manifestations de l'acétonémie à l'acétone;
le nom imposé au syndrome consacre cette théorie. Les phénomènes sont,
en réalité, beaucoup plus complexes; ils relèvent d'une série de substances
dont la principale est représentée par l'acide éthyldiacétique ou acéthylacétique ou diacétique; aussi a-t-on proposé de remplacer les termes
d'acétonémie et d'acétonurie par ceux de *diacétémie* et *diacéturie*. Ces
expressions seraient plus justes et plus conformes aux données de la
chimie et de l'expérimentation : il est établi, en effet, que les substances
de l'urine acétonurique, qui passent à la distillation, ne sont pas toxiques (Bonardi); d'un autre côté, pour empoisonner un animal, il faut lui
injecter de hautes doses d'acétone, environ 7 centimètres cubes par kilo.

L'acide acéthylacétique est accompagné d'une série d'autres acides, tels
que : acides lactique, acétique, formique, propionique, crotonique, β oxybutyrique; ces acides s'emparant des bases de l'organisme, notamment de
l'ammoniaque qui se trouve éliminé en grand excès par l'urine, diminuent l'alcalinité du sang (Frerichs); leurs sels neutres étant peu nocifs,
on a pu espérer qu'on combattrait les accidents diacétémiques en injectant des solutions alcalines dans les veines : la méthode est rationnelle,
mais n'a pas encore donné de vrais succès.

L'acétonurie se produit dans une foule de circonstances.

Il existe d'abord une acétonurie physiologique (V. Jaksch). On obtient
avec le perchlorure de fer, une légère coloration vineuse dans l'urine de
gens bien portants, surtout chez ceux qui mangent beaucoup de viande;
rappelons à ce propos que l'alimentation carnée favorise le développement du coma chez les diabétiques.

V. Jaksch, Tuczek ont signalé une acétonurie d'inanition. L'examen de
l'urine du célèbre jeûneur Cetti, y démontra effectivement la présence de
l'acétone et de l'acide éthyldiacétique; on trouve encore dans le jeûne de
l'acide β oxybutyrique (Kulz, Lorenz).

Les troubles digestifs produisent le même syndrome. Litten, Senator
ont signalé un coma dyspeptique analogue au coma diabétique, s'en dis-
tinguant cependant par l'absence de quelques phénomènes importants,
notamment par l'absence de la respiration dite de Kussmaul. L'urine
donne souvent la coloration rouge chez les dyspeptiques, et particulièrement au cours de la dilatation de l'estomac (Bouchard), sans qu'il y ait

aucun phénomène réactionnel, aucun trouble nerveux particulier. L'acétonémie s'observe dans toutes les formes de dyspepsie, mais surtout dans les cas de dyspepsie cancéreuse.

L'acétonémie survient parfois au cours des maladies fébriles, fièvres éruptives, choléra (Buhl), tétanos (Nicolaier). Conti ([1]) a étudié avec soin l'acétonurie de la fièvre typhoïde et a constaté que, d'une façon générale, il y avait une augmentation parallèle entre la quantité d'acétone et le degré de toxicité de l'urine; enfin étudiant l'urine de la pneumonie, le même auteur a reconnu que la toxicité de ce liquide était fort diminuée pendant la période d'état, bien que l'urine contînt parfois (2 fois sur 20 cas) des traces d'acétone.

Les troubles nerveux déterminent fréquemment le syndrome que nous étudions; chez les enfants atteints de manifestations éclamptiques ou épileptiformes il existe une acétonurie convulsive (Baginski); on a retrouvé l'acétone au cours des diverses psychopathies (Boccz et Slosse), de l'hystérie, de la mélancholie : il est vrai que, dans ces derniers cas, il s'agissait d'individus ayant des vomissements et mangeant peu; on peut donc supposer que ces malades, de même que les tabétiques atteints de crises gastriques, présentaient une acétonémie par inanition (V. Noorden).

On observe aussi l'acétonurie dans les affections graves de l'appareil respiratoire : Markownikoff a signalé ce phénomène dans le pneumothorax et nous l'avons rencontré chez 8 malades dyspnéiques, qui succombèrent quelques jours plus tard.

Il existe encore une acétonurie opératoire ([2]) survenant surtout après les opérations abdominales, mais se rencontrant aussi dans d'autres cas, et une acétonurie anémique. Conti, qui a étudié cette dernière variété, a examiné 10 malades : 2 fois il a constaté des traces d'acétone, 1 fois il en a trouvé des quantités considérables.

Toutes les causes qui provoquent de la glycosurie permanente peuvent produire l'acétonurie. Les expériences de Vaughan Harley établissent nettement la réalité de ce fait : l'auteur injecte du sucre dans les veines d'un chien, après ligature des uretères; au bout d'un temps qui varie de quinze à soixante minutes, éclatent des accidents nerveux : la respiration est accélérée, les pupilles sont contractées et, si la dose est suffisante, si elle atteint par exemple 10 à 12 grammes par kilogramme, la mort survient dans le coma. Ces accidents ne sont pas dus au sucre : car ce corps disparaît rapidement et est remplacé par de l'acide lactique, de l'acétone, de l'alcool, et de l'acide éthyldiacétique, c'est-à-dire par des substances analogues à celles qu'on trouve chez le diabétique. On conçoit dès lors comment on a pu observer l'acétonémie dans les cas de diabète expérimental consécutifs à l'extirpation du pancréas (V. Mering et Minkwoski), à l'administration de la phloridzine (Klemperer), à l'extirpation du plexus cœliaque (Lustig).

([1]) Conti, Sull' acetonuria. *La Riforma medica*, 1895, IV, p. 675.
([2]) Contejean, Acétonurie opératoire. *Arch. de phys.*, 1892.

L'acétonurie s'observe surtout chez les diabétiques qui se traitent, et notamment chez ceux qui mangent de grandes quantités de viande; ailleurs elle survient à la suite d'une fatigue, d'un voyage, à l'occasion d'un traumatisme ou d'une opération.

Contrairement à ce qu'on aurait pu penser, le sérum des acétonémiques n'est pas extrèmement toxique : dans un cas que nous avons étudié, il a fallu injecter à un lapin 8 centimètres cubes par kilo, du sérum d'un diabétique comateux, pour amener la mort.

En résumé, l'acétonémie est un empoisonnement complexe, se produisant dans les conditions les plus diverses et dû à une série de substances dont les principales sont représentées par l'acétone, l'alcool, divers acides et notamment les acides éthyldiacétique et β-oxybutyrique.

On a surtout discuté sur le mode de formation de l'acétone; ce corps se rencontre dans l'estomac, le sang, la salive (Mosler), le foie, le cerveau (Berti). Kaulich admet sa formation dans l'estomac par union du sucre avec l'alcool; Gerhardt, Rupstein pensent à une production directe dans le sang : Hirschfeld invoque une assimilation vicieuse des hydrates de carbone; V. Noorden soutient qu'il faut chercher son origine dans les albumines de l'organisme, car l'acétone et l'acide diacétique augmentent en même temps que se produit une perte en azote.

L'intoxication par les dérivés azotés de l'albumine. — Parmi les corps définis chimiquement dont nous venons d'étudier les effets, un grand nombre provenait de matières albuminoïdes, mais tous étaient retombés à l'état de corps ternaires. Voyons maintenant le rôle que peuvent jouer les susbstances pathogènes contenant encore de l'azote.

L'évolution normale des matières azotées aboutit à la production de l'acide urique et de l'urée. Mais, les transformations peuvent être incomplètes même à l'état physiologique : chez les carnivores et parfois chez l'homme l'urine contient de l'ammoniaque.

On admet généralement que l'acide urique relève d'une combustion imparfaite et est en rapport avec une oxydation insuffisante. Mais les recherches de Pfeiffer[1] conduisent à des conclusions bien différentes; elles établissent que la production de l'acide urique varie parallèlement à celle de l'urée; les chiffres suivants le démontrent : ils donnent la moyenne de la production de ces deux substances aux divers âges de la vie; les résultats sont rapportés à un poids de 100 kilos.

	Acide urique.	Urée.		Acide urique.	Urée
0 à 10 ans. .	1gr,281	50gr,8	40 à 50 ans. .	0gr,882	32gr,8
10 à 20 ans. .	1gr,113	49gr,9	60 à 70 ans. .	0gr,752	30gr,7
20 à 30 ans. .	1gr,024	40gr,7	80 à 90 ans. .	0gr,577	21gr,9
30 à 40 ans. .	0gr,965	38gr,4			

L'acide urique est donc un aboutissant normal; c'est, comme l'a montré Horbaczewski, le produit terminal de la nucléine.

[1] PFEIFFER, *Ueber Harnsäure und Gicht, Berl. klin. Woch.*, 1892.

Mais, dans un grand nombre de circonstances, la production de l'acide urique s'exagère d'une façon anomale; c'est ce qu'on voit dans la goutte et dans une foule d'affections diverses : saturnisme, leucémie, anémies graves, néphrites, pneumonie, etc.

Ailleurs ce seront des acides amidés qui viendront prendre la place de l'urée; la tyrosine, la leucine, la xanthine, l'hypoxanthine et peut-être la guanine apparaissent dans l'urine au cours de la fièvre, de l'asphyxie, des affections destructives du foie, de l'ictère grave quelle qu'en soit la cause.

Tous ces corps ne sont pas ou sont peu toxiques : il n'en est plus de même de l'ammoniaque qui peut parfois remplacer l'urée.

L'ammoniémie est d'origine interne ou d'origine digestive. La première variété n'est que l'exagération d'un processus normal; le sang contient toujours, au moins chez les carnassiers et les omnivores, du carbonate d'ammoniaque qui se transforme en urée au niveau du foie. En parlant de l'auto-intoxication dans les affections hépatiques, nous avons montré que l'ammoniaque pouvait se former en excès et passer en notable quantité dans l'urine.

D'autres fois, l'ammoniaque prend naissance dans le canal gastro-intestinal, où sa présence détermine parfois des lésions inflammatoires; on sait que, pour plusieurs auteurs, l'ammoniémie du mal de Bright reconnaît pour cause une fermentation de l'urée éliminée au niveau de l'intestin.

Les maladies infectieuses : fièvre typhoïde, typhus, tuberculose, pneumonie, peuvent aussi déterminer une production exagérée d'ammoniaque. Évidemment, le mécanisme est toujours complexe, puisque les infections produisent justement plusieurs des conditions qui favorisent l'apparition de cette substance.

Les matières azotées ne s'éliminent pas à l'état normal sous forme d'albumine. Or, cette matière passe dans l'urine, tantôt parce qu'il existe une lésion du rein, tantôt parce qu'il s'est produit une altération du sang; dans le premier cas, c'est la sérine qui filtre à travers l'organe malade; dans le second cas, ce sont des albumines anormales qui sont peut-être toxiques et peuvent causer un vrai danger pour l'organisme. Quelques recherches de MM. Teissier et Roques donnent un appui expérimental à cette hypothèse, on se trouve ramené à la théorie de Canstatt et de Semmola sur le mal de Bright; cette théorie, il est vrai, a été vivement attaquée de toutes parts et ne compte guère de défenseurs. Mais, si les albumines pathologiques sont toxiques, on peut se demander si leur élimination est inoffensive et si le trouble fonctionnel ne peut pas finir, à la longue, par entraîner des lésions; il faudrait reprendre les recherches, non en opérant avec du blanc d'œuf, comme le faisait Semmola, mais en se servant des albumines isolées des urines pathologiques.

À l'état normal, on ne trouve pas de peptones dans l'organisme; mais, à l'état pathologique, on observe souvent de la peptonurie ou plutôt de l'albumosurie, car c'est de l'albumose et non de la peptone qu'on rencontre presque toujours dans l'urine.

Les expérimentateurs n'ayant pu se mettre d'accord sur la toxicité des peptones, encore moins des albumoses, nous n'insisterons pas sur ce point. Rappelons seulement que l'albumosurie se produit dans les circonstances suivantes : les affections du tube digestif (albumosurie entérogène); les affections du foie (albumosurie hépatogène): le mal de Bright; les affections suppuratives (albumosurie pyogène); les intoxications, comme l'empoisonnement phosphoré; les infections (albumosuries hématogènes de quelques auteurs), comme l'ictère grave, la fièvre typhoïde, la diphtérie, et, avant tout, le rhumatisme articulaire aigu; l'accord n'est pas fait en ce qui concerne la pneumonie; Leube n'y a jamais trouvé d'albumosurie; Maixner en a toujours rencontré.

Les peptones se transforment facilement, comme on sait, en ptomaïnes. La pepto-toxine de Brieger fait la transition; nous l'avons suffisamment étudiée à propos de l'hyperchlorhydrie et des brûlures.

De nombreux travaux ont établi la fréquence de la *ptomatinurie*; des alcaloïdes, toxiques ou indifférents, ont été trouvés dans les affections suivantes : les affections gastro-intestinales, où ils ont été surtout étudiés par M. Bouchard; — les maladies infectieuses; fièvre typhoïde (Bouchard, Lépine et Guérin), pneumonie (Lépine et Guérin), fièvre puerpérale (Bourget), érysipèle, scarlatine, rougeole, coqueluche, oreillons, grippe, noire, diphtérie (Griffiths, Albu), tétanos (Brieger); — le cancer (Ewald, Jacobson, Griffiths); — les affections nerveuses : paralysie générale (Selmi), aliénation mentale (Pouchet), épilepsie (Griffiths), névroses convulsives (Chiaruttini), goitre exophthalmique (Boinet et Silbert); — les affections cutanées : eczéma (Griffiths), dermatite herpétiforme (Hallopeau et Tête), brûlures étendues (Kianicine).

A côté de ces bases on a trouvé d'autres corps, particulièrement des toxalbumines, et quelquefois la cystine qui accompagne les diamines, putrescine et cadavérine, et semble avoir aussi son origine dans les matières azotées.

Il nous reste encore à signaler une dernière substance provenant des matières protéiques sulfurées, c'est l'acide sulfhydrique. Ce gaz, accompagné souvent de méthylmercaptan, se rencontre surtout dans l'air expiré, parfois dans l'urine.

L'hydrogène sulfuré est généralement d'origine microbienne; il se produit au niveau du tube digestif, où il se rencontre constamment; mais quand les putréfactions s'exagèrent, dans les cas de diarrhée, il se forme en abondance, passe dans le sang, s'élimine par le poumon et accessoirement par l'urine.

D'autres processus peuvent sans doute lui donner naissance; d'après Petri et Masser, il peut être produit par les bactéries suivantes : proteus, staphylocoque, streptocoque, bacilles du charbon symptomatique, du tétanos, de la gangrène gazeuse, du choléra, de la morve, du charbon, du choléra des poules, de la fièvre typhoïde et même de la tuberculose. On conçoit donc que, dans les cas d'infection par un de ces agents, l'organisme puisse être intoxiqué par ce gaz. Il semble même que l'hydrogène sulfuré puisse se former au contact de nos cellules, comme tendent à l'établir les expériences de M. de Rey-Pailhade.

La présence de l'hydrogène sulfuré dans l'urine ou hydrothionurie a été observée, en effet, dans quelques maladies infectieuses, comme le typhus (Strumpell) ou la tuberculose (Heller); mais il s'agit le plus souvent de fermentations qui se passent dans la vessie elle-même (Rosenheim et Muller).

Résumé. — Les faits que nous avons rapportés établissent nettement le rôle considérable des auto-intoxications, leur fréquence, leur multiplicité, leur importance au double point de vue de la physiologie et de la pathologie. Même à l'état normal, l'organisme est en imminence constante d'auto-intoxication; dans une foule d'états morbides et sous les influences les plus diverses, les substances nocives deviennent encore plus abondantes, qu'il s'agisse de la production de toxines nouvelles ou de l'augmentation des toxines habituelles.

La plupart de ces poisons sont fort peu connus au point de vue chimique. On s'est contenté le plus souvent de les caractériser par leur action sur les animaux. Faut-il en conclure, comme le fait un auteur récent, que l'histoire des auto-intoxications ne constitue encore qu'une série d'ingénieuses hypothèses? Les résultats obtenus démentent une pareille assertion. Il nous semble même que, dans l'état actuel de la science, un poison autogène est mieux défini par ses propriétés physiologiques que par sa constitution chimique. Toute tentative de préparation des poisons formés dans l'organisme se heurte à une cause d'erreur inévitable. Quel que soit le procédé employé, on n'est jamais sûr d'avoir isolé, à la fin de l'expérience, une substance préexistante, et l'on doit toujours craindre d'avoir obtenu un produit artificiel, dérivant des vraies toxines qui soit si instables et partant si faciles à décomposer. C'est l'objection que Brieger adressait aux travaux de Selmi et de Gautier, c'est l'objection qu'on adresse aujourd'hui aux travaux de Brieger.

La méthode qui consiste à étudier en bloc les propriétés toxiques des liquides organiques ou des bouillons de culture peut sembler moins élégante que les procédés chimiques qui ont la prétention de préparer des substances pures et bien définies; mais elle nous semble supérieure, car elle conduit à des résultats certains. Aussi, avant d'appliquer l'analyse chimique à l'étude des toxines organiques, est-il toujours bon de déterminer d'abord la toxicité du liquide qu'on veut étudier et de bien établir ce que devient, au cours des manipulations successives, la substance active qu'on recherche.

Aux sources multiples d'auto-intoxication, l'organisme oppose trois
moyens de défense : l'élimination par les liquides excrémentitiels; la
production de substances antitoxiques; la transformation des poisons.

L'élimination est le processus le plus simple et le mieux connu : c'est
le rein qui joue le principal rôle, puis viennent les poumons, la peau, et
accessoirement les autres glandes à conduit excréteur.

Les sécrétions internes antitoxiques rendent compte de certains phénomènes consécutifs à l'extirpation des reins (Brown-Séquard et d'Arsonval,
Meyer), du foie (Massini) et des glandes dites vasculaires sanguines, comme
le corps thyroïde ou les capsules surrénales; elles expliquent les bons
effets obtenus par les injections des extraits glandulaires.

Enfin, certaines glandes ou certains tissus protègent l'économie en
accumulant divers poisons et en leur faisant subir des transformations qui
les rendent moins nocifs. C'est le foie qui joue ici le rôle principal.

La connaissance des propriétés vicariantes des organes achève d'é-
clairer le mécanisme des auto-intoxications. Le rein, par exemple, peut
suppléer le foie; mais quand le rein est malade, la moindre altération du
foie a des conséquences souvent funestes; un ictère catarrhal survenant
chez un brightique entraîne presque toujours la mort.

Dans les maladies infectieuses, l'aggravation produite par les lésions
antérieures du foie ou du rein s'explique encore par une rétention plus
facile des produits toxiques, c'est-à-dire par une insuffisance dans leur
destruction ou leur élimination. Le fait, admis depuis longtemps pour le
rein, n'est pas moins évident pour le foie : il suffit de considérer ce qui
se passe dans l'érysipèle; cette maladie n'est pas dangereuse dans toutes
les affections du foie; elle l'est seulement quand les cellules hépatiques
sont atteintes et ne peuvent détruire l'excès de poisons; c'est ce qui
résulte nettement de l'intéressante étude qu'a faite, sur notre conseil,
M. Bridiers de Villemor (¹).

Ainsi, à mesure qu'on étudie les poisons nés dans l'organisme, on
comprend mieux leur importance et leur généralité. Dans les états pathologiques les plus divers, bien des symptômes sont dus à l'accumulation
des poisons formés en excès ou détruits insuffisamment; bien des phénomènes trouvent maintenant une explication fort simple. L'histoire des
auto-intoxications, telle qu'elle a été tracée par M. Bouchard, est une des
plus belles conquêtes de la pathologie générale.

(¹) Bridiers de Villemor, De l'érysipèle dans les maladies du foie Thèse de Paris, 1894.

DEUXIÈME PARTIE
PATHOGÉNIE

CHAPITRE PREMIER

Portes d'entrée des substances toxiques. — De l'absorption des poisons. — Des conditions qui favorisent ou entravent l'absorption.

Portes d'entrée des substances toxiques. — Pour qu'une substance
manifeste ses propriétés toxiques, il faut qu'elle puisse modifier la constitution chimique du milieu où vivent les cellules. S'il s'agit d'auto-
intoxication, le poison, aussitôt formé, se trouve déposé dans ce milieu.
Mais dans les cas d'intoxication exogène, il faut que la substance étrangère
puisse parvenir jusqu'aux éléments anatomiques : pour les êtres unicellulaires, le problème est simple; il suffit que le poison soit introduit
dans le milieu cosmique où ils vivent; chez les êtres supérieurs, la
question se complique puisqu'on doit considérer deux milieux : celui
où vit l'individu, c'est le milieu extérieur, gazeux ou liquide; celui où
vivent les cellules, c'est le milieu intérieur, le plasma interstitiel.

Le plasma interstitiel étant une exhalation ou plutôt une sécrétion,
dont le sang fournit les matériaux, c'est dans le système circulatoire que
les poisons doivent pénétrer. Cette éventualité est réalisée chaque jour
dans les laboratoires par les injections intra-veineuses. Mais, en dehors
des conditions expérimentales et de quelques tentatives thérapeutiques,
il est rare qu'un poison soit déposé directement dans le sang; le plus
souvent, il arrive par une autre voie et notamment par le tube digestif.

Entrée des poisons par le tube digestif. — C'est par là que péné-
trent la plupart des poisons, qu'on les ingère volontairement ou accidentellement; c'est par là qu'on administre les médicaments; c'est par
là que nous introduisons chaque jour les poisons alimentaires.

Si l'on suit la marche des substances toxiques ingérées, on voit d'abord
qu'elles peuvent être arrêtées dès les premières parties du tube digestif.
Un grand nombre de substances possèdent un goût désagréable : elles
ont une saveur âcre, amère, styptique, parfois brûlante, qui les fait immédiatement rejeter. Buccheim et Engel ont recherché quelle était notre

sensibilité de perception pour certaines substances amères. Ils ont trouvé
qu'on reconnaissait encore le goût particulier des dilutions suivantes :

Tartrate de strychnine	1/48000
— quinine	1/10000
— cinchonine	1/4000
— morphine	1/2000
Salicine	1/1500
Phloridzine	1/500

En même temps les substances amères excitent la sécrétion salivaire
ce qui facilite leur expulsion et nettoie en quelque sorte la cavité buccale.
Mais il n'en est pas toujours ainsi : certaines substances vénéneuses sont
insipides : quelques-unes possèdent même une saveur sucrée et un goût
agréable.

Arrivé dans l'estomac, le poison suscite fréquemment des vomissements
qui peuvent en faire rejeter une grande partie. Enfin, si, continuant sa
route, il parvient dans l'intestin, il en est chassé par d'abondantes
évacuations alvines. Mais il est rare que cette dernière éventualité se
réalise; le plus souvent le poison a déjà été absorbé, et si la diarrhée se
produit et en rejette une certaine quantité, c'est que l'intestin sert de
voie de sortie à bien des matières toxiques.

Pendant son séjour dans le tube gastro-intestinal, le poison peut être
neutralisé par les sucs digestifs ou par les aliments. Les alcaloïdes peuvent
se trouver en présence d'une certaine quantité de tanin qui les précipite:
certaines albumines toxiques sont transformées et rendues inactives:
divers sels métalliques deviennent insolubles : les sels de cuivre rencon-
trient du sucre, et, la réduction s'opérant à la température de l'estomac,
le métal se dépose à l'état pulvérulent. Réciproquement, certains poisons,
particulièrement les alcaloïdes, se dissolvent plus complètement dans le
milieu acide de l'estomac et, par suite, agissent avec plus d'énergie;
d'autres, comme le phosphore, peuvent trouver un excipient dans les
matières grasses du tube digestif et pénétrer ainsi dans l'organisme.
L'acide chlorhydrique de l'estomac transforme les carbonates insolubles
en chlorures, le calomel en sublimé: il dissout les oxydes de magnésie
et de chaux et, par ces divers procédés, favorise ou permet l'absorption;
enfin il décompose le cyanure de potassium et donne naissance à du
chlorure de potassium et à de l'acide cyanhydrique; cette réaction se
produisant quand le suc gastrique se déverse abondamment dans l'estomac, on conçoit que le cyanure de potassium tue plus vite un animal
en digestion qu'un animal à jeun.

Les liquides alcalins de l'intestin rendront possible le passage d'autres
substances toxiques : les résines, les huiles, le soufre y sont dissous, le
salol s'y décompose; le salicylate de bismuth forme avec l'hydrogène
sulfuré du sulfure noir insoluble, tandis que l'acide salicylique pénètre
dans l'organisme. Enfin, les chlorures alcalins dissolvent les sels de
plomb et de mercure.

Qu'ils aient été partiellement éliminés par le vomissement, qu'ils aient ou non subi des transformations, les poisons qui restent sont absorbés par les différentes parties du tube digestif.

L'absorption commence déjà dans la cavité buccale; bien que peu marquée, elle s'exerce néanmoins sur certaines substances, comme l'alcool, le bicarbonate de soude, le chlorate de potasse, la glycose, le cyanure de potassium.

On a longtemps discuté sur ce qui se passe au niveau de l'estomac. Aujourd'hui la réponse n'est pas douteuse: l'absorption est très nette pour les solutions alcooliques et pour l'alcool dilué; elle est au contraire assez faible quand il s'agit de solutions aqueuses (Tappeiner). Une observation, rapportée par M. Morel-Lavallée, est, à ce point de vue, fort démonstrative : un malade ingère à deux heures du matin 60 grammes de laudanum, à huit heures on pratique un lavage stomacal et l'on retire encore 45 grammes de poison.

Dans bien des cas, les liquides ne font que traverser la cavité gastrique et parviennent presque aussitôt dans l'intestin. On conçoit que l'atonie de la musculeuse stomacale, ou qu'une dilatation de l'estomac amène une stagnation des liquides et entraîne un retard d'autant plus considérable qu'à l'état pathologique l'estomac semble moins bien absorber qu'à l'état normal; c'est ce qui expliquerait, d'après Magendie, la résistance de certains nouveaux malades à l'ingestion de l'arsenic.

Du reste, l'absorption stomacale est très variable suivant les animaux. Bouley a reconnu qu'une dose mortelle de strychnine ne détermine aucun phénomène chez un cheval dont on a lié le pylore; les accidents apparaissent quand on rétablit le cours des matières. Mais si l'on attend longtemps, le poison s'absorbe peu à peu et s'élimine à mesure, de telle sorte qu'il ne se produit plus aucun effet toxique quand on lève la ligature (Schiff). Les résultats sont exactement les mêmes avec le curare; ce poison peut être ingéré sans danger parce qu'il est rejeté au fur et à mesure de son introduction, mais l'empoisonnement a lieu si l'on empêche l'élimination au moyen d'une néphrotomie double (Cl. Bernard).

Le cyanure de potassium s'absorbe très facilement au niveau de l'estomac chez le cheval (Peronne et Beruti), le chien, le lapin, le porc (Colin). Le ferrocyanure de potassium introduit dans l'estomac du lapin passe dans l'urine au bout de 2 minutes si l'animal est à jeun depuis 4 heures, de 6 à 7 minutes s'il est à jeun depuis 1 heure 1/2, de 25 minutes s'il a cessé de manger depuis 16 minutes, au bout de 30 à 40 minutes s'il vient de terminer son repas (Eischer).

L'absorption est beaucoup plus énergique au niveau de l'intestin qu'au niveau de l'estomac; elle varie, du reste, suivant le point qu'on envisage. D'après Edkins, elle serait, pour l'eau salée, de 2 centimètres cubes par centimètre carré et par heure au niveau du gros intestin; à la fin de l'intestin grêle, elle serait de $1^{cc}.31$, elle tomberait à 0,727 dans le duodénum, et serait presque nulle dans l'estomac.

Au niveau du rectum, les résultats varient d'une substance à l'autre :
d'après Savory, la strychnine agit bien plus vite par la voie rectale que
par la voie stomacale; pour le cyanure de potassium et l'acide cyanhydrique, les différences sont peu marquées; la nicotine est plus active si
elle est administrée par l'estomac. Les recherches thérapeutiques ont
établi que le rectum absorbe très rapidement l'opium, la belladone, le
chloral, qu'on administre souvent en lavements. Enfin Cl. Bernard a reconnu
que le curare, sans action quand il est ingéré, empoisonne très vite quand
on l'injecte dans le rectum.

La rapidité d'absorption des poisons varie notablement suivant l'état
de vacuité ou de plénitude du tube digestif. Il est certain qu'elle est
beaucoup plus grande chez l'animal à jeun. On peut attribuer trois causes
à ce phénomène : pendant la digestion, les aliments diluent le toxique;
les sécrétions établissent un contre-courant; enfin le foie semble plus
apte à arrêter les matières nocives et à retarder leur arrivée dans l'organisme.

Cette action du foie qui intervient constamment rend assez suspects
tous les résultats obtenus. Que fait-on en effet dans la plupart des expériences? On introduit la substance par différentes voies et l'on juge de la
rapidité de son passage dans l'organisme par le temps écoulé jusqu'au
moment où elle manifeste sa présence par quelque effet toxique ou par
son apparition dans l'urine. Mais la comparaison n'est pas juste, car les
poisons introduits sous la peau ou dans une séreuse pénètrent directement
dans la circulation générale, ceux qui proviennent de l'intestin sont
arrêtés par le foie et, par conséquent, leur effet est retardé ou atténué. Il
faudrait donc reprendre toute l'étude comparative de l'absorption sur des
animaux dont l'action du foie serait supprimée.

L'expérimentation pourrait être faite sur des Mammifères auxquels on
aurait pratiqué la fistule d'Eck, c'est-à-dire l'abouchement de la veine
porte dans la veine cave; mais l'opération est difficile à réussir. On peut
s'adresser aux Batraciens, chez lesquels l'extirpation du foie est une
opération simple, qui permet une survie fort longue. Or, en injectant de
la strychnine à des grenouilles ainsi préparées, on constate que l'action
est plus rapide quand le poison est introduit dans l'intestin que lorsqu'il
est injecté sous la peau.

Les gaz s'absorbent facilement le long de la muqueuse gastrique et
surtout au niveau du rectum. L'expérience a été faite bien des fois, en
injectant de l'hydrogène sulfuré, et récemment, quand on a voulu guérir
la tuberculose au moyen de lavements gazeux, on a vu combien était
grande la tolérance de l'intestin et combien énergique son pouvoir d'absorption. Lauder-Brunton divise les gaz en deux groupes : ceux qui sont
peu solubles et peu absorbables, H,CH⁴, ceux qui sont solubles et absorbables, CO²,H²S Dans les conditions physiologiques, des gaz se formant
constamment au niveau du tube digestif, il en pénètre toujours dans
l'organisme: si les fermentations s'exagèrent, la quantité de gaz produite

et absorbée augmente encore; ces gaz s'éliminent constamment par le poumon et la peau et communiquent à l'haleine et à la sueur une odeur fétide particulière.

Nous n'avons pas besoin de revenir sur la résorption des produits toxiques prenant naissance dans le tube digestif : parmi ces produits, les uns, dus à l'action des ferments glandulaires, semblent se transformer dans les membranes intestinales; tels sont les peptones et les acides gras; les autres, comme les ptomaïnes, s'éliminent par l'urine: d'autres enfin, comme les substances aromatiques, se sulfo-conjuguent dans l'organisme. Nous avons suffisamment traité de ces divers phénomènes à propos des auto-intoxications pour n'avoir pas besoin de revenir sur leur étude.

Absorption par l'appareil respiratoire. — L'appareil respiratoire est une voie largement ouverte à l'introduction des poisons gazeux. Mais, de même que le tube digestif, il possède divers moyens de protection automatique.

Certains gaz délétères exercent une action irritante sur la muqueuse nasale ou sur la conjonctive et provoquent des sensations douloureuses, de l'éternuement, du larmoiement; d'autres possèdent une odeur fétide ou produisent la suffocation, la dyspnée, les accès de toux; il en résulte que l'on est averti du danger et qu'on peut s'éloigner du milieu contaminé. Mais il n'en est pas toujours ainsi, et certains gaz toxiques ne possèdent aucune propriété organoleptique spéciale.

Le nombre des poisons volatils qui pénètrent par l'appareil respiratoire est très considérable. En première ligne se place l'oxyde de carbone, auquel tout le monde est constamment soumis dans les conditions actuelles de la vie. Parfois c'est de l'hydrogène sulfuré; ailleurs, ce sont des substances médicamenteuses comme l'éther, le chloroforme, le protoxyde d'azote, la créosote, l'eucalyptol, etc. On sait que l'inhalation de l'alcool peut déterminer l'ivresse et entraîner à la longue tous les phénomènes de l'intoxication chronique. Cette voie d'absorption est également ouverte à certains poisons putrides, à l'acide cyanhydrique, aux alcaloïdes volatils; quelques gouttes de nicotine évaporées sous le bec d'un oiseau amènent rapidement la mort; une dose de $0^{gr},003$ produit chez l'homme des nausées et du vertige.

Les émanations de certaines substances métalliques ont pu aussi provoquer des accidents graves, parfois mortels. C'est surtout le mercure qui, émettant des vapeurs à la température ambiante, peut empoisonner par inhalation; Gaspard a démontré la réalité de ce fait par des expériences sur les animaux. Une des observations les plus curieuses est celle qui a été relatée par Burnett[1]. Le vaisseau de guerre le *Triomphe* avait servi à transporter de grandes quantités de mercure; le métal, répandu dans le navire, intoxiqua les hommes au nombre de deux cents et les animaux

(1) Burnett, Note sur les effets produits par la vapeur de mercure sur l'équipage du vaisseau le *Triomphe* dans l'année 1810 (traduit et résumé par Vavasseu). *Arch. gén. de méd.*, t. IV, p. 282, 1824.

qui se trouvaient à bord; moutons, porcs, chèvres, chiens, oiseaux, succombèrent au mal; deux bonnes moururent de gangrène buccale. Un fait bien plus extraordinaire est rapporté par Colson[1] : ce médecin aurait été affecté de salivation mercurielle, ainsi que plusieurs étudiants, pour avoir séjourné longtemps dans un service de vénériens.

Si l'on ne peut nier l'influence des émanations mercurielles, on discute encore sur leur mode d'action. Furbringer pense que le métal se dépose d'abord sous forme de globules sur la muqueuse aérienne où il s'oxyde avant de pénétrer dans le sang[2]. Mais, en s'appuyant sur la vitesse de translation des vapeurs mercurielles, Merget[3] soutient que la pénétration se fait d'emblée, sans dépôt ni transformation préalable.

Les autres substances métalliques n'émettent de vapeurs qu'à une température plus ou moins élevée; aussi n'agissent-elles que sur les individus qui les manient dans un but industriel. Il faut excepter cependant le plomb et l'arsenic. Certains composés arsenicaux sont volatils; tel est l'hydrogène arsénié : le chimiste Gehlen mourut en 1815 pour en avoir respiré quelques bulles. Les composés fixes se volatilisent facilement; cette propriété a même servi à commettre certains crimes célèbres : le pape Clément VII fut empoisonné par les vapeurs arsenicales provenant d'une mèche en combustion (A. Paré).

L'arsenic et le plomb, entrant souvent dans la constitution des couleurs qui servent à décorer les tentures et les appartements, ont pu produire l'intoxication par le même mécanisme. Mais il s'agit le plus souvent de l'absorption par les voies respiratoires de particules solides.

Il est démontré en effet que les substances gazeuses ne sont pas les seules qui puissent passer au niveau du poumon. L'eau, les liquides, les poussières toxiques pénètrent très facilement par cette voie.

Goodwyn[4] montra qu'on pouvait impunément injecter 60 grammes d'eau dans la trachée d'un chat. Segalas put introduire 200 grammes chez le chien; Mayer, 125 chez le lapin. Gohier[5] fit voir qu'il ne fallait pas moins de 52 litres pour asphyxier un cheval. Les expériences de M. Bouchard[6] établissent qu'on peut injecter dans le poumon d'un lapin 10 centimètres cubes d'eau par kilogramme et par heure sans produire aucun trouble.

En même temps que l'eau, les substances dissoutes pénètrent dans le sang. Mayer, Fodera, ont signalé le passage du cuivre, du ferrocyanure, de la strychnine; Piollet a montré que le prussiate de potasse introduit dans la trachée se retrouve au bout de quatre minutes dans l'artère crurale.

---

[1] Colson, Recherches sur l'action du mercure. Arch. gén. de méd., t. XII, p. 70, 1826.

[2] Furbringer, Resorption und Wirkung der reg. Quecksilbers der grauen Salbe. Virchow's Archiv, Bd LXXXII, p. 491.

[3] Merget, Mercure, p. 144 Bordeaux, 1894.

[4] Goodwyn, The connection of life with respiration. London, 1788.

[5] Gohier, Mémoires et observations sur la chirurgie et la médecine vétérinaires, t. II, p. 418, 1816

[6] Bouchard, Thérapeutique des maladies infectieuses, p. 264. Paris, 1889

Les expériences plus récentes de Peiper(1) confirment ces données : elles établissent que le poumon absorbe très rapidement la strychnine, le curare, l'atropine, le salicylate de soude, qui se retrouve dans l'urine au bout d'une minute; le lait passe également en une minute dans le sang; la bile n'y pénètre qu'au bout de trois quarts d'heure.

Du reste, l'application de ces données expérimentales a été faite à l'homme. Dans un cas d'urgence, on a pu injecter de la quinine par la trachée (Jousset de Bellesme), et plusieurs fois on a introduit par cette voie des médicaments qui devaient exercer une action locale.

Absorption par l'appareil urinaire et l'appareil génital. — La vessie est-elle capable d'absorber? La question est discutée depuis longtemps et, malgré sa simplicité apparente, elle donne toujours lieu à des controverses. Ségalas, Magendie, Denarquay, Paul Bert, Brown-Séquard, admirent que les substances injectées dans la vessie passaient dans le sang. Mais Kuss, Susini, Alling, Cazeneuve et Livon n'ont obtenu que des résultats négatifs, sauf lorsque la vessie était altérée, ou du moins partiellement dépouillée de son épithélium protecteur. Ce qui aurait pu tromper les auteurs, c'est que l'urèthre, surtout l'urèthre profond, absorbe la strychnine, l'atropine, le sulfate d'ammoniaque, bien qu'avec une certaine lenteur, environ 40 fois moins vite que le tissu cellulaire sous-cutané(2). Quant aux uretères, il n'y aurait pas à craindre que les substances pussent y refluer : l'absorption y est presque nulle, au moins à leur partie inférieure, car elle est très active au niveau des calices (Bazy).

Toutes ces questions ont été reprises dans ces derniers temps par Fleischer et Brinckmann, qui observèrent une absorption assez lente de l'iodure de potassium. Les expériences d'Ashdown(3), qui ont porté sur des lapins, montrent que la strychnine, l'ésérine, la morphine, le curare, l'acide cyanhydrique tuent les animaux en un temps qui varie de 4 à 78 minutes. Du chloroforme et de l'éther émulsionnés dans l'huile d'amandes douces donnent la narcose quand on les introduit dans le réservoir vésical. L'iodure de potassium, le salicylate de soude, ne tardent pas à se retrouver dans la sécrétion rénale, recueillie au niveau de l'uretère préalablement coupé.

M. Bazy a obtenu des résultats semblables qui ont été bien exposés dans la thèse de son élève Sabatier(4). D'après ces auteurs, la vessie laisserait passer les substances suivantes : eau oxygénée, sulfindigotate de soude, iodure de potassium, caféine, cocaïne, strychnine, aconitine, brucine, apomorphine, acide cyanhydrique; mais l'absorption se fait

(1) Peiper, Ueber die Resorption durch die Lungen. *Zeitschr. für klin. Medicin*, t. VIII, p 293, 1885
(2) Phelip, Note expérimentale sur le pouvoir absorbant de l'urèthre normal. *Lyon méd.*, 2 sept. 1888.
(3) Ashdown, On absorption from the mucous membrane of the urinary bladder. *The Journal of Anat. and Physiol*, t. XXI, p. 298, 1887.
(4) Sabatier, Étude expérimentale et comparative de l'absorption vésicale. *Thèse de Paris*, 1894.

lentement : ainsi la strychnine tue en 10 minutes quand on l'introduit par le rectum, en 30 minutes par la vessie, en 45 minutes par la bouche. Dans plusieurs expériences, M. Sabatier a eu le soin de lier l'urèthre pour éviter l'introduction du poison à ce niveau; les effets ont été les mêmes.

Ces expériences semblent démonstratives au premier abord; mais elles sont susceptibles de quelques critiques. MM. Boyer et Guinard(1) ont fait observer très justement que pour déterminer le pouvoir d'absorption de la vessie, il ne faut pas employer une solution trop concentrée; on s'expose ainsi à tomber dans l'erreur, car quelques gouttes peuvent atteindre l'urèthre et pénétrer par cette voie; même quand on évite cet accident, on doit tenir compte des altérations que les toxiques concentrés produisent au niveau de l'épithélium vésical; ils déterminent une desquamation qui permet le passage du poison. Enfin, l'absorption a lieu lorsque le sujet, quoique ayant une vessie saine, éprouve le besoin d'uriner, l'urine baignant alors la portion prostatique de l'urèthre (Pousson et Ségalas). On peut donc conclure, semble-t-il, que la muqueuse vésicale n'absorbe pas et que les poisons ne la traversent que lorsqu'elle est altérée. Sur ce dernier point, presque tous les auteurs sont d'accord; seul M. Bazy soutient l'opinion inverse. Mais les recherches de M. Guyon, de MM. Boyer et Guinard, conduisent à des conclusions opposées, et les faits cliniques semblent leur donner raison. Il serait néanmoins intéressant de reprendre la question et de rechercher si les toxines produites par le bacille du côlon peuvent pénétrer au niveau d'une vessie malade et si elles ne sont pas capables d'expliquer certains accidents survenant au cours des cystites, notamment certaines manifestations de la fièvre urineuse.

L'absorption par la voie vaginale est connue depuis longtemps et a été mise à profit par certains criminels célèbres. C'est, paraît-il, au moyen d'acide arsénieux introduit dans le vagin que le fameux Calpurneus tuait ses femmes. Nous possédons aujourd'hui un certain nombre d'observations où des accidents ont été provoqués par des toxiques vaginaux : c'est surtout l'iodoforme qui a amené ainsi des intoxications.

De même que le vagin, l'utérus est capable d'absorption, et plusieurs fois des lavages au sublimé ont pu provoquer des manifestations toxiques.

Chez l'homme, la muqueuse du gland est pourvue, semble-t-il, d'un pouvoir absorbant. Ladislas, roi de Naples, fut empoisonné par l'acide arsénieux déposé à ce niveau.

Absorption par la peau. — L'absorption par le tégument externe est un fait indiscutable chez les Invertébrés et chez les Vertébrés inférieurs. Il suffit de déposer certaines substances toxiques sur la peau d'une grenouille pour voir survenir les symptômes de l'empoisonnement; c'est du moins ce qui a lieu pour les substances cristalloïdes et notamment pour les alcaloïdes. Il en est de même, d'après Longet, chez le lézard, l'orvet, la

(1) BOYER et GUINARD. Imperméabilité physiologique de l'épithélium vésical sain *Arch. de méd. expér.*, p. 883, 1894

couleuvre, et chez les oiseaux, à la condition de faire pénétrer la substance
au-dessous des plumes.

C'est surtout sur les Mammifères qu'on a expérimenté; mais les résultats ont été tellement contradictoires qu'il est difficile actuellement de se
faire une opinion sur cet important sujet.

Plusieurs médecins ont étudié l'absorption chez des malades plongés
dans des bains. Les résultats positifs n'auraient pas suffi à démontrer
l'absorption cutanée, car les substances pouvaient pénétrer par les
muqueuses génitale et anale. Eh bien, même dans ces conditions, les
faits n'ont pas été constants. Parisot, Deschamps, Debove, Oré, n'ont pas
observé d'absorption dans les bains, et la soif dont se plaignent les malades
qui y sont plongés tend à prouver que l'eau ne pénètre en tout cas qu'en
très petite quantité ([1]). Pour mieux apprécier le phénomène, on a étudié
l'urine d'individus ayant séjourné dans des bains contenant des iodures ou
du mercure. Kopff a retrouvé facilement ces substances; Keller n'a pu les
déceler que d'une façon exceptionnelle. Il résulterait de ces faits que la
kératinisation de la peau, la présence d'un enduit sébacé, la sécrétion
sudorale qui crée un contre-courant, empêchent le passage des substances
dissoutes.

Même inconstance dans les résultats quand on étudie l'absorption au
moyen d'applications cutanées. Les premiers auteurs qui abordèrent la
question admirent que le tégument se laissait traverser; ce fut l'opinion
de Séguin, de Bonfils, de Westrumb. Ce dernier fit de nombreuses expériences ([2]) et reconnut que le musc, le camphre, appliqués sur la peau,
donnent une odeur caractéristique à l'haleine ; le cyanure de mercure, la
rhubarbe, se retrouvent dans l'urine, aussi bien chez l'homme que chez le
chien. Plus récemment on a vu, dans des conditions semblables, des poisons violents, comme la strychnine ou le curare, amener la mort.
Dechambre, opérant sur lui-même et évitant soigneusement toute pénétration par les voies respiratoires, a constaté que l'iode, appliqué sur la
peau, passe dans l'organisme.

A. Aubert admet également que l'absorption peut se produire au niveau
des téguments sains et qu'elle est favorisée par le tiraillement des poils.
Enfin, on connaît l'expérience de A. Colin qui fait tomber du ferrocyanure
de potassium sur la peau d'un cheval et retrouve ce sel dans l'urine.

Mais tous ces travaux ont été attaqués : Ritter prétend que les résultats
positifs sont dus à l'introduction des vapeurs par le poumon, ou par des
érosions, des lésions œdémateuses ou inflammatoires de la peau: il pense
que Dechambre, comme Colin, avait lésé l'épiderme. Enfin, si l'on a vu un

---

([1]) Nous avons constaté que, pendant un bain tiède de 30 minutes, la sécrétion urinaire augmente de 20 à 35 centimètres cubes et reprend aussitôt après son taux normal. Ce résultat ne
prouve nullement une absorption de liquide : il peut s'expliquer simplement par le défaut de
sécrétion cutanée et d'exhalation pulmonaire dans un milieu humide. (ROGER, Note sur les
variations quotidiennes de l'urine et de l'urée. *Archives de physiologie*, juillet 1895)

([2]) WESTRUMB, Physiologische Untersuchungen uber die Einsangungskraft der Venen. Hano-
ver, 1825.

empoisonnement à la suite de l'application d'un cataplasme laudanisé, c'est que l'humidité du remède avait ramolli le tégument et supprimé son imperméabilité.

Pour résoudre la question, on a eu recours encore à des pulvérisations, pratiquées au moyen d'un appareil Richardson. Lewin, V. Wittich, n'obtinrent que des résultats négatifs; Rohrig vit les substances s'absorber; mais d'après Günther le salicylate ne passe que si l'on prolonge longtemps les pulvérisations, pendant huit, dix et douze jours. Enfin, dans des expériences qui semblent très précises, Juhl opéra sur des hommes qui étaient enfermés dans une pièce et dont les jambes seules passaient à travers une ouverture; en pulvérisant diverses substances sur la peau des jambes, il retrouva dans l'urine le ferrocyanure de potassium, le salicylate de soude, l'iodure de potassium.

Il semble donc que l'absorption cutanée soit un fait réel, au moins pour quelques substances telles que le mercure, les iodures, et, d'après MM. Linossier et Lannois, le salicylate de soude; mais elle est peu active et varie notablement suivant l'excipient; la strychnine dissoute dans le chloroforme empoisonne un lapin sur la peau duquel on l'applique, tandis qu'elle reste sans action si elle est dissoute dans l'éther ou l'alcool (Winternitz); les graisses semblent favoriser la pénétration, tandis que la vaseline l'entrave; les pommades à l'axonge contenant de l'iodure de potassium, des sels de plomb ou de mercure, étalées au moyen de frictions, produisent des effets thérapeutiques très nets. Cependant, Monnereau, contrairement à Marouvrier, Drouet, Lebkuchner, prétend que les onctions avec les pommades à base de plomb ne produisent aucun accident chez les animaux; Merget soutient même que le mercure ne s'absorbe pas par ce procédé et que les effets ou les accidents soient dus à la pénétration de vapeurs par les voies respiratoires. Guinard et Bouret n'ont également obtenu que des résultats négatifs en se servant de pommades contenant de l'iodure de potassium, de la strychnine et de l'atropine, etc.

Même incertitude en ce qui concerne les gaz. Chaussier avait réussi à tuer les animaux, y compris les oiseaux, en plongeant leur corps dans de l'hydrogène sulfuré, bien que la tête fût maintenue au dehors. Lebkuchner obtint des résultats analogues. Collard de Martigny a vu succomber des animaux placés de la même façon dans de l'acide carbonique. Mais tout le monde n'a pas été convaincu et l'on discute encore sur la réalité du phénomène.

Ces faits contradictoires ne permettent pas de conclusions fermes. Pourtant la lecture des principaux travaux publiés porte à penser que la peau laisse passer les gaz, les substances incorporées aux graisses, certains corps dissous dans l'eau. Plusieurs conditions secondaires semblent favoriser le passage des toxiques. C'est ce qui a lieu quand on les dépose en certaines régions, comme l'aisselle ou l'aine, quand on opère sur des personnes à peau fine, femmes ou enfants, quand on emploie des solutions diluées et qu'on élève leur température (Wolkenstein).

Si des doutes ont été émis sur l'absorption par la peau saine, personne ne nie le résultat quand le tégument est altéré ou dépouillé de son épiderme : c'est sur ce fait qu'est basée la méthode endermique si souvent employée en thérapeutique.

Voie sous-cutanée. — Dans les conditions habituelles de la vie, les poisons, sauf les venins, pénètrent rarement par la voie sous-cutanée. Il est exceptionnel de se piquer avec des instruments contenant assez de substances toxiques pour amener des accidents ; cette éventualité ne s'observe qu'avec les flèches empoisonnées, chargées soit de venin, soit de produits végétaux et particulièrement du suc de certaines strychnées (curare).

Un intérêt considérable s'attache à l'étude de l'absorption sous-cutanée depuis que l'usage des injections hypodermiques s'est répandu et généralisé. Introduire un médicament, c'est en somme introduire une substance toxique, à dose insuffisante pour nuire, à dose suffisante pour déterminer des modifications fonctionnelles, favorables ou salutaires.

L'absorption se fait avec une vitesse variable suivant le sujet sur lequel on opère, la région où l'on fait l'injection, le liquide qu'on injecte. Plus le panicule adipeux est épais, plus l'absorption est lente. L'ignorance de cette loi a pu conduire à quelques opinions erronées ; ainsi l'abondance de la graisse chez le hérisson, met cet animal à l'abri des injections d'acide cyanhydrique pratiquées sous la peau et a fait croire qu'il n'était pas sensible à ce toxique : il suffit de pratiquer une injection intra-veineuse pour amener la mort.

Chez un même sujet l'absorption n'est pas également active sur toutes les régions du corps ; d'une manière générale elle est d'autant plus rapide et plus complète que la région est plus riche en vaisseaux sanguins et en lacunes lymphatiques : Lambert, dès 1810, et plus récemment Denis et Eulenburg ont essayé de donner une classification qui rendit compte de ces variations : ils ont vu que l'absorption est surtout rapide au niveau des tempes et des joues ; puis viennent l'épigastre, la région antérieure du thorax, les faces internes des bras et des cuisses, la nuque, la partie externe des bras et des cuisses, l'avant-bras, la jambe, le pied et le dos.

Toutes les substances ne pénètrent pas avec la même facilité ; celles qui possèdent des propriétés caustiques amènent la mortification des tissus avec lesquels elles sont en contact, et, dès lors, ne passent que difficilement ou ne passent pas du tout dans la circulation. La résorption des graisses doit être assez lente, mais peut s'effectuer, sauf si l'on en introduit des quantités trop considérables : nous avons vu, au laboratoire de M. Bouchard, un lapin auquel on avait injecté sous la peau de grosses doses d'huile créosotée ; il avait fini par se former un véritable kyste dont l'intérieur contenait une émulsion qui s'était produite ainsi en dehors de tout ferment digestif. L'action des médicaments est plus rapide quand on les injecte par l'hypoderme que lorsqu'on les introduit par la voie gastro-intestinale ; mais la comparaison n'est pas aussi simple qu'on pourrait le croire au premier abord; il faut toujours tenir compte, en effet, du foie arrêtant les substances qui pénètrent par la veine-porte. Nous conclurons donc que l'action des toxiques est généralement plus précoce par la voie sous-cutanée, sans nous prononcer sur la rapidité de l'absorption.

Autres voies d'absorption. — Il est une muqueuse découverte dont la puissance d'absorption est très considérable, c'est la conjonctive: l'action mydriatique d'un collyre d'atropine est presque immédiate; l'instillation d'une goutte d'acide prussique peut provoquer une mort foudroyante. Les recherches de Bellarminoff conduisent aux conclusions suivantes: la fluorescine passe plus rapidement dans la chambre antérieure sur un animal vivant que sur un animal qu'on vient de sacrifier; la section du sympathique ralentit le phénomène; la section du trijumeau l'entrave d'abord, puis le favorise; les inflammations de la cornée rendent également plus prompt le passage de la fluorescine.

L'absorption par les séreuses est aussi extrêmement rapide. Jagerdie pratiquait presque toujours des injections intra-pleurales pour l'étude des poisons. On peut, dans le même but, se servir du péritoine, qui absorbe beaucoup plus vite que l'intestin ou l'hypoderme. Si l'on introduit de l'émulsine dans le péritoine d'un lapin, au bout de quatre à six heures il n'en reste plus trace; car on peut injecter alors de l'amygdaline sans qu'il se produise d'acide cyanhydrique (Fubini). Les autres séreuses ont la même propriété, témoin la tunique vaginale, comme le démontrent les expériences déjà anciennes de Babault et celles plus récentes de N. Thiéry. Il en est de même pour l'arachnoïde, les bourses séreuses, les synoviales. La résorption est favorisée par les causes qui augmentent la pression; elle se fait surtout pendant l'inspiration pour la plèvre, pendant l'expiration pour le péritoine.

On a moins étudié ce qui se passe au niveau des glandes. Cl. Bernard a montré que les substances injectées dans leurs conduits excréteurs passaient dans l'économie, surtout quand les organes étaient au repos. On sait avec quelle facilité la muqueuse des voies biliaires peut résorber les éléments de la bile, quand le cours de ce liquide est entravé; le passage du pigment semble se faire au niveau des voies lymphatiques; au contraire, les expériences de Frédéricq et de Tobias établissent que c'est par les veines que pénètrent les poisons introduits par le cholédoque, strychnine, atropine, ferrocyanure, iodure de sodium.

Pisenti a porté son attention sur les organes abdominaux; il attire la rate et la plonge dans des solutions de strychnine, de ferrocyanure ou de sulfocyanure de potassium, d'amygdaline ou d'émulsine, et voit ces diverses substances pénétrer dans l'économie.

Absorption par les tissus pathologiques. — D'après les faits que nous avons résumés, il semble établi que l'absorption peut se faire par toutes les parties de l'organisme, mais à des degrés variables. Elle est facilitée par les lésions pathologiques qui dépouillent la peau et les muqueuses de leur épithélium, elle est entravée par certaines inflammations, celles, par exemple, que déterminent les substances caustiques. On est conduit aussi à se demander ce qui se passe au niveau des vrais tissus pathologiques, par exemple au niveau d'une plaie bourgeonnante. Max Wolff, Maas, ont démontré, contrairement à Billroth, que l'absorption des plaies est réelle et qu'elle n'est arrêtée qu'au niveau des eschares.

Parmi les productions pathologiques, on n'a étudié que les kystes hydatiques. MM. Chauffard et Widal ont établi que leur membrane se laisse traverser par un grand nombre de substances solubles, telles que fuchsine, violet de méthyle, sulfate de cuivre, iodure de potassium, sublimé, produits microbiens et même par des matières colloïdes, comme la sérine.

Des conditions qui favorisent ou entravent l'absorption. — Quelle que soit la partie du corps où elle s'exerce, l'absorption peut être favorisée ou entravée par un grand nombre de circonstances. Mais il faut remarquer qu'elle n'obéit pas seulement à des conditions physiques; si l'on doit tenir grand compte des lois de l'osmose, et de la diffusion, il ne faut pas oublier que chez l'être vivant les phéromènes soit toujours complexes : l'absorption est due à des affinités chimiques et biologiques, elle est liée à la vie des cellules, qui se modifient et s'usent dans cette fonction.

D'une façon générale, on peut dire que l'absorption est favorisée par la diminution de la pression sanguine qu'on peut obtenir, par exemple au moyen de la saignée, et par l'accélération de la circulation qui en est la conséquence. Elle est entravée par la diminution de la pression externe ou l'augmentation de la pression interne. La première condition est réalisée quand on applique une ventouse sur la peau au point qui vient d'être contaminé; la seconde, quand on injecte de l'eau dans les veines. Magendie a fait à ce sujet des expériences fort remarquables; il introduit un poison dans la lèvre après avoir pratiqué une saignée préalable : les accidents éclatent au bout de 30 secondes, tandis que, chez un animal intact, ils n'apparaissent qu'au bout de 2 minutes. Réciproquement, il injecte 1 litre d'eau dans les veines, et l'empoisonnement est plus tardif; il peut ne pas se produire si l'on a introduit 2 litres. Mais vient-on à pratiquer une saignée chez cet animal hydrémique, les accidents apparaissent à mesure que le sang s'écoule.

Ces expériences fondamentales ont été complétées par Fodera, qui a établi que la saignée accélère l'absorption par la peau, les muqueuses, l'hypoderme : ce qui explique pourquoi elle est plus rapide pendant le jeûne ou à la suite de diarrhée, de vomissements, de sueurs abondantes; dans tous ces cas, la pression sanguine est abaissée, la circulation plus rapide, le sang plus concentré, plus riche en albumine et, par conséquent, plus avide d'eau. Pour quelques auteurs, le rôle de l'albumine serait fort important et expliquerait pourquoi les injections intra-veineuses d'eau, qui diluent le sang et diminuent la quantité relative de l'albumine, retardent l'absorption.

Il semble au premier abord que l'augmentation de la pression extérieure doive favoriser l'absorption. Le phénomène est, en réalité, très complexe et les résultats sont différents pour les matières cristalloïdes et les colloïdes. Les expériences de Runeberg, d'accord avec les données de la physique, démontrent qu'en augmentant la pression dans une anse intestinale, on retarde le passage des albuminoïdes; de même en dehors de l'organisme, l'élévation de la pression favorise la filtration de l'eau et des sels, mais entrave celle des matières colloïdes.

Quand le sang s'est chargé d'une substance toxique, il arrive un moment où il atteint son coefficient de saturation; il en résulte que l'absorption est d'autant plus facile que les tissus sont plus aptes à s'en emparer du toxique et que les émonctoires sont plus rapides à le rejeter au dehors.

Pendant que l'absorption se produit, il se fait un courant osmotique en sens inverse. Les injections sous-cutanées de substances irritantes, les piqûres veineuses, déterminent ainsi des œdèmes quelquefois considérables et rapides; ce phénomène peut entraver la résorption et diluer, parfois même neutraliser en partie la substance toxique. Cette action est surtout marquée au niveau de la muqueuse intestinale, où elle se traduit par des flux séreux, souvent très abondants.

Parmi les autres causes dont on a encore étudié l'influence, il convient de signaler l'élévation de la température, l'électrisation (Fodera), qui favorisent l'introduction des substances dans l'organisme. Mais c'est surtout le rôle du système nerveux qui mériterait d'être étudié, car les documents que nous possédons ne semblent guère suffisants.

Longet prétend que la section des nerfs exerce une légère action retardante, surtout s'il s'est écoulé deux ou trois jours depuis l'opération. Peiper, étudiant le poumon à ce point de vue, n'observa aucune modification après avoir sectionné le phrénique, le sympathique ou le pneumogastrique. Au contraire, Baculo prétend que la vagotonie favorise l'absorption par le poumon et l'estomac; il en serait de même de la section de la moelle; celle des nerfs splanchniques rendrait la résorption intestinale plus rapide.

Enfin, en produisant chez l'animal des troubles respiratoires, de la dyspnée, en déterminant une fièvre putride, on ne modifie pas l'absorption pulmonaire (Peiper); celle-ci paraît activée dans les cas de broncho-pneumonie, ce qui tient peut-être à l'affaiblissement de l'animal (Peiper).

Sans avoir la prétention d'être complet, nous avons résumé un grand nombre de travaux se rapportant à l'absorption. Malgré le talent des auteurs, on voit que peu de sujets sont encore aussi obscurs, et pourtant peu de sujets présentent plus d'importance au point de vue de la pathologie et de la thérapeutique. Il serait donc urgent de reprendre cette étude et de rechercher en particulier quelles sont les modifications déterminées par les maladies infectieuses.

Voies d'absorption. — Il semble démontré actuellement que l'absorption se fait surtout par la voie veineuse. Tiedemann et Gmelin, Magendie et Segalas, Chalin, recherchant ce qui se passe au niveau de l'intestin, ont reconnu que le sulfate de potassium, l'acétate de plomb, l'acide arsénieux, l'émétique, pénètrent par la veine porte. L'alcool, le musc, donnent une odeur caractéristique au sang, mais non au chyle; les matières colorantes, comme la rhubarbe, la cochenille, la garance, l'indigo, ne passent pas non plus dans les chylifères, ou n'y passent qu'à l'état de traces, comme l'avait reconnu Martin Lister dès 1682.

Pour bien mettre en évidence le rôle du système veineux, Magendie réalisa une expérience qui est devenue classique : il opéra sur un membre qu'il avait sectionné et dans lequel la circulation sanguine était assurée par de petits tubes reliant les vaisseaux. Il injecta le poison dans la patte ainsi préparée, et observa les phénomènes habituels de l'empoisonnement : on ne pouvait évidemment invoquer le rôle des lymphatiques. Magendie a publié d'autres expériences non moins concluantes : il injecte du prussiate de potasse dans le poumon et le retrouve dans le cœur gauche avant de le déceler dans le cœur droit, ce qui démontre bien que le poison a passé par la veine pulmonaire.

Pourtant il ne faudrait pas nier complètement l'absorption par les voies lymphatiques; l'iodure de potassium, le ferrocyanure, s'engagent dans les deux systèmes, et se retrouvent souvent dans la lymphe avant d'avoir passé dans le sang (Pagano); mais la quantité qui pénètre par les lymphatiques est minime et n'est appréciable que lorsqu'on injecte des doses considérables.

Les veines représentent aussi la vraie porte d'entrée pour les alcaloïdes. Magendie et Segalas introduisent un sel de strychnine dans une anse intestinale dont ils ont lié les vaisseaux sanguins : aucun phénomène toxique ne se produit; ils lèvent la ligature et, au bout de dix minutes, l'animal est pris de convulsions. Cependant une petite quantité d'alcaloïde peut suivre les lymphatiques. Si on lie l'aorte abdominale et l'épigastrique, certains poisons injectés dans les parties privées de circulation pénètrent encore dans l'organisme; mais il leur faut un temps plus long, 2 à 7 heures au lieu de quelques minutes. Parfois, en employant une substance active, comme la fausse angusture (Enneit), on retrouve le poison dans l'urine sans qu'il ait manifesté ses effets. Weber pensait que la substance se transformait dans les ganglions lymphatiques : il est plus probable qu'elle pénètre trop lentement et s'élimine trop vite pour produire des accidents.

Les poisons peuvent cheminer encore de proche en proche, par inhibition. C'est surtout chez les Batraciens qu'on a étudié ce phénomène; il explique pourquoi l'on peut empoisonner une grenouille sous la peau de laquelle on injecte de la strychnine après avoir arrêté toute circulation par la ligature de la base du cœur.

Quelle qu'ait été la porte d'entrée, le poison arrive finalement dans le sang, qui le transporte dans l'organisme entier. En 23 secondes, il fait le tour de l'économie et se trouve mis en contact avec les différents tissus, qui l'absorbent suivant leur coefficient d'affinité. Il se localise ainsi dans certains organes qui peuvent le retenir sans grand inconvénient ou le transformer, il s'élimine à travers diverses glandes, enfin il atteint les parties sur lesquelles il porte son action nocive et où il manifeste sa présence par les symptômes de l'empoisonnement.

Des injections intra-vasculaires. — Les poisons n'agissant que lorsqu'ils ont pénétré dans les capillaires, le physiologiste a tout intérêt à les injecter directement dans le sang. L'idéal serait de les introduire dans le cœur gauche, au niveau de l'aorte : ils se distribueraient d'emblée aux réseaux capillaires. Mais l'expérience, ainsi disposée, est peu pratique; bien qu'on puisse la réaliser en poussant une canule par le bout central de la carotide droite jusqu'à l'origine de l'aorte, on se contente généralement de pratiquer une injection intra-veineuse. Ce procédé, très expéditif, n'a qu'un inconvénient, c'est qu'il force le poison à traverser le poumon, où il peut s'éliminer en partie, et à passer par un réseau capillaire qui peut l'arrêter ou tout au moins retarder son arrivée dans la circulation générale. Cette influence des réseaux capillaires semble peu marquée au niveau des poumons, mais il n'en est pas ainsi au niveau des autres organes, au moins quand on emploie la strychnine. Si, comme l'ont fait Chouppe et Pinet, on introduit ce sel par le bout périphérique de l'artère crurale, l'animal ne présente aucun trouble pendant 10 minutes : au bout de ce temps, éclatent les convulsions caractéristiques. Ce résultat, dont nous avons constaté la parfaite exactitude, au moins sur le chien, ne doit pas être transporté au réseau capillaire du poumon, puisque l'empoisonnement est instantané quand on injecte la strychnine dans une veine périphérique.

L'injection intra-veineuse a l'avantage de donner des résultats extrêmement précis. On sait ainsi quelle est la quantité de toxique introduit dans le sang à chaque moment de l'expérience et l'on est sûr que le poison n'a subi aucune modification ; quelques auteurs ont insisté sur les dangers auxquels expose ce procédé expérimental, et prétendent avoir souvent observé une syncope par excitation de l'endocarde; c'est en réalité un phénomène exceptionnel qui ne survient jamais quand l'injection est poussée avec une lenteur suffisante. Un autre avantage de cette méthode, c'est que les effets sont passagers, et, si l'animal n'a pas succombé, on n'observe aucun des accidents septiques qui sont si fréquents à la suite des injections sous-cutanées.

CHAPITRE II

Les équivalents toxiques. — Des conditions qui font varier le pouvoir toxique des substances : influence de l'espèce, du sexe, de l'âge, du poids, du jeûne, des maladies; influence des conditions ambiantes; influence du mode expérimental. — Tableau de quelques équivalents toxiques. — L'intoxication pendant la vie fœtale. — Action des poisons sur les êtres inférieurs. — Action des poisons sur les végétaux.

En introduisant dans les veines des solutions toxiques, on peut se proposer deux choses : ou bien rechercher simplement quelle est la dose mortelle, ou bien étudier les troubles qui peuvent se produire dans les diverses parties de l'organisme.

M. Bouchard a proposé de désigner, sous le nom d'*équivalent toxique*, la quantité qui, injectée dans les veines d'un animal, d'une façon régulière et ininterrompue jusqu'au moment de la mort, est capable d'empoisonner 1 kilogramme de cet animal.

Toute étude de toxicologie doit commencer par la détermination de l'équivalent toxique; mais, après les expériences préliminaires qui font connaître les doses immédiatement mortelles, on doit rechercher quelle est la quantité de poison suffisant à produire la mort après un laps de temps plus ou moins long; ce deuxième équivalent est souvent le plus important à connaître. Bien des substances, même quand on les introduit dans le sang, ne produisent que des accidents tardifs. Orfila, Gaspard, ont montré qu'une dose de 0ᵍʳ,5 d'acétate de plomb injectée dans les veines d'un chien tuait en 24 heures; une dose de 0ᵍ,2 à 0,1 n'amenait la mort qu'après 8 jours. Si l'on introduit dans les veines d'un chien 10 grammes d'azotate de soude, on n'observe d'abord aucun trouble; mais, vers le troisième jour, la marche devient difficile, les battements cardiaques s'affaiblissent, l'animal se refroidit et succombe dans le collapsus vers le quatrième ou le cinquième jour. Le résultat est analogue avec beaucoup d'autres substances, notamment avec l'arsenic, le phosphore, les sels de cuivre, de mercure, avec quelques alcaloïdes et avec la plupart des poisons microbiens.

La détermination des équivalents toxiques immédiats est donc insuffisante; elle donne des indications qui doivent être complétées par l'étude des phénomènes ultérieurs.

Dans tous les cas, les résultats obtenus ne sont applicables qu'à l'espèce sur laquelle on opère.

Voici quelques chiffres qui le démontrent. La toxicité est rapportée au kilogramme d'animal :

	Strychnine (Falck) en mg.	Cytisine (Radziwillowicz) en mg.	Nicotine (Roger) en mg.	Nickel (A. Stuart) en mg.
Grenouille	2,1	17	35	51
Poule	2,0	7	»	38 (Pigeon).
Cobaye	»	25	12	19
Lapin	0,6	»	7	5,7
Chat	0,75	2	»	6,4
Chien	0,75	5	5	4,5

Même en se bornant à l'étude des poisons sur une seule espèce animale, on ne peut obtenir des résultats fixes et constants. Les êtres appartenant à une même espèce, tout en présentant une série de caractères connus, possèdent chacun certains attributs personnels. Aussi la résistance varie-t-elle suivant plusieurs conditions qu'il nous faut envisager. En première ligne se place l'influence de la race. Darwin (¹) rapporte à ce sujet de curieux exemples d'immunité; ainsi il affirme, d'après Heusinger, que les moutons et les porcs blancs sont sensibles à certains poisons végétaux à l'action desquels les individus de couleur foncée sont réfractaires. En Floride, les fermiers n'ont que des porcs noirs, parce que ces animaux mangent impunément les racines du *Lachnanthes tinctoria*; chez les autres porcs, l'ingestion de cette plante produit une coloration des os ou la chute des sabots.

Ces faits si curieux n'intéressent pas seulement le naturaliste, l'expérimentateur observe des variations analogues : la caféine, par exemple, agit différemment chez la *Rana temporaria* et la *Rana esculenta*; elle frappe la moelle chez les deux espèces, mais exerce une action très nuancée sur le système musculaire de la première.

L'influence du sexe peut se traduire aussi par quelques symptômes spéciaux : chez la grenouille, la strychnine produit au niveau des membres antérieurs un état tétanique qui les maintient croisés sous le thorax chez le mâle, allongés le long du corps chez la femelle. Même lorsqu'on expérimente sur les Mammifères, il faut tenir compte de cette influence. Preyer a montré qu'un cobaye mâle est empoisonné par 8 milligrammes de curare; pour tuer la femelle, qui est cependant moins grosse, il faut 15 milligrammes, et la dose mortelle s'élève à 17 milligrammes pendant la gestation.

Une des influences qui intéressent le plus l'expérimentateur est celle qui résulte du développement inégal des animaux, c'est-à-dire de leur poids.

La question mérite d'être étudiée de près; elle se pose de la façon suivante : une substance qui tue un animal de 1 kilogramme à dose de 1 milligramme, tuera-t-elle un autre animal de même espèce pesant

(¹) Darwin. L'origine des espèces. (Trad Moulinié). Paris, 1873, p. 12.

2 kilogrammes à dose de 2 milligrammes, un animal de 3 kilogrammes à dose de 3 milligrammes? C'est ce qu'il faudrait admettre pour pouvoir accepter dans toute sa rigueur la notion des équivalents toxiques. Malheureusement, nous sommes loin de cette simplicité mathématique; la résistance et le poids d'un animal ne sont pas liés par une progression arithmétique; le poids augmente plus vite que la résistance, de telle sorte qu'un animal résiste d'autant mieux, par rapport à son poids, que celui-ci est plus faible. Les résultats sont tout à fait analogues si l'on envisage la consommation d'oxygène : un gros lapin en consomme moins par kilogramme et par heure qu'un petit lapin; la vie est en effet d'autant plus active que la taille est moindre. Comme le dit Cl. Bernard [1], le kilogramme d'un petit lapin exige plus de poison pour nourrir comme il exige plus d'oxygène pour vivre.

Il faut, si l'on veut faire des études comparatives, opérer sur des animaux ayant un poids sensiblement égal. Même dans ces conditions, les résultats sont encore variables. Comme le fait remarquer M. Richet [2], le poids d'un animal oscille constamment, suivant l'état de plénitude ou de vacuité de l'estomac, de la vessie, du rectum. Ces variations sont encore plus sensibles chez les grenouilles, qui absorbent et perdent de l'eau avec la plus grande facilité.

On voit donc les précautions qu'il faut prendre pour se placer dans des conditions bien déterminées. Aussi, pour faire des recherches toxicologiques, devra-t-on toujours opérer sur des animaux qui sont au laboratoire depuis quelque temps, et dont le poids, déterminé tous les jours, ne subit aucune modification notable. Il ne faut jamais se servir d'animaux arrivant de la fourrière ou du marché, car ceux-ci peuvent être fatigués, malades ou à jeun, toutes conditions qui modifient la toxicité. Ces réflexions ne s'appliquent pas seulement aux Mammifères : Cl. Bernard a montré que les grenouilles résistent d'autant plus aux poisons, d'autant moins aux parasites, qu'elles sont depuis plus longtemps en captivité.

Quand un animal a reçu une dose de poison, les accidents éclatent plus ou moins vite suivant qu'il est laissé au repos ou en liberté, suivant qu'il subit ou non des excitations nerveuses, qu'il est en butte à des traumatismes. Pour les grenouilles, l'absorption des alcaloïdes injectés sous la peau se fait plus vite quand l'animal est libre que lorsqu'il est attaché. Buchheim soutient cependant que des mouvements passifs imprimés aux animaux les empêchent de succomber à une dose mortelle de strychnine; il en conclut que la respiration artificielle prolonge la vie par les mouvements qu'elle occasionne; mais cette assertion ne peut être admise sans réserve.

[1] Claude Bernard, Leçons sur les effets des substances toxiques et médicamenteuses. Paris, 1857, p. 335.
[2] Richet, De l'action physiologique des sels alcalins. Archives de physiologie, 1882, II, p. 101.

D'autres causes modifient encore la dose mortelle d'une substance; leur connaissance a un grand intérêt pour l'expérimentateur. Ce sont celles qui, au contraire des précédentes, n'interviennent pas à son insu, mais qu'il peut faire agir pour déterminer des effets différents.

On peut d'abord s'adresser au jeûne. Or, dans ces conditions, les animaux résistent beaucoup moins aux poisons et notamment à la cocaïne, à la strychnine, au phénol (Aducci); parfois, cependant, les équivalents toxiques immédiats sont peu modifiés, et, dans quelques cas, il faut, pour tuer 1 kilogramme, des quantités un peu supérieures à celles qui tuent les animaux en digestion.

L'influence de la maladie mériterait d'être étudiée : aujourd'hui que nous pouvons créer des infections expérimentales, il serait intéressant de rechercher comment elles modifient la résistance aux poisons; les résultats auraient de nombreuses applications cliniques. Ce que nous savons actuellement, c'est que l'élévation de la température organique augmente la sensibilité des animaux. C'est ce que MM. Richet et Langlois([1]) ont nettement établi avec la cocaïne; or, les convulsions déterminées par cet alcaloïde ont pour effet de produire l'hyperthermie et, par conséquent, de favoriser encore l'action nocive de la substance. Les résultats sont analogues pour beaucoup d'autres poisons, ainsi que le démontrent les recherches que M. Saint-Hilaire([2]) a poursuivies avec le bromure de potassium, le chlorure de lithine, le lactate de quinine, l'alcool, le chloroforme. Qu'on opère sur le chien, sur la grenouille ou sur les bactéries, le résultat est le même : l'action toxique ou antiseptique s'accroît avec la température.

Il est donc probable que, dans les maladies infectieuses, il y aura des modifications dans l'équivalent toxique, d'une part à cause des modifications de la température, d'autre part à cause des altérations des organes chargés de transformer, d'éliminer ou de fixer les substances introduites; les lésions de certains tissus peuvent servir de point d'appel pour les poisons (Cariot, Charrin, Meyer), comme elles servent de point d'appel pour les microbes.

Il ne suffit pas d'étudier l'influence de la température organique sur le mode d'action des poisons, il faut envisager aussi le rôle de la température ambiante. Celle-ci ne retentit pas seulement sur les êtres inférieurs ou les animaux à sang froid; elle agit également sur les Mammifères et les Oiseaux; les pigeons, d'après M. Richet, sont plus résistants en été qu'en hiver. L'influence de la chaleur ambiante est très marquée pour les substances qui tendent à abaisser la température organique et déterminent la mort par hypothermie; Richardson et Brunton injectent une même dose de chloral à trois cobayes : l'un d'eux est laissé à l'air libre et succombe en 4 heures; le second est entouré d'ouate, il survit après avoir dormi 24 heures; le troisième, placé dans une étuve, est déjà remis au bout de 7 heures.

Chez les Batraciens, l'influence de la température ambiante est encore plus marquée, et se produit souvent en sens inverse. Comme l'a montré Kulenkamp, certains poisons, tels que la morphine et le curare, agissent moins énergiquement chez la grenouille chauffée; d'autres, comme le cyanure de mercure, la muscarine, la vératrine, la nicotine, ont une action plus violente.

Ce n'est pas seulement la dose mortelle qui est modifiée dans ces conditions; les manifestations symptomatiques deviennent en même temps différentes.

Ainsi, d'après Caglio, la digitale, qui arrête le cœur en systole chez une grenouille ordinaire, l'arrête en diastole chez une grenouille chauffée. Des variations analogues s'observent suivant qu'on opère en été ou en hiver. S. Ringer a montré que l'atropine ralentit seulement le cœur en hiver, tandis qu'en été elle l'affaiblit en même temps; cette substance, qui rend le cœur insensible à certains alcaloïdes, comme la pilocarpine, l'aconitine, la quinine et la muscarine, ne possède cette action que pendant l'été ou sur des grenouilles qui, pendant l'hiver, ont été maintenues dans une pièce chauffée. Sans cette précaution, l'atropine agit synergiquement avec les alcaloïdes qu'elle doit combattre et hâte l'arrêt définitif du cœur.

Ces exemples prouvent combien le déterminisme expérimental est difficile, même dans les questions en apparence les plus simples; ils expliquent aussi certaines contradictions survenues entre des observateurs également attentifs; ils suffisent, en tout cas, à montrer qu'il est beaucoup moins aisé qu'on ne le croit d'établir exactement la dose mortelle d'une substance.

On ne doit pas envisager seulement l'influence du poids, de la température, des modifications du cœur et de la circulation : l'état du système nerveux et de l'appareil respiratoire mérite aussi d'être pris en considération. Un animal placé en état de choc est, par cela même, peu sensible à l'action des poisons. Les cliniciens avaient déjà remarqué que, pendant le choc, les malades supportent de hautes doses de substances toxiques sans en ressentir aucun effet: il n'y a que dans les cas légers, dit Jordan, que l'alcool grise ou que l'opium fait dormir. En opérant sur des grenouilles plongées en état de choc, soit au moyen d'un coup porté sur la tête, soit, ce qui est préférable, au moyen de la décharge d'une bouteille de Leyde, nous avons constaté que la strychnine et la vératrine ne produisent aucun phénomène apparent; l'action de ces alcaloïdes ne commence à se faire sentir que lorsque les animaux sortent de leur torpeur[1]. Ce résultat ne tient pas à l'épuisement de la moelle, puisque le muscle n'éprouve plus

[1] ROGER, Nouvelles recherches sur le choc nerveux. *Arch. de physiol*, 1894, p. 783.

l'influence de la vératrine; la circulation continuant, l'absorption se faisant d'une façon assez régulière, nous avons supposé qu'il s'agissait d'un arrêt de la nutrition; pendant le choc les tissus cessent de former et d'exhaler leur quantité normale d'acide carbonique; ils perdent en même temps la propriété de se laisser pénétrer par les poisons circulant dans le sang.

Les troubles de la circulation ne modifient pas moins l'action de certains toxiques. Pour ceux qui tuent par arrêt de la respiration, et même pour quelques substances qui arrêtent primitivement le cœur, il suffit de pratiquer l'insufflation artificielle; on prolonge alors la vie de l'animal et l'on peut dépasser impunément les doses qui d'habitude sont mortelles.

Nous venons d'étudier, parmi les causes qui modifient l'équivalent toxique des poisons, celles qui relèvent de l'animal lui-même; il nous faut dire un mot de celles qui dépendent de l'expérimentateur et dont l'influence est bien plus facile à préciser.

La dose mortelle varie suivant la voie d'introduction du poison; même en se bornant aux injections intra-vasculaires, elle diffère suivant le vaisseau employé.

On recommande généralement de pousser l'injection dans une veine éloignée du cœur; cette précaution, qui est d'ailleurs excellente, a été inspirée par la crainte un peu exagérée d'une action sur l'endocarde. Vulpian a insisté sur ce fait; d'après lui, bien des fois l'injection intra-veineuse a tué par suite d'une syncope ayant pour point de départ une excitation endocardiaque. On satisfait facilement à cette indication en se servant de la veine auriculaire chez le lapin, de la saphène ou de la veine du jarret chez le chien[1].

L'usage d'une même veine a encore l'avantage d'éviter les variations de toxicité qu'on observe quand on emploie des vaisseaux différents. MM. Chouppe et Pinet ont montré que l'injection de la strychnine dans le bout périphérique d'une artère ne provoque d'accident qu'au bout de dix minutes. Un fait encore plus curieux a été établi par M. Maximovitch[2] : lorsqu'on introduit l'hydrate de chloral par le bout périphérique de la carotide, on détermine, chez l'animal en expérience, une hémi-anesthésie portant sur le territoire innervé par le trijumeau du côté injecté; les jours suivants, on observe au niveau de l'œil des troubles trophiques tout à fait semblables à ceux qui suivent la section intra-crânienne de la cinquième paire.

Les poisons circulant dans le sang peuvent donc se fixer d'une façon élective sur certains tissus avec lesquels ils sont mis tout d'abord en contact. Aussi, en injectant le poison par des vaisseaux différents, a-t-on

---

[1] Rocer, La technique des injections intra-veineuses *La Presse méd.*, 13 janv. 1894.
[2] Maximovitch, Action de l'hydrate de chloral injecté dans l'artère carotide. *Bull. de la Soc. de biol.*, 1888, p. 561.

pu mettre facilement en évidence l'action protectrice dévolue à divers organes.

La toxicité d'une substance varie suivant le titre de la solution, le liquide qui sert à la dissoudre, la vitesse de l'injection.

Quand une substance est dissoute dans l'eau distillée, il faut tenir compte, non seulement du poison, mais de l'excipient; l'eau distillée exerce une véritable action toxique qui s'ajoute à celle de la substance étudiée. Aussi faut-il donner la préférence à un liquide inoffensif, par exemple à une solution de chlorure de sodium à 6 pour 1000.

Le titre de la solution et la vitesse de l'injection constituent deux facteurs encore plus importants. On trouve, à ce propos, dans le *Mémoire* de Feltz et Ritter, deux séries d'expériences qui sont fort instructives. Dans l'une, ces physiologistes, injectant brusquement une solution de chlorure de potassium à 10 pour 100, tuèrent constamment les chiens avec des doses de $0^{gr}, 03$ à $0^{gr}, 04$ par kilogramme. Dans l'autre, en employant une solution étendue et poussée lentement, ils virent la dose mortelle s'élever à $0^{gr}, 20$. Feltz et Ritter pensaient que, dans le deuxième cas, le poison avait le temps de s'éliminer en partie par la salive et surtout par les reins. Or, cette explication ne semble pas exacte : avec une solution de KCl à 10 pour 100, nous avons obtenu la mort chez le chien avec $0^{gr}, 20$; il nous a suffi de faire pénétrer le poison lentement; et, sur des chiens ayant subi la néphrotomie double, nous avons constaté que la dose mortelle n'avait pas varié, ce qui prouve qu'il ne s'agit pas d'une élimination. Introduites brusquement dans l'organisme, les substances toxiques semblent en quelque sorte le perdre au dépourvu, et provoquent probablement une série d'accidents dus à des réactions nerveuses. Il faut donc injecter les poisons avec une vitesse déterminée, et les introduire d'autant plus lentement que la solution employée est plus concentrée. Certaines substances peuvent même être toxiques ou inoffensives, suivant la vitesse de l'injection; c'est ce qui a lieu notamment pour le chlorure de sodium : dans ce cas, comme le fait remarquer M. Dastre, on ne peut envisager qu'une *vitesse toxique.*

En résumé, pour qu'une expérience de toxicologie soit valable, il faut qu'elle contienne des renseignements sur le poids et l'état de l'animal, sur la veine employée, sur la vitesse donnée au liquide, sur le titre de la solution.

Enfin, il est toujours bon d'introduire les liquides à la température du corps; cette précaution, qu'on peut négliger quand on veut simplement déterminer le pouvoir toxique d'un poison, est évidemment indispensable quand on veut en faire une étude complète et en rechercher l'influence sur la thermogenèse. Dans ce dernier cas, on ne devra jamais attacher les animaux, la contention ayant pour effet d'abaisser la température dans des proportions qu'on ne peut évaluer exactement.

En tenant compte des diverses causes d'erreur que nous avons signalées, on arrive à déterminer les équivalents toxiques, non d'une façon mathématique, mais avec une fixité suffisante.

C'est ce qui nous engage à publier quelques-uns des résultats obtenus dans ce sens au laboratoire de pathologie générale de la Faculté. Nous y ajouterons les chiffres donnés par M. Féré[1] et par MM. Bouveret et Devic[2]. Les expériences de ces auteurs ont été faites dans des conditions analogues et avec une précision remarquable. Dans tous les cas, les injections ont été pratiquées sur des lapins avec une vitesse constante; les poisons étaient dissous dans de l'eau distillée. Le tableau ci-contre indique le titre des solutions et la toxicité par kilogramme d'animal. Les expériences de MM. Bouveret et Devic sont marquées par un (B), celles de M. Féré par un (F). Les autres appartiennent à MM. Bouchard et Tapret, sauf celles qui ont trait à l'albuminate de cuivre, à l'acétone, aux alcaloïdes et à la digitaline, qui nous sont personnelles.

Aux équivalents toxiques que nous venons de rapporter, nous ajoutons celui de l'acide carbonique. D'après P. Bert, la toxicité de ce gaz est constante, en ce sens que le produit de la pression par la quantité de CO_2 contenu dans l'air possède une valeur invariable, qui est de 24 pour les Oiseaux, de 40 pour les Mammifères. Ainsi, pour ces derniers, il faut 40 pour 100 de CO^2 à une pression de 1 atmosphère, 4 pour 100 à 10 atmosphères, 2 pour 100 à 20 atmosphères, et ainsi de suite. D'après ces chiffres, et d'après la quantité de CO^2 qui est fixée par le sang (130 centimètres cubes pour 100 centimètres cubes de sang) et par les muscles (50 centimètres cubes pour 100 centimètres cubes de muscles), on arrive à calculer qu'il faut 82 grammes pour tuer un homme de 60 kilogrammes.

Ce que nous avons dit des différences de résistance chez les divers animaux, démontre qu'on ne peut transporter les résultats expérimentaux en médecine humaine. Pour tuer 1 kilogramme de chien, il faut $0^{gr},158$ de sulfate d'atropine : on serait donc conduit à conclure qu'il serait nécessaire de donner $10^{gr},25$ pour empoisonner un homme de 60 kilogrammes. De même pour la morphine, l'équivalent toxique était de $0^{gr},39$ chez le lapin, pour un homme il faudrait 22 grammes de cet alcaloïde. De tels résultats se passent de commentaires.

Il est impossible d'arriver à trouver un rapport quelconque entre la toxicité des poisons chez les animaux et chez l'homme. D'ailleurs, si les doses mortelles oscillent dans des limites assez étendues chez les animaux, les variations sont encore plus considérables chez l'homme. Pour le sulfate d'atropine, on admet que la dose de $0^{gr},01$ est dangereuse, mais on a vu guérir des individus qui en avaient absorbé $0^{gr},25$ et $0^{gr},50$. Les différences sont encore plus grandes pour la cocaïne; M. Abadie relate l'obser-

[1] Féré, Note sur la toxicité comparée des bromures en injection intra-veineuse. *Bull. de la Soc. de biol.*, 1891, p 771.

[2] Bouveret et Devic, Recherches cliniques et expérimentales sur la tétanie d'origine gastrique. *Revue de médecine*, 1892.

Eau distillée, en cm³ ......

	en gr	
Potassium :		
Chlorure	0,55 / 0,5 / 2,0 / 10,0	
Bromure	1,0 / 1,0	
Oxyde	0,55 / 2,0	
Carbonate	0,5	
Bi-carbonate	1,0 / 2,0	
Nitrate	0,5	
Phosphate	2,0	
Chlorate	1,0	
Bi-chromate	0,5	
Tartrate	0,5	
Sodium :		
Chlorure	7 à 10 / 10,0	
Bromure	10,0 / 10,0	
Oxyde	0,5 / 0,5	
Carbonate	4,0	
Bi-carbonate	4,0 / 9,0	
Nitrate	4,0	
Nitrite	2,0	
Phosphate	6,66	
Pyro-phosphate	8,33	
Hypophosphite	3,0	
Sulfite	16,0	
Hyposulfite	15,0	
Chlorate	5,0	
Arséniate	0,5	
Tartrate	5,0	
Citrate	5,0	
Lactate	16,0	
Salicylate	4,0	
Oxalate	0,5	
Sulfovinate	16,0	
Cholate	2,0	
Choléate	2,0	
Ammonium :		
Chlorure	1,0	
Bromure	1,0 / 2,0	0,71 / 0,85
Carbonate	1,0	0,24
Sulfate	2,0	0,58
Acétate	1,0	0,28
Valérianate	1,0	0,67
Lithium :		
Bromure	2,0	
Citrate	1,0	0,254
Rubidium :		
Bromure	1,0	0 695(F)
Baryum :		
Chlorure	1,0	0 046 B
Bromure	1,0	0 126
Strontium :		
Bromure	1,0	
Calcium :		
Bromure	1,0	

Chlorure	1,0 / 1,0	
Magnésium :		
Chlorure	1,0 / 2,0	
Bromure	1,0	
Fer :		
Perchlorure	0,8	
Proto-bromure	1,0	
Iodure	1,25	
Sulfate	1,0	
Citrate	2,0	
Lactate	2,0	
Zinc :		
Bromure	1,0	
Cadmium :		
Bromure	1,0	
Nickel :		
Bromure	1,0	
Manganèse :		
Bromure	1,0	
Cuivre :		
Bromure	1,0	0,128(F)
Albuminate	1,81	0,4
Mercure :		
Bi-chlorure	1,0	0,0025
Bi-bromure	1,0	0,065(F)
Or :		
Bromure	1,0	0,065(F)
Sels doubles :		
Chlorure de fer et d'ammonium	2,0	0,5
Tartrate de potasse et de soude	5,33	0,64
Tartrate de fer et de potase	5,33	0,58
Tartrate de fer et d'ammoniaque	5,33	0,49
Pyro-phosphate de fer citro-ammoniacal	1,0	0,56
Alcools :		
Alcool méthylique	20,0	9,7
Alcool éthylique	20,0	4,7
Alcool propylique	20,0	1,2
Alcool iso-propylique	20,0	5,49
Aldéhydes :		
Aldéhyde éthylique	4,0	0,2
Aldéhyde propylique	4,0	0,05
Aldéhyde butylique	8,0	0,22
Acétone	20,0	6,94
Glycérine	25,0	10,0
Alcaloïdes :		
Sulfate de strychnine	0,001	0,00018
Sulfate neutre d'atropine	0,41	0,041
Solfovinate de quinine	0,25	0,06
Chlorhydrate de morphine	1,0	0,55
Nicotine	0,5 / 0,05	0,005 / 0,007
Curare	0,025	0,002
Glycoside		
Digitaline	0,02	0,0051
Composés organiques divers :		
Acide phénique	1,0	0,07
Créosote	1,0	0,17
Naphtol α	1,0	0,15
Naphtol β	1,0	0,08
Bilirubine	1,0	0,06
Urée	10,0	6,31

vation d'un individu qui succomba pour avoir reçu $0^{gr},04$ de cocaïne dans la paupière, et Sims signale un cas de mort en vingt minutes, après injection de $0^{gr},8$ dans l'urèthre, mais Ricci a vu guérir un homme à qui l'on avait introduit sous la peau $1^{gr},25$ de cet alcaloïde.

Il semble donc qu'à mesure que les fonctions nerveuses se perfectionnent et se compliquent, les résultats deviennent de moins en moins fixes, en même temps que la sensibilité aux agents toxiques devient de plus en plus grande.

La détermination des équivalents toxiques présente certainement une importance considérable, mais ne peut suffire à établir la dose mortelle, ni même la dose dangereuse pour l'homme. Ce sont les faits observés en clinique qui seuls nous renseignent à ce sujet.

L'intoxication pendant la vie fœtale. — Le fœtus des Mammifères n'est rattaché au monde extérieur que par les vaisseaux placentaires; chez lui, par conséquent, les toxiques pénètrent directement par la circulation, en passant par l'organisme maternel. Chez la plupart des autres êtres, l'œuf est plongé dans le milieu cosmique, liquide ou gazeux; aussi peut-il être atteint plus facilement par les poisons, et cette disposition a été mise à profit par les nombreux expérimentateurs qui ont opéré sur des œufs de poule ou de grenouille, et se sont proposé, soit de comparer la résistance de l'embryon à celle de l'adulte, soit de modifier le développement et de créer ainsi des êtres anormaux. Nous reviendrons sur ce dernier point dans le chapitre consacré aux modifications héréditaires, consécutives aux intoxications; il suffit actuellement de considérer le mode de pénétration des toxiques pendant la vie fœtale.

De nombreuses expériences ont été faites dans le but de déterminer le passage des substances toxiques ou médicamenteuses à travers le placenta. Dès 1817, Mayer, administrant du prussiate de potassium à des femmes sur le point d'accoucher, retrouva la substance dans l'urine du nouveau-né; en 1859, Albers donna une démonstration analogue chez les animaux. Depuis cette époque, la question a été reprise par un grand nombre d'observateurs : il est établi aujourd'hui que beaucoup de substances traversent le placenta et que quelques-unes passent dans l'eau de l'amnios; c'est ce qui a lieu pour l'iodure de potassium et le sulfindigotate de soude. On s'est même demandé si le fœtus n'ingérait pas les substances toxiques en avalant le liquide amniotique; cette théorie n'est guère soutenable, car le plus souvent ce liquide ne contient pas de poisons; ceux-ci s'accumulent dans le placenta, qui représente en même temps la voie d'entrée et la voie de sortie.

Voyons donc quels sont les résultats obtenus dans cette question, en nous appuyant sur les travaux des divers expérimentateurs et surtout sur les recherches si précises de M. Porak.

Un grand nombre de substances métalliques, l'arsenic, le plomb, le phosphore, l'iodure et le bromure de potassium, le chlorate de potasse

traversent le placenta; on admet qu'il en est de même pour les sels de
cuivre, mais la quantité en est bien minime. Philippeaux fit ingérer
chaque jour 2 grammes d'acétate de cuivre à une lapine pleine; celle-ci
mit bas au trente-deuxième jour 10 petits pesant ensemble 500 grammes; les cendres provenant de leur incinération ne renfermaient que
0^{gr},005 de cuivre métallique : il faut avouer qu'on est sur la limite des
erreurs possibles au cours de l'analyse. Parmi les métaux qui ne passent
pas de la mère au fœtus, M. Porak signale le fer et le mercure, mais
ce dernier s'accumule en abondance dans le placenta.

Les altérations que le phosphore détermine au niveau des vaisseaux se
traduisent par des hémorrhagies placentaires qui permettent l'intoxication
du fœtus; dans une observation récente de Seydel, une femme ayant pris
du phosphore pour avorter, on trouva chez le fœtus de nombreuses
hémorrhagies viscérales et une stéatose hépatique; le foie, qui reçoit le
premier le sang placentaire, était l'organe le plus altéré, ainsi que l'avait
déjà remarqué Vimra dans des expériences sur les animaux.

Flourens ayant fait ingérer de la garance pendant quarante-cinq jours
à une truie pleine constata que les petits, au moment de leur naissance,
avaient des dents et des os colorés en rouge. Cependant la plupart des
matières colorantes ne traversent pas le placenta : les résultats sont
négatifs, avec l'alizarine et l'acide chrysophanique (Porak) ou avec le
carmin d'indigo.

On s'accorde à penser que les alcaloïdes donnés à la mère peuvent
atteindre le fœtus : il en serait ainsi de l'opium, de l'atropine, de la quinine. Il semble même que le fœtus puisse acquérir une certaine accoutumance vis-à-vis de ces poisons : les enfants des opiphages présentent,
dit-on, une grande résistance à l'opium.

Enfin, il faut encore signaler le passage au fœtus des matières odorantes comme l'essence de térébenthine, des sels à acide organique
comme les salicylates ou le prussiate jaune de potasse, des narcotiques
comme le chloroforme ou le chloral. Au contraire, d'après les recherches récentes de MM. Wertheimer et Delezenne, l'injection intra-veineuse
de peptone, chez une chienne pleine, ne rend pas le sang des petits
incoagulable.

Un seul gaz mérite d'être étudié, c'est l'oxyde de carbone. Hogyes avait
admis qu'il n'agissait pas sur le fœtus, le résultat négatif tenait à la trop
courte durée de l'expérience; MM. Gréhant et Quinquaud ayant fait inhaler
ce gaz pendant 50 minutes à une chienne pleine constatèrent que le sang
du fœtus en contenait, mais en renfermait 6 fois moins environ que le
sang de la mère.

La quantité des poisons qui pénètrent dans le corps du fœtus est très
variable; généralement les doses sont assez minimes : en donnant 4 grammes de nitrate de potasse à la mère, M. Porak n'a trouvé que 0^{gr},05 chez
le fœtus.

Les substances toxiques peuvent s'échapper par deux voies : par l'urine

ou par le placenta. C'est, semble-t-il, par le placenta que se fait l'élimination : car l'eau de l'amnios ne contient pas la substance introduite.
M. Porak, qui a étudié cette question, conclut que l'urine n'élimine pas de
poison pendant la vie intra-utérine; si l'on recueille ce liquide au
moment même de la naissance, on ne peut y déceler la substance étrangère: l'élimination par la voie rénale ne commence qu'après la naissance,
et se produit plus lentement que chez la mère; elle ne devient active
que quelques jours plus tard.

Les substances pénétrant dans le fœtus par la veine ombilicale se
trouvent tout d'abord amenées dans le foie, et doivent traverser cette
glande avant de passer dans la circulation générale, déduction faite de la
petite quantité qui peut suivre le canal d'Arantius. Or le foie est déjà capable d'agir sur les alcaloïdes et de les modifier; cette action apparaît en
même temps que sa fonction glycogénique, c'est-à-dire vers le milieu de
la vie intra-utérine. Pourtant les poisons diffusent bien plus chez le
fœtus que chez l'adulte; ils envahissent le foie, les centres nerveux, la
peau, tandis que, chez la mère, ils se localisent dans la glande hépatique
(Porak).

Malgré la diffusion si notable des poisons, le fœtus se montre beaucoup
plus résistant que l'adulte. L'acide cyanhydrique, la strychnine, la curarine, ont pu être donnés à des doses élevées, soit à des fœtus renfermés
encore dans l'utérus, soit à des nouveau-nés, sans produire d'accidents.
Gusserow a injecté de $0^{gr},025$ à $0^{gr},15$ de sulfate de strychnine à 47 fœtus
à terme appartenant à différentes espèces (lapin, chat, chien); une
seule fois il observa des convulsions, chez un fœtus très vigoureux; la
plupart des animaux succombèrent cependant, mais ce ne fut qu'au bout
de cinq à quinze minutes, c'est-à-dire après un temps fort long, eu égard
aux doses massives employées; des chiens et des chats nouveau-nés qui
avaient reçu de $0^{gr},1$ à $0^{gr},15$ de strychnine résistèrent à ces quantités
énormes.

Le fœtus est peu sensible au chloroforme et au chloral : si l'on tue une
femelle pleine avec un de ces narcotiques, bien souvent, quatre et cinq
minutes après l'arrêt des battements cardiaques chez la mère, on retire
les petits encore vivants. Les résultats sont semblables pour l'acide carbonique : il faut une asphyxie plus prolongée pour tuer un fœtus que
pour tuer sa mère.

Tous ces phénomènes tiennent évidemment au peu de développement
des centres nerveux. Et si, dans quelques expériences, les fœtus ont
succombé rapidement, il ne s'est pas agi, semble-t-il, d'une intoxication,
mais d'accidents en quelque sorte mécaniques : nous voulons parler de
l'abaissement de la pression sanguine chez la mère; c'est ce qui survient, par exemple, sous l'influence de l'acide carbonique, du chloroforme ou du chloral (Runge). C'est aussi en modifiant la circulation placentaire que les intoxications peuvent entraîner l'avortement.

Si les poisons passent de la mère au fœtus, réciproquement ils peuvent passer du fœtus à la mère, comme l'ont établi les expériences de Savory. Cet auteur retirait le fœtus après incision de l'abdomen et de l'utérus, lui injectait de la strychnine et le remettait dans la matrice; au bout de quelques instants, la mère était prise de convulsions tétaniques et généralement succombait avant son petit; celui-ci pouvait même survivre après avoir reçu une dose qui tuait la mère. Cette expérience, qui prouve encore la différence de résistance du fœtus et de l'adulte, dénote le passage des poisons par les artères ombilicales, car Savory allant au-devant des objections qu'on aurait pu lui faire, établit que l'empoisonnement de la mère ne se produit plus, si on lie le cordon.

Gusserow, qui a confirmé ces résultats, a reconnu que les substances traversent d'autant plus facilement le placenta que le fœtus auquel on les injecte est plus développé. Mais tous les poisons n'ont pas le même pouvoir de diffusion. D'après Preyer, la nicotine ne passe que difficilement tandis que l'acide cyanhydrique et la curarine se transmettent aisément; la mère peut succomber quand le fœtus qui a reçu la curarine ne présente aucun trouble.

Ces faits n'ont pas seulement un intérêt théorique; le fœtus héritant en partie du tempérament de sa mère, on peut admettre que certains produits de la nutrition cellulaire peuvent passer à la mère et lui imprimer une nutrition nouvelle. On comprendrait ainsi la prétendue contagiosité du diabète chez les conjoints; ce serait par l'intermédiaire du fœtus que le père transmettrait son affection. Si cette théorie est réelle, elle permettrait d'étendre aux toxines cellulaires les résultats qui sont dénotés pour les toxines microbiennes. Ce serait une application nouvelle des lois de Colles et de Profeta, touchant la transmission possible de l'immunité syphilitique à travers le placenta, en dehors de toute contamination virulente.

Une des plus importantes, parmi les maladies de la mère, qui puissent agir sur le fœtus, est l'éclampsie puerpérale. Quelle que soit la cause efficiente de cet état morbide, la plupart des phénomènes relèvent d'une intoxication; or les poisons ainsi formés peuvent contaminer le fœtus et entraîner sa mort; l'expérience dénote en effet que le sang d'un enfant issu d'une femme éclamptique est plus toxique que lorsque la mère est saine.

L'étude des poisons chez les fœtus de Mammifères se heurtant à de très grosses difficultés, il est bien plus simple d'expérimenter sur les êtres inférieurs. C'est ce qu'ont fait de nombreux physiologistes, notamment Rauber, Giacosa, de Varigny.

Il suffit de placer des œufs de Batraciens ou de Poissons dans de l'eau chargée de diverses substances toxiques et de noter les modifications qui surviennent dans le développement.

En se servant d'acide sulfurique, Rauber a constaté que des dilutions à 0,06 pour 1000 qui ne rougissent plus la teinture de tournesol sont encore capables de tuer les embryons de grenouilles. L'acide chromique à 0,33 pour 1000 amène la mort à un stade peu avancé; dilué à 0,16, il permet l'éclosion, mais l'être meurt aussitôt après la naissance; dans des dilutions à 0,08 les larves naissent, mais dépérissent rapidement et finissent par succomber, même si on les transporte dans de l'eau pure. Au contraire, l'acide acétique concentré permet le développement, la mucine suffisant à protéger l'embryon; mais celui-ci tombe foudroyé dès qu'il sort de l'œuf (Giacosa).

Les alcalis ne sont pas moins actifs. Rauber a constaté que les larves nouaient rapidement dans les solutions d'ammoniaque à 0,03 pour 1000, de carbonate de soude à 0,5 et 0,25, de chlorure de sodium à 10 pour 1000; la vie est possible dans les solutions à 3 et 5 pour 1000 de sel marin; le chlorure de potassium semble beaucoup plus toxique, d'après les expériences de M. de Varigny.

Le développement des œufs de grenouille est impossible dans des dilutions d'alcool à 1 pour 100, ou dans des solutions de saccharose à 5 pour 100; il peut se produire dans des solutions de sucre à 1 et 2 pour 100.

Tels sont les quelques faits qu'on a observés sur les œufs des Batraciens; sur ces êtres inférieurs, l'expérimentation est relativement facile et a déjà conduit à des résultats qui présentent un intérêt considérable au point de vue de la physiologie générale. Il serait utile de reprendre la question et d'étudier comparativement l'action des poisons sur l'œuf des Batraciens et des Poissons, sur le nouveau-né et sur l'animal adulte. On arriverait encore à des résultats fort curieux; M. de Varigny a reconnu, par exemple, que les têtards de grenouille ont une sensibilité extraordinaire vis-à-vis des sels de cuivre; le sulfate est toxique à dose de 1 pour 12 000 000.

Action des poisons sur les êtres inférieurs et sur les végétaux. — Chez les êtres élevés, il est souvent difficile de déterminer le mode d'action des poisons : il faut faire une étude analytique et, parfois le système nerveux est sidéré et l'animal succombe avant que la substance ait eu le temps de porter ses effets sur les autres appareils. C'est pour cela qu'on a un grand intérêt à considérer ce qui se passe quand on fait agir des toxiques sur des êtres inférieurs et même sur des êtres unicellulaires. Les amibes, les infusoires, les bactéries, se prêtent très bien à ce genre de recherches. Leur vie se passe dans des milieux liquides où l'expérimentateur peut facilement introduire la substance qu'il veut étudier. Nous ne pouvons évidemment rapporter en détail les expériences poursuivies sur ce sujet; il nous suffira de rappeler certains faits généraux, en commençant par les êtres unicellulaires et d'abord par les bactéries.

Quand on ajoute des antiseptiques à un bouillon de culture, on obtient, suivant les doses, la mort des cellules vivantes, l'arrêt de la végétation, c'est-à-dire le passage de la vie à l'état latent, ou mieux à l'état statique. Mais, si la quantité de poison est minime, le développement a lieu; seu-

lement, en tenant compte des lois de la biologie générale, on peut affirmer que les individus qui naissent dans ces conditions, diffèrent de ceux
qui se développent dans un milieu ordinaire. Pour pouvoir vivre, l'être
doit contre-balancer l'action de la cause nocive qui agit sur lui. Or l'expérience, d'accord avec la théorie, démontre qu'il se produit des modifications fonctionnelles et morphologiques.

Les modifications fonctionnelles sont facilement appréciables en
employant des microbes chromogènes ([1]). Ceux-ci cultivés dans des
milieux additionnés de faibles doses d'antiseptiques, cessent de fabriquer
leur pigment : le résultat s'observe même avec des sels qui passent pour
insolubles comme le sulfure noir de mercure, nouvelle preuve de la
sensibilité si grande que présentent certains réactifs vivants. Si l'on
étudie les microbes pathogènes, on observe des variations semblables et
l'on arrive à diminuer ou même à supprimer complètement leur virulence. Les antiseptiques peuvent produire d'autres troubles : ils peuvent
empêcher la formation des spores ou modifier les caractères morphologiques des bactéries (Charrin et Guignard) et, si leur action se prolonge,
ils finissent par faire apparaître de nouvelles races, asporogènes ou achro-
mogènes.

En poursuivant l'étude des poisons sur les bactéries, nous avons
constaté que de petites doses d'antiseptiques, loin d'atténuer, exaltent
les fonctions chromogènes des bactéries; le résultat doit être rapproché
de ce qui se passe chez les animaux où un même poison détermine
des effets tout différents, suivant la quantité injectée : la strychnine, par
exemple, convulsivante à petite dose, est paralysante à dose élevée.

Des phénomènes semblables s'observent chez les levures. Hugo
Schulz ([2]), expérimentant avec le sublimé, l'iode, le brome, l'arsenic, les
acides chronique et salicylique, a parfaitement démontré que, suivant
la dose, ces substances activent ou entravent le fonctionnement du végétal.

La sensibilité des êtres inférieurs à l'action de certains poisons est
souvent très considérable. Qui ne connaît l'histoire de l'aspergillus ne
pouvant se développer dans un vase d'argent? L'analyse la plus minutieuse ne révèle pas trace de métal dans ce liquide : mais les réactifs
chimiques sont loin d'avoir la sensibilité des cellules vivantes; ils ne
décèlent l'argent que dans les solutions à 1/50 000. Or en étudiant
l'action des sels minéraux sur l'aspergillus, M. Raulin ([3]) a reconnu que,
pour arrêter la végétation, il faut 1/1 600 000 de nitrate d'argent,
1/512 000 de bichlorure de mercure, 1/8 000 de chlorure de platine,
1/500 d'acide sulfurique, 1/240 de sulfate de cuivre.

([1]) CHARRIN et ROGER, Des modifications qu'on peut provoquer dans les fonctions d'un microbe chromogène. *Bull. de la Soc. de biol.*, 29 oct. 1887.

([2]) HUGO SCHULZ, Ueber Hefegifte. *Arch. für die gesammte Physiologie*, Bd. XLII, S. 517, 1888.

([3]) RAULIN, Études chimiques sur la végétation. *Annales des sciences naturelles*, 5e série, t. II, p. 203. Paris, 1870

L'Aspergillus n'est pas le seul végétal qui ait une si grande sensibilité vis-à-vis des substances minérales. Il en est de même de la *Spirogyra*. Nægeli (¹) a reconnu que cette plante ne pouvait vivre dans de l'eau contenant 1 pour 1 000 000 000 d'un sel de cuivre; il suffit de jeter quelques pièces d'or, 1 à 8, dans 500 centimètres cubes d'eau pour faire périr le végétal; l'eau est également toxique, quand on la puise à un robinet de cuivre, surtout si celui-ci n'a pas été ouvert depuis quelque temps.

Les mucédinées, d'après Lœw, sont très sensibles à l'action des métaux, mais c'est le zinc qui agit le plus énergiquement sur elles tandis que le cuivre et le plomb restent sans action; le *Mucor imperceptibilis* pousse très bien dans les solutions arsenicales. Des recherches récentes de M. Bouilhac établissent que les arséniates favorisent le développement de diverses algues et peuvent même remplacer les phosphates.

Les végétaux supérieurs résistent assez bien à l'influence nocive des métaux. Si on fait vivre des plantes aquatiques dans de l'eau contenant divers sels minéraux, on constate simplement qu'une partie du sel pénètre dans le végétal; c'est ce qui a lieu notamment pour le plomb. Parfois cependant surviennent des troubles assez curieux; ainsi en mettant 1 milligramme d'acide arsénieux dans 1 litre d'eau, on diminue la quantité d'eau qui s'absorbe et celle qui s'exhale; nous avons constaté au contraire qu'on favorise l'absorption de l'eau en y ajoutant un peu de carbonate d'ammoniaque.

L'action des poisons minéraux sur les plantes a été bien étudiée par Darwin (²). L'illustre naturaliste a reconnu que l'argent, le mercure, l'or, l'étain, l'arsenic, le cuivre, le phosphore sont toxiques pour les drosera; le plomb et la baryte sont sans action. Ces deux derniers métaux peuvent s'accumuler dans les plantes et l'ingestion des végétaux ainsi contaminés a produit parfois des accidents chez les animaux. On peut trouver en effet jusqu'à 2 pour 100 de plomb dans les cendres. Mais le métal qui se rencontre en plus grande quantité est le manganèse: Schrœder en a décelé 35 pour 100 dans les cendres des végétaux.

Aux substances signalées par Darwin nous pouvons ajouter le vanadium et l'acide molybdique, qui seraient extrêmement toxiques pour les végétaux; les sels de cadmium et de thallium n'agissent qu'à doses élevées; si la quantité en est minime, la plante s'en empare et devient vénéneuse pour les êtres qui la consomment.

Les effets de l'arsenic varient suivant les plantes qu'on étudie et les préparations qu'on emploie. Les végétaux inférieurs résistent assez bien à son action; les végétaux supérieurs, facilement tués par les composés acides de l'arsenic, supportent leurs sels. Boudin avait du reste signalé l'influence nocive de l'acide arsénieux sur la végétation et avait reconnu

(¹) NÆGELI, Ueber oligodynamische Erscheinungen in lebenden Zellen. *Denkschriften der schweizerischen naturforschenden Gesellschaft.* (Anal. par de Varigny. *Revue scientifique,* 1893, p. 299.)

(²) DARWIN, Les plantes insectivores Trad. Barbier, p. 149-266. Paris, 1877.

que cette substance abolissait la sensibilité de la *Mimosa pudica*.

Les recherches déjà anciennes de Spallanzani et celles de de Saussure ont montré l'action délétère des vapeurs mercurielles. Boussingault, qui a repris la question, a fait voir qu'elles font perdre aux plantes la propriété de réduire l'acide carbonique et provoquent leur étiolement et leur mort : tous les effets sont évités si l'on place, près du végétal, de la fleur de soufre qui s'empare du mercure pour former du sulfure insoluble.

On dit généralement que les plantes ne sont pas sensibles à l'action des alcaloïdes et des glycosides. Réveil soutint même que l'atropine était pour quelques-unes un véritable engrais; P. Bert a pu faire croître des radis dans une solution de strychnine; les animaux auxquels on les fit manger moururent empoisonnés par l'alcaloïde qui avait pénétré dans la plante.

Il ne faudrait pas généraliser ces résultats. Binz a montré que la quinine est un violent poison pour les végétaux inférieurs. Darwin a fait voir que la strychnine, la digitaline, la nicotine sont toxiques pour le drosera, tandis que la morphine, la jusquiane, l'atropine, la vératrine, la colchicine, le curare sont sans effet sur cette plante. Des recherches plus récentes de Marcacci[1] établissent nettement que les graines, les racines ressentent l'action des alcaloïdes; et N. de Varigny[2] a constaté, contrairement à Réveil, le rôle défavorable de l'atropine sur la végétation. Il n'y a donc pas de différence radicale entre le protoplasma des végétaux et celui des animaux; mais l'action des alcaloïdes varie notablement dans les deux règnes : la quinine, par exemple, est peu toxique pour les animaux supérieurs et très active pour les végétaux; c'est l'inverse qui a lieu pour la morphine.

Il est bien évident que tous les résultats obtenus ne s'appliquent qu'à l'espèce sur laquelle on a opéré. Mais, en se bornant même à l'étude d'un seul végétal, on observe des variations notables suivant qu'on recherche l'action des alcaloïdes sur les plantes adultes ou sur les graines. Nous avons entrepris sur ce sujet quelques expériences avec le cresson alénois (*Lepidium sativum*). Cette plante se développe avec la plus grande facilité dans de l'eau ordinaire; or, si l'on ajoute à cette eau un des alcaloïdes suivants, nicotine, sulfate de vératrine, chlorhydrate de morphine, chlorhydrate de strychnine, voici ce qu'on observe :

La nicotine à 2 pour 1000 arrête le développement; à 1,2 elle le retarde; tandis que les témoins, vers le sixième ou le septième jour, atteignent 3 ou 4 centimètres de haut, les feuilles des plantes placées dans la solution nicotinique s'élèvent à peine à 1/2 centimètre et sont presque complètement incolores, d'un jaune clair. En diminuant la dose et en employant 0,8 pour 1000, on observe seulement un retard de quelques jours.

[1] MARCACCI, L'azione degli alcaloïdi nel regno vegetale e animale. *Ann. di chim. e di farmacol.*, vol. V, p. 3, 1887.
[2] DE VARIGNY, L'atropine est-elle un engrais végétal. *Revue générale de botanique*, t. IV, p. 407.

Le sulfate de vératrine est moins toxique; avec une dose de 10 pour 1000, les feuilles apparaissent, présentant une belle coloration verte, mais elles ne peuvent se lever; ce phénomène se produit même avec une solution à 2 pour 1000; les feuilles, quoique fort belles, ne quittent pas le sol.

L'effet est analogue avec le chlorhydrate de morphine; des doses de 2 à 10 pour 1000 n'empêchent pas le développement, mais suppriment la possibilité de s'élever dans l'air.

Si l'on emploie le chlorhydrate de strychnine à dose de 1 pour 1000, on ne trouble en rien la végétation; au-dessus de cette dose, le liquide a toujours été envahi par de nombreuses moisissures qui n'apparaissent jamais dans les autres cultures et qui empêchent la végétation du cresson; voilà un nouvel exemple de concurrence vitale.

M. de Varigny avait entrepris dès 1887 des expériences analogues aux nôtres; les recherches de cet auteur, bien qu'elles fussent déjà très nombreuses, sont restées inédites; M. de Varigny a reconnu que la plupart des alcaloïdes entravent la végétation; il a pris une série de photographies qui font saisir nettement le résultat. Nous en reproduisons une (fig. 44) qui nous a été donnée par cet habile expérimentateur et qui met en évidence l'action nocive de la strychnine; on voit que les effets sont d'autant plus intenses que les doses sont plus élevées : à 1 pour 100 le développement est presque complètement arrêté; il est inutile d'ajouter que, dans ce cas, il ne s'était pas développé de moisissures.

La plante adulte est beaucoup moins sensible aux alcaloïdes. Quand elle est âgée d'une quinzaine de jours, elle continue à vivre dans des solutions de chlorhydrate de strychnine à 10 pour 1000; elle meurt en deux jours si la dose atteint 20 pour 1000.

Nous avons reconnu enfin que la plante elle-même contient des prin-

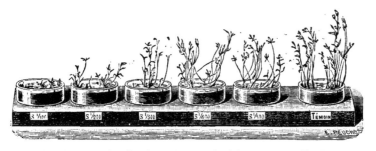

Fig. 44. — Action du sulfate de strychnine sur la végétation (cresson alénois).

cipes nuisibles, il suffit d'écraser dans de l'eau une petite quantité de cresson alénois pour que les graines ne puissent plus se développer.

Certaines plantes, comme les Drosera, sont très sensibles à des substances peu toxiques pour les animaux : les acides benzoïque, propionique, acétique, même dilués, sont pour elles de violents poisons; au contraire, des substances voisines comme l'acide formique sont sans action. L'acide cyanhydrique produit des effets qui varient suivant les doses; de petites quantités accélèrent la germination, des quantités plus considérables l'entravent et l'arrêtent; ce même poison possède la propriété de supprimer l'irritabilité de la sensitive; il fait perdre au protoplasma végétal, comme au protoplasma animal, le pouvoir de décomposer l'eau oxygénée.

Les huiles essentielles exercent une action délétère aussi bien sur les phanérogames que sur les bactéries; de nombreuses recherches ont démontré les bons effets qu'on peut obtenir avec les essences qui sont fort antiseptiques et peu toxiques pour les animaux.

Le chloroforme et l'éther exercent sur tous les êtres une action analogue; leurs vapeurs anesthésient également le protoplasma des animaux et celui des plantes(¹); elles suppriment la sensibilité de la *Mimosa pudica* qui, sous leur influence, perd la propriété de se contracter quand on la touche; elles agissent aussi sur les graines, empêchent leur développement, qui reprend lorsqu'on les soustrait à l'action du chloroforme.

La plupart des auteurs admettent que les végétaux sont peu sensibles à l'action des poisons d'origine animale; le venin du cobra ne produit rien sur le drosera: l'urine, la salive n'ont que peu d'action sur cette plante (Darwin). Pourtant Chouppe a reconnu que la salive entrave la végétation et M. Florian attribue ce résultat au sulfocyanate qu'elle contient.

Nous avons poursuivi, avec le cresson alénois, quelques recherches sur ce sujet, et nous avons étudié successivement l'action de diverses substances animales sur les graines et sur les plantes adultes.

Les graines ne peuvent pousser dans les humeurs des animaux; le sérum du sang, la sérosité de l'ascite, le blanc d'œuf, l'urine, la salive, la bile, tous liquides qui représentent d'excellents milieux de culture pour les bactéries et pour quelques autres végétaux inférieurs, ne permettent pas le développement du cresson. En diluant le sérum, le blanc d'œuf et le liquide de l'ascite, nous avons vu qu'il fallait arriver au titre de 20 pour 100 pour que la vie fût possible. Pour la salive, la végétation se fait dans une dilution à parties égales; elle présente seulement un retard de quelques jours. L'urine est plus nocive que la salive. Mais c'est la bile qui, de toutes les humeurs naturelles, s'est montrée le plus toxique; des dilutions à 4 pour 100 ne permettent pas le développement; à 5 pour 1000 elles le retardent encore.

Poursuivant l'analyse de ces faits, nous avons constaté que la toxicité de l'urine dépend en grande partie de l'urée: des solutions d'urée à 2 pour 100 rendent le milieu stérile; à 1 pour 100 elles permettent

(¹) CLAUDE BERNARD, Leçons sur les phénomènes de la vie. Paris. 1878. t. I. p. 267

l'apparition des feuilles, mais empêchent les plantes de s'élever; à 0,5 et
même 0,25 pour 100, la végétation se fait presque régulièrement, mais
la plante se fane vite. Pour la bile, ce n'est pas la matière colorante qui
est le plus toxique; celle-ci à 4 pour 1000 ne produit aucun trouble; à
5 ou 6 pour 1000, elle retarde la végétation et entrave la formation de
la chlorophylle; les sels biliaires sont plus actifs, le glycocholate et le
taurocholate à 5 pour 1000 empêchent tout développement; à 2,5 ils le
retardent encore et gênent l'ascension des tiges.

Ces diverses substances ont moins d'action sur la plante adulte : si
l'urine pure la fait périr en quarante-huit heures, diluée de moitié d'eau,
elle permet souvent la survie; d'un autre côté, l'urée est toxique à 2 pour
100, mais n'a guère d'action à 1 pour 100; les deux résultats concordent
donc. La bile est beaucoup plus nocive; des dilutions à 5 pour 100 tuent
les végétaux en quarante-huit heures. Quant à la salive, son action est peu
marquée.

Ces résultats n'acquièrent de l'intérêt que si on les compare à ce
qui se passe chez les divers êtres. Or les animaux supérieurs, les végétaux phanérogames et les végétaux inférieurs se comportent d'une façon
tout à fait différente vis-à-vis des poisons et surtout vis-à-vis des poisons organiques.

Les alcaloïdes, sauf la quinine, sont peu toxiques pour les cryptogames,
assez actifs chez les phanérogames et atteignent leur maximum d'action
chez les animaux. Au contraire, les produits animaux relativement peu
toxiques pour les animaux sont très actifs chez les phanérogames, tandis
qu'ils représentent d'excellents milieux de cultures pour les cryptogames
inférieurs. Chez les animaux comme chez les végétaux supérieurs, la bile
est beaucoup plus toxique que l'urine; mais tandis que chez les animaux
l'urée n'explique qu'une faible part de la toxicité urinaire, chez les végétaux ce corps peut, à lui seul, rendre compte des propriétés du liquide
total. Enfin, d'après M. Bouchard, la matière colorante de la bile est bien
plus toxique que les sels biliaires; c'est l'inverse qui a lieu chez les
végétaux. Nous ferons remarquer, en terminant, que l'action des poisons
sur la végétation est plus complexe qu'on ne pourrait le croire; il est possible en effet que les alcaloïdes n'agissent que d'une façon indirecte, en
permettant le développement des bactéries; il serait donc important de
reprendre cette étude, en opérant à l'abri des germes extérieurs. Les
résultats ne peuvent être acceptés sans réserve que pour les substances
antiseptiques comme la nicotine et l'acide cyanhydrique ou pour les expériences poursuivies sur les végétaux adultes : ceux-ci, en effet, ne sont
nullement troublés par les microbes qui pullulent dans le milieu où ils
vivent.

Toutes ces données doivent être complétées par celles que fournit
l'étude des poisons chez les animaux inférieurs.

Contrairement aux protophytes, les protozoaires sont très sensibles à
l'action des alcaloïdes. Binz avait déjà noté la puissance toxique de la

quinine. Rossbach([1]) a étudié avec beaucoup de soin l'action qu'exercent sur les infusoires les alcaloïdes et les glycosides. Il a vu qu'à forte dose, il y avait une destruction foudroyante de leurs molécules; les êtres ne représentaient plus que des détritus informes. Si les solutions étaient moins concentrées, on observait des mouvements giratoires, du gonflement du corps, une dilatation de la vésicule contractile, puis la liquéfaction du protoplasma. Ces effets s'obtenaient en portant sous le champ du microscope une goutte des solutions suivantes : strychnine à 1/15000, soit, pour une goutte, 0^{mg},00006; vératrine à 1/8000, soit 0,00022; quinine 1/5000, soit 0,0002; atropine, 1/1000, soit 0,001. Les acides et les alcalis n'agissaient qu'à des dilutions au 1/400 et au 1/600.

Ces résultats extrêmement intéressants n'ont de comparable que l'action du cuivre ou de l'argent sur certains végétaux. Il est bien curieux de voir que chez les représentants inférieurs des deux règnes, la sensibilité aux poisons soit si grande, mais si différente d'un règne à l'autre.

Nous ne pouvons citer les nombreux travaux qui ont eu pour effet de nous faire connaître l'action des poisons sur les divers Invertébrés. Cette étude présente cependant un certain intérêt pour le médecin, puisque c'est sur les effets différents des toxiques que sont basées les méthodes parasiticides. Les essences, le styrax, le baume du Pérou sont des sarcoptides énergiques; la santonine, les extraits de racine de grenadier, de kousso, de fougère mâle, l'acide picrique sont des antihelminthiques; ces substances peuvent être employées en thérapeutique, justement parce que les êtres inférieurs y sont beaucoup plus sensibles que les supérieurs. Mais tous les vers ne sont pas également tués par la même substance; la santonine, par exemple, est très vénéneuse pour les ascarides, mais elle empoisonnerait l'homme avant d'agir sur le tænia ou les oxyures.

L'étude des poisons chez les Invertébrés permet de suivre pas à pas les modifications qu'impose aux réactions vitales la complexité croissante des êtres. Mais, dès qu'apparaît le système nerveux, on découvre une concordance remarquable avec ce qui se passe chez les Vertébrés. C'est ce qu'a établi Romanes, par exemple, en faisant agir sur les Méduses des poisons tels que le chloroforme, la caféine et la strychnine; cependant, lorsque le poison a éteint toute manifestation nerveuse, la vie peut encore reprendre; il suffit de remettre l'animal dans un milieu normal. Cette différence d'action tient à la trop grande importance du système nerveux chez les Vertébrés où sa destruction entraîne la mort de l'organisme; chez les Méduses, au contraire, le poison peut exercer librement son action sur tous les tissus, sans que ses effets soient arrêtés par la mort prématurée.

Il ne faut pas trop s'étonner non plus de la résistance que présentent les Invertébrés à l'action du curare. Si l'escargot supporte des doses de 0^{gr},1.

([1]) ROSSBACH, Ueber die feinsten Giftproben. Berl. klin. Wochenschrift, p. 506, 1880.

si les polypes d'eau douce vivent longtemps dans une dissolution de
ce poison (Vulpian), cela tient à la constitution même de ces animaux, qui
sont pourvus de muscles lisses; ceux-ci sont, comme on sait, peu sensibles
à l'action du curare, même chez les Mammifères ; les résultats sont donc
analogues dans les deux groupes.

On s'explique moins bien les variations que subit l'action des sels alcalins. M. Richet, qui a étudié cette question avec grand soin, a reconnu que
l'écrevisse est très sensible aux sels de lithium et de potassium, tandis
que les limaçons résistent aux sels de potassium et de rubidium, tout en
étant facilement empoisonnés par ceux de lithium. D'après le même
expérimentateur, les végétaux ne seraient pas incommodés par les sels de
potassium, seulement toxiques pour les cellules nerveuses.

Tels sont les curieux résultats auxquels conduit l'étude des poisons chez
les êtres inférieurs : on peut ainsi mettre en évidence l'action des toxiques
sur les simples cellules, sur les pseudopodes, les cils vibratiles. Enfin la
transparence de quelques êtres permet d'étudier les modifications de certains systèmes; c'est ce qu'on peut faire sur divers annélides, sur de petits
crustacés, comme les daphnies, et même sur des poissons, comme les
jeunes raies, où l'on peut suivre sans vivisection préalable les troubles
que provoquent les toxiques.

CHAPITRE III

Rapport entre la constitution chimique et l'action toxique des poisons.
Lois de toxicité des corps simples. — Lois de toxicité des substances composées.

L'espoir de découvrir une relation entre la constitution chimique et
l'action toxique des substances a suscité une quantité considérable de
recherches et fait éclore bien des hypothèses.

Il semble au premier abord que le problème le plus aisé consiste à
rechercher la loi de toxicité des corps simples, métaux et métalloïdes.
Les auteurs qui ont abordé la question ont eu le tort de ne pas comprendre que la loi, si tant est qu'elle existe, applicable à une espèce
vivante, ne serait probablement pas applicable à une autre. Nous avons
suffisamment insisté sur ce point dans le chapitre précédent; les poisons ont des actions bien différentes sur les divers êtres; et même, en
se bornant au règne animal, il faut avouer que nous ne soupçonnons
pas encore la loi qui relie la toxicité des corps aux classifications zoologiques.

Si l'on envisage seulement les Mammifères et parmi eux une seule

espèce animale, peut-on trouver une relation entre un corps chimique
et son action toxique? Bien des auteurs l'ont pensé et ont proposé
des conceptions sur lesquelles nous n'insisterons pas longuement, car les
travaux ultérieurs ont démontré qu'elles étaient dénuées de toute portée
générale.

En 1867, Rabuteau crut avoir trouvé une loi applicable à tous les
métaux et qu'il formula de la façon suivante : « Les métaux sont d'autant
plus actifs que leur poids atomique est plus élevé et leur chaleur spécifique plus faible (¹). » On sait, en effet, que les poids atomiques des corps
simples sont, d'après la loi de Dulong et Petit, en raison inverse de leurs
chaleurs spécifiques.

La conception pouvait plaire par sa simplicité, mais on est étonné
qu'un observateur aussi judicieux n'ait pas voulu tenir compte des nombreuses exceptions qui ôtaient, à cette prétendue loi, tout caractère de
généralité.

Prenons, par exemple, les métaux alcalins : leurs poids atomiques
sont représentés par les chiffres suivants :

Lithium	7
Sodium	23
Potassium	39
Rubidium	85,2
Césium	133

Le lithium devrait être le moins actif de la série, et c'est justement
un des plus toxiques, tandis que le rubidium ne l'est presque pas.
Pour juger la loi de Rabuteau, M. Richet a eu recours à un procédé
fort ingénieux ; il a placé des poissons dans des solutions de divers sels
métalliques et a pu déterminer ainsi, d'une façon très précise, le pouvoir
toxique ; or il a constaté que le cuivre, qui a pour poids atomique 63,5,
est 600 fois plus toxique que le strontium dont le poids atteint 87,5 ; le
lithium 7 est 5 fois plus toxique que le baryum 137. Voici, du reste,
quelques chiffres obtenus par M. Richet (²) en étudiant la toxicité de
divers sels sur les poissons et sur les microbes.

	Poids atomique	Toxicité pour	
		les poissons en mg.	les microbes en mg.
Lithium	7	500	6 900
Potassium	39,1	100	58 000
Fer	56	14	240
Cuivre	63,5	5,5	62
Zinc	65,2	8,4	26
Cadmium	112	17	40
Mercure	200	0,29	5

(¹) RABUTEAU, Éléments de toxicologie, 2ᵉ éd. Paris, 1887, p. 11.
(²) CH. RICHET, Toxicité des sels minéraux Bull. de la Soc. de biol., 1891, p. 774.

Ainsi, pour les poissons, les métaux ci-dessus expérimentés se classent de la façon suivante : mercure, cuivre, zinc, fer, cadmium, potassium, lithium ; pour les microbes, il faut les ranger tout autrement : mercure, zinc, cadmium, cuivre, fer, lithium, potassium.

Qu'on envisage les Mammifères, les Poissons, les bactéries, on voit qu'il est impossible de trouver une relation entre le poids atomique des métaux et leur pouvoir toxique.

Aussi M. Richet s'est-il attaché à rechercher une autre formule. En étudiant les métaux alcalins ([1]), il a constaté que le lithium tue à dose de 0,091 de métal, le rubidium à dose de 0,782, et le potassium à dose de 0,447. L'action toxique n'est donc en aucune façon proportionnelle au poids absolu ; elle est, au contraire, proportionnelle au poids moléculaire qu'on obtient aisément en divisant la dose mortelle par le poids atomique.

On est ainsi conduit aux conclusions suivantes :

Les substances chimiques similaires agissent sur l'organisme proportionnellement, non à leur poids absolu, mais à leur poids moléculaire.

Pour empoisonner un même poids d'animal, il faut un même poids moléculaire d'un sel alcalin. La moyenne peut être fixée à 0,0145.

Mais, en comparant les divers résultats expérimentaux, on arrive à une autre conclusion non moins importante.

Pour des substances chimiques similaires, les doses toxiques sont à peu près proportionnelles au poids moléculaire, non au poids absolu.

Pour des poids moléculaires égaux, les métaux alcalins sont d'autant plus toxiques que leur poids atomique est plus élevé.

Ainsi la moyenne de toxicité, en tenant compte du poids moléculaire, est de 0,0145 pour le lithium, 0,0144 pour le potassium, 0,0095 pour le rubidium.

La loi de Rabuteau doit donc être modifiée de la façon suivante : à molécule égale, les métaux sont plus toxiques quand leur poids atomique est plus élevé.

Un seul corps fait exception, c'est le sodium. M. Richet propose deux explications : le sodium peut être considéré comme inoffensif parce qu'il fait partie intégrante de l'organisme ; mais on pourrait en dire tout autant du potassium ; aussi, tenant compte de la classification de Mendeleeff, vaut-il mieux considérer le sodium comme occupant une place à part et ne rentrant pas dans la série périodique représentée par le lithium, le potassium, le rubidium et le césium.

Les mêmes lois s'appliquent aux trois métalloïdes étudiés qui appartiennent à la même série chimique. La toxicité du chlore, du brome, de l'iode, est en moyenne de 0,47 — 0,97 — 1,22, c'est-à-dire qu'elle augmente proportionnellement aux poids atomiques 35,5 — 80 et 127.

---

[1] Ch. Richet, De l'action physiologique des sels alcalins. *Archives de physiologie*, 1886, I, p. 101.

De tous ces résultats, M. Richet arrive à conclure que les actions toxiques sont des actions chimiques obéissant aux mêmes lois.

Il serait évidemment intéressant de continuer cette étude avec les autres séries métalliques; seulement, au lieu de comparer indistinctement tous les métaux, il faudrait probablement les grouper suivant leurs familles chimiques et envisager séparément chacune d'elles.

Si la plupart des expérimentateurs s'accordent à considérer les actions toxiques comme étant de nature chimique, un savant ingénieux, James Blake (¹), a voulu les rattacher à des propriétés physiques. Cet auteur a eu le mérite incontestable d'émettre cette idée dès 1846; il y est revenu à plusieurs reprises et voici comment il résume son opinion : « Les éléments monoatomiques n'ont d'action que sur l'artère pulmonaire; les éléments biatomiques agissent en plus sur les centres des vomissements, les muscles volontaires et le myocarde; les éléments triatomiques possèdent la même action, mais influencent encore les centres vaso-moteurs, respiratoires, inhibitoires des ganglions cardiaques; enfin les tétratomiques actionnent tous les centres nerveux, y compris le cerveau et le bulbe. »

Il résulte de ces faits que l'action toxique augmente avec l'atomicité; quant au poids atomique, il détermine seulement l'intensité de l'action dans un même groupe isonomphe.

Précisant davantage son idée, Blake considère les actions toxiques comme des actions physiques moléculaires, déterminées par le nombre et le caractère des vibrations harmoniques dont le réactif est le siège. Comme exemple, il cite les sels thalleux et thalliques; les premiers, bien qu'ils aient des affinités chimiques plus énergiques, sont bien moins toxiques que les seconds, parce qu'ils ont un système de vibrations moléculaires moins compliqué.

Sans doute, ces considérations sont intéressantes et c'est pour cela que nous les avons exposées; comme le fait remarquer Blake, il ne faut pas perdre de vue l'exemple des chimistes qui ont obtenu des résultats si importants en recherchant les rapports qui existent entre les propriétés physiques et la constitution chimique des corps; mais on peut regretter que les faits expérimentaux rapportés par l'auteur ne présentent pas un caractère de précision suffisant; les chiffres qu'il déduit de ses expériences diffèrent tellement des résultats obtenus par les autres physiologistes qu'il est impossible de les admettre et d'appuyer sur eux une conception théorique. On ne peut donc voir dans ces travaux qu'une série d'hypothèses ingénieuses dont les recherches ultérieures démontreront la valeur.

Si de l'étude toxicologique des corps simples nous passons à l'étude des sels métalliques, nous trouvons d'abord une première loi qui a été

(¹) BLAKE, Sur le rapport entre l'atomicité des éléments et leur action biologique. *Arch. de physiol*, 1888, I, p. 445. — Rapport entre les spectres des éléments et leurs actions biologiques. *Mémoires de la Soc. de biol.*, 1890, p. 55

formulée par Husemann (¹); tous les sels métalliques, à égalité de solu-
bilité et de puissance de diffusion, agissent proportionnellement à la
quantité de métal qu'ils contiennent et en proportion inverse du poids
atomique de leurs acides.

L'expérimentation a montré que tous les sels qu'un même acide pouvait
former avec une même base, n'avaient pas la même toxicité. Schulz (²)
a cherché la loi de ce phénomène. Le phosphore par exemple constitue
les acides suivants : hypophosphoreux H^3PhO^2, phosphoreux H^3PhO^3, phosphorique H^3PhO^4. Or, combinés à la soude, tandis que l'acide phosphoreux est toxique, les acides hypophosphoreux et phosphorique ne le sont
pas. L'auteur admet que l'innocuité de l'acide phosphorique tient à ce qu'il
est saturé d'oxygène; au contraire, l'acide phosphoreux, tendant à passer à
l'état phosphorique, s'empare de l'oxygène organique, mais est forcé de
dédoubler une molécule d'oxygène O^2, comme le montre la formule suivante : $H^3PhO^3 + O^2 = H^3PhO^4 + O$; au contraire, l'acide hypophosphoreux s'unit à la molécule entière d'oxygène $H^3PhO^2 + O^2 = H^3PhO^4$, ce
qui explique son innocuité. Les acides arsénieux, azoteux agissent de
même et désorganisent la molécule vivante pour s'emparer de l'oxygène
et passer à un état plus élevé d'oxydation.

Si les azotates sont souvent toxiques, c'est parce qu'ils sont facilement
transformés en azotites; l'acide arsénique est toujours ramené à l'état
arsénieux, ce qui explique son haut pouvoir pathogène.

Les mêmes considérations peuvent s'appliquer aux sels de fer, manganèse, nickel, cobalt, chrome, plomb; tous ces corps ne sont toxiques
qu'en faisant des échanges d'oxygène avec les cellules, et présentant des
alternatives de réduction et d'oxygénation.

La série représentée par le mercure, l'or et le platine subit des transformations analogues, qui se passent avec le chlore; ainsi le subliné
donne du calomel, puis reforme du subliné; le chlore, mis en liberté
dans le premier cas, décompose une molécule d'eau; il se produit de
l'acide chlorhydrique et l'oxygène agit à l'état naissant pour entrer dans
de nouvelles combinaisons.

Si nous insistons sur ces considérations théoriques, c'est parce qu'un
grand intérêt s'attache à la détermination des lois qui régissent la toxicité
des corps. Bien qu'on ne puisse admettre complètement la conception de
Rabuteau, il faut avouer que cet auteur a entrevu une partie de la vérité;
M. Richet a essayé de concilier les faits expérimentaux avec les données
chimiques et a invoqué en plus les résultats obtenus par Mendeleeff. Un
auteur russe, Poluta (³), a poursuivi l'étude de la même question et est

---

(¹) Husemann, Ueber das Rabuteau'sche Gesetz der toxischen Wirkung. *Göttinger Nach-*
richten, 1875, nº 5.

(²) Schulz, Ueber die Giftigkeit der Phosphor-Sauerstoffverbindungen und über den Chemis-
mus der Wirkung unorganischer Gifte. *Archiv. fur exper. Pathologie und Pharmakologie*,
Bd XVIII, p. 174.

(³) Poluta, Théorie chimique de l'action physiologique des médicaments résolvants miné-

arrivé à des conclusions qui, si elles ne sont pas toutes acceptables, méritent néanmoins d'être étudiées.

Poluta fait remarquer qu'il n'existe dans la nature que six corps simples solubles dans l'eau : l'oxygène, l'hydrogène, l'azote, le chlore, le brome et l'iode. Ces corps sont les seuls qui puissent se dissoudre dans la molécule d'albumine et les seuls qui possèdent une action toxique ou médicamenteuse; les autres corps simples ne leur servent que d'auxiliaires; donc, dans toute combinaison, il faut envisager l'élément actif et l'élément accessoire qui lui est uni: la qualité d'action dépend du premier, la quantité, c'est-à-dire la force et la durée de l'action, relève du second.

L'oxygène à l'état libre a une affinité pour les tissus, mais n'entre que dans des combinaisons instables; condensé, soit sous forme d'ozone, soit sous forme d'un sel dont l'acide est constitué par plusieurs atomes d'oxygène, il constitue des combinaisons stables et détermine une suroxygénation; l'animal succombe avec du sang rouge, parce que le départ de l'oxygène est devenu impossible. Ainsi agissent l'oxyde de carbone, les sulfates, les nitrates, l'acide oxalique, l'acide lactique et les substances qui provoquent l'ozonisation; dans ce dernier cas, l'action est donc indirecte; c'est ce qui a lieu pour l'essence de térébenthine, le camphre, le menthol, la benzine. D'après cette conception, l'acide carbonique contenant 2 atomes d'oxygène devrait être plus nocif que l'oxyde de carbone et devrait produire une forte suroxygénation; voilà une première objection que l'auteur n'a pas oubliée mais qu'il n'explique pas.

L'hydrogène, à l'inverse de l'oxygène, tue en empêchant l'oxydation et en rendant le sang noir. L'acide sulfhydrique, l'ammoniaque, la nicotine n'agissent que par cet élément.

Le chlore, le brome, l'iode peuvent aussi entrer en combinaison avec l'albumine et se comportent, au moins le chlore, de la même façon que l'oxygène, mais beaucoup plus énergiquement.

Reste enfin l'azote, qui rend le sang rutilant. Le type des composés azotés est le cyanogène; l'acide cyanhydrique, qui renferme l'azote et l'hydrogène, agit par le premier de ces deux corps, puisque, sous son influence, le sang devient rouge.

Il existe des substances qui, dans l'organisme, subissent des transformations et s'unissent, d'une part à de l'oxygène, d'autre part à de l'hydrogène ou à des composés organiques : les produits oxygénés sont peu actifs, les produits hydrogénés ou organo-métalliques sont les seuls agissant: ainsi, dans l'empoisonnement par le phosphore ou l'arsenic, il se forme de l'acide phosphorique ou de l'acide arsénique, corps presque inoffensifs, de l'hydrogène phosphoré ou arsénié qui amène la mort.

Ces considérations toxicologiques s'appuient surtout sur les conceptions chimiques de Mendeleeff. D'après les lois établies par ce savant, les corps simples se divisent en éléments pairs et impairs; les premiers peuvent

raux. *Revue de médecine*, 1891, p. 214. — Théorie chimique de l'action physiologique générale des médicaments végétaux. *Ibid.*, 1894, p. 267.

s'unir à l'oxygène ou au chlore, mais ne s'unissent ni à l'hydrogène, ni aux substances organiques; les éléments inmaïrs peuvent se combiner à l'oxygène, au chlore, à l'hydrogène, aux composés organiques. Les combinaisons qui se passent en dehors de l'organisme peuvent avoir lieu dans l'organisme lui-même ce qui rend l'étude si difficile; on est donc conduit à admettre que les corps inmaïrs peuvent produire, dans l'organisme, des composés oxygénés et hydrogénés, c'est ce qui a lieu pour le phosphore et l'arsenic.

Un corps est d'autant plus nocif qu'il condense une plus grande quantité de corps actif; ainsi, l'acide bromhydrique HBr est moins toxique que l'acide sulfhydrique H^2S, lequel est moins toxique que les hydrogènes arsénié et phosphoré H^3As et H^3Pb, et surtout que l'hydrogène silicié H^4Si. Dans tous ces cas, la condensation est de plus en plus grande, puisque l'hydrogène et le corps auquel il est uni forment toujours deux volumes.

Enfin, et par ce point, Poluta revient aux idées de Rabuteau, quand plusieurs corps ont la même valeur atomique, c'est-à-dire condensent également la substance active, le plus toxique est celui dont le poids atomique est le plus élevé. Ainsi, pour les corps triatomiques, la toxicité irait en augmentant du phosphore 31, à l'arsenic 75, à l'antimoine 120 et au bismuth 208. Ces résultats demanderaient déjà à être vérifiés; mais où la loi de l'auteur semble en défaut, c'est quand il s'agit de la série paire des corps monoatomiques, qui comprend le lithium, le potassium, le rubidium et le césium; le lithium est justement un des plus toxiques, c'est un point sur lequel nous avons suffisamment insisté déjà.

Ainsi, même sans faire la critique détaillée de la théorie de Poluta, on voit que, à côté de conceptions vraiment remarquables, elle présente bien des conclusions qui ne concordent pas avec les faits expérimentaux.

Il y a néanmoins dans toutes ces tentatives une idée qui mérite d'être poursuivie, et il semble qu'on s'est engagé dans une bonne voie en essayant de mettre à profit le système de Mendeleeff, c'est-à-dire le système périodique, établi sur le poids atomique des éléments et leur analogie chimique. En s'appuyant sur cette base, on a pu déjà éloigner le sodium qui rentre bien dans le même groupe que le lithium et le potassium, mais occupe un rang inmaïr. Dès lors on trouve une loi assez claire, au moins pour les métaux alcalins si, comme l'a fait M. Richet, on tient compte de leurs poids moléculaires.

Mais, à l'inverse des autres toxicologues, M. Poluta a voulu étendre sa conception aux nombreuses substances de la chimie organique.

La complexité de ces corps semble, au premier abord, devoir rendre beaucoup plus difficile la détermination de leur loi de toxicité; il n'en est rien cependant, et c'est justement dans l'étude des composés organiques qu'on est arrivé aux conclusions les plus importantes; les résultats obtenus peuvent déjà faire prévoir le jour où l'on saura d'avance que la substitution d'un radical à un autre modifiera, dans un cas déterminé, l'action physiologique d'un corps.

Déjà, à propos des alcools, nous avons fait connaître une loi que proposèrent Rabuteau, Dujardin-Beaumetz et Audigé : le pouvoir toxique augmenterait parallèlement au poids atomique et au point d'ébullition, cette dernière influence est parfaitement justifiée; la durée des effets d'une substance est évidemment en rapport inverse de la volatilité; mais, si cette loi se vérifie pour certains composés, elle comporte un grand nombre d'exceptions qui lui ôtent tout caractère de généralité. N. Richet[1] en propose une autre, déduite de ses expériences sur les poissons. D'après ce savant, les alcools et les éthers seraient d'autant plus toxiques qu'ils sont moins solubles. Il a reconnu en effet que des ablettes et des tanches succombaient en une heure dans les mélanges suivants :

Alcool éthylique	40	pour 1000.
Éther	5,5	—
Uréthane	5	—
Paraldéhyde	5,2	—
Alcool amylique	1	—
Acétophénone	0,25	—
Essence d'absinthe	0,005	—

En comparant l'action des divers alcools et de leurs dérivés, N. Richet[2] a encore reconnu que les corps peu solubles, volatils, sont surtout anesthésiques (oxyde d'éthyle); les corps moins volatils, comme l'alcool, surtout ébriogènes; les corps, dont le point d'ébullition est plus élevé que l'eau, convulsivants.

C'est à l'étude des substances aromatiques que se sont attachés la plupart des auteurs. Starkow[3] a montré que dans les carbures d'hydrogène, la substitution du groupe azoteux AzO² à un atome H, augmente considérablement la toxicité, à la condition que le nouveau produit soit suffisamment soluble; en même temps, la substance acquiert la propriété de produire des altérations du sang, facilement appréciables au spectroscope : c'est ce qui a lieu pour la nitrobenzine, la nitro-aniline, la nitronaphtaline, tous composés dans lesquels AzO² remplace un H.

En étudiant différents corps dérivés de la houille, MM. Dujardin-Beaumetz et Bardet crurent trouver les relations suivantes : le pouvoir antiseptique dépend du groupe hydroxyle; le pouvoir antithermique du groupe amidogène; l'action analgésique est liée à la présence du groupe amidogène, dont 1 atome d'hydrogène est remplacé par un radical de la série grasse.

Ces lois se vérifient pour certains corps, comme l'acide phénique, l'acétanilide, l'exalgine; mais elles ne peuvent être acceptées d'une façon

---

[1] Cit. Richet, Rapport entre la toxicité et les propriétés physiques des corps. *Bull. de la Soc. de biol.*, 1893, p. 775.

[2] Richet, Art. Alcools, *Dict. de Physiologie*, t. I, p 267. Paris, 1895.

[3] Starkow, Contribution à la toxicologie du groupe benzinique. *Journ. de méd. de Belgique*, 1872, p. 329

absolue, car elles souffrent de nombreuses exceptions. Il faut remarquer seulement que beaucoup d'antiseptiques contiennent effectivement le groupe hydroxyle; d'autres, d'après MM. Rottenstein et Bourcart, doivent leurs propriétés à la présence d'hydrocarbures CH^5, C^2H^5, etc., et sont d'autant plus actifs qu'ils en renferment un plus grand nombre; le pouvoir bactéricide des corps augmente encore quand on ajoute des halogènes, chlore, brome, de l'hydroxyle un groupe aldéhydique, etc.; il diminue si l'on y fait entrer l'azote.

Une étude méthodique a été entreprise par Baumann, qui s'est adressé à la série des sulfonals et a recherché leur influence hypnotique; parmi les disulfones, celles qui contiennent les groupements éthyliques sont seules actives, à la condition toutefois que les composés ne soient pas trop solubles; dans ce dernier cas, l'action hypnotique se réduit à néant.

Ces quelques résultats sont déjà encourageants et peuvent servir à diriger le chimiste dans la fabrication synthétique des médicaments. Parfois pourtant une idée théorique erronée a pu conduire à des applications pratiques importantes : on croyait, à un moment, que le pouvoir antipyrétique n'appartenait qu'aux corps ayant une composition analogue à la quinine; une interprétation erronée de la constitution de l'antipyrine fit essayer cette substance. Comme le fait remarquer N. Trillat([1]), dans une importante étude à laquelle nous avons emprunté un grand nombre de renseignements, on n'aurait peut-être pas découvert ses propriétés thérapeutiques si l'on avait connu sa constitution réelle.

Il existe une loi qui a d'importantes applications en thérapeutique et explique certains phénomènes des auto-intoxications : c'est que les substances aromatiques perdent leur toxicité quand elles se sulfo-conjuguent; le phénol, par exemple, est toxique; les phényl-sulfates ne le sont pas. On sait que ces transformations s'opèrent dans l'organisme lui-même, au niveau du foie et du rein. Or, s'il est vrai, comme l'admet Stolnikow ([2]), que la toxicité des composés aromatiques dépend du groupe hydroxyle, on conçoit comment la sulfo-conjugaison diminue la toxicité.

Si nous passons à l'étude des substances azotées, nous allons observer des changements analogues.

L'ammoniaque possède un pouvoir convulsivant, qu'on augmente encore en remplaçant un H par un radical phénylique, qu'on fait disparaître en introduisant un radical gras (Lazzaro). Or, des modifications analogues se passent dans les dérivés ammoniacaux et dans les alcaloïdes; l'introduction d'un radical alcoolique supprime le pouvoir convulsivant et confère à la substance une action curarisante; parfois pourtant le nouveau composé conserve une partie de ses propriétés primitives; ainsi, d'après Brown et Fraser, les dérivés alcooliques de la morphine font encore dormir. Il en

([1]) TRILLAT, La préparation synthétique des substances médicamenteuses. La Presse médicale, 19 mai 1894.

([2]) STOLNIKOW, Ueber die Bedeutung der Hydroxylgruppe in einigen Giften. Zeitschrift für physiol. Chemie, Bd VIII, p 235, 1884.

est de même pour la strychnine; mais l'action diminue si l'on augmente le nombre des radicaux alcooliques; l'éthylstrychnium est convulsivant, le diéthylstrychnium l'est beaucoup moins, le triéthylstrychnium ne l'est plus.

Des changements analogues se produisent quand un hydroxyle est remplacé par un groupe SO^4H; la morphine perd ainsi son action hypnotique; la transformation est d'autant plus intéressante qu'elle semble se produire dans l'organisme; c'est à l'état sulfoconjugué que l'alcaloïde se trouve dans l'urine, ce qui a pu conduire quelques auteurs à nier son élimination par la voie rénale.

Nous avons vu que l'introduction d'un radical alcoolique donne aux alcaloïdes une action sur les muscles; il en est exactement de même pour les glycosides.

Prenons la xanthine : $C^5H^4Az^4O^2$; l'adjonction successive du groupe méthyl diminue l'action de cette substance sur la moelle et la transforme en un corps paralysant les réflexes et agissant sur les muscles (Filehne) : nous aurons ainsi la diméthylxanthine et surtout la triméthylxanthine $C^5H(CH^3)^3Az^4O^2$ ou caféine, qui est un vrai poison musculaire.

Dans d'autres cas, un radical alcoolique transforme une substance inoffensive en un corps très actif : telle est la méthylguanidine provenant de la guanidine (Klebs) ou la propylglycyamine qui dérive de la créatine par substitution du radical propyl à un atome d'hydrogène (Griffiths).

Un des corps les mieux étudiés à cet égard est l'atropine $C^{17}H^{23}AzO^5$. On le considère comme une tropine $Az.C^8H^{14}O.H$ dont un H est remplacé par le radical de l'acide tropique $C^8H^8O^2$. Or la tropine n'exerce aucune action sur la pupille, et n'agit que très faiblement sur le pneumogastrique; les propriétés si caractéristiques de l'atropine ne s'acquièrent que par la substitution que nous verrons d'indiquer. Enfin, l'addition d'un radical alcoolique fait perdre à l'atropine tous ses effets physiologiques, sauf ceux qui portent sur la pupille et le pneumogastrique (Fraser).

Nous avons insisté à plusieurs reprises sur les relations qui existent entre les albumines et les alcaloïdes; Guareschi admet à ce propos que les toxalbumines renferment latent le groupe alcaloïdique; on conçoit qu'il peut être mis en liberté dans maintes circonstances naturelles ou au cours des manipulations chimiques ayant pour but d'isoler les substances nocives.

Sans avoir épuisé, dans les quelques pages qui précèdent, toutes les questions que soulève l'étude si intéressante de la constitution des poisons, nous avons indiqué quelques faits et résumé les principales hypothèses. Divers détails qui n'ont pu trouver place dans ce chapitre seront exposés à propos de l'action réciproque des poisons et des cellules.

La conclusion qui se dégage des diverses théories que nous avons exposées, c'est qu'il est difficile, à l'heure actuelle, de saisir la relation qui existe entre la constitution d'un corps et son pouvoir toxique. Si l'on tient compte de la variabilité d'action des isomères, on cherchera l'explication

des phénomènes dans les affinités chimiques plutôt que dans les formules
de constitution ou les poids atomiques. Ainsi le phosphore blanc et le
phosphore rouge ont le même poids atomique et leur action, bien différente dans l'organisme, est en rapport avec la différence de leurs affinités
chimiques. La même remarque s'applique aux corps à l'état naissant; ils
ont une plus grande affinité chimique et possèdent un plus haut pouvoir
toxique. Lewin a montré, par exemple, que les sulfo-carbonates alcalins
se décomposent dans le sang sous l'influence de l'acide carbonique : il se
produit de l'hydrogène sulfuré qui agit sur les globules avec beaucoup
plus d'énergie que lorsqu'on absorbe directement ce gaz.

CHAPITRE IV

Action de l'organisme sur les poisons. — Rôle protecteur du foie. — Élimination des
poisons par l'urine, la sueur et les autres sécrétions. — Élimination des substances
volatiles par la voie pulmonaire. — Accumulation des poisons dans l'organisme.

Nous avons déjà montré qu'avant de pénétrer dans le sang, les poisons
subissaient souvent de profondes modifications. C'est ce qui a lieu surtout
au niveau de l'estomac; les sels d'argent, de plomb se décomposent au
contact des chlorures et le métal s'unit au chlore. Un grand nombre d'autres
sels métalliques changent d'espèce ou peuvent se déposer à l'état de métal
réduit. Ces transformations sont tantôt favorables à l'organisme, tantôt
défavorables; si quelques poisons sont précipités et restent insolubles,
d'autres, au contraire, se dissolvent soit au contact des acides de l'estomac,
comme le calomel et les alcaloïdes, soit au contact des matières grasses,
comme le phosphore.

Qu'ils aient ou non été modifiés, les poisons pénètrent par les lymphatiques et les veines et, transportés par le sang, arrivent au niveau des
capillaires; c'est là que se passent les actes véritablement importants de
l'intoxication. Ces actes sont de deux ordres : une action des poisons sur
l'organisme, sorte d'attaque portée contre ses fonctions et ultérieurement
contre sa structure; en même temps une défense de l'organisme qui s'efforce
de neutraliser, de transformer et d'éliminer la substance nocive.

A plusieurs reprises, nous avons parlé des moyens de protection dont
l'organisme dispose; il faut maintenant étudier la question de plus près.

Déjà, dans le sang, certains poisons peuvent être annihilés; le plasma et
les globules blancs jouent un rôle protecteur fort important.

L'alcalinité du sang et des liquides interstitiels neutralise certains corps;
les acides organiques, par exemple, se transforment ainsi en sels neutres
presque pas toxiques. Dans d'autres circonstances, il se produit des oxyda-

tions, bien qu'on ne puisse dire si elles ont lieu dans le sang lui-même ou dans les tissus. Enfin, depuis quelque temps, on commence à connaître le rôle important que joue le sérum sanguin dans la destruction de certains poisons. L'idée n'est pas nouvelle. Rabuteau avait supposé que la résistance du cobaye à l'action de l'atropine tenait à la haute alcalinité de son sang qui dédoublerait l'alcaloïde en deux corps inactifs, l'acide tropique et la tropine. Haeckel supposa également que l'atropine se transformait dans le sang des Herbivores. Ce n'étaient là que des hypothèses ingénieuses. La démonstration de l'action antitoxique du sang a été donnée par les bactériologistes : elle fut établie d'abord pour les animaux vaccinés, dont le sang acquérait la propriété de détruire les toxines microbiennes ; cette découverte fondamentale, due à Behring et Kitasato, conduisit Ehrlich à donner une démonstration analogue pour l'abrine et la ricine ; ces deux substances sont neutralisées par le sérum des animaux qu'on a rendus réfractaires à leur action. Et ce n'est pas seulement chez les vaccinés que le sang est toxinicide ; il peut l'être également chez les animaux doués d'une immunité naturelle : MM. Phisalix et Contejean ont démontré que le sang de la salamandre terrestre, animal réfractaire au curare, abolissait l'action de ce poison. Voilà donc un nouveau point de contact entre le mode de protection de l'organisme contre les toxines microbiennes et les poisons des végétaux supérieurs.

Le rôle des leucocytes dans la défense de l'organisme contre les poisons semble moins important ou plutôt est moins bien établi ; pour quelques auteurs, par exemple, les leucocytes s'empareraient des peptones et les empêcheraient ainsi d'exercer leur action nocive.

C'est généralement dans l'intimité des organes que se passent les principales modifications des poisons. Mais pour qu'une action protectrice puisse se produire, il faut que l'empoisonnement ait été assez lent pour permettre la diffusion des substances nocives. Comme le fait remarquer si justement M. Héger, dans l'intoxication rapide par l'oxyde de carbone, le sang n'est pas oxycarboné dans toute l'économie, il ne l'est pas dans la rate et la moelle des os ; ces organes n'ont pas eu le temps d'exercer leur rôle. Il en est exactement de même pour les alcaloïdes : les organes protecteurs n'agissent que si le poison arrive assez lentement et dans un état suffisant de dilution.

De tous les organes qui luttent contre l'intoxication, c'est le foie qui possède le rôle le plus curieux.

Action du foie sur les poisons. — Placé comme une barrière sur le trajet des substances qui proviennent de l'intestin, le foie en arrête quelques-unes et leur fait subir d'importantes modifications : divers corps minéraux s'y emmagasinent ; les poisons normaux de la digestion s'y transforment ; les matières azotées provenant de la désassimilation y donnent naissance à de l'urée ; les alcaloïdes s'y accumulent et s'y modifient. Ajoutons que la bile, comme l'ont montré les expériences d'th.fila, Cl. Bernard, Chrzonszczewsky, Heidenhain, Peiper, Mosler, etc., peut servir à l'élimination d'un grand nombre de substances. C'est ce qu'on saisira facilement en parcourant le tableau suivant :

Substances.	Présence dans la bile.	Absence dans la bile.
Sulfate de cuivre......	Cl Bernard : *Plus que dans l'urine.* Mosler : *Moins que dans l'urine.*	
Albuminate de cuivre...	Feltz et Ritter : *Plus que dans l'urine.*	
Sucre de plomb.......	Annuschat : *1/8 à 1/3 est arrêté par le foie, dans la bile, quantités très variables.*	
Citrate de fer........	Paganuzzi : *Quand l'injection est faite par une veine mésaraïque.*	
Lactate de fer	Bouchard : *Id.*	
Calomel...........	....	Cl. Bernard.
Mercure..........	Autenrieth et Zeller : *Plus que dans le sang, lors de frictions avec un onguent.*	
Sels de fer, de manganèse, d'antimoine, d'étain, d'argent et de zinc......	Lussana.	
Sels de cadmium......	Marmé.	
Arsenic...........	....	Mosler : *Mais accumulation dans le foie.*
Bismuth..........	Brick.	
Iode............	....	Melsens : *Id.*
Iodure de potassium.....	Cl. Bernard, Mosler, Lussana, Peiper : *6 à 8 heures après l'administration.*	
Nitrate de potassium....	....	Mosler.
Chlorate de potassium...	Isambert.	
Ferrocyanure de potassium..	Bouley et Colin.	Peiper.
Sulfocyanure de potassium..	Peiper : *Traces.*	
Salicylate de soude	Peiper : *1/2 heure après l'injection, au-dessus de 0gr,5.*	
Sulfindigotate de soude ...	Diakanow, Heidenhain, Chrzonszczewsky.	
Fuchsine..........	Husson, Feltz et Ritter, Chrzonszczewsky.	
Indigo-carmin, rouge d'aniline..........	Chrzonszczewsky.	
Carminate d'ammoniaque, bleu de Berlin, bleu d'aniline..	....	Chrzonszczewsky.
Mat.-colorantes de la rhubarbe.	Heidenhain.	
Acide benzoïque......	....	Cl. Bernard, Mosler.
Acide phénique.......	Peiper : *Traces*	
Térébenthine........	Cl. Bernard.	
Sucre............	Cl. Bernard, Mosler.	
Albumine..........	Mosler.	
Quinine..........	Albertoni et Ciotto.	Cl. Bernard, Mosler, Jacques.
Nicotine..........	....	Jacques.
Strychnine.........	Jacques : *Traces.*	
Curarine..........	Lussana.	
Caféine..........	Strauch.	
Chlorophylle........	Wertheimer.	

Un grand nombre de poisons minéraux, qu'ils s'éliminent ou non par la bile, peuvent s'accumuler dans le foie. Il en résulte que, lorsqu'on injecte ces substances comparativement par une veine périphérique ou par une veine du système porte, on est forcé, dans le deuxième cas, d'introduire plus de poison, pour amener les mêmes effets ou pour tuer l'animal; généralement il faut employer une dose double (sels de cuivre) ou triple (sels de fer). Le métal qui se dépose ainsi peut séjourner fort longtemps dans la glande; Philippeaux a trouvé du cuivre dans le foie d'un lapin, un mois après qu'on eut cessé de lui faire ingérer ce métal. Orfila avait observé déjà des faits analogues.

Toutes les substances minérales ne sont pas également arrêtées; c'est ainsi que le foie est sans action sur les sels de soude ou de potasse, tels que le chlorure ou le lactate; par contre, il fixe les iodures (Cl. Bernard, Mosler) et les bromures (Féré).

L'action du foie sur les alcaloïdes avait été signalée dès 1875 par Héger([1]), puis étudiée par Schiff([2]) et par un assez grand nombre d'expérimentateurs([3]). Les résultats obtenus n'ont d'abord été accueillis qu'avec une certaine réserve. Mais les derniers travaux publiés sur ce sujet([4]) semblent avoir fini de convaincre les incrédules. Il est facile en effet de démontrer l'action du foie sur les alcaloïdes : on peut employer une de ces trois méthodes : 1° étudier comparativement la marche de l'intoxication chez un animal normal et chez un animal dont on a supprimé l'action du foie, soit en extirpant le viscère (Batraciens), soit en liant la veine porte (chien, cobaye), ou ce qui est préférable, en établissant une fistule porto-cave (chien); 2° empoisonner un animal et rechercher le poison dans ses viscères et ses tissus; 3° injecter comparativement le poison par une veine périphérique et par une veine intestinale.

Si l'on emploie cette dernière méthode, qui donne de bons résultats, il

([1]) Héger, Expériences sur la circulation du sang. Thèse d'agrég. de Bruxelles, 1875. — Notice sur l'absorption des alcaloïdes dans le foie, les poumons et les muscles. Bruxelles, 1877, 2e éd., 1894. — Sur le pouvoir fixateur de certaines organes pour les alcaloïdes. Comptes rendus de l'Acad. des sciences, 24 mai 1880. — Analyse du livre de M. Roger. Bull. de la Soc. royale des méd. médicales et naturelles de Bruxelles, 1er juin 1887.

([2]) Schiff. Sur une nouvelle fonction du foie. Arch. des sciences physiques et naturelles de Genève, 15 mars 1877.

([3]) Lautenbach, On a new function of the liver. Philadelphia medical Times, 26 mai 1877. V. Jacques, Essai sur la localisation des alcaloïdes dans le foie. Thèse d'agrégat. de Bruxelles 1880.

Roger, Rôle du foie dans les intoxications. Bull. de la Soc. de biol., 13 févr. et 31 juillet 1886. — Action du foie sur les poisons. Thèse de Paris, 24 mars 1887 — Note sur les propriétés toxiques des sels de cuivre Revue de médecine, 1887. — Toxicité de la digitale et de la digitaline. Bull. de la Soc. de biol., 26 janvier 1889. — Un rôle protecteur du foie Congrès de physiol. de Bâle, 1889. — Action du foie sur la strychnine. Arch. de physiol. janvier 1892. — Physiologie normale et pathologie du foie, 1 vol. de l'Encyclopédie Léauté. Paris, 1895.

([4]) Gley et Capitan, Toxicité de l'antipyrine Bull. de la Soc. de biol., 10 nov. 1887. Gley, Action du foie sur la cocaïne Ibid., 1891. Éon du Val, Action antitoxique du foie sur la cocaïne. Thèse de Paris, 1891. Verhoogen, Recherches sur la diffusion dans l'organisme de certaines substances toxiques Bruxelles, 1895. Kotliar, Contribution à l'étude du rôle du foie comme organe défensif contre les substances toxiques. Archives des Sc. biologiques. Saint-Pétersbourg, 1895, p 587. Héger, Sur la diffusion inégale des poisons dans les organes. Assoc. britannique pour l'avanc. des sc. Oxford, 10 août 1894.

faut avoir soin de diluer la substance en tenant compte de son équivalent
toxique: autrement dit, la dose reconnue mortelle quand on l'injecte dans
une veine périphérique, devra être contenue dans 10 ou 20 centimètres
cubes de liquide, et celui-ci devra être introduit peu à peu et très lentement: c'est pour avoir négligé ces précautions que plusieurs expérimentateurs n'ont pas réussi à mettre en évidence l'action protectrice du foie :
cette glande laisse passer les solutions concentrées, qu'il s'agisse des
poisons ou qu'il s'agisse du sucre. Nous avons montré, par exemple, que
le foie ne modifie pas la toxicité d'une solution de nicotine à 0,5 pour 100 :
que l'injection soit faite par une veine périphérique ou par la veine porte.
la dose mortelle est la même dans les deux cas ; elle oscille autour de
$0^{gr},005$. Mais si l'on emploie une dilution à 0,05 pour 100, les résultats
sont bien différents : pour tuer 1 kilogramme d'animal, il faut introduire
$0^{gr},007$ par une veine périphérique et 0,014 par un rameau de la veine
porte.

En opérant dans des conditions bien déterminées, on arrive à reconnaître que les alcaloïdes perdent généralement la moitié de leur toxicité
en traversant le foie. Ce résultat explique en partie la différence d'action
des diverses substances (morphine, curare, etc.), suivant qu'on les introduit par le tube digestif ou par la voie sous-cutanée. Mais l'action du foie
ne s'exerce pas indistinctement sur tous les alcaloïdes et n'est pas la
même chez toutes les espèces animales; ainsi, d'après M. Heger, le foie
de la grenouille agit énergiquement sur l'hyoscyamine; le foie du lapin
n'a que peu d'influence, celui du cobaye n'en a pas du tout.

L'action protectrice du foie, si elle ne s'exerçait que sur les poisons
introduits dans l'économie, n'aurait qu'un intérêt secondaire; ce serait
une fonction intermittente n'ayant l'occasion de se manifester que d'une
façon exceptionnelle. Il n'en est rien, en réalité, car le foie agit sur les
nombreuses substances toxiques qui se forment constamment dans l'organisme, soit par suite de la vie cellulaire, soit par suite des fermentations
et des putréfactions intestinales.

Parmi les poisons d'origine alimentaire, la potasse n'est pas arrêtée par
le foie; la peptone, les albuminoïdes y subissent de profondes modifications; l'acétone et la glycérine le traversent librement, tandis que les
savons y perdent leur toxicité (Munck).

L'action d'arrêt sur l'alcool admise depuis longtemps a été bien mise
en évidence par Gioffredi [1] : cet auteur a montré qu'on augmente un peu
la sensibilité de la grenouille à l'alcool en lui extirpant le cerveau, beaucoup en lui enlevant le foie. Si l'on retire ces deux organes, des doses
qui ne produisent aucun accident chez une grenouille saine amèneront
une mort rapide.

Les produits de putréfaction qui naissent à côté des peptones, sont

[1] Gioffredi. Sul potere coibente del fegate e del cervello negli avvelenamenti alcoolici. Giorn. dell' Assoc. napoletana di med. e natur., 1895.

profondément modifiés par le foie : dans son parenchyme, l'indol, le phénol se sulfo-conjuguent et donnent naissance à de l'indoxyl ou à du phényl-sulfate, c'est-à-dire à des corps peu toxiques. Enfin le foie agit sur les autres poisons putrides, particulièrement sur les ptomaïnes et leur fait perdre leur action nocive.

L'action du foie sur les produits de la désassimilation n'est pas moins évidente; elle se traduit par une formation d'urée aux dépens des corps organiques moins oxygénés et même de certains sels ammoniacaux. Si, par exemple, on injecte comparativement dans une veine périphérique et dans un rameau de la veine porte, différents sels ammoniacaux, on constate que, dans le deuxième cas, il faut, pour tuer l'animal, introduire une dose double : c'est du moins ce qui a lieu pour le carbonate et le lactate, car le foie ne modifie pas le chlorhydrate. L'expérience suivante confirme cette conclusion : du carbonate d'ammoniaque, injecté dans une veine périphérique, passe dans l'urine; introduit dans une branche de la veine porte, il ne se retrouve plus dans ce liquide.

On peut démontrer encore le rôle uropoiétique du foie au moyen de circulations artificielles (Schrœder), ou par l'extirpation de cette glande chez les Oiseaux (Minkowski) et les Batraciens (Nebelthau). Dans ce dernier cas, l'urée disparaît des urines et se trouve remplacée par de l'acide lactique et de l'ammoniaque. En transformant le carbonate ou plutôt le carbanate d'ammoniaque en urée, le foie joue un rôle protecteur important; car, pour un même poids d'azote, l'urée est 40 fois moins toxique que le sel ammoniacal; elle exerce, de plus, une fonction utile, car elle sert de diurétique physiologique; le foie devient ainsi le collaborateur de la sécrétion urinaire.

Signalons enfin quelques expériences qui établissent que le foie agit sur les poisons microbiens, notamment sur ceux qui prennent naissance dans les putréfactions, sur ceux qui se rencontrent dans l'intestin des typhoïdiques, sur ceux enfin que sécrètent certains microbes pathogènes.

Pour qu'on puisse se rendre compte de l'action du foie sur les poisons, nous avons réuni dans un tableau les principaux résultats obtenus en injectant comparativement les diverses substances toxiques par une veine périphérique ou par un rameau de la veine porte. Sauf indication contraire, toutes ces expériences nous sont personnelles.

SUBSTANCES INJECTÉES.	TITRE CENTÉSIMAL DES SOLUTIONS.	DOSE MORTELLE PAR KILOGRAMME. INJECTION PAR		RAPPORT ENTRE LES TOXICITÉS SUIVANT LA VOIE D'INJECTION.
		VEINE PÉRIPHÉRIQUE.	VEINE PORTE.	
Chlorure de potassium	0,55	0^{gr},18	0^{gr},18	»
Chlorure de sodium	10,0	5,17	5,88	»
Lactate de soude	10,0	2,49	2,90	»
Salicylate de soude	4,0	0,9	1,43	1,6
Lactate de protoxyde de fer ([1])	1,0	0,4	1,19	2,9
Albuminate de cuivre	1,81	0,4	0,81	2,0
Nicotine ([2])	0,5	0,0051	0,0048	»
	0,05	0,007	0,014	2,0
Sulfate neutre d'atropine	0,41	0,041	0,192	4,6
Curare	0,025	0,0024	0,0066	2,75
Sulfovinate de quinine	0,25	0,06	0,16	2,66
Sulfate de strychnine	0,025	0,00028	0,0013	2,6 ([3])
	0,001	0,00018	0,0003	1,6 ([4])
Cocaïne ([5])	1,0	0,019	0,042	2,14
Chlorhydrate de morphine	1,0	0,35	0,68	1,93
Antipyrine ([6])	5,0	0,68	0,95	1,4
Macération de digitale	4,15	1,4	1,6	»
Digitaline	0,02	0,0051	0,0052	»
Alcool	20,0	7,77	9,44	1,21
Acétone	20,0	6,94	6,96	»
Glycérine	25,0	10,0	9,0	»
Naphtol α ([7])	1,0	0,13	0,13	»
Naphtol β ([8])	1,0	0,08	0,12	1,5
Produits de dédoublement de l'albumine .	4,5	1,13	0,12	»
Chlorhydrate d'ammoniaque	2,0	0,39	0,34	»
Carbonate d'ammoniaque	1,0	0,24	0,4	1,61
Lactate d'ammoniaque	1,5	0,63	1,13	1,79
Matières pourries (ext. alcoolique) ([9]) . . .	400,0	22^{cc},85 ou 91^{gr}	54^{cc},2 ou 216^{gr}	2,56
Matières typhiques (ext. alcoolique) ([10]) . .	4689,0	9^{cc},85 ou 461^{gr}	21^{cc},14 ou 991^{gr}	2,15
Bile	33,0	4^{cc}	6^{cc}	1,5
Urine	»	54^{cc},28	67^{cc},42	1,96

([1]) Passage du sel de fer dans la bile.
([2]) Expériences montrant l'importance de la dilution.
([3]) D'après M. Jacques chez le chien.
([4]) La dose, qui traversa le foie, ne produisit aucun trouble.
([5]) D'après MM. Gley et Éon du Val.
([6]) D'après MM. Gley et Capitan.

([7]) D'après M. Maximovitch.
([8]) D'après M. Bouchard.
([9]) L'extrait alcoolique,(débarrassé de potasse) de 400 grammes de viande pourrie avait été repris dans 100 centimètres cubes d'eau.
([10]) Extrait alcoolique (sans potasse) de 4689 grammes de matières fécales de typhiques, repris dans 100 centimètres cubes d'eau.

Le foie n'arrête pas seulement les alcaloïdes, il leur fait subir de profondes modifications. Cette assertion, que nous avons essayé d'établir sur des faits expérimentaux, vient d'être confirmée par M. Verhoogen et par M. Kotliar. Les expériences de M. Verhoogen sont tout à fait remarquables; cet auteur triture le foie d'une grenouille avec de l'hyoscyamine et voit que cet alcaloïde perd son pouvoir mydriatique; poursuivant

l'étude du phénomène, il démontre que la modification ne relève pas
d'une action cellulaire; elle est produite par le suc du foie qui exerce une
véritable digestion analogue à celle que produit un ferment; cette action
disparaît quand on chauffe le suc hépatique à 70 degrés.

M. Kotliar a employé un autre procédé : il s'est servi de chiens
auxquels on avait pratiqué la fistule d'Eck, c'est-à-dire l'abouchement de
la veine porte dans la veine cave. Ses expériences, qui ont démontré que
le foie arrête et transforme l'atropine, continuent donc, par une nouvelle
méthode, les résultats que nous avions obtenus antérieurement.

Recherchant la corrélation qui existe entre les diverses fonctions du
foie, nous avons été conduit à poser la loi suivante : un foie qui ne
contient pas encore ou ne contient plus de glycogène, est incapable d'agir
sur les substances toxiques qu'il doit arrêter ou transformer.

C'est ainsi que le foie du fœtus ne commence à modifier les poisons
que lorsque la fonction glycogénique est développée. Chez les animaux
soumis à l'inanition, chez ceux dont le glycogène a disparu par suite de
la ligature du canal cholédoque, de la section des pneumogastriques au
niveau du cou, de l'empoisonnement par le phosphore, le foie laisse
passer la presque totalité des alcaloïdes qui lui arrivent. Réciproquement,
si l'on stimule le foie, par exemple, en injectant de l'éther dans une
branche de la veine porte, on voit s'exalter son rôle protecteur.

On sait les applications qu'on peut faire de ces résultats. Les variations
de la toxicité urinaire au cours des affections hépatiques constituent une
confirmation clinique des faits expérimentaux que nous avons rapportés.

Il ne faudrait pas conclure cependant que le foie fût seul capable de
détruire les poisons. Nous avons déjà montré, à propos des auto-intoxications, la part qui revenait au corps thyroïde et aux capsules surrénales
dans la défense de l'organisme. Il est probable qu'un grand nombre d'organes ou de tissus doivent neutraliser les matières nocives; la rate notamment devrait être étudiée à ce point de vue; on sait seulement qu'elle
peut emmagasiner le fer, et qu'elle exerce une certaine action sur les
toxalbumines microbiennes. Cependant il se démontre de plus en plus
que toutes ces influences n'équivalent pas à l'action du foie, dont la
suprématie est assurée par sa situation spéciale, sa richesse vasculaire,
son volume, son activité fonctionnelle.

Élimination des poisons par l'urine. — Les substances qui circulent
dans le sang et qui n'ont pas été fixées par les tissus, tendent à être éliminées par les divers émonctoires.

Nous avons déjà parlé du passage de certains poisons dans la bile. Mais,
dans ce cas, le rôle du foie est secondaire; car la bile est un liquide partiellement récrémentitiel et une partie des substances qu'elle élimine
peut rentrer dans l'organisme.

Tout autre est la sécrétion urinaire, qui entraîne au dehors les poisons
de l'alimentation et de la désassimilation ainsi que la plupart des toxiques accidentels, notamment les alcaloïdes.

Les substances peuvent être rejetées par la voie rénale sans avoir été
modifiées, ou après avoir subi, dans l'organisme, des transformations plus
ou moins profondes. Malheureusement, il est souvent difficile de déterminer en quel endroit elles subissent leurs métamorphoses, et pourtant, la
question a un grand intérêt, puisque son étude nous fait pénétrer dans
le processus intime de la nutrition.

Les sels neutres alcalins ne font que traverser l'organisme. On
rencontre dans les urines 82 pour 100 de l'iodure ingéré (Ehlers) ; on y
retrouve les bromures, les chlorates en totalité (Rabuteau, Stokvis) ou en
partie (Binz, Mering), les nitrates, les carbonates alcalins ; pourtant on
admet que certains de ces sels se transforment partiellement : les bromures
et les iodures de potassium se décomposeraient et donneraient des bromures et des iodures de sodium, tandis qu'il se produirait en même temps
du chlorure de potassium ; si le fait est réel, il expliquerait la différence
d'action des iodures et des bromures, suivant que l'iode ou le brome est
uni au sodium ou au potassium ; dans ce dernier cas, ils se trouvent, à un
moment, à l'état naissant et exercent alors une action spécifique.

Parmi les substances minérales qui passent dans l'urine, il convient de
citer le lithium, le magnésium, l'arsenic, le cadmium, le molybdène, le
tungstène, le cobalt, le nickel, le bismuth, le cuivre, le plomb, le mercure, le fer. Le mercure n'apparaît qu'après un temps assez long : Kron-
feld a noté que, en injectant de l'huile grise sous la peau, on ne retrouvait le métal qu'au bout d'une à quatre heures ; le passage se faisait plus
rapidement si la quantité était introduite par plusieurs points différents.
Mais il faut un temps considérable pour que tout le métal soit chassé de
l'organisme ; on en trouve encore 190 jours après son administration :
l'élimination présente de grandes variations diurnes ; elle subit des
augmentations, et des diminutions passagères, parfois des pauses complètes pendant un ou plusieurs jours, sans qu'on puisse saisir la cause de
ces changements (Oberländer). Le plomb passe aussi en petite quantité
dans l'urine : dans les cas d'intoxication expérimentale, on en trouve bien
plus dans la bile (Prévost et Binet). On peut du reste hâter son élimination en donnant au malade de l'iodure de potassium, comme l'ont bien
noté les recherches de M. Pouchet.

Parmi les poisons organiques nous signalerons l'acide cyanhydrique,
qui s'élimine tel qu'il a été introduit ; le cyanure de potassium se décompose dans l'estomac sous l'influence de l'acide chlorhydrique et donne du
chlorure de potassium et de l'acide cyanhydrique. Au contraire, les ferrocyanures ne se modifient pas ; on en retrouve 1/5 dans l'urine, le reste
passant dans les matières fécales (¹). Dans les ferro et les ferricyanures, le
radical cyanique est si bien rivé au fer, que ces corps ne sont pas toxiques.
Les cyanates ne sont pas plus dangereux ; ils se transforment en carbonates dans l'organisme.

(¹) BOUVRAT, Du passage de quelques médicaments dans les urines. *Thèse de Paris*, 1880.

On a longuement discuté sur l'élimination de l'alcool. D'après Sub-botine et Voit, on ne trouve en vingt-quatre heures que 16 pour 100 de l'alcool ingéré : l'élimination se fait surtout par les poumons, qui rejettent 5 pour 100 en cinq heures, puis par les reins, qui n'en rejettent que 2 pour 100; on en trouverait des traces au niveau de la peau. Les résultats sont du reste assez variables; car l'alcool s'élimine plus ou moins, suivant les circonstances : par exemple, il est rejeté bien plus rapidement sur les montagnes et à une haute température. Quant aux modifications que l'alcool doit subir, elles sont mal connues : contrairement à Liebig, on n'admet plus guère qu'il s'oxyde, et l'on nie généralement sa transformation partielle en aldéhyde et en acide acétique; aussi tend-on de plus en plus à admettre qu'il traverse simplement l'économie; ce n'est pas un aliment, c'est un simple anesthésique.

Les alcaloïdes s'éliminent surtout par la voie rénale, le plus souvent sans avoir subi de changement, parfois après s'être oxydés. C'est la quinine qui a le plus servi aux recherches expérimentales : mais les chimistes n'ont pu s'entendre; les uns prétendent qu'elle s'élimine telle quelle, les autres admettant qu'elle s'échappe à l'état de quinidine ou d'une substance physiologiquement inactive, l'hydroxylquinine (Kerner). Ce qui est certain, c'est qu'une partie seulement se retrouve dans les excrétions, une autre reste dans l'organisme, se transformant peut-être en leucomaïne, car, après son injection, on voit augmenter la quinoïdine animale (Bence-Jones et Dupré). Quoi qu'il en soit, l'urine contient de la quinine dix minutes après son introduction; l'élimination atteint son maximum vers la sixième heure; au bout de douze heures, la moitié de la quantité introduite est éliminée, mais l'excrétion continue encore pendant trois, quatre ou cinq jours, de sorte que 70 à 80 pour 100 de l'alcaloïde sont ainsi rejetés (Byasson).

On est moins bien renseigné sur la morphine. Aussitôt après son introduction dans l'organisme, même par injection intra-veineuse, la morphine disparaît du sang et se dépose dans les centres nerveux et le foie; son élimination se fait vite, en un temps qui varie de douze à quarante-huit heures. Pour Lanal, elle se transformerait en oxymorphine et s'éliminerait sous cette forme; Stolnikow pense qu'elle est rendue inactive par sulfo-conjugaison; le corps ainsi produit passe dans l'urine, où il serait difficile de l'isoler. On comprend donc que certains auteurs aient nié son élimination par le rein; Voit, par exemple, examinant à ce point de vue l'urine d'un homme qui prenait tous les jours 1 ou 2 grammes de morphine, ne put y déceler cet alcaloïde; il en retrouva de grandes quantités dans les matières fécales, où tous les auteurs qui l'ont recherché en ont signalé la présence.

L'urine sert de voie de sortie à un grand nombre d'alcaloïdes ou de glycosides comme la vératrine, l'atropine, la strychnine, le curare, la caféine; en même temps elle renferme souvent des substances anormales, sur l'étude desquelles nous reviendrons; car leur présence fait connaître quelques-unes des modifications que les poisons imposent à la nutrition de l'organisme.

Enfin le rein rejette encore, sans qu'elles aient subi de transformation, les matières colorantes (alizarine, hématoxyline, carmin, chlorophylle) et les matières odorantes (valériane, ail, safran, castoréum). Parfois cependant la matière éliminée diffère de la substance introduite : c'est ce qui a lieu pour la térébenthine et la santonine. Dans ce dernier cas, il se produit un corps mal défini, la xanthopsine, qui donne aux urines une coloration jaune verdâtre, devenant rouge pourpre par adjonction d'un alcali.

Toutes les substances dont nous avons parlé jusqu'ici ne font que traverser l'organisme ou n'y subissent que des changements d'importance secondaire. Nous devons dire quelques mots des corps qui éprouvent des transformations importantes.

Parmi les substances minérales, les acides se salifient, les sels s'oxydent, d'autres se réduisent. Souvent des corps appartenant à des familles voisines se comportent tout différemment : le soufre, les sulfures, les hyposulfites, s'oxydent et s'éliminent sous forme de sulfates (Wohler, Kletzinski); les sels de sélénium et de tellure se réduisent et se dégagent à l'état d'hydrogène sélénié ou telluré donnant à l'haleine une odeur insupportable (Rabuteau). Les iodates et les bromates fournent des iodures et des bromures, tandis que les chlorates ne se modifient pas; mais les hypochlorites se transforment en chlorures (Kletzinski) et le perchlorure de fer en protochlorure (Rabuteau). Enfin, les hypophosphites et les phosphites forment des phosphates.

Les sels alcalins à acide organique suivent presque tous la même loi : une petite partie s'élimine à l'état de sels ammoniacaux neutres (Salkowski), le reste se transforme en carbonates (Wohler, Rabuteau); ainsi se comportent les cyanates, acétates, tartrates, citrates, formiates, valérianates, quinates, nécorates, aconitates, succinates. Les acides gras volatils se dédoublent, au moins partiellement en acide carbonique et en eau; il en est de même, semble-t-il, pour la glycérine.

Les sels ammoniacaux se transforment en partie ou en totalité en urée : nous avons déjà montré le mécanisme de cette transformation en parlant de l'action du foie, et nous avons fait voir qu'elle ne pouvait s'effectuer que sur les carbonates ou les sels à acide organique. Cependant quand on fait ingérer du chlorhydrate d'ammoniaque, une petite partie seulement s'élimine sous cet état, le reste se transforme en urée : la contradiction n'est qu'apparente; dans le cas d'ingestion, le sel ammoniacal trouve dans l'intestin des sels alcalins qui déplacent l'ammoniaque. Les amides acides et les ammoniaques composées se comportent de même et s'éliminent à l'état d'urée; les cyanamides à l'état d'uramides. La créatine donne de la créatinine; les ferricyanures, des ferrocyanures (Wohler).

L'acide cinnamique s'élimine sous forme d'acide benzoïque : l'acide benzoïque, sous forme d'acide hippurique, l'acide tanique à l'état d'acide gallique; l'acide gallique et l'acide pyrogallique s'éliminent en partie sans transformation, en partie à l'état de pyrogallol et de pyrocatéchine.

Le phénol se sulfoconjugue, particulièrement dans le foie et le rein, et donne des phényl-sulfates et des phényl-glykuronates; en même temps, il se forme de l'hydrochinone brunissant à l'air; le benzol se transformant en phénol, donne les mêmes produits d'élimination. Quant au salol, il se dédouble au niveau du duodénum en acide phénique, dont nous connaissons les modifications, et en acide salicylique: celui-ci, sous quelque forme qu'il ait été ingéré, passe dans l'urine, ne donnant au plus qu'une petite quantité de pyrocatéchine qui confère à ce liquide une couleur foncée (Néhu).

On n'est pas encore fixé sur les transformations du chloroforme; la plupart des auteurs, contrairement à Maréchal et à Baudrimont, n'admettent pas qu'il s'élimine en nature; il se comporterait comme le chloral et donnerait dans l'urine une substance réduisant la liqueur de Fehling, l'acide urochloralique. Quant au chloral, arrivé dans le sang, il se transforme partiellement en chloroforme et s'élimine aussi à l'état d'acide urochloralique.

A la suite de l'ingestion d'un grand nombre de corps, on trouve dans l'urine des substances qui réduisent le réactif cupro-potassique : il s'agit tantôt d'acide glykuronique, comme après l'introduction du camphre; tantôt d'une substance non définie, comme cela se voit après l'administration de glycérine, ou de térébenthine.

La fréquence des accidents consécutifs à l'iodoforme donne un certain intérêt à l'étude des modifications que subit ce corps; d'après Harnack, de l'iode serait mis en liberté et agirait combiné à l'état d'iodure organique.

Les quelques exemples que nous venons de rapporter suffisent à établir les difficultés qu'on rencontre quand on veut étudier l'élimination des substances toxiques; les transformations nombreuses que subissent les poisons, les réductions, les oxydations, les dédoublements, les combinaisons nouvelles qu'ils peuvent affecter, rendent les recherches très pénibles et les interprétations très délicates.

Il n'en reste pas moins établi que la plupart des poisons s'éliminent par la voie rénale. Aussi a-t-on essayé favoriser leur sortie en lavant l'organisme, c'est-à-dire en injectant de grandes quantités d'eau salée dans les veines. MM. Dastre et Love ont expérimenté cette méthode sur les animaux; quelques auteurs ont obtenu chez l'homme des résultats assez encourageants.

Élimination des poisons par les sécrétions sudorales. — L'urine et la bile ne sont pas les seules voies d'élimination des poisons. La sécrétion sudorale joue, sous ce rapport, un rôle très important. Bergeron et Lemattre ont publié sur ce sujet un remarquable mémoire, dont nous reproduisons les conclusions : « Les arsénites et arséniates de potasse ou de soude s'éliminent en nature; l'arséniate de fer se dédouble, le fer s'élimine par le rein et l'arsenic est décelé dans la sueur à l'état d'arséniate alcalin. Le proto-iodure de mercure s'élimine à l'état de bi-iodure; on retrouve dans la sueur des traces de mercure et l'iode est décelé dans la salive et l'urine à l'état d'iodure alcalin. Le bichlorure de mercure se retrouve sous le même état dans la sueur et dans l'urine: l'iodure de potassium ne se retrouve jamais dans la sueur(¹). » Cette dernière assertion n'est pas toujours exacte : parfois on a trouvé dans la sueur de l'iodure et même de l'iode. On y a décelé encore de l'antimoine (Spring), du phosphore qui pourrait faire une atmosphère lumineuse autour du malade. Enfin certains métaux peuvent se déposer dans la peau : tels sont le fer et le plomb (Lavraud), ce dernier s'élimine ensuite par la sueur (Dumoulin).

Bien des substances de nature organique ont été retrouvées dans la sueur : en voici une liste dont les éléments sont empruntés aux ouvrages classiques de Spring(²) et de Beaunis(³) et à l'article de F. Franck(⁴).

Ipéca, serpentaire, angélique, salsepareille, gaïac, camphre, éthers, quelques huiles essentielles, opium, alcool (0,14 pour 100 d'après Binz), acide benzoïque (en partie, à l'état d'acide hippurique), acide succinique, acide lactique, quinine. On y rencontre encore de petites quantités d'alcool, mais, contrairement à ce qu'on aurait pu penser, la pilocarpine ne s'élimine pas par cette voie.

Après les détails que nous avons donnés en parlant des auto-intoxications il est inutile de revenir sur le rôle de la peau, comme émonctoire des poisons constamment formés dans l'organisme; on se rappelle que c'est à la suppression de cette fonction protectrice qu'on attribue la plupart des accidents causés par les lésions étendues du tégument cutané, par les brûlures et le vernissage.

Élimination des poisons par la sécrétion lacrymale et par le lait. — La sueur se rapproche de l'urine, parce que les substances qui y passent ne peuvent guère rentrer dans l'organisme; il en est de même pour les larmes et le lait.

Quelques poisons, comme la quinine, peuvent se retrouver dans la sécrétion lacrymale; MM. Dubois et Vignon(⁵) ont constaté ce fait curieux que les phénylènes-diamines s'accumulent dans les glandes lacrymales et peuvent y être détruites en partie; il y a là un rôle protecteur que les auteurs comparent à celui du foie.

Nous n'avons pas besoin d'étudier la sécrétion lactée; nous en avons suffisamment parlé précédemment. Il suffit de signaler l'évacuation possible par le mucus bronchique de certains poisons comme la quinine.

Passage des poisons dans les sécrétions gastro-intestinales. — Parmi

(¹) BERGERON et LEMATTRE, De l'élimination des médicaments par la sueur. *Arch. génér. de méd*, 1864, t II, p. 173-184.
(²) SPRING, Traité de sémiologie, t. II, p. 171,
(³) BEAUNIS, Traité de physiologie. Paris, 2ᵉ éd., 1881, p. 825.
(⁴) F. FRANCK, Art. SUEUR. *Dictionnaire encycl. des sc. méd*, 3ᵉ série, t. XIII, p. 78. Paris, 1884
(⁵) DUBOIS et VIGNON, Étude préliminaire de l'action physiologique de la para- et de la méta-phénylène-diamine. *Arch. de physiol*, 1888, II, p. 255.

les sécrétions, qui se déversent le long du tube digestif, nous trouvons d'abord la salive, qui peut contenir un grand nombre de substances toxiques : l'iodure de potassium y apparaît quelques minutes après l'ingestion ; l'iodure de fer, contrairement aux autres préparations martiales, s'y retrouve également ; on y rencontre aussi les chlorates, la quinine, la strychnine, l'aconitine et peut-être des traces de morphine. Byasson, qui a étudié avec soin l'élimination du mercure, a constaté qu'après ingestion de 0^{gr},02 de sublimé, on pouvait déceler le mercure dans l'urine au bout de deux heures, dans la salive au bout de quatre heures ; la sueur en contient un peu, les matières fécales une grande quantité, 72 pour 100 de la dose introduite, d'après N. Hayem.

Un intérêt considérable s'attache à l'étude des substances qui passent dans l'estomac, puisqu'au moyen d'un lavage on peut les entraîner au dehors. Plusieurs composés métalliques s'éliminent de cette façon ; l'iode, le brome, le fluor se retrouvent dans la sécrétion gastrique à l'état d'acides iodhydrique, bromhydrique, fluorhydrique ; le mercure et le manganèse sous forme de composés albumineux. D'après Binet, on peut y déceler la quinine, la strychnine, la lithine, les chlorates ; les acides salicylique et gallique, le chloral, l'atropine n'y passent pas ou y passent à l'état de traces.

L'acide arsénieux, injecté sous la peau du lapin, se retrouve également dans l'estomac où il provoque des altérations de la muqueuse qui peuvent aboutir à l'ulcération ; on évite ce dernier accident en neutralisant le suc gastrique par des alcalins (Filehne).

C'est surtout l'élimination de la morphine qui présente de l'intérêt : en une heure, il passe dans l'estomac de 30 à 50 pour 100 de la morphine injectée sous la peau (Alt.). On conçoit donc que le lavage de l'estomac puisse donner de bons résultats, même quand le poison a été introduit par une autre voie que le tube digestif.

La morphine passe aussi en grande quantité dans l'intestin ; en injectant sous la peau d'un chien 1^{gr},6 de morphine, en deux jours, Tauber a extrait des matières fécales 0^{gr},51 de cet alcaloïde, soit 41,5 pour 100 de la quantité introduite. Mais ce sont surtout les métaux qui se retrouvent dans les sécrétions intestinales ; l'or, le nickel, le cobalt, le fer, l'uranium, le manganèse, le platine, le mercure, le baryum, le strontium s'éliminent par cette voie et peuvent, par leur passage, produire des altérations de la muqueuse : telles sont les lésions du gros intestin dans l'empoisonnement par le sublimé.

La présence des poisons dans les matières fécales suffit à démontrer que l'élimination peut se faire par l'intestin ; mais il est bien certain qu'une partie doit être résorbée et rentrer dans la circulation ; il y a là un va-et-vient assez curieux entre l'organisme et le tube digestif.

Les sécrétions pathologiques, comme les sécrétions normales, peuvent contenir diverses substances toxiques ; on peut déceler de la quinine dans la sérosité des hydropisies, du mercure dans le pus, de l'arsenic dans le liquide des vésicatoires.

Élimination des poisons volatils. — Les poisons volatils trouvent une
voie ouverte au niveau des poumons. Un grand nombre d'essences, les
acides gras et les alcaloïdes volatils, les alcools, les aldéhydes, les éthers,
l'acétone s'éliminent par cet organe. C'est par là que passent également
les hydrogènes sélénié, tellurié et sulfuré : ce dernier gaz est fort toxique
quand on le respire; mais sa prompte élimination par les poumons le rend
inoffensif quand on l'ingère ou quand on l'introduit par la voie rectale.
Le phosphore imprègne également l'air expiré et lui donne la propriété
de luire dans les ténèbres.

Variations dans l'élimination des poisons. — Il existe quelques
conditions qui favorisent ou entravent l'élimination des poisons. Celle-ci
est d'autant plus rapide que la nutrition est plus active. L'enfant, chez qui
l'émonction rénale se fait avec une rapidité étonnante, supporte des
doses de salicylate égales à celles qu'on donne à l'adulte. Mais cette action
du rein ne commence qu'un certain temps après la naissance. C'est ce
que dénotent les recherches de M. Porak : pendant la vie intra-utérine,
l'iodure de potassium administré à la mère arrive au fœtus par le placenta
et ressort par la porte d'entrée; après la naissance, le rein rejette l'iodure,
mais il agit lentement; si l'on donne 0,5 à 1 gramme à la mère, l'élimination est achevée chez celle-ci en trente-six heures; chez le nouveau-né
elle dure de quatre à six jours.

Dans la vieillesse, l'élimination des poisons se fait lentement; aussi
doit-on être très circonspect et très prudent dans l'administration des
médicaments chez les gens âgés.

Sous l'influence des maladies, il se produit forcément des changements
dans l'absorption, la transformation et l'élimination des poisons. Les
troubles de la glycogénie hépatique entravent l'action protectrice du foie,
les troubles de la sécrétion urinaire rendent plus difficile l'élimination
rénale; les altérations de la nutrition modifient les transformations de
certaines substances, notamment de celles qui subissent des oxydations,
comme l'établissent les analyses de Nencki et de Sieber. Sans avoir recours
à des recherches chimiques, toujours délicates, M. Bouchard ([1]) a montré
que la naphtaline subit, chez certains malades, des modifications tout
à fait différentes de celles qu'elle présente chez l'homme sain; elle donne
à l'urine une coloration pourpre, analogue à la teinte du permanganate
de potasse. Cette coloration s'observe dans le choléra, dans l'ictère grave
et parfois dans la fièvre typhoïde; elle semble due à un défaut d'action de
la glande hépatique et pourrait peut-être servir en clinique à déterminer
l'état fonctionnel du foie.

Bachrach ([2]) a abordé la question, en étudiant l'élimination de l'iodure
de potassium, qu'il administrait à des hommes **apyrétiques** ou **fébricitants**.
Or, il ne trouva pas de différences quand la substance était introduite par

([1]) BOUCHARD, Leçons sur les auto-intoxications dans les maladies. Paris, 1887, p. 249.
([2]) BACHRACH, Ueber Ausscheidung von Iodkali und ähnlichen Salzen durch den Harn. *Dissert.*
Berlin, 1878.

l'estomac; injectée sous la peau, elle passait dans l'urine, en trois ou cinq
minutes chez l'apyrétique, en trente ou quarante minutes chez le fébri-
citant; mêmes résultats en appliquant sur la peau du bras ou de la cuisse
des compresses imbibées d'iodure; l'iode se retrouvait dans l'urine au
bout de quinze minutes chez les gens normaux, tandis que, chez les
malades, le passage n'avait lieu qu'en une heure. En opérant sur des
individus atteints de fièvre intermittente, les effets ont été les mêmes,
que l'injection fût faite pendant l'accès ou une heure auparavant.

L'élimination peut être activée par certains états morbides; d'après
M. Féré, l'iodure de potassium et le salicylate s'éliminent plus rapidement
après qu'avant l'accès d'épilepsie. Mais c'est généralement l'inverse qui a
lieu. M. Bouchard, un des premiers, a insisté sur la lenteur de l'élimination des médicaments dans les affections rénales; cette étude, reprise par
son élève Chauvet ([1]), devrait être poursuivie dans les diverses maladies.

Accumulation des poisons dans l'organisme. — Nous avons vu que
les poisons ne sont pas tous rejetés de l'organisme avec la même rapidité.
Quelques-uns, comme les sels minéraux, y séjournent longtemps. Des
expériences inachevées d'Orfila, il résulte que l'élimination est complète
pour l'arsenic et le subliné en trente jours; pour l'émétique en quatre
mois, pour le nitrate d'argent en cinq mois, pour l'acétate de plomb et le
sulfate de cuivre en huit mois.

C'est surtout le mercure qui a été étudié à ce point de vue. Orfila a
montré que, en donnant $0^{gr},69$ de subliné à un chien, on trouvait encore
du mercure au bout de dix-huit jours; avec une dose de $0^{gr},3$, il n'y en
avait plus au bout de ce temps; on ne pourrait jamais en déceler après un
mois; mais Kussmaul a pu retrouver le mercure au bout de quatre et
même de douze mois; Colson après plusieurs années. Le mercure semble
se déposer dans quelques viscères et particulièrement dans le foie et les
os, où il pourrait persister à l'état métallique; on s'explique ainsi les faits
de mercurialisme tardif rapportés par quelques auteurs, notamment par
Kussmaul; plusieurs mois ou même plusieurs années après la cessation du
traitement hydrargyrique, on a vu survenir de la salivation à l'occasion
d'un refroidissement ou d'une cure sulfureuse.

Le plomb reste longtemps dans l'organisme, au niveau de l'intestin, sous
forme de sulfure, au niveau de la peau, à l'état de sulfate (Dumoulin), dans
les os, le foie, les reins. D'après Prévost et Binet, le foie en contient
beaucoup dans les intoxications aiguës; tandis que, dans les intoxications
chroniques, l'accumulation se fait surtout dans les reins et les os; il
semble même que le plomb puisse entrer, à l'état de phosphate, dans la
charpente osseuse.

C'est aussi dans le foie et les os que s'accumule l'arsenic; il se rencontre surtout dans le tissu spongieux des os. Brouardel et Pouchet ont

([1]) CHAUVET, Du danger des médicaments actifs dans les cas de lésions rénales *Thèse de Paris*, 1877.

fait voir qu'on pouvait l'y retrouver au bout de huit et dix semaines, après qu'on a cessé son administration, tandis qu'il disparaît en trois semaines des autres viscères.

Certaines matières organiques peuvent séjourner dans l'économie pendant un temps assez long. On connaît les expériences de Flourens, qui a suivi pas à pas l'accumulation et le départ de la garance au niveau des os. Les cliniciens savent aussi combien il est dangereux de poursuivre longtemps l'administration de la digitale; ce glycoside s'accumule([1]) et ne tarde pas à provoquer des accidents. D'autres substances s'éliminent au contraire très vite, comme la morphine et surtout l'atropine; quant à la strychnine, les faits rapportés sont trop contradictoires pour qu'on puisse se faire une opinion.

Résumé. — L'étude des noyers de résistance de l'organisme aux intoxications montre qu'on se ferait une idée bien fausse de la complexité des phénomènes vitaux, en supposant que tout se borne à des accumulations et à des éliminations. L'être vivant fait subir aux substances toxiques, même à celles qui semblent les plus stables, des modifications qui, par leur rapidité et leur complexité, laissent bien loin derrière elles les réactions qui s'opèrent dans le laboratoire. L'étude des intoxications devient donc de plus en plus complexe; car ce n'est pas toujours la substance introduite qui agit.

Ces notions préliminaires vont nous permettre d'aborder la contre-partie des faits que nous venons d'étudier, c'est-à-dire l'action des poisons sur l'organisme.

CHAPITRE V

Action des poisons sur l'organisme. — Action sur le sang, le système nerveux, les muscles, la peau, l'appareil circulatoire, l'appareil respiratoire, le tube digestif. — Action sur les sécrétions, la nutrition, la thermogénèse. — Action des poisons sur la marche des infections.

L'injection d'un poison dans une veine permet de déterminer la dose qui est mortelle; en même temps on observe certains troubles qui font saisir le mode d'action de la substance toxique; même en poussant l'injection jusqu'au moment de la mort, il est aisé de reconnaître que les sels de

---

(1) On doit faire quelques réserves au sujet de l'accumulation de la digitale : il est très possible que cette substance s'élimine vite et que les accidents, produits par un usage trop prolongé, soient dus à une *accumulation d'action.*

potassium sont convulsivants, que l'urée est diurétique, que l'hyposulfite
de soude est sialagogue. En ouvrant le thorax aussitôt que l'animal a succombé, on peut savoir, par la persistance ou l'absence des battements
cardiaques, si le poison a tué en arrêtant la respiration ou en arrêtant le
cœur.

Si on interrompt l'injection avant la mort ou si on introduit le poison
sous la peau, on pourra étudier les troubles tardifs, nerveux, circulatoires, respiratoires, les modifications de la nutrition, les variations de la
thermogenèse. On arrive ainsi à se convaincre que les substances toxiques
portent leur action sur l'organisme entier, sur le sang, les humeurs, les
systèmes, les organes. Mais les unes ont une action plus marquée sur une
partie, les autres sur une autre : l'oxyde de carbone agit sur le sang, il
amène la mort en supprimant le rôle de l'hémoglobine; la plupart des
autres substances retentissent surtout sur le système nerveux; ou plutôt
c'est sur ce système que nous apprécions d'abord leur action, à cause du
rôle capital qu'il remplit chez les êtres supérieurs. Il suffit de constater
qu'un animal a des convulsions ou des paralysies pour pouvoir affirmer
que le système nerveux a été atteint; mais pour déceler les troubles viscéraux ou les modifications nutritives, il faut des observations plus précises
et il est nécessaire d'avoir recours à des modes spéciaux d'investigation.
Une étude analytique de l'action physiologique des poisons nous montre que
les substances toxiques donnent le moyen de pénétrer dans l'intimité de
l'être et de produire des troubles que ne pourrait réussir la vivisection la
plus perfectionnée.

Pour agir le poison doit atteindre le milieu où vivent les cellules et,
par conséquent, chez les êtres supérieurs, il doit parvenir dans le sang,
où il peut, avons-nous dit, subir certaines transformations; mais le plus
souvent il ne reste pas dans ce milieu, il se fixe sur les cellules des organes
et des tissus, suivant un coefficient d'affinité qui varie d'un cas à l'autre.
Pour certaines substances, leur disparition du sang se fait avec une très
grande rapidité. Klikowicz ([1]) a étudié à ce point de vue le sulfate de
soude; il en injecte dans une veine une solution au 1/10, de façon à introduire 1 gramme de ce sel pour 100 grammes de sang; au bout de deux
minutes, la presque totalité du sulfate sodique a disparu; la substance
s'est déposée dans les tissus, où le sang la reprend peu à peu pour
la porter aux émonctoires et notamment aux glandes rénales. Les phénomènes sont exactement semblables pour les alcaloïdes : la strychnine,
la morphine, même quand on emploie l'injection intra-veineuse, disparaissent aussitôt et se localisent dans les tissus. Le sang possède donc
cette propriété singulière de se débarrasser rapidement de tout élément
étranger, qu'il s'agisse de matières solubles ou d'agents figurés, comme
les microbes.

([1]) Klikowicz, Die Regelung der Salzmengen des Blutes *Arch. für Anat. und Physiol.*,
p. 518, 1886.

Les substances toxiques, même lorsqu'elles quittent rapidement le sang, peuvent y produire des troubles ou des altérations dont nous devons aborder l'étude.

Action des poisons sur le sang. — Nous laisserons de côté certaines substances qui agissent mécaniquement : ainsi l'eau oxygénée, introduite rapidement dans l'organisme, détermine la mort par embolie gazeuse. Ce résultat, établi expérimentalement, s'est trouvé vérifié en clinique. Un malade, observé par Laache, succomba brusquement au cours d'un lavage pleural à l'eau oxygénée.

D'autres substances agissent d'une façon analogue, par exemple en précipitant certains principes du sang, ou en passant dans ce liquide à l'état insoluble. Ces faits doivent être bien connus des expérimentateurs, mais ils présentent généralement peu d'importance pratique.

Les poisons qui agissent sur le sang peuvent être divisés de la façon suivante :

Poisons plasmatiques. . {
diminuant la coagulablité du sang ;
augmentant la coagulabilité ;
précipitant certaines substances ;
modifiant la constitution chimique.

Poisons globulaires . . {
augmentant la résistance des hématies ;
détruisant les hématies ;
se combinant à l'hémoglobine ;
réduisant l'hémoglobine ;
agissant sur les leucocytes.

Diminution de la coagulabilité du sang. — Un grand nombre de substances diminuent ou suppriment complètement, pendant un temps plus ou moins long, la coagulabilité du sang.

Les sels de soude et notamment le bicarbonate ont la propriété bien connue de diminuer la plasticité de ce liquide. Quand on en a injecté dans les veines d'un animal, la noindre piqûre donne lieu à des hémorrhagies de longue durée. D'après Gaglio, on obtient des résultats semblables en introduisant par kilogramme 0^{gr},05 de lactate, de tartrate ou de sulfate ferreux. Le tartrate de cuivre, le chlorure de manganèse, le citrate de nickel et de sodium, le chlorure de cobalt, l'albuminate de mercure ont la même action. On pense que les métaux lourds forment des composés stables avec la fibrinogène ou la paraglobuline. D'autres poisons produisent l'incoagulabilité du sang par un mécanisme différent : tel est le phosphore, qui fait disparaître le ferment et le fibrinogène. Corin et Ansiaux pensent que ce résultat est dû aux troubles et aux lésions que le phosphore produit au niveau de l'intestin.

Ce sont surtout les substances organiques et particulièrement celles de provenance animale qui arrêtent la coagulation. Les ferments digestifs, comme la pepsine ou la pancréatine, retardent notablement ou empêchent ce phénomène et, en même temps, diminuent la quantité de fibrine de 50 à 75 pour 100 (Albertoni). En injectant à des lapins un ferment d'origine végétale, la papaïne, nous avons observé également un retard dans la coagulation; le phénomène était d'ailleurs inconstant, et, quand il se produisait, le sérum, au lieu de rester liquide, se transformait en une masse gélatineuse et tremblotante.

Les produits ultimes de la digestion ont, à ce point de vue, un effet beaucoup plus marqué que les ferments. Quand on introduit de la peptone dans les veines d'un chien, on rend le sang incoagulable pendant plusieurs heures; la même expérience ne réussit pas sur le lapin. Les produits de la putréfaction exercent une action analogue à celle des peptones.

C'est à un ferment ou à une albumose que le liquide sécrété par la sangsue doit la propriété d'empêcher pendant quelque temps la coagulation du sang, du moins chez les Vertébrés. Haycraft, qui a découvert ce curieux phénomène, pense que l'extrait de sangsue agit comme la peptone, en détruisant le ferment de la fibrine.

Enfin les substances qu'on emploie depuis quelque temps en pharmacie sous le nom de solvines, agissent aussi sur la coagulabilité sanguine: à petites doses elles l'augmentent, à hautes doses elles la diminuent et la suppriment (Kiwull).

Substances augmentant la coagulabilité du sang. — Plusieurs substances coagulent le sang, quand on les dépose sur une plaie; le perchlorure de fer, l'alun, les acétates de plomb, le tanin, les acides ont, sous ce rapport, une action bien connue. Mais quand ils sont administrés à l'intérieur, leur influence est beaucoup moins manifeste et parfois même elle semble s'exercer en sens inverse, comme cela a lieu pour quelques sels de fer. Si, au contraire, on les injecte directement dans les veines, ils produisent évidemment la coagulation du sang, mais ce résultat n'a qu'un intérêt théorique, puisque ces différents corps, lorsqu'ils sont introduits par les voies habituelles, subissent une série de transformations préalables avant de pénétrer dans l'économie.

Certaines substances semblent pourtant exercer réellement une influence sur la plasticité du sang; ce sont surtout les acides, le tanin, le crésol.

L'attention des expérimentateurs s'est portée depuis quelques années sur le pouvoir coagulant que possèdent certaines matières albuminoïdes.

La plupart d'entre elles augmentent la coagulabilité du sang stagnant; pour mettre leur action en évidence, on a recours au procédé suivant: on sépare un segment veineux entre deux ligatures, puis on injecte la matière à étudier et, au bout de quelques minutes, on jette une double ligature sur une autre veine; après un temps qui généralement ne dépasse pas dix ou quinze minutes, on peut constater que le sang, enfermé dans la deuxième veine, est coagulé, tandis que celui qui a été séparé avant l'injection est resté liquide. Les faits de ce genre ont été bien étudiés par plusieurs auteurs, notamment par M. Hayem; ils s'observient quand on introduit de l'eau salée, de l'eau pure, dans la proportion de 5 centimètres cubes par kilogramme du poids du corps, du sang défibriné; mais c'est avec le sérum qu'on obtient les résultats les plus démonstratifs; au contraire, les sérosités dépourvues du ferment de la fibrine, comme le liquide de l'hydrocèle, ne produisent pas le même effet.

Certaines substances amènent la formation de concrétions pouvant obstruer les petits vaisseaux par de vraies embolies; c'est ce qu'on observe par exemple quand on injecte du sérum de bœuf dans les veines d'un chien. D'après M. Hayem, les phénomènes ne sont pas constants; dans quelques cas, les animaux ne semblent pas incommodés; d'autres fois, ils succombent en douze ou quatorze heures et l'autopsie dénonce l'existence de nombreux infarctus, notamment dans les reins, l'estomac et l'intestin.

Une troisième variété de coagulation est représentée par les thromboses massives qui peuvent occuper un département veineux, notamment celui de la veine porte, ou même envahir la plus grande partie du système circulatoire; cet effet est produit par les injections intra-vasculaires de sang dissous au moyen de gels et de dégels successifs. Foa et Pellacani ont montré que les extraits de divers tissus préparés à froid provoquaient également la coagulation massive; Wooldridge, qui a confirmé ce résultat, a établi que si l'animal sur lequel on opère est à jeun, le ferment des tissus ne fait coaguler que le sang de la veine porte; si, au contraire, l'animal est en digestion, ou si l'hématose est gênée, la coagulation se produit dans tout le système veineux; parfois elle se fait si rapidement dans le cœur droit, que la mort arrive presque aussitôt, avant que la substance ait pu être portée dans tout l'organisme.

Il existe enfin des matières qui semblent modifier la constitution des albumines du sang. C'est ainsi qu'on explique la peptonurie hématogène. Mais, dans ces dernières années, une importante question a été soulevée par les recherches bactériologiques; la nutrition, modifiée par les infections, fait apparaître dans l'organisme des albumines nouvelles auxquelles le sang doit ses propriétés bactéricides. Les phénomènes sont analogues après introduction d'un poison végétal, comme l'abrine ou la ricine; dans tous les cas, l'immunité est due à un changement nutritif et l'antitoxine qui se trouve dans le sang traduit la modification de ce liquide. On on peut se demander si cette antitoxine ne va pas créer de nouveaux dangers. Sa production représente un phénomène heureux puisque sa présence arrête l'action des poisons et empêche les effets d'une nouvelle dose; mais à côté de ces avantages, les albuminoïdes nouvelles peuvent avoir des inconvénients et on devra rechercher si ce n'est pas à leur présence qu'il faut attribuer les accidents tardifs des infections et des intoxications. Ce n'est là évidemment qu'une hypothèse, mais l'élimination des toxines est si rapide qu'on ne conçoit pas très bien l'apparition des accidents plusieurs mois après leur départ, si l'on n'admet la formation de nouvelles substances nocives, d'une auto-intoxication secondaire.

Action des poisons sur les globules rouges. — Les poisons peuvent produire sur les hématies les modifications suivantes : augmentation de leur résistance, — destruction, — combinaison avec la matière colorante, — transformation de l'hémoglobine en méthémoglobine.

La première de ces actions est peu importante; les sels métalliques comme le sulfate de cuivre, le sublimé, le tanin, ont la propriété de rendre les globules rouges plus résistants aux agents chimiques qui les dissolvent, comme la saponine, ou aux agents mécaniques qui peuvent les briser, comme lorsqu'on les agite avec du mercure. Il s'agit probablement, dans ces cas, d'une combinaison des poisons avec les matières albuminoïdes des globules.

Les autres modifications sont bien plus importantes à étudier.

Substances détruisant les globules rouges. — Parmi les substances qui altèrent ou détruisent les globules rouges, quelques-unes ne produisent que des lésions limitées et partielles; elles déterminent dans les hématies la formation de taches transparentes, dépourvues d'hémoglobine et ressemblant à des trous. Cet effet est produit, d'après Gaule ([1]), par la lupétidine, la copellidine, la parpévoline, la propyllupétidine, l'isobutyllupétidine, la pipéridine et la conicine; mais il fait défaut si l'on mélange directement la substance toxique avec le sang; celle-ci, pour agir, doit subir une modification préalable dans l'organisme, probablement au niveau des systèmes nerveux et musculaire.

La plupart des poisons exercent sur les globules une action qui est en rapport avec leur coefficient isotonique, tel que Hugo de Vries l'a établi dans ses études sur la plasmolyse ([2]). Pour la mettre en évidence, on emploie deux méthodes : on fait agir le toxique sur le sang extrait des vaisseaux, ou on l'introduit directement dans l'organisme.

Les substances qui agissent en dehors du corps peuvent être divisées en deux groupes : les unes transforment le sang en une laque noirâtre, telles sont la ricine et l'abrine; les autres dissolvent les globules; l'eau distillée a déjà cette propriété, mais ce sont la phalline et la saponine qui, sous ce rapport, tiennent la première place; elles dissolvent complètement les globules à la dose minime de 1/125000; la digitonine produit les mêmes effets à 1/80000, le taurocholate de soude à 1/600, le glycocholate à 1/50, l'éther à 1/12. A ces divers poisons étudiés par Kobert, Kruskal, Schultz, Rywosch, nous ajouterons, d'après N. Mayet, la digitaline d'origine allemande, le sulfate d'atropine, le chlorhydrate de pilocarpine, les sels de quinine, qui ont une action nocive très marquée, la digitaline de Homolle et Quévenne, la morphine et la narcéine, qui sont moins énergiques.

([1]) GAULE. Ueber die Beziehung der Structur der Gifte zu den Veränderungen der Zellen. *Centralblatt für Physiol.*, 1888, p. 575.

([2]) HAMBURGER. Ueber den Einfluss chemischer Verbindungen auf Blutkörperchen im Zusammenhang mit ihren Moleculargewichten. *Archiv. für Physiol.*, p. 477, 1886 — Ueber die durch Salz- und Rohrzucker-Losungen bewirkten Veränderungen der Blutkörperchen *Ibid.*, p. 37, 1887.

Les mêmes substances introduites dans le sang ont une action analogue; l'eau distillée dissout les globules et amène l'hémoglobinurie; mais il faut en injecter une dose assez considérable; si l'on veut observer le phénomène en introduisant 40 centimètres cubes par kilogramme, le plus souvent il faut doubler la masse du sang, c'est-à-dire introduire environ 77 centimètres cubes.

Diverses matières albuminoïdes d'origine végétale, telles que la ricine et l'abrine, ou d'origine animale, comme le fermeut de la fibrine, sont capables de dissoudre les globules rouges. Notons seulement qu'elles cessent d'être nocives quand on les introduit par la voie stomacale, car elles sont transformées par la digestion. Le sérum d'un animal est souvent globulicide pour les animaux d'espèce différente; il l'est également quand il provient d'un animal malade ou d'un animal dont l'âge est très éloigné de celui auquel on l'injecte; le sang de la vache adulte, par exemple, est toxique pour le veau nouveau-né (Kobert). Parmi les affections qui peuvent rendre le sérum globulicide, il faut citer la chlorose, les anémies (Maragliano et Castellino) et les lésions destructives du foie, comme l'hépatite interstitielle (Massini, Marigliano).

Les hématies peuvent être dissoutes par divers liquides organiques tels que la bile dont la partie active est représentée par les sels biliaires, particulièrement par le taurocholate. L'urine en nature agit peu sur les globules rouges; mais si on la soumet à la dialyse, la partie qui ne traverse pas la membrane, injectée dans les veines à dose de 5 à 6 centimètres cubes par kilogramme, possède la propriété d'amener une abondante hémoglobinurie [1].

Les champignons contiennent plusieurs substances qui jouissent du même pouvoir. La phalline, qu'on trouve dans quelques espèces et particulièrement dans l'*Agaricus phalloides*, injectée dans les veines du chien ou du lapin, à dose de 1/2 milligramme par kilogramme, produit l'hémoglobinurie en une demi-heure; l'ingestion de la même dose ne détermine que peu ou pas d'accidents. L'acide helvellique, qui existe dans les morilles, agit comme la phalline et ces deux substances provoquent dans le sang une série d'altérations que nous étudierons plus loin et qui, débutant par l'hémoglobinémie, arrivent à la production de méthémoglobine et d'hématine réduite et finissent par provoquer l'ictère.

Parmi les substances qui ont une action identique, nous citerons les solvines, les saponines et les corps voisins, sapotoxine, digitonine, cyclamine, etc. On peut en rapprocher les venins de la salamandre et du scorpion, qui dissolvent les globules, au moins chez certaines espèces : le poison du scorpion, par exemple, agit sur les globules de l'homme, des oiseaux, des poissons, des batraciens, tandis qu'il est inoffensif pour ceux du chien, du lapin, du cobaye et du rat.

Certains composés ternaires, qui ne produisent aucun trouble quand on les ingère et servent même à l'alimentation, amènent l'hémoglobinurie dès qu'on les introduit dans les vaisseaux : tels sont la glycérine et le glycogène.

Toutes les substances que nous avons étudiées jusqu'ici, dissolvant les globules rouges, mettent en liberté l'hémoglobine, l'acide phosphoglycérique et laissent en même temps un stroma inactif.

L'acide phosphoglycérique a pour effet de diminuer l'alcalinité du sang. Le stroma des globules peut obstruer les capillaires et former de vraies embolies : c'est ce qui s'observe surtout au niveau de la muqueuse gastro-intestinale et des tubes du rein. Il en résulte parfois des coagulations intra-vasculaires, qu'on observe si souvent après l'injection du sang hétérogène ou du ferment de la fibrine.

L'hémoglobine n'est pas toxique par elle-même, ou du moins elle l'est peu ; mais elle se transforme en méthémoglobine, et au niveau du foie en bilirubine ; cette deuxième substance est toxique, à dose de 0,05 par kilogramme (Bouchard et Tapret). Ces trois corps s'éliminent partiellement dans l'urine, qui peut contenir aussi de l'hématine et parfois des acides biliaires.

D'après Kobert, 2 pour 100 seulement de l'hémoglobine subiraient ces transformations : le reste passerait à l'état de parahémoglobine, matière insoluble qui se dépose dans le foie, la rate, la moelle des os ; elle semble ainsi inoffensive, mais une partie, en allant obstruer le rein, peut produire des troubles urémiques.

Nous arrivons maintenant à une série de substances qui détruisent encore les globules, mais ont une bien plus grande action sur l'hémoglobine et donnent naissance à de notables quantités de méthémoglobine, parfois dans l'intérieur même des hématies.

Dittrich divise ces substances en trois groupes : 1° celles qui sont oxydantes : ozone, iodure de potassium, hypochlorite de sodium, chlorates, nitrates, nitrites, matières organiques azotées ; 2° celles qui ont des propriétés réductrices : acide pyrogallique, pyrocatéchine, hydroquinone, alloxanthine ; 3° celles qui ne sont ni oxydantes, ni réductrices : aniline et ses dérivés, toluidine, acétanilide, acétophénétidine, kairine.

Kobert distingue deux variétés de méthémoglobine, l'oxydative et la réductive. La première prend naissance par l'action de tous les acides, qui mettent l'hémoglobine en liberté, donnent de la méthémoglobine et, plus tard, de l'hématine.

Parmi les substances oxydantes, nous citerons surtout les chlorates, qui produisent de la méthémoglobine, même à l'intérieur des globules ; c'est du moins ce qui a lieu chez le chien, car le lapin succombe avant que le poison ait eu le temps d'agir sur l'hémoglobine. Nous devons ajouter pourtant que l'action des chlorates n'est pas admise par tout le monde : Stokvis, Bokai n'ont pas trouvé de méthémoglobine dans le sang recueilli pendant la vie. M. Hayem a constaté que les résultats étaient en effet fort inconstants. Ces discordances s'expliquent peut-être par ce fait que les chlorates ne donnent pas de méthémoglobine en présence d'une grande quantité d'oxygène : ils en forment facilement quand ce gaz vient à se raréfier, par exemple dans le cas d'asphyxie.

Le permanganate de potasse, même à petite dose, le ferricyanure, ont cette même propriété de détruire les globules rouges et de produire de la méthémoglobine. Avec les nitrites, la nitrobenzine et la nitroglycérine, les modifications sont plus profondes et, à côté de la méthémoglobine, on trouve de l'hématine acide. Parmi les nitrites, il faut faire une place à part au nitrite d'amyle, dont l'action est assez spéciale : il transforme l'hémoglobine en méthémoglobine sans altérer les globules, aussi les accidents sont-ils généralement passagers et disparaissent-ils dès qu'on respire à l'air libre (Jolyet et Régnard).

En tête des substances réductrices se place l'acide pyrogallique. Sous son influence, le sang extrait des vaisseaux se transforme en une masse brune, l'hémogallol (Kobert). Mais il n'en est pas ainsi dans l'organisme, car on ne peut en introduire que de faibles doses; il se produit alors une dissolution des globules et de la méthémoglobine réductive, tandis que l'acide pyrogallique s'empare de l'oxygène du sang et des tissus. Il en résulte une forte cyanose, de l'ictère, de la méthémoglobinurie. L'acide pyrogallique $C^6H^3(OH)^5$ a deux isomères : la phloroglucine, qui dissout les globules mais ne produit pas la coloration brune du sang, et l'oxyhydroquinone, qui n'a pas encore été suffisamment étudiée sur les animaux.

Parmi les autres substances nous citerons les hydrazines et particulièrement l'acétylphénylhydrazine ou pyrodine, qui est employée en médecine, l'hydroxylamine, les aldéhydes, les acides gallique et tannique, enfin la toluylène-dianine, qui a été étudiée avec grand soin par Affanassiew, Engel et Kiener, Stadelmann ([1]) : sous l'influence de ces agents les globules sanguins se décolorent, l'hémoglobine est mise en liberté sous forme de granulations pigmentaires; en même temps la rate s'hypertrophie et, le foie transformant l'hémoglobine en bilirubine, l'ictère se développe; à un degré de plus l'hémoglobinurie apparaît.

L'aniline n'est ni oxydante, ni réductrice, et pourtant elle produit de la méthémoglobine; son mode d'action est assez obscur. Dans le sang elle dissout les globules, donne de la méthémoglobine, et se transforme partiellement en une substance insoluble que l'on trouve dans le sang et dans les urines sous l'aspect de petites masses d'un noir bleu.

Plusieurs médicaments agissent à peu près comme l'aniline : l'acétanilide, l'antifébrine, la phénacétine, l'exalgine ou méthylantifébrine, l'antisepsine, la kairine, le bleu de méthyle, l'alloxanthine et même l'antipyrine.

Le sulfure de carbone, l'hydrogène arsénié, l'hydrogène stibié, l'hydrogène phosphoré sont encore capables de produire de la méthémoglobine.

([1]) STADELMANN, Der Icterus und seine verschiedenen Formen, p. 116-176. Stuttgart, 1891.

Mais quelques-unes de ces substances amènent des altérations plus profondes. L'hydrogène arsénié rend le sang noir, puis, si son action continue, le transforme en un liquide jaune vert, ne présentant plus de bandes d'absorption (Rabuteau). L'hydrogène phosphoré est aussi fort toxique et c'est à sa production que beaucoup d'auteurs attribuent les effets du phosphore.

Le peroxyde d'azote (vapeurs nitreuses) transforme le sang en une masse noire et collante, mais il s'écoule plusieurs heures entre le moment où l'on respire les vapeurs délétères et celui où les accidents éclatent. Quant au bioxyde d'azote, il s'oxyde trop vite pour qu'on ait pu étudier son action.

Les sels d'argent, injectés dans les veines, produisent encore des désordres considérables; les globules sont agglutinés, le sang est poisseux, sombre; les animaux succombent rapidement dans l'asphyxie (Rabuteau).

En résumé toutes les substances que nous venons d'étudier ont pour caractère commun de détruire les globules, de produire un premier stade asphyxique correspondant à la réduction de l'hémoglobine, puis de donner naissance à de la méthémoglobine, parfois à de l'hématine. Elles agissent sur le sang intact, différant en cela des poisons qui ne donnent de la méthémoglobine et parfois de l'hématine que lorsqu'ils sont en contact avec l'hémoglobine dissoute; le ferricyanure de potassium (Hayem), par exemple, rentre dans ce groupe, car il est sans action sur l'hémoglobine globulaire.

La méthémoglobine n'est peut-être pas aussi toxique qu'on l'avait cru tout d'abord. M. Hayem fait remarquer qu'elle disparaît très vite, ce qui tient à ce que l'hémoglobine qui reste dans les globules est capable de la ramener à l'état d'hémoglobine; mais l'hémoglobine en dehors des globules n'a plus le même pouvoir. On conçoit ainsi pourquoi l'empoisonnement par le nitrite d'amyle, où les globules ne sont pas détruits, est généralement si bénin.

Si l'on injecte de la méthémoglobine venant du chien ou du cheval, dans les veines d'un chien, on n'observe pas de troubles notables : il n'y a ni albuminurie, ni méthémoglobinurie; une partie du pigment est retenue par le foie et produit la pléiochromie; le reste est transformé en parhémoglobine et se dépose dans les organes. Mais si, en même temps, on introduit le stroma des hématies détruites, on observe des frissons, de la méthématurie, des dilatations vasculaires, enfin des thromboses et des coagulations. Ces thromboses s'observent avec toutes les substances qui détruisent les globules, fabriquent de la méthémoglobine ou mettent le ferment de la fibrine en liberté. On les rencontre encore quand on injecte le fibrinogène des tissus, qui coagule le sang dans le système porte (Wooldridge) ou dans le système veineux général, en cas d'asphyxie (Wright); il en est de même avec le sang d'animaux empoisonnés par des substances détruisant les globules, chlorate, glycérine, acide pyrogallique (Silbermann).

Il se fait ainsi de petits caillots constitués, au centre, par des hémato blastes, à la périphérie, par des hématies. Celles-ci sont parfois fortement altérées : en étudiant les capillaires de la grenouille empoisonnée avec du chloroforme, Witte a vu les globules devenir sphériques, présenter des prolongements renflés en massue et s'arrêter en certains endroits, formant des embolies capillaires. Ces petites embolies, analogues à celles qu'on observe dans les brûlures, se produisent sous forme de précipitation granuleuse ou de précipitation massive; le premier aspect est encore réalisé par l'injection du sang de bœuf au chien, le second par l'injection de sang de chien au lapin.

Les thromboses et les embolies capillaires rendent parfaitement compte des ecchymoses viscérales, séreuses ou cutanées, qu'on peut observer dans les empoisonnements par les substances que nous venons d'indiquer. Elles expliquent, au moins en partie, le purpura toxique, qui dépend à la fois des altérations sanguines et des lésions vasculaires; enfin elles donnent la clef des urémies consécutives aux obstructions rénales.

Ainsi, les poisons que nous venons de citer produisent dans le sang toute une série de lésions, depuis la dissolution des globules jusqu'à la formation de méthémoglobine ou d'hématine et à l'obstruction des capillaires. Dans les cas favorables, la rénovation du sang se produit aux dépens des hématoblastes, suivant le procédé indiqué par N. Hayem et étudié par Albertini à la suite des empoisonnements par la pyrodine.

Poisons se combinant à la matière colorante. — Certains poisons ont la propriété de former, avec la matière colorante du sang, des combinaisons stables; ils prennent la place de l'oxygène et arrêtent les combustions organiques. C'est ainsi qu'agit l'oxyde de carbone.

Ce gaz possède pour l'hémoglobine une affinité 200 fois plus grande que l'oxygène. Le sang oxycarboné conserve, même dans les veines, une coloration rutilante : examiné au spectroscope, il offre l'aspect normal, mais les bandes d'absorption ne sont pas modifiées par les agents réducteurs, comme le sulfhydrate d'ammoniaque : cette réaction est absolument caractéristique. Dans les cas favorables, l'oxyde de carbone s'élimine en nature; il ne semble pas, en effet, qu'il puisse se transformer dans l'organisme en acide carbonique. Quant aux globules atteints, ils se détruisent rapidement (Brouardel), ce qui explique l'anémie qui succède aux intoxications répétées par ce gaz. En même temps, l'asphyxie résultant de l'insuffisance de l'hématose a pour conséquence des troubles nutritifs qui se traduisent par la présence de substances anormales dans l'urine : acide lactique (Araki), acide glykuronique et souvent albumine.

Les recherches de M. Gréhant ont bien mis en évidence la haute toxicité de l'oxyde de carbone. D'après cet habile expérimentateur, chez un homme ou un Mammifère qui a respiré 50 minutes dans une atmosphère contenant 1/779 CO, la moitié des globules est oxycarbonée; le quart est atteint si l'air renferme 1/1449 de ce gaz. Enfin, si l'on fait inhaler un mélange au 1/10, on trouve dans le sang 4 pour 100 de CO, au bout de 10 à

25 secondes, 18,4 au bout de 1 minute ou 1 minute 1/2; en même temps l'oxygène diminue, et de 14,6 tombe à 4 pour 100. M. Gréhant (¹) a encore reconnu que l'absorption de l'oxyde de carbone est proportionnelle à la quantité de ce gaz contenue dans l'air; mais au bout d'un certain temps, la saturation est produite et, même en continuant les inhalations, la proportion d'oxyde de carbone fixée par le sang demeure invariable. La connaissance de ces altérations globulaires devait faire supposer qu'on pourrait sauver un animal ou un homme intoxiqué, en pratiquant la transfusion; les expériences de M. Gréhant et les observations de Halsted démontrent que cette opinion est bien fondée.

Tous les animaux ne sont pas également sensibles à l'oxyde de carbone; le lapin résiste beaucoup mieux que les carnassiers: il peut vivre dans une atmosphère contenant 1 pour 100 de ce gaz, alors que dans les mêmes conditions, un chien succombe en 20 minutes; si la proportion atteint 1/25, le lapin meurt en un quart d'heure. Mais de tous les êtres, les oiseaux sont de beaucoup les plus sensibles, tandis que les animaux à sang froid, comme les Batraciens, sont presque réfractaires à l'action de ce poison.

Un autre gaz aussi délétère, mais moins répandu, est l'hydrogène sulfuré. Un verdier succombe dans une atmosphère qui en contient 1/500; pour un chien il en faut 1/300 à 1/800, pour un cheval 1/250. L'action se porte, d'une façon prédominante, mais non exclusive, sur les hématies; l'hémoglobine est fortement altérée, et, d'après quelques auteurs, se trouverait à l'état d'une combinaison nouvelle qu'on a désignée sous les noms de méthémoglobine sulfhydrique, ou sulfométhémoglobine ou sulfhémoglobine (Pellacani) et qui donne, au spectroscope, une bande d'absorption dans le rouge. Contrairement au sang oxycarboné, le sang dans l'empoisonnement qui nous occupe, présente une coloration noire. Enfin, l'oxyde de carbone retarde la décomposition des cadavres qui ne verdissent qu'au bout de sept à huit jours; l'hydrogène sulfuré, au contraire, favorise la putréfaction.

Le sulfhydrate d'ammoniaque possède la propriété de réduire l'hémoglobine; il donne au spectroscope la bande de l'hémoglobine réduite et parfois la bande qui caractérise l'empoisonnement sulfhydrique. Les accidents que provoque ce corps tiennent du reste de ceux que produit l'hydrogène sulfuré et de ceux que déterminent les sels ammoniacaux.

On doit rapprocher de l'hydrogène sulfuré l'hydrogène sélénié et l'hydrogène telluré. Nous avons déjà dit que les séléniates se réduisent dans l'organisme et forment de l'hydrogène sélénié qu'on retrouve dans l'air expiré; à son contact l'hémoglobine devient une matière noire et donne dans le spectre une large raie entre D et E; mais la combinaison ne semble pas très stable car l'agitation du sang altéré avec de l'oxygène fait reparaître les raies normales.

(¹) GRÉHANT, Les gaz du sang 1 vol. de l'Encyclopédie Léauté Paris. 1894

L'acide prussique a une action complexe; il frappe tous les éléments vivants, végétaux ou animaux; chez les Vertébrés supérieurs, il agit surtout sur le système nerveux et sur le sang; ce liquide devient rouge clair, comme dans l'empoisonnement par l'oxyde de carbone; il offre au spectroscope deux bandes analogues, mais plus près du violet. La combinaison est peu stable et l'hémoglobine est encore réductible par le sulfhydrate d'ammoniaque. D'après Schœnbein, la moindre dose d'acide cyanhydrique fait perdre aux globules rouges la propriété de décomposer l'eau oxygénée.

Ce qui caractérise surtout l'empoisonnement par l'acide cyanhydrique, c'est une profonde modification, un véritable arrêt de la nutrition. L'oxygène est absorbé en moindre quantité et l'exhalation de l'acide carbonique diminue; les oxydations tombent au minimum; l'acide lactique apparaît dans les urines. On conçoit ainsi la coloration rosée du sang veineux et l'abaissement de la température organique.

L'acide cyanhydrique représente le plus actif de tous les corps de la série cyanique. Le cyanogène est deux fois moins toxique, mais a une action analogue (Bunge); il possède une grande tendance à dissoudre les globules rouges et à former de la cyanométhémoglobine.

Les cyanures sont tous toxiques, sauf le ferro et le ferricyanure, où le radical cyanique semble rivé au fer. Les sulfocyanures font, avec l'hémoglobine, des composés semblables à ceux de l'acide cyanhydrique, mais agissent plus difficilement.

Un des dérivés les plus intéressants de l'acide cyanhydrique est représenté par l'iodure de cyanogène (CAzI), bien étudié par Kobert et Goldfard ([1]). C'est un poison protoplasmique qui se montre quatre fois moins toxique que ne l'indique la quantité d'acide cyanhydrique contenue dans la dose employée. Paralysant chez les animaux à sang froid, convulsivant et dyspnéique chez les animaux à sang chaud, ce corps dissout les globules rouges et donne naissance à de la méthémoglobine et à de la cyanométhémoglobine.

Parmi les autres poisons qui peuvent altérer le sang, nous citerons encore l'acétylène, qui forme une combinaison peu stable (Liebreich), l'eau oxygénée qui rend le sang noir et produit une nouvelle bande d'absorption : au début de l'empoisonnement, l'acide carbonique exhalé augmente, pour subir ensuite une diminution très marquée.

Il ne nous reste plus à signaler que certains poisons, comme le naphtol, la chrysorabine, le goudron, qui produisent d'abord une augmentation du nombre des hématies et du poids spécifique du sang, puis une diminution de l'un et de l'autre (Schlesinger). Le subliné agit de même; les préparations mercurielles administrées à l'homme sain ou aux animaux amènent l'hypoglobulie; chez les syphilitiques, elles exercent une action inverse.

Action des poisons sur la lymphe. — Ce n'est que dans ces dernières années, depuis que les travaux de Heidenhain ont fait rentrer la production

([1]) GOLDFARD, Wirkung des Iodcyao. *Inaug. Dissert.* Dorpat, 1891.

de la lymphe dans les phénomènes sécrétoires, qu'on a étudié l'action lymphagogue des différentes substances.

Heidenhain a classé les lymphagogues en deux classes : ceux qui augmentent la production de la lymphe aux dépens du sang, ceux qui l'augmentent aux dépens des tissus. Dans le premier groupe, il faut placer les substances qui font perdre au sang la propriété de se coaguler et qui exercent une action analogue sur la lymphe; tels sont les peptones, les décoctions de muscles d'écrevisses ou de têtes de sangsue officinale; d'après Dickinson, la partie active de la tête de sangsue est une albumose qui détruit le ferment de la fibrine. Signalons encore comme lymphagogues hématogènes les extraits de l'intestin du chien, l'albumine de l'œuf, les extraits du corps des arodontes; ces Mollusques renfermeraient une substance qu'on a proposé d'appeler l'urticarine et qui, par son action sur la lymphe, expliquerait l'urticaire que provoque parfois l'ingestion des huîtres et des moules.

Parmi les lymphagogues qui agissent aux dépens des tissus, il faut citer le sucre de raisin, l'urée, les sels, c'est-à-dire diverses substances diurétiques.

D'après Merukowicz, la muscarine, la nicotine, la vératrine augmentent la sécrétion de la lymphe, tandis que la pilocarpine (Heidenhain) est sans action.

Action des poisons sur les cellules isolées et sur les leucocytes. — Quand ils ont pénétré dans le sang, qu'ils modifient ou non la constitution de ce liquide, les poisons vont porter leur action sur les diverses cellules et sur les organes de l'économie. On peut étudier facilement leur influence sur certaines cellules isolées et rechercher, par exemple, les modifications qui surviennent dans les mouvements des cils vibratils; quelques substances les arrêtent : acide carbonique, quinine, cadmium, bismuth; d'autres les stimulent : cuivre, or, argent; d'autres ne les modifient pas : fer, plomb, antimoine (Bocci); de petites doses de sels de potassium ou de sodium excitent les cils vibratiles, de hautes doses les paralysent.

Mais c'est surtout sur les leucocytes que s'est portée l'attention des observateurs; les poisons peuvent exercer sur les cellules blanches trois effets différents : augmentation ou diminution du nombre; modification des mouvements; attraction ou répulsion.

Parmi les substances qui provoquent la leucocytose, nous citerons les amers, les essences à odeur intense, les corps gras volatils. Un grand nombre de toxines microbiennes jouissent de la même propriété; tels sont surtout les produits du staphylocoque doré; il est probable que, dans tous les cas, le processus est semblable et consiste en une prolifération active au niveau des organes ou des tissus servant à la formation des globules blancs, notamment au niveau de la rate, des ganglions et de la moelle des os.

Pour étudier l'action des substances sur les propriétés physiologiques des leucocytes, on opère généralement sur du sang ou de la lymphe qu'on examine au microscope sur une platine chauffante. On peut employer le sang de tous les animaux vertébrés ou invertébrés. Pour les Mammifères, c'est le sang du cheval qui donne les meilleurs résultats.

En faisant agir diverses substances sur les leucocytes ainsi isolés, on voit que quelques-unes arrêtent leurs mouvements, les empêchent d'émettre des pseudopodes, et par conséquent suppriment la diapédèse : tels sont l'acide phénique, l'acide salicylique, la quinine; ce dernier corps agit déjà à la dose de 2/4000 (Binz).

M. Mauriel, qui a poursuivi de patientes recherches sur ce sujet, prétend qu'il y a une relation entre la toxicité d'une substance et son action sur les leucocytes; ainsi il faut une dose semblable de strychnine pour tuer les leucocytes d'un animal ou pour tuer l'être lui-même. L'atropine tuerait cent fois plus facilement les leucocytes de l'homme que ceux du lapin, ce qui est en rapport avec la résistance de cet animal; enfin il y aurait un certain antagonisme entre l'atropine et la pilocarpine. En employant des cultures microbiennes, M. Mauriel a observé que la sensibilité des leucocytes est en rapport direct avec la virulence du microbe.

Plusieurs substances ont la propriété de détruire complètement les leucocytes et de diminuer ainsi le nombre qui s'en trouve dans le sang; telle est, d'après Albertoni, la pancréatine.

On a beaucoup parlé dans ces derniers temps des propriétés chimiotactiques des substances, propriétés qu'on divise en positives et négatives, suivant qu'il se produit une attraction ou une répulsion des cellules mobiles. C'est sur des végétaux que Pfeffer découvrit la chimiotaxie; les travaux de Bordet et Massart et de Gabritchewsky ont établi qu'un grand nombre de poisons ont la propriété d'attirer les leucocytes vers le point où on les introduit; c'est ce qu'on observe, par exemple, en injectant sous la peau de l'asparagine, divers sels minéraux, et surtout des toxines ou des protéines microbiennes. Tous les corps reproduisent pas cet effet; quelques-uns sont indifférents, comme l'eau, le glycogène, le bouillon, la peptone, l'acide phénique; d'autres semblent exercer une action répulsive; tels sont les sels alcalins en solution concentrée et surtout l'acide lactique.

Enfin un dernier groupe est représenté par les anesthésiques, comme le chloroforme, le chloral; ceux-ci empêchent la diapédèse, probablement en paralysant l'activité des leucocytes. Mais nous n'avons pas à insister sur tous ces faits qui seront étudiés avec détail à propos des infections.

Action des poisons sur le système nerveux. — Presque toutes les substances toxiques sont capables de provoquer des troubles ou de produire des lésions au niveau du système nerveux.

Suivant que les effets prédominent sur telle ou telle partie, on a pu diviser les poisons en poisons cérébraux, bulbaires, médullaires, poisons des nerfs, poisons des terminaisons nerveuses, motrices ou sensitives.

Cette division est séduisante, parce qu'elle donne des points de repère et facilite l'étude des phénomènes; malheureusement elle est artificielle, comme toutes les classifications, et a le grand défaut de ne pouvoir servir à une théorie générale des substances toxiques; car la plupart des poisons produisent des effets différents sur les diverses espèces animales; pour nous borner aux Vertébrés, nous allons voir, par quelques exemples, que les phénomènes soient souvent complètement dissemblables chez l'homme, les Mammifères et les Batraciens.

Chez l'homme, le cerveau est prédisposé, par son fonctionnement si actif, aux localisations toxiques; il n'est épargné que par quelques rares substances comme la digitaline, la strychnine, le zinc et le cuivre. Les autres poisons peuvent provoquer des troubles cérébraux, mais leur action n'est pas fatale; dans les intoxications comme dans les infections, la prédisposition individuelle, innée ou acquise, joue le rôle principal, dans la genèse des accidents. Ceux-ci sont représentés par de la céphalalgie, des modifications sensorielles, de l'inaptitude au travail; il est possible que les animaux éprouvent également certains troubles subjectifs que nous ne pouvons évidemment pas apprécier; mais quand l'intoxication est plus grave, l'homme est pris de délire; et ce symptôme, qui peut être facilement reconnu chez les animaux, est aussi rare chez eux qu'il est fréquent dans notre espèce.

Voilà des raisons suffisantes pour rendre précaire toute tentative de classification; c'est toujours une affaire de plus ou de moins. Ainsi le mercure n'est certainement pas un poison cérébral; pourtant son administration modifie totalement le caractère et rend l'homme timide et perplexe; ce serait, d'après Kussmaul, un des exemples les plus remarquables de l'action qu'un médicament peut exercer sur le moral.

Au contraire, les bromures passent pour représenter des sédatifs du cerveau et du bulbe; cette assertion est exacte quand il s'agit de l'homme, mais chez la grenouille, ces substances portent leur action sur la moelle; chez l'homme ce sont les réflexes bulbaires qui s'éteignent, chez la grenouille, ce sont les réflexes médullaires. La caféine excite puis déprime le cerveau chez l'homme; c'est pour lui un poison cérébral, c'est un poison médullaire chez les animaux. Il en est de même de la morphine : cet alcaloïde est bien moins hypnotisant pour les animaux que pour l'homme; en revanche il exerce une action bien plus marquée sur la moelle; il produit, chez le chien, une parésie du train de derrière qui lui donne un aspect spécial, une démarche hyénoïde (Cl. Bernard); chez le chat, la morphine produit de l'excitation, comme l'a montré M. Guinard; chez les ovins elle amène de l'ivresse, chez le cheval des mouvements de manège, enfin chez la grenouille elle provoque un vrai tétanos.

Les exemples de différences semblables abondent dans la science, nous en citerons encore deux : les sels d'argent sont des excitants du système nerveux chez les grenouilles, des paralysants chez les Mammifères; l'acide phérique provoque du tétanos suivi de paralysie chez les Batraciens et les Mammifères, il produit, chez l'homme, la paralysie d'emblée.

Si nous envisageons simplement ce qui se passe chez l'homme, nous pouvons citer des différences non moins curieuses. Reprenons la morphine; qui ne sait que ses effets varient notablement d'un sujet à l'autre? Tantôt elle produit de l'excitation, des vomissements, des maux de tête, tantôt elle amène un bien-être et un sommeil calme. Ces modifications individuelles sont encore moins marquées que les modifications symptomatiques imposées par la race; les Malais, toujours excités par ce poison, sont pris d'accès de manie, désignés sous le nom d'*omok*, qui les poussent à verser le sang et à tuer toutes les personnes qu'ils rencontrent. Voilà donc des phénomènes qui rapprochent cette race humaine inférieure de certains animaux.

La pathologie comparée donne donc de nombreux exemples de modifications analogues; nous n'en citerons qu'un seul : chez la *Rana esculenta* la caféine produit un tétanos d'origine médullaire; chez la *Rana temporaria*, elle agit sur les muscles et épargne presque complètement la moelle.

Il existe certains poisons dont l'action porte d'une façon à peu près égale sur tout l'ensemble du système nerveux, ou du moins des parties centrales; le type le plus intéressant est représenté par la guanidine: cette substance agit sur le cerveau, la moelle, les terminaisons des nerfs moteurs; elle produit une épilepsie d'origine cérébrale; elle actionne le bulbe, les centres du vomissement et de la respiration; elle excite la moelle, les nerfs, les muscles eux-mêmes, car des secousses s'observent sur les muscles des nerfs amputés; son action s'étend encore sur les terminaisons nerveuses intra-cardiaques; puis à une deuxième période toutes les parties qui ont été excitées se paralysent et la mort arrive par arrêt de la respiration.

Parmi les substances qui semblent agir sur l'ensemble du système nerveux, il convient de citer encore l'aconitine et le lactucarium; ce dernier corps, d'après Skworzoff et Sokolewski, paralyse successivement les mouvements volontaires, les réflexes, frappant la moelle de haut en bas, puis les nerfs périphériques, en les atteignant du centre vers la périphérie.

Les autres poisons ont une action plus spécialisée sur chaque partie des centres; aussi, malgré les réserves que nous avons dû faire, allons-nous les étudier en conservant la division classique en poisons cérébraux, médullaires, etc.

Poisons cérébraux. — On considère souvent le chloroforme et l'éther comme représentant de vrais poisons cérébraux; il est certain que ces substances paralysent les centres psychiques avant d'atteindre la moelle, ce qui permet de les employer en thérapeutique. Mais le chloroforme n'est pas en réalité un poison cérébral; c'est un poison protoplasmique, agissant sur toutes les cellules, et frappant aussi bien les leucocytes que les bactéries ou les végétaux supérieurs. Ces réserves n'empêchent pas de reconnaître que ses principaux effets portent sur le système nerveux et notamment sur l'encéphale[1]: il commence par produire une légère excitation qui s'étend même aux centres bulbaires, ce qui explique la fréquence de la syncope au début de la chloroformisation; on a pu soutenir, il est vrai, que l'exaltation initiale tenait à des réflexes ayant pour point de départ les terminaisons nerveuses au niveau du nez, de la gorge ou du larynx; elle fait défaut, en effet, quand on pratique les inhalations par une plaie trachéale, ou qu'on insensibilise les premières voies au moyen de la cocaïne.

L'éther et le chloral agissent à peu près comme le chloroforme. Pourtant M. Richet a mis en évidence une différence curieuse entre ces trois substances; les recherches de cet auteur, confirmées par Bubnoff, Heidenhain, de Varigny, Franck et Pitres, démontrent que le chloroforme et l'éther suppriment à la fois l'excitabilité de l'écorce et de la substance blanche sous-jacente, tandis que le chloral n'agit que sur la substance grise.

A ce point de vue, la morphine se comporte comme le chloroforme; elle abolit simultanément l'excitabilité des deux substances cérébrales. De même que le chloroforme, elle peut produire une première période d'excitation, qui manque chez certains sujets ou existe seule chez d'autres. C'est donc une substance qui est déjà moins hypnotisante, puisqu'elle n'exerce son action que chez certains hommes et, sous ce rapport, n'agit pas chez beaucoup d'animaux. Cl. Bernard, qui a étudié avec soin l'action des alcaloïdes de l'opium, dit que la morphine est moins somnifère que la narcéine et la codéine chez les animaux, tandis qu'elle l'est beaucoup plus chez l'homme.

Il serait sans intérêt de dresser une liste complète des hypnotiques, parmi lesquels, il convient de rappeler le bromoforme, le chloralose, le trional, le sulfonal, le protoxyde d'azote, la coumarine, etc.; il est beaucoup plus important de chercher à pénétrer le mécanisme mis en œuvre par ces divers agents.

Deux grandes théories sont en présence: l'une invoque une action des poisons sur la circulation, l'autre une altération anatomique des cellules nerveuses.

Les partisans de la théorie vasculaire se divisent eux-mêmes en plusieurs camps; quelques-uns, avec Ackermann, pensent que les hypnotiques produisent l'anémie cérébrale; Carter observa au contraire de l'hyperémie; Kozeit obtint tantôt l'un tantôt l'autre phénomène; enfin de Bœck et Verhoogen ont constaté que la base du cerveau est congestionnée, tandis que la convexité est anémiée.

La théorie anatomique ne semble pas mieux assise; esquissée par

[1] Dans une communication récente (*Société de Biologie*, 15 juin 1895), M. de Tarchanow a montré qu'à la suite de la chloroformisation on pouvait observer chez les grenouilles un certain nombre de troubles psychiques (phénomènes hallucinatoires, actes agressifs, attitudes passionnelles, etc).

Cl. Bernard, elle a été défendue par Binz ; pour cet auteur, les hypotiques,
aussi bien le chloroforme que la morphine, rendent les cellules cérébrales
granuleuses, obscures et troubles ; il y aurait là une action spécifique
qui ne s'observerait pas avec les poisons non hypotiques ; mais on a
objecté à l'auteur que plusieurs substances, qui ne produisent pas les
mêmes effets physiologiques, déterminent des altérations cellulaires semblables.

Les bromures rentrent aussi dans le groupe des poisons cérébraux ; ils
diminuent l'excitabilité de la zone corticale, comme l'ont démontré des
expériences pratiquées sur des chiens, puis abolissent les réflexes bulbaires chez l'homme, les réflexes médullaires chez les animaux ; enfin,
quand l'action est poussée plus loin, ils finissent par paralyser tous les
centres réflexes ; dès lors la strychnine cesse de produire les convulsions,
chez la grenouille, bien que l'animal soit encore capable d'exécuter des
mouvements volontaires. Ce dernier résultat a conduit Krosz à émettre sur
l'action des bromures une théorie ingénieuse qui a été acceptée par
Eulenburg et Guttmann ; ces substances aboliraient les relations entre les
centres psychiques cérébraux et les nerfs sensibles, cérébraux et bulbaires
chez l'homme, médullaires chez les animaux.

Il est une série de poisons qui ont la propriété de déterminer un
ensemble de phénomènes désignés sous le nom d'ivresse. Les alcools, les
aldéhydes, les essences rentrent dans ce groupe, auquel nous pouvons
ajouter divers alcaloïdes, comme la quinine et l'atropine, des glycosides
comme la caféine, des gaz comme le protoxyde d'azote, et même l'acide
carbonique.

L'alcool, qui agit peut-être en provoquant des modifications vasculaires,
peut-être par une excitation directement transmise aux cellules, porte ses
effets sur le cerveau, puis sur le cervelet ; cette nouvelle localisation
explique l'incoordination motrice ; plus tard le bulbe et la moelle sont
atteints et leur imprégnation se traduit par une légère accélération, suivie
du ralentissement et parfois de l'arrêt des mouvements respiratoires. Il
est à remarquer que, tout en frappant l'ensemble des centres nerveux,
l'alcool atteint plus profondément la sensibilité que la motricité.

Les aldéhydes agissent de même, mais leur action anesthésique est plus
rapide et plus marquée.

Ces substances, par l'excitation qu'elles provoquent au début et par la
paralysie consécutive, ont donc quelques points de rapport avec le chloroforme ; seulement la période d'excitation est ici beaucoup plus accusée,
plus longue ; ce qui permet de considérer les alcools et les aldéhydes
comme des excitants, tandis que le chloroforme peut se ranger parmi les
paralysants de l'activité cérébrale.

De l'alcool nous rapprochons tout naturellement le protoxyde d'azote,
qui provoque également une phase ébrieuse, généralement gaie, et détermine ensuite une période anesthésique analogue à celle que produit le
chloroforme. Son action diffère suivant la façon dont on l'administre :

mélangé à l'oxygène, il produit l'ivresse; inhalé pur, il amène l'asphyxie et tue par arrêt de la respiration, avec des convulsions finales; mais, si l'on pratique la respiration artificielle, on sauve facilement le sujet.

La caféine a été comparée parfois à la morphine; mais les phénomènes narcotiques sont ici beaucoup moins marqués et moins durables, l'excitation est, au contraire, beaucoup plus longue. Suivant les individus et suivant les habitudes, le café amène parfois des effets différents et, comme tous les toxiques, il devient, à la longue, indispensable au jeu régulier des fonctions. Des personnes qui n'y sont pas accoutumées ne peuvent dormir quand elles prennent une tasse de café au repas du soir; réciproquement, des hommes habitués au café ont de l'insomnie quand ils n'en prennent pas. Il faut remarquer d'ailleurs que le café n'agit pas tout à fait comme la caféine; ses effets sont bien plus complexes, ce qui tient au grand nombre de substances qu'il renferme et qui lui donnent une assez grande toxicité. Si l'on injecte une infusion de café dans les veines d'un lapin, on le tue quand on a introduit une quantité de liquide contenant $0^{gr},04$ de caféine: il meurt avec du tremblement, des convulsions, des contractions intestinales. Or, en injectant $0^{gr},05$ de caféine pure à un deuxième lapin, on n'observe aucun trouble notable. La contre-expérience a consisté à étudier le résidu d'infusions de café débarrassées de caféine; ce résidu s'est montré très toxique et a tué par arrêt du cœur (Aubert, Hasse).

Si, dans un grand nombre de pays, le café sert d'excitant habituel, dans diverses contrées orientales, on emploie, dans le même but, d'autres poisons cérébraux tels que l'opium ou le haschich; ce dernier enivre sans rien faire perdre de la connaissance; il donne seulement des hallucinations agréables et gaies. Le chanvre indien qui sert à le préparer contient plusieurs substances actives : un alcaloïde volatil, la cannabinine; un alcaloïde non volatil, le tétanocannabine, qui agit comme la strychnine; un glycoside, la cannabine; un hydrate de carbone, le cannabène; un résidu amorphe, le cannabinon; ce dernier corps, est toxique et produit du délire; la cannabine au contraire est un hypnotique.

Dans plusieurs pays la muscarine est employée à cause des troubles cérébraux qu'elle provoque; on peut démontrer, même chez la grenouille, l'action de cet alcaloïde sur le cerveau : il suffit d'opérer sur une grenouille atropinisée: la muscarine abolit les mouvements volontaires sans toucher aux actes réflexes.

On ne peut considérer la nicotine comme un poison cérébral; il faut reconnaître cependant que les différents principes du tabac exercent une action manifeste sur les facultés psychiques. On prétend qu'à petite dose le tabac excite l'aptitude au travail et rend l'intelligence plus claire et la parole plus rapide; à doses plus élevées, il engourdit les facultés cérébrales et produit des troubles marqués de la mémoire et de la parole. Mais les effets ne sont pas attribuables exclusivement à la nicotine, dont bien des auteurs nient la présence dans la fumée du tabac : il faut tenir compte de la nicotiane, des bases pyridiques dont quelques-unes agissent comme la nicotine et d'autres exercent une action stupéfiante, des produits de combustion et notamment de l'oxyde de carbone. Toutes ces substances se réunissent pour agir sur les centres depuis le cerveau jusqu'à la moelle et particulièrement sur le bulbe. La nicotine peut néanmoins jouer un rôle; quand on manie cette substance, dans un but expérimental, on ne tarde pas à éprouver les effets que produit le tabac chez les personnes qui n'y sont pas accoutumées : céphalalgie, vertige, ivresse. On peut, même chez les animaux, observer une excitation cérébrale très marquée : nous avons vu un lapin chez lequel les injections sous-cutanées de nicotine provoquaient une sorte de délire qui le faisait courir dans tout le laboratoire; l'expérience a été répétée 8 fois, avec le même résultat. Hâtons-nous d'ajouter qu'il s'agissait là d'une disposition particulière, les autres animaux présentant surtout des manifestations médullaires.

C'est aussi en étudiant sur l'homme qu'on s'est rendu compte des manifestations cérébrales provoquées par certains poisons végétaux, comme la santonine, qui a pu amener l'aphasie (Ball), la cocaïne, la vératrine, l'aconitine, qui ont produit du délire et du vertige.

Les phénomènes subjectifs désignés sous le nom d'ivresse quinique se traduisent par des bourdonnements d'oreille, de la céphalalgie, des vertiges. Il s'y joint souvent des battements carotidiens, des troubles visuels, parfois une perte de la sensibilité tactile; dans quelques cas plus rares, on a observé du délire ou de l'aphasie; plus souvent, survient un assoupissement, un sommeil plus ou moins profond qui a fait parfois considérer la quinine comme un hypnotique.

Parmi les autres alcaloïdes dont l'action sur le cerveau se traduit par des phénomènes d'ivresse ou de délire, il faut citer l'atropine. Mais le délire et les hallucinations que provoque cette substance sont généralement plus intenses et revêtent un caractère furieux. Puis, après la période d'excitation, survient, comme toujours, une période d'un sommeil parfois comateux. Le délire atropinique ne s'observe pas seulement chez l'homme; il est également très marqué chez les chiens auxquels on a injecté une forte dose de cet alcaloïde; il est dû à un trouble des zones psychiques du cerveau dont l'excitabilité est augmentée, comme le dénotent l'expérience directe. L'hyoscyamine semble douée d'une action analogue à celle de l'atropine, tandis que, d'après Ledenburg, l'hyoscine, son isomère, aurait au contraire pour propriété de diminuer et d'éteindre l'excitabilité cérébrale. La physostigmine produit des troubles qui varient d'une espèce à l'autre: chez la plupart des animaux, c'est un poison paralysant; chez le chat, c'est un excitant et, chez l'homme, un convulsivant; injecté à des cobayes rendus épileptiques par la méthode de Brown-Séquard, il a la propriété de déterminer l'apparition d'un accès.

D'autres produits d'origine végétale peuvent encore amener de l'ivresse: tels sont les poisons du seigle (seigle enivrant); les accidents sont dus à la présence de l'acide témulentique et de la témulentine qui exercent une action paralysante sur le cerveau, la moelle, les nerfs cardiaques, et à la témuline (Hofmeister) qui excite le cerveau et la moelle et détermine secondairement la paralysie. La témuline est un vrai poison protoplasmique, produisant la narcose chez tous les animaux.

La térébenthine affaiblit aussi et paralyse le système nerveux chez les animaux à sang chaud, après avoir produit de l'ivresse, au moins chez le chien; la benzine est un excitant et, à haute dose, un narcotique; le camphre produit chez l'homme de l'incohérence et des hallucinations gaies : les animaux qui en reçoivent courent comme des enragés, puis sont pris de convulsions épileptiformes et succombent sans paralysie. Au contraire chez les Batraciens, le camphre, comme la térébenthine, produit la paralysie sans déterminer d'excitation.

Poisons médullaires. — Le type des poisons médullaires est représenté par la strychnine. Nous n'avons pas besoin de rappeler les nombreuses expériences qui, depuis celles de Magendie, ont établi définitivement que la strychnine agit sur la moelle et que le tétanos strychnique est un phénomène réflexe, se produisant à l'occasion de toute excitation légère. Un animal, placé de façon à ne ressentir aucune impression externe ou dont on a sectionné les racines postérieures, ne présentera pas de secousses convulsives.

La grenouille est, comme on sait, extrêmement sensible à l'action de cet alcaloïde; une dose de $0^{mgr},01$ suffit à provoquer un tétanos typique, une dose de $0^{mgr},05$ est souvent mortelle (Falck). En employant de faibles quantités, on peut distinguer trois périodes à l'empoisonnement : au début, l'animal présente une exagération des réflexes; le moindre frôlement le fait tressaillir; si on l'excite, il saute encore, mais ses nerfs sont raides, et souvent après le saut les nerfs postérieurs restent un instant étendus, comme inertes; — la deuxième période est tout à fait caractéristique : elle est constituée par un tétanos presque continu; les membres antérieurs sont ramenés le long du corps s'il s'agit d'une femelle, fléchis sous le ventre s'il s'agit d'un mâle; l'animal reste immobile, présentant de violentes convulsions toniques à l'occasion du moindre frôlement, d'un simple souffle d'air, souvent d'une excitation sensorielle, comme l'approche d'un objet près des yeux; suivant la dose introduite, la respiration persiste ou est suspendue; — puis survient une troisième période où le tétanos disparaît, l'animal est dans la résolution absolue; la paralysie remplace l'excitation. Malgré la gravité de son état, la grenouille pourra guérir à la condition d'être placée en un endroit humide; la respiration cutanée est suffisante pour subvenir aux besoins de l'organisme. Souvent, au moment du rétablissement, on voit reparaître des convulsions tétaniques.

La strychnine produit donc, sur la moelle, deux effets diamétralement opposés; elle l'excite d'abord, la paralyse ensuite; mais, si l'on emploie d'emblée des doses élevées, la première manifestation disparaît et l'on observe simplement de la paralysie. Le même phénomène peut être obtenu sur les Mammifères, comme l'a montré M. Richet; il suffit, pour cela, de maintenir la vie au moyen de la respiration artificielle.

La strychnine atteint presque exclusivement l'axe bulbo-médullaire; l'analyse chimique a fait retrouver l'alcaloïde dans la moelle, le bulbe, le pont de Varole, où il se localise au niveau de la substance grise. Le cerveau est respecté et les quelques troubles psychiques qu'on observe à la période terminale semblent causés par l'asphyxie. Si, comme l'a fait Rossbach, on sépare la moelle et l'encéphale et si l'on maintient la vie au moyen de la respiration artificielle, l'animal peut manger tranquillement les aliments qu'on lui offre, tandis que le reste de son corps est agité de convulsions toniques.

Les nerfs sont également épargnés par le poison, sauf les terminaisons sensitives qui sont excitées. Les muscles ne semblent pas atteints; ils sont seulement épuisés à la suite des violentes secousses dont ils ont été agités. Pourtant, suivant quelques auteurs, les fortes doses de cet alcaloïde paralyseraient les terminaisons nerveuses à la manière du curare.

Les êtres inférieurs sont relativement peu sensibles à l'action de la strychnine : les Hirudinées, les Crustacés ne meurent que difficilement dans une solution de cet alcaloïde; les Actinies y vivent longtemps, présentant seulement une série de contractions et de dilatations successives.

Les autres alcaloïdes de la noix vomique, la brucine et l'égasurine, possèdent les mêmes propriétés que la strychnine, mais à un moindre degré. La brucine notamment est douze fois moins active.

Un des poisons qui rappelle le plus la strychnine par les accidents qu'il provoque, est celui que sécrète le microbe du tétanos; il est constitué par une matière albuminoïde qui semble contenir dans sa molécule un élément alcaloïdique: celui-ci a longtemps été considéré comme la vraie toxine alors qu'il n'en représente qu'un dérivé.

Il existe probablement un certain nombre de poisons autogènes qui tiennent sous leur dépendance les phénomènes convulsifs de certaines maladies. Nous avons rappelé, à propos des auto-intoxications, que plusieurs auteurs expliquent de cette façon les convulsions de l'épilepsie, de l'éclampsie puerpérale ou infantile, de la tétanie; cette dernière névrose comprend plusieurs types cliniques dont quelques-uns sont sûrement d'ordre toxique : telles sont les tétanies produites par la mucine, par les poisons de l'ergot, les toxines de l'estomac et les substances qui prennent naissance après l'extirpation du corps thyroïde.

Pour revenir aux alcaloïdes, nous trouvons une série de substances exerçant des effets analogues à ceux que la strychnine provoque. Nous citerons particulièrement la calabarine, la tétanocanabine, et surtout la cytisine qui n'agit pas quand on l'introduit par l'estomac, parce que des vomissements abondants la rejettent; la cytise est broutée impunément par certains animaux comme les chèvres: dans les pays où la plante est abondante, en Dalmatie par exemple, le lait où passe la cytisine peut produire des accidents toxiques.

Les alcaloïdes du quinquina sont plus ou moins convulsivants; la cinchonine vient en première ligne; la quinine, à petite dose, augmente l'excitabilité des réflexes, et parfois produit chez la grenouille un tétanos comparable à celui de la strychnine; à haute dose elle amène la paralysie, comme le fait ce dernier alcaloïde.

L'opium renferme, comme on sait, plusieurs principes convulsivants. La thébaïne agit comme la strychnine; la papavérine est convulsivante pour la grenouille à dose de 2 ou 3 centigrammes; la narcotine ne produit que des secousses légères; la morphine amène des convulsions chez la grenouille : les spasmes qu'elle provoque à la période préagonique chez le lapin semblent dus à l'asphyxie et à l'accumulation de l'acide carbonique. Enfin la narcéine n'est pas du tout convulsivante.

Parmi les autres substances organiques tétanisantes, il faut citer l'acide phénique, qui agit sur la grenouille comme la strychnine et, comme elle, amène secondairement une paralysie complète de la moelle. Chez les animaux à sang chaud, la paralysie est précoce; chez l'homme elle se produit d'emblée, sauf chez le jeune enfant où l'on observe parfois quelques convulsions. Il est à remarquer que l'acide phénique, par son action physiologique, diffère notablement du thymol et de la créosote qui sont simplement des paralysants.

Les importantes recherches de P. Bert ont établi que l'oxygène est un violent poison quand il se trouve en excès dans le sang. Il suffit, pour s'en convaincre, de placer des animaux dans l'air comprimé, ou mieux dans l'oxygène pur (¹), les accidents éclatent dès que le sang contient 30 pour 100 d'oxygène, au lieu de 20; la mort arrive quand il en contient 35 pour 100. On voit alors les animaux pris de convulsions terribles, toniques et cloniques; au moment de la mort, le sang est noir; le cœur bat après la cessation apparente de la vie.

De même que la plupart des poisons, l'oxygène n'agit pas seulement sur les animaux; la germination s'arrête à une pression de 10 atmosphères, les grains de blé sont tués, la bactéridie charbonneuse s'atténue, les bactéries chromogènes cessent de sécréter leur pigment.

Nous ne pouvons citer toutes les substances convulsivantes d'origine minérale. Nous nous contenterons de signaler les sels de potasse, qui expliquent en partie l'action de certaines urines. Les sels d'ammoniaque agissent de même; ils amènent la mort au milieu de convulsions semblables à celles que provoque la potasse; Legros a reconnu qu'en injectant des sels ammoniacaux dans les veines d'animaux qu'on venait de sacrifier, on déterminait l'apparition de mouvements spasmodiques qui pouvaient les faire tomber de la table où ils se trouvaient.

Le pouvoir convulsivant d'un grand nombre de bases organiques peut être modifié ou supprimé par l'introduction d'un radical alcoolique : c'est

(¹) PHILIPPON, Effets produits sur les animaux par la compression et la décompression. *Journal de l'anat.*, 1894.

ce qui a lieu pour les ammoniaques composées et pour les corps de la série xanthique. Filehne a montré que l'adjonction successive du radical méthyl faisait perdre aux composés xanthiques leur action sur la moelle et les transformait en poisons musculaires ou plutôt en poisons agissant sur les terminaisons motrices, à la manière du curare.

Il nous reste enfin à mentionner une substance qui produit sur la moelle une action assez spéciale, c'est la cantharidine. Elle provoque parfois des convulsions tétaniques, comme la strychnine, mais elle exerce une action très particulière sur les centres de l'érection, soit en excitant directement la moelle (Giacomini), soit en agissant d'une façon réflexe, grâce aux inflammations qu'elle détermine dans l'appareil génito-urinaire : il en résulte du priapisme ou de la nymphomanie. Les anciens auteurs rapportent des histoires assez curieuses, concernant des sujets qui avaient pris contre la fièvre des préparations de cantharide. Chauvel, en 1570, a observé un homme qui répéta le coït 40 fois dans une nuit, et Chabrol, en 1572, cite le cas d'un individu qui, en deux nuits, avait pratiqué le coït 97 fois et avait eu 10 éjaculations spontanées.

Nous arrivons maintenant à des substances qui, tout en excitant primitivement la moelle, provoquent très rapidement sa paralysie. L'atropine, la nicotine, sont dans ce cas; chez les animaux à sang froid, l'atropine détermine une paralysie d'emblée, frappant le cerveau et la moelle; cet état peut durer deux ou trois jours et parfois, au moment où l'amélioration se produit, l'animal présente quelques secousses convulsives. Quant à la nicotine elle produit des mouvements spasmodiques plus ou moins rapides, et parfois, chez les animaux à sang chaud, des mouvements de manège, des cris, un spasme des clignotantes qui sont ramenées sur les globes oculaires. Ces phénomènes durent peu, et bientôt l'animal tombe dans la résolution : la respiration est brève et saccadée, les nerfs antérieurs, plus atteints que les postérieurs, sont généralement rejetés en abduction, perpendiculairement à l'axe du corps. Cette attitude spéciale, jointe à l'occlusion oculaire par les clignotantes, et à l'exagération de la sensibilité réflexe achève de donner un aspect très particulier à cet empoisonnement. Si la dose est mortelle, la terminaison fatale a lieu par progrès de la paralysie, souvent avec des convulsions finales.

Chez les grenouilles, les phénomènes d'excitation sont également passagers, mais on les met très facilement en évidence chez les animaux décapités; vingt-quatre heures après la décapitation, une injection de nicotine est capable de ramener les réflexes qui persistent parfois pendant deux ou trois jours (Freusberg). La période de paralysie se traduit par une attitude particulière, encore plus marquée que chez les Mammifères : les pattes de devant sont appliquées l'une contre l'autre et portées en avant (attitude de la prière) ou au contraire étendues le long du corps; la tête est inclinée; les cuisses sont maintenues à angle droit sur l'axe du corps, les jambes fléchies.

La pilocarpine, la lobéline agissent à peu près comme la nicotine; la saponine produit des convulsions passagères, rapidement suivies de paralysie; il en est de même des sels de vanadium ou de nickel. La théobromine, d'après Mitscherlisch, est paralysante si l'absorption est lente, convulsivante si elle est rapide.

Il existe un assez grand nombre de substances qui produisent des phénomènes différents suivant l'animal sur lequel on opère. La colchicine, l'aconitine ont une action excitante sur la moelle de la grenouille, tandis qu'elles sont plutôt paralysantes chez les Mammifères; il en est de même de l'albuminate d'argent. Le manganèse produit justement des effets contraires : il paralyse la grenouille et amène des convulsions chez les Mammifères. Les différences de réaction vis-à-vis des sels de fer sont encore plus curieuses : la grenouille est paralysée, le chien et le chat tombent dans le collapsus, le lapin est pris de convulsions.

Les effets de l'ergotine ne sont pas moins variables : ce poison produit de la paralysie chez la grenouille; au bout de cinq à six jours les animaux se remettent, mais parfois ils sont repris, quelques jours plus tard, d'une paralysie secondaire à laquelle ils succombent. Chez les Mammifères, l'ergot amène de l'anesthésie, des troubles de la coordination motrice et, plus tard, une paralysie absolue avec perte des réflexes; chez l'homme on retrouve encore, comme phénomène paralytique, de l'anesthésie cutanée, mais ce qui domine, ce sont les spasmes, les convulsions et les contractures.

Les substances vraiment paralysantes sont représentées par la valériane, le thymol, la créosote, l'antipyrine, les sels d'aluminium, de molybdène, de tungstène. Encore est-il que plusieurs de ces poisons peuvent produire des effets différents : ainsi la valériane est un excitant chez le chat et détermine chez cet animal des mouvements choréiformes; l'antipyrine, à dose de 1 à 4 grammes, empêche le tétanos strychnique, mais, donnée à dose de 8 ou 10 grammes, elle produit elle-même des convulsions; le tungstène amène la mort au milieu de convulsions dues à l'accumulation de l'acide carbonique, tandis que le molybdène n'a pas le même effet, car il tue par arrêt du cœur.

Poisons bulbaires. — En étudiant l'action des poisons sur le cerveau et sur la moelle, nous avons déjà dit quelques mots des troubles qui peuvent survenir au niveau du bulbe. C'est souvent en frappant cette partie des centres nerveux que les substances toxiques amènent la mort; il se produit une paralysie de la respiration ou une syncope cardiaque.

Le chloroforme, par exemple, met en action ces deux procédés. Au début de l'anesthésie, il peut déterminer une excitation bulbaire qui aboutit à l'arrêt du cœur; à une période plus avancée, c'est l'arrêt de la respiration qui cause généralement la mort. Mais, dans la plupart des cas, les centres bulbaires résistent à l'action du chloroforme, ce qui a permis d'utiliser cet agent comme anesthésique et de le faire inhaler pendant un temps fort long. Le danger n'existe que lorsque l'air contient plus de

4 pour 100 de chloroforme, ou que l'arrivée brusque d'une grande quantité de cette substance inhibe les centres bulbaires.

La plupart des poisons qui agissent sur le bulbe peuvent, suivant les
doses, produire des phénomènes d'excitation ou de paralysie. Leur action
ne se localise pas sur tel ou tel centre fonctionnel; elle est seulement plus
marquée sur un centre que sur un autre; mais on ne peut admettre de
poisons exclusivement respiratoires, circulatoires ou convulsivants; il y a
seulement des prédominances qui permettent de grouper les toxiques.

Dans plusieurs cas, les convulsions sont d'origine bulbaire. Les expériences de Planat, Roeber et celles plus récentes de Ricciardi (¹) ont mis
le fait hors de doute en ce qui concerne la picrotoxine; Gioffredi et
Ricciardi ont établi qu'elle ne détermine aucun trouble du côté de la
moelle; elle n'a pas d'action convulsivante chez les animaux dont le bulbe
est détruit.

De la picrotoxine, vrai type des poisons bulbaires, nous rapprocherons
la santonine, qui produit chez la grenouille un relâchement musculaire
suivi de convulsions; si l'on sectionne la moelle au-dessous du bulbe, les
convulsions cessent aussitôt. La localisation bulbaire est extrêmement
nette chez les Mammifères, où l'on observe une série de troubles portant
sur les nerfs crâniens, notamment sur la deuxième et la septième paires.

La cicutoxine, la cinchonine, la digitalirésine agissent également sur le
bulbe; la conrutine produit des convulsions épileptiformes qui persistent
quand on a détruit les centres corticaux (Kobert).

Parmi les poisons convulsivants nous devons citer spécialement
l'absinthe. Les belles recherches de M. Magnan ont parfaitement démontré
que l'épilepsie absinthique est d'origine bulbaire, car elle se produit
encore chez le cobaye et le pigeon dont on a détruit le cerveau. Si l'on
sectionne la moelle au-dessous du bulbe, l'accès part de la moelle allongée
et plus tard s'étend à la moelle épinière. D'autres essences agissent de
même; mais, d'après M. Magnan, l'alcool ne produirait pas de convulsions;
il paralyse les centres et empêche même les convulsions absinthiques; il
ne faut pas conclure cependant que l'alcool est l'antidote de l'absinthe;
s'il existe entre eux un certain antagonisme physiologique, il n'y a aucun
antagonisme toxique et les animaux qui reçoivent les deux poisons succombent beaucoup plus vite que ceux qui en reçoivent un.

L'acide carbonique représente une sorte d'excitant physiologique, de
régulateur des fonctions bulbaires. On admet que c'est lui qui stimule
l'action des centres respiratoires. Mais arrive-t-il en excès, l'excitation
trop violente pourra se traduire par un acte inhibitoire; si l'on fait respirer brusquement un mélange de 70 à 80 pour 100 d'acide carbonique,
la mort surviendra aussitôt par arrêt du cœur ou de la respiration, et
l'on trouvera le sang rouge dans les artères, parfois dans les veines, ce
qui supprime l'idée d'une asphyxie et force à admettre un réflexe. A dose

_____

(¹) RICCIARDI, Les convulsions picrotoxiniques. *La Presse médicale*, 4 août 1894.

noins élevée, l'acide carbonique produit un ralentissement de la respiration et des battements cardiaques qui n'ont plus lieu après la vagotonie ; en même temps il élève la pression artérielle. Les centres respiratoires, vaso-moteurs et circulatoires subissent des modifications rythmiques simultanées (Traube et Hering).

C'est par leur action bulbaire que les poisons modifient le rythme respiratoire. Une des plus remarquables sous ce rapport est représentée par la morphine ; sous son influence, la respiration se ralentit, puis s'arrête, tandis que les autres fonctions bulbaires se paralysent plus tard ; le centre vaso-moteur résiste longtemps ; chez des chiens qui ont reçu 1 gramme de cet alcaloïde dans les veines, une excitation douloureuse ne modifie plus la respiration, mais élève notablement la pression.

La plupart des substances qui tuent par arrêt de la respiration, agissent sur le bulbe. Parmi celles dont on a le mieux étudié l'influence, nous citerons la vératrine, ce poison musculaire qui paralyse en même temps le centre respiratoire ; la solanine, qui porte ses effets sur les centres respiratoires et cardiaques ; l'aconitine, qui, après avoir produit une légère excitation, arrête également la respiration. L'alcool, l'acide salicylique, la cantharidine agissent de même. Pour les sels de fer, les opinions sont partagées ; quelques auteurs admettent que les effets sont dus à une action réflexe ; la paralysie respiratoire s'observerait à la suite de l'ingestion et s'expliquerait par une excitation des filets terminaux du vague et du sympathique au niveau de l'estomac (Franzolini et Baldissera).

L'action de la fumée de tabac est plus complexe. Nous avons vu que ce produit agit sur le cerveau et la moelle ; le bulbe est également atteint, comme en témoignent les vomissements, les sueurs, la salivation, les troubles pupillaires, l'excitation des vaso-constricteurs (Cl. Bernard). A une période avancée, les différents systèmes se paralysent, la mort ne tarde pas à arriver par arrêt respiratoire.

Enfin, il nous faut signaler les effets de l'acide cyanhydrique. A haute dose, ce violent poison amène une inhibition bulbaire ; à dose moyenne, il excite, puis paralyse les centres respiratoires et circulatoires ; la respiration devient pénible ; puis, après un grand spasme convulsif et inspiratoire, elle s'arrête pour reprendre ensuite, faible, superficielle, espacée par de longues poses, jusqu'au moment où survient l'arrêt final. La section des pneumogastriques ne modifie en rien ces phénomènes.

Plusieurs des substances que nous avons signalées produisent des vomissements : telles sont la morphine, la nicotine et surtout l'apomorphine. De petites doses d'apomorphine sont simplement vomitives ; des quantités plus élevées provoquent de la salivation, de la dilatation pupillaire, du collapsus et amènent la mort dans le coma. Chez les animaux qui ne vomissent pas, comme les lapins, on observe une excitation suivie d'une paralysie bulbaire. C'est en agissant sur le centre bulbaire que les principaux vomitifs provoquent leurs effets. Nous reviendrons sur leur étude à propos des troubles de l'appareil digestif.

Action sur les nerfs périphériques. — La plupart des poisons ne
produisent pas de troubles sur les nerfs périphériques ou n'agissent
que par contact direct. Un nerf plongé dans une solution de quinine
subit une exaltation passagère suivie de paralysie. La morphine diminue
la sensibilité des nerfs qui avoisinent le point d'injection ; elle augmente
puis affaiblit l'excitabilité des nerfs moteurs ; à haute dose, elle produit
la diminution sans exaltation préalable. Il survient en même temps un
trouble assez curieux : à l'état normal, pour produire des contractions
semblables en agissant sur un nerf, il faut des courants d'autant plus
intenses, que l'excitation est portée plus près du muscle ; dans l'empoisonnement morphinique, c'est le contraire qui a lieu ; le courant doit
être d'autant plus fort qu'on se rapproche plus du centre.

Peu de substances agissent sur les troncs nerveux ; de grosses quantités
d'atropine et d'hyoscine paralysent les nerfs moteurs de la périphérie
vers le centre ; encore est-il que les troubles ne s'observent que chez la
grenouille.

Le brome à très haute dose, la saponine, sauf quand elle est introduite par l'estomac, peuvent aussi produire un certain degré de parésie ;
mais, le plus souvent, ce sont les terminaisons nerveuses sensitives ou
motrices qui sont atteintes.

Action des poisons sur les terminaisons sensitives et motrices. —
Le type des poisons agissant sur les terminaisons sensitives est représenté
par la cocaïne, qui produit dans la sensibilité des troubles comparables
à ceux que le curare amène dans la motricité.

La pipéridine, d'après Kronecker et Fliess, agirait comme la cocaïne,
tandis que la pipérine exalterait la sensibilité périphérique. La colchicine,
la sapotoxine paralysent les terminaisons sensitives. L'acide prussique
possède la propriété d'abolir la sensibilité de toutes les parties qu'il
touche ; il anesthésie la peau du doigt soumise à ses vapeurs ; il supprime
la conductibilité des nerfs sur lesquels on le fait arriver.

Un courant d'acide carbonique insensibilise les muqueuses et les parties
dépourvues d'épiderme ; on a mis à profit cette propriété pour le traitement de certaines plaies douloureuses ou du cancer de l'utérus. Si le
courant gazeux est projeté sur le larynx, il se produit une série d'actes
inhibitoires aboutissant à l'insensibilisation d'une partie ou de la totalité
du corps.

Quelques poisons exercent surtout une action excitante sur les terminaisons nerveuses : pour les nerfs sensitifs, il faut citer la vératrine ; pour
les nerfs moteurs, la nicotine.

La vératrine a une action locale très marquée, qui explique les éter-
nuements et le larmoiement qu'elle provoque ; appliquée sur la peau, elle
produit une rougeur violente suivie d'anesthésie et plus tard de la formation de petites vésicules.

La nicotine excite les terminaisons intra-musculaires des nerfs moteurs, suscitant des spasmes fibrillaires, et plus tard de la paralysie. La

physostigmine produit aussi des contractions fibrillaires simulant parfois les convulsions, puis elle paralyse les terminaisons nerveuses.

Le poison qui agit sur les terminaisons motrices est bien connu aujourd'hui, c'est le curare. Nous n'avons pas besoin de rappeler les mémorables expériences de Cl. Bernard, qui ont permis à l'illustre physiologiste de préciser le point où se localise l'action toxique. On sait que, dans l'empoisonnement par le curare, les excitations portées sur la moelle ou les nerfs ne produisent aucun mouvement; mais les muscles restent capables de se contracter; or, si l'on jette une ligature sur l'abdomen d'une grenouille, et qu'on serre suffisamment pour arrêter toute circulation, en laissant intacts les nerfs lombaires, l'injection du curare dans le segment antérieur du corps ne produit aucun trouble dans le train de derrière; toute excitation centripète est suivie de mouvements réflexes dans les membres postérieurs; le poison n'agit donc ni sur la moelle ni sur les nerfs, et, comme il épargne les muscles, force est d'admettre que son action porte sur les plaques motrices.

Pflüger et Benzold admettent que l'intégrité des muscles est absolue; mais les expériences de Gréhant et de Quinquaud, complétant celles de Rossbach et de Mendelsohn, ont établi que les muscles curarisés réagissent moins énergiquement que les muscles normaux; c'est ce qu'on observe également chez la grenouille et chez le chien. Quant aux nerfs, ils semblent d'abord surexcités, mais, sous l'influence de doses élevées, ils se paralysent à leur tour, ainsi que les autres parties de l'organisme; comme le font remarquer Nikolski et Dogiel, le curare à haute dose est un poison protoplasmique; il supprime les mouvements de toutes les cellules, y compris les leucocytes.

Il n'en reste pas moins établi qu'aux doses habituelles l'action se localise sur les terminaisons nerveuses des muscles striés; les muscles lisses sont longtemps épargnés, ce qui explique la résistance des Invertébrés, comme l'escargot ou les astéries.

Plusieurs substances produisent des effets analogues à ceux du curare. Brown et Fraser ont montré qu'il en est ainsi pour les composés méthyliques de divers alcaloïdes, méthylstrychnium, méthylmorphium, méthylnicotium. Mais les bases curariques les plus intéressantes sont celles qu'on rencontre dans les produits putréfiés et qu'on désigne souvent sous le nom de ptomatocurarines; on en trouve dans les cadavres, dans les levures pourries (Harkawy), dans la bière (Hernann); la mytilotoxine de Brieger agit comme le curare; les tétrodons du Japon produisent une substance analogue, mais qui possède en plus la propriété de paralyser rapidement les centres bulbaires, vaso-moteurs, respiratoires et cardiaques.

Il existe encore des substances qui agissent comme le curare, quand on les injecte à haute dose, ou qu'on étudie leur action à une période avancée de l'empoisonnement. La cicutine, l'aconitine (Gréhant), peut-être le camphre et la strychnine, rentrent dans ce groupe; seulement leur action est fort complexe. Ainsi la cicutine paralyse d'abord les termi-

sois motrices, puis les terminaisons sensitives, la moelle, le cerveau, et
les terminaisons du pneumogastrique.

Poisons musculaires. — L'action des poisons sur les terminaisons
motrices nous conduit à étudier les modifications qui peuvent se produire
dans le muscle lui-même.

On a souvent nié l'existence de poisons qui agiraient directement sur la
fibre musculaire. Il est certain qu'on peut toujours admettre que les
courants électriques ne produisent des contractions que par l'intermédiaire des terminaisons nerveuses et que les poisons qui troublent la contractilité des muscles modifient la partie ultime du système névro-moteur.
Cette conception est exacte pour un grand nombre de poisons considérés
à tort par quelques auteurs comme des poisons musculaires.

La guanidine, par exemple, produit chez la grenouille des contractions
fibrillaires qui pourraient faire penser à une action sur le muscle lui-
même; en réalité, elle excite les terminaisons intra-musculaires des nerfs
moteurs; si, en effet, on l'injecte à un animal curarisé, il ne se produit
plus de contractures. Le muse agit de même.

Au contraire, la vératrine représente un vrai poison musculaire, car ses
effets ne sont modifiés ni par la section de la moelle ou des nerfs, ni par
la curarisation.

En injectant une faible dose, par exemple $0^{mgr},1$, de sulfate de vératrine dans le sac lymphatique d'une grenouille, on voit bientôt la
démarche de l'animal se modifier; les mouvements deviennent difficiles;
si l'on pince une patte, la grenouille retire vivement le nerf irrité,

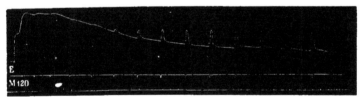

Fig. 15. — Influence des secousses galvaniques sur le muscle gastro-cnémien d'une grenouille
vératrinisée

mais une fois fléchis les muscles restent contracturés dans cette nouvelle
position et l'animal ne peut les ramener que lentement à leur situation
première. Cette simple analyse montre que la vératrine transforme le
deuxième acte de la contraction: le raccourcissement se produit d'une
façon normale, mais la décontraction se fait lentement, comme s'il s'agissait d'un muscle lisse.

La méthode graphique précise ces résultats: elle établit que l'excitation
latente reste normale, que la contraction est aussi brusque que d'habitude,
mais plus énergique, de telle sorte que le style s'élève souvent deux ou
trois fois plus haut qu'avant l'empoisonnement; puis la décontraction se

produit lentement; le muscle met souvent 40 et 50 fois plus de temps
que d'habitude pour revenir à l'état flaccide. Les effets sont les mêmes,
qu'on agisse directement sur le muscle, ou indirectement par le nerf,
mais si l'on fait passer une série d'excitations suffisamment rapprochées,
on observe bientôt une modification assez curieuse; la décontraction finit
par se produire et le muscle réagit pendant un certain temps d'une façon
presque normale; ce fait, découvert par van Bezold, a été vérifié par un
grand nombre d'expérimentateurs et apparaît nettement sur le tracé
ci-contre que nous avons recueilli dans ces conditions.

On a fait bien des hypothèses pour expliquer l'action de la vératrine.
Un premier fait semble établi; c'est qu'il s'agit d'une contraction musculaire et non d'un tétanos; car si l'on emploie une patte de grenouille
galvanoscopique, on obtient une secousse et non une tétanisation. Pour
expliquer cette contraction anormale, on aurait pu invoquer un défaut
dans le processus qui ramène la myosine à l'état de musculine. Mais Fick
soutient au contraire que c'est la substance raccourcissante qui se produit
en excès; il appuie son opinion sur ce que la contraction d'un muscle
vératrinisé dégage plus de chaleur que la contraction d'un muscle normal.

Si la vératrine peut être considérée à faible dose comme un excitant
musculaire, capable de rendre sa contractilité à un muscle épuisé, à doses
plus élevées, elle devient paralysante : 5 à 5 milligrammes suffisent chez
la grenouille à produire cet effet. A une période avancée de l'empoisonnement, la paralysie s'étend aux terminaisons intra-musculaires des nerfs
moteurs, puis aux troncs nerveux eux-mêmes.

Tous ces résultats ont été obtenus sur la grenouille; les phénomènes
sont beaucoup moins nets chez les Mammifères dont les muscles, d'après
Marfori, ne présentent pas de modifications.

Parmi les substances qui agissent comme la vératrine, il faut citer
l'aconitine (Weyland) et l'oxydicolchicine qui se produit dans l'organisme
par oxydation de la colchicine; cette dernière n'influencerait pas la contraction musculaire (Jacobi).

La caféine, la théobromine et la cocaïne produisent des modifications
fonctionnelles non moins curieuses que la vératrine. Voit, puis Johansen,
ont établi que les effets de la caféine diffèrent suivant qu'on opère sur la
Rana temporaria ou sur la *Rana esculenta*.

Chez la première espèce, les muscles deviennent blancs, exsangues, ils
se raccourcissent comme sous l'influence de la chaleur; le microscope
permet de constater la disparition des stries transversales, tandis que les
stries longitudinales apparaissent plus nettement et que le sarcolemme se
détache par places. Au début de l'empoisonnement, le myographe montre
un raccourcissement de la partie descendante : plus tard le muscle est
rigide et ne se contracte plus. Ces effets ne sont pas modifiés par la section
des nerfs ou la curarisation. En se fixant ainsi sur le muscle, la caféine
perd la propriété d'agir sur la moelle; au contraire, quand on opère sur
la *Rana esculenta*, on constate que les muscles ne sont presque pas

atteints, mais qu'il se produit un violent tétanos. Chez la *Rana tempora-ria*, le tétanos peut s'observer; mais c'est un phénomène de retour, ap-paraissant au bout de deux ou trois jours, quand les troubles musculaires se dissipent.

Chez les animaux à sang chaud, ce sont les phénomènes nerveux qui dominent; la rigidité musculaire n'a été observée que sur le chat, et encore était-elle peu marquée (Johannsen).

La caféine rentre comme on sait dans le groupe xanthique; or d'autres corps appartenant à la même famille chimique ont une action très curieuse sur les muscles. La paraxanthine, injectée à une grenouille verte, rend fort lente l'exécution des mouvements (Salomon); l'hypoxanthine et la créatinine excitent la contractilité musculaire et diminuent le temps de repos du muscle fatigué; ce dernier phénomène expliquerait, pour quelques auteurs, les bons effets du bouillon.

La plupart des poisons agissant sur les muscles produisent simplement de la paralysie; ils ont tous un caractère connu qui appartient déjà à la caféine, c'est d'agir sur le cœur; nous les retrouverons donc à propos des poisons cardiaques : ce sont pour la plupart, non des alcaloïdes, mais des glycosides. C'est ainsi que les principes actifs de la digitale, digitaline, digitonine, digitoxirésine, digitalirésine et surtout digitoxine ont la pro-priété de paralyser les muscles à insertion osseuse. Les saponines paraly-sent les muscles, striés ou lisses, sauf quand elles sont introduites par le tube digestif; il en est de même des solvines, de l'émétine, des principes actifs de l'inée, de l'*Upas antiar*, de la *Tanghinia venenifera*, mais leur action sur le cœur est si rapide que les modifications de la contrac-tilité musculaire sont rejetées au second plan.

Les poisons narcotiques s'accumulent dans les muscles et peuvent y produire des troubles importants. L'alcool s'y trouve en assez grande abondance, et, d'après Gréhant et Quinquaud, diminue la puissance musculaire. Le chloroforme abolit d'abord les mouvements volontaires, puis il paralyse les terminaisons nerveuses et enfin fait perdre au muscle son excitabilité, sans affaiblir sa force électromotrice (Ranke). Chez les animaux empoisonnés par cette substance, la rigidité cadavérique se produit rapidement, ce qui tient, semble-t-il, à une coagulation de la myosine, que le chloroforme précipite de ses solutions. L'éther, l'amylène, agissent comme le chloroforme, mais plus lentement; le nitrite d'amyle amène une paralysie rapide du muscle (Pick). Quelques poisons ne produisent de troubles que lorsqu'on les injecte dans le bout périphérique d'une artère : les muscles irrigués par les vaisseaux deviennent rigides sous l'influence du chloral (Zuber), tandis qu'ils se paralysent sous l'action de l'atropine. D'autres alcaloïdes, comme la morphine, la nicotine, la conicine, semblent ne produire aucun trouble sur le système musculaire.

On n'a guère recherché jusqu'ici l'action des poisons microbiens sur les muscles. Le seul microbe étudié à ce point de vue est le *Bacillus coli*, dont les produits stérilisés amènent, dans les muscles de la grenouille, des modifications de la contractilité qui rappellent celles de la fatigue : contractions moins énergiques, fusions des secousses, décontractions très lentes [1] ; il est peut-être permis d'invoquer ces résultats expérimentaux pour expliquer la fatigue si considérable que ressentent les malades atteints de diarrhée intense; on sait qu'il se produit, dans ce cas, une véritable intoxication par les produits solubles de *Bacillus coli*, qui pullule alors avec une activité insolite.

Un grand nombre de substances inorganiques agissent sur le tissu

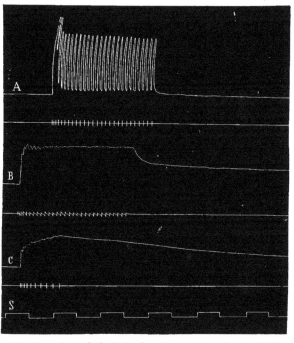

Fig. 46. — Action des produits solubles du Bacillus coli communis sur la contractilité musculaire.
A, muscle normal ; B et C, muscle empoisonné. — Bobines à 10cm (A), 8cm (B). 3cm (C)

musculaire; l'acide carbonique, d'après Brown-Séquard, excite les muscles comme il excite le système nerveux. L'ammoniaque, outre ses effets sur la moelle, produit chez la grenouille des contractions fibrillaires par action directe sur le muscle; il suffit du reste de placer un fragment de muscle sous une cloche et de faire pénétrer dans l'air une trace d'ammoniaque, pour obtenir une série de mouvements spasmodiques. L'excitation fait place plus tard à de la paralysie, comme l'avait déjà reconnu Orfila sur les Mammifères.

(1) Roger, Étude sur la toxicité des produits solubles du Bacillus coli communis. *Arch. de physiol.*, 1893, p. 505.

Les travaux de Blacke, de Rabuteau, de Harnack, de Kobert [1] ont établi qu'un grand nombre de métaux représentent des poisons musculaires. Parmi les métaux alcalins il faut citer le potassium, qui serait le plus actif; viendraient ensuite, d'après Harnack et Dietrich [2], le rubidium, puis le césium, le sodium et l'ammonium; le lithium serait sans influence. Le potassium paralyse rapidement les muscles striés y compris le myocarde; cette action a été bien étudiée par Cl. Bernard, Pelikan, Setschenow au moyen du sulfocyanure de potassium; mais elle n'appartient pas exclusivement à ce sel; elle dépend du potassium et non de l'acide sulfocyanique.

Les métaux terreux comme le calcium, le strontium et, le plus toxique de tous, le baryum, agissent aussi sur le cœur et sur les muscles et semblent épargner presque complétement le système nerveux; mais les troubles cardiaques rendent l'étude assez difficile. Aussi obtient-on de meilleurs résultats en s'adressant à d'autres substances, aux sels de cuivre par exemple [3]. Ceux-ci provoquent la mort des Mammifères, par arrêt de la respiration; au moment où l'animal succombe, les muscles des nerfs postérieurs et le diaphragme sont complètement inexcitables. En opérant sur la grenouille, on reconnaît que l'albuminate de cuivre provoque d'abord quelques légères contractions fibrillaires, puis paralyse les muscles suivant un ordre qui varie avec le point d'introduction : si l'injection a été faite dans les veines, le cœur est atteint de bonne heure et peut s'arrêter avant tout autre phénomène.

Le zinc, le cadmium agissent comme le cuivre; le plomb a une action semblable, mais moins nette; l'antimoine ou plutôt le tartre stibié a la propriété de diminuer la hauteur des contractions musculaires (Buchheim); l'arsenic n'amène qu'une paralysie tardive (Kobert); et le manganèse semble sans action.

Les faits que nous avons rapportés démontrent que nombre de substances agissent principalement ou accessoirement sur le système musculaire. Presque toutes déterminent des paralysies; quelques-unes exaltent d'abord la contractilité du muscle, comme le font la vératrine, la caféine et la quinine, mais cet effet est passager et fait bientôt place à un affaiblissement.

Nous ne pouvons terminer ce qui a trait aux poisons musculaires, sans signaler les toxines qui se produisent dans le muscle lui-même pendant son fonctionnement; les expériences de Ranke et de Kronecker ont montré que la fatigue donne naissance à des substances nocives qui peuvent rester localisées à un groupe musculaire, et faire disparaître ses propriétés contractiles. Qu'on fasse passer, à travers ces muscles, un courant d'une légère solution de chlorure de sodium ou de sang oxygéné

---

[1] KOBERT, Ueber den Einfluss verschiedener pharmakologischer Agentien auf die Muskelsubstanz. *Arch. fur exper. Pathol. und Pharmakol.*, B. XV, p. 22.

[2] HARNACK und DIETRICH, Ueber die Wirkungen des Rubidium und Cæsiumchlorids auf den quergestreiften Muskel des Frosches. *Ibid.*, B. XIX, p. 155.

[3] ROGER, Note sur les propriétés toxiques des sels de cuivre. *Revue de médecine*, 1887, p. 888.

et la contractilité reparait. Voilà un exemple bien intéressant d'une auto-intoxication partielle et locale.

Action des poisons sur le sympathique et sur les muscles lisses.
L'action que les poisons exercent sur le système névro-musculaire de la vie organique sera étudiée à propos des divers appareils qui renferment des fibres lisses et auxquels se distribuent les rameaux du sympathique; nous n'envisagerons ici que quelques faits généraux.

Bien des substances ont la propriété d'exciter les fibres musculaires lisses : les unes comme l'antimoine, le baryum, la digitaline et la nicotine, provoquent des contractions de ces éléments et, à hautes doses, amènent leur paralysie; d'autres, comme la strychnine, agissent par l'intermédiaire du système nerveux et par le mécanisme de l'action réflexe; elles déterminent aussi des contractions au niveau des muscles lisses et produisent un état spasmodique des vaisseaux, de l'utérus, de la vessie, de la rate.

Les phénomènes sont parfois fort complexes; ainsi le sulfate d'atropine, augmentant l'excitabilité des fibres lisses, provoque des coliques, de la diarrhée et, du côté de la circulation, une constriction des vaisseaux sanguins; en même temps, il diminue la sensibilité réflexe, et, à haute dose, paralyse le système qu'il avait d'abord excité. Mais tous les muscles lisses ne sont pas également impressionnés par l'atropine; cet alcaloïde paralyse rapidement le sphincter irien, puis les fibres du tube digestif, tandis qu'il n'agit que fort peu sur la vessie. On a longtemps discuté pour savoir où se localisait l'action du poison; est-ce sur le muscle, est-ce sur les terminaisons nerveuses. Spilnan et Luchsinger font remarquer, à ce propos, que l'atropine ne paralyse que les fibres lisses du tube digestif; chez le chat par exemple, elle atteint la partie inférieure de l'œsophage et épargne la partie supérieure dont la musculature est striée; ce résultat tend à démontrer que l'atropine agit directement sur les fibres lisses et non sur les ganglions nerveux qui président à leurs mouvements. C'est aussi à sa structure spéciale que l'iris des oiseaux (Kierer) et des tortues (Gysi), qui est formé de fibres striées, doit son insensibilité à l'action de l'atropine.

La pilocarpine exerce sur les muscles lisses, comme sur la plupart des autres systèmes, une action inverse de l'atropine : elle excite les fibres de la vessie, de l'utérus, de l'intestin. Mais le vrai excitant des fibres lisses est représenté par l'ergot de seigle. L'ergot ou plutôt l'ergotine fait contracter les vaisseaux sanguins en agissant sur l'élément contractile. Cette action que nous étudierons à propos de la circulation ne se manifeste pas seulement sur les vaisseaux; elle est également marquée sur l'utérus, notamment sur l'utérus gravide; il s'agit encore d'une action musculaire, qui persiste après la section de la moelle.

Signalons l'existence de poisons paralysant d'emblée les fibres musculaires lisses : la morphine, par exemple, exerce une action locale sur l'intestin et empêche la production des mouvements consécutifs aux exci-

tations (Jacobi); la cocaïne abolit d'abord la contractilité de l'iris et, à
haute dose, agit sur les muscles de l'intestin et des vaisseaux.

L'action sur le système lisse est donc analogue à celle qu'on observe
sur les muscles striés. Pourtant il faut bien remarquer qu'un même
poison peut agir différemment sur les deux systèmes; de plus les poisons
qui paralysent les fibres lisses semblent moins nombreux que ceux qui
paralysent les muscles striés; enfin il n'existe pas pour ces derniers
de substance ayant une action comparable à celle qu'exerce l'ergot de
seigle.

Action des poisons sur les organes des sens. — Les modifications
qui peuvent se produire du côté de la vue sont, comme on sait, fort nombreuses et ont été souvent mises à profit par les ophtalmologistes, dans
un but diagnostic ou thérapeutique.

Les troubles de l'appareil visuel sont de deux ordres: les uns, de
nature objective, peuvent être facilement étudiés par l'observateur et sont
susceptibles d'être reproduits chez les animaux; les autres consistent en
des modifications subjectives qui ne peuvent être élucidées que par les
relations qu'en fait le sujet.

Les phénomènes les plus faciles à saisir sont ceux qui portent sur les
mouvements de l'iris. Un grand nombre de poisons produisent le myosis
ou la mydriase et plusieurs d'entre eux déterminent, en même temps,
des troubles de l'accommodation.

Les poisons myotiques sont fort nombreux, nous citerons spécialement
la morphine, la muscarine, la pilocarpine, la physostigmine. Leur action
n'est pas encore parfaitement élucidée. Néanmoins Kosert pense qu'on
peut les classer en trois groupes.

Certains poisons agissent, non quand on les instille dans l'œil, mais
lorsqu'on les injecte dans les veines ou sous la peau; ils produisent une
paralysie des centres, car l'énucléation amène la dilatation du sphincter;
exemple, la morphine.

Le deuxième groupe comprend les poisons qui produisent un myosis
spastique périphérique, c'est-à-dire qui excitent les terminaisons du nerf
oculo-moteur; l'effet est produit aussi bien quand la substance est introduite dans l'organisme ou déposée sur l'œil; elle persiste après l'énucléation; elle disparaît sous l'influence de l'atropine: telles sont la muscarine, la pilocarpine, la nicotine.

Enfin le troisième groupe est représenté par le plus important de tous
les myotiques, la physostigmine ou ésérine: d'après Harnack, c'est une
substance qui produit un spasme du muscle lui-même.

Cette classification est excellente, malheureusement on n'est pas toujours fixé sur le mécanisme mis en œuvre par les différentes substances
toxiques; peut-être même le mode d'action varie-t-il suivant les espèces
animales. Ainsi la morphine est considérée comme donnant un myosis
paralytique central chez l'homme, car l'effet disparaît par excitation du

synpathique ou par action de l'atropine; chez le chat, au contraire, il s'agit d'un myosis spasmodique central.

D'après M. Vibert, l'action de la morphine sur la pupille serait proportionnelle à la quantité introduite; à faible dose, le myosis diminue légèrement dans l'obscurité et augmente sous l'influence de la lumière ; à haute dose, il persiste sans changement quel que soit l'éclairage.

La muscarine et la pilocarpine rentrent dans le groupe des myotiques spasmodiques périphériques. La pilocarpine injectée dans les veines dilate la pupille, au lieu de la rétrécir, ce qui tient à une excitation des terminaisons nerveuses intra-abdominales du sympathique; car le phénomène ne se produit plus après section du vago-sympathique cervical (Vulpian). Quand, au contraire, la pilocarpine est introduite dans l'œil, elle provoque un myosis spasmodique qui dure environ deux heures, puis fait place à une dilatation qui se prolonge pendant deux jours; la section du synpathique empêche cette dilatation secondaire. Tous les animaux ne sont pas également sensibles à l'action myotique de cet alcaloïde; les tortues, par exemple, ne présentent aucune manifestation; chez les grenouilles, le myosis, qui est provoqué par une dose de 2 milligrammes, est remplacé par la mydriase, si la dose de poison atteint 10 milligrammes.

L'ésérine est le myotique le plus souvent employé en ophtalmologie; il suffit d'introduire une goutte d'une dilution au 1/1000 et même au 1/100 000 pour observer une contraction de la pupille; le phénomène ne se produit pas chez tous les animaux : on ne l'observe ni sur la grenouille ni sur la poule. On a beaucoup discuté sur l'action de cet alcaloïde ; Ragow, Rossbach, pensaient qu'il provoquait une excitation de la 3e paire; Legros invoqua une simple congestion des vaisseaux iriens et ciliaires; mais aujourd'hui on tend à admettre, avec Harnack, que son action porte sur le muscle lui-même. `

La pilocarpine, la muscarine, l'ésérine produisent en même temps, des troubles de l'accommodation; ceux-ci sont peu marqués avec la pilocarpine qui provoque simplement un peu de myopie, due en partie à l'augmentation de la tension intra-oculaire. C'est la muscarine qui agit le plus activement sur l'accommodation. Elle produit un spasme du muscle ciliaire avant de toucher le muscle irien; c'est l'inverse avec l'ésérine; la muscarine a pour effet de rapprocher le punctum remotum, et plus tard le punctum proximum : elle diminue ainsi l'amplitude de l'accommodation; l'ésérine produit l'effet contraire, car elle rapproche le punctum proximum, le punctum remotum restant normal et parfois s'éloignant.

Enfin il existe quelques poisons autogènes dont le mode d'action sur la pupille n'a pas été étudié suffisamment : telle est la substance myotique de l'urine. Peut-être s'agit-il d'une paralysie du sympathique, comme semble l'attester la dilatation des vaisseaux auriculaires. Pourtant l'arrachement du ganglion cervical supérieur n'amène pas une constriction aussi marquée que certaines urines.

Pour les poisons mydriatiques, Kobert adopte une classification analogue

à celle qu'il propose pour les myotiques et les divise en trois groupes :
le premier comprend les substances produisant une mydriase spastique
centrale ; c'est l'aconitine qui amène le rétrécissement de la pupille, quand
elle est injectée dans l'organisme et reste inactive quand on l'instille
dans l'œil : au moment de la mort le spasme cesse et la pupille se
dilate.

Dans le deuxième groupe se trouve la tétrahydronaphtylamine, qui agit
aussi bien injectée sous la peau ou introduite dans l'œil ; elle excite le
sympathique, et porte ses effets sur les terminaisons de ce nerf et accessoirement, d'après Filehne, sur les parties centrales ; elle produit donc surtout une mydriase spasmodique périphérique.

Le plus important de tous les mydriatiques est l'atropine, qui est un
paralytique périphérique. La dilatation se produit, que le poison soit
introduit dans la circulation générale ou placé directement au niveau de
l'œil. Mais l'atropine n'agit pas chez tous les animaux ; elle reste sans action
chez les oiseaux ; le chat, au contraire, y est extrêmement sensible ; pour
l'homme, il suffit d'introduire une goutte d'une solution au 1/1000 de
sulfate neutre pour faire dilater la pupille. Le lapin est peu sensible à
l'action de l'atropine ; parfois une petite quantité de cet alcaloïde, $0^{mgr},5$
par exemple, provoque un myosis passager (Rossbach et Fröhlich).

On a longuement discuté sur le mode d'action de l'atropine ; il semble
établi aujourd'hui qu'il s'agit d'un phénomène paralytique périphérique
et non central, car l'excitation de l'oculo-moteur rétrécit encore la pupille,
et la dilatation se produit sur l'œil extirpé de l'orbite. Enfin Flemming a
montré qu'en déposant une trace d'atropine sur le diaphragme irien, on
obtient une dilatation locale, au point touché. Resterait à établir si l'atropine porte son action sur la fibre musculaire elle-même ou sur les terminaisons nerveuses.

Il existe d'autres poisons qui agissent comme l'atropine : telle est la
duboisine qui produit aussi la mydriase paralytique périphérique. De même
que certains poisons myotiques provoquent un spasme de l'accommodation, certains poisons mydriatiques déterminent une paralysie du muscle
ciliaire ; la duboisine et l'atropine produisent ce phénomène.

Enfin, parmi les poisons agissant sur la pupille, il faut citer encore le
chloroforme : les effets de cet anesthésique varient suivant la période
qu'on envisage ; pendant l'excitation les pupilles sont dilatées, les réactions sont lentes ; pendant l'anesthésie les pupilles sont rétrécies et se
dilatent légèrement sous l'influence d'une excitation périphérique, comme
une piqûre cutanée ; à la fin se produit une dilatation permanente. Le
chloral amène des modifications analogues : au début la pupille est
dilatée, elle est rétrécie pendant la période de sommeil, mais les excitations nerveuses font cesser le myosis.

La musculature externe de l'œil peut être atteinte dans bien des cas et
ses troubles se traduisent par du nystagmus, du strabisme, de la perte des
mouvements associés.

Kovacs et Kertesz([1]), qui ont étudié avec soin ces divers phénomènes, les classent de la façon suivante : le chloroforme détermine du nystagmus vertical, du strabisme convergent et enfin du strabisme divergent; l'éther amène au contraire du nystagmus latéral, puis une déviation intéro-latérale, suivie d'un retour lent vers l'état normal; la codéine provoque du nystagmus horizontal; l'asphyxie suscite des troubles plus complexes : c'est d'abord un nystagmus vertical, puis de l'exophtalmie et, à la fin, de la rotation latérale.

En même temps que ces différents phénomènes, ou en dehors d'eux, certains poisons, comme le chloroforme, l'éther, le chloral, la codéine, ont la propriété d'entraver la synergie qui existe entre les mouvements du corps et ceux des globes oculaires (Kovacs et Kertesz); la nicotine, la strychnine, la picrotoxine, la morphine, l'atropine, le curare, abolissent les mouvements associés des globes oculaires. Tous ces effets semblent relever d'excitations ou de paralysies des centres nerveux, exception faite pour les phénomènes produits par le curare.

Dans quelques empoisonnements on peut observer la protusion du globe oculaire, hors de l'orbite; c'est ce qu'on obtient avec la cocaïne, la strychnine; c'est ce qu'on voit aussi dans les cas d'asphyxie ou lors d'injection intra-veineuse d'urines normales ou pathologiques. Réciproquement, le globe oculaire peut être recouvert par les paupières convulsivement contractées : cet effet est très manifeste dans l'empoisonnement par la nicotine, où l'œil est caché en partie par la nictitante.

Les troubles de l'accommodation et des perceptions visuelles ne peuvent évidemment être étudiés que sur l'homme.

Certaines substances déterminent de l'achromatopsie, d'autres de l'amblyopie ou des modifications du champ visuel.

La santonine possède la singulière propriété de modifier la perception des couleurs : les objets blancs paraissent jaunes, les objets rouges deviennent oranges, les objets bleus sont verts. On a beaucoup discuté sur le mécanisme de ce phénomène; longtemps on a admis la présence dans l'humeur aqueuse d'une matière colorante jaune, identique à celle qu'on trouve dans l'urine; Rose pense au contraire qu'il s'agit d'un daltonisme transitoire, d'une paralysie des perceptions violettes. Le phénomène est d'ailleurs passager et, pour une dose de $0^{gr}.25$, ne dure jamais plus d'un jour.

La strychnine a un effet différent; elle agrandit le champ visuel, et cet agrandissement est surtout marqué du côté de l'injection sous-cutanée. Le nitrite d'amyle, administré à haute dose, modifie aussi la perception des couleurs; il fait voir des points rouges ou jaunes, des étincelles, des figures bizarres. En regardant un point sur un mur blanc, on l'aperçoit entouré d'un cercle jaune et d'un cercle violet. Goodhart pense que ce

([1]) Kovacs et Kertesz. Ueber die Wirkung einiger chemischer Stoffe auf die associrten Augenbewegungen. Arch. für exper. Pathol. und Pharmakologie, B. XVI. p. 81.

phénomène tient à des modifications circulatoires, car il a observé une
contraction des artères, et une dilatation des veines; mais Pick n'a rien
constaté de semblable.

L'amblyopie est surtout fréquente dans les empoisonnements organiques, particulièrement dans l'alcoolisme et le tabagisme. Sous l'influence
du tabac, on voit survenir une diminution dans l'acuité visuelle, une
perversion des couleurs, parfois de l'amblyopie monoculaire avec scotome
central; des troubles analogues s'observent dans l'alcoolisme chronique,
mais, dans ce dernier cas, le début des accidents est brusque, la marche
rapide et les manifestations sont bilatérales.

Nous ne sommes pas bien fixés sur le mécanisme mis en œuvre par ces
diverses substances toxiques. Il est difficile de dire s'il s'agit d'un trouble
de la perception centrale ou d'une modification rétinienne; l'examen de
la rétine est rarement pratiqué dans les empoisonnements; on sait seulement que certains poisons vaso-moteurs peuvent modifier le calibre des
vaisseaux qui s'y distribuent; la morphine, par exemple, amène d'abord
une anémie papillaire qui disparait pendant la narcose; le nitrite d'amyle,
au contraire, dilate les vaisseaux rétiniens, bien que ce fait ne soit pas
admis par tout le monde. Enfin M. Bouchard a beaucoup insisté sur
l'action vaso-dilatatrice de certaines toxines microbiennes et notamment
de la tuberculine dont il a pu suivre les effets au moyen de l'ophtalmoscope.

Une deuxième série de troubles oculaires est représentée par les altérations trophiques des différentes parties de l'œil. Parfois il s'agit d'inflammation des parties externes; de nombreuses substances instillées dans
l'œil, provoquent de la conjonctivite folliculaire; avec le jériquity les
phénomènes vont plus loin et aboutissent, comme on sait, à de la conjonctivite purulente.

Mais les troubles les plus curieux sont ceux qui sont consécutifs à
l'introduction de poisons dans l'organisme; dès 1860, W. Mitchell avait
reconnu que l'injection sous-cutanée de 5 grammes de sirop de sucre
produisait chez la grenouille une cataracte comparable jusqu'à un certain
point à celle des diabétiques. Richardson fit voir qu'il suffisait de plonger
des grenouilles ou des poissons dans des solutions de sucre ou de divers
sels minéraux, pour provoquer des opacités cristalliniennes qui disparais-
saient quand on remettait les animaux dans de l'eau pure. On peut
observer chez les Mammifères une opacité du cristallin en leur faisant
ingérer des doses mortelles de menthol; si l'on opère sur de jeunes
lapins, on verra la cataracte débuter au moment de la mort. Mais la plus
curieuse de toutes les cataractes expérimentales est celle qui a été étudiée
au laboratoire de M. Bouchard sur des lapins auxquels on faisait ingérer
de la naphtaline.

Le cristallin n'est pas la seule partie de l'œil qui puisse présenter des
troubles trophiques au cours des intoxications : MM. R. Dubois et
L. Roux ont fait voir que, chez les chiens qui ont été anesthésiés au

noyer du chlorure d'éthylène, il se produit, plusieurs heures après le réveil, des opacités cornéennes qui tiennent à la présence du poison dans l'humeur aqueuse.

Rappelons enfin l'expérience déjà citée de M. Maximovitsch qui vit l'injection de chloral dans le bout périphérique d'une des carotides produire, de ce côté, des troubles trophiques analogues à ceux qui suivent la section intra-crânienne de la 5e paire.

On a beaucoup moins remarqué les effets que les poisons produisent du côté des autres organes sensoriels; il faut se contenter ici de l'observation sur l'homme parce qu'il s'agit de modifications purement subjectives.

Un certain nombre de substances ont la propriété de déterminer des troubles auditifs et notamment des bourdonnements d'oreilles. Cet effet se produit, comme on sait, aussi bien sous l'influence du chloral que de la quinine. Chez les animaux empoisonnés avec cet alcaloïde, lapins, chats, chiens, on trouve parfois des ecchymoses et des hémorrhagies dans la caisse ou dans le labyrinthe (Wilh, Kirchner).

Les troubles du goût ou de l'odorat sont beaucoup moins importants et n'ont guère été signalés jusqu'ici.

Action des poisons sur la peau. — Les poisons peuvent produire un certain nombre de troubles cutanés; quelques-uns diminuent ou suppriment la sensibilité; nous avons déjà parlé de cette anesthésie toxique qui est généralement d'origine centrale, cérébrale ou médullaire. Dans quelques cas, les poisons se déposent au niveau de la peau: c'est ce qui a lieu pour les substances métalliques, comme le plomb et surtout l'argent qui peut communiquer une coloration noirâtre aux téguments.

Les modifications les plus intéressantes sont représentées par les troubles vaso-moteurs ou trophiques. Un grand nombre de substances provoquent des érythèmes, des poussées d'urticaire; parfois les lésions vont plus loin et simulent l'eczéma, ou bien, par suite du développement secondaire d'agents microbiens, se caractérisent par de l'acné, des furoncles, des anthrax, de la gangrène.

Les érythèmes sont très fréquents et ressemblent à la scarlatine, plus rarement à la rougeole; ils surviennent sous l'influence des toxiques les plus divers; les préparations mercurielles tiennent la première place, et semblent agir dans les cas d'applications externes, bien plutôt qu'à la suite de l'ingestion; ils peuvent être provoqués aussi par des pansements au salol, à l'acide phénique, à l'iodoforme, par le chloral, l'acide salicylique et la belladone, par l'ingestion de l'antipyrine, des balsamiques, des bromures ou des iodures: nous en avons observé un cas chez un malade qui avait pris de la pelletiérine contre le tænia. Il serait facile d'allonger cette liste; nous ajouterons seulement l'existence d'érythèmes liés aux auto-intoxications rénales ou gastro-intestinales; dans ce dernier cas, les manifestations cutanées surviennent à la suite d'indiges-

tions, de changement de régime, par exemple, au moment du sevrage chez
les enfants (Sevestre), après l'ingestion d'aliments avariés et de viandes corrompues; mais parfois des aliments en apparence sains provoquent des
poussées érythémateuses ou ortiées; il s'agit encore d'une intoxication qui
survient chez des personnes douées d'une haute prédisposition individuelle,
et s'observe surtout sous l'influence des poissons ou des mollusques.

À la suite d'une importante communication de M. Siredey (¹), la Société
médicale des hôpitaux a longuement discuté sur la fréquence et la pathogénie de ces érythèmes toxiques, dont on peut rapprocher les érythèmes
infectieux, les microbes agissant par les toxines; enfin, dans ces derniers
temps, on a publié un grand nombre d'observations établissant que les
injections des sérums thérapeutiques et spécialement de celui contre la
diphtérie déterminent diverses éruptions cutanées, urticaire, érythème,
purpura; mais il semble que ces phénomènes soient dus au sérum lui-même
et non à l'antitoxine qu'il renferme.

Quelles que soient la cause et la variété de l'érythème, il faut tenir
compte, avant tout, des susceptibilités individuelles qui parfois sont
passagères : tel individu qui, à une certaine époque de la vie, a présenté
des manifestations cutanées sous l'influence du subliné, supporte, quelques années plus tard, les préparations hydrargyriques; d'autres personnes
conservent leur idiosyncrasie pendant toute leur existence; chez quelques-unes, la sensibilité est si grande que l'inhalation des vapeurs mercurielles suffit à faire apparaître un érythème (²).

Si, le plus souvent, les érythèmes débutent aussitôt après l'usage de la
substance toxique, d'autres fois ils n'apparaissent que douze et quinze
jours après qu'on en a cessé l'emploi. Les faits de ce genre empêchent
de généraliser la théorie nerveuse qui explique l'érythrodermie par une
vaso-dilatation réflexe, consécutive à l'irritation produite par le poison
sur la peau ou la muqueuse digestive; il semble plutôt que les effets
soient dus à l'élimination du poison; peut-être s'agit-il même parfois d'une
auto-intoxication secondaire, l'érythème étant favorisé par une altération
rénale ou par des troubles dyspeptiques (Hayem).

Les autres manifestations cutanées ne sont pas plus faciles à expliquer;
telle est d'abord l'urticaire qu'on observe dans les mêmes cas que les
érythèmes, mais qui est surtout fréquente à la suite des troubles gastro-
intestinaux, et après les piqûres de divers insectes : puces, poux, cousins, chenilles processionaires.

Dans quelques cas, il s'est produit du purpura qui semble lié à des altérations du sang et des vaisseaux et s'observe surtout dans les empoisonnements par les balsamiques, la belladone, le phosphore, l'arsenic, le
mercure; parfois à la suite des piqûres de serpent, y compris la vipère.
Ces hémorrhagies sont surtout fréquentes quand on fait usage des iodures;

(¹) SIREDEY, Note sur un cas d'érythème scarlatiniforme desquamatif. Bull. de la Société
médic. des hôpit., 19 oct. 1894.

(²) HALLOPEAU, Le mercure, action physiologique et thérapeutique. Thèse d'agrégat. Paris. 1878.

chez un nalade guéri de purpura de quelle que cause que ce soit, il suffit
de donner un peu d'iodure de potassium pour faire revenir l'éruption. Le
purpura n'est pas grave par lui-même, mais il indique une altération
vasculo-sanguine assez profonde qui, dans quelques cas, a pu se traduire
par des hémorrhagies plus graves, notamment au niveau du cerveau ou
des méninges.

Quant aux autres altérations cutanées, elles relèvent généralement d'un
processus toxi-infectieux; l'acné, les furoncles qu'on observe très souvent
après l'usage des bromures et des iodures, tiennent aux troubles gastro-
intestinaux qu'engendrent ces substances; les toxines qui se produisent
ainsi, diminuent la résistance du système pilo-sébacé et permettent son
envahissement par les microbes de la peau: l'antisepsie du tube digestif
suffit souvent à faire disparaître ces manifestations cutanées (Féré).

C'est aussi probablement à une infection secondaire qu'il faut attribuer
les phénomènes de l'ergotisme gangréneux, la substance toxique ne faisant que préparer le terrain.

**Action spéciale de quelques poisons sur le système nerveux de
l'homme.** — Après l'étude générale que nous avons faite de l'action
exercée par les poisons sur le système nerveux, il nous faut indiquer
brièvement certains phénomènes qui sont particuliers à l'espèce humaine.
C'est par les propriétés si spéciales de son système nerveux que l'homme
diffère des autres animaux : il est donc impossible que les réactions qui
s'y passent soient identiques. Le développement des centres nerveux et
l'activité de l'encéphale expliquent la fréquence, pour ne pas dire la
constance, des localisations morbides à ce niveau. Qu'il s'agisse de poisons
exogènes, endogènes ou microbiens, presque toujours le système nerveux
est atteint et troublé.

Dans la plupart des empoisonnements, les malades se plaignent de
troubles subjectifs plus ou moins intenses: ils ont de la céphalalgie, des
troubles sensoriels, ils éprouvent des douleurs névralgiques qui, dans
quelques cas, s'accompagnent de zona: c'est ce qu'on voit notamment
dans l'intoxication oxy-carbonée.

Les manifestations cérébrales atteignent parfois une intensité plus grande :
le malade peut avoir un délire violent, de l'aphasie et, dans les cas chroniques, il peut verser dans la folie, la démence ou le gâtisme: l'alcoolisme,
le saturnisme, la pellagre doivent être cités en tête de cette étiologie.

Les phénomènes les plus importants sont représentés par des troubles
moteurs qui revêtent généralement la forme hémiplégique; cet aspect
contraste avec ce qui se passe chez les animaux où la prédominance du
système médullaire sur le système cérébral explique la détermination
paraplégique.

Dans ces dernières années, l'attention a été appelée sur un syndrome
intéressant, caractérisé par une hémiplégie incomplète et une hémi-
anesthésie sensitivo-sensorielle : une analyse minutieuse des phénomènes

permet de retrouver chez les malades ainsi atteints divers stigmates
d'hystérie; aussi a-t-on rattaché les accidents à la grande névrose et a-t-on
proposé de les réunir sous le nom d'hystérie toxique. Cette hystérie
toxique se rencontre dans les empoisonnements chroniques par le plomb,
l'alcool, le mercure, l'oxyde et le sulfure de carbone, la morphine; d'après
MM. Debove et Achard, elle aurait une physionomie particulière et mériterait d'être décrite à part; ce sont des accidents spéciaux, survenant chez
des sujets qui n'ont aucun antécédent héréditaire. Charcot s'est refusé à
admettre cette conception; il s'agit, d'après lui, d'hystérie vraie, sans
épithète spéciale, qui s'est développée à l'occasion d'une intoxication;
d'ailleurs, dans la plupart des cas, l'apparition des accidents a été favorisée par un choc moral. Il en est de même, du reste, en matière d'infection : les accidents, qu'on désigne quelquefois sous le nom d'hystérie
infectieuse, se présentent avec des aspects analogues et sont aussi favorisés, le plus souvent, par une cause adjuvante, une impression morale
plus ou moins vive; l'intoxication et l'infection ne feraient donc
qu'achever la préparation d'un terrain prédisposé.

On peut rapprocher de l'hystérie toxique, certains accidents des auto-
intoxications : dans le diabète, on voit des hémiplégies incomplètes,
mobiles, associées d'une façon bizarre à d'autres paralysies; dans l'urémie, on observe aussi des hémiplégies brusques, transitoires, que l'on
a rattachées successivement à l'œdème cérébral, à l'intoxication, à
l'hystérie.

Il est bien certain qu'il y a une certaine exagération à considérer tous
ces phénomènes comme relevant d'une même névrose; mais, non contents
de rapporter à l'hystérie les manifestations paralytiques, on lui attribue
aussi diverses variétés de tremblements. Il existe en effet des tremblements toxiques pouvant se présenter sous les aspects les plus variés et
relevant les uns d'un trouble cérébro-spinal, les autres de lésions matérielles et notamment de névrites : tout le monde connaît le tremblement
des buveurs; on observe un tremblement plus intense dans le saturnisme et surtout dans l'hydrargyrisme où il peut simuler la sclérose en
plaques. C'est aussi à une intoxication qu'il faut rapporter le tremblement
de la maladie de Basedow, car ce trouble peut se développer à la suite
de l'ingestion prolongée de corps thyroïdes.

Les intoxications jouent encore un rôle dans le développement des
autres névroses; nous avons déjà montré que la tétanie relevait toujours
d'une cause toxique. L'apparition de la neurasthénie est quelquefois favorisée par l'abus du café ou du tabac. Enfin un grand nombre de poisons
déterminent des convulsions analogues ou identiques à l'épilepsie vraie,
parfois à l'épilepsie Jacksonienne. C'est l'absinthisme qui est la cause la
plus fréquente de ces manifestations qu'on peut observer encore dans les
empoisonnements chroniques par le plomb, le mercure, le chloroforme,
l'éther, la cocaïne, la morphine, le tabac. Les divers poisons journaliers
notamment le tabac, plus rarement l'alcool, le thé et le café déterminent

chez l'homme, des accès d'angine de poitrine. Ceux-ci sont rarement mortels, bien que M. Letulle ait observé un cas d'angine de poitrine tabagique terminé d'une façon funeste; ils n'en constituent pas moins un phénomène grave, dont la pathogénie est encore mal connue. On a voulu attribuer les accidents aux troubles gastriques concomitants; il semble plus rationnel d'admettre une action sur le système nerveux se traduisant par un spasme des coronaires.

La plupart des troubles que nous verrons d'étudier ne s'accompagnant généralement d'aucune lésion notable, on ne peut faire que des hypothèses sur leur physiologie pathologique; on a invoqué parfois des modifications dans la circulation des centres nerveux : l'anémie cérébrale est provoquée par le tabac, l'ergot, les bromures, le chloroforme; le plomb produirait, pour quelques auteurs, un spasme des vaisseaux cérébraux analogue à celui qu'il détermine au niveau du foie; le phénomène inverse, c'est-à-dire la congestion cérébrale, peut être produit par le nitrite d'amyle, ce qui n'est pas admis par tout le monde, et surtout par l'alcool; c'est à la congestion cérébrale qu'on attribue la mort rapide, parfois foudroyante, qui frappe les ivrognes pendant les froids rigoureux; cette influence se fait surtout sentir dans les pays septentrionaux; bien souvent, en Russie, on voit des ivrognes s'affaisser dans la rue, au sortir d'un cabaret chauffé où ils ont bu de l'eau-de-vie, même en quantité modérée.

Signalons enfin les lésions déterminées par les poisons au niveau du système nerveux, néphrites, encéphalites, myélites, névrites, que nous étudierons à propos de l'anatomie pathologique.

Action des poisons sur le système circulatoire. — En recherchant l'action de certains poisons sur le cœur de la grenouille, Harnack arrive à la classification suivante :

1° Poisons qui arrêtent le cœur en systole (digitale).

2° Poisons qui arrêtent le cœur en diastole, en excitant les ganglions d'arrêt (muscarine);

3° Poisons qui arrêtent le cœur en diastole, en paralysant les ganglions excito-moteurs (iodol) ou le myocarde (cuivre);

Poisons systoliques. — Les poisons qui arrêtent le cœur en systole sont les plus importants et les mieux étudiés; ils sont représentés par un groupe assez naturel et méritent bien le nom de *poisons cardiaques* qu'on leur a souvent donné. Au point de vue chimique, ils appartiennent presque tous à la famille des glycosides; au point de vue physiologique, ils se distinguent par leur peu d'action sur le système nerveux et les divers appareils sauf le cœur; en dehors des modifications circulatoires qu'ils provoquent, ils produisent un seul trouble, le vomissement. Presque tous ces poisons sont d'origine végétale; les principaux sont représentés par les principes de la digitale, du *Strophantus hispidus*, de la scille, de l'ellébore, du *Tanghinia venenifera*, du *Thevetia neriifolia*, de l'*Upas antiar*, de la *Convallaria maialis*, etc.

La digitale, le type du genre, renferme un grand nombre de principes
actifs: la digitonine, qui agit comme la saponine; la digitoxine, extrêmement vénéneuse, qui tue le lapin à dose de $5^{mg},5$ par kilo, le chien à
dose de $1^{mg},7$ et le chat à dose de $0^{mg},4$: injectée sous la peau, elle provoque de vastes phlegmons, puis détermine des vomissements et de la
diarrhée; la digitaline et la digitaléine ne produisent pas les mêmes effets
irritants : ces trois substances agissent d'une façon identique sur le cœur.
La toxirésine et la digitalirésine sont des produits de dédoublement, dont
les effets sont analogues à ceux de la picrotoxine.

Pour étudier l'action de ces poisons sur le cœur, on a recours à différentes méthodes. On peut opérer sur des animaux à sang chaud et
recueillir des tracés au niveau des artères efférentes, ou même directement au niveau des ventricules ou des oreillettes; on peut se servir des
animaux à sang froid en mettant le cœur à nu, et suivre ses modifications
au moyen de la méthode graphique; on peut enfin opérer sur le cœur
isolé, en s'adressant à des animaux à sang froid ou même à des animaux
à sang chaud; on emploie alors la méthode des circulations artificielles
et on fait passer une solution physiologique de sel marin, ou mieux un
liquide contenant 6 pour 1000 de chlorure de sodium, 2 pour 100 de
gomme arabique et des globules rouges (Heffter); on se sert encore, dans
le même but, de sérum sanguin ou de sang défibriné. Le cœur peut
être complètement isolé, ou réuni à la circulation pulmonaire (Steffens,
Beyer). Enfin, il est souvent utile d'opérer sur la pointe du cœur séparée du reste de l'organe, afin d'éviter l'influence des ganglions intra-
cardiaques.

Ces méthodes ont servi à étudier l'action des principes de la digitale,
et ont permis de pousser fort loin l'analyse expérimentale. Jusque dans
ces derniers temps, on avait admis que la digitale avait une action différente sur les animaux à sang froid et sur les Mammifères : elle amène la
mort par arrêt du cœur en systole chez les premiers, en diastole chez
les seconds. On soutenait aussi qu'elle agissait sur le ventricule gauche, à
l'exclusion du ventricule droit. Les récents travaux de M. F. Franck [1]
semblent avoir définitivement fixé la science sur ces questions et expliqué
les contradictions apparentes.

Chez tous les animaux, la digitale ou plutôt la digitaline produit d'abord
(fig. 47) le ralentissement des battements cardiaques, leur régularisation,
l'augmentation de leur force, la constriction des vaisseaux périphériques,
l'élévation de la pression artérielle. Puis, si la dose est trop forte, survient
une deuxième période (fig. 48), caractérisée par une accélération des battements qui perdent généralement leur régularité. Enfin, à la troisième
période, le cœur tachycardique redevient régulier et s'arrête brusquement
(fig. 49).

Pendant la période qu'on pourrait appeler thérapeutique, le cœur se

[1] F. Franck, Analyse expérimentale de l'action de la digitaline. Clinique médicale de la
Charité, par Potain, etc. Paris, 1894, p. 549.

régularise et cette régularisation se produit des deux côtés : d'après
M. Franck, il y a synchronisme absolu, mais synergie relative, c'est-à-
dire que l'augmentation de l'énergie contractile est plus marquée pour le
ventricule gauche que pour le ventricule droit ainsi que le montre la
ligure 47 empruntée, comme les deux suivantes, au récent mémoire de

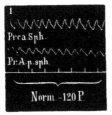 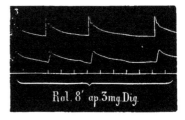

Fig. 47. — Ralentissement digitalinique du cœur.

Pr. Ca. Sph, pression carotidienne. — *Pr. A. p. Sph*, pression dans l'artère pulmonaire
N° 1 Tracé normal; 120 pulsations à la minute — N° 3. Tracé recueilli 8 minutes après injection
de 5ᵐᵍ de digitaline, 16 pulsations à la minute

M. Franck. On a eu tort de nier l'action sur le cœur droit, mais il faut
reconnaître que l'effet y est peu sensible; chaque ventricule proportion-
nant son effort à la résistance, il en résulte que la pression s'élève
beaucoup moins dans l'artère pul-
monaire que dans l'aorte.

En même temps qu'elle exagère
les systoles, la digitale augmente la
dépression diastolique, ce deuxième
phénomène n'était qu'une conséquence du premier.

Enfin chez la grenouille, la mort
survient par arrêt du cœur en systole. D'après M. Franck, il en est de
même chez les Mammifères. Seulement la tétanisation est de courte
durée, et le cœur se relâche aussitôt, retombant, après une série de
trémulations, à une diastole défini-

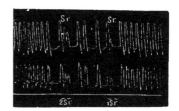

Fig. 48 — Arythmie digitalinique Pression
ventriculaire gauche (ligne supérieure), et
ventriculaire droite (ligne inférieure) Systoles redoublées uniques (1 Sr) et en couple
(2 Sr) s'effectuant à un niveau variable de
la phase de relâchement et annonçant une
tendance vers l'état demi-tétanique des deux
ventricules (F Franck)

tive. L'arrêt se fait simultanément des deux côtés (fig. 49); mais le cœur
droit, recevant encore du sang veineux, alors que le cœur gauche ne
reçoit plus rien, continue à se contracter quelque temps.

Le travail de M. Franck fait donc disparaître les contradictions qu'on
avait observées en étudiant séparément chaque ventricule ou en opérant
sur des animaux d'ordre différent. Il n'y aurait, pour cet auteur, que des
modifications secondaires; du reste, on peut facilement obtenir l'arrêt en
diastole chez la grenouille; il suffit d'opérer sur un animal chauffé; son
cœur se comporte, dès lors, comme celui des Mammifères (Gaglio).

Mais s'il y a solidarité entre les deux ventricules, les oreillettes restent indépendantes et réagissent d'une façon irrégulière; elles battent encore quand les ventricules sont rigides.

La digitaline, agissant également sur la pointe du cœur, on est forcé d'admettre que c'est un vrai poison musculaire; elle produit sur le myocarde les mêmes effets que les excitations faradiques portées directement sur le muscle. Toutes les substances qui diminuent l'excitabilité muscu-

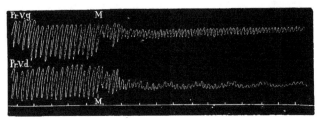

Fig 49 — Synchronisme des accidents mortels dans les deux ventricules.
Pr. V. g, ventricule gauche. — *Pr. V. d.*, ventricule droit.— *M.*, mort subite

laire, le chloral, la cocaïne, diminuent en même temps l'action de la digitaline; ce résultat est analogue à celui qu'on obtient en soumettant à des courants faradiques le cœur d'un animal profondément chloralisé : la résistance du muscle est beaucoup plus grande (Gley).

La digitaline n'est pas seulement un poison du cœur, elle agit sur les vaisseaux périphériques et, provoquant leur contraction, élève ainsi la pression sanguine. Cette action est accessoire et ne suffit nullement, comme on l'a soutenu parfois, à expliquer les effets de ce médicament; l'élévation de la pression artérielle est surtout le fait d'une contraction cardiaque plus énergique.

Un grand nombre de substances se comportent comme les principes actifs de la digitale. Buchheim a proposé de les réunir en un groupe particulier, qu'il divise de la façon suivante :

1° Glycosides cristallisables : digitaline, antiarine, helléboréine, évonymine, thévétine.

2° Substances cristallisables, mais n'appartenant pas à la classe des glycosides : digitoxine, strophantine, apocynine.

3° Glycosides non cristallisables : scillaine, adonidine, oléandrine.

4° Glycosides amorphes : digitaléine, nérisine, apocynéine, convallamarine.

5° Substances diverses : nériodorine, nériodoréine, upas.

Plusieurs des plantes qui fournissent ces produits, renferment, comme la digitale, des corps à action multiple et parfois opposée.

Ainsi Pelikan a établi que le *Nerium oleander* (laurier-rose) agit comme la digitale. Plus récemment, Schmiedeberg y a trouvé trois substances : la nérisine, rappelant la digitaléine, l'oléandrine, qui, à dose

de $0^{mg},25$, arrête le cœur de la grenouille en systole, la nériantine, glycoside azoté agissant comme la saponine. De même, dans l'*Apocynum
canabinum* on trouve l'apocynine rappelant la digitaline et l'apocynéine
analogue à la digitaléine.

Parmi ces différentes substances, quelques-unes intéressent le théra-
peute, telles sont la strophantine, la convallamarine.

La strophantine agit comme la digitaline; 1/40 de milligramme arrête
le cœur d'une grenouille en systole, au bout de dix minutes; les mouvements des membres persistent encore et les cœurs lymphatiques continuent à battre. Chez les Mammifères, l'arrêt du cœur se produit en diastole.
L'action de ce poison est assez complexe, car il agit non seulement sur le
myocarde, comme la digitale (Paschkis, Prevost), mais aussi sur le pulse
(Gley, Lapicque).

Depuis quelques années, on emploie assez souvent la convallamarine en
thérapeutique; son injection produit les phénomènes suivants : d'abord
un ralentissement des battements cardiaques avec élévation de la pression;
puis survient une deuxième période, caractérisée par des irrégularités et
des intermittences et accompagnée de vomissements; la pression se relève
à la fin, pour s'abaisser de nouveau et tomber au moment de la mort;
l'arrêt du cœur se produirait en systole, d'après Bochefontaine, en diastole,
d'après Reboul.

De toutes ces substances on peut rapprocher encore la caféine; chez la
grenouille, l'injection de ce glycoside accélère légèrement les battements,
puis les ralentit et les arrête en systole; chez les Mammifères, c'est encore
un arrêt en diastole qu'on observe. La globularine agit comme la caféine;
l'érythrophéine (provenant du mançon) produit aussi l'arrêt du cœur en
systole chez la grenouille, en diastole chez les Mammifères, après avoir
déterminé une augmentation et secondairement une diminution de pression (G. Sée et Bochefontaine).

Tous ces glycosides sont peu actifs chez les Invertébrés; l'*Upas
antiar*, comme l'a montré Vulpian, n'agit pas sur le cœur de l'escargot;
la strophantine arrête le ventricule en systole, l'oreillette en diastole;
mais ce poison est sans action sur le cœur des méduses (Rabuteau).
Enfin, le cœur de l'écrevisse est insensible à tous ces toxiques, tandis
qu'il est facilement influencé par les poisons diastoliques, comme la
muscarine.

Le règne végétal n'a pas le monopole des poisons systoliques; les venins
animaux possèdent souvent une action semblable; celui des serpents a des
effets assez variables, mais celui des Batraciens se comporte comme la
la digitale; c'est du moins ce qu'on observe avec le venin du crapaud et
du triton, car celui de la salamandre semble sans action sur le cœur. Rappelons à ce propos que le crapaud supporte, sans en être troublé, de
hautes doses de digitaline.

Les poisons minéraux produisent rarement l'arrêt du cœur en systole;
ce résultat ne s'observe qu'avec les sels de baryum.

Poisons diastoliques. — Le type des poisons diastoliques est représenté par la muscarine.

Une dose minime, $0^{mgr},05$ à $0^{mgr},1$, produit chez la grenouille un ralentissement des contractions cardiaques; les diastoles se prolongent, les systoles deviennent de moins en moins énergiques, et le cœur, plus gros que normalement, finit par s'arrêter en diastole. Si on l'excite alors, par un léger choc ou par une secousse électrique, on obtient quelques contractions énergiques, puis se produit un arrêt définitif.

L'action de la muscarine est attribuée à une excitation des appareils modérateurs; en effet, l'atropine, qui a pour effet de paralyser les ganglions d'arrêt et les terminaisons des vagues, empêche les effets de la muscarine, et, si le cœur est arrêté, fait reparaître les mouvements; ceux-ci persistent dès lors, même si l'on continue à faire passer du sang muscarinisé. Il suffit d'injecter à une grenouille $0^{mgr},002$ à $0^{mgr},005$ de sulfate d'atropine ou $0^{mgr},005$ de duboisine pour rendre le cœur insensible à l'action d'arrêt de la muscarine ou des pneumogastriques.

L'atropine, qui se montre ainsi l'antagoniste de la muscarine, paralyse la dixième paire, et produit une contraction vasculaire qui élève la pression; les doses considérables, c'est-à-dire 400 fois supérieures à celles qui produisent ces premières manifestations (Harnack) ont des effets inverses; elles abaissent la pression en paralysant le cœur et les vasomoteurs. L'hyoscyamine, la duboisine agissent de même sur l'appareil circulatoire.

Nous devons signaler encore l'action de diverses substances qui ont été moins complètement étudiées.

Les unes, comme la spartéine, semblent régulariser les mouvements cardiaques et augmenter leur amplitude; d'autres, comme la strychnine, élèvent la pression vasculaire, ralentissent les mouvements et augmentent l'amplitude des diastoles.

La morphine, la quinine, la vératrine agissent aussi sur le cœur. La morphine, après avoir produit une légère accélération initiale, détermine un ralentissement secondaire; pendant la narcose morphinique, Fick a pu observer des systoles incomplètes, incapables de faire ouvrir les valvules. Quand la mort survient, tous les appareils nerveux et musculaires sont paralysés et inexcitables.

L'administration de la quinine, chez un malade dont les battements sont précipités, produit un ralentissement du cœur; chez un homme ou un Mammifère sain, la quinine à petite dose accélère les battements; à dose moyenne, elle les ralentit et élève la pression; à haute dose, elle abaisse la pression, produit l'ataxie du cœur (Laborde) et finit par amener l'arrêt en diastole (Chirone).

Parmi les alcaloïdes agissant sur le cœur, il faut citer encore la vératrine qui produit des effets comparables à ceux qu'elle détermine sur les autres muscles; les systoles s'allongent et sont séparées par des intervalles de vingt et trente secondes. A une période avancée de l'intoxication, les irritations des pneumogastriques ou les excitations portées directement sur le muscle, ne produisent aucun effet notable. Ces troubles cardiaques sont surtout marqués chez la *Rana temporaria*, qui est moins résistante au poison que la *Rana esculenta*. Chez les Mammifères, les phénomènes sont moins spéciaux ; il se produit d'abord une élévation de la pression et, sous l'influence de hautes doses, un abaissement de pression, une irrégularité et une paralysie du cœur.

La plupart des poisons diastoliques agissent en paralysant les ganglions excito-moteurs, comme l'iodol, parfois en excitant le centre modérateur (ammoniaque), ou en paralysant le muscle lui-même, comme le font la plupart des poisons métalliques.

Ce sont les sels de potasse qui ont été le plus souvent étudiés à ce point de vue. On avait pensé à un moment que l'action cardiaque n'appartenait qu'à certains sels comme le sulfocyanure ; on sait aujourd'hui que les effets sont dus à la base, car ils s'observent avec le chlorure, le nitrate, le carbonate. Chez la grenouille, on obtient d'abord un affaiblissement des ventricules qui battent deux fois plus lentement que les oreillettes ; l'arrêt survient en diastole. Ce qui prouve bien qu'il s'agit d'une action sur le muscle lui-même, c'est que les effets sont semblables quand on agit sur la pointe isolée (Karewski). Les expérimentateurs qui ont opéré sur des Mammifères, ont obtenu des résultats contradictoires, ce qui tient, comme l'a bien montré Miewitz, à ce que les effets diffèrent totalement suivant les doses : en injectant à un chat 0^{gr},05 de nitrate de potassium, on observe d'abord un abaissement de la pression et un ralentissement du pouls ; puis la pression s'élève, le pouls s'accélère, pour se ralentir de nouveau et tomber au-dessous de la normale, au moment où la pression revient à son chiffre initial. Si, au contraire, on introduit 0^{gr},2 du même sel, la pression s'abaisse progressivement, ce qui tient à l'affaiblissement et à l'irrégularité des battements cardiaques, il est curieux de remarquer que ceux-ci peuvent reprendre sous l'influence de la respiration artificielle (Bœhm).

Le lithium est aussi un poison diastolique, paralysant le muscle ; mais, avant l'arrêt définitif, on peut observer des arrêts passagers, également en diastole, qui sont dus à une excitation des pneumogastriques.

Parmi les autres métaux, tuant par le cœur, nous citerons le manganèse, le molybdène, l'uranium, le nickel, et surtout le cuivre et l'antimoine. Le sulfate de magnésie agit de même chez la grenouille, mais les battements reprennent après un simple lavage (Jolyet et Laffont). L'acide arsénieux ralentit, puis arrête le cœur en diastole ; ce phénomène est précoce et précède d'au moins dix minutes l'abolition des autres fonctions ; de telle sorte que les grenouilles, dont la circulation est complètement arrêtée, continuent à sauter. Les effets sont plus complexes chez les Mammifères, car l'abaissement de pression tient à la fois à la paralysie cardiaque, à la paralysie des vaisseaux abdominaux et à la congestion viscérale qui en est la conséquence.

Enfin, il faut signaler le phosphore qui produit, chez la grenouille la paralysie des nerfs moteurs et du myocarde (Hans Meyer) et, chez le lapin, abaisse la pression et arrête le cœur en respectant les centres vaso-moteurs.

Les poisons narcotiques ont une action très marquée sur le cœur, comme ne l'avait déjà constaté Cl. Bernard. Les recherches plus récentes de Robertson, Kronecker, S. Ringer, Geza, ont précisé les effets de ces substances. D'après Geza, tous les narcotiques auraient la même influence au point de vue qualitatif, mais leur intensité d'action serait très variable : le chloroforme serait le plus énergique; une dilution à 1,62 pour 1000 arrêterait le cœur de la grenouille; pour produire le même effet il faudrait des quantités 12 fois plus élevées avec le brométhyle, 48 fois avec l'éther, 192 fois avec l'alcool.

En étudiant de plus près les phénomènes qui se passent, on voit qu'ils varient suivant la dose employée. Ainsi une dilution d'éther au 1/100, produit une excitation préparalytique du myocarde; à dose de 1,5 pour 100 les battements se ralentissent : à 2 pour 100 ils s'arrêtent; le chloroforme agit de même, mais avec plus d'intensité; l'iodoforme est encore plus énergique; du reste, chez les Mammifères, on constate, pendant le sommeil chloroformique, que les battements cardiaques sont ralentis et la pression diminuée; mais les centres peuvent encore réagir, car une excitation périphérique amène une légère ascension de la pression. En étudiant l'action des substances antagonistes, S. Ringer [1] a constaté que l'ammoniaque est capable de ramener, pendant un certain temps, les mouvements disparus; c'est un vrai contre-poison; l'atropine, au contraire, aide le chloroforme et précipite l'arrêt final.

Le chloral est un poison diastolique quand il est injecté à haute dose; à dose moyenne, il produit une vaso-dilatation énergique, et c'est peut-être par ce mécanisme qu'il ralentit les battements, car la vagotonie ou l'atropinisation ne modifie pas son action.

Le cœur est bien moins influencé par l'alcool. De petites quantités accélèrent un peu les battements; des quantités plus considérables les ralentissent, et abaissent la pression par suite d'une action sur les filets abdominaux des vagues, et sur les appareils nerveux du cœur. Si l'on coupe les pneumogastriques, la pression remonte légèrement.

Action sur les vaisseaux. — En parlant des modifications du cœur, nous avons dû, à plusieurs reprises, signaler des variations de la pression sanguine. Celles-ci peuvent dépendre d'une action portant, soit sur le cœur, soit sur les centres ou les terminaisons des vaso-moteurs, soit sur les muscles vasculaires.

La digitaline rentre dans le premier groupe : elle élève la pression parce qu'elle agit sur l'activité cardiaque et son effet persiste, malgré la paralysie

[1] SIDNEY RINGER, Influence of anesthasics of the frog's heart. *The Practitioner*, t. XXVI et XXVII.

vaso-motrice, que peut produire le nitrite d'amyle ou l'hydrate de chloral.

Les substances qui abaissent la pression, peuvent également agir sur le cœur ou sur les vaisseaux; dans ce dernier cas, il se produit une paralysie vaso-motrice, centrale ou périphérique, ou bien une distension énorme des vaisseaux intestinaux, liée à une paralysie des splanchniques.

Pour étudier l'état des vaso-moteurs périphériques, on peut rechercher la contractilité vasculaire en excitant les vaso-constricteurs; c'est ce qu'on obtient au moyen de l'asphyxie, par exemple en cessant la respiration artificielle; la pression monte s'il n'y a pas de paralysie. D'autres fois on porte directement une excitation faradique sur les vaisseaux; ailleurs on recherche les modifications d'un courant sanguin passant à travers les organes retirés du corps. Cette dernière méthode, imaginée par Bidder en 1862, a servi aux intéressantes recherches de Héger, Thomson, Jacobi. Il résulte des travaux de M. Héger que l'écoulement du sérum à travers un organe préparé pour la circulation artificielle ne se fait pas d'une façon uniforme; bien que la pression reste constante, il se produit une série d'oscillations. L'adjonction d'un alcaloïde au sérum a pour effet de modifier en plus ou en moins l'écoulement du liquide et de produire des changements d'autant plus marqués que la dose est plus élevée. Thomson, qui a repris l'étude de la question, divise les substances toxiques en trois groupes : les unes augmentent la rapidité de l'écoulement en paralysant les vaisseaux : hydrate de chloral, nitrite d'amyle, quinine, atropine à petites doses; d'autres diminuent l'écoulement, en produisant une contraction périphérique : elléboréine, coronilline, digitaléine; d'autres enfin ne modifient pas la circulation périphérique ou du moins n'agissent pas directement sur les capillaires qu'elles traversent.

Remarquons encore que certaines substances ont une action spécifique sur les capillaires d'un organe : la quinine agit sur ceux de la rate, la digitaléine sur ceux du rein.

Toutes ces expériences, bien qu'elles éclairent considérablement l'action des poisons sur la circulation, ne suffisent pas encore à résoudre tous les problèmes, et il faut souvent se contenter de noter les effets survenus, sans être affirmatif sur le procédé mis en œuvre.

La thérapeutique clinique a fait connaître les bons effets de l'ergot de seigle dans le traitement des hémorrhagies. L'induction permet de conclure qu'il se produit une *constriction des vaisseaux* : or, pour cette substance dont l'action semble si simple, les expérimentateurs ont eu beaucoup de peine à se mettre d'accord; c'est que les effets sont complexes et qu'il faut tenir compte des modifications subies par le cœur, qui devient irrégulier et finit par s'arrêter en diastole.

Cette action cardiaque peut empêcher l'élévation de pression que tend à produire la constriction des capillaires. On comprend dès lors la divergence des résultats, et l'on s'en étonne d'autant moins que les expérimentateurs se sont servis de substances diverses, et qu'ils les ont introduites par des voies différentes.

Holmes, injectant de l'ergotine dans les veines, observa d'abord un abaissement puis une élévation de la pression; Markwald nota une légère augmentation, puis une dépression souvent passagère et enfin une forte pression durable.

Les dernières recherches de MM. Wertheimer et Magnin [1] ont établi que l'ergotine de Boujean et l'ergotine d'Yvon injectées dans les veines déterminent un abaissement de pression souvent précédé et toujours suivi d'une augmentation; il se produit en même temps une diminution de volume du rein et un affaiblissement des contractions cardiaques, ce qui explique l'abaissement de la tension artérielle. Injectée sous la peau, l'ergotine ne produit qu'une élévation, sans abaissement préalable. L'ergotinine Tanret provoque l'élévation de la pression et ralentit le cœur, même quand on l'injecte dans les veines.

L'abaissement de pression est donc attribuable à une action directe sur le cœur, l'élévation à une constriction des capillaires. Celle-ci peut être constatée directement, soit sur le mésentère ou la membrane interdigitale de la grenouille (Holmes), soit sur les méninges des Mammifères trépanés (Schüller).

La constriction des vaisseaux est due à une action périphérique. Holmes, Laborde, Petou ont établi que les phénomènes produits par l'arrachement du ganglion cervical supérieur disparaissent sous l'influence de l'ergotine; les artères se rétrécissent, la pupille se dilate, la température de l'oreille s'abaisse.

A côté de l'ergotine et de l'ergotinine, l'ergot renferme d'autres substances actives, la cornutine qui est un vaso-constricteur agissant en excitant les appareils centraux; l'acide sphacélique (Kobert) dont l'injection produit, chez le coq, la gangrène de la crête, de la langue, du gosier, et détermine, chez le porc, le sphacèle des oreilles et du nez; enfin l'acide sclérotique (Wernick et Zweifel) ou ergotique (Kobert) qui, après avoir produit une légère augmentation de pression, détermine un abaissement considérable.

De même que la cornutine, la cocaïne agit sur les centres vaso-moteurs; sous son influence, le pouls augmente de fréquence et la pression s'élève; mais de hautes doses amènent une paralysie des centres, se traduisant par une dilatation des vaisseaux. Il faut citer encore la cytisine qui excite les centres vaso-moteurs du bulbe (Danilewsky et Tscherenow) et la strychnine qui produit dans les centres vaso-moteurs de la moelle des modifications semblables à celles qu'elle provoque dans les centres moteurs, c'est-à-dire qu'elle les excite à petite dose, et les paralyse à dose élevée. Les sels ammoniacaux agissent de même. L'action de l'acide cyanhydrique est plus complexe; la pression s'élève d'abord puis s'abaisse; à ce moment le centre vaso-moteur est paralysé et le sang est rouge clair; puis

[1] WERTHEIMER et MAGNIN, De l'action de l'ergotine sur la circulation. Arch. de phys., p. 92, 1892.

après une nouvelle élévation passagère, la pression tombe à zéro; le cœur continuant à battre.

Beaucoup de médecins considèrent les sels de plomb comme des vaso-constricteurs; les expériences sur les animaux ne confirment pas cette opinion; les troubles vasculaires du saturnisme chronique sont liés probablement à des excitations douloureuses.

Les substances qui *abaissent la pression sanguine* peuvent agir par les procédés suivants :

1. Affaiblissement de la contractilité cardiaque : émétine par exemple.

2. Paralysie des terminaisons des splanchniques : c'est une action indirecte relevant de la congestion énorme des vaisseaux abdominaux : ce procédé est mis en œuvre par l'arsenic, le venin des serpents et, accessoirement, par l'éther et le chloral.

3. Action sur les centres vaso-moteurs : excitation des vaso-dilatateurs ou paralysie des vaso-constricteurs.

Il n'existe que fort peu de substances produisant une vaso-dilatation active : on cite surtout l'atropine. M. François Franck admet que le nitrite d'amyle agit de la même façon; mais la plupart des auteurs pensent que ce poison détermine une paralysie vaso-motrice centrale ou périphérique.

Les substances qui produisent des paralysies vaso-motrices sont fort nombreuses : citons les nitrites, et particulièrement le nitrite d'amyle et la nitro-glycérine; les iodures, le chloral, la quinine, l'alcool, les peptones, les matières pourries, certains poisons microbiens.

Le nitrite d'amyle est le véritable type des vaso-dilatateurs. Son inhalation produit une rougeur de la face et de la poitrine; mais tous les vaisseaux ne se dilatent pas également; pour quelques auteurs ceux de la rétine ne subissent aucune modification. En même temps, le pouls s'accélère, la pression s'abaisse, sauf au début où l'on observe souvent une légère élévation, due à l'excitation produite sur la muqueuse bucco-nasale. Filehne a montré qu'il ne s'agit pas d'une action périphérique, car l'excitation du sympathique amène le resserrement des vaisseaux dilatés.

La nitro-glycérine agit comme le nitrite d'amyle, mais son action est beaucoup plus durable.

Le chloral produit la paralysie des centres vaso-moteurs; on sait combien il est difficile d'arrêter les hémorrhagies pendant les opérations pratiquées sur des animaux endormis par cette substance. Il agit en même temps sur le cœur dont il amène l'arrêt en diastole, chez la grenouille; son action, n'étant pas annihilée par l'atropine ni par la vagotomie, doit porter sur les ganglions cardiaques modérateurs. La paralysie des centres vaso-moteurs et l'anesthésie produites par le chloral expliquent pourquoi, sous son influence, les excitations cutanées ne sont plus capables d'élever la pression sanguine.

Le chloroforme et l'alcool, après avoir amené une excitation passagère des vaso-moteurs, déterminent une paralysie permanente. D'après

M. Arloing, le chloroforme, contrairement au chloral, augmente la force des systoles cardiaques et ralentit la circulation pulmonaire.

La quinine produit des modifications assez curieuses sur la pression. A petites doses elle l'élève et stimule les battements cardiaques; à doses plus élevées, c'est-à-dire à doses de 1 à 2 grammes, elle ralentit le cœur, sans lui faire perdre de sa force, et abaisse la pression, en paralysant les vaisseaux; on comprend ainsi que la quinine affaiblisse les réflexes vasculaires (Schroff).

Enfin, on emploie souvent en thérapeutique les divers iodures; il semble établi que c'est l'iodure de sodium qui possède l'action la plus marquée sur les vaso-moteurs qu'il dilate; les iodates agissent comme les iodures, mais plus énergiquement. Seulement, au début de leur action, les iodures, d'après M. Lapique, élèvent la pression, en augmentant l'énergie des systoles cardiaques.

Les substances toxiques d'origine animale peuvent aussi modifier la tension vasculaire.

Fano a montré que l'injection de $0^{gr},5$ de peptone dans les veines d'un chien abaisse la pression et détermine une congestion des vaisseaux abdominaux; les effets sont semblables quand on injecte des matières pourries.

Les sécrétions normales peuvent également influer sur les vaso-moteurs: la bile semble les paralyser, ce qui explique, en partie, pourquoi les ictériques ont un pouls lent dont l'ampleur contraste parfois avec l'affaiblissement des battements cardiaques. M. Bouchard a bien mis en évidence le pouvoir vaso-dilatateur des urines normales, dont l'effet est facilement apprécié par la simple inspection des vaisseaux de l'oreille. Quelques urines pathologiques possèdent cette action à un bien plus haut degré; c'est ce que nous avons constaté bien souvent en injectant des urines de cirrhotiques. MM. Charrin et Le Noir ont observé le même phénomène avec l'urine des tuberculeux et pensent qu'il est dû à l'action de la tuberculine. Il est certain, en effet, que les poisons microbiens produisent de notables modifications circulatoires. Quelques-uns agissent directement sur le cœur: ils déterminent chez la grenouille un ralentissement très marqué des battements; ce phénomène a été observé avec les diverses toxines étudiées jusqu'ici, mais de tous les poisons expérimentés, le plus actif est celui que produit le *Bacillus septicus putidus*(1). Sous son action, le cœur cesse d'être influencé par les pneumogastriques, les systoles s'éloignent de plus en plus tout en restant fort énergiques, puis finissent par disparaître (fig. 50); cet effet est très rapide, il s'observe avant tout autre phénomène d'intoxication.

L'action directe sur les vaisseaux n'a pas été étudiée jusqu'ici, mais l'action sur les centres vaso-moteurs a été bien mise en évidence par les recherches de MM. Gley et Charrin; les expériences de M. Bouchard ont établi que la tuberculine de Koch, contrairement à la plupart des autres

---

(1) Recen, Poison cardiaque d'origine microbienne. *Arch. de physiol.*, 1895, p 226.

toxines, a un pouvoir vaso-dilatateur : de là les expressions d'ectasine et d'anectasine, employées par cet auteur pour rappeler l'action vasculaire de ces divers produits microbiens.

Il n'est peut-être pas inutile de faire remarquer, en terminant l'étude des poisons vaso-moteurs, que les effets que nous avons décrits sont bien d'ordre toxique et ne peuvent être attribués à la' distension du système circulatoire; les expériences de Cohnheim et Litten, de MM. Dastre et Loye,

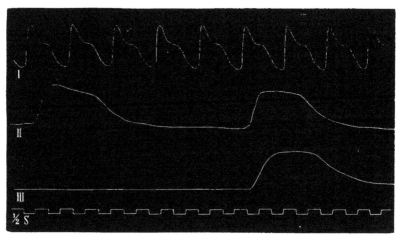

Fig. 50 — Action des produits solubles du *Bacillus septicus putidus* sur le cœur de la grenouille. I, cœur normal. — II et III, cœur intoxiqué. — Le tracé III montre la dernière contraction du cœur.

dénotent qu'on peut injecter dans des veines de grosses quantités d'eau salée sans changer la pression.

Action sur les lymphatiques. — On n'a guère étudié jusqu'ici l'action des poisons sur les cœurs lymphatiques de la grenouille. Cl. Bernard a noté qu'ils sont arrêtés par le curare. Il est admis généralement qu'ils se comportent à peu près comme le cœur sanguin.

Les modifications des vaisseaux lymphatiques ont été mises en évidence par MM. Cley et Canus : d'après ces auteurs, le sang asphyxique et la pilocarpine provoquent le resserrement des parois du canal thoracique; inversement l'atropine amène leur relâchement; le curare agit de même, mais à un moindre degré.

Action des poisons sur l'appareil respiratoire. — Les poisons peuvent agir très diversement sur l'appareil respiratoire; quelques-uns, introduits par inhalation, mettent en jeu divers réflexes et produisent de la toux, parfois des spasmes; les vapeurs d'ammoniaque, de chloroforme, de térébenthine, et les autres gaz irritants, excitent les terminaisons des pneumogastriques; il en résulte des modifications du rythme, qui devient faible et superficiel, ou bien un arrêt des mouvements à l'état de tétanos inspiratoire : les effets sont les mêmes quand l'inhalation est pratiquée par une canule trachéale, ce qui prouve qu'il ne s'agit pas d'une irritation des voies supérieures. On peut voir survenir en même temps des modifications cardiaques qui reconnaissent le même mécanisme réflexe et ont été bien étudiées par M. F. Franck.

Quelques substances n'agissent sur l'appareil respiratoire qu'en paralysant les divers muscles qui servent à son fonctionnement. Le curare, par exemple, amène la mort parce qu'il abolit l'action des muscles thoraciques; chez les animaux qui peuvent vivre un certain temps malgré la suppression des poumons, comme les Batraciens, le poison n'est pas aussi fatalement mortel. Dans le même ordre d'idées, on peut citer les

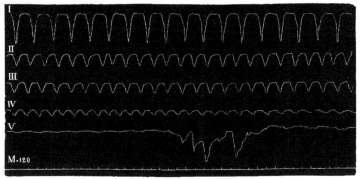

Fig 51 — Respiration dans l'empoisonnement par l'atropine.

I, respiration normale — II, après injection intra-veineuse de 0gr,14 — III, après injection de 0gr,04. — IV, après injection de 0gr,02 — V, tracé pris deux minutes après le précédent et montrant les convulsions asphyxiques terminales.

sels de cuivre; au moment où l'animal succombe, le diaphragme est complètement inexcitable.

Les troubles les plus intéressants résultent d'une action bulbaire et consistent en des modifications dans le mode ou dans le rythme des mouvements respiratoires.

Les substances qui modifient le mode des mouvements respiratoires peuvent se diviser en deux classes : les unes les accélèrent après avoir produit un léger ralentissement initial : les autres ont une action inverse.

L'atropine rentre dans le premier groupe; après un ralentissement qui est fort passager et passe souvent inaperçu, les mouvements respiratoires s'accélèrent, comme on peut le voir sur le tracé ci-dessus (fig. 51) que nous avons recueilli sur un lapin; la première ligne montre l'aspect de la respiration normale(1); la deuxième a été prise après injection intra-

(1) Suivant les règles formulées par M. Marey, nous avons disposé les appareils enregistreurs de façon à inscrire les inspirations suivant des lignes descendantes ; les plateaux supérieurs correspondent aux expirations.

veineuse de $0^{gr},14$ de sulfate d'atropine; la troisième après injection de $0^{gr},04$ et la quatrième après une nouvelle injection de $0^{gr},02$; l'animal avait donc reçu en tout, $0^{gr},20$ de l'alcaloïde; on peut constater facilement que les mouvements deviennent de plus en plus superficiels; à la fin ils sont si peu marqués qu'ils ne peuvent suffire à l'hématose; alors éclatent des convulsions asphyxiques qui sont inscrites au milieu de la ligne V; la mort survient ainsi sans ralentissement terminal.

Les substances agissant comme l'atropine ne sont pas très nombreuses; nous signalerons spécialement les sels ammoniacaux qui, introduits dans le sang, produisent d'abord un arrêt de la respiration, puis une accéléra-

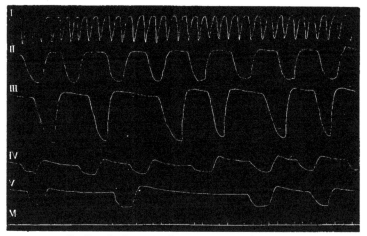

Fig. 52 — Respiration dans l'empoisonnement par la morphine
I respiration normale — II. après injection de $0^{gr},006$ — III. après nouvelle injection de $0^{gr},05$
IV et V, tracés recueillis dix et quinze minutes après la dernière injection.

tion qui persiste jusqu'à la mort et que ne modifie pas la section des pneumogastriques.

La plupart des poisons ont une action inverse. Telle est la morphine qui amène d'abord une très légère accélération, puis diminue l'excitabilité du centre respiratoire et parfois supprime complètement le besoin de respirer; la mort arrive au milieu d'une apnée complète. Le tracé 52 rend parfaitement compte des changements survenus dans ces conditions. Une dose de $0^{gr},006$ injectée dans les veines d'un lapin a déjà totalement modifié le rythme et a fait tomber le nombre de mouvements de 46 à 11 par minute : en même temps les inspirations sont devenues beaucoup plus profondes. Une nouvelle injection de $0^{gr},05$ augmente encore l'amplitude des mouvements (ligne III), puis la diminue (lignes IV et V) et abaisse leur nombre à 8 et même à 5.

Le ralentissement n'est pas moins manifeste chez l'homme, où l'on a vu, dans quelques cas, la respiration tomber à dix ou six à la minute.

Contrairement à l'opinion généralement admise, nous avons constaté que la vagotomie double ne modifie pas l'action de la morphine sur la respiration.

La plupart des vomitifs agissent d'une façon semblable; le tartre stibié, par exemple, produit chez les animaux et chez l'homme une période d'accélération qui est beaucoup plus manifeste qu'avec la morphine; la respiration devient superficielle, irrégulière, puis elle se ralentit : les inspirations sont convulsives, pénibles, les expirations lentes et plaintives. C'est à ce moment que surviennent les vomissements qu'on a considérés justement comme des mouvements respiratoires anormaux.

Le chloroforme produit des effets analogues, seulement il détermine d'abord un ralentissement réflexe de la respiration par excitation des terminaisons de la 5e paire au niveau des narines; cette première période fait défaut si les vapeurs sont introduites par une plaie trachéale; dans ce cas on observe une accélération d'emblée; puis survient la deuxième période où les respirations deviennent plus lentes, plus superficielles et, si la dose est trop forte, finissent par se suspendre.

Le chloral, après une légère accélération initiale, d'ailleurs inconstante, ralentit les mouvements; si la dose est élevée il les rend irréguliers, superficiels et, comme le chloroforme, amène la mort par paralysie respiratoire.

C'est aussi le ralentissement de la respiration qu'on observe sous l'influence de l'alcool : la période d'accélération, qu'on signale chez l'homme, fait défaut chez les animaux.

Les deux périodes successives sont très nettes avec la nicotine, la vératrine et la caféine. Le premier de ces poisons produit d'abord une respiration rapide, haletante et sifflante, que ne modifie pas la vagotomie; avec la vératrine, l'accélération initiale fait défaut si l'on a sectionné les deux pneumogastriques : le mécanisme est donc différent; il s'agit d'une excitation portée sur les terminaisons des nerfs pulmonaires (Bezold). Plus tard, survient une respiration lente, difficile, spasmodique, s'accompagnant de longues pauses expiratoires et rappelant le rythme qui se produit chez les animaux dont on a sectionné les deux pneumogastriques à la région cervicale.

Les poisons nés dans l'organisme déterminent de notables modifications respiratoires. L'effet est surtout manifeste quand on étudie l'action de la bile ou plutôt des sels biliaires; on s'explique ainsi le ralentissement de la respiration qu'on observe dans l'ictère et qu'on peut reproduire chez les animaux en leur injectant dans les veines l'urine de malades ictériques.

Quelques poisons produisent des respirations périodiques; le type de Cheyne-Stokse se rencontre assez souvent dans certaines formes d'urémie et parfois dans les empoisonnements exogènes, par le camphre ou par la morphine, comme dans une observation de Unverricht [1].

[1] UNVERRICHT, Ueber Lehre von Antagonismus zwischen Atropin und Morphium. Central-blatt für klin. Medicin, 1891, p. 849.

D'autres fois, la respiration revêt le type de Kussmaul, par exemple dans l'auto-intoxication qu'on désigne sous le nom de coma diabétique; ailleurs on verra des phénomènes asthmatiformes qu'on rencontre dans l'urémie et dans certaines dyspepsies.

Nous avons déjà montré, à propos des vapeurs irritantes, que les excitations de la surface pulmonaire pouvaient retentir sur le cœur. Il se produit, dans d'autres cas, des troubles cardio-respiratoires qui caractérisent la *respiration périodique* et ont été bien étudiés par MM. Pachon et Richet. On les observe dans l'intoxication par la morphine, le chloral, le chloralose, à la condition que les chiens sur lesquels on opère soient placés en dehors de toute excitation sensitive ou sensorielle. Il se produit d'abord une pause respiratoire; les battements cardiaques persistent, puis se ralentissent et s'affaiblissent, l'asphyxie survient; dès lors l'acide carbonique excitant le bulbe détermine une ou deux profondes inspirations; le cœur se remet à battre avec force pour se ralentir de nouveau et ramener ainsi des excitations respiratoires. Ces phénomènes se reproduisent successivement avec une régularité remarquable.

Action des poisons sur le tube digestif. — Les poisons étant fréquemment introduits par ingestion peuvent déterminer une série de lésions sur les divers tissus avec lesquels ils se trouvent en contact, c'est-à-dire sur les muqueuses de la bouche, du pharynx, de l'œsophage, de l'estomac ou même de l'intestin. Outre cette action directe, ils suscitent, sur les mêmes régions, des lésions dépendant de leur élimination; c'est à ce dernier mécanisme que sont dues la plupart des ulcérations d'origine hydrargyrique, aussi bien l'entérite que la stomatite; on comprend ainsi que ces manifestations soient plus rares quand le mercure est ingéré que lorsqu'il est introduit sous la peau ou directement dans une veine.

Cependant les lésions gastriques dépendent le plus souvent d'une action directe; on peut les opposer aux altérations intestinales qui relèvent surtout d'une élimination et se produisent de préférence en certaines régions riches en glandes, le duodénum et le cæcum par exemple.

Cette division est généralement exacte, mais il ne faut pas en exagérer la valeur; car les lésions stomacales peuvent aussi être consécutives à l'élimination des substances toxiques. On sait que plusieurs alcaloïdes s'échappent par cette voie et qu'à la suite de leur injection sous-cutanée, le lavage de l'estomac en ramène de grandes quantités. C'est un moyen thérapeutique auquel on doit avoir recours, même quand l'empoisonnement n'est pas consécutif à l'ingestion. Mais les alcaloïdes ne produisent généralement pas de lésions appréciables; ce sont surtout les poisons minéraux qui déterminent des altérations anatomiques; le fait est très net pour l'arsenic, dont l'injection sous-cutanée provoque des ulcérations gastriques.

On a beaucoup discuté sur le mécanisme de ces lésions par élimination. Celles qui se produisent au niveau de la bouche et de l'intestin relèvent d'un processus infectieux; le poison ne fait que diminuer la résistance de

la muqueuse et permet l'action nocive des nombreux microbes qui végètent normalement dans le tube digestif. Cette pathogénie s'applique aussi
bien à la stomatite qu'à la dysenterie hydrargyrique; elle explique comment on obtient de bons résultats en traitant la stomatite mercurielle par
les antiseptiques, voire au moyen de la liqueur de Van Swieten.

Pour les ulcérations gastriques la pathogénie doit être un peu modifiée.
Le rôle principal revient, semble-t-il, à l'acide de l'estomac; le poison en
déterminant des hémorrhagies punctiformes et des dégénérescences graisseuses rend la muqueuse attaquable par l'acide chlorhydrique. Une jolie
expérience de Filhene confirme cette hypothèse; cet auteur injecte de
l'acide arsénieux sous la peau de deux lapins: l'un d'eux est gardé comme
témoin et les ulcérations gastriques se développent; l'autre reçoit un sel
de soude ou de magnésie qui neutralise le contenu de l'estomac et les
ulcérations font défaut.

L'intestin est, bien plus souvent que l'estomac, le siège de lésions par
élimination. Les poisons exogènes, comme l'arsenic ou le mercure, les
endogènes, comme les toxines produites dans les cas d'urémie, de brûlures,
de vernissage ou à la suite de la thyroïdectomie (Boccardi), amènent des
ulcérations intestinales, occupant soit le duodénum (brûlures), soit le gros
intestin. Cette dernière localisation s'observe aussi bien dans les cas
d'urémie que d'hydrargyrie. On peut la reproduire facilement chez les
animaux; du reste la pathologie expérimentale dénote que le cæcum
est un lieu d'élection pour les altérations toxiques, même dans les cas où
l'empoisonnement relève de produits microbiens.

Les ulcérations intestinales dues à l'action du sublimé sont celles qui ont
été le plus souvent étudiées par les expérimentateurs ([1]). Rares après l'ingestion du poison, elles se développent surtout quand le sel mercuriel
est injecté sous la peau ou dans une veine: au début on ne trouve qu'un
piqueté sanguinolent; à un degré plus avancé, il se forme des hémorrhagies plus étendues qui soulèvent la muqueuse et la privent de ses
moyens de nutrition; les microbes de l'intestin s'attaquant à un tissu
affaibli produisent facilement le sphacèle.

Qu'ils déterminent ou non des lésions anatomiques, les poisons provoquent souvent deux symptômes d'une importance considérable: les vomissements et la diarrhée. Les substances minérales, mercure, phosphore,
antimoine ou plutôt tartre stibié, produisent ces deux ordres de phénomènes; à l'autopsie, on trouve des lésions qui semblent expliquer les
désordres (choléra stibié); il en est de même à la suite de l'administration
de la colchicine, de la phalline (principe actif de l'*Agaricus phalloides*), de
l'émétine, de la térébenthine. On peut même dire qu'à haute dose, toutes
les substances émélo-cathartiques déterminent des altérations anatomiques:
congestion des vaisseaux intestinaux, suffusions sanguines, ulcérations

([1]) Charrin et Rogen, Des altérations intestinales dues à l'action du sublimé. *Bull. de la Soc.
de biol.*, 10 juillet 1886.

punctiformes, desquamation épithéliale, hémorrhagies intestinales, etc.

Mais beaucoup de poisons, à dose moins forte, ne provoquent que des troubles fonctionnels, parmi lesquels il convient de citer, en première ligne, le vomissement.

Le vomir des substances vomitives est, comme on sait, fort considérable et, malgré les travaux publiés, il faut avouer qu'on n'est pas encore parfaitement fixé sur leur mode d'action.

La célèbre expérience de Magendie, remplaçant l'estomac d'un chien par une vessie pleine d'eau et voyant le vomissement se produire après injection intra-veineuse d'émétique, prouve que l'estomac n'a qu'un rôle accessoire dans la production du vomissement et que le phénomène est dû à une excitation des centres nerveux et non à une action périphérique. Mais toutes les substances vomitives n'agissent pas d'une façon analogue; aussi peut-on, avec Lauder-Brunton et Grasset, adopter la classification suivante :

1° Certains poisons produisent le vomissement en excitant directement les centres nerveux : telle est l'apomorphine;

2° D'autres agissent indirectement par action réflexe, et la voie centripète principale est représentée par le pneumogastrique; tel est l'ipéca ou l'émétine.

L'apomorphine qui rentre dans le premier groupe est beaucoup plus active quand on l'introduit sous la peau que lorsqu'on la fait ingérer; c'est l'inverse pour l'ipéca et le tartre stibié. Si l'on coupe les pneumogastriques au niveau du cou, on ne modifie en rien l'action de l'apomorphine injectée sous la peau; on supprime au contraire l'action de l'émétine (expériences de Chouppe, d'Ornellas). L'ipéca fait vomir en irritant les terminaisons des nerfs vagues; s'il agit quand on l'injecte sous la peau, c'est parce qu'une partie passe dans l'estomac et y excite les nerfs qui s'y rendent; il faut donc, dans ce cas, employer des doses trois fois plus considérables.

Enfin, le tartre stibié met en œuvre ces deux mécanismes; aussi est-il bien plus dangereux que l'ipéca et peut-il déterminer rapidement le collapsus et parfois la mort.

Les poisons qui provoquent le vomissement à faible dose peuvent, à dose plus élevée, le rendre impossible; c'est le cas pour la morphine et pour l'apomorphine. Quand cette dernière substance est donnée en quantité assez considérable, au lieu de produire le vomissement, elle détermine une série de phénomènes nerveux graves, aboutissant à la paralysie des nerfs postérieurs, à la disparition des réflexes, au collapsus et à la mort.

L'action des vomitifs sur le système nerveux explique les troubles qui accompagnent leur administration, troubles sécrétoires comme la salivation, troubles respiratoires caractérisés par une accélération, puis un ralentissement des mouvements, troubles cardiaques, abaissement de température. Tous ces phénomènes reconnaissent nettement une origine bulbaire.

Qu'elles aient ou non une action vomitive, les substances toxiques provoquent souvent de la diarrhée.

Trois théories sont ici en présence :

La théorie osmotique, soutenue par Poiseuille, Liebig; la théorie péristaltique qui attribue la diarrhée à une exagération des mouvements intestinaux; la théorie inflammatoire qui invoque une irritation du tube digestif.

La théorie osmotique, qui s'applique surtout aux substances salines, s'appuie sur les faits suivants : l'injection de sulfate de soude dans une anse intestinale isolée produit un abondant exsudat (Moreau, Lauder-Brunton); l'injection d'un sel purgatif dans les veines, loin d'amener la diarrhée, provoque la constipation (Rabuteau); à ces faits, on objecte que la diarrhée survient sous l'influence de doses très diluées de sels sodiques ou magnésiens, alors que la quantité d'eau qui sert de dissolvant est plus que suffisante pour saturer leur pouvoir osmotique. Aubert et Bucheim, qui insistent sur cet argument, proposent deux autres théories. Le premier invoque l'exagération des mouvements péristaltiques et pense que le purgatif irrite les nerfs intestinaux; à quoi Buchheim objecte que l'injection intra-veineuse devrait produire la même exagération des contractions; d'un autre côté, Legros et Onimus ont montré que le sulfate de soude n'augmente en rien les contractions intestinales. La théorie péristaltique ne peut donc s'appliquer qu'à certains agents, comme l'huile de croton ou le jalap. Devant l'insuffisance de ces explications, Buchheim conclut que les purgatifs, au moins les purgatifs salins, représentent simplement des corps étrangers difficilement absorbables et Vulpian suppose qu'ils déterminent un catarrhe passager : il se produirait une congestion réflexe avec vaso-dilatation, des quamation de la muqueuse, transsudation.

Ces contradictions tiennent en grande partie à ce qu'on a voulu, comme toujours, étendre à toutes les substances ce qui n'est vrai que pour quelques-unes et expliquer d'une façon simple des phénomènes dont le mécanisme est complexe.

Il est certain que plusieurs purgatifs stimulent les mouvements intestinaux, tels sont l'huile de croton, le jalap, le séné, la rhubarbe. Mais quelques-uns provoquent une irritation réflexe; ainsi l'huile de croton reste sans effet sur un animal qui a subi la vagotomie double (Wood). D'autres exercent une action nerveuse centrale et agissent même quand on les injecte dans les veines; c'est le cas des infusions de séné ou de rhubarbe; d'autres enfin, comme le jalap, l'aloès, ont besoin de pénétrer dans l'organisme par le tube digestif et provoquent de s'unir à la bile; injectés dans les veines, ils ne purgent pas; introduits dans l'intestin, ils excitent directement les muscles ou les ganglions nerveux, et, si la dose est élevée, déterminent de la congestion et amènent un catarrhe qui peut tuer les animaux. L'action indispensable de la bile a été bien mise en évidence par les expériences où l'on a donné de l'aloès après ligature du canal cholédoque; la diarrhée ne s'est pas produite; de même l'aloès, introduit par la voie rectale, ne purge qu'à la condition d'être mélangé à de la bile.

Quant aux purgatifs salins, on est moins bien fixé sur leur mode d'action, il est certain qu'ils produisent d'abondantes évacuations séreuses et une concentration du sang; ces deux effets, qui sont connexes, peuvent s'expliquer en admettant une hypersécrétion ou une transsudation ou en invoquant, avec Radziejewski, un défaut d'absorption des sécrétions intestinale, pancréatique et biliaire.

En parlant de l'action purgative, nous avons dit quelques mots des modifications qui peuvent survenir dans les mouvements gastro-intestinaux; il nous faut compléter ce que nous savons sur ce sujet.

Pour étudier l'action des poisons sur les mouvements de l'estomac, on peut opérer sur un animal vivant, ou bien agir sur l'estomac extirpé et conservé dans un milieu physiologique. Schutz (¹), qui a employé cette dernière méthode, est parvenu à des résultats fort intéressants; il classe en trois groupes les substances qui agissent : 1° celles qui affaiblissent ou arrêtent les contractions : atropine, cocaïne, pilocarpine, chloral ; 2° celles qui les augmentent et parfois les rendent atypiques : strychnine, nicotine à faible dose, vératrine, tartre stibié, émétine, apomorphine; 3° celles qui déterminent une contraction permanente, sans relâchement, une sorte de tétanos : muscarine, physostigmine, poisons du groupe digitale (digitaline, elléborine, scillaine).

A ces substances, il convient d'ajouter l'ergotine dont l'action a été bien étudiée par MM. Weitheimer et Magnin : introduite dans le sang, elle provoque des contractions très vives de l'estomac; en injection sous-cutanée son action est encore manifeste, mais moins énergique.

Les poisons qui agissent sur les mouvements de l'intestin ont été justement classés par Keyert sous quatre chefs :

· 1° Poisons qui, à petites doses, provoquent des mouvements coordonnés de l'intestin et le paralysent à dose élevée : telle est la cétrarine.

2° Poisons qui, à petites doses, provoquent des mouvements désordonnés que l'on arrête en excitant les capsules surrénales ou en donnant de petites quantités d'atropine. Plusieurs de ces substances n'agissent que sur les animaux en digestion ou sur ceux qui sont à jeun, mais dont on a extirpé les capsules surrénales : telles sont la pilocarpine et la nicotine qui excitent les terminaisons des pneumogastriques. Les mouvements produits par la nicotine, après injection intra-veineuse, sont souvent assez considérables pour effacer la lumière des intestins : il s'agit bien d'une action médullaire, car les phénomènes sont semblables, quand on a lié au préalable l'aorte et qu'on a injecté le poison dans le bout périphérique de la carotide. Mais ces effets sont passagers et sont suivis plus tard d'une paralysie des mouvements gastro-intestinaux.

Certaines substances provoquent les mouvements de l'intestin, même chez les animaux à jeun : tels sont l'acide carbonique et la muscarine; celle-ci agit d'abord sur les nerfs moteurs, et, à haute dose, sur les muscles eux-mêmes (Jacobi).

(¹) Schutz, Ueber die Wirkungen einiger Gifte auf die automatischen Bewegungen des Magens Tageblatt der 58. Versammlung deutscher Naturforscher und Aerzte. Strasbourg. 1885. p. 158.

L'influence de l'acide carbonique ressort nettement d'une expérience de
Schiff ; cet auteur opère sur un jeune lapin, dont la paroi abdominale est
si mince qu'on peut suivre facilement les mouvements de l'intestin ; il
comprime légèrement la trachée et voit l'asphyxie déterminer des contractions extrêmement violentes.

3° Poisons qui produisent des crampes et du tétanos de l'intestin. Le
plomb, la vératrine et la physostigmine rentrent dans ce groupe.

La physostigmine détermine un spasme tétanique de tout le tube gastro-
intestinal, s'accompagnant de diarrhée et de selles muco-sanguinolentes.
Elle agit soit sur les ganglions (Bauer, V. Bezold), soit sur les muscles
(Harnack), et provoque au niveau des veines mésaraïques une série de
contractions partielles alternant avec des dilatations variqueuses (Bauer).

4° Enfin, le dernier groupe comprend les poisons qui paralysent les
pneumogastriques, supprimant tout mouvement, comme la morphine ou
l'opium, ou provoquant eux-mêmes des contractions intestinales, comme
l'atropine. Ce dernier alcaloïde annihile l'action des vagues et des splanchniques sur les mouvements de l'intestin, mais ne modifie pas les autres
fonctions des splanchniques : la section de ces nerfs continue à être douloureuse et provoque encore un abaissement de la pression. A haute dose
l'atropine paralyse les ganglions moteurs de l'intestin (V. Bezold).

Action des poisons sur les sécrétions. — Un grand nombre de substances toxiques agissent sur les diverses sécrétions glandulaires.

La salive et la sueur, les deux sécrétions les plus faciles à étudier,
subissent le plus souvent des modifications semblables ; elles sont activées
ou entravées par les mêmes substances.

La salivation peut être réflexe, certains poisons irritant les terminaisons
nerveuses au niveau de la cavité bucco-pharyngée ou même au niveau de
l'estomac. On s'explique ainsi, d'une part l'action des acides, des épices,
des amers, y compris la vératrine et la strychnine, et, d'autre part, la fréquence de la salivation quand l'estomac est violemment irrité par un poison, et notamment par un émétique.

Un deuxième groupe est représenté par la sialorrhée éliminatoire : la
sécrétion est accrue parce que l'épithélium est excité par le passage de
substances anormales : la plupart des métaux agissent probablement de
cette façon : le plomb, l'or, le cuivre, les iodures, les bromures, les chlorates, l'étain et surtout le mercure.

Parmi les sialagogues, les plus importants sont ceux qui excitent le
système nerveux. Tarulli les divise en trois groupes : les uns agissent
encore après section de tous les nerfs glandulaires, et provoquent l'écoulement d'une salive trouble et lactescente, comme en produit l'excitation
du sympathique. Telles sont la pilocarpine qui actionne en même temps
la corde du tympan, la muscarine qui n'excite pas ce nerf, la nicotine dont
l'influence est moins marquée et ne se manifeste pas si l'animal est à jeun.
D'autres poisons, agissant par l'intermédiaire de la corde du tympan,

donnent une salive limpide et transparente : ce sont, par exemple, l'ésérine, le curare, le mercure. D'autres enfin stimulent directement les
centres, comme la morphine, administrée à petites doses.

Il est un grand nombre de sialagogues dont l'action n'a pas été déterminée et qu'il faut simplement signaler, sans essayer de les ranger dans
un des groupes ci-dessus : nous citerons d'abord l'hypophosphite de soude,
nous avons vu son injection intra-veineuse produire, chez les animaux,
un flux séreux fort considérable par le nez et la bouche ; M. Bouchard
a montré que les extraits alcooliques d'urine ou, d'une façon plus générale, les extraits alcooliques des tissus, déterminent, à la suite des injections intra-veineuses, une salivation très marquée. Il serait évidemment
bien intéressant de reprendre la question, et de chercher quelle serait,
dans ces cas, l'influence du sulfate d'atropine.

Cet alcaloïde possède en effet la propriété de supprimer la sécrétion salivaire en paralysant les terminaisons nerveuses. Aussi sert-il à déterminer
le mode d'action des sialagogues ; il n'entrave pas ceux qui excitent les
cellules glandulaires, tandis qu'il annihile ceux qui mettent en jeu le système nerveux.

L'atropine n'agit que sur les fibres sécrétoires de la corde du tympan ;
elle ne modifie pas le pouvoir vaso-moteur de ce nerf ou du sympathique.
Aussi, en irritant la corde du tympan sur un animal atropinisé, observe-
t-on encore la congestion de la muqueuse buccale, la coloration rouge du
sang veineux, mais la salivation ne se produit plus ; si, au contraire, on
excite le sympathique, on voit sourdre, comme d'habitude, une salive
épaisse et visqueuse.

L'étude des substances agissant sur la sécrétion sudorale ne peut être
poursuivie évidemment que sur des animaux capables de transpirer. Il
faut donc s'adresser au cheval ou au chat dont les pulpes digitales se
prêtent très bien aux expériences ; dans quelques cas on a pu opérer sur
l'homme lui-même.

Tous les vomitifs ont la propriété de provoquer la salivation et la
diaphorèse. Mais, parmi les poisons qui agissent sur les glandes salivaires
et sudorales, le plus actif est représenté par la pilocarpine : une dose de
$0^{mgr},5$ est suffisante pour amener la salivation chez l'homme ; des quantités plus élevées ont pu déterminer des flux salivaires atteignant, en deux
ou trois heures, 350 à 750 grammes ; la sudation est plus difficile à provoquer ; pour l'obtenir il faut injecter environ $0^{gr},02$, c'est-à-dire une
dose 40 fois supérieure à celle qui agit sur la salivation. L'action de
la pilocarpine sur les deux systèmes glandulaires est combattue par
l'atropine ; mais une nouvelle dose de pilocarpine, injectée sous la peau,
ramène la sudation, au moins localement. Il y a donc entre les deux substances un réel antagonisme.

Il semble établi, par de nombreuses expériences, que la pilocarpine
exerce son action sur les terminaisons de l'appareil sudoral. Luchsinger
a montré que la section du sciatique n'empêche pas la sudation dans la

patte énervée; il admit pourtant qu'il y avait en même temps une excitation des centres, car, après ligature de l'aorte, on observe encore une légère sudation dans les pattes de derrière. Mais les recherches plus récentes de Rouillard ont contredit cette deuxième assertion; l'auteur sectionne un nerf postérieur qu'il ne laisse rattaché à l'organisme que par ses nerfs : dès lors la pilocarpine ne produit aucune sudation, tandis que les excitations centrales, celles que provoque l'acide carbonique, par exemple, en déterminent encore. Reste à savoir sur quelle partie se localise l'action de la pilocarpine; est-ce sur les cellules, comme l'admirent Gubler et Hogyes, ou sur les terminaisons nerveuses, comme l'a soutenu Vulpian? La question est difficile à résoudre, car, après dégénérescence du sciatique, les effets sudoraux s'observent quelquefois, et, en tout cas, leur disparition pourrait tenir aussi bien à la dégénérescence des cellules glandulaires qu'à celle des nerfs sudoripares. L'accord semble plus près de se faire pour la muscarine, qui agit réellement sur les cellules glandulaires.

En face de ces diaphorétiques périphériques, nous placerons les toxiques qui actionnent les centres nerveux; tels sontl'acide carbonique qui provoque les sueurs asphyxiques et la malléine, le seul poison microbien qu'on ait étudié à ce point de vue.

En introduisant de 1 à 2 grammes de malléine sous la peau d'un cheval, on provoque une sudation abondante, s'accompagnant parfois de frissonnements, bien que la température ne subisse aucune modification; l'injection intra-veineuse de $0^{gr},1$ à $0^{gr},5$ chez le chat détermine une sudation qui ne se produit pas sur les pattes énervées. La tuberculine, malgré son analogie avec la malléine, n'exerce aucune action sur l'appareil sudoral [1].

Parmi les substances empêchant la sueur, nous citerons l'atropine, la duboisine, la piturine qui, toutes, paralysent les terminaisons nerveuses.

Il existe encore des substances diaphorétiques dont l'action a été moins bien déterminée; ce sont l'aconitine, la quinine, la vératrine, la strychnine, le salicylate de soude, l'antipyrine, l'acétate d'ammoniaque, l'alcool. Le chlorhydrate de morphine provoque, à petite dose, de la salivation, de la chaleur, des démangeaisons cutanées, des sueurs, parfois des érythèmes. Cette action sudorale de l'opium et de ses dérivés contraste avec l'influence qu'ils exercent sur les autres sécrétions, notamment sur celles du rein et de l'intestin. Il est à remarquer que l'opium peut combattre certaines sueurs morbides, chez les tuberculeux par exemple.

Il faut faire une place à part à l'iode et aux iodures. Ces substances, excitant un grand nombre d'appareils sécréteurs, provoquent le larmoiement, le coryza, la salivation, la sueur et les éruptions cutanées, parfois le gonflement des glandes salivaires; elles augmentent la sécrétion muqueuse de l'appareil respiratoire et amènent ainsi des accès de toux.

[1] CADIOT et ROGER, Action de la tuberculine et de la malléine sur la sécrétion sudorale. Bull. de la Soc. de Biol , 22 juillet 1893. — GUINARD et ARTAUD, Quelques particularités relatives au mode d'action et aux effets de certaines toxines microbiennes Arch. de médecine expér., mai 1895

Leur action peut aller plus loin et aboutir à la production d'œdème pulmonaire et même, dit-on, d'exsudats pleuraux.

D'autres substances agissent encore sur l'appareil respiratoire. Telle est la muscarine qui produit, comme l'a montré Basch, un flux séreux par le nez, la bouche, la trachée et provoque un violent œdème pulmonaire.

Au contraire, l'opium et les balsamiques diminuent la sécrétion des bronches, ce qui explique, en partie, leur action thérapeutique.

Nous avons déjà parlé des poisons qui provoquent des lésions catarrhales ou inflammatoires du tube digestif. On connaît moins bien leur action sur les diverses glandes qui s'y déversent. On sait, cependant, que de petites doses d'alcool ou de carbonate alcalin excitent la sécrétion gastrique, tandis que de hautes doses la diminuent ou la suspendent; la pilocarpine, la muscarine, la vératrine, font sécréter les glandes du tube digestif. Masloff a vu l'injection de la pilocarpine dans les veines du chien déterminer un abondant écoulement par une fistule de Thiry.

Les sels ammoniacaux provoquent aussi une augmentation des sécrétions gastro-intestinales, et amènent surtout une abondante production de mucus, avec chute épithéliale; le résultat a un certain intérêt, si l'on admet que du carbonate d'ammoniaque se produit au cours de l'urémie et joue un rôle dans les accidents qui caractérisent cette auto-intoxication.

Comme substances arrêtant la sécrétion, il faut citer la morphine et le sulfate d'atropine, quoique leur action, à ce point de vue, ait été assez peu étudiée. Si de hautes doses d'atropine amènent d'abondantes évacuations alvines, c'est à cause de la paralysie du sphincter anal qui survient dans les périodes avancées de l'empoisonnement.

On est moins bien renseigné sur les modifications que peuvent présenter les sécrétions des deux glandes qui s'ouvrent dans l'intestin, le pancréas et le foie.

L'analogie anatomique et physiologique, qu'on admet entre les glandes salivaires et le pancréas a fait supposer que les substances qui agissent sur les unes agissaient également sur l'autre. Il semble prouvé, en effet, que la muscarine active la sécrétion pancréatique tandis que l'atropine la diminue ou la suspend. Mais, pour la pilocarpine, les résultats ont été variables; Heidenhain soutient qu'elle augmente la sécrétion, tandis que Langendorff prétend qu'elle est sans effet. Ces contradictions tiendraient, d'après Gottlieb, à ce que ce poison se comporte différemment chez les diverses espèces animales; il excite la sécrétion pancréatique chez le chien, agit peu chez le lapin et reste sans effet chez le pigeon; l'action de la physostigmine est tout à fait semblable.

Même incertitude en ce qui concerne la nicotine, qui serait excito-sécrétoire, d'après Landau, et pour le curare que Bernstein a vu faire augmenter la sécrétion, tandis que Langendorff n'a observé aucun changement et que Heidenhain a obtenu une diminution.

Il existe encore quelques substances qui n'agissent qu'indirectement, par le mécanisme de l'action réflexe, en excitant l'estomac et le duodénum;

tels sont les acides dilués et le carbonate de soude à 2 pour 100 (Gottlieb).

L'intérêt qui s'attache, au point de vue pratique, à l'étude des cholagogues explique le grand nombre de travaux que cette question a suscités. Nous citerons surtout les recherches de Röhrig, Rutterford et Vignal, Lewaschew, Rosenberg, Ehrenberger et Bonne, Baldi et Paschkis; plus récemment, Prévost et Binet ont publié sur ce sujet un mémoire fort complet.

De toutes les substances qui peuvent augmenter la sécrétion biliaire, celle qui agit le plus énergiquement n'est autre que la bile elle-même; c'est le plus puissant des cholagogues, de même que l'urée est un des diurétiques les plus énergiques. En seconde ligne, on doit placer le salicylate de soude; à dose de 4 grammes, chez le chien, il augmente totalement la sécrétion et la fluidité de la bile.

Parmi les substances cholagogues, nous citerons les suivantes : bicarbonate de soude, chlorate et sulfate de potasse, benzoate de soude et de lithine, aloès, coloquinte, ipéca, colchique, évonymine, pilocarpine, muscarine, térébenthine, etc.; de nombreuses substances, réputées cholagogues comme le calomel, semblent sans action; enfin certains poisons diminuent la sécrétion biliaire : tels sont l'acétate de plomb, l'iodure de potassium, le sulfate de cuivre, l'atropine, la strychnine, la morphine; il suffit parfois d'administrer $0^{gr},05$ d'opium pour que les selles soient décolorées.

Il faut mettre dans une classe à part les poisons qui, détruisant les globules rouges, provoquent une abondante sécrétion d'une bile épaisse, chargée de pigment. C'est par ce mécanisme que l'hydrogène arsénié et la **toluylène-diamine** provoquent l'ictère chez les animaux (Minkowsky et Naunyn); mais, quand le pigment sanguin est en trop grande quantité, il passe en nature, d'abord dans la bile, ensuite dans l'urine; dans les empoisonnements par la **toluylène-diamine**, l'aniline, le pyrogallol, le chlorure de potassium, la glycérine, l'arsenic, le phosphore, la polycholie fait place plus tard à l'hémoglobinocholie, au moins chez le lapin (Filhene); car, chez le chien, les cellules hépatiques ont une bien plus grande aptitude à transformer le pigment sanguin en pigment biliaire.

L'action des poisons sur les autres glandes a été beaucoup moins étudiée. A peine si l'on a recherché leur influence sur la sécrétion lacrymale, qui semble actionnée parallèlement aux autres sécrétions; c'est surtout dans l'empoisonnement par la muscarine qu'on observe un abondant écoulement de larmes.

Nous avons déjà parlé de la sécrétion lactée et nous avons indiqué quelques-unes de ses modifications à propos des poisons qui peuvent s'y rencontrer. Stumpf (1), qui a étudié la question sur des chiens, arrive aux

(1) STUMPF, Ueber die Veränderungen der Milchsecretion unter dem Einflusse einiger Medicamente. Deutsches Archiv für klin Medicin., Bd. XXX, p. 201.

conclusions suivantes : l'iodure de potassium diminue la quantité produite, tandis que l'alcool, la morphine, la pilocarpine, n'ont pas d'effet appréciable; l'acide salicylique semble activer légèrement la sécrétion.

Action des poisons sur la sécrétion urinaire. — La plupart des poisons agissent sur la sécrétion urinaire; les uns influencent la quantité des urines, les autres modifient leur constitution chimique. Or l'étude de ces modifications présente une importance considérable, car elle permet de saisir la nature des troubles que le poison suscite dans l'intimité même de l'organisme et nous renseigne sur les changements qu'il produit dans la nutrition.

Quelques substances provoquent de la diurèse en élevant la pression sanguine; tel est le cas de la digitale; mais la pression peut s'accroître sans que la sécrétion rénale augmente; ainsi, sous l'influence de la strychnine, la pression peut monter de 8 centimètres (Vulpian) et pourtant la diurèse diminue et parfois se supprime. D'autres poisons excitent les nerfs sécrétoires, c'est le cas de l'alcool, d'autres, comme le strophantus (Lenoine), ont une action élective sur l'épithélium rénal; enfin, il en est qui modifient le volume du rein, comme on peut le constater au moyen de l'oncomètre et de l'oncographe; la caféine, la cytisine, produisent d'abord une légère contraction de l'organe, puis une augmentation de volume s'accompagnant de polyurie; la dextrose, l'urée, le chlorure de sodium, l'acétate de soude, augmentent également le volume de la glande.

Il existe des poisons qui ont un effet inverse et diminuent le volume du rein, souvent sans influencer la sécrétion, tels sont la spartéine, la strophantine, l'apocynéine, le terpentinol, l'adonidine, le chlorure de baryum (Filips).

Parmi les substances qui agissent sur la sécrétion urinaire, il en est quelques-unes qui, à petite dose, augmentent la diurèse, et, à haute dose, la diminuent ou la suspendent : telle est l'atropine.

Les toxiques qui diminuent la quantité d'urine sont extrêmement nombreux; on peut citer tous ceux qui affaiblissent le cœur, abaissent la pression, amènent du collapsus ou des états collérifornes, ceux qui altèrent les épithéliums rénaux ou qui, détruisant les cellules du foie, empêchent la formation de l'**urée**, ceux qui, dissolvant les globules sanguins et produisant ainsi des thromboses, enconnrent les tubes urinifères. Les poisons minéraux, la cantharide, l'opium, peuvent amener une anurie presque absolue; dans un cas d'empoisonnement mercuriel relaté par M. Bouchard, le malade rendit 44 centimètres cubes en vingt-quatre heures.

Nous avons déjà indiqué les poisons qui s'éliminent par l'urine et nous avons montré que les uns passent dans cette sécrétion sans avoir subi de transformation, que d'autres s'y retrouvent sous une forme nouvelle. Dans ce dernier cas, il s'est produit évidemment une modification dans l'organisme, qui a dû céder aux toxiques les corps nouveaux qui se sont unis à eux; le plus souvent, c'est de l'oxygène qui a été ainsi emprunté; d'autres

fois, c'est une substance entrant dans la constitution même de la molécule vivante, comme le soufre. Mais les modifications les plus intéressantes portent sur les variations que subissent les éléments constitutifs de
l'urine et sur l'apparition d'éléments anormaux.

On a surtout étudié l'urée et l'azote, plus rarement les chlorures, les
phosphates et les sulfates.

Les modifications dans l'excrétion de l'urée tiennent soit à un trouble
de la nutrition, soit à une altération de la glande hépatique; dans ce
dernier cas, on observe une augmentation relative de l'azote total; ainsi le
phosphore, après avoir excité les cellules hépatiques et exagéré l'excrétion de l'urée, amène la dégénérescence du foie; dès lors l'urée diminue,
disparaît presque et se trouve remplacée par des corps moins oxydés, des
sels ammoniacaux et même des substances albuminoïdes. Mais, dans la
plupart des cas, les phénomènes sont moins simples et il n'est pas toujours facile de déterminer si les modifications de l'uropoïèse résultent
d'une altération du foie ou d'un trouble de la nutrition.

Parmi les substances qui abaissent le taux de l'urée, probablement en
entravant les combustions organiques, il faut citer les bromures, l'antipyrine, l'alcool. Sous l'influence des bromures, l'urée diminue dans la proportion de 9 à 18 pour 100 et cette modification de l'uropoïèse persiste
encore quinze jours après qu'on a cessé l'administration du médicament.
D'après M. Robin, l'antipyrine diminue l'urine, l'urée, l'azote total, le
chlore, l'acide sulfurique et l'acide phosphorique; elle augmente, au
contraire, le phosphore et le soufre incomplètement oxydés.

C'est en agissant par un mécanisme assez complexe que certains composés minéraux entravent l'excrétion de l'urée : tels sont les sels de mercure; dans une observation d'empoisonnement rapportée par M. Bouchard,
le malade rendit en vingt-quatre heures $0^{gr},6$ puis $0^{gr},184$ d'urée; cette
substance s'accumulait dans le sang, qui en contenait $2^{gr},60$ par litre;
il fallait donc invoquer, dans ce cas, un défaut d'élimination lié à une
altération rénale.

Il existe des poisons dont l'action varie notablement, suivant la
dose; de petites quantités de quinine abaissent le taux de l'azote, des
phosphates, des sulfates, des chlorures; d'après les recherches de Bock,
en cinq jours, l'élimination de l'azote serait de 10 grammes inférieure à
la quantité ingérée; l'acide sulfurique diminue dans les proportions de
59 pour 100; on peut donc conclure que les albumines cellulaires s'oxydent
moins et que la désassimilation est moins active. A haute dose, au contraire, la quinine augmente l'excrétion de l'urée; l'atropine et les alcaloïdes de l'opium (Furini) agissent de même.

Dans un grand nombre d'empoisonnements, l'urine renferme diverses
substances anormales, albumine, albumoses, glycose, acide lactique, hémoglobine, pigment biliaire, etc.

L'albuminurie qui relève soit d'une altération du sang, soit d'une lésion
ou d'un trouble du rein, s'observe dans la plupart des empoisonnements

par les substances minérales, le plomb, le mercure, le phosphore ; elle est constante dans l'empoisonnement par la cantharide : on suppose généralement que la cantharidine, unie aux albumines du sang, se dégage au niveau des reins et altère leur épithélium. Enfin c'est en agissant sur le sang lui-même, en modifiant ses albumines, que les poisons endogènes produisent des albuminuries qu'on a désignées sous le nom de dyscrasiques.

Qu'elle contienne ou non de l'albumine, l'urine peut renfermer de l'albumose : c'est ce qu'on observe surtout dans l'empoisonnement par le phosphore.

Un grand nombre de poisons donnent à l'urine le pouvoir de réduire la liqueur de Fehling ; tantôt il s'agit de glycose, tantôt de substances différentes et notamment d'acide glykuronique. Celui-ci prend naissance dans les empoisonnements par les chlorates, le nitrobenzol, le curare, la morphine, la fougère mâle, le camphre. Les substances aromatiques, comme le phénol, l'indol, le skatol, s'éliminent en partie à l'état de sulfoconjugaison, en partie unies à l'acide glykuronique.

Il existe des poisons qui provoquent une véritable glycosurie, le plus souvent, en excitant les cellules hépatiques : c'est ce qu'on obtient en injectant de l'éther dans un rameau de la veine porte (Harley, Cl. Bernard) ou en faisant ingérer cette substance (Leconte). Il faut rapporter au même mécanisme les glycosuries d'origine asphyxique ; les recherches de Reynoso et de M. Dastre ont établi que, dans l'asphyxie rapide, le sang surchargé d'acide carbonique stimule le foie et produit l'hyperglycémie : dans l'asphyxie lente, il survient, au contraire, une hypoglycémie par épuisement des réserves sucrées.

La plupart des autres glycosuries toxiques semblent beaucoup plus complexes : l'inhalation du chloroforme, de l'éther, de l'oxyde de carbone, fait apparaître le sucre dans l'urine. Trois procédés peuvent être invoqués : l'action de ces substances sur les terminaisons intra-pulmonaires des pneumogastriques, une diminution de l'activité des tissus, une suractivité du foie.

Dans l'empoisonnement par la strychnine, le foie joue un rôle capital, puisque la glycosurie ne se produit plus quand cette glande a été extirpée ou ne contient plus de glycogène (Langendorff). Le mécanisme semble le plus complexe dans le cas de diabète curarique ; Schiff, Dastre, l'expliquent par l'asphyxie ; mais il peut se produire, paraît-il, après l'extirpation du foie, ce qui rend sa pathogénie très obscure.

On a encore observé la glycosurie dans les empoisonnements par l'opium, les salicylates, la vératrine et surtout par le nitrate d'urane, la nitrobenzine et la phloridzine.

Le nitrate d'urane produit un diabète léger mais grave, l'urine ne contient pas plus de 10 grammes de sucre par litre, ce qui n'empêche pas que l'animal succombe ; au contraire, le diabète produit par la phloridzine se caractérise par une grande quantité de sucre qui atteint 40 et

50 grammes par litre, mais son évolution est favorable. La phloridzine
agit d'abord en épuisant le glycogène, ensuite en dédoublant les albumines.

Il existe enfin des substances toxiques qui provoquent la glycosurie par
suite d'une insuffisance hépatique liée à une altération diffuse de la glande.
L'organe devient incapable de fixer le sucre, et celui-ci passe dans l'urine
quand la veine porte en contient en excès; c'est ce qui s'observe dans les
empoisonnements par le mercure, l'arsenic, le phosphore.

Parmi les autres composés ternaires qui peuvent se trouver dans
l'urine, il faut citer l'acide lactique; nous avons déjà fait l'histoire de la
lacticémie (p. 824) et nous avons montré sa fréquence dans les empoisonnements les plus divers, notamment dans les intoxications par l'oxyde
de carbone ou la vératrine.

Les altérations du sang expliquent le passage dans l'urine des substances
que renferme cette humeur; d'un autre côté les lésions vasculaires,
c'est-à-dire les ruptures des capillaires rénaux, suffisent parfois à rendre
compte de l'hématurie que provoquent l'ergot, la cantharide, l'aloès, la
santonine.

Ailleurs c'est la matière colorante qui a été mise en liberté, soit qu'elle
ait été séparée du stroma, comme sous l'influence de l'aniline, soit que
les globules aient été détruits; c'est ce que produisent le chlorate de
potasse, le naphtol, l'acide pyrogallique, l'hydrogène arsénié, l'iode, la
glycérine, l'éther, le poison des moules, les acides biliaires, etc. Toutes
ces substances, que Ponfick désigne sous le nom de *cytémolitiques*, provoquent l'hémoglobinémie et l'hémoglobinurie. Mais on se rappelle qu'en
même temps le foie peut transformer une partie du pigment sanguin en
pigment biliaire; aussi observe-t-on, suivant la dose introduite, de l'ictère
avec polycholie et présence du pigment biliaire dans l'urine, ou bien de
l'hémoglobinurie et de l'hémoglobinocholie.

L'étude de l'urine renseigne donc sur un grand nombre de troubles qui
se passent dans l'organisme; elle permet de saisir les modifications qui
surviennent du côté des reins, du foie, de la nutrition générale. Pour
mieux apprécier les modifications nutritives, Nencki et Sieber ([1]) ont eu
recours à un procédé fort ingénieux. Ils ont établi d'abord que le benzol
s'oxyde dans l'organisme et s'élimine par l'urine à l'état de phénylsulfate
et de phénylglykuronate. Or dans l'empoisonnement par le phosphore les
oxydations tombent au minimum, et l'on ne trouve presque plus de phénol dans l'urine; le cuivre, le platine, l'éther, le chloroforme, diminuent de
moitié la production du phénol; l'arsenic est sans action; les auteurs ont
reconnu, de plus, que les phénomènes de sulfoconjugaison ne se modifient
pas en même temps que les oxydations.

([1]) Nencki und Sieber, Ueber eine neue Methode die physiologische Oxydation zu messen, und
über den Einfluss der Gifte und Krankheiten auf dieselben. *Archiv für die gesammte Physiologie*, Bd XXXI, p. 319, 1888.

Action des poisons sur la nutrition. — Après les détails que nous avons donnés à propos des urines, nous serons bref sur les modifications nutritives provoquées par les poisons. On peut facilement diviser les substances toxiques en deux groupes, suivant qu'elles activent ou ralentissent la nutrition; mais les renseignements fournis par les auteurs sont parfois tellement contradictoires qu'il est difficile de dire quel est le procédé mis en œuvre. Pour étudier les poisons à ce point de vue, on peut avoir recours à quatre méthodes : rechercher les altérations de l'urine, les modifications des échanges gazeux, les troubles de la glycogénie hépatique, les variations thermiques.

C'est la courbe de l'azote total et non de l'urée qui donne des renseignements sur les échanges. On peut admettre jusqu'à certain point que les substances, qui diminuent l'excrétion de l'azote total, ralentissent la nutrition; celles qui augmentent l'excrétion des matières azotées activent les processus nutritifs. Dans le premier groupe se rangent l'antipyrine, les bromures, l'alcool, la quinine et la cocaïne. Sous l'influence de la quinine, les albumines cellulaires s'oxydent moins, et la désassimilation est ralentie; l'azote diminue, mais en même temps il se produit une excitation du système nerveux qui peut rendre les résultats moins nets. La cocaïne a une influence sur la nutrition, ce qui explique comment elle augmente la résistance à la fatigue; mais l'analyse expérimentale n'a pas été faite d'une façon suffisante et l'on ne connaît pas encore quelles sont les modifications exactes que présente l'urine.

Parmi les toxiques qui activent la nutrition, on peut citer l'atropine, le café. Enfin il existe quelques poisons qui rendent la désassimilation plus rapide ou la font dévier de son type normal : c'est en troublant les échanges qu'ils provoquent les dégénérescences cellulaires et notamment la stéatose.

Pour certaines substances dont l'action semble dénotée par la clinique, les recherches expérimentales n'ont pas toujours donné des résultats certains. Ainsi, on n'est pas bien fixé sur les effets des iodures. Sous leur influence, M. Bouchard a vu augmenter l'excrétion de l'urée, tandis que Rajuteau, Milanesi, prétendent que le taux de l'urée diminue et que le poids du corps ne varie pas. Si quelques observateurs ont noté l'amaigrissement, c'est que les préparations contenaient de l'iode : ce métalloïde agirait simplement en troublant les fonctions digestives et en déterminant du catarrhe gastrique et la perte de l'appétit.

Même incertitude en ce qui concerne les alcaloïdes de l'opium : Fubini prétend qu'ils augmentent l'urée et favorisent la désassimilation; mais de petites doses de morphine semblent ralentir les échanges, surtout chez l'homme; dans les cas de diabète par exemple, elles provoquent souvent une diminution de la glycosurie.

Pour avoir des notions plus précises sur la nutrition, on peut s'adresser à l'exhalation pulmonaire.

Valentin([1]), qui a étudié le problème avec soin, a reconnu qu'une faible quantité d'acétate de morphine, injectée à une grenouille, diminue l'exhalation de l'acide carbonique et surtout l'absorption de l'oxygène; les hautes doses de l'alcaloïde amoindrissent encore l'absorption de l'oxygène, mais font monter l'exhalation de l'acide carbonique au-dessus de la normale. L'apomorphine agit d'une façon différente suivant les circonstances; l'absorption de l'oxygène est toujours diminuée, tandis que l'exhalation de l'acide carbonique, amoindrie si l'animal est dans un état de mort apparente, est exagérée s'il présente des mouvements convulsifs.

Fubini([2]) a étudié l'action des alcaloïdes de l'opium sur le chien, le lapin et le cobaye; il a vu que la morphine faisait tomber l'acide carbonique exhalé par un chien dans la proportion de 100 à 50; la codéine à 85, la narcotine à 90, la papavérine à 92, enfin la thébaïne a fait monter l'exhalation de l'acide carbonique, chez le cobaye, à 118.

La question des échanges respiratoires a été reprise par un grand nombre d'auteurs et notamment par K. Petzold et J. Rogler, dans leurs thèses inaugurales, publiées en 1891 à Erlangen. Parmi les nombreuses substances qui ont été étudiées, nous citerons la quinine, qui, entravant la désassimilation, abaisse l'exhalation de l'acide carbonique (Bock); l'arsenic diminue à la fois l'urée, l'acide carbonique, les phosphates; il produit donc un affaiblissement de la désassimilation qui peut avoir pour conséquence la stéatose viscérale (Schmidt et Brettschneider).

Les troubles de la nutrition cellulaire se traduisent encore par des modifications dans la composition chimique des tissus; sous l'influence de certains poisons, les substances constituantes sont altérées, déviées de leurs types normaux; il y a un changement dans la teneur en eau, en albuminoïdes, en graisses, en sucre. Certains corps, avides d'eau, ont la propriété de déshydrater les tissus; Kunde a montré, par exemple, que l'injection du chlorure de sodium sous la peau ou dans le tube digestif de la grenouille amène des convulsions, puis une paralysie avec perte d'excitabilité des nerfs et des muscles; en même temps le cristallin s'opacifie; mais il reprend son aspect normal dès qu'on rend à l'animal l'eau que le sel a attirée et qui s'est accumulée au point d'injection. Chez les Mammifères, les phénomènes sont analogues, mais moins nets; injecté dans les veines, le chlorure de sodium provoque de l'œdème pulmonaire et des spasmes musculaires qui disparaissent si on donne à l'animal de grandes quantités d'eau.

Ce n'est pas seulement le sel marin qui exerce une action déshydratante; il en est de même des vapeurs du chloroforme. M. Dubois, ayant mis des plantes grasses dans une atmosphère imprégnée de chloro-

([1]) VALENTIN, Endiometrisch-toxicologische Untersuchungen Arch. für exper. Pathol. und Pharmakol., Bd XI, 1879

([2]) FUBINI, Influenza di alcuni alcaloïdi dell' oppii sul chimismo della respirazione Turin, 1880

forme, a vu sourdre des gouttelettes liquides, analogues à de la rosée; puis
les feuilles s'inclinent et sont affaissées en une heure. Les modifications
sont analogues, mais plus lentes avec l'éther, qui produit les mêmes
phénomènes en douze heures et l'alcool qui les amène en vingt-quatre
heures.

Le même auteur a étudié la déshydratation des animaux placés sous une
cloche où se trouvait un corps avide d'eau, comme le chlorure de calcium ;
il a reconnu que les animaux vivants se déshydratent moins vite que les
cadavres; en trois jours, ils perdent 13,2 pour 100 de leur poids; chez
les cadavres le résultat varie suivant le genre de mort; si on a tué
l'animal avec du curare, il perd 14,2 pour 100 ; 16,6 si on l'a fait périr
avec de la strychnine; 18,8 avec du chloroforme, 19,45 avec de la pilocarpine.

Les modifications survenues dans les albumines de l'organisme sont
beaucoup plus importantes, mais leur étude présente de grandes difficultés. Nous savons seulement que certains poisons activent la désassimilation des matières azotées, que d'autres l'entravent ou la modifient;
l'examen de l'urine a permis de suivre les modifications de l'urée, de
l'azote total, et a souvent révélé la présence, dans ce liquide, d'albumine
ou de peptones.

C'est aussi à une modification des albumines qu'il faut rattacher la
production de l'immunité acquise; qu'il s'agisse des poisons microbiens,
des poisons végétaux, comme l'abrine ou la ricine, des poisons animaux,
comme la peptone, la vaccination est due à des modifications du chimisme organique et ces modifications dépendent d'un changement dans
la nutrition cellulaire : l'action des toxiques se traduit par des réactions
organiques qui aboutissent à la production d'anti-toxines.

Les modifications nutritives les plus faciles à étudier sont celles qui se
rapportent aux hydrates de carbone; elles peuvent se traduire par de la
glycosurie, reconnaissant pour cause soit un trouble de la nutrition cellulaire, soit, ce qui semble plus fréquent, une modification de la glycogénie
hépatique.

Dans quelques cas le poison provoque la glycosurie en excitant la fonction glycogène. Le plus souvent c'est l'inverse qu'on observe : l'arsenic,
le curare, la strychnine, le phosphore, la nitrobenzine entravent la glycogénie. L'arsenic peut produire une telle diminution du glycogène que la
piqûre du 4e ventricule reste sans effet. La strychnine fait disparaître le
sucre du foie et des muscles; elle agit même quand l'animal n'a pas de
convulsions; mais dans ce cas son action est moins marquée (B. Demant).

C'est dans les empoisonnements chroniques que les troubles de la
nutrition présentent le plus d'intérêt au point de vue clinique.

Dans tous les cas, on observe un état d'anémie généralement très
marqué, se traduisant par la pâleur des téguments, l'essoufflement facile,
par des palpitations des œdèmes passagers, enfin par une tendance
des moindres excoriations à revêtir une forme ulcéreuse ou à être le point

de départ de complications septiques; dans l'hydrargyrisme chronique,
par exemple, une simple irritation cutanée peut être suivie d'érysipèle ou
de gangrène; mais les troubles de ce genre sont surtout manifestes dans
l'intoxication par l'arsenic ou le phosphore; dans le premier cas, c'est sur
la muqueuse nasale que le processus ulcératif se développe; il se fait un
coryza chronique pouvant à la longue entraîner des pertes de substance,
des perforations de la cloison, ou déterminer des tumeurs végétantes
analogues aux productions cancéreuses (Hutchinson). Les effets du phosphore ne sont pas moins graves; tout le monde connaît les nécroses des
maxillaires, qui heureusement deviennent de plus en plus rares avec les
progrès de l'hygiène.

Les troubles de la nutrition peuvent se traduire par d'autres manifestations qui, pour être moins terribles, n'en sont pas moins intéressantes :
ce sont les altérations dentaires dans le morphinisme, l'aménorrhée, les
avortements ou la débilité des nouveau-nés dans la plupart des intoxications.
Enfin on observe encore un amaigrissement rapide, ou au contraire
une surcharge graisseuse, qui est si fréquente chez certains alcooliques.

Pour déterminer d'une façon plus précise les changements de la nutrition, il faut évidemment s'adresser à l'urine. Peu d'auteurs ont abordé cette
recherche, qui pourtant nous donnerait des renseignements fort importants sur les phénomènes qui se passent dans l'intimité des cellules. Les
seules expériences précises ont été poursuivies par M. Bouchard et par
M. Gaucher [1] : en étudiant des malades atteints de saturnisme chronique, M. Gaucher a constaté une notable diminution de l'urine, dont le
chiffre tombe à 800 centimètres cubes en vingt-quatre heures; c'est ce qui
s'observe à la première période de l'empoisonnement : plus tard, c'est-à-
dire dix à quinze jours après le début de l'intoxication confirmée, il se
produit une polyurie qui se chiffre par 2 litres ou 2 litres 1/2. Pendant
la première période les globules sont détruits en abondance, et donnent à l'urine et aux téguments l'aspect hémaphéique : quand la polyurie
s'établit, les urines deviennent de plus en plus pâles. En même temps
l'urée diminue et son taux tombe à 5 ou 7 grammes en vingt-quatre
heures; l'acide urique n'est augmenté que dans les cas où le malade mange
avec excès; le chlore, l'acide phosphorique sont de deux à trois fois moins
abondants que normalement; ce ralentissement de la nutrition joue évidemment un rôle dans le développement de l'anémie, il explique la lenteur
avec laquelle certains médicaments s'éliminent; en donnant de l'iodure
de potassium, M. Gaucher a vu que cette substance n'apparaissait dans
l'urine que vers le troisième jour, c'est-à-dire à une époque où l'élimination est terminée dans les conditions normales, et mettait de onze à dix-
sept jours à quitter l'organisme.

Nous devons signaler un dernier trouble nutritif qu'on observe dans le

(1) GAUCHER, Des troubles de la nutrition dans l'intoxication saturnine. *Revue de méd.*,
1881, p. 877.

saturnisme, c'est une variété de goutte (goutte saturnine) remarquable par
sa tendance à envahir plusieurs jointures : elle constitue la manifestation
d'une vraie diathèse acquise.

Les auto-intoxications peuvent provoquer aussi des modifications nutritives. Le fait est évident et bien connu, en ce qui concerne le diabète;
l'amaigrissement présenté par les malades, les douleurs osseuses, la formation d'acides dans leur organisme, les manifestations oculaires et
notamment les cataractes témoignent suffisamment des changements survenus dans la nutrition.

Dans les cas de dilatation stomacale, il se produit aussi des troubles du
même ordre : le plus intéressant est constitué par les nodosités des
deuxièmes phalanges, qui ont été décrites pour la première fois par
M. Bouchard.

Action des poisons sur la thermogenèse. — Rien n'est plus contradictoire, au premier abord, que l'action des poisons sur la température.
La difficulté de l'étude tient aux causes suivantes : toute substance qui agit
sur la température produit une action primaire, qui est suivie d'une
réaction secondaire faisant varier la colonne thermométrique en sens
inverse. Quand un poison a abaissé primitivement la température, on
observe secondairement une élévation thermique, généralement inférieure
à l'hypothermie initiale. Réciproquement, après une hyperthermie primitive
se produit toujours une légère hypothermie secondaire. Ce qui complique
encore le phénomène, c'est qu'une même substance, suivant les doses,
peut produire des effets différents; tel poison qui est hyperthermisant quand
on en introduit une petite quantité, devient hypothermisant quand on en
injecte une plus forte. Enfin, quel qu'ait été l'effet primitif, presque toujours la température s'abaisse pendant la période agonique.

A ces premières causes d'erreur s'en ajoutent d'autres tenant à l'impressionnabilité du sujet sur lequel on expérimente; la crainte, les mouvements produisent des variations thermiques considérables. L'immobilité
fait baisser la température dans des proportions très marquées; aussi est-il
indispensable, dans les recherches de ce genre, de ne jamais attacher les
animaux sur lesquels on opère.

Il faut tenir compte encore de la température ambiante et de la déperdition de chaleur qui en est la conséquence; pour éviter cette nouvelle
cause d'erreur, Gottlieb maintient les animaux dans une étuve réglée à
51-52 degrés; dans les conditions physiologiques, leur température reste
constante; dans les empoisonnements elle s'élève facilement; c'est ce qu'on
observe notamment dans l'intoxication morphinique.

Le thermomètre donne des résultats importants sur l'état de la chaleur
animale; mais les renseignements qu'il fournit doivent être complétés par
l'étude calorimétrique, qui seule renseigne sur le mécanisme de la thermogénèse. Malheureusement les études calorimétriques sont fort difficiles et
les appareils employés sont généralement peu pratiques ou peu exacts.

Aussi la plupart des auteurs continuent-ils à se servir du thermomètre.

Telles sont les quelques notions préliminaires qu'il était indispensable de rappeler avant d'aborder l'étude de la thermogénèse.

Certains poisons, avons-nous dit, élèvent la température; ils peuvent agir par trois procédés principaux : mettre en jeu les centres de la calorification; activer les combustions organiques; exercer une influence indirecte, par exemple en provoquant des convulsions.

Cette division est acceptable au point de vue théorique; mais pour bien des substances on ne sait pas encore par quel mécanisme elles agissent, et l'incertitude est d'autant plus grande que, pour beaucoup d'entre elles, on n'est même pas tombé d'accord sur leur action.

La plupart des poisons d'origine animale, sauf les venins, élèvent la température; la plupart des toxiques végétaux sont hypothermisants; l'action des produits microbiens diffère d'une espèce bactérienne à l'autre et, dans une même espèce, elle varie suivant la virulence, l'ancienneté des cultures, le milieu nutritif. Quant aux poisons minéraux, nous ne trouvons à citer, comme thermogènes, que les iodures, le bicarbonate de soude, et le phosphore, au moins à petites doses.

Tous les extraits pratiqués avec des tissus animaux, muscles, foie, rate, reins, poumons, cerveau, élèvent la température, comme on peut s'en convaincre en parcourant l'excellente thèse de M. Rouquès ([1]). Il en est de même du sang défibriné et du sérum; l'urine amène une assez forte hyperthermie, après une hypothermie primitive passagère; les matières, qui influencent ainsi la thermogénèse, doivent certainement jouer un rôle dans les modifications de température qu'on observe au cours de l'urémie.

D'autres substances d'origine animale élèvent également la température; tels sont, par exemple, les urates, l'urée, la créatine; c'est aussi à des poisons autogènes qu'il faut attribuer les modifications thermiques qui caractérisent la fièvre goutteuse, les fièvres de surmenage, les fièvres digestives. Nous croyons même qu'on peut généraliser ce processus; quand on refroidit un animal, on constate que le sang acquiert des propriétés thermogènes qu'il ne possède pas dans les conditions normales et qui doivent jouer un rôle dans la régulation thermique et surtout dans les réactions fébriles secondaires.

Parmi les alcaloïdes pyrétogènes, il faut citer la cocaïne, qui semble porter directement son action sur les centres (Mosso); la pilocarpine produit une légère élévation initiale, suivie d'un abaissement au moment de la diaphorèse; l'opium, l'atropine, font monter le thermomètre, pour l'abaisser ensuite si la dose est plus forte.

Les substances convulsivantes élèvent toutes la température; la nicotine, la santonine, la picrotoxine produisent cet effet; l'acide cyanhydrique est hypothermisant, mais si des convulsions éclatent, la température monte et peut continuer à s'élever après la mort. La strychnine, qui est le type des

---

([1]) Rouquès, Substances thermogènes extraites des tissus animaux sains. *Thèse de Paris*, 1895.

convulsivants, est aussi le poison qui provoque les plus fortes hyperthermies; sous son influence on a observé des températures de 42, 43 et même 44 degrés; mais à la période de paralysie, la température s'abaisse au-dessous de la normale; il en est de même chez les animaux dont le système nerveux est paralysé; les convulsions ne se produisant plus, la température peut tomber à 27 degrés (Harnack et Hochheim); cette hypothermie énorme est capable par elle-même d'entraîner la mort, car si l'on empêche la déperdition du calorique, on parvient parfois à sauver les animaux.

Ainsi, même quand ils élèvent primitivement la température, la plupart des poisons l'abaissent à la période agonique ou quand la dose administrée d'emblée est très élevée.

Les substances hypothermisantes sont fort nombreuses; elles se divisent théoriquement, comme les substances thermogènes, en trois groupes, suivant qu'elles agissent sur la nutrition, sur les centres nerveux ou sur les muscles qu'elles paralysent. Mais le plus souvent les phénomènes sont complexes : l'antipyrine, par exemple, entrave la nutrition, comme l'ont montré les recherches de MM. Brouardel et Loye et de M. Robin; mais elle agit aussi sur les centres nerveux, car les piqûres cérébrales n'amènent pas d'hyperthermie chez les animaux placés sous son influence (Girard).

C'est en modifiant la nutrition que semblent agir certaines substances minérales, comme les bromures et l'arsenic; les bromures administrés à dose de 10 grammes abaissent la température de 0°,5 à 0°,8; à dose de 15 grammes, de 1 à 2 degrés.

La température s'abaisse dans les empoisonnements par les acides minéraux et organiques. Brown-Séquard avait signalé ce résultat dès 1849 en étudiant les acides chlorhydrique, sulfurique, nitrique. On a reconnu depuis qu'il en était de même avec les acides acétique, citrique, tartrique. L'action de l'acide phénique a été plus discutée. Volkmann considère cette substance comme pyrétogène, Kocher et Billroth comme hypothermisante. Il nous semble que le doute n'est pas possible. Chez deux malades du service de M. Bouchard, atteints de fièvre typhoïde, et chez lesquels on injecta par erreur 48 grammes d'acide phénique dans un lavement, la température tomba à 34°,8. Nous avons observé un enfant qui avait ingéré accidentellement de la glycérine phéniquée; sa température rectale prise une demi-heure plus tard, était à 35°,8; le soir, l'enfant allait mieux et la température s'était élevée à 39°,5. Voilà un exemple remarquable de ces modifications secondaires qui peuvent rendre les interprétations si difficiles.

L'ammoniaque est également une substance hypothermisante; chez un lapin auquel nous en avions injecté, en nous servant d'une solution à 2 pour 1000, 0gr,18 par kilo, nous avons vu la température tomber en une heure de 39 à 33 degrés. Citons enfin le tartre stibié, qui produit une algidité comparable à celle du choléra.

Le groupe des substances de la série aromatique comprend un grand nombre de poisons hypothermisants, qui répondent à la loi de Lépine et

La poide : tout antithermique est un analgésique. Cette loi se confirme, en
effet, avec l'antipyrine, la kairine, on peut même l'étendre à l'alcool,
l'éther, le chloroforme, le chloral. Remarquons cependant que le chloroforme et surtout le chloral agissent principalement par les dilatations
vasculaires qu'ils provoquent au niveau de la peau; il en résulte une perte
de calorique qui peut faire tomber la température à 32 et même à
27 degrés; si on supprime la déperdition de chaleur, en plaçant les
animaux dans une étuve, on les empêche de succomber. C'est en étudiant
le chloral et le chloralose que M. Ch. Richet a mis en évidence l'action
automatique du pulse qui, en provoquant le frisson, lutte contre le refroidissement.

Un grand nombre d'alcaloïdes et de glycosides abaissent la température.
Nous avons déjà cité la morphine et l'atropine, qui, à petites doses, sont
hyperthermisantes. Comme alcaloïdes hypothermisants d'emblée il faut
signaler l'hyoscyamine, l'émétine, l'aconitine, la muscarine, la vératrine,
l'ésérine. Avec la quinine les résultats sont variables et généralement peu
marqués : chez l'homme sain, on a vu la température s'élever ou s'abaisser
de quelques dixièmes de degré; chez les animaux sains, les résultats sont
également inconstants. Au contraire, chez les êtres fébricitants, la quinine
représente un antithermique, au moins dans les cas où la fièvre est caractérisée par de grandes oscillations. Toutes ces contradictions s'effacent si
on tient compte de ce fait que la quinine n'abaisse pas, à proprement
parler, la température, mais la régularise, c'est-à-dire modifie les écarts
qu'on observe aux diverses heures de la journée.

Il résulte enfin des recherches d'Ackermann que la digitale abaisse la
température centrale et élève la température périphérique, quand elle est
administrée à petite dose; à haute dose, elle produit l'inverse; à dose
toxique, elle détermine l'hypothermie centrale et périphérique. .

Il nous resterait à étudier les produits de sécrétion des êtres inférieurs.
La levure de bière détermine des accès de fièvre, dépendant probablement
du ferment qu'elle sécrète (Roussy); la plupart des bactéries donnent
naissance à des substances hyperthermisantes dont on a d'abord constaté
la présence dans les matières putréfiées; Gaspard montra que le poison
putride est thermogène et M. Chauveau établit qu'il n'est pas détruit
quand on le chauffe à 100 degrés; son action est due à des substances
complexes dont l'une a été isolée par Brieger sous le nom de mydaléine.

Depuis ces premiers travaux, un grand nombre d'auteurs ont recherché
l'influence des poisons microbiens sur la thermogenèse; la question sera
étudiée avec tous les détails nécessaires dans le chapitre consacré aux
infections

Action des poisons sur les infections. — Les poisons favorisent souvent le développement des agents animés, parasitaires ou infectieux.
Seeck a constaté que chez beaucoup de grenouilles qui avaient reçu diverses
substances métalliques des parasites envahissaient le tégument cutané.

Quelques-unes des lésions qui s'observent au cours des intoxications relèvent en réalité d'une infection secondaire : tel est le cas, que nous avons déjà cité, de la stomatite ou de l'entérite hydrargyrique. Diday rapporte qu'un homme, ayant une stomatite mercurielle, transmit à sa femme l'affection dont il était atteint : c'est un exemple saisissant de l'augmentation de virulence que peuvent acquérir les microbes de la bouche, au cours des intoxications. Enfin, les recherches expérimentales de M. Wurtz et de M. Beco établissent que dans un grand nombre d'intoxications, les bactéries intestinales envahissent l'organisme; pénétrant par le système porte, elles parviennent d'abord dans le foie, et peuvent, comme l'admet M. Wurtz, jouer un certain rôle dans la pathogénie des cirrhoses.

Les poisons favorisent l'infection de deux façons principales : tantôt ils provoquent des lésions locales qui diminuent la résistance des tissus dans lesquels on les introduit; tantôt ils déterminent une perturbation générale de l'économie qui abolit momentanément son immunité.

Comme exemple du premier mécanisme, nous pouvons citer l'action de l'acide lactique qui, injecté dans un muscle de lapin, le rend incapable de résister au développement du charbon symptomatique; d'autres substances comme l'acide acétique, l'acétate de potasse, l'alcool, produisent des effets semblables.

Ailleurs, il s'agit d'une intoxication générale, retentissant probablement sur le système nerveux. C'est ainsi que Platania a démontré que l'alcool, le chloral, permettent le développement du charbon chez les animaux naturellement réfractaires, comme le chien, le pigeon, la grenouille; Wagner a vérifié le fait en inoculant le charbon à des poules chloralisées.

Divers poisons peuvent agir, semble-t-il, tantôt en déterminant un trouble local, tantôt en produisant une modification de tout l'organisme. C'est par le premier mécanisme qu'on peut expliquer les lésions infectieuses consécutives aux inhalations de gaz délétères; chez les individus soumis aux vapeurs de charbon, aux émanations néphitiques des fosses d'aisance, on voit parfois se développer de la broncho-pneumonie ou des gangrènes pulmonaires qu'on peut rattacher à ce processus. Mais, dans les mêmes conditions, on peut voir survenir une infection générale : c'est du moins ce qui ressort de quelques recherches expérimentales (¹). En inoculant à des cobayes un charbon atténué, incapable de faire périr les témoins, on voit succomber les animaux soumis à l'action de l'oxyde de carbone ou des produits de combustion de la paille; les mêmes gaz restent sans effet, c'est-à-dire n'abrègent pas la survie après inoculation de charbon virulent. On peut donc conclure de ces expériences que les gaz délétères diminuent ou suppriment la résistance de l'économie aux germes atténués qui pullulent sur tout organisme vivant.

(¹) CHARRIN et ROGER, Influence de quelques gaz délétères sur la marche de l'infection charbonneuse. Comptes rendus de l'Acad. des sciences, 12 septembre 1892.

Les ferments végétaux possèdent aussi la propriété de transformer l'organisme en un milieu favorable au développement des bactéries. Rossbach l'a démontré avec la papayotine; ce ferment contient presque toujours du *Bacillus subtilis;* injecté dans les veines, il permet la pullulation du microbe. La papaïne favorise également l'action des germes atténués, notamment du streptocoque et du pneumocoque qui, grâce à son concours, retrouvent leur virulence ([1]). Les résultats sont semblables avec les macérations de jéquirity qui représentent de riches cultures du *Bacillus subtilis.*

De même que les végétaux supérieurs, les microbes sécrètent des substances favorisant l'infection. C'est ainsi que s'explique l'influence des associations microbiennes; nous avons montré, par exemple, que les produits solubles du *Bacillus prodigiosus* permettent chez les animaux le développement de microbes auxquels ils sont naturellement réfractaires; ils abolissent l'immunité du lapin et du pigeon vis-à-vis du charbon symptomatique. Le même procédé permet de rendre leur virulence à des agents pathogènes atténués, comme l'a bien établi Monti. L'action adjuvante du *Bacillus prodigiosus* est due à une substance soluble dans la glycérine, insoluble dans l'alcool et résistant à une température de 125 degrés ([2]).

Il ne faut pas croire cependant que toutes les toxines microbiennes favorisent les infections; il en est, au contraire, qui servent à la défense de l'organisme envahi comme l'ont montré divers expérimentateurs et particulièrement M. Bouchard. Parfois une même toxine peut se comporter différemment chez deux espèces animales, même assez voisines. C'est ainsi que nous avons vu les produits solubles du *Bacillus prodigiosus* favoriser l'infection charbonneuse chez le cobaye et l'entraver chez le lapin.

Un dernier groupe de poisons venant en aide aux bactéries est représenté par des substances qui prennent naissance dans l'organisme lui-même. C'est ce qui a lieu par exemple chez les animaux surmenés; les toxines qui se produisent dans ces conditions rendent possible la pullulation des virus atténués ou le passage dans le sang des nombreuses bactéries qui vivent normalement dans l'intestin. C'est aussi par suite de modifications chimiques que le diabète et la glycosurie favorisent l'infection; le résultat, établi depuis longtemps par la clinique, a été vérifié expérimentalement par Bujwid qui injectait du sucre aux animaux inoculés et par Léo qui leur faisait prendre de la phloridzine; dans les deux cas, l'infection a été rendue plus facile et plus grave.

C'est aussi probablement en troublant la constitution chimique de

[1] Roger, De quelques substances chimiques qui favorisent l'infection. *Bull. de la Soc. de biol.*, 31 mai 1890.

[2] Roger, Quelques effets des associations microbiennes. *Bull. de la Soc. de biologie*, 19 janvier 1889. — Inoculation du charbon symptomatique au lapin. *Ibid*, 2 février 1889 et 30 mars 1889. — Les infections combinées. *Gaz. des hôpit.*, 1er février 1890. — Contribution à l'étude expérimentale du charbon symptomatique. *Revue de médecine*, mars et juin 1891.

l'organisme qu'agissent certaines lésions organiques. Neumann a démontré qu'on favorise le développement du streptocoque en altérant le foie, en modifiant l'alcalinité du sang, en lésant le rein ou en liant la partie inférieure de l'intestin ; dans tous ces cas, il y a production exagérée de substances toxiques, insuffisance de l'élimination et modification des propriétés bactéricides des humeurs.

Il nous reste à signaler encore le rapport entre les intoxications chroniques et le développement des lésions cancéreuses. Hutchinson a observé des formations épithéliales au niveau des fosses nasales dans l'arsenicisme chronique. Hœrting et Hesse ont insisté sur la fréquence des sarcomes pulmonaires chez les ouvriers travaillant dans des mines de cobalt arsenical de Schneeberg.

CHAPITRE VI

Empoisonnements aigus et empoisonnements chroniques. — Accoutumance aux poisons. — Antagonisme et synergie des substances toxiques. — Vaccination antitoxique. — Les lésions anatomiques. — Importance des empoisonnements dans l'étude de l'hérédité et de la tératogénie.

En étudiant les divers troubles fonctionnels que peuvent susciter les substances toxiques, nous avons surtout envisagé les empoisonnements aigus ; c'est, en effet, dans ces cas qu'on observe le plus nettement les modifications apportées au jeu des divers organes, tandis que les intoxications chroniques provoquent des lésions anatomiques, la répétition des troubles fonctionnels finissant par entraîner des modifications structurales. Leur étude présente un grand intérêt pour le médecin qui a fréquemment l'occasion de les observer. L'alcool, le plomb, le mercure, la morphine déterminent surtout des manifestations lentes, et peuvent créer des lésions qu'il n'est pas toujours facile de rattacher à leur véritable cause. Les néphrites, les cirrhoses, les altérations nerveuses, diverses formes d'anémie évoluent comme des affections particulières et ce n'est que par une étude attentive qu'on peut dépister leur étiologie.

L'histoire des empoisonnements chroniques soulève diverses questions fort importantes, en tête desquelles nous placerons l'étude de l'accoutumance.

De l'accoutumance. — Rossbach fait remarquer que l'organisme ne s'habitue pas à la plupart des poisons minéraux ; l'assertion est parfaitement juste pour le phosphore ; si l'on injecte, tous les deux jours, sous la peau d'un lapin ou d'un cobaye, une petite quantité d'huile phosphorée, l'animal succombe, alors que chaque dose isolée est bien inférieure à la dose mortelle. Mais le même résultat ne s'observe pas avec tous les poisons minéraux. Pour certains d'entre eux, comme l'arsenic, l'accoutumance se produit d'une façon très manifeste. Les arsenicophages de Styrie et du Tyrol commencent par manger 2 à 3 centigrammes d'acide arsénieux et arrivent à ingérer des doses dix fois plus considérables, sans aucun trouble apparent; ils peuvent même parvenir à un âge avancé, en conservant toute leur vigueur.

Le plus souvent, c'est aux poisons organiques que nous nous habituons; peu à peu l'alcool, le tabac, la morphine, qui d'abord révoltaient la susceptibilité de l'organisme, ne produisent plus aucun trouble; on finit par absorber, chaque jour, des doses qui seraient très graves et même mortelles si elles étaient administrées à un sujet non accoutumé.

Le même fait s'observe chez les animaux; Traube, en injectant à une grenouille 1/24 de goutte de nicotine, observait des effets très marqués sur la circulation : le lendemain il fallait une goutte entière pour produire les mêmes troubles vasculaires; au bout de quatre jours, 5 gouttes étaient nécessaires. Mais tous les êtres ne s'habituent pas aussi facilement à la nicotine; nous avons injecté de petites doses de cet alcaloïde à des lapins, et bien que l'expérience eût été prolongée pendant plusieurs semaines, nous avons obtenu les mêmes accidents à la suite de chaque injection. Il ne semble pas non plus que les animaux puissent être rendus réfractaires à l'action de la strychnine ou de l'acide cyanhydrique; loin de s'y habituer, ils y deviennent de plus en plus sensibles (Preyer). D'autres substances produisent des accoutumances partielles. Ainsi, d'après Anrep, au bout de cinq à dix jours, l'atropine n'a plus d'action sur l'estomac et l'intestin, mais agit encore sur la pupille; qu'on force la dose, et tous les accidents se reproduisent. Ces expériences, fort intéressantes, représentent un exemple curieux d'intoxication ou plutôt de résistance locale, d'accoutumance parcellaire de l'organisme.

Nous avons déjà montré, dans la partie consacrée à l'étiologie, qu'on s'habituait assez facilement à l'action des venins, aussi bien au venin des abeilles qu'à celui des serpents. Or, dans ces derniers temps, les expérimentateurs ont eu l'idée d'appliquer aux venins les méthodes qui avaient réussi pour les virus, et, sans parvenir à les transformer en vaccins, comparables aux vaccins chimiques d'origine microbienne, sont arrivés à des résultats remarquables. MM. Phisalix et Bertrand et M. Calmette, qui ont poursuivi l'étude de cette question, ont montré qu'on peut vacciner les cobayes en leur inoculant du venin, atténué par la chaleur ou mélangé à des substances telles que le chlorure d'or et surtout l'hypochlorite de chaux au 1/60.

On a fait bien des hypothèses pour expliquer l'accoutumance aux poisons. Rossbach (1) pensait qu'il fallait invoquer une répartition plus égale

(1) Rossbach. Ueber die Gewöhnung an Gifte. Archiv für die gesammte Physiologie, Bd. XXI, p. 213.

et une élimination plus rapide. Cl. Bernard (¹) se demandait si l'on ne devait pas chercher la cause de l'assuétude dans une déchéance de l'organisme; il s'appuyait sur ce fait qu'un nerf engourdi ou dégradé est plus résistant qu'un nerf ordinaire; il fait remarquer ailleurs qu'une grenouille, affaiblie par une longue captivité, résiste plus aux toxiques qu'une grenouille saine.

Ce n'étaient là que des hypothèses et l'explication de l'accoutumance a été donnée par Ehrlich (²). À la suite des mémorables expériences de Behring et Kitasato, qui établissaient l'action toxinicide du sérum des animaux vaccinés contre la diphtérie, Ehrlich eut l'idée de vérifier la conception nouvelle avec des poisons proprement dits. Il réussit à rendre des rats blancs réfractaires à l'action de la ricine et de l'abrine (poison du jéquirity) et reconnut ensuite que leur sérum atténuait ou annihilait le poison contre lequel on les avait prémunis.

La même explication peut s'appliquer au venin. MM. Phisalix, Bertrand, Calmette ont établi que le sérum des animaux rendus réfractaires, possède la triple propriété antitoxique, préventive et thérapeutique.

On peut étendre ces résultats à certains cas d'immunité naturelle. C'est ainsi que le sang de la salamandre terrestre, animal peu sensible au curare, annihile l'action de ce poison (Phisalix et Contejean).

Tous ces résultats touchant l'accoutumance expliquent certains faits relatifs aux êtres inférieurs. Ainsi Frenzel soutient que les parasites intestinaux ne résistent aux ferments du tube digestif qu'en produisant une anti-enzyme au niveau de la peau. Mais si la théorie toxinicide rend compte de l'immunité acquise contre les substances organiques, elle est plus difficilement acceptable en ce qui concerne les poisons minéraux. On nous avons vu qu'on s'accoutume à l'arsenic, et les recherches poursuivies sur les êtres inférieurs, protozoaires ou bactéries, dénotent qu'on peut les amener à vivre dans des milieux chargés d'antiseptiques ou de sels minéraux; il faut seulement agir méthodiquement et acclimater les générations successives à des doses progressivement croissantes. Czerny a montré que l'amibe d'eau douce meurt si on la transporte tout d'un coup dans une eau contenant 2 pour 100 de sel marin: mais en la faisant passer par des milieux de plus en plus salés, on arrive à la faire vivre dans les solutions qui primitivement amenaient sa mort. Bucholtz et surtout Kosstakoff ont fait des observations analogues avec les bactéries.

Il n'est guère probable que, dans les cas de ce genre, il se produise une antitoxine; c'est le protoplasma lui-même qui se modifie de façon à venir en concordance avec le nouveau milieu: c'est un cas particulier des lois de l'évolution. L'adaptation peut devenir tellement parfaite que le liquide primitif cesse d'être propre au maintien de la vie. Si l'on reporte dans l'eau pure l'amibe acclimatée à l'eau salée, elle ne peut plus vivre:

(¹) Cl. Bernard, Leçons sur les anesthésiques et sur l'asphyxie. Paris, 1875, p 295.
(²) Ehrlich, Experimentelle Untersuchungen uber Immunität. Deutsche med. Wochenschrift, 1891, pp. 576 et 1218.

le sel qui était nuisible auparavant est devenu indispensable. En clinique, nous observons des résultats semblables : un homme, soumis à une intoxication chronique par l'alcool ou la morphine, ne peut, sans danger, renoncer brusquement à son poison habituel; la suppression immédiate entraîne des accidents graves, parfois mortels. Pour déshabituer l'organisme, il faut opérer graduellement et, l'usage du poison ayant duré un temps relativement court, et ne s'était pas prolongé pendant plusieurs générations, on peut arriver assez facilement à le supprimer.

Qu'il s'agisse ou non d'une sécrétion antitoxique, l'accoutumance aux poisons se traduit, en dernière analyse, par une modification nutritive; dans un cas, les cellules sécrètent un antidote; dans l'autre, elles s'emparent de la substance toxique et l'incorporent, modifiée ou non, à leur protoplasma. Or ce n'est pas impunément qu'on change la nutrition, et qu'on la force à s'accomplir sur une nouvelle base. Toute vaccination, ayant pour résultat de modifier la vie des cellules et secondairement la constitution des tumeurs où elles baignent, doit forcément entraîner à sa suite des modifications structurales; l'établissement d'une nutrition nouvelle représente un véritable trouble fonctionnel et a pour conséquence tardive une altération anatomique.

On ne saurait donc être trop réservé dans l'emploi des toxines, microbiennes ou autres, au point de vue prophylactique; leur usage se justifie dans les cas graves où la vie est en danger; mais il semble un peu téméraire de vacciner les organismes contre une infection ou une intoxication éventuelle. Et, l'histoire a beau nous apprendre que le roi Mithridate se portait à merveille, bien qu'il fût devenu réfractaire à tous les poisons connus, nous ne croyons pas, pour notre part, qu'il faille conseiller de suivre cet exemple célèbre.

Un être accoutumé à certains poisons devient par cela même réfractaire à d'autres; on conçoit dès lors que les accidents provoqués par la suppression brusque d'un toxique habituel puissent être combattus par une substance différente. L'opium, par exemple, calme le délire ou le tremblement des alcooliques privés de boisson; l'atropine agit de même (Dubois); l'alcool guérit le délire des morphinomanes en état de besoin (Lewinstein). M. Dubois (¹), qui a réuni un grand nombre d'exemples analogues, propose de désigner sous le nom d'*équivalents toxiques*, les substances qui peuvent ainsi se remplacer; l'expression est employée ici dans un sens différent de celui que M. Bouchard lui a donné (p. 849).

Antagonisme et synergie des substances toxiques. — Si diverses substances peuvent combattre les troubles que détermine la cessation d'un toxique habituel, on est conduit à supposer que certains poisons doivent se neutraliser mutuellement ou servir d'antidotes. Cette idée est fort

(¹) Dubois, Note sur le mode d'action de certains poisons dans le cas de tremblement d'origine toxique Équivalents physiologiques *Bull. de la Soc. de biol.*, 1883, p. 485.

ancienne et, malgré le grand nombre de travaux qu'elle a suscités, elle ne s'appuie encore que sur des résultats assez discutables.

On doit, en tout cas, étudier l'antagonisme des poisons à deux points de vue : il y a, en effet, un antagonisme physiologique et un antagonisme toxique.

L'antagonisme physiologique se rapporte à la propriété que possèdent certaines substances d'empêcher l'action d'une autre substance sur un appareil. Ainsi l'atropine s'oppose à l'action diaphorétique ou sialagogue de la pilocarpine, à l'action myotique de l'ésérine. Sur ce point tout le monde est d'accord. Où le désaccord commence, c'est quand il s'agit d'étudier la réciproque. Quelques auteurs, Luchsinger entre autres, supposent qu'il existe un antagonisme absolu entre les substances, comme il en existe entre certains agents chimiques ou physiques, le froid et le chaud par exemple; mais Luchsinger reconnait lui-même que cet antagonisme n'est plus appréciable pour les doses élevées; de même le froid et le chaud trop intenses ont une action paralysante identique. Cette opinion a été combattue, notamment par Rossbach. Pour cet auteur le prétendu antagonisme se réduit à une simple action paralytique, l'atropine paralyse les organes sécréteurs ou plutôt les terminaisons nerveuses qui s'y distribuent et par conséquent empêche l'action excito-sécrétoire des poisons comme la pilocarpine. La même explication s'applique aux effets différents sur l'iris; l'atropine empêche l'action myotique de l'ésérine si elle a été donnée à assez haute dose pour paralyser le sphincter irien, mais la réciproque n'est pas vraie : la fonction paralysée par un alcaloïde ne peut être rétablie par un autre.

Quelle que soit l'explication qu'on adopte, voici les principaux cas d'antagonisme physiologique. Pour les glandes, l'antagonisme se ramène à l'action de l'atropine, qui empêche les effets de l'ésérine ou de la pilocarpine; les phénomènes sont semblables pour l'iris, mais beaucoup plus curieux en ce qui concerne le cœur. La muscarine possède le pouvoir d'arrêter cet organe en diastole; or il suffit d'injecter une dose minime d'atropine, $0^{mgr},002$ à $0^{mgr},005$ par exemple, avant ou après l'introduction de la muscarine, pour empêcher ou supprimer l'action de cet alcaloïde. Les résultats sont semblables quand on injecte de l'atropine après avoir introduit de l'aconitine (S. Ringer) ou de la quinine (Pantelezeff); le cœur se met à battre de nouveau, mais cet effet ne s'observe qu'en été; en hiver l'atropine, au lieu de ramener les battements, achève de les arrêter s'ils persistaient encore.

L'influence favorable de l'atropine s'explique par l'action paralysante que cet alcaloïde exerce sur les ganglions d'arrêt du cœur. On comprend donc que les alcaloïdes qui excitent ces ganglions, restent sans influence.

On peut amoindrir les effets des substances tétanisant le cœur, au moyen des poisons qui diminuent son excitabilité : ainsi le chloral et la cocaïne s'opposent à l'action nocive de la digitaline. Réciproquement, quand le cœur est sous l'influence d'une substance paralysante, comme le

chloroforme, l'ammoniaque fait reparaître les battements, tandis que
l'atropine favorise l'arrêt final.

Des effets antagonistes du même ordre s'observent en employant des
substances qui ont une action différente sur la moelle. La mort par la
strychnine est retardée et même empêchée par l'administration du chloroforme (Husemann). Mais la réciproque n'est pas vraie, quoi qu'en ait
dit Liebreich. De même le chloral permet la survie chez les lapins qui
reçoivent une dose de picrotoxine de deux à huit fois supérieure à la
dose mortelle; cet antagonisme ne s'observe pas chez le chat où les deux
substances agissent sur le cœur (C. Drowie). En étudiant l'action simultanée de l'ésérine et de l'hyoscyamine, Amagat a reconnu que l'hyoscyamine retardait la mort provoquée par l'ésérine, mais ne l'empêchait pas.

M. Dubois a recherché le rôle de l'alcool au cours de différents empoisonnements. Cette substance précipite la mort par la digitale, en favorisant
l'hypothermie; elle n'influence pas les effets de l'atropine et retarde, sans
les empêcher, ceux de la strychnine et de l'acide cyanhydrique; réciproquement, son action n'est pas neutralisée par une injection sous-cutanée d'ammoniaque.

Un des antagonismes dont on a le plus souvent parlé est celui qui
existerait entre l'atropine et la morphine; admis déjà par Prosper Alpin
dès 1570, cet antagonisme a été nié par Frœser et Bennet, rapporteurs
d'une commission nommée par l'*Association médicale britannique* :
d'après eux, les effets des deux alcaloïdes, loin de se combattre, s'ajoutent.

Pour savoir s'il existe véritablement un antagonisme toxique, nous
avons opéré de la façon suivante (¹) : après avoir déterminé la dose
mortelle des quatre substances suivantes, chlorure de potassium, chlorhydrate de morphine, sulfate neutre d'atropine, sulfovinate de quinine,
nous les avons associées deux à deux, de telle façon que 20 centimètres
cubes d'eau salée à 7 pour 1000 contiennent toujours l'équivalent toxique
de chacun des deux corps; l'injection étant poussée avec une vitesse
constante, nous avons obtenu les résultats suivants :

Si dans 20 centimètres cubes de liquide on dissout la dose mortelle de
chlorhydrate de morphine 0^{gr},65 et la dose mortelle de KCl 0^{gr},18,
l'animal succombe comme s'il avait reçu de la morphine pure, présentant
seulement des convulsions terminales intenses : les deux poisons agissent
donc isolément.

En injectant de même la morphine et l'atropine, ou l'atropine et la
quinine, on amène la mort quand on a introduit la moitié de la dose
toxique de chaque substance; elles agissent donc toutes deux synergiquement; leur action s'additionne, d'une façon exacte. Au contraire, avec
la quinine et le chlorure de potassium on obtient un liquide plus toxique
que ne l'indique la somme des composants. L'animal succombe quand il

---

(¹) Roger, Sur le prétendu antagonisme toxique de quelques poisons. *Bull. de la Soc. de
biol.*, 12 mai 1888.

a reçu une quantité de chaque poison qui, prise isolément, ne tuerait que 290 grammes; les deux substances, même en agissant synergiquement, ne devaient faire périr que 580 grammes au lieu de 1 kilo.

Devant ces résultats, nous pouvons conclure qu'un antagonisme vrai entre deux substances est un fait fort rare.

Comme l'a dit très justement Dujardin-Beaumetz, l'antagonisme est l'opposition des effets de façon que la résultante n'ait aucune action. Or, en mécanique, pour que deux forces se neutralisent, il faut qu'elles agissent en sens inverse sur le même point; en toxicologie, il faut que les deux poisons exercent une action diamétralement opposée sur le même appareil. La chloralisation, par exemple, neutralise le strychnisme; mais il ne s'agit pas là d'un antagonisme véritable, comparable à celui de la mécanique, puisque la réciproque n'est pas vraie. A plus forte raison, le curare et la strychnine ne sont pas antagonistes; si le curare empêche les convulsions strychniques, ce n'est pas en agissant sur la moelle, mais en paralysant les terminaisons nerveuses; il masque ses effets, il ne les annihile pas.

Pour que deux substances fussent vraiment antagonistes, il faudrait qu'elles eussent toutes deux une influence diamétralement opposée sur tous les appareils, tous les tissus, toutes les cellules. On conçoit qu'une telle éventualité ne puisse guère se présenter dans la réalité. Ce qu'on observe le plus souvent, ce sont des antagonismes partiels, ne s'exerçant que sur un appareil; si cet appareil est peu important pour la vie, l'antagonisme ne peut retarder la mort: s'il s'agit d'un organe indispensable comme le cœur, une des substances pourra combattre les effets de l'autre: c'est ce qui a lieu par exemple pour l'atropine neutralisant l'action cardiaque de la muscarine. Mais l'atropine et la morphine, si elles ont quelques effets différents, amènent des troubles analogues au niveau des appareils vraiment importants; voilà pourquoi, loin de se combattre, elles agissent synergiquement pour entraîner la mort.

Les lésions anatomiques d'origine toxique. — Les lésions anatomiques sont des conséquences des troubles fonctionnels et peuvent, à leur tour, devenir le point de départ de nouveaux troubles et de nouvelles lésions.

En traversant un organisme, les poisons sont capables de susciter une série d'altérations qu'on peut classer de la façon suivante : les lésions initiales, se produisant au point d'introduction de la substance nocive; les lésions d'ordre fonctionnel, déterminées sur les parties de l'économie où le poison porte son action; les lésions d'élimination frappant les organes chargés de transformer les toxiques ou de les rejeter au dehors.

Les lésions initiales sont extrêmement marquées avec les caustiques, qui souvent bornent leur action au point atteint. Elles sont encore manifestes avec certaines substances qui pénètrent dans l'organisme: le phosphore, l'arsenic, les acides ou les alcalis dilués, divers sels minéraux, l'alcool, etc.,

provoquent, au niveau de l'estomac, par exemple, des altérations profondes qui témoignent de leur passage. D'autres substances, injectées
sous la peau, peuvent déterminer des œdèmes, de la suppuration ou des
eschares.

Action pyogène des substances toxiques. — On a longtemps discuté
pour savoir si les poisons sont capables de provoquer du pus. Au lendemain du triomphe de la bactériologie, beaucoup d'auteurs soutinrent qu'il
n'y a pas de suppuration aseptique; cette opinion, basée sur un grand
nombre d'expériences, semblait sur le point d'être définitivement acceptée,
malgré les recherches de Riedel et de Cohnheim. Mais bientôt, on allait
publier une série de travaux qui devaient conduire à une conclusion
opposée. Councilmann démontra par une méthode ingénieuse que l'huile
de croton produit du pus chez le lapin; Uskoff en obtint chez le chien avec
l'huile d'olive et l'essence de térébenthine; Orthmann, avec le mercure.
Mais ce furent les recherches de Grawitz et de Bary qui finirent par
entraîner la conviction; ces auteurs ont montré que, s'il est difficile de produire de la suppuration aseptique chez le lapin et chez le cobaye, il n'en
est pas de même chez le chien; le nitrate d'argent en solution à 5 pour 100,
l'ammoniaque concentrée, et surtout l'essence de térébenthine ont des
propriétés pyogènes manifestes. Ces recherches expliquent un certain
nombre de faits contradictoires; la faute fondamentale des premiers expérimentateurs est d'avoir voulu généraliser à toute la série animale les
résultats obtenus sur une seule espèce.

M. Christmas a confirmé cette importante distinction; il n'a produit des
suppurations chez le lapin qu'avec le mercure; encore fallait-il pratiquer
l'injection dans la chambre antérieure et la suppuration s'arrêtait dès que
le globule métallique était entouré d'un exsudat purulent.

Les expériences de Janowski, de Steinhauer et de plusieurs autres ont
confirmé et complété ces divers résultats. On peut donc dire que le mercure,
la térébenthine, la créoline, le sublimé, l'antipyrine peuvent provoquer la
suppuration chez le chien; le calomel est pyogène pour le chien, le chat,
le lapin; le nitrate d'argent produit de la suppuration chez le chien et le
chat, tandis que chez le cobaye il ne provoque qu'un exsudat séro-fibrineux
avec quelques points de nécrose; l'huile de croton, nécrosante chez le chat
et le cobaye, est pyogène chez le chien. Enfin, dans ces derniers temps,
on a étudié des substances organiques qui exercent une action suppurative
énergique : ce sont les solvines, la sapotoxine et, à un degré moindre,
certains principes de la digitale, tels que la digitoxine et la digitonine.

La connaissance de ces suppurations aseptiques a permis de résoudre
une question assez intéressante. On sait, en effet, que l'exsudat purulent
diffère des autres exsudats inflammatoires par l'absence de fibrine; à
l'époque où l'on considérait toutes les suppurations comme de nature microbienne, l'explication était fort simple : on supposait que les ferments
bactériens possédaient une action peptonifiante. Aujourd'hui l'hypothèse
est inadmissible, Peiper ayant montré que les substances pyogènes ont,

pour la plupart, la propriété de hâter la coagulation. Aussi est-on porté à admettre que la fibrine est peptonifiée par les globules blancs et les éléments des tissus; car, d'après Lejer, le pus produit par des substances aseptiques, possède néanmoins la propriété de liquéfier la gélatine.

Les bactéries pyogènes elles-mêmes agissent, non comme des corps étrangers spécifiques, mais grâce aux produits solubles qu'elles sécrètent. Nous arrivons donc à une conclusion opposée à celle des premiers bactériologues: la suppuration nous apparaît comme un processus d'ordre toxique; que le poison soit ou non microbien, le pus est toujours produit sous l'influence de matières solubles.

Sphacèle d'origine toxique. — Les substances qui agissent plus énergiquement que les précédentes, au lieu de déterminer de la suppuration, produisent du sphacèle; il ne faut pas confondre cette lésion avec la gangrène que provoquent les bactéries : il y a entre les deux processus une différence profonde. Les substances chimiques amènent simplement la mort des cellules, une nécrose sèche, une eschare; les bactéries, outre la nécrose, suscitent des phénomènes de fermentation qui leur sont particuliers et qui permettent de séparer les deux processus. Cependant on voit parfois la gangrène succéder à l'action des substances toxiques; l'exemple le plus connu est fourni par la gangrène pulmonaire consécutive aux inhalations de vapeurs irritantes. Dans ce cas, il ne faut pas invoquer simplement l'action des gaz délétères; ceux-ci ne font que préparer le terrain et permettent le développement de divers microbes, qui produisent les lésions du poumon.

Lésions des viscères et des tissus. — Les troubles fonctionnels produits par les poisons suscitent deux ordres de lésions anatomiques : les unes sont des manifestations banales, nullement spécifiques; c'est ainsi que les convulsions, les contractures, les mouvements désordonnés déterminent parfois des ruptures musculaires ou de petites hémorrhagies dans les muscles, la moelle, le cerveau; l'asphyxie terminale produit un emphysème souvent considérable, et peut amener des ecchymoses sous-pleurales ou sous-péricardiques. Toutes ces lésions sont évidemment beaucoup moins importantes que celles qui présentent des caractères spécifiques.

Nous n'insisterons pas sur les altérations des leucocytes et des hématies que nous avons déjà signalées; on se rappelle que les globules rouges peuvent être modifiés dans leur forme ou leur aspect, leur stroma peut présenter des taches vacuolaires, leur matière colorante peut être dissoute; à un degré de plus, les globules sont détruits.

Ces troubles ont un grand intérêt, car ils peuvent être le point de départ de lésions vasculaires; les débris de globules, encombrant les petits vaisseaux et y déterminant des thromboses, servent parfois de point de départ à des lésions parenchymateuses secondaires. D'ailleurs, la nécessité pour certains organes d'éliminer les produits des altérations sanguines explique la genèse d'autres lésions, de celles qui surviennent, par exemple, au niveau des reins.

Les altérations viscérales les plus intéressantes sont celles qui relèvent des troubles fonctionnels dus aux substances toxiques, ou du passage des poisons à travers les organes chargés de les éliminer.

On pourrait croire que les lésions des organes sont d'autant plus marquées que les troubles y sont plus intenses; une pareille formule est loin d'être exacte. Le système nerveux, malgré la profonde atteinte qu'il subit, est moins souvent lésé qu'on pourrait le croire; Vulpian ne trouva aucune altération dans la moelle d'une grenouille qui, pendant plusieurs semaines, avait eu des convulsions strychniques. Ce résultat négatif peut tenir à une résistance réelle des cellules nerveuses qui, malgré de nombreuses excitations, restent indemnes dans leur structure; mais il s'explique peut-être par l'insuffisance de nos moyens d'investigation, qui ne permettent pas de reconnaître toutes les modifications qui peuvent se produire.

Quel que soit l'organe qu'on envisage, les lésions débutent toujours par les éléments les plus différenciés. Cette loi, qui ne souffre pas d'exception, a été mise en évidence par un grand nombre de recherches et a considérablement modifié nos idées sur le mode de production des cirrhoses. Au niveau du rein et du foie, par exemple, les poisons agissent d'abord sur les cellules épithéliales; toute néphrite ou toute hépatite toxique est primitivement parenchymateuse. Le fait se comprend facilement; si la lésion est vraiment le résultat du trouble fonctionnel, elle doit débuter par l'élément anatomique dont le fonctionnement a été atteint.

Les lésions des cellules peuvent se ramener à trois types principaux: phlogose, stéatose, nécrobiose. La phlogose est produite, par exemple, au niveau du rein, par l'élimination de la cantharide; la stéatose est le résultat de l'action des poisons minéraux, notamment du phosphore, de l'arsenic et de l'antimoine, parfois des poisons organiques comme le chloroforme; la nécrobiose peut être déterminée par un grand nombre de corps, parmi lesquels nous citerons l'acide chromique.

Si l'empoisonnement est léger et accidentel, c'est-à-dire s'il ne se répète pas, la restauration pourra se faire d'une façon complète ou presque complète. Mais si les troubles sont profonds, ou si le malade est de nouveau soumis à l'action des substances toxiques, il se développera des lésions chroniques qui resteront purement parenchymateuses ou deviendront diffuses; dans ce dernier cas, le tissu conjonctif pourra être atteint d'une façon prédominante ou presque exclusive. Ainsi les lésions primitivement épithéliales peuvent évoluer vers deux types différents, autrement dit un même poison peut produire des altérations parenchymateuses ou interstitielles; l'alcool, aussi bien que le phosphore, est capable de déterminer des dégénérescences granulo-graisseuses ou de la cirrhose. A quoi faut-il attribuer ces résultats si disparates, ces effets si différents d'une seule et même substance?

La lésion première est identique dans tous les cas, parce qu'elle relève d'une seule cause toxique; mais elle suscite une série de réactions secondaires qui sont dissemblables parce qu'elles sont produites chez des orgarisnes différents. Nous avons à plusieurs reprises insisté sur ce sujet et nous avons essayé d'établir que chaque être a un particularisme morbide qui lui donne une physionomie spéciale. Plus on s'élève dans la série, plus l'individualité est développée et importante; l'état général du sujet atteint, ses antécédents, personnels ou héréditaires, son état diathésique, sa résistance spéciale créée par ses maladies antérieures et son genre de vie, expliquent la variété des réactions qui se passent à l'occasion d'une même cause pathogène. Pour ne citer qu'un exemple, nous rappellerons que Auffecht, puis Germont, ont vu les injections sous-cutanées de cantharidine provoquer chez le cobaye une néphrite interstitielle; c'est ce qui avait lieu quand ils opéraient sur un animal bien portant et vigoureux; si au contraire le cobaye était malade, mal nourri, ou si l'introduction du poison déterminait de la suppuration sous-cutanée, les lésions parenchymateuses dominaient ou existaient exclusivement.

Ces quelques considérations expliquent comment les mêmes causes se trouvent citées dans l'étiologie des différentes affections rénales ou hépatiques; leur lésion primitive étant identique, leur aboutissant est différent par suite de l'état différent où se trouvent les sujets atteints.

Les poisons peuvent encore produire des lésions viscérales par un mécanisme détourné; ils frappent le système artériel et déterminent l'artério-sclérose. Ces manifestations vasculaires sont très fréquentes au cours des intoxications chroniques, notamment chez les alcooliques et les saturnins, les tabagiques, dans les intoxications endogènes (goutte, diabète, surmenage) ou microbiennes (infections). L'action du plomb n'est mise en doute par personne et, si l'on réfléchit aux nombreuses sources d'intoxication permanente par ce métal, on comprendra que son nombre de cas d'artério-sclérose, dont la cause nous échappe, ne doivent pas reconnaître une autre origine. Si l'on peut discuter sur le rôle de l'alcool, il ne semble pas que l'action des boissons spiritueuses puisse être niée; l'expérimentation, d'accord avec la clinique, montre que les substances qui entrent dans leur composition, les aldéhydes par exemple, peuvent provoquer chez les animaux de l'artério-sclérose, des cirrhoses des reins et du foie.

Nous n'avons pas à étudier ici les lésions anatomiques des intoxications; leur histoire sera présentée à propos de l'anatomie pathologique générale, nous nous contenterons de quelques considérations sur leur mode de production dans les principaux viscères ou tissus.

Le rein est un des organes qui souffrent le plus au cours des empoisonnements[1]. Parfois il est seul ou presque seul atteint : c'est le cas pour l'empoisonnement par la cantharide; on suppose que le principe nocif, uni aux albumines du sang, et rendu ainsi presque inoffensif, est mis en liberté au niveau des reins, notamment au niveau des glomérules; il se produit une glomérulo-néphrite, qui a été étudiée par presque tous les anatomo-pathologistes.

[1] GARCNER, Pathogénie des néphrites. Thèse d'agrég Paris, 1886.

La plupart des substances toxiques, pour ne pas dire toutes, peuvent déterminer des lésions rénales; l'énumération en serait fastidieuse, sinon impossible. Le mercure, le phosphore, l'arsenic, les acides, les alcalis, les chromates, certaines essences comptent parmi les causes les plus fréquentes.

Suivant les substances employées, on observe des localisations différentes: tandis que la cantharide frappe le glomérule, le phosphore, le plomb atteignent l'épithélium des tubes contournés. Charcot et Cornault ont étudié avec grand soin la néphrite saturnine et, par des expériences fort précises, ont démontré son origine épithéliale.

Mais il ne faut pas tenir compte seulement des poisons venus du dehors; les substances formées dans l'organisme jouent un rôle encore plus considérable. Celles qui proviennent du tube digestif, pénétrant en excès, soit par suite de fermentations exagérées, d'altérations intestinales ou hépatiques, peuvent déterminer de l'albuminurie et secondairement des néphrites. Ce ne sont pas seulement les toxines d'origine fermentative qui agissent; dans plusieurs affections intestinales ou hépatiques, les produits normaux de la digestion ne subissent pas leur transformation usuelle et sont éliminés par l'urine; or la peptonurie détermine de profondes lésions rénales (Gouget).

L'auto-intoxication consécutive aux lésions du foie, en donnant un surcroît de travail au rein, peut déterminer dans cette glande des lésions cellulaires, bien étudiées par M. Gouget([1]). Dans le même ordre d'idées on peut citer les néphrites consécutives aux altérations cutanées et celles qui surviennent dans la goutte ou le diabète. On est conduit ainsi à se demander si toute néphrite ne relève pas d'une intoxication et si la théorie hématogène du mal de Bright, telle qu'elle fut conçue par Canstatt et défendue par Semmola, ne répond pas à la réalité. Sans aborder ce problème, dont la discussion nous entraînerait trop loin, nous pensons qu'un grand nombre de néphrites sont dues aux altérations du sang par des toxines intestinales ou autogènes, qu'il s'agisse de leucomaïnes, de matières extractives ou d'albumines. Le rôle des albumines étrangères à l'organisme ne semble pas douteux; que ce soit la sérine d'un animal d'espèce différente ou l'albumine de l'œuf, l'élimination se fait par les reins et y détermine de profondes lésions; nous avons pu constater des néphrites très intenses chez plusieurs lapins auxquels nous avions injecté de l'albumine de l'œuf dans les veines.

Les théories classiques sur l'origine des cirrhoses hépatiques assignent au processus scléreux une origine veineuse, artérielle ou biliaire. Mais aujourd'hui une idée plus conforme aux données de la pathologie générale a pris naissance. C'est à Ackermann que revient le mérite d'avoir conçu que le point de départ des cirrhoses toxiques devait être placé dans

([1]) Couerr, De l'influence des maladies du foie sur l'état des reins. *Thèse de Paris*, 1895.

une altération primitive de la cellule hépatique(¹). Cette théorie, développée par Hartung, a été acceptée en France par M. Pilliet et exposée avec soin par M. de Grandmaison (²). L'alcool et les substances qui lui sont associées dans les diverses boissons, aldéhydes, essences, arrivent d'abord en contact avec les cellules marginales du lobule, et en déterminent la dégénérescence ; la lésion cellulaire engendre à son tour un processus de réparation qui aboutit comme toujours à la sclérose ; ainsi la sclérose du foie représente une simple cicatrice, dont la topographie est facile à saisir ; c'est une lésion secondaire ; dans le foie comme dans le rein, l'altération est primitivement épithéliale. Mais de même que pour le rein, la cirrhose ne se produit que dans certaines circonstances, c'est-à-dire si l'organisme est encore capable de fournir ce travail cicatriciel ; sinon, il surviendra seulement une dégénérescence cellulaire, une véritable hépatite parenchymateuse.

Parmi les autres poisons exogènes, il convient de citer le phosphore et l'arsenic, qui provoquent la stéatose diffuse et totale, s'ils sont donnés à haute dose, mais déterminent la sclérose s'ils sont donnés à dose minime, et le lupin, cause très fréquente de cirrhose hépatique chez les animaux.

Les expériences de Afanassiew (³) démontrent que les substances qui détruisent les globules rouges, la glycérine, l'acide pyrogallique, et surtout la toluylène-diamine, amènent la dégénérescence des cellules centrales des lobules et consécutivement des lésions scléreuses interstitielles. Le même auteur a remarqué que l'ictère provoqué par la toluylène-diamine déterminait des glomérulo-néphrites, aboutissant plus tard à la sclérose rénale.

De même que le rein, le foie peut être atteint par les poisons nés dans l'organisme ; ceux du tube digestif provoquent surtout des cirrhoses, ceux qui s'éliminent normalement par l'urine amènent, quand survient un trouble dans l'émonction rénale, des lésions cellulaires décrites par M. Gaume.

Pour les autres glandes annexées au tube digestif, nous citerons seulement une observation de MM. Arnozan et Vaillard, qui constatèrent l'existence d'un catarrhe des conduits excréteurs du pancréas, chez un lapin empoisonné par le sublimé.

En parlant de l'action des poisons sur le tube digestif, nous avons déjà signalé la fréquence des lésions et spécialement des ulcérations, dont nous avons admis deux variétés : les unes sont dues à l'influence directe des substances corrosives ou caustiques et se montrent surtout au niveau de la cavité buccale, de l'œsophage et de l'estomac, plus rarement sur l'intestin ; les autres relèvent d'une élimination et siègent parfois sur la muqueuse

(¹) Ackermann, Der Histogenese und Histologie der Lebercirrhose. *Arch für path. Anat. und Physiol.*, Bd. CXV, 1889.

(²) De Grandmaison. Du rôle de la cellule hépatique dans la production des scléroses du foie. *Thèse de Paris*, 1892.

(³) Afanassiew. Leber Icterus und Hæmoglobinurie hervorgerufen durch Toluylendiamin. *Zeitschrift für klin. Med.*, Bd. VI, p. 281, 1885 — Ueber die pathologisch-anatomischen Veränderungen *Arch. für path. Anat. und Physiol.*, Bd. XCVIII, p. 460.

buccale (stomatite mercurielle) ou stomacale (gastrite arsénicale), généralement sur l'intestin (entérite mercurielle, arsénicale, urémique, ulcérations
des brûlures, du vernissage, etc.). Nous avons déjà montré quelle part il
fallait faire aux poisons et aux microbes qui peuplent ces diverses cavités
(p. 978); il nous faut revenir un instant sur les gastrites, qui tiennent une
place importante en nosographie. Brinton prétend même qu'il n'existe
guère de gastrites aiguës en dehors des intoxications; les acides, les
alcalis, le phosphore, l'arsenic, l'iode, le mercure sont les agents qui
interviennent le plus souvent. Mais les gastrites vraiment importantes
sont celles des empoisonnements chroniques : dans l'alcoolisme, les
troubles stomacaux évoluent en deux périodes; la première est simplement caractérisée par de la dyspepsie et, si l'on a l'occasion de faire
l'autopsie à ce moment, on ne trouve aucune lésion appréciable; à la
deuxième période, se développent des altérations diffuses qui peuvent
aboutir à la sclérose et à l'atrophie de l'organe; voilà un nouvel exemple
dénotant encore une fois que le trouble fonctionnel précède la lésion,
c'est la dyspepsie qui provoque la gastrite.

Les altérations de l'appareil respiratoire sont beaucoup moins importantes que celles qui atteignent le tube digestif. Il existe cependant
des bronchites, des broncho-pneumonies et des gangrènes d'origine
toxique. L'apoplexie pulmonaire et la broncho-pneumonie s'observent
dans l'empoisonnement par la cantharide; la gangrène pulmonaire
a été notée dans l'ergotisme; mais dans ce dernier cas, de même que
lorsque le sphacèle est dû à l'inhalation de vapeurs irritantes, il faut faire
une large part à l'infection qui se surajoute; le poison ne fait que favoriser et permettre le développement des microbes.

Les glandes vasculaires sanguines peuvent présenter des lésions fort
curieuses. Les substances qui détruisent les globules produisent des
pigmentations anormales dans le foie et la rate; M. Pilliet a constaté que
la toluylène-diamine et surtout la paraphénylène-diamine font apparaître
dans la rate des masses muriformes pigmentées qui, par le courant sanguin,
sont transportées dans le foie, où elles produisent de petites embolies
pigmentaires. Les poisons minéraux, comme le nitrite de soude, provoquent une anémie des parties périphériques de la rate et une congestion
intense de la pulpe; ces lésions rappellent celles qu'on observe chez le
vieillard.

Les capsules surrénales peuvent présenter des altérations analogues;
Stadelmann avait remarqué que certaines substances, comme les sels
biliaires, les acides hippurique et benzoïque, s'y accumulaient. M. Pilliet
a observé, chez des chiens empoisonnés par la toluylène-diamine et
l'hydroxylamine, des pigmentations de la substance médullaire; le nitrate
d'urane provoque des hémorrhagies cavitaires; diverses essences, essences
de girofle, de géranium, introduites dans l'estomac des cobayes amènent
dans les capsules des hémorrhagies diffuses, que M. Pilliet compare à
celles que nous avons produites en injectant aux mêmes animaux des cul-

tures du bacille de Friedländer; le rapprochement est d'autant plus curieux que, dans les expériences de M. Pilliet comme dans les nôtres, les lapins empoisonnés ou inoculés d'une façon semblable ont succombé comme les cobayes, mais l'autopsie a démontré la parfaite intégrité de leurs capsules.

Le système musculaire, y compris le myocarde, peut être frappé de dégénérescence graisseuse, accompagnée de petits foyers hémorrhagiques, dans les empoisonnements par le phosphore, l'arsenic, l'éther, le chloroforme. Au cours des paralysies saturnines, on a observé des altérations musculaires, déjà appréciables à l'œil nu, mais qui semblent exceptionnelles.

Les altérations anatomiques du cœur ont été peu étudiées; outre la stéatose, on observe parfois des dégénérescences granuleuses; M. Pilliet en a signalé l'existence dans l'empoisonnement par le sublimé et a trouvé en même temps une transformation vésiculeuse et une pigmentation hémoglobinique des fibrilles musculaires. Nous ne ferons que signaler les altérations banales qui relèvent de l'artério-sclérose ou de la néphrite interstitielle et sont surtout marquées dans le saturnisme chronique.

Les os eux-mêmes ne sont pas épargnés. Nous avons déjà indiqué les nécroses et notamment la nécrose phosphorée, qui peut devenir une cause de dégénérescence amyloïde; plusieurs poisons, comme le sublimé, et, plus rarement, le phosphore, le bichromate de potasse, l'acide oxalique, produisent la décalcification des os et amènent secondairement le dépôt de concrétions calcaires dans les reins; Prévost et Frutiger ont observé des cas où la décalcification osseuse était telle que la diaphyse était devenue mobile sur l'épiphyse.

Les lésions nerveuses d'ordre toxique présentent une importance considérable et par leur multiplicité et par leur variabilité.

Un grand nombre d'empoisonnements aigus peuvent retentir sur la moelle; les expériences de Popoff, Danillo, Tschisch ne laissent aucun doute à cet égard. Le phosphore, l'arsenic, le mercure et, à un degré moindre, la morphine, le nitrate d'argent, le bromure de potassium provoquent des myélites centrales aiguës, caractérisées essentiellement par de la tuméfaction trouble et par des dégénérescences vacuolaires des cellules. Dans les cas à marche lente, les lésions sont plus diffuses et atteignent la substance blanche; parfois même elles peuvent devenir prédominantes à ce niveau et se localiser d'une façon systématique. Chez un chien ayant subi une intoxication lente par le phosphore, Gurrieri a trouvé une dégénérescence des faisceaux pyramidaux croisés, des faisceaux de Goll et de Burdach dans la région dorsale. Alt a observé, chez un autre animal de même espèce, à la suite d'une administration prolongée de morphine, des phénomènes d'ataxie et a trouvé à l'autopsie une sclérose des cordons postérieurs de la moelle; l'auteur pense que cette observation fort intéressante peut avoir une application en pathologie humaine, car on note fréquemment l'abus de la morphine dans les antécédents des tabétiques.

lie ces intoxications exogènes il faut rapprocher les intoxications
microbiennes, qui peuvent aboutir aussi à la production de myélites, en
se localisant d'une façon prédominante sur la substance grise. La première démonstration de ce fait a été donnée pour le streptocoque de l'érysipèle (Roger[1], Bourges, Widal et Besançon), et vérifiée ensuite avec d'autres microbes tels que le bacille du côlon (Gilbert et Lion), le bacille
typhique (Vincent), le staphylocoque doré (Thoinot et Masselin).

Dans presque tous les cas rapportés par les différents expérimentateurs,
qu'il se soit agi de poisons microbiens, végétaux ou minéraux, et quelle
que fût l'intensité des lésions, le système nerveux périphérique a été
trouvé intact; il ne s'était produit aucune dégénérescence, consécutivement aux lésions de la moelle.

Ce n'est pas seulement chez les animaux que les poisons peuvent agir
sur le système médullaire; il en est de même chez l'homme; dans le
saturnisme, Morakow, Oeller, Oppenheim ont décrit des lésions médullaires que Stieglitz a pu reproduire chez le cobaye et qui consistent en
une vacuolisation des cellules motrices. Plusieurs intoxications alimentaires peuvent s'accompagner de lésions de la moelle. Tuczek a étudié
avec soin les symptômes nerveux de l'ergotisme; il a montré leur analogie
clinique avec le tabes et a constaté que les lésions anatomiques étaient
semblables, mais évoluaient plus rapidement; les troubles apparaissaient
généralement après guérison des manifestations aiguës et présentaient souvent une terminaison favorable. On connait moins bien la nature de la
paraplégie spasmodique du lathyrisme; Tuczek, dans quatre autopsies,
trouva une sclérose des cordons de Burdach, mais toutes les tentatives
pour produire des lésions médullaires sur les animaux sont restées sans
résultat, bien que certaines espèces, les oies, les porcs, les chevaux,
puissent être atteintes de paraplégie. Enfin, nous devons encore à Tuczek
la description des altérations médullaires de la pellagre dont l'existence
avait été signalée par M. Bouchard; il s'agit d'une sclérose des cordons
postérieurs et souvent de la partie voisine des cordons latéraux, prédominant à la région cervicale et se traduisant par de la paraplégie spasmodique.

Malgré leur importance, les myélopathies toxiques semblent moins
fréquentes chez l'homme que les encéphalopathies; il suffit de rappeler
les lésions cérébrales de l'alcoolisme, du saturnisme, de la pellagre, et de
citer la pachyméningite qu'on a pu reproduire expérimentalement et l'encéphalite interstitielle (N. Guillot) que le plomb détermine, en se localisant dans le cerveau ou dans les vaisseaux encéphaliques (Malassez).

L'attention est appelée depuis quelque temps sur le système nerveux
périphérique. M. Gombault a décrit avec soin la névrite segmentaire péri-
axile des saturnins; il a pu reproduire, chez des cobayes, des névrites

[1] Roger, Atrophie musculaire progressive expérimentale. *Comptes rendus de l'Acad. des
sciences*, 26 octobre 1891. — *Annales de l'Institut Pasteur*, 25 juin 1892.

analogues, mais qui ne se soient traduites, pendant la vie, par aucun trouble fonctionnel. Des névrites dont l'aspect est assez variable ont été observées au cours des empoisonnements chroniques par l'alcool, le mercure, le plomb, l'arsenic, le sulfure et l'oxyde de carbone, l'ergot de seigle. Ces lésions expliquent les symptômes révélés par la clinique, paralysie, pseudo-tabes, tremblement.

Quelques poisons produisent des lésions nerveuses qui semblent dues à une action locale : Arnozan et Salvat, Pitres et Vaillard ont décrit des névrites consécutives aux injections sous-cutanées d'alcool, d'éther ou de chloroforme; leur pathogénie semble assez simple. Mais quand il s'agit d'une névrite relevant d'une intoxication générale, l'interprétation est plus délicate; l'apparition souvent tardive des phénomènes éloigne l'idée d'une action directe du poison, et porte à penser, avec M. Babinski, que les névrites relèvent plutôt d'un trouble nutritif consécutif au passage de la substance toxique.

En résumé, le système nerveux étant la partie la plus sensible des êtres supérieurs, est celle que les poisons impressionnent le plus facilement; mais tandis que chez les animaux, les troubles et les lésions atteignent surtout la moelle, chez l'homme, dont le cerveau acquiert une importance prépondérante, ce sont les centres cérébraux qui sont le plus souvent frappés. Il en résulte des troubles fonctionnels qui ne semblent liés à aucune lésion, le délire y compris le delirium tremens, les hallucinations, le coma, les accidents épileptiformes ou hystériformes et, à un degré moins élevé, la céphalalgie et le vertige; ailleurs ce sont des paralysies passagères, du tremblement, du pseudo-tabes, des douleurs, du zona, relevant de névrites; dans d'autres cas, enfin, les troubles dynamiques finissent par entraîner des lésions plus profondes, myélites, encéphalites, méningites, avec toutes leurs conséquences.

A maintes reprises nous avons parlé des modifications nutritives produites au cours des intoxications. L'obésité des alcooliques, l'anémie des saturnins, l'amaigrissement des morphinomanes traduisent suffisamment les troubles de la nutrition. C'est dans le saturnisme qu'on observe les phénomènes les plus curieux; sous l'influence répétée du plomb, il se crée une véritable diathèse, qui se caractérise par des arthropathies, des lésions rénales, des tophus identiques à ceux qu'on observe chez les goutteux.

Ces différents troubles nutritifs modifiant ainsi les réactions vitales de l'être, impriment forcément un cachet spécial à ses descendants. Les empoisonnements jouent un rôle considérable dans les troubles héréditaires. Nous n'avons pas à en faire l'étude dans cet article, leur histoire ayant été présentée avec tous les détails nécessaires dans les chapitres consacrés à la tératologie et à l'hérédité. Contentons-nous de citer la fréquence des avortements chez les femmes soumises à des empoisonnements professionnels; l'aspect chétif des nouveau-nés, qui, en venant au monde, peuvent présenter des phénomènes nerveux très curieux; Gœtz et Schaull ont observé chacun un cas de tremblement congénital chez des enfants hydrargyriques. Enfin il est à peine besoin de rappeler la fréquence des accidents nerveux chez les enfants d'alcooliques; la dégénérescence de la race se traduit soit par des stigmates physiques, soit par des névroses, épilepsie, hystérie, soit par des troubles psychiques et notamment par la dipsomanie; tels sont les résultats que la clinique avait fait connaitre et qui ont été complétés par les travaux expérimentaux publiés dans ces dernières années et notamment par les recherches de M. Féré

CHAPITRE VII

Classification des poisons. — La mort dans les intoxications. — Importance des processus toxiques.

Classification des poisons. — La science ayant pour objet de coordonner les faits expérimentaux, il était tout naturel de chercher une classification des substances toxiques. La plupart des auteurs, qui ont abordé l'étude de cette question, ont proposé des groupements plus ou moins artificiels, et se sont laissé conduire par leurs études spéciales ou par les tendances et les préoccupations de leur époque; quelques-uns se sont basés sur l'étiologie, d'autres sur la pathogénie, la chimie ou la physiologie pathologique.

Au milieu du siècle dernier, l'exemple donné par les naturalistes fut suivi par les toxicologues; Plenck, en 1758, proposa, pour la première fois, une classification des poisons; il les divisa en quatre groupes : animaux, végétaux, minéraux, volatils; dans chaque groupe, il fit un certain nombre de subdivisions, suivant la rapidité d'action des substances, les symptômes produits ou les systèmes frappés.

La classification de Plenck fut reprise par Mahon (1801), qui admit trois groupes de poisons : animaux, végétaux, minéraux, et divisa chaque groupe en deux variétés, suivant que la substance était fixe ou volatile; il est évident que cette conception était assez arbitraire et aboutissait à séparer les composés d'une même substance, c'est-à-dire des corps appartenant à la même famille chimique et, ce qui était plus grave, ayant souvent une action physiologique analogue.

Il serait aussi fastidieux qu'inutile de reproduire ici toutes les classifications proposées : nous ne signalerons que celles qui sont encore admises; elles sont basées sur le mode d'action des substances. Fodéré tenta cette division qui fut complétée par Orfila et Devergie. Tardieu admit cinq classes de poisons : les corrosifs, les hyposthénisants, les stupéfiants, les narcotiques et les névrosthéniques.

Cependant les travaux de Magendie et de Cl. Bernard, en faisant entrevoir le mécanisme mis en œuvre par les substances toxiques, firent surgir des classifications plus rationnelles. Rabuteau, par exemple, proposa la division suivante : poisons hématiques, globulaires ou plasmiques; poisons neurotiques, subdivisés en paralyso-moteurs, spinaux et cérébro-spinaux; poisons neuro-musculaires; poisons musculaires; poisons irritants ou corrosifs. De cette classification physiologique, on peut rapprocher celle beaucoup plus simple proposée par M. Richet. Cet auteur n'admet que deux classes de poisons : les poisons sanguins et les poisons nerveux; ces derniers se divisent en poisons psychiques, bulbaires, médullaires, poisons des terminaisons nerveuses animales (curare), des terminaisons nerveuses organiques (atropine). On voit que les poisons cardiaques et musculaires sont complétement rejetés.

La classification plus récente adoptée par Kobert se ressent des tendances pathogéniques contemporaines; les poisons y sont étudiés dans quatre chapitres qui comprennent : les substances produisant des lésions anatomiques, soit au point d'application, soit à distance; — les poisons du sang, subdivisés en quatre variétés suivant qu'ils agissent mécaniquement (l'eau oxygénée, par exemple), qu'ils dissolvent les globules, produisent de la méthémoglobine ou contractent des combinaisons avec la matière colorante; — les poisons ne produisant pas de lésions appréciables et comprenant les poisons du système nerveux et les poisons du cœur; — les poisons autogènes. Il serait facile de faire la critique de cette conception; le premier reproche qu'on puisse lui adresser, c'est de s'appuyer tout à tour sur l'anatomie pathologique, la physiologie et la pathogénie; mais, ce qui est plus grave, c'est qu'un même poison peut rentrer facilement dans plusieurs de ces différents groupes; il ne manque pas de substances, telles que l'ammoniaque, qui soit à la fois exogènes et endogènes; d'un autre côté, bien des poisons produisent ou ne produisent pas de lésions appréciables suivant que leur action a été passagère ou répétée ou même suivant l'être qu'on envisage.

Mieux vaut donc, semble-t-il, revenir aux classifications physiologiques basées sur le mode d'action des substances; en agissant ainsi on met au premier plan les troubles produits, c'est-à-dire les phénomènes que l'expérimentateur et le médecin apprécient le plus facilement. Si cette manière de coordonner les phénomènes est aussi artificielle que les autres, elle a au moins l'avantage de remplir un des buts que doivent viser les classifications : simplifier l'étude et fournir des points de repère. Seulement il faut bien remarquer que toutes nos tentatives ne sont que provisoires; elles sont forcément incomplètes et erronées, car le mode d'action des poisons est souvent mal connu ou sujet à discussion. Mais, ce qui complique encore la question, c'est qu'une même substance peut agir différemment suivant les êtres qu'on envisage : la morphine est un

poison psychique pour l'homme, c'est un poison médullaire pour le
chien; la vératrine tue les Mammifères par arrêt de la respiration, elle
tue les Batraciens par arrêt du cœur.

Guillebeau et Luchsinger (¹), frappés de toutes ces difficultés, proposent
de diviser les poisons en deux groupes : les poisons généraux, qui agissent
sur tous les êtres vivants; les poisons spécifiques, qui n'exercent leur
action que sur une partie de l'organisme et ne se comportent pas toujours
de la même manière sur les parties homologues des différents êtres. Cette
division, assez séduisante, est une sorte de réminiscence de celle qu'avait
admise Cl. Bernard : poisons de la vie, connus à tous les êtres vivants;
poisons des mécanismes, propres à certaines catégories.

Les poisons spécifiques exercent des actions qui semblent obéir aux
deux lois suivantes :

La sensibilité des parties homologues est en raison directe de leur activité physiologique; elle est en rapport avec la résistance de l'élément le
plus délicat et proportionnelle au degré de complication des liens qui
réunissent les diverses parties de l'appareil.

Mais si l'on peut envisager ainsi, d'un point de vue élevé, l'action des
poisons, on ne peut guère, dans l'état actuel de nos connaissances, faire
servir ces conceptions à une classification utile. Il faut se résoudre à
chercher des groupements artificiels basés sur un côté de l'étude. C'est
ainsi qu'on peut envisager l'étiologie, la pathogénie, la symptomatologie,
l'évolution.

Les classifications étiologiques sont très commodes; nous en avons dit
un mot au début de cet article; voici celle qui nous paraît la plus simple :

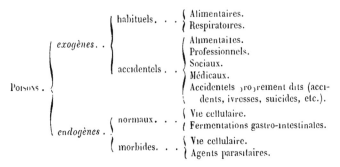

La classification pathogénique devrait se baser sur le mode d'action
des poisons; elle pourrait essayer de pénétrer le mécanisme mis en œuvre
pour agir sur les cellules, ce serait une conception d'une haute portée
philosophique; malheureusement elle manque aujourd'hui d'une base
solide. Si, au contraire, on envisage les troubles apportés dans les

(¹) GUILLEBEAU und LUCHSINGER, Fortgesetzte Studien zu einer allg. Physiologie der irritabeln
Substanzen Arch für die gesammte Physiologie, Bd XXVIII. p. 1.

diverses fonctions, on arrive à une classification symptomatique ; car ces troubles ne sont que la traduction objective ou même subjective des déterminations morbides ; la symptomatologie et la physiologie pathologique conduisent donc, dans ce cas, à des résultats concordants.

Faut-il, à l'exemple de quelques auteurs, diviser les poisons en deux groupes, suivant qu'ils agissent sur l'activité cellulaire ou sur les appareils? Nous ne le pensons pas, car tout poison est un poison cellulaire ; l'expression de poison des appareils ne nous semble même pas exacte ; ce n'est pas l'action sur l'appareil qu'il faut envisager, ce sont les troubles de la fonction. Il n'y a pas là une simple discussion de mots ; si, en effet, on considère un être unicellulaire, on ne peut y découvrir aucun appareil, mais on y trouve déjà des différenciations physiologiques. La même cellule ne possède pas seulement une activité nutritive, caractéristique de la vie ; elle jouit de diverses propriétés fonctionnelles ; sous l'influence des poisons, sa nutrition peut être abolie, c'est la mort ; ou bien une de ses fonctions est supprimée, ce qui conduit à des troubles passagers, ou à un arrêt plus tardif de la vie. Or, si nous passons aux êtres supérieurs, nous voyons que la même division leur est applicable : certains poisons arrêtent directement ou indirectement la nutrition générale de l'organisme et provoquent ainsi une mort foudroyante, d'autres produisent des troubles fonctionnels ; dans ce dernier cas, il s'agit encore d'une action cellulaire, prédominant seulement sur certains groupements différenciés.

Nous arrivons dès lors à la classification suivante :

POISONS DE L'ACTIVITÉ CELLULAIRE. .
{
nutritive.

fonctionnelle . {
psychique.
sensible.
motrice.
organique.
}
}

Les classifications symptomatiques, malgré leur importance, ont peut-être le défaut de donner trop de place aux troubles passagers et de trop nettre dans l'ombre l'effet ultime des toxiques, c'est-à-dire de négliger le mécanisme de la mort. A ce point de vue, par exemple, les poisons psychiques n'ont plus de raison d'être ; car ce n'est pas, comme le croyait Bichat, par le cerveau que l'on meurt, c'est par le bulbe. Nous sommes donc conduit à rechercher si nous ne trouverions pas une bonne classification des poisons dans le mécanisme de la mort et nous sommes amené ainsi à étudier par quel procédé la vie peut s'éteindre au cours des empoisonnements.

De la mort dans les intoxications. — La mort est essentiellement caractérisée par l'arrêt des phénomènes nutritifs, c'est-à-dire des échanges incessants qui se produisent entre les cellules et le milieu où elles vivent : elle peut donc relever de deux mécanismes qui, bien que différents, aboutissent à un résultat identique : l'inhibition de l'activité cellulaire, l'adultération du milieu. La première condition est remplie par les poisons qui coagulent le protoplasma ou contractent avec lui des combinaisons stables (action chimique); par ceux qui semblent lui transmettre une sorte de vibration moléculaire (action dynamique), par quelques-uns peut-être qui agissent indirectement en influençant les centres nerveux de la nutrition (action nervo-dynamique). Les poisons qui modifient le milieu agissent directement ou indirectement; dans le premier cas, ils exercent une action chimique, coagulant des substances indispensables ou contractant avec elles des combinaisons stables (l'oxyde de carbone par exemple); dans le second cas, ils empêchent la rénovation du milieu: c'est ce qui peut être réalisé dans plusieurs circonstances. L'arrêt de la circulation, par exemple, entraîne nécessairement l'arrêt de la nutrition, puisque le sang ne peut arriver aux émonctoires et surtout ne peut s'oxygéner; les poisons cardiaques abolissent donc indirectement les mutations nutritives.

La situation est à peu près semblable dans les cas où le poison entrave la respiration; les substances qui rentrent dans ce groupe sont fort nombreuses: elles agissent en paralysant directement les muscles respiratoires (curare), plus souvent en portant leur action sur les centres bulbo-médullaires. Certaines substances tuent par arrêt de la respiration chez les animaux à sang chaud, tandis que chez les animaux à sang froid, elles tuent par arrêt du cœur: la différence s'explique facilement: les animaux à température variable pouvant se passer, pendant une durée assez longue, de la respiration pulmonaire, le poison exerce librement son action sur le cœur; chez l'animal supérieur, l'effet cardiaque n'a pas le temps de se produire: mais on peut le mettre en évidence en maintenant la vie au moyen de la respiration artificielle; grâce à cet artifice, la situation sera la même chez les deux catégories d'animaux.

Enfin l'arrêt de la nutrition peut résulter d'un défaut de l'épuration, consécutif aux altérations des émonctoires: les produits de désassimilation ne peuvent être rejetés; ils saturent le milieu et empêchent la diffusion hors de la cellule. Ce mécanisme n'a qu'une importance secondaire dans les intoxications aiguës, sauf dans le phosphorisme; mais il n'en est pas de même dans les intoxications chroniques.

La répétition des troubles fonctionnels finit par créer des lésions anatomiques, des dégénérescences cellulaires, des scléroses viscérales; il se produit ainsi une cachexie ou une auto-intoxication secondaire, à laquelle le sujet succombe plus ou moins tardivement, parfois fort longtemps après qu'on a cessé l'usage du poison; le mal résulte donc, comme toujours, d'une adultération du milieu sanguin, mais celle-ci est indirecte.

En résumé, si les procédés mis en œuvre sont multiples, le résultat final est toujours le même; la mort, dans tous les cas, arrive parce que les échanges sont devenus impossibles entre les cellules et le sang; qu'il s'agisse d'une inhibition cellulaire, ou d'une insuffisance sanguine, liée à l'arrêt de la circulation ou de la respiration, ou relevant d'une altération des émonctions, peu importe. La même cause, en dernière analyse, préside à la cessation des phénomènes vitaux.

Peut-on aller plus loin et peut-on savoir comment les poisons déterminent les troubles mortels?

Pour les substances qui arrêtent l'aptitude nutritive des cellules, deux explications sont plausibles; tantôt la substance contracte avec le protoplasma une combinaison stable, qui entrave ou empêche le métabolisme vital; tantôt il s'agit, semble-t-il, d'une simple vibration transmise, sans qu'il y ait de combinaisons; la substance toxique exerce une action comparable à celle des agents physiques, de l'électricité par exemple.

Les poisons qui agissent sur le milieu, peuvent, avons-nous dit, avoir une action directe ou indirecte; dans le premier cas, ils contractent des combinaisons stables avec diverses substances, contenues dans le plasma ou dans les globules; l'oxyde de carbone, par exemple, chasse l'oxygène et s'unit solidement à l'hémoglobine; c'est une application à la toxicologie des lois des affinités chimiques. Les poisons qui agissent indirectement peuvent arrêter la circulation ou la respiration, en portant leurs effets sur les centres nerveux ou sur les muscles; dans les deux cas, ils doivent être considérés comme inhibant la nutrition cellulaire; leur action spéciale ne relève que de leur localisation. Enfin, dans un grand nombre de cas, il se produit des lésions structurales, portant sur les cellules du sang, des organes ou des tissus. S'il s'agit d'une dissolution des globules rouges, le phénomène peut être considéré comme d'ordre physico-chimique; il n'est ni plus curieux, ni plus obscur que tous les autres exemples de dissolution. Mais quand il se produit des lésions cellulaires, dégénérescence graisseuse, granuleuse, vésiculaire, nécrose de coagulation, etc., la question se complique parce qu'on se trouve en face d'un processus n'ayant aucune similitude apparente avec les phénomènes inorganiques. On discute et on discutera encore longtemps sur leur mécanisme. Pour ne citer qu'un exemple, il suffit de considérer les nombreuses théories qu'a suscitées l'histoire de l'intoxication par le phosphore; ce poison produit rapidement la stéatose. Par quel mécanisme? Si l'on ne peut admettre, avec Lœwin, qu'il s'agit d'une paralysie des chylifères, permettant l'entrée dans l'organisme d'une grande quantité de graisse; si l'on ne peut croire, avec Parrot et Dusart, qu'il se produit simplement une métastase des matières grasses, on trouve encore deux théories importantes: l'une, proposée par M. Lécorché, fait rentrer le processus dégénératif dans le groupe des inflammations, ce qui déplace simplement le problème, sans le résoudre; l'autre, soutenue par Bauer, invoque la diminution des oxydations, dont témoigne la diminution survenue dans l'absorption de l'oxygène et l'exhalation de l'acide carbonique; c'est ramener le processus à l'explication proposée pour les autres causes stéatogènes.

Telles sont les quelques hypothèses que l'on peut faire sur le mode d'action des poisons; mais sans vouloir pénétrer dans l'intimité des phénomènes et en considérant simplement le mécanisme de la mort, on arrive à une classification assez simple, qui peut se résumer de la façon suivante :

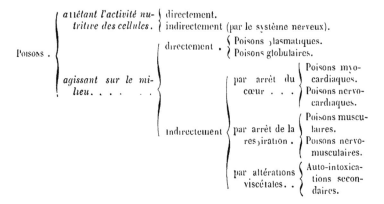

Poisons .
{
arrêtant l'activité nu-tritive des cellules.
{ directement.
{ indirectement (par le système nerveux).

agissant sur le milieu. . . . . .
{
directement . { Poisons plasmatiques. Poisons globulaires.

Indirectement {
par arrêt du cœur . . . { Poisons myocardiaques. Poisons nervo-cardiaques.
par arrêt de la respiration . { Poisons musculaires. Poisons nervo-musculaires.
par altérations viscérales. . { Auto-intoxications secon-daires.
}

Les poisons qui arrêtent l'activité nutritive des cellules, sont ceux dont l'action s'étend au plus grand nombre d'êtres vivants, tel est l'acide cyanhydrique, par exemple. Parmi les poisons qui agissent indirectement sur le milieu, ceux qui arrêtent le cœur sont plus généraux que ceux qui arrêtent la respiration, car cette dernière fonction peut être supprimée pendant un temps assez long chez les Vertébrés inférieurs, tandis que chez les Mammifères, elle a une importance capitale; voilà pourquoi, chez eux, la plupart des poisons amènent la mort par arrêt de la respiration ; on conçoit ainsi qu'une même substance puisse agir différemment chez les diverses classes de Vertébrés, représenter un poison respiratoire pour les Mammifères, un poison cardiaque pour les Batraciens. La même remarque explique la sensibilité si différente des êtres vis-à-vis de l'oxyde de carbone ; ce gaz est le type des poisons globulaires ; or ceux-ci ne font en réalité que supprimer les échanges respiratoires ; on comprend donc que l'oxyde de carbone puisse être terrible pour les Mammifères, tout en n'ayant que peu d'influence sur les Batraciens et en restant sans action sur les êtres inférieurs.

La classification basée sur le mécanisme de la mort semblera peut-être présenter de nombreux inconvénients; on n'y trouve plus en effet la notion des poisons psychiques. C'est que les fonctions psychiques représentent, en quelque sorte, des fonctions de luxe; leurs troubles et même leur abolition n'ont aucune importance pour le maintien de la vie; les poisons médullaires, les poisons des terminaisons nerveuses, les poisons des muscles ne sont pas plus néfastes, tant qu'ils n'ont pas frappé les centres, les nerfs ou les muscles présidant aux deux grandes fonctions, respiratoire et circulatoire, c'est-à-dire tant qu'ils n'ont pas atteint le bulbe, les nerfs qui en partent, le myocarde ou les muscles inspirateurs.

Toutes ces substances mettent donc en œuvre des procédés différents, mais entraînent la mort par un mécanisme identique.

Enfin le groupe des auto-intoxications secondaires renferme des substances qui rentrent aussi dans la règle générale: elles modifient indirectement le plasma et finissent par arrêter les échanges nutritifs.

Importance des processus toxiques en pathologie. — Nous avons essayé, dans cette étude, d'envisager les intoxications à un point de vue général, et nous avons été conduit ainsi à faire rentrer dans leur histoire un grand nombre de questions qui, au premier abord, semblaient devoir en être séparées. Élargissant les conceptions classiques, nous avons considéré comme toxiques toutes les substances qui possèdent une action physiologique, et peuvent agir directement ou indirectement sur les cellules. Parmi ces substances quelques-unes sont nécessaires au maintien de la vie et au jeu régulier des fonctions; leurs effets varient seulement suivant les circonstances ou suivant les doses.

Si l'étude des poisons venant de l'extérieur présente déjà un grand intérêt, l'histoire de ceux qui prennent naissance dans l'organisme est encore plus importante. Quelques-uns d'entre eux sont utiles ou même indispensables, car ils stimulent l'activité vitale et permettent ses manifestations. Mais c'est dans les processus pathologiques que leur rôle mérite surtout d'être envisagé. Ils interviennent à chaque instant dans le cours des affections nutritives; ils peuvent même être invoqués pour expliquer certains des accidents produits par les agents mécaniques ou physiques, puisqu'il se forme des substances nocives dans les tissus contus ou mortifiés.

C'est aussi à l'influence des corps toxiques que l'on attribue aujourd'hui la plupart des troubles qui surviennent au cours des maladies microbiennes. La comparaison entre les intoxications et les infections conduit, en effet, à assimiler presque complètement les deux processus.

En se plaçant au point de vue étiologique, on peut les diviser en exogènes et endogènes; et si l'on peut concevoir un individu placé en dehors des influences adventices, épargné par les poisons ou les microbes du monde extérieur, il est impossible de le supposer à l'abri des poisons autogènes et des microbes qui habitent normalement tout être vivant; il existe donc des intoxications et des infections également inévitables.

Le mécanisme des troubles qui surviennent dans les infections et les intoxications est, sinon identique, du moins fort analogue. Dans les deux cas, les poisons peuvent agir directement sur les cellules, ou indirectement en troublant la nutrition et en modifiant ainsi la constitution chimique de l'organisme; ce dernier mécanisme semble fort important et intervient beaucoup plus souvent qu'on ne l'avait cru jusqu'à présent; dans toute intoxication, microbienne ou non, il faut tenir compte des poisons primitifs et des substances pathogènes que l'organisme produit sous leur influence.

La marche des deux processus permet aussi de les rapprocher. Souvent ils sont caractérisés au début par une évolution aiguë; puis, quand les premiers accidents semblent terminés, il subsiste dans l'organisme des troubles fonctionnels ou des lésions anatomiques, qui pourront rester latentes pendant un temps, parfois fort long, et évolueront plus tard pour leur propre compte. Le poison ou le microbe a beau être éliminé ou détruit, la maladie n'est pas, pour cela, complètement achevée; elle pourra susciter plus ou moins tardivement des accès épileptiformes, des paralysies, provoquer des altérations viscérales, des dégénérescences cellulaires, des scléroses, et toutes ces modifications pourront s'établir d'une façon lente, insidieuse et sourde, et ne se traduire aux yeux de l'observateur, qu'au bout de plusieurs années; aussi la filiation des accidents est-elle fort difficile à rétablir et leur pathogénie reste-t-elle souvent fort obscure.

Il existe enfin des cas hybrides où l'intoxication et l'infection se développent simultanément. Au cours des empoisonnements les plus divers, les microbes qui habitent normalement l'organisme, peuvent pénétrer dans son intérieur et jouer un certain rôle dans la production des accidents immédiats ou tardifs. Enfin, les travaux modernes sur les propriétés toxinicides du sérum ont établi une analogie de plus, en faisant voir que nous nous défendons par les mêmes procédés contre les infections et les intoxications; dans les deux cas, l'organisme oppose des antitoxines qui neutralisent les matières nocives.

On voit donc l'importance sans cesse croissante des intoxications, et il suffit de réfléchir au mécanisme de la mort, pour comprendre que la vie s'arrête constamment par suite d'un empoisonnement, exogène ou endogène. P. Bert disait qu'on mourait toujours par asphyxie; il semble plus juste de dire aujourd'hui qu'on meurt toujours par intoxication.

Voir la Table des Matières en tête du volume
après la préface de M. Bouchard.

Lightning Source UK Ltd.
Milton Keynes UK
UKHW011002210219
337574UK00005B/509/P